B. GORGASS   F. W. AHNEFELD   R. ROSSI

Rettungsassistent und Rettungssanitäter

Springer

Berlin
Heidelberg
New York
Barcelona
Budapest
Hongkong
London
Mailand
Paris
Santa Clara
Singapur
Tokio

Bodo Gorgaß   Friedrich W. Ahnefeld
Rolando Rossi

Rettungsassistent und Rettungssanitäter

4., überarbeitete und erweiterte Auflage

Mit 215 Abbildungen

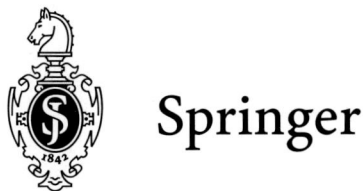

Springer

DR. MED. BODO GORGAß
St. Lukas Klink Solingen
Abteilung für Anästhesie und Intensivmedizin
Schwanenstraße 132
D-42687 Solingen

PROFESSOR DR. MED. FRIEDRICH W. AHNEFELD
Klinikum der Universität Ulm
Zentrum für Anästhesiologie
Steinhövelstraße 9
D-89070 Ulm

DR. MED. ROLANDO ROSSI
Stadt- und Kreiskrankenhaus Ansbach
Abteilung für Anästhesie
Strüther Berg 7
D-91522 Ansbach

ISBN 3-540-59385-3 Springer-Verlag Berlin Heidelberg New York

Die Deutsche Bibliothek – CIP- Einheitsaufnahme
Gorgaß, Bodo: Rettungsassistent und Rettungssanitäter / Bodo Gorgaß ; Friedrich W. Ahnefeld ; Rolando Rossi. - 4., überarb. und erw. Aufl. - Berlin ; Heidelberg ; New York ; Barcelona ; Budapest ; Hongkong ; London ; Mailand ; Paris ; Santa Clara ; Singapur ; Tokio : Springer, 1997
   ISBN 3-540-59385–3
NE: Ahnefeld, Friedrich W.; Rossi, Rolando:

Zeichnungen: R. Gattung-Petith und A. R. Gattung, Edingen-Neckarhausen
Einbandgestaltung: Struve & Partner, Atelier für Gestaltung, Heidelberg
Umschlagfoto: Hans Schmied/BAVARIA
Satz: Mitterweger Werksatz GmbH, Plankstadt
SPIN: 10478108   19/3133-543210 Gedruckt auf säurefreiem Papier

In dankbarer Erinnerung

an

Edith Gorgaß

Vorwort zur 4. Auflage

Als wir 1980 die 1. Auflage dieses Buches publizierten, lag das erste Jahrzehnt einer intensiven Reorganisation des Deutschen Rettungsdienstes hinter uns. Die Grundkonzepte für die Organisation und Struktur waren erarbeitet, es gab, mit Bayern beginnend, bereits in einigen Bundesländern Rettungsdienstgesetze. Dennoch, mehr als einen Rohbau hatten wir nicht erreicht. Die größten Defizite bestanden im personellen Bereich; hier war die fachliche Qualifikation der Notärzte und Rettungssanitäter nicht oder nur völlig unzureichend geregelt. Wir mußten daher den Inhalt eines bis 1989 nicht vorhandenen Berufsbildes mit Lehr- und Lernstoff füllen, um die unserer Meinung nach notwendigen Kenntnisse und Fähigkeiten zu vermitteln. Jetzt haben wir ein von Kompromissen gezeichnetes Berufsbild mit dem Rahmen der Ausbildungs- und Prüfungsordnung, damit den Vorgaben für das Tätigkeitsbild des Rettungsassistenten und die von ihm erwarteten Kenntnisse und Fähigkeiten.

Gegenwärtig werden nun aber alle im Gesundheitswesen verursachten Kosten mit dem Hinweis in Frage gestellt, daß Einsparungen zwingend notwendig sind, wenn wir das Gesamtsystem in seiner Funktion aufrechterhalten wollen. Die Devise lautet: Gleiche oder gar bessere Leistungen sind mit geringerem Kostenaufwand sicherzustellen, d. h. es muß eine höchstmögliche Effizienz erreicht werden.

Betroffen und inzwischen angeklagt ist auch der Deutsche Rettungsdienst, der zwar eine hohe Effektivität insbesondere in der Notfallrettung – mehr Überlebende, geringere Verweildauer im Intensivbereich und im Krankenhaus, geringere Invalidität und verbesserte Lebensqualität – eindeutig und unwidersprochen nachgewiesen hat, dem jedoch Unwirtschaftlichkeit bei der Erbringung der Leistungen vorgeworfen wird. In interdisziplinärer Zusammenarbeit zwischen Ärzten und Leistungserbringern haben wir Vorschläge für ein neues präklinisches Versorgungssystem vorgelegt, auf das hier im einzelnen nicht eingegangen werden kann, das aber geeignet ist, durch eine enge Verzahnung zwischen niedergelassenen Ärzten und der Notfallrettung sowie einer Koordination durch neustrukturierte Leitstellen Kosten in erheblichem Umfang einzusparen. Diese von uns geforderte Umstrukturierung wird sich zwangsläufig auf die Rettungsdienste, die Einsatztaktik und auch auf den Aufgabenbereich des Rettungsassistenten bzw. Rettungssanitäters auswirken. Im Augenblick (bei Erscheinen dieser Auflage unseres Buches) wissen wir wieder einmal nicht, wie sich die Zukunft darstellt, ob die ausste-

henden politischen Entscheidungen dem Deutschen Rettungsdienst weitere Entwicklungschancen einräumen oder aber mit
einer unverantwortbaren Schlagwortmentalität all das in Frage
gestellt wird, was wir in harter und gemeinsamer Arbeit geschaffen haben.

Die jetzt vorliegende 4. Auflage ist völlig überarbeitet, in
wesentlichen Abschnitten neu strukturiert und unter Beachtung
von Ergebnissen und Empfehlungen aus dem nationalen und
internationalen Bereich aktualisiert.

Mit Rolando Rossi wurde ein seit Jahren engagierter Notfallmediziner als Koautor gewonnen.

Die ausführliche Darstellung der Vitalfunktionen, der Regelkreise, des psychologischen Beziehungsgeflechts im Rettungsdienst und der notfallmedizinisch relevanten Techniken nimmt
den gesamten Teil I ein. Damit soll ein solides Grundwissen vermittelt werden, das Rettungsassistenten und Rettungssanitäter
befähigt, neben den in Teil II beschriebenen Krankheitsbildern
und Verletzungsmustern duch eigenständiges Denken neue,
andersartige Situationen zu erkennen und zu bewältigen.

Es geht bei der Zielgruppe, die mit diesem Buch angesprochen
wird, nicht nur um die Vermittlung von Einzelwissen, sondern
entscheidend um das Training notfallmedizinischer Bewälti-
gungsstrategien.

Erstmals in einem Lehrbuch für das nichtärztliche Personal im
Rettungsdienst wurden psychologische Probleme dieses Bereiches als notwendiger Nachholbedarf erkannt und aufgegriffen, in
einem eingenständigen Kapitel dargestellt und in Querverweisen
und Kasuistiken in das Gesamtwerk integriert. Teil II wurde durch
das Kapitel „Pädiatrische Notfälle" erweitert. In das Vergiftungs-
kapitel wurden auch Drogennotfälle aufgenommen. Der erheblich
erweiterte Anhang enthält nun in erster Linie Sicherheitsempfehlungen, die auch dem Schutz des Rettungsteams vor Selbstschädigung und Folgeunfällen dienen sollen.

Die Gliederung des gesamten Stoffes entspricht den Themen-
vorgaben der Ausbildungs- und Prüfungsordung und kann die
Prüfungsvorbereitung erleichtern. Dieses Buch soll aber auch Rettungsassistenten und Rettungssanitäter für einen Beruf (ggf. auch
für eine anspruchsvolle ehrenamtliche Tätigkeit) motivieren. Der
Prüfungsvorbereitung dient das zusätzlich ebenfalls im Springer-
Verlag unter Federführung von Rolando Rossi erschienene und
mit dem Lehrbuch korrespondierende Buch *Die Rettungssanitä-
terprüfung*.

An dieser Stelle möchten wir Frau I. Knott Dank sagen, die in
unserem Solinger Sekretariat umfangreiche Schreibarbeiten für
die Neuauflage zu erledigen hatte; und ebenso sei den Verlagsmit-
arbeitern aus den Abteilungen Planung, Redaktion (Copy-Edit-
ing) sowie Herstellung und Illustration gedankt, deren engagierter Einsatz die stark verbesserte Publikation in relativ kurzer Zeit
ermöglichte.

Wir freuen uns ganz besonders, daß ein im Oktober 1996 von
einer Expertengruppe erarbeitetes **Reisensburger Memorandum**

zum Gesetz über den Beruf der Rettungsassistentin und des Rettungsassistenten (Rettungsassistentengesetz/RettAssG 1989) noch in das bereits in der Herstellungsphase befindliche Lehrbuch (Kapitel 30) aufgenommen werden konnte.

Die Autoren hoffen, daß es ihnen gelang, trotz der noch nicht überschaubaren weiteren Entwicklung des Deutschen Rettungsdienstes auch mit dieser 4. Auflage ein Lehrbuch so zu aktualisieren, daß Rettungssanitäter und Rettungsassistenten während ihrer Ausbildung, aber auch im Rahmen der Fortbildung, daraus Nutzen und Gewinn ziehen können.

Solingen-Ohligs, Ulm, Ansbach   B. GORGAß
im Oktober 1996   F. W. AHNEFELD
    R. ROSSI

Vorwort zur 1. Auflage

Vor nahezu 20 Jahren wurden die ersten Grundlagen für die Reorganisation der Rettungsdienste in der Bundesrepublik erarbeitet. Die seinerzeit definierten Forderungen, die die Aufgabenstellung, die Organisation, die Ausstattung, die Rettungsmittel, aber auch die personellen Voraussetzungen betrafen, konnten in den zurückliegenden Jahren ständig den gewonnenen Erfahrungen adaptiert und in Teilbereichen realisiert werden. Trotz aller Bemühungen gelang es jedoch nicht, ein Gesetz für die Ausbildung des Rettungssanitäters zu erhalten, um damit die wesentlichste personelle Grundlage für die Funktion des gesamten Rettungswesens zu schaffen. Der Rettungssanitäter hat eine klar zu beschreibende verantwortungsvolle Aufgabenstellung zu erfüllen, die umfassende Kenntnisse und Fähigkeiten in verschiedenen medizinischen, organisatorischen, technischen und anderen Teilbereichen erfordert. Nicht zuletzt deswegen sahen sich die den Rettungsdienst durchführenden Organisationen veranlaßt, Empfehlungen für die erforderliche Ausbildung zu erstellen und entsprechende Ausbildungsvorhaben zu realisieren. Dies alles geschah allerdings unter der Vorstellung, daß das erwartete Gesetz Übergangsregelungen beinhalten würde, die dann zum definierten Berufsbild des Rettungssanitäters führen sollten. Seitdem leben wir in der Aus- und Fortbildung des Rettungssanitäters mit Improvisationen, das einheitliche Ausbildungsziel ließ sich nicht erreichen, damit ein Berufsbild nicht realisieren. Daraus ergaben sich für den im Einsatz befindlichen Rettungssanitäter nicht nur eine ständige Überforderung und Rechtsunsicherheit bei der Erfüllung der definierten Aufgaben, auch der notwendige qualifizierte Nachwuchs läßt sich nur schwer gewinnen.

Der Bund-Länder-Ausschuß für das Rettungswesen hat nun den Versuch unternommen, als Interimslösung den Bundesländern eine einheitliche Ausbildung von 520 Stunden zu empfehlen. Noch ist nicht zu übersehen, ob tatsächlich in absehbarer Zeit in der gesamten Bundesrepublik einheitlich ausgebildete Rettungssanitäter zur Verfügung stehen. Zu übersehen ist jedoch aufgrund der in der Praxis gewonnenen Erfahrungen, daß mit einer solchen Ausbildung die definierten und für die Tätigkeit des Rettungssanitäters notwendigen Ausbildungsziele nicht zu erreichen sind.

Bei der Vorbereitung eines Lehrbuches un der dafür notwendigen Auswahl des Lehrstoffes stehen die Autoren unter den dargestellten Gegebenheiten vor dem unlösbaren Problem, welches Ziel angestrebt, d. h. welche Kenntnisse vermittelt werden sollen, um einerseits eine Realisierung der Ausbildung zu ermöglichen, andererseits sicherzustellen, daß der Rettungssanitäter über einen den Erfordernissen entsprechenden Ausbildungsstand verfügt.

Wir haben uns entschlossen, den Stoff in geeigneter Weise darzustellen und aufzuarbeiten, der aufgrund der praktischen Erfahrungen für die selbständige und assistierende Tätigkeit des Rettungssanitäters notwendig erscheint. Es handelt sich dabei jedoch nicht nur um die Vermittlung des notwendigen Wissens, das während einer Aus- *oder* Fortbildung erarbeitet werden muß. Das Lehrbuch soll darüber hinaus dem Rettungssanitäter als Grundlage für die Sicherung der erworbenen Kenntnisse dienen, aber auch zur Information z. B. über die wichtigsten Arzneimittel, die in der Notfallmedizin eingesetzt werden. Dem Rettungssanitäter ist nicht damit gedient, Fakten auswendig zu lernen, er muß sich Kenntnisse erarbeiten. Es kann für bestimmte Notfälle empfohlene Maßnahmen und Methoden nur dann verstehen, damit richtig einsetzen, wenn er zwar begrenzte, aber ausgewählte Kenntnisse in der Physiologie und Pathophysiologie besitzt. Der Rettungssanitäter soll und kann nicht zum Roboter ausgebildet werden, er muß bei der selbständigen und assistierenden Tätigkeit mitdenken, sich den unterschiedlichen Situationen und dem immer wieder differierenden Geschehen anpassen. Er muß also wissen, warum und wann er eine bestimmte Maßnahme durchführt, er muß die möglichen Zusammenhänge erkennen und nicht nur über ein bestimmtes Methodenreservoir verfügen. Wir haben daher versucht, diese notwendig erscheinenden Grundlagen nicht nur im Text, sondern in zahlreichen Abbildungen und Schemata zu vermitteln, die sowohl für die Aus- und Fortbildung, als auch für Wiederholungen geeignet erscheinen. Das Lehrbuch soll aber auch ärztlichen und nichtärztlichen Ausbildern als Leitlinie dienen. Gerade die Lehrenden werden festlegen müssen, welche Kapitel oder Teile für die Aus- oder die Fortbildung ausgewählt werden. Wir haben uns aus den dargestellten Gründen bewußt nicht nur an dem Stoffinhalt der jetzt angestrebten Grundausbildung von 520 Stunden orientiert. Jeder weiß, daß sich an diese Grundausbildung eine ebenfalls systematisierte und obligatorische Fortbildung anschließen muß. Nur so erscheint eine Zwischenlösung bis zum Erlaß eines Gesetzes über den Beruf des Rettungssanitäters tragbar. Bei der Zusammenstellung und Gestaltung dieses Lehrbuches haben wir die praktischen Erfahrungen verarbeitet, die wir in entsprechenden Ausbildungsvorhaben in den zurückliegenden Jahren selbst gewinnen konnten. Unabhängig davon erwarten und erbitten wir, wiederum insbesondere aus der Praxis, Anregungen und Kritik. Erst die Anwendung des Lehrbuches kann uns zeigen, ob und wo der dargestellte Stoff gekürzt, ergänzt oder didaktisch besser aufgearbeitet werden kann.

Wir möchten abschließend dem Springer-Verlag für die gewährte Unterstützung bei der Realisierung dieses Buches danken. Unser besonderer Dank gilt Herrn Rechtsanwalt H. Roth für den Beitrag „Rechtliche Aspekte" und Herrn Designer grad.

Alfons Drews, der es verstanden hat, unsere Vorstellungen und Angaben mit großem Einfühlungsvermögen in übersichtliche Zeichnungen zu übertragen, ferner Frau J. Dörfler, Frau U. Schlenk und Fräulein E. Mesterheide für Ihren steten Einsatz bei der Erstellung des Manuskriptes. Besonders hervorheben möchten wir die gute Betreuung durch die Herren H. Matthies und R.-P. Fischer des Springer-Verlages.

Januar 1980 B. GORGAß
Solingen-Ohligs, Ulm F. W. AHNEFELD

Es gibt nur eine Lösung…

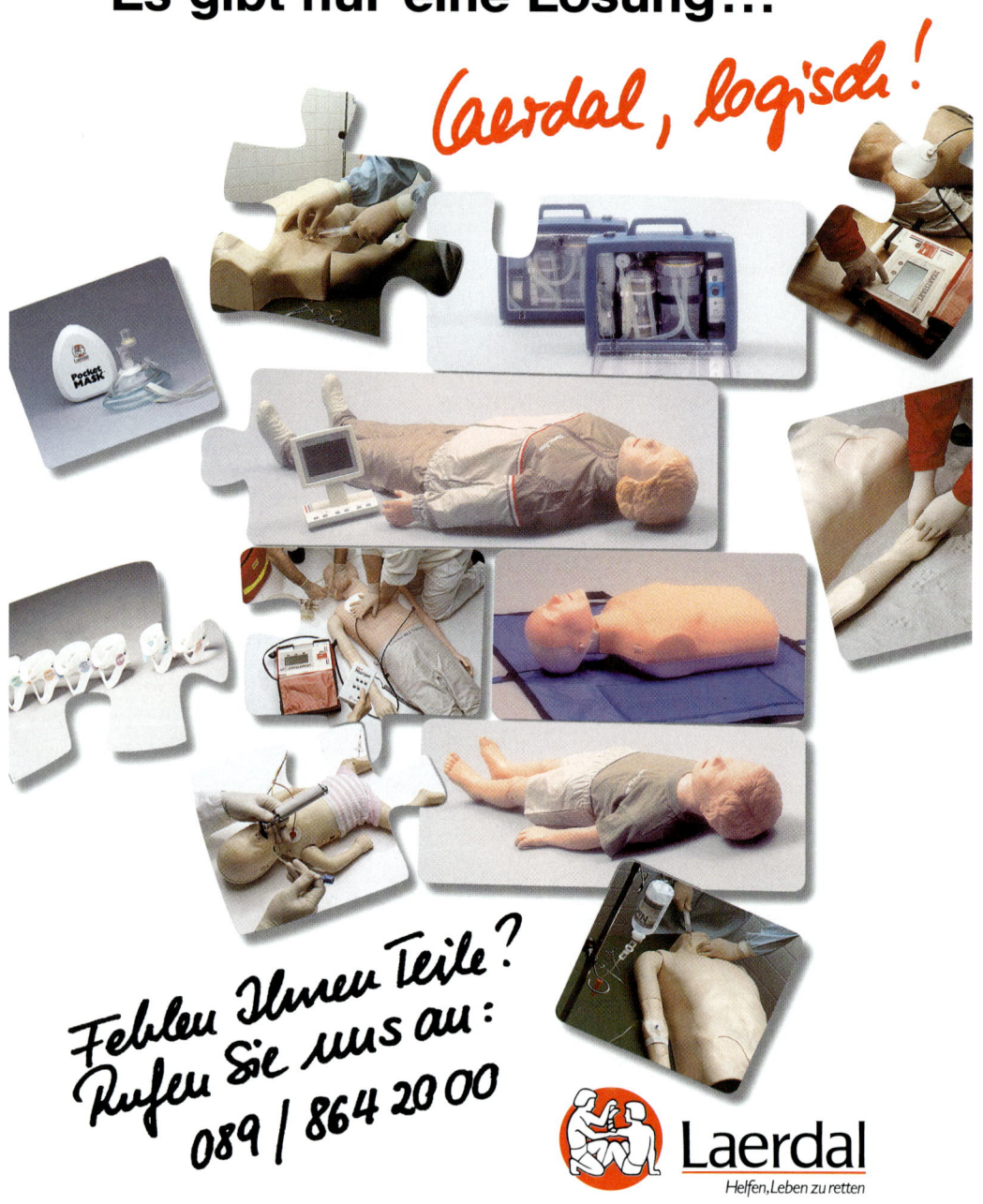

Inhalt

9   Maßnahmen zur Behandlung respiratorischer Störungen

TEIL 2
Spezielle Notfallmedizin

16   Störungen der Atmung

17   Störungen des Herz-Kreislauf-Systems

Teil 3
Nachschlagteil

Wichtiger Hinweis zum Gebrauch des Buches

Aus der ursprünglich in den frühen 70er Jahren geplanten „kleinen Fibel für Rettungsassistenten" ist in ständiger Anpassung an neue medizinische Erkenntnisse und Ausbildungserweiterungen, insbesondere unter Berücksichtigung des Rettungsassistentengesetzes (1989), ein umfassendes Lehrbuch für die Aus- und Fortbildung von Rettungsassistenten und Rettungssanitätern entstanden.

Sein Umfang braucht aber keinesfalls Angst vor der Aufgabenstellung im Rettungsdient und/oder Zweifel an der Erreichbarkeit der Lernziele auszulösen.

Bei Beachtung der nachfolgenden Anwendungshinweise und Empfehlungen können Rettungsassistenten und Rettungssanitäter

- wegen der klaren Gliederung des gesamten Lehrbuchs,
- der einheitlichen Darstellungsweise und
- der zahlreichen erläuternden Abbildungen, Tabellen und Übersichten

das Buch mit Zuversicht zur Hand nehmen.

Der sich in der Ausbildung Befindende kann so ohne Furcht vor der Fülle des gesamten Stoffes Abstufungen erkennen und sich ohne sofortige Überforderung in die Thematik einlesen.

Ein sich weiterbildender Rettungssanitäter oder Rettungsassistent findet schnell Zugang zu konkreten Fragestellungen.

Entsprechendes gilt für in der Ausbildung des Rettungspersonals tätige Lehrer, die - wie vielfältige Rückmeldungen zeigen - im Unterricht Inhalte des Buches, insbesondere Abbildungen, Übersichten und Tabellen, einsetzen und für die Themenvor- und -nachbereitung auf dieses Buch verweisen.

Gliederung des Lehrbuchs und Anwendungsempfehlungen

Das Lehrbuch besteht neben dieser Einleitung aus 3 Teilen und einem Anhang:

> Einleitung,
> Teil 1
> Allgemeine notfallmedizinische und rettungsdienstliche Grundsätze,
> Teil 2
> Spezielle Notfallmedizin (einschließlich einer Übersicht über Medikamente zur präklinischen Versorgung von Notfallpatienten),
> Teil 3
> Nachschlagteil, Anhang.

Teil 1

Allgemeine notfallmedizinische und rettungsdienstliche Grundsätze
Teil 1 umfaßt 15 Kapitel:

> Kapitel 1
> Funktionen des modernen Rettungsdienstes,
> Kapitel 2
> Aufgabenbereiche von Rettungsassistent und Rettungssanitäter,
> Kapitel 3
> Notfallpatient,
> Kapitel 4
> Vitalfunktionen,
> Kapitel 5
> Regelkreise mit direktem Einfluß auf die Vitalfunktionen,
> Kapitel 6
> Psychologische Probleme im Rettungsdienst,

Nach einer einführenden Darstellung der Funktionen des modernen Rettungsdienstes, der Aufgabenstellung des Personals im Rettungsdienst werden in Kap. 3 („Notfallpatient") die Vitalbedrohung und wichtige Funktionskreise definiert und, bewußt gekürzt, in einer einfachen Übersicht aufgezeigt.

Der Auszubildende, der für seinen frühen praktischen Einsatz sinnvollerweise zuerst in den Krankentransport delegiert werden sollte, kann sich hier - sofern er noch nicht über umfassendere Kenntnisse verfügt – zumindest einen globalen Überblick verschaffen.

Sogenannte *Manuals*, die vorrangig für eine Kurzinformation, ggf. auch während des Einsatzgeschehens, konzipiert sind, stellen in der Regel in komprimierter Form Störungen, ihre Ursachen und die erforderlichen Behandlungsmaßnahmen in direktem Zusammenhang dar.

In bewußtem Gegensatz zu solchen weniger umfassenden Bänden werden in unserem *Lehrbuch* Kap. 4 (Vitalfunktionen) und Kap. 5 (Regelkreise mit direktem Einfluß auf die Vitalfunktionen) systematisch, nach einem einheitlichen Ansatz ausführlich dargestellt, damit ein solides bleibendes Wissen abgeleitet und verfestigt werden kann.

Die Verfahren zur Behandlung von Notfallpatienten, die zwar in ihren Grundzügen zwangsläufig vorgegeben sind, aber in vielen Details einer kontinuierlichen Weiterentwicklung unterliegen, werden davon abgesetzt in eigenständigen Kapiteln (7, 8, 9 und 10) beschrieben. Ihr Inhalt wird in der Ausbildung zu lehren, von Rettungsassistenten und Rettungssanitärern zu lernen, häufig zu wiederholen und auch in der Weiterbildung immer wieder aufzufrischen sein.

Kapitel 11 („Fahrzeuge des Rettungsdienstes"), Kap. 13 („Medizinische Probleme des Patiententransports") und Kap. 14 („Organisation und Einsatztaktik") beschreiben die Fahrzeuge des Rettungsdienstes, deren Ausrüstung, medizinische Probleme des Patiententransports und geben einen Überblick über die Organisation und Einsatztaktik.

Kapitel 15 („Kreislaufstillstand und Wiederbelebung") wurde bewußt an den Schluß von Teil 1 gesetzt, zum einen, weil in der Verhinderung der Reanimationsnotwendigkeit – im Hinblick auf die Erfolgswahrscheinlichkeit – die entscheidende Aufgabe des Rettungsdienstes zu sehen ist. Zum anderen stellt der bedeutsame Entschluß zur notwendigen sinnvollen *Wiederbelebung* hohe Ansprüche an das Verantwortungsbewußtsein des Rettungspersonals. Es setzt eine entsprechende Qualifikation voraus, denn bei der Reanimation müssen alle wichtigen zuvor beschriebenen Kenntnisse und Techniken ineinandergreifen.

Teil 2
Spezielle Notfallmedizin

Teil 2 besteht aus 12 Kapiteln:

KAPITEL 16
Störungen der Atmung,
KAPITEL 17
Störungen des Herz-Kreislauf-Systems,
KAPITEL 18
Störungen des Bewußtseins,
KAPITEL 19
Störungen des Wasser- und Elektro-
lythaushalts,
KAPITEL 20
Störungen des Wärmehaushalts,
KAPITEL 21
Störungen des Stoffwechsels,
KAPITEL 22
Störungen des Säure-Basen-Haushalts,
KAPITEL 23
Traumatologische Notfälle,
KAPITEL 24
Pädiatrische Notfälle,
KAPITEL 25
Besondere lebensbedrohliche
Situationen,
KAPITEL 26
Vergiftungen,
KAPITEL 27
Medikament zur präklinischen Versor-
gung von Notfallpatienten.

Dieser Teil dient im engeren Sinne der Vorbereitung der späteren beruflichen Tätigkeit und der Praktika im Rettungswagen,
besonders aber auch im Notarztdienst. Bei
der Behandlung einer Auswahl medizinischer Notfälle wird die Abgrenzung der
Maßnahmen des Rettungsassistenten oder
des Rettungssanitäters von notärztlichen
Verfahren klar herausgestellt. Neben der
Nutzung als den Unterricht begleitendes
Lehrbuch können diese 12 Kapitel zur
Nachbereitung und fachlichen Diskussion
im Anschluß an Einsätze benutzt werden.
Eine qualifizierte Nachbereitung verbessert
die Verknüpfung von theoretischem Wissen, praktischen Kenntnissen und Einsatzerfahrungen.

Medikamente zur präklinischen
Versorgung von Notfallpatienten
Kapitel 27 setzt sich aus 10 Abschnitten
zusammen:

27.2
Medikamente mit vorwiegender Wirkung auf das respiratorische System
27.3
Medikamente mit vorwiegender Wirkung auf das zirkulatorische System
27.4
Infusionen mit vorliegender Kreislaufwirkung
27.5
Infusionen und Medikamente, mit Wirkung auf den Wasser-, Elektrolyt- und
Säure-Basen-Haushalt
27.6
Analgetika und Spasmolytika
27.7
Medikamente zur Beruhigung, Mittel
gegen allergische Reaktionen
27.8
Hormonpräparate
27.9
Substanzen zur Entgiftung. Gegengifte
27.10
Medikamente zur Intubation und Narkoseeinleitung
27.11
Medikamentöse Reanimation

Diese 10 Abschnitte sind in erster Linie als
Nachschlagmöglichkeit   konzipiert.   Die
Daten zu einzelnen Substanzen oder Substanzgruppen werden während der Ausbildung zu vermitteln sein und bilden damit
eine Voraussetzung für die schnelle und
gezielte Assistenz durch Rettungsassistenten oder Rettungssanitäter im Notarztdienst. Dieser Teil des Buches soll aber
keinesfalls   der   eigenverantwortlichen
Applikation von Medikamenten durch
nichtärztliches Personal im Rettungsdienst
Vorschub leisten.

Teil 3:
Nachschlagteil

Teil 3 enthält 4 Kapitel:

> KAPITEL 28
> Fallbeispiele,
> KAPITEL 29
> Rechtsfragen,
> KAPITEL 30
> Gesetzestext und Ausbildungsricht-
> linien. Stellungnahme der Autoren.
> KAPITEL 31
> Terminologie/Abkürzungen.

Die *Kasuistiken* in Kap. 28 dienen der Vorbereitung auf die komplexen Probleme
eines Rettungseinsatzes. Sie sollten durch-
gelesen werden
- immer, wenn in den vorangehenden Teilen des Lehrbuchs im entsprechenden
  Sachzusammenhang auf einen Fall hingewiesen wird,
- nach Erarbeitung des Grundwissens in
  Teil 1,
- erneut nach Bewältigung von Teil 2,
- unabhängig vom Wissensstand, wenn
  der Auszubildende an ähnlichen Einsätzen teilgenommen hat.

In Kap. 29 „Rechtsfragen" werden die rechtliche Stellung des nichtärztlichen Personals
im Rettungsdienst und alle für die Bewältigung der notfallmedizinischen Aufgaben
bedeutsamen rechtlichen Probleme aufgezeigt.
Der **Gesetzestext** in Kap. 30 einschließlich Ausbildungs- und Prüfungsverordnung
soll den Auszubildenden die Möglichkeit
einräumen, sich selbst über Ausbildungsziele, über Pflichten, Rechte und sonstige
geregelte Vorgaben zu informieren.

Kapitel 31: *„Terminologie/Abkürzungen"*
In einem Glossar wird – neben einigen
wichtigen Abkürzungen – die medizinische
Terminologie für das Personal im Rettungsdienst kurz erklärt. Hier werden Begriffe
der medizinischen Umgangssprache erläutert, deren Kenntnis eine Voraussetzung für
das Verständnis medizinischer Zusammen-

hänge und für eine ausreichende Kooperation zwischen Rettungsassistenten, Rettungssanitätern, Ärzten und Klinikpersonal darstellt. Diese Zusammenstellung
schafft die Möglichkeit, ohne die Verwendung eines entsprechenden medizinischen
Wörterbuchs alle wichtigen im Rettungsdienst gebräuchlichen und in diesem Buch
benutzten medizinischen Begriffe nachzu-
schlagen und zu verstehen.

Anhang

Der Anhang umfaßt:

> ANHANG A
> Hinweise zur Rettung von Personen aus
> Fahrzeugen mit Airbag
> ANHANG B
> Hinweise für Einsätze mit Rettungs-
> hubschraubern
> ANHANG C
> Hinweise zum Verhalten bei Unfällen
> mit gefährlichen Stoffen
> ANHANG D
> Giftinformationszentren
> ANHANG E
> Regionale Strahlenschutzzentren
> ANHANG F
> Druckkammern
> ANHANG G
> Betäubungsmittel-Verschreibungs-
> verordnung
> ANHANG H
> Sachverzeichnis

Das alphabetische *Sachverzeichnis* gibt
schnelle Hinweise auf die ausführliche
Behandlung eines Themas und die Erwähnung des Stichworts in den verschiedenen
Teilen des Lehrbuchs.

Didaktische Hilfen

In verschiedenen Kapiteln dieses Buches
wurden besonders wesentliche Textstellen
durch Umrandungen, Farbraster und Symbole hervorgehoben:

| rote Umrandung | bedeutet Gefahr, |

| roter Raster | bedeutet besondere Gefahr |

| schwarze Umrandung | bedeutet wichtige Textstelle |

| grauer Raster | bedeutet besonders wichtige Textstelle |

In den einzelnen Kapiteln wurden folgende Symbole verwendet:

▶ bedeutet Indikation,

◀ bedeutet Ziel bei der Maßnahme,

■ bedeutet Technik der Durchführung,

? bedeutet wo/wie erlernbar,

▼ bedeutet Gefahren,

! bedeutet Hinweise,

◇ Begriffe, denen dieses Zeichen nachgestellt ist, werden in Kap. 31 („Terminologie/Abkürzungen") erläutert.

1 *Fall Nr.* in einer Textpassage dient als Hinweis auf eine mit der dargestellten Problematik zusammenhängende Fallbeschreibung in Kap. 28.

Bei der Erstellung des Kapitels 31 („Terminologie/Abkürzungen") wurde teilweise auf die Definitionen in den bekannten Medizinwörterbüchern (Pschyrembel, Medizin-Duden) zurückgegriffen.

SI-Einheiten: Seit geraumer Zeit wird versucht, die physikalischen Einheiten in der Medizin international zu vereinheitlichen. Die offiziell eingeführten sog. „SI-Einheiten" (SI: frz. „système international") haben sich jedoch noch nicht überall durchgesetzt; beispielsweise wird der Blutdruck (RR) meist noch in mm Hg und nicht in Pa (Pascal) gemessen. Wir haben daher in diesem Buch die (noch) allgemein üblichen Einheiten belassen, aber an passender Stelle durch eine Fußnote die Umrechnung auch in SI-Einheiten angegeben [s. dazu auch H. Lippert (²1978) SI-Einheiten in der Medizin. Urban & Schwarzenberg, München Wien Baltimore].

Zweck des Lehrbuchs

Das Lehrbuch für Rettungsassistenten und Rettungssanitäter soll folgende Aufgaben erfüllen:

Unter Berücksichtigung der speziellen Notfallsituationen im Rettungsdienst sollen
- der Aufbau des menschlichen Körpers (Anatomie),
- das Zusammenspiel der Lebensvorgänge (Physiologie),
- die Wechselbeziehungen krankhafter Vorgänge (Pathophysiologie),
- das Erkennen dieser Störungen (Diagnostik),
- die Verfahren zur Versorgung Lebensbedrohter (Notfalltherapie)

in einer für das Personal im Rettungsdienst verständlichen Sprache erläutert werden.

Schwierige Zusammenhänge werden in stark vereinfachter Form dargestellt, wenn dadurch das Grundverständnis verbessert oder überhaupt erst ermöglicht wird und Fehldeutungen für die praktische Umsetzung des Gelernten auszuschließen sind. Anatomische, physiologische und pathophysiologische Zusammenhänge sind speziell unter notfallmedizinischen Gesichtspunkten abgehandelt und ebenfalls vereinfacht.

In vielen Schulen der Rettungsorganisationen und der Feuerwehren wird das Buch in seiner 1. Auflage als Standardlehrbuch eingesetzt. Die in den Aus- oder Fortbildungsvorhaben tätigen ärztlichen oder nichtärztlichen Ausbilder müssen weiterhin bei der Auswahl des Stoffes behilflich sein, nun bei der 4. Auflage im einzelnen festlegen, wo sie Abstufungen in der Ausbildung von Rettungsassistenten und Rettungssanitätern vornehmen wollen, und ebenso bestimmen, in welchen Bereichen sie nur informatives Wissen und in welchen sie lückenlose Kenntnisse erwarten.

In verschiedenen Kapiteln des Lehrbuchs werden durchaus unterschiedliche

Ziele verfolgt. Diese Ziele werden mit einem Schlagwort in der Einleitung jeweils für den Leser verdeutlicht.

Wir unterscheiden

- Informationskapitel,
- Lernkapitel,
- Nachschlagkapitel.

Informationskapitel

In Lesekapiteln werden die Themenkreise dargestellt, die Rettungsassistenten und Rettungssanitätern ihren Stellenwert im gesamten System der Versorgung von Notfallpatienten, speziell im präklinischen Bereich, aufzeigen.

Sie erläutern das Zusammenwirken der einzelnen Glieder der Rettungskette und fassen die notfallmedizinischen Entwicklungen zusammen, die auf die gegenwärtige Situation des Rettungsdienstes prägenden Einfluß ausüben.

Lernkapitel

Der Stoff der Lernkapitel dient der Vorbereitung der Praxis im engeren Sinne, da hier Medizin für das Personal im Rettungsdienst dargestellt wird.

Die einzelnen Abschnitte müssen als Ergänzung des Unterrichts, evtl. sogar schrittweise als Ersatz für einen Unterricht gelernt werden. Außerdem sind diese Kapitel im Sinne einer kontinuierlichen Fortbildung in gewissen Zeitabständen erneut durchzuarbeiten.

Nachschlagkapitel

In Nachschlagkapiteln sind Themen und Lerninhalte, z. B. die Medikamentenlehre, dargestellt, die bisher nicht oder nur selten unterrichtet wurden. Hier sollen Rettungsassistenten und Rettungssanitäter die Möglichkeit erhalten, auch in eigener Initiative, angeregt durch die tägliche Arbeit und Einsatzerfahrungen oder durch ihre Ausbilder, zusätzliche Informationen und Kenntnisse zu erwerben.

Lernziele und Lerninhalte für die Ausbildungsbereiche Schule, Krankentransport und Rettungsdienst, Klinik

Dieses Lehrbuch soll zwar alle Ausbildungsstufen von Rettungsassistenten und Rettungssanitätern begleiten, kann aber die schulische Ausbildung und den praktischen Einsatz in Krankentransport, Klinik und Rettungsdienst unter Anleitung und Aufsicht erfahrener Ärzte, Schwestern, Pfleger und Lehrrettungsassistenten keinesfalls ersetzen.

In der Ausbildungs- und Prüfungsverordnung des Berufsgesetzes sind pauschal Lernziele und Lerninhalte für die 3 Bereiche „Schule", „Klinik", „Krankentransport und Rettungsdienst" vorgegeben.

Jeder dieser 3 Bereiche beinhaltet besondere und abgrenzbare Ausbildungsmöglichkeiten und Ziele. Abgestufte Lerninhalte und ein koordinierter Wechsel zwischen diesen 3 Bereichen sind unverzichtbar.

Schule

In der Schule ist das für die Tätigkeit im Rettungsdienst erforderliche theoretische Grundwissen aus den Gebieten

- Anatomie,
- Physiologie,
- Pathophysiologie,
- Physik/Chemie,
- Funktechnik,
- Fahrzeugkunde,
- Einsatztaktik,
- technische Rettung

von Lehrern zu vermitteln. Die schulische Ausbildung soll Rettungsassistenten und Rettungssanitäter außerdem in die Lage versetzen, die Kenntnisse und Fähigkeiten, die im klinischen Unterricht vermittelt werden, sinnvoll zu verarbeiten.

Bei Mängeln an theoretischen Kenntnissen werden sie sonst bei der klinischen Ausbildung überfordert. Sie werden bestenfalls imstande sein, vermittelten Stoff oder auch Maßnahmen und Methoden auswendig zu lernen, ohne jedoch die Möglichkeit zu finden, die notwendigen Zusammenhänge zu erkennen.

Klinik

In der Klinik sollen Rettungsassistenten und Rettungssanitäter unter Anleitung und Aufsicht von Ärzten und Pflegepersonal alle Verfahren, die zur Überprüfung, zur Wiederherstellung und zur Aufrechterhaltung der lebenswichtigen Funktionen am gefährdeten Patienten notwendig sind, erlernen und anwenden. Sie sollen dabei systematisch auf die von ihnen erwartete, selbständige und assistierende Tätigkeit vorbereitet werden. Dies alles muß verständlicherweise unter den speziellen Gesichtspunkten der Notfallmedizin geschehen, d. h. die Unterrichtenden müssen sich an den Notwendigkeiten und Möglichkeiten orientieren, die im vorklinischen Bereich, also bei Einsatz der unterschiedlichen Rettungsmittel, gegeben sind. Es bietet sich daher besonders an, daß die Ausbildung in der Klinik von Notärzten durchgeführt, zumindest aber in ausreichender Weise überwacht wird; nur so kann das mit der klinischen Ausbildung angestrebte Ziel erreicht werden.

Ein Verhaltenshinweis erscheint uns angebracht: Es kann durchaus in entsprechenden Gremien in Krankenhäusern diskutiert werden, ob Professoren, promovierte Ärzte und Chefärzte stets mit ihrem Titel angesprochen werden müssen. In Kliniken zur Ausbildung zum Rettungsassistenten und Rettungssanitäter sollten im „Gaststatus" eingesetzte Praktikanten aber hinsichtlich eines solchen Verzichtes keine Vorreiterfunktion übernehmen.

Krankentransport und Rettungsdienst

1) In Anpassung an das Lebens- und Dienstalter sowie den Ausbildungsstand sollte der Sanitäter seine Ausbildung im außerklinischen Bereich durch ein Praktikum im Krankentransport beginnen.

Durch diese Vorbereitung auf den Rettungsdienst erlernt er den Umgang mit leichter Erkrankten und Verletzten, die Gefahr einer plötzlichen Überforderung ist bei einem solchen Vorgehen nicht gegeben. Ob weitere Praktika in Verbindung mit einem Notarztdienst oder an einer nur mit nichtärztlichem Rettungspersonal besetzten Rettungswache absolviert werden, wird von den örtlich unterschiedlichen Möglichkeiten abhängen. In jedem Fall muß auch während dieser Praktika ein kompetenter Lehrrettungsassistent dafür sorgen, daß der Auszubildende das angestrebte Ausbildungsziel erreicht.

2) Im Rettungsdienstpraktikum muß der Auszubildende dann als Mitarbeiter eines bereits ausgebildeten Rettungsassistenten an die schwierige selbständige und eigenverantwortliche Tätigkeit herangeführt werden. Die besondere Problematik liegt darin, dem einzelnen Patienten ein Maximum an Überwachung und Behandlung zukommen zu lassen, ohne eigene Kompetenzen zu überschreiten.

3) Als Helfer des Notarztes führen Rettungsassistenten und Rettungssanitäter einerseits unter dessen Verantwortung selbständige Maßnahmen durch, andererseits assistieren sie bei typischen notärztlichen Verfahren. Dabei sind die unterschiedlichen Bedingungen von Assistenz, Delegation und Notkompetenz zu beachten. Besonders das umfangreiche Gebiet der medikamentösen Therapie im Rettungsdienst muß in diesem Ausbildungsabschnitt in ausreichender Weise erarbeitet werden, wobei selbstverständlich die Grenzen dieser Ausbildung Beachtung finden müssen. Durch kritische Besprechungen der gemeinsam mit Notärzten durchgeführten Einsätze lassen sich die Kenntnisse wesentlich vertiefen, die Zusammenhänge der jeweils durchgeführten oder notwendigen Maßnahmen erkennen. Der Auszubildende kann dies am besten durch die Analyse selbsterlebter oder kasuistisch zusammengestellter Einsät-

ze wie der Fallbeschreibungen in Kap. 28. Er kann darüber hinaus gerade in dieser Phase, zum Selbststudium ange- regt, mit Hilfe des Lehrbuchs wesentlich leichter bereits bestehende Kenntnisse erweitern oder vertiefen.

Kapitel 1

Funktionen
des modernen Rettungsdienstes

Informationskapitel
In diesem Kapitel werden Anfänge unseres heutigen Rettungswesens, neuzeitliche Entwicklungen und die aktuelle Aufgabenstellung beschrieben.

In den letzten 30 Jahren kam es in hochzivilisierten Ländern durch eine zunehmende Rate an Herz-Kreislauf-Erkrankungen und die ansteigende Zahl von Verkehrsunfällen, durch Arbeitsunfälle und Unfälle des täglichen Lebens zu einer erheblichen Zunahme des Anteils schwerstgefährdeter Patienten.

Nach übereinstimmender Schätzung medizinischer Experten ist davon auszugehen, daß durch eine rechtzeitige, d. h. bereits am Ort des Geschehens eingeleitete, gezielte Therapie 10–20% der durch akute Erkrankungen oder traumatische Einflüsse Verstorbenen zu retten gewesen wären. Bei der erheblich größeren Zahl der überlebenden Erkrankten oder Verletzten können durch sachgerechte Behandlung auch während des Transportes die Krankenhausliegezeiten und das Ausmaß bleibender Schäden gesenkt werden.

Nach Angaben des Statistischen Bundesamtes starben im Jahr 1994 bezogen auf 100.000 Einwohner der Bundesrepublik Deutschland

- 527 an Krankheiten des Herz-Kreislauf-Systems,
- 242 an bösartigen Neubildungen,
- 65 an Krankheiten der Atmungsorgane,
- 30 nach Unfällen,
- 16 durch Selbstmord und Selbstbeschädigung.

1.1
Geschichtlicher Rückblick

Erstes „militärisches Notarztsystem". Als Larrey, der spätere Chefchirurg der großen Armee Napoleons, 1792 bei der Rheinarmee diente, lernte er dort die Mängel des damaligen Verwundetentransportsystems und die Leiden der Betroffenen kennen. Er forderte daher die Einrichtung von sog. „fliegenden Lazaretten". Später standen in diesen fliegenden Lazaretten mehr als die Hälfte der bei der Armee anwesenden Militärärzte weniger als eine Meile hinter der Front bereit, um die Verwundetenversorgung ohne größere Verzögerung einleiten zu können. Pferdebespannte, gut gefederte Fahrzeuge wurden zum schonenden Liegendtransport Verwundeter eingesetzt, in schwierigem Gelände Pferde und Maulesel als Tragtiere, an deren Flanken leichte Transportkästen befestigt wurden. Larrey hatte erkannt, daß zum damaligen Zeitpunkt alle großen Operationen in den ersten Stunden der Schlacht unter Ausnutzung des Schocks durchgeführt werden mußten – wegen der zu diesem Zeitpunkt reduzierten Schmerzempfindlichkeit und um dem Auftreten einer „brandigen Infektion" zuvorzukommen. Heute werden chirurgische Maßnahmen in der Regel erst nach Abklingen des Schocks durchgeführt. Die grundsätzlichen Überlegungen, die zu dieser Organisation führten, behielten aber in der Folgezeit Gültigkeit, auch wenn Mittel und Methoden zur Verfügung standen, die eine ausreichende Schock- und Schmerzbekämpfung vor der operativen Versorgung ermöglichten.

Militärischer Verwundetentransport beein-flußt zivilen Krankentransportdienst. Im 19. und 20. Jahrhundert wurde der zivile Kran-kentransport- und Rettungsdienst wesent-lich durch Erfahrungen des militärischen Verwundetentransports beeinflußt. Orga-nisatorische und medizinische Verfahren, die sich beim Transport und bei der Versor-gung großer Verwundetenzahlen bewährt hatten, wurden auch für die Versorgung Erkrankter und Verletzter im Frieden über-nommen.

Die klassische Erste Hilfe. Da in den kon-ventionellen Kriegen des 19. und 20. Jahr-hunderts überwiegend Verwundete, also chirurgische Patienten, zu versorgen waren, lag der Schwerpunkt der Maßnahmen vor und während des Transportes zur operati-ven Versorgung bei Maßnahmen der klassi-schen Ersten Hilfe, wie dem Anlegen von Verbänden und der Schienung von Fraktu-ren. Auch diese Aussage gilt für die Kran-kentransport- bzw. Rettungsdienste der entsprechenden Zeit. Nichtchirurgische Patienten, beispielsweise mit Störungen der Herz-Kreislauf-Tätigkeit und der Atmung, sowie Bewußtlose wurden in der Regel ohne gezielte Maßnahmen des Sanitäts-peronals zur ärztlichen Versorgung *trans-portiert.*

Wiederbelebungsverfahren kamen selten zur Anwendung. Wiederbelebungsversu-che, etwa bei Ertrunkenen, Gasvergifteten oder bei Neugeborenen ohne Lebenszei-chen, stellten absolute Ausnahmen dar, da sich diese Notfälle relativ selten ereigneten und die damals bekannten „lebensretten-den Sofortmaßnahmen" z. T. ineffektiv waren. Außerdem fehlte dem Sanitätsperso-nal eine Ausbildung in den damals üblichen Verfahren, das gleiche galt übrigens auch für die meisten Ärzte.

Ausbildung des Sanitätspersonals. Sanitäter, die diese Tätigkeit als Beruf wählten, und sozial engagierte medizinische Laien, die ehrenamtlich Kranke und Verletzte ver-sorgten und zur ärztlichen Behandlung transportieren wollten, konnten die Verfah-ren der klassischen Ersten Hilfe ohne weite-res in relativ kurzer Zeit erlernen. Die Qualität dieser Leistung entsprach unter-schiedslos dem damals möglichen Opti-mum. In vielen Regionen wurden Kranken-transport- und Rettungsdienst in vollem Umfang unentgeltlich oder gegen geringe Kostenerstattung von Laienorganisationen durchgeführt. Dadurch haben die Hilfs-bzw. Rettungsorganisationen Deutsches Rotes Kreuz, Arbeitersamariterbund, Mal-teser Hilfsdienst, Johanniter-Unfallhilfe, die Feuerwehren u. a. der Allgemeinheit unschätzbare Dienste geleistet.

Sanitätsfahrzeuge, reine Transportmittel. Die Sanitätsfahrzeuge waren in Konstrukti-on, Antriebsart und -leistung jeweils den Möglichkeiten der Fahrzeugtechnik ange-paßt. Der Patientenraum wurde als reiner Transportraum mit einer entsprechenden Zahl von Tragen ausgelegt. Apparative Überwachungs- und Behandlungsgeräte gab es nicht. Nach Durchführung der Ersten Hilfe vor Transportbeginn erfolgte keine weitere Behandlung. Der Sanitäter konnte den Zustand des Patienten „nur" durch menschliche Zuwendung und tröstenden Zuspruch beeinflussen. Die rein samaritane Aufgabe stand im Vordergrund.

Prinzip der notärztlichen Versorgung. Die Grafen Wilczek, Lamezan und Freiherrr Jaromir v. Mundy gründeten 1881, einen Tag nach dem Brand des Ringtheaters, die „Wiener freiwillige Rettungs-Gesellschaft", die bereits ab 1885 ausschließlich Mediziner zur aktiven Dienstleistung bei großen Unfällen in ihre Gesellschaft aufnahm und zum Unfall- oder Katastrophenort ent-sandte.

Für den Ausbau des modernen Rettungs-dienstes gingen entscheidende Impulse von der Versorgung Unfallverletzter aus. Der Chirurg Kirschner stellte 1938 für den zivi-len Bereich die damals revolutionäre For-derung auf, daß der Verletzte nicht so schnell wie möglich zum Arzt, sondern der Arzt so schnell wie möglich zum Verletzten gebracht werden müsse.

K. H. Bauer und R. Frey: Clinomobil. Die Professoren K. H. Bauer und R. Frey griffen diese Vorstellung 1953 erneut auf und hoben insbesondere die Notwendigkeit einer besseren Versorgung der damals sprunghaft ansteigenden Zahl von Verkehrsverletzten hervor. 1957 setzten sie erstmals ein „Clinomobil" als Operationswagen ein. Man lernte aber in den darauffolgenden Jahren, daß in dieser Phase der Versorgung lediglich die Sicherung des Überlebens und die Herstellung der Transportfähigkeit notwendig waren. Eigentliche Notoperationen, die bereits am Ort des Geschehens, also vor Transportbeginn, notwendig wurden, blieben eine absolute Seltenheit. Die Fahrzeuge (Omnibus mit einachsigem Anhänger) waren zu groß und damit relativ unbeweglich, die Besatzung (ein Chirurgenteam) zu umfangreich. Eine Realisierung auf breiter Basis wäre nicht möglich gewesen. Die Konzeption des „Clinomobils" ist zwar mittlerweile auch aus anderen Gründen (hoher Anteil nichttraumatologischer Notfallpatienten) verlassen, die damaligen Initiativen brachten aber erste grundsätzliche Erfahrungen und gaben dem Rettungsdienst neue Impulse, die das heutige Rettungswesen, insbesondere den Notarztdienst, maßgeblich beeinflußten.

Sprunghafte Entwicklung der Notfallmedizin. Die sprunghafte Entwicklung der Notfallmedizin besonders in den Jahren nach dem 2. Weltkrieg machte offensichtlich, daß bei akut lebensbedrohten Patienten entscheidende medizinische Maßnahmen schon außerhalb der Klinik erforderlich werden, die früher noch nicht üblich oder

der innerklinischen Versorgung vorbehalten waren.

Allgemeine Fortschritte der Medizin, aber auch gerade die durch den zuvor erwähnten bedrohlichen Anstieg der akut gefährdeten Patienten angeregten Forschungen, hatten die Erarbeitung und Verbreitung spezieller notfallmedizinischer Behandlungsmöglichkeiten zur Folge.

In dieser Auflistung sind nur die Verfahren dargestellt, die auch im Rettungsdienst angewendet werden (Tabelle 1.1).

Wie die Anmerkungen in Klammern erkennen lassen, waren fast alle diese Verfahren bereits in früherer Zeit vorausgesagt, genau beschrieben, ja z. T. sogar über Jahrhunderte in Einzelfällen erfolgreich angewendet worden.

Sie wurden aber von der medizinischen Wissenschaft

- nicht ausreichend beachtet (Defibrillation),
- gerieten in Vergessenheit (Herzdruckmassage)
- oder wurden wieder verlassen (Atemspende).

Der wissenschaftliche Beweis ihrer Wirksamkeit und ihrer Zweckmäßigkeit wurde erst in jüngster Zeit untermauert durch systematische Forschungen im Bereich der Reanimation und Intensivmedizin, insbesondere auch auf dem Gebiet der Pathophysiologie des plötzlichen Todes.

Schwerpunktverlagerung auf nichttraumatologische Notfälle. Genauere Kenntnisse über die biologischen Vorgänge beim Ein-

Tabelle 1.1 Moderne notfallmedizinische Verfahren

Frühere Entdeckungen/Anwendungen	Routine seit
Schockbekämpfung durch Infusion von Volumenersatzmitteln (1870/71 vorausgesagt durch v. Bergmann)	1950
Elektrische Defibrillation (1901 entdeckt durch Igelsrud)	1957
Atemspende (biblisches Verfahren, 16. Jahrhundert Hebammen)	1958
Externe Herzmassage (1892 angewendet durch Maass)	1960

tritt des plötzlichen Todes machten eine Unterscheidung zwischen dem in manchen Fällen reversiblen „klinischen Tod" und dem irreversiblen „biologischen Tod" erforderlich.

Akut lebensbedrohliche Zustände findet man nicht nur nach äußerer Einwirkung durch die verschiedensten Unfallmechanismen, sondern, wie neuere Statistiken zeigen, viel häufiger bei internistischen Erkrankungen im weitesten Sinne. Die bei der Versorgung solcher Patienten im Rettungsdienst zu beachtenden Zusammenhänge sind häufig komplizierter als bei entsprechenden Bemühungen um traumatologische Notfälle.

Häufig gelingt es, durch relativ einfache Verfahren das Überleben zu sichern sowie Folgekrankheiten mit entsprechend längeren Liegezeiten in der Klinik und bleibende Invalidität zu vermeiden. Überlebenssicherung und Verhinderung vermeidbarer Krankheits- oder Verletzungsfolgen sind zweifellos die Hauptfunktionen des Rettungsdienstes. Die Wiederbelebung bereits klinisch Toter ist eine wesentliche Teilfunktion, sie sollte aber in ihrem Stellenwert nicht zu hoch bewertet werden (Übersicht 1.1).

Reorganisation und Funktionsanpassung des modernen Rettungsdienstes. Die in geraffter Form geschilderten geschicht-

Übersicht 1.1. Funktionen des modernen Rettungs-dienstes

- Bei in ihrem Wohlbefinden aufs schwerste beeinträchtigten

  und

- lebensbedrohten Mitmenschen sind durch gezielte Überwachung und Behandlung am

- Ort des Geschehens und während des Transports

  1) das Leben zu erhalten,

  2) Schmerzen zu beseitigen,

  3) zusätzliche Schädigungen zu verhindern,

  4) die durch Schmerzen und Angst verursachte menschliche Not zu mildern,

  5) in bestimmten Fällen eine Wiederbelebung klinisch Toter zu versuchen.

lichen Zusammenhänge beeinflussen zwangsläufig auch heute noch in maßgeblichem Umfang Selbstverständnis und Arbeitsweise der Rettungsorganisationen.

Die durch die Entwicklung der Notfallmedizin erforderliche Reorganisation der Rettungsdienste begann Anfang der 60er Jahre. Insbesondere die auf den Rettungskongressen des Deutschen Roten Kreuzes in Berlin, Göttingen, Sindelfingen, Wiesbaden, Bremen und Nürnberg erarbeiteten Empfehlungen stellen Meilensteine der Entwicklung dar. Sie führten zu klar definierten Forderungen und schließlich zu Rettungsdienstgesetzen in den Bundesländern. Heute sind die Auswirkungen der auf dieser Basis erfolgten Reorganisation erkennbar: Die Erstversorgung des Notfallpatienten konnte durch Verbesserungen der personellen, organisatorischen und materiellen Voraussetzungen den Erfordernissen angepaßt werden. Das Prinzip der Einsatzsteuerung durch Rettungsleitstellen hat sich durchgesetzt. Es wurden Normen für Krankenwagen (KTW), Rettungswagen (RTW), Notarzteinsatzfahrzeuge (NEF) und Rettungshubschrauber (RTH) erarbeitet. Die Bundesrepublik Deutschland verfügt mittlerweile über ein flächendeckendes Netz von Rettungshubschrauberstützpunkten mit einem 50-km-Einsatzradius. Einen wesentlichen Beitrag dazu leisteten auch Privatinitiativen, z. B. die Rettungsdienststiftung Björn Steiger, und der Allgemeine Deutsche Automobilclub (ADAC).

In der ehemaligen DDR, den heutigen 5 neuen Bundesländern, galten für die Versorgung von Notfallpatienten durch Einrichtungen der „Schnellen medizinischen Hilfe" (SMH) die gleichen notfallmedizinischen Grundprinzipien. Bis zur Wiedervereinigung (1991) wurden für die Notfallrettung Einsatzfahrzeuge mit der Bezeichnung „Dringliche medizinische Hilfe" vorgehalten. Sie waren neben dem SMH-Arzt mit einem Pfleger oder einer Schwester zur Assistenz des Arztes und einem Fahrer des DRK, der bis dahin einzigen Hilfsorganisation in der DDR, besetzt. Hinsichtlich der Ausstattung entsprachen diese Fahrzeuge qualitativ nicht in jedem Fall, aber prinzipiell dem westdeutscher Notarztwagen.

Hubschrauber zum Aufbau eines Luftrettungssystems wurden der SMH allerdings bis zum April 1990 aus nachvollziehbaren Gründen nicht zur Verfügung gestellt.

Während der Ausbildungsstand der Krankentransporteure schon früher als unzureichend eingestuft wurde, ist die Qualifikation des sog. mittleren medizinischen Personals – häufig wurden Fachschwestern und Fachpfleger für Anästhesie und Intensivtherapie eingesetzt – als gut bis sehr gut zu bewerten.

Das Notarztsystem der SMH war flächendeckend. 95% der Bevölkerung der ehemaligen DDR wurden durch die SMH betreut. Das dortige Rettungswesen galt als eines der leistungsfähigsten in Osteuropa.

Günstiger als in der (alten) Bundesrepublik mit ihren strukturellen Unterschieden in geographischer und organisatorischer Hinsicht und der häufig unzureichenden Einbindung der notärztlichen Fachkompetenz in alle die Notfallmedizin direkt betreffenden Entscheidungen war aber ohne Zweifel die viel stärkere (not)ärztliche Gesamtzuständigkeit für alle Komponenten des Rettungsdienstes. SMH-Ärzte waren weisungsbefugte Leiter auf Kreis- bzw. ärztliche Direktoren der SMH auf Bezirksebene und nahmen ggf. die Funktion des Ärztlichen Leiters Rettungsdienst war.

Die massive westliche Einflußnahme und die sich seit 1991 abzeichnende, z.T. kritiklose Übernahme fast aller Konzeptionen der alten Bundesländer statt der Durchsetzung eigenständiger, notfallmedizinisch sinnvollerer Strukturen sind bei einer rein notfallmedizinisch orientierten Betrachtung zu bedauern.

Die umfassende, politisch gewollte Leistungsausweitung im gesamten Gesundheitswesen mit ihren zwangsläufigen Folgekosten hat in den letzten Jahren zunehmend aggressive, z. T. unrealistische Sparbemühungen ausgelöst. Auch der Rettungsdienst bleibt von solchen Überlegungen und Einschränkungen nicht unberührt.

Das von politischer Seite kalkulierte und von Gutachtern erstaunlich exakt bestätigte Sparvolumen im Rettungsdienst von 500 Mio. DM pro Jahr ist u. E. unrealistisch. Wesentliche Fragen nach der Leistungsqualität und nach den ggf. nachteiligen Folgen für den Patienten können von Politikern nicht beantwortet werden; sie wurden von den Gutachtern ebenfalls nicht berücksichtigt.

Allerdings sind Experten des Rettungsdienstes, Notfallmediziner und die Spitzen der Rettungsorganisationen relativ einheitlich der Auffassung, daß es an der Zeit ist, unter Beachtung betriebswirtschaftlicher Prinzipien vielfältige Veränderungen herbeizuführen, um die Organisation und die medizinische Effektivität des Rettungsdienstes zu erhalten bzw. zu verbessern.

Dabei sind Bund und Länder gefordert, primär die rechtlichen Rahmenbedingungen für solche Veränderungen zu schaffen.

Die Trennung von Notfallrettung auf der einen Seite und indisponiblem (nicht vorplanbarem) Krankentransport auf der anderen Seite wird diskutiert, da man sich Spareffekte u. a. davon verspricht, daß der disponible Krankentransport im Wettbewerb privatgewerblicher Anbieter kostengünstiger abgewickelt werden kann.

Es ist durchaus möglich, daß diese in Ballungsgebieten und Städten funktionell und ökonomisch durchaus sinnvolle Trennung in ländlichen Regionen nur eine Erhöhung der Kosten des Rettungsdienstes zur Folge hat, da hier der Verzicht auf Synergieeffekte andere Vorteile deutlich übertrifft.

Konstruktive und mit größerer Einheitlichkeit von Notfallmedizinern und Vertretern der Hilfsorganisationen und der Feuerwehren erarbeitete Vorschläge zur Kostensenkung und Effizienzsteigerung sind u. a.

Vorschläge zur Kostensenkung und Effizienzsteigerung
- Vergrößerung der Rettungsdienstbereiche,
- Zusammenlegung von Leitstellen des Rettungsdienstes und des Brand- und Katastrophenschutzes,

- Zuordnung weiterer Funktionen wie die des Zentralen ärztlichen Notfalldienstes,
- Ausstattung der Leitstellen mit moderner Kommunikationstechnik und Datenverarbeitung,
- Einführung eines bundeseinheitlichen Einsatzprotokolls als Voraussetzung für eine Qualitätssicherung,
- Sicherung der notärztlichen Kompetenz bei allen grundsätzlichen, überregionalen Entscheidungen des Rettungsdienstes ebenso wie auf regionaler Ebene.

Dabei ist die Beachtung ethischer und notfallmedizinischer Gesichtspunkte wichtiger als die Durchsetzung „reiner Kostendämpfungsaspekte".

1.2
Beziehungen zwischen präklinischer und klinischer Versorgung

Präklinische Notfallmedizin nimmt im Verbundsystem in der Gesamtversorgung eine Schlüsselstellung ein. Ein zeitgemäßer Rettungsdienst muß bei vielen Patienten bereits am Ort des Geschehens entscheidende medizinische Verfahren anwenden, um das Leben des Patienten zu erhalten und um später in der Klinik nicht mehr rückgängig zu machende (irreversible) Schäden zu vermeiden.

Rettungsdienst ist daher eine planmäßig organisierte Einrichtung der Daseinsvor- und -fürsorge des Staates, die sowohl aus dem Grundgesetz (Artikel 2) als auch aus dem Sozialgesetzbuch IV (§ 70) abzuleiten ist. Dies gilt zumindest für die Notfallrettung, sicherlich aber auch für den sog. indisponiblen (nicht vorplanbaren) Krankentransport, bei dem im Voraus nicht erkennbare kritische und lebensbedrohliche Situationen auftreten können.

Die früher als eine rein samaritane Laientätigkeit betriebenen Aufgaben müssen heute hinsichtlich ihrer Qualität und ihrer Invasivität zunehmend auf einem Niveau realisiert werden, das klinischer Intensivmedizin entspricht. Vor allem der Notarzt fungiert als „vorverlagerter Arm der Kli-

nik". Rettungswagen, Notarztwagen und Rettungshubschrauber mit qualifizierter Besatzung werden zu Recht als „mobile klinische Einrichtungen" bezeichnet (Abb. 1.1).

Da die medizinischen Zuständigkeiten und Funktionsabläufe nahtlos ineinandergreifen, müssen in der Regel noch bestehende Ungleichgewichtigkeiten zwischen den medizinischen Möglichkeiten der Krankenhäuser und denen des Rettungsdienstes auf ein vertretbares Maß reduziert werden.

Auffallend ist v. a. die Tatsache, daß die *klinische Behandlung* durch Ärzte und examiniertes Assistenzpersonal erfolgt, während die *präklinische Akutversorgung* Lebensbedrohter auch heute noch häufig ohne ärztliche Anweisungen und Verantwortlichkeit von Sanitätspersonal mit bis vor kurzem ohne gesetzlich geregelte Minimalausbildung bewältigt werden mußte.

Verantwortliche Politiker, die Öffentlichkeit, aber auch Rettungsorganisationen und Kostenträger orientieren sich häufig auch heute noch an überholten Konzepten und verschiedenen Zuständigkeiten für die präklinische und klinische Versorgung, wenn sie davon ausgehen, daß die präklinische Versorgung von weniger qualifiziertem Personal weitgehend „kostenneutral" abzuwickeln sei.

Eine fundamentale Fehleinschätzung besteht darin, daß von Außenstehenden präklinische Notfallmedizin nicht vorrangig als eine primär medizinische Aufgabenstellung, sondern als Transportfunktion gesehen wird.

Ursache ist aber auch die sog. „Pfortentheorie", die sich aus überholten Gesetzen und Verordnungen ergibt. Der Notfallpatient ist außerhalb und innerhalb der Klinik noch nicht ein und derselbe, obwohl derselbe Patient lebensbedroht ist, die am Ort des Geschehens begonnene Behandlung nahtlos in die klinische Versorgung übergehen muß und für die eigentlichen medizinischen Leistungen auch der Kostenträger der gleiche bleibt.

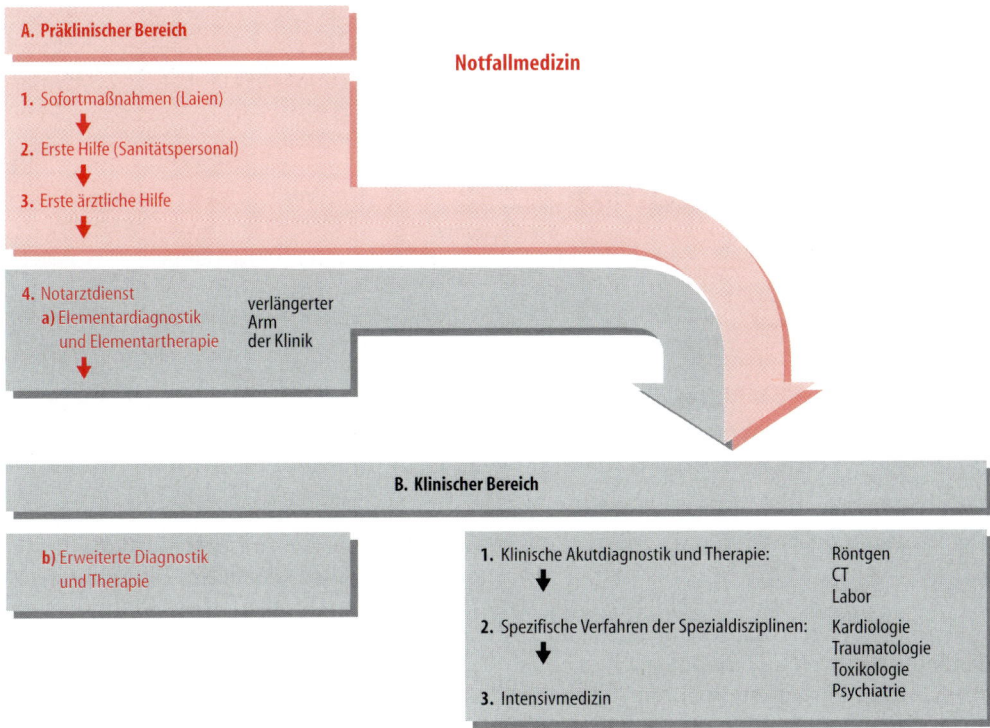

Grundsätze

Abb. 1.1. Beziehungen zwischen den Funktionsbereichen präklinische und klinische Versorgung

1.3
Rettungskette

Die Versorgung von Patienten mit lebensgefährlichen Störungen der vitalen Funktionen muß in den einzelnen Bereichen, vom Notfallort bis zur endgültigen Behandlung in der Klinik, durch definierte Aufgabenstellungen gesichert sein.

Anhand des vor einigen Jahren von uns vorgeschlagenen Arbeitsmodells der Rettungskette lassen sich die Funktionsabläufe darlegen und entsprechende Forderungen für die einzelnen Glieder dieser Kette ableiten (Abb. 1.2).

Die Effizienz des gesamten Systems hängt davon ab, daß jeder Bereich auf die Leistungsfähigkeit des nächsten abgestimmt ist und keine Versorgungslücke, kein Riß der Kette, entsteht.

- *Dem Rettungsdienst vorgeschaltete Glieder:*
  1. Glied der Rettungskette: Sofortmaßnahmen am Notfallort,
  2. Glied der Rettungskette: Melde-, Alarm- und Koordinationssystem.
- *Rettungsdienst* (3. Glied der Rettungskette)
- *Dem Rettungsdienst nachgeschaltete Glieder:*
  4. Glied: Klinik mit zentraler Notaufnahme,
  5. Glied: Intensiveinheiten in der Klinik,
  6. Glied: Sekundär- und Intensivtransport.

Sofortmaßnahmen am Notfallort. Besonders bei akuten kardialen Ereignissen, beim zu vermutenden Herzinfarkt und bei vielen schweren Unfällen, z.B. einem Niederspannungsunfall, einer Schädel-Hirn-Verletzung oder einem Schlagaderabriß mit stark spritzender Blutung, können trotz der Schnelligkeit der modernen Rettungsfahrzeuge schwere Schäden oder der Tod nur durch

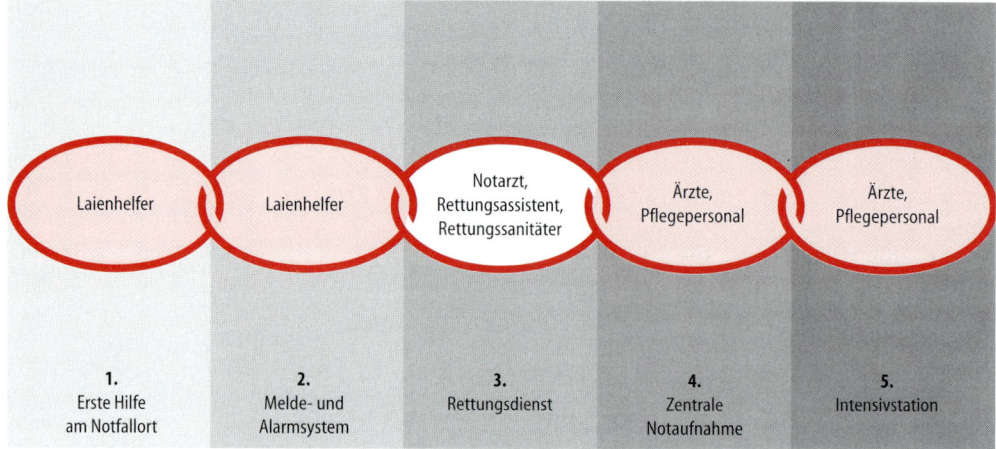

Laienhelfer	Laienhelfer	Notarzt, Rettungsassistent, Rettungssanitäter	Ärzte, Pflegepersonal	Ärzte, Pflegepersonal
1. Erste Hilfe am Notfallort	**2.** Melde- und Alarmsystem	**3.** Rettungsdienst	**4.** Zentrale Notaufnahme	**5.** Intensivstation

Abb. 1.2. Rettungskette

sofortiges sachgerechtes Eingreifen der in der Nähe befindlichen medizinischen Laien (Passanten, Verkehrsteilnehmer, Arbeitskollegen etc.) verhindert werden. Die Probleme bei vielen Erkrankungen und Vergiftungen, beispielsweise mit akuten Atemstörungen, liegen ähnlich. Jeder Bürger sollte daher neben einer *qualifizierten Notfallmeldung* die elementaren Verfahren wie

- schnelle Rettung aus Gefahrenbereichen durch Anwendung von Rettungsgriffen,
- Seitenlagerung Bewußtloser,
- Überstreckung des Kopfes bei Verdacht auf Atemwegsverlegung,
- Anlegen von Notverbänden und
- Atemspende
- und entscheidend im Idealfall auch die Herzdruckmassage

beherrschen und anwenden, d. h. über eine Grundausbildung in Erster Hilfe verfügen. Eine vernünftige Erste-Hilfe-Ausbildung sollte zweckmäßigerweise angepaßt an das Verständnisvermögen der Kinder bereits in der Schule beginnen. Auf einer solchen Basis aufbauend ist es ohne Zweifel sinnvoll, die Laienausbildung in kardiopulmonaler Reanimation – einschließlich der Herzdruckmassage – zu propagieren und zu praktizieren. Nur so können die Quoten erfolgreicher Wiederbelebungen aus dem

Rettungsdienst verbessert werden, da nur durch schnelles, gezieltes Eingreifen von Laien vor dem Eintreffen des Rettungsdienstes die den Reanimationserfolg begrenzende Zeit des O_2-Mangels entscheidend verkürzt werden kann.

Zum Teil leisten niedergelassene Ärzte, die den Notfallort vor Eintreffen des Rettungsdienstes erreichen, Erste ärztliche Hilfe.

Jeder Arzt muß, unabhängig von der Fachrichtung, erweiterte ärztliche Behandlungsverfahren verzögerungslos einleiten können, u. a.:

- Beatmung mit Beatmungsgeräten,
- Schockbehandlung durch Infusion,
- medikamentöse Therapie akuter Notfallsituationen.

Er sollte für diese ärztliche Grundfunktion über eine geeignete apparative und medikamentöse Notfallausstattung verfügen.

In § 323c des Strafgesetzbuches ist die allgemeine Hilfepflicht für jedermann festgelegt.

Unterlassene Hilfeleistung:
Wer bei Unglücksfällen oder gemeiner Gefahr oder Not nicht Hilfe leistet, obwohl dies erforderlich und ihm den Umständen nach zuzumuten, insbesondere ohne erhebliche eigene Gefahr und ohne Verletzung anderer wichtiger Pflichten möglich ist, wird mit Freiheitsstrafe bis zu einem Jahr oder mit Geldstrafe bestraft.

Für den Erwerb des Führerscheins ist nach § 8b Straßenverkehrszulassungsordnung eine Ausbildung in Sofortmaßnahmen am Unfallort Voraussetzung (Klasse III: 3 Doppelstunden; Klasse II: 8 Doppelstunden).

Die notfallmedizinische Weiterbildung der Ärzteschaft liegt in der Zuständigkeit der ärztlichen Standesorganisationen und der kassenärztlichen Vereinigung. Besonders engagieren sich aber auf diesem Sektor die Deutsche Gesellschaft für Anästhesiologie und Intensivmedizin (DGAI), die Deutsche Interdisziplinäre Vereinigung für Intensivmedizin (DIVI) und Arbeitsgemeinschaften der Notärzte (AGN) mit abgestimmten Konzepten. Heute orientiert man sich in fast allen Bundesländern an den 1983 verabschiedeten Empfehlungen der DIVI zur Qualifikation des Notarztes.

Melde-, Alarm- und Koordinationssystem. Voraussetzung für den schnellen und gezielten Einsatz von Rettungsfahrzeugen und Personal ist ein reibungslos arbeitendes Melde-, Alarm- und Koordinationssystem.

Notfallmeldungen müssen über private Telefonanschlüsse und gebührenfrei über öffentliche Münzfernsprecher, z.T. auch über Notrufzusatzeinrichtungen (Funk oder Draht) durch Wahl einer einheitlichen Notrufnummer (110) bei einer Rettungsleitstelle, notfalls auch bei der Polizei oder der Feuerwehr (sofern sie nicht den Rettungsdienst betreibt) auflaufen und von dort bei Vorliegen eines medizinischen Notfalls über Direktleitung zur Leitstelle des Rettungsdienstes weitergegeben werden. Die Auswahl des geeigneten Rettungsfahrzeugs mit der entsprechenden Besatzung hat in der Rettungsleitstelle nach klaren einsatztaktischen Prinzipien unter Berücksichtigung der Art des Notrufs, der Entfernungen, der Straßenverhältnisse etc. zu erfolgen. Zusätzlich sollte hier nach Möglichkeit ein Krankenbettennachweis geführt werden. Einzelheiten sind in Kap. 14 dargestellt.

Die Aufgabe der Rettungsleitstellen sind in den Rettungsdienstgesetzen der Länder festgelegt.

Rettungsdienst. Die Darstellung der Aufgaben und Probleme des Rettungsdienstes ist ein wesentlicher Inhalt anderer Kapitel dieses Lehrbuches.

Klinik mit zentraler Notaufnahme und Intensiveinheiten: Vornehmlich in Ballungsgebieten, zunehmend aber auch in ländlichen Bereichen, bricht die Rettungskette an der Schnittstelle vom Rettungsdienst zur Klinik wegen innerklinischer Engpässe ab. In den Fachzeitschriften des Rettungsdienstes und in der Laienpresse tauchen die Begriffe „Aufnahmenotstand" und „Notfalltourismus" auf.

Ein großer Anteil der in die Klinik eingelieferten vitalbedrohten Patienten wird unverzüglich bzw. im Anschluß an die operative Versorgung intensivbehandlungspflichtig. In zunehmendem Maß melden Kliniken ihre Intensivstationen als voll ausgelastet bzw. nicht aufnahmebereit bei Rettungsleitstellen ab. Zeitweise ist auch in Ballungsgebieten kein freies Intensivbett sofort verfügbar, und Notfallpatienten werden abgewiesen („Notfalltourismus").

Eine solche Aufnahmeverweigerung ist nicht zulässig. Kein Krankenhaus darf eine Notaufnahme vitalbedrohter Patienten, eine Beurteilung der Gefährdung und die klinische Erstversorgung verweigern. Krankenhäuser müssen auch bei „abgemeldeten Intensivstationen" entsprechend ihrem Versorgungsauftrag jeden Vitalbedrohten primär aufnehmen und ggf. auch operativ versorgen, wenn der Patient möglicherweise ungezielte oder lange Weitertransporte nicht überlebt.

In allen anderen Fällen, bei denen die Notwendigkeit einer Intensivbetreuung wahrscheinlich oder sicher ist, sollte im Interesse des betroffenen Patienten erwogen werden, ob die klinische Erstversorgung oder die Operation nicht in dem Krankenhaus erfolgen kann, in dem auch die anschließende Intensivüberwachung oder Intensivtherapie weitergeführt werden kann.

Die Klinik muß bei akuter Lebensgefahr der vom Rettungsdienst übernommenen Patienten auf dem Funk- bzw. Drahtweg eingehende Vorinformationen mit einer den modernen Transportmitteln entsprechenden Schnelligkeit für die Vorbereitung der klinischen Versorgung nützen. Es muß sichergestellt sein, daß über die Rettungsleitstelle die Voraussetzungen für eine funktionierende Verbindung zu den Rettungsfahrzeugen gegeben sind. Innerhalb der Klinik muß in kürzester Zeit der zuständige Vertreter des betroffenen Fachgebietes bereitstehen, Anweisungen für die nachfolgenden Maßnahmen erteilen und beim Eintreffen des Patienten die orientierende Untersuchung des Notarztes oder die Verdachtsbefunde des Rettungssanitäters durch fachspezifische Diagnostik bestätigen und ergänzen. Bei Notfällen, die eine interdisziplinäre Versorgung erfordern, müssen kurzfristig alle betroffenen Fachgebiete mit verantwortlichen Ärzten vertreten sein.

Diese Forderungen für eine Verbesserung der innerklinischen Versorgung lassen sich am sinnvollsten durch die Einrichtung einer zentralen Notaufnahme verwirklichen. Aus der Sicht des Rettungsdienstes ist sie zweckmäßiger als mehrere fachlich und räumlich getrennte Aufnahmestationen; u. a. weil dem Rettungspersonal die heute noch in vielen Fällen bei ihm liegende Entscheidung, in welche Aufnahmestation er den Patienten bringen soll, abgenommen wird. Zahlreiche Probleme der Organisation und Ausstattung fordern eine Lösung in Form einer zentralen Notaufnahme.

Mit der Aufnahme auf der Intensivstation hat der lebensbedrohte Patient einen vergleichsweise „sicheren Hafen" erreicht.

Vorrangig durch die demografische Entwicklung, d. h. die zunehmende Überalterung der Bevölkerung, gekoppelt mit einer Ausweitung der medizinischen Behandlungsmöglichkeiten auch bzw. gerade alter Menschen kommt es aber zunehmend zu einem Mangel an freien Intensivbetten.

Bei perspektivischer Bewertung dieses erheblichen Problems ist zu bezweifeln, daß es sich auf Dauer allein durch organisatorisch-administrative Verbesserungen, z. B. überregionale Koordinationszentren, lösen läßt.

Sekundär- und Intensivtransporte. Im Rahmen früher Sekundärtransporte werden aus den o. g. Gründen unmittelbar nach der Aufnahme in das erstbehandelnde Krankenhaus vom Rettungsdienst eingelieferte Patienten zur definitiven Primärbehandlung in ein anderes Krankenhaus verlegt.

Die Anzahl und die medizinischen Anforderungen an Sekundärtransporte steigen durch die zunehmende Regionalisierung spezialisierter Behandlungsmaßnahmen und die erweiterte Indikationsstellung für derartige Verfahren. In den letzten Jahren wurden daher luft- und bodengebundene Systeme, Intensivtransporthubschrauber und eine neue Art des Intensivmobils entwickelt.

In zunehmendem Umfang werden die Rettungsdienste auch für innerklinische Transporte herangezogen, dies gilt insbesondere für Kliniken mit einer dezentralen Unterbringung der einzelnen Fachgebiete. Auch hier sind dafür geeignete Fahrzeuge einzusetzen, die nach Möglichkeit vorgehalten werden und nicht zwangsläufig dem primären Rettungsdienst zuzuordnen bzw. im Bedarfsfall zu entziehen sind.

1.4
Defizite der bisherigen rettungsdienstlichen Orientierung

Vor über 30 Jahren wurde mit der Entwicklung des Denkmodells der Rettungskette die Reorganisation und Adaptation des Rettungsdienstes an aktuelle notfallmedizinische Erkenntnisse eingeleitet. In vielen mühevollen Einzelschritten mußte der notwendige Übergang des Rettungsdienstes als samaritane Laienaufgabe in präklinische Notfallmedizin herbeigeführt werden, in erster Linie wegen neuer naturwissenschaftlicher Erkenntnisse über die Pathophysiologie des Schocks und des klinischen Todes sowie der Lehre der Wiederbelebung.

Die allgemeinen Vorwürfe:

- im Rahmen unserer hochtechnisierten, naturwissenschaftlich geprägten Medizin gegen Ende des 20. Jahrhunderts behandle man vorrangig körperliche Defekte und Störungen der Patienten unter Vernachlässigung emotionaler und psychischer Begleitprozesse,

- die Behandlung sei zu einer organspezifischen Reparaturarbeit degradiert,

traf später als die etablierten Einrichtungen, wenn auch in abgeschwächter Form, sogar den Rettungsdienst. Erst in den letzten Jahren, in einer Phase der Konsolidierung der präklinischen Notfallmedizin, wurde zunächst verhalten, dann deutlicher auf offensichtliche Defizite hingewiesen, die primär nicht die medizinische Leistung an sich betrafen, dennoch damit in engem Zusammenhang standen und als wichtige, bisher vernachlässigte Komponenten der Gesamtaufgabe des Rettungsdienstes angesehen werden mußten.

Es geht vorrangig um psychologische Probleme im weitesten Sinne, die wegen des tiefen inneren Zusammenhangs zu einem wesentlichen Teil durch Grundfragen der Ethik, aber auch theologische Aspekte geprägt sind. Der besonders schwerwiegende Vorwurf, man nehme den Patienten nicht in seiner umfassenden Personalität als Einheit aus Körper, Geist und Seele an, trifft wohl in vielen Fällen zu Recht auch den modernen Rettungsdienst als präklinische Notfallmedizin.

Die Ausbildung des Personals im Rettungsdienst mit einer starken Orientierung an somatischen Störungen und körperlichen Verletzungen entspricht aber nach allgemeiner Auffassung im wesentlichen der Hauptaufgabenstellung. Trotzdem ist zu respektieren, daß neben notfallmedizinischen Kenntnissen und Fähigkeiten eine ethische – wünschenswert auch eine religiöse – Grundorientierung, personale Kompetenz und psychologische Kenntnisse von Rettungssanitätern, Rettungsassistenten, aber auch Notärzten (!) für den eigentlichen Auftrag Rettung von Notfallpatienten von wesentlicher Bedeutung sind.

Grundsätze

KAPITEL 2

Aufgabenbereiche von Rettungsassistent und Rettungssanitäter

Informationskapitel
Nun sollen die Aufgaben des nichtärztlichen Personals im Rettungsdienst in dem zuvor erläutertem Verbundsystem der Rettungskette dargestellt werden.

Begriffsbestimmungen

Nach dem „Gesetz über den Beruf der Rettungsassistentin und des Rettungsassistenten" bezeichnet man Personen, die eine dem Gesetz und der zugehörigen Ausbildungs- und Prüfungsverordnung (bzw. den Übergangsvorschriften nach § 13) entsprechende Ausbildung erfolgreich absolviert haben, als *Rettungsassistentin* oder *Rettungsassistenten*.

Personen mit einer weniger umfangreichen Ausbildung in Anlehnung an das 520-h-Programm (Bund-Länder-Ausschuß „Rettungswesen" 1977, „Grundsätze zur Ausbildung des Personals im Rettungsdienst") gelten weiterhin als *Rettungssanitäterin* oder *Rettungssanitäter*.

Die Zahl der Kliniken, die einen Notarztdienst unterhalten, nimmt ständig zu. Dabei werden unterschiedliche personelle und einsatztaktische Modelle – auch die Einbeziehung niedergelassener Ärzte – erprobt. In ländlichen Gebieten mit kleineren Krankenhäusern allerdings stehen auch heutzutage nicht immer genügend Ärzte für einen solchen organisierten Notarztdienst zur Verfügung. In diesen Bereichen müssen bedauerlicherweise auch weiterhin akut lebensbedrohte Patienten häufig von auf sich allein gestellten Rettungsassisten-

ten und Rettungssanitätern versorgt, überwacht und in die klinische Behandlung transportiert werden.

Auf bodengebundenen Fahrzeugen des Rettungsdienstes (Rettungswagen, Notarztwagen) und in Rettungshubschraubern sollte für die überschaubare Zeit immer zumindest ein Sanitäter über die Qualifikation des Rettungsassistenten verfügen, der zweite mindestens die Ausbildung nach dem 520-h-Programm erfolgreich abgeschlossen haben. Es ist z.Z. noch nicht zu übersehen, wie schnell und wie konsequent sich diese Forderung überall realisieren läßt.

Beispielsweise werden die nur in begrenzter Zahl zur Verfügung stehenden Plätze für die besonders wichtigen Klinikpraktika zu einem größeren Teil der Ausbildung von Rettungsassistenten vorbehalten bleiben.

Da aber letztlich die Vitalbedrohung des Notfallpatienten die erforderlichen medizinischen Maßnahmen bestimmt und nicht oder nur bedingt die ggf. unterschiedliche Qualifikation des nichtärztlichen Personals, ist die Aufgabenstellung für Rettungsassistenten und Rettungssanitäter grundsätzlich die gleiche. Erst wenn umfangreichere Erfahrungen aus der Ausbildung zum Rettungsassistenten vorliegen und repräsentative Leistungsvergleiche zwischen ihnen und 520 h ausgebildeten Rettungssanitätern möglich sind, wird man auf Dauer verbindliche Abgrenzungen hinsichtlich der Lernziele und Lerninhalte für Rettungsassistenten und Rettungssanitäter vornehmen können.

Schematisch lassen sich 7 Funktionen des nichtärztlichen Personals im Rettungsdienst unterscheiden:

Funktion A: selbständige Tätigkeit ohne Notarzt,

Funktion B: Rettungsassistent und Rettungssanitäter als Helfer des Notarztes,

Funktion C: Einsatzsteuerungs- und Koordinationsdienst der Rettungsleitstelle,

Funktion D: „technische Rettung" (Bergung) mit einfachen Hilfsmitteln,

Funktion E: Rettungsassistent und Rettungssanitäter bei Großunfällen und im Katastropheneinsatz,

Funktion F: Führen im Rettungsdienst,

Funktion G: Rettungsassistenten als Ausbilder an Schulen und Lehrrettungsassistenten an Rettungswachen.

2.1
Selbständige Tätigkeit ohne Notarzt

In Übersicht 2.1 werden die Maßnahmen aufgezeigt, die Rettungsassistenten und Rettungssanitäter selbständig auf der Basis ausreichender Kenntnisse durchführen müssen. Diese Maßnahmen zur Freilegung und Freihaltung der Atemwege, zur Beatmung (Abb. 2.1), zur Blutstillung, zur Schockbekämpfung und zur Wiederbelebung sind nach den Erfahrungen gut funktionierender Rettungsdienste als unabdingbar einzustufen. Da Rettungsassistenten und Rettungssanitäter auch heute noch in manchen Regionen selbständig und allein verantwortlich tätig sein müssen und da dort von den niedergelassenen Ärzten auch bei guten organisatorischen Voraussetzungen niemals lückenlos sichergestellt werden kann, daß sie jederzeit rund um die Uhr jeden Notfallort innerhalb von ca. 10 min erreichen, bleibt nur die Durchführung dieser Maßnahmen durch nichtärztliches Personal im Rettungsdienst.

Bei besonderer Lebensbedrohung, die weitergehende Maßnahmen erforderlich macht, müssen Rettungsassistent und Rettungssanitäter sich umgehend intensiv um eine (Nach)alarmierung eines Notarztes oder niedergelassenen Arztes bemühen, bevor sie im Rahmen der Notkompetenz eigenverantwortlich Verfahren wie Intubation, Infusion und die Applikation ausgewählter Medikamente anwenden, die unter

Übersicht 2.1. Funktion A: Selbständige Tätigkeit ohne Notarzt

Lagerung:	Seitenlagerung bei Bewußtlosigkeit, weitere Lagerungsarten je nach Art des Notfalls.
Freimachen und Freihalten der Atemwege:	Überstreckung des Kopfes, Entfernen von Fremdkörpern, Anwendung von Absaugpumpen, Einlegen von Naso-/ Oropharyngealtuben $\diamond$[a]
Beatmung:	Atemspende, Beatmung mit Beuteln und Geräten, O_2-Gabe, Intubation $\diamond$[a] bei entsprechender Ausbildung im Rahmen von Delegation und Notkompetenz.
Blutstillung:	Wundverband, Druckverband, Abbindung.
Schockbehandlung:	Schocklagerung, O_2-Gabe, Infusion $\diamond$[a] über periphere Venen.
Wiederbelebung:	Beatmung und Herzdruckmassage, Frühdefibrillation bei entsprechenden Voraussetzungen,
Applikation von Medikamenten:	—— (im Rahmen von Delegation und Notkompetenz i.v.-Infusion bei entsprechender Ausbildung).
Chirurgische Noteingriffe:	——.

[a] Die hier und im folgenden mit dem Zeichen $\diamond$ versehenen Begriffe sind in Kap. 31 „Terminologie" erläutert.

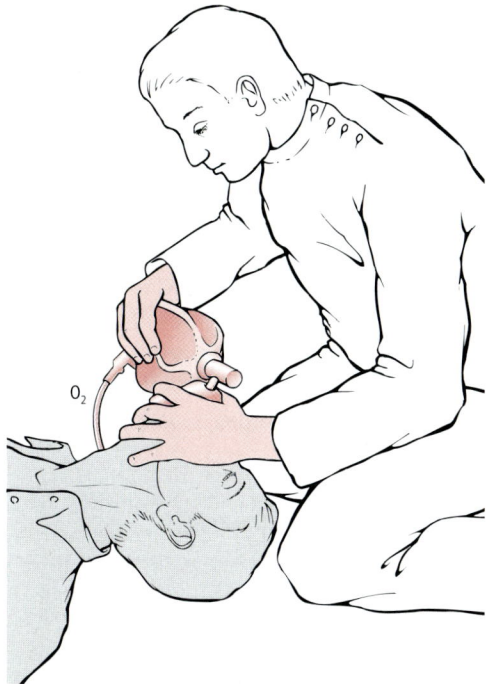

Abb. 2.1 Beutel-Masken-Beatmung

normalen Umständen der ärztlichen Zuständigkeit unterliegen.

Der entsprechend ausgebildete Rettungsassistent sollte, wenn wegen der Bedrohung der Vitalfunktion ein sofortiges Handeln geboten ist und weniger invasive Verfahren zur Überlebenssicherung nicht ausreichen, nach unserer Auffassung bei Nichtverfügbarkeit eines Notarztes im Rettungsdienst

- periphere Venen punktieren,
- Elektrolytlösungen infundieren,
- eine Notintubation (ohne Verwendung von Relaxanzien) durchführen.

Voraussetzung ist allerdings, daß diese Verfahren unter klinischen Bedingungen sicher erlernt wurden. Zum gegenwärtigen Zeitpunkt kann nicht entschieden werden, ob während der Regelausbildung nach dem Rettungsassistentengesetz in der relativ kurzen klinischen Ausbildungsphase – *Operationsbereich – Anästhesie* – solide Kenntnisse in der Technik der Intubation vermittelt werden können.

Ebenso ungeklärt ist die Frage, wie eine entsprechende Befähigung bei niedriger Anwendungsfrequenz ggf. aufrechterhalten werden könnte (s. auch Kap. 9, S. 172).

Sobald sichergestellt werden kann, daß auf jedem Rettungswagen ein Rettungsassistent und ein Rettungssanitäter eingesetzt werden, wird der Rettungssanitäter in diesen absoluten Ausnahmesituationen den höher qualifizierten Rettungsassistenten unterstützen.

2.2
Rettungsassistent und Rettungssanitäter als Helfer des Notarztes

Im Idealfall werden Rettungsassistent und Rettungssanitäter schon im Routinedienst als qualifizierte Helfer des Notarztes eingesetzt (Übersicht 2.2). Aber auch üblicherweise in einem Rettungswagen fahrende Rettungsassistenten und Rettungssanitäter müssen in der Lage sein, einem im Notfall zusteigenden Arzt bei speziellen notärztlichen Verfahren zu assistieren.

Als Beispiele für diese Maßnahmen sind zu erwähnen:

- Intubation nach Relaxierung,
- Koniotomie,
- besondere Beatmungsverfahren,

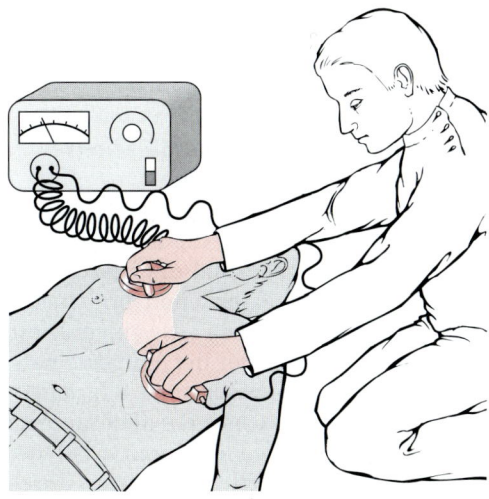

Abb. 2.2. Defibrillation

Übersicht 2.2. Funktion B: Rettungsassistent und Rettungssanitäter als Helfer des Notarztes

Lagerung:	Seitenlagerung bei Bewußtlosigkeit, weitere Lagerungsarten je nach Art des Notfalls, ggf. auf Anweisung des Notarztes.
Freimachen und Freihalten der Atemwege:	Überstreckung des Kopfes, Entfernen von Fremdkörpern, Anwendung von Absaugpumpen, Einlegen von Naso-/ Oropharyngealtuben; Assistenz bei der Intubation nach Relaxierung ◇, ggf. Durchführung im Auftrag und unter Aufsicht des Notarztes; Assistenz bei der Durchführung der Koniotomie ◇.
Beatmung:	Atemspende, Beatmung mit Beuteln und anderen Geräten, O_2-Gabe, Assistenz bei besonderen Beatmungsverfahren, z.B. PEEP-Beatmung, ggf. Durchführung im Auftrag und unter Aufsicht des Notarztes.
Blutstillung:	Wundverband, Druckverband, Abbindung.
Schockbehandlung:	Schocklagerung, O_2-Gabe, Assistenz ◇ bei der Punktion zentraler Venen; Infusion über periphere Venen, ggf. Druckinfusion im Auftrag und unter Aufsicht des Notarztes.
Wiederbelebung:	Beatmung und Herzdruckmassage; Durchführung der Defibrillation ◇ im Auftrag und unter Aufsicht des Notarztes, Assistenz bei der Schrittmacheranwendung.
Medikamentöse Behandlung:	Aufziehen von Notfallmedikamenten, ggf. Injektion ◇ im Auftrag und unter Aufsicht des Notarztes.
Chirurgische Noteingriffe:	Vorbereitung des Instrumentariums; Assistenz bei der Durchführung.

- chirurgische Noteingriffe wie die Punktion eines Pneumothorax,
- Punktion zentraler Venen,
- Defibrillation (Abb. 2.2),
- Schrittmacheranwendung,
- Gabe von Medikamenten.

Eine erfolgreiche, koordinierte Zusammenarbeit mit dem Notarzt setzt voraus, daß Rettungsassistent und Rettungssanitäter selbst Ablauf und Technik dieser ärztlichen Verfahren kennen.

2.3
Einsatzsteuerugs- und Koordinationsdienst der Rettungsleitstelle

Zweifellos wird man für die Besetzung der Rettungsleitstelle Personal mit besonderen organisatorischen Fähigkeiten und mehrjähriger Berufserfahrung auswählen. Diese Mitarbeiter müssen bei der Entgegennahme von Notfallmeldungen von i. allg. aufgeregten Laien mit Geschick ein Maximum an Information abfragen (Abb. 2.3), bei der Anforderung des Rettungsdienstes durch Ärzte deren Terminologie verstehen sowie

bei der Auswahl der Rettungsmittel und in der Einsatzsteuerung nach klaren rettungstaktischen Prinzipien vorgehen. Wenn auch nur eine Auswahl der Rettungsassistenten und Rettungssanitäter mit der Besetzung dieser Schlüsselstellung beauftragt wird, so sind trotzdem von allen ausreichende organisatorische Fähigkeiten zu verlangen. Die in der Übersicht 2.3 dargestellten Einzelfunktionen müssen grundsätzlich von jedem Sanitäter beherrscht werden, denn nicht selten wird der Notfallort trotz des Bestehens einer Leitstelle zu dem Punkt, an

Übersicht 2.3. Funktion C: Einsatzsteuerungs- und Koordinationsdienst der Rettungsleitstelle

- Entgegennahme von Notfallmeldungen.
- Auswahl der Rettungsmittel.
- Einsatzleitung von RTW, NAW und RTH.
- Einsatzkoordination mit Feuerwehr, Polizei und anderen Diensten.
- Auswahl des aufnehmenden Krankenhauses, sofern nicht vom Arzt festgelegt.
- Einsatzkoordination mit Kliniken.
- Voranmeldung dringlicher Notfälle.

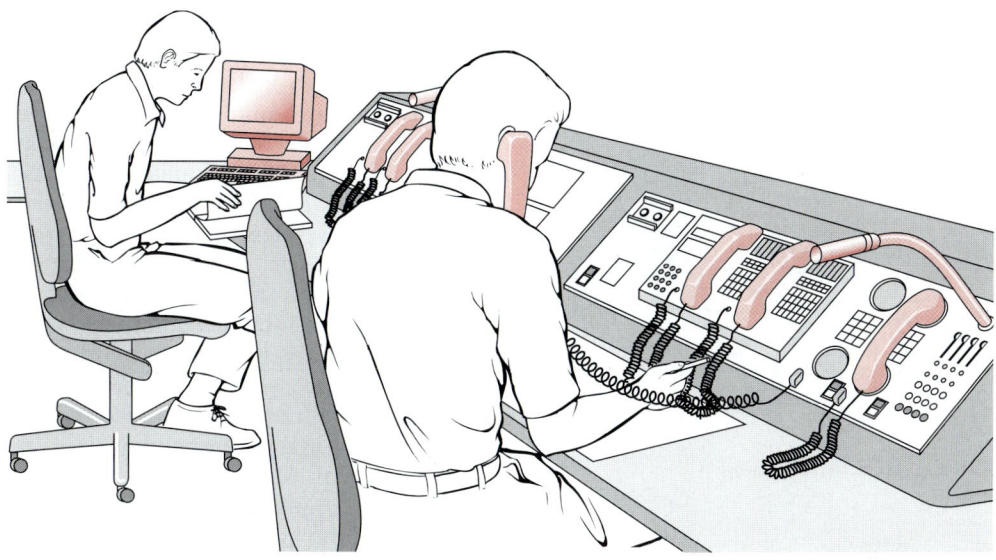

Abb. 2.3. ASB-Einsatzzentrale

dem auch entscheidende organisatorische Maßnahmen eingeleitet und die Weichen für den weiteren Ablauf der Rettungsaktion gestellt werden.

Dieser Aufgabenbereich sollte in seiner Bedeutung nicht unterschätzt werden, denn die Wirksamkeit der gesamten Rettungskette hängt entscheidend von der technischen Leistungsfähigkeit der Leitstelle und den organisatorischen Fähigkeiten des dort eingesetzten Rettungspersonals ab.

2.4
Technische Rettung (Bergung) mit einfachen Hilfsmitteln

In ländlichen Gebieten, in denen der Rettungsdienst überwiegend von den Hilfsorganisationen betrieben wird – ohne den mit gleicher Schnelligkeit verfügbaren technischen Hilfsdienst der in der Regel freiwilligen Feuerwehr –, stellt die Rettung von Notfallpatienten gelegentlich ein primär technisches Problem dar. Unter diesen Umständen muß das medizinische Assistenzpersonal, z. B. bei Verkehrsunfällen, unter Einsatz der mitgeführten Ret-

tungsmittel Feuerlösch- und Rettungsmaßnahmen durchführen oder zumindest einleiten. Rettungsassistent und Rettungssanitäter müssen unter diesen Umständen die Begrenztheit ihrer technischen Hilfsmöglichkeiten kennen, um eine gezielte Nachalarmierung der Fachkräfte nicht zu verzögern (Abb. 2.4, Übersicht 2.4).

Treffen medizinisches und technisches Rettungspersonal am Notfallort zusammen, so spielen sich die gemeinsamen Bemühungen um die Rettung von Menschen häufig unter extremen Bedingungen und auf engstem Raum ab. Während bei eingeklemmten Patienten Schock- und Schmerzbekämpfung und/oder Intubation

Übersicht 2.4. Funktion D: technische Rettung (Bergung) mit einfachen Hilfsmitteln

- Erkennen der Notlage.
- Durchführung technischer Rettungsmaßnahmen mit einfachen Hilfsmitteln.
- Handhabung von Feuerlöschern.
- Realistische Einschätzung der Selbstgefährdung am Notfallort.
- Gezielte Alarmierung technischer Rettungsdienste, in der Regel der Feuerwehr.
- Koordinierte Zusammenarbeit mit technischen Rettungsdiensten am Notfallort.

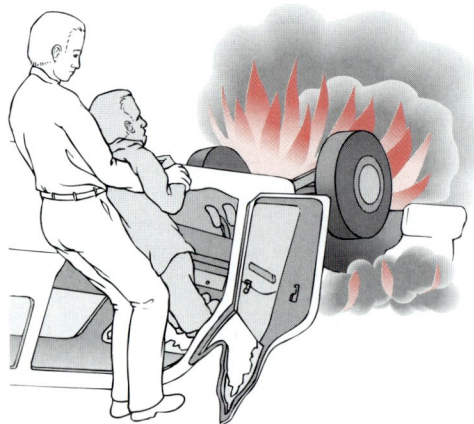

Abb. 2.4. Technische Rettung

und Beatmung durchgeführt werden, laufen gleichzeitig die Bemühungen mit technischen Rettungsgeräten zur Befreiung der Verletzten. Bei Unfällen mit mehreren Notfallpatienten werden vom medizinischen Team unter Berücksichtigung der unterschiedlichen Lebensgefährdung Hinweise für die Prioritäten ◇ der technischen Rettungsmaßnahmen gegeben, die Feuerwehr bestimmt die Verfahren der möglichst schonenden technischen Rettung.

2.5
Rettungsassistent und Rettungssanitäter bei Großunfällen und im Katastropheneinsatz

Wenn primär ein Rettungswagen den Schadensort erreicht, müssen Rettungsassistent und Rettungssanitäter nach einer ersten Orientierung über
- die Art des Not-/Unfallgeschehens,
- die vermutete Zahl der (Notfall)patienten,
- die Gefährdung der Rettungskräfte - ggf. auch der Bevölkerung,
- Erschwernisse wie Boden- und Wegverhältnisse oder Witterungsumstände,

eine qualifizierte Meldung an die Leitstelle weiterleiten, die dann nach Stufenplänen gezielt reagieren und ggf. sogar die Auslö

sung eines Katastrophenalarms veranlassen muß (Abb. 2.5).

In einer ersten Phase werden auch Rettungsassistenten und Rettungssanitäter nach einer ersten Sichtung schwerpunktmäßig wichtige Maßnahmen der klassischen Ersten Hilfe für möglichst viele Betroffene anwenden. Später, nach Eintreffen von Ärzten, werden sie in deren Auftrag erweiterte Verfahren durchführen und auf dem Transport Vitalbedrohter, die unter diesen Umständen nicht immer von einem Notarzt begleitet werden können, z. B. die Fortführung einer Infusionsbehandlung oder eine Beatmung übernehmen. Die Verabreichung von Medikamenten, insbesondere von Analgetika und Sedativa, sollte aber auch dann vorher vom Arzt hinsichtlich der Dosierung grundsätzlich angeordnet sein. Insgesamt wird sich unter diesen Umständen die Grenze zwischen dem üblichen Kompetenzbereich und den delegierbaren Tätigkeiten verschieben.

Voraussetzung für eine vertretbare Delegation besonderer Maßnahmen ist aber auf Dauer eine einheitliche, inhaltlich klar definierte Ausbildung der Rettungsassistenten, die es dem Notarzt erlaubt, bestimmte Kenntnisse und Fähigkeiten auch bei einem ihm persönlich unbekannten Rettungsassistenten vorauszusetzen. Die gleiche Forderung gilt auch für Rettungssanitäter, allerdings auf einem der kürzeren Ausbildung entsprechenden niedrigeren Leistungsniveau.

2.6
Führen im Rettungsdienst

Routineeinsatz
Bereits die typische Besatzung eines Rettungswagens, bestehend aus Rettungsassistent und Rettungssanitäter, kann ihre Aufgabe, Patienten medizinisch sachgerecht zu versorgen und in ihrer seelischen Betroffenheit menschlich zu begleiten, nur dann

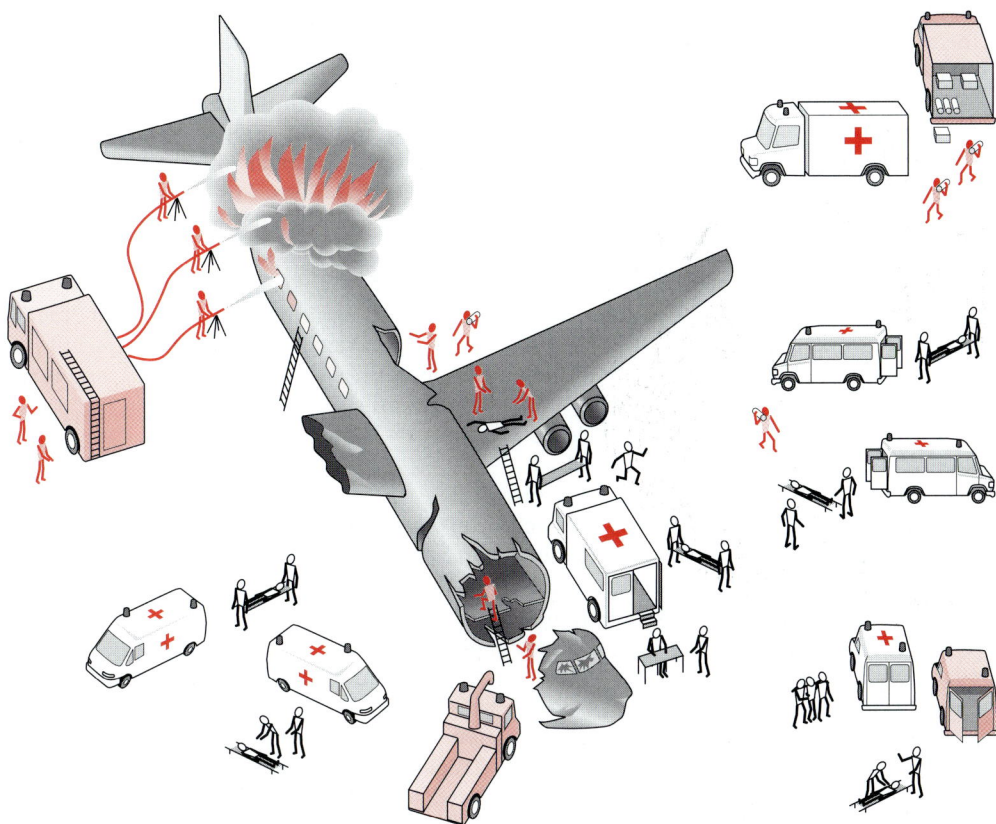

Abb. 2.5. Massenunfälle und Katastrophen

sachgerecht wahrnehmen, wenn der erfahrenere Rettungsassistent neben seiner notfallmedizinischen Qualifikation im engeren Sinne auch über Führungswissen verfügt.

Gerade in den häufig kritischen Situationen im Rettungsdienst kann der Erfahrenere nur durch ein positives Führungsverhalten Bestimmtheit und Ruhe vermitteln. Diese Bedingungen brauchen weniger routinierte Teammitglieder für ihr Tätigwerden unter Notfallbedingungen, sie sind indirekt häufig aber auch unmittelbar einsatzentscheidende Voraussetzungen für psychische Stabilisierung des Patienten und den reibungslosen Einsatzablauf (Übersicht 2.5).

Übersicht 2.5. Führen im Rettungsdienst – besondere Umstände

- Situationsdynamik und Zeitdruck, denn jeder Notfall ist anders, stets ist schnelle Hilfe erforderlich.
- Große psychosoziale Belastung und erhöhter Erfolgszwang.
  Streß, persönliche Betroffenheit oder gar Panik bei Patienten und zu führenden Einsatzkräften, während die Situation die Erhaltung menschlichen Lebens für Viele verlangt.
- Hohes Querschnittswissen und Führungsfähigkeit.
  Neben einer hohen medizinischen Qualifikation sind umfangreiche rettungstaktische Kenntnisse (Sichtung, Triage) vorauszusetzen. Besonders wichtig ist die Abstimmung mit dem leitenden Notarzt, die Zusammenarbeit mit Polizei und Feuerwehr muß funktionieren. Außer den persönlich bekannten Einsatzkräften sind u. U. Verstärkungen aus anderen Rettungsdienstbereichen zu führen. Sanitätsdienste und Schnell- oder Sondereinsatzgruppen müssen in den Rettungsablauf integriert werden.

Massenunfall/Großschadenslage

Eine noch höhere Führungs- und Entscheidungskompetenz wird von herausgehobenen Führungskräften im Rettungsdienst, wie dem organisatorischen Leiter Rettungsdienst und dem organisatorischen Leiter bei Großschadenslagen, verlangt (Abb. 2.6). In den zurückliegenden Jahren wurden in den Rettungsorganisationen nicht genügend Führungskräfte für diese spezifische Problematik ausgebildet. Man verließ sich vorrangig auf Naturtalente und setzte meist notfallmedizinische Qualifikation mit Führungsbefähigung gleich.

Führung im Rettungsdienst bedeutet, Einsatzkräfte, Rettungsfahrzeuge und das gesamte Material einsatztaktisch sinnvoll auf die Bewältigung der Notfallsituation auszurichten. Durch angemessenes Planen, Entscheiden, Organisieren und Kontrollieren müssen schnellstmöglich Leben und Gesundheit verletzter, erkrankter und bedrohter Mitmenschen gesichert sowie eine Minderung oder Beseitigung ihrer psychischen Ausnahmesituation angestrebt werden.

Mittlerweile wird allgemein akzeptiert, daß zumindest im Einsatzgeschehen agierende herausgehobene Führungskräfte über mehr als administrative Erfahrungen verfügen müssen, in der Regel sind nun besonders einsatzerfahrene Rettungsassistenten in diese Funktionen hineingewachsen. Aber auch diese einsatzerfahrenen Kräfte müssen auf speziellen Seminaren – über eine Vertiefung einsatztaktischer, organisatorischer oder medizinischer Fragen hinausgehend – Führen als dynamisch sozialen Prozeß erkennen und trainieren.

2.7
Rettungsassistenten als Ausbilder an Schulen und Lehrrettungsassistenten an Rettungswachen

Ausbilder an Schulen des Rettungsdienstes
In den Schulen der Rettungsorganisationen und der Feuerwehren und Berufsfachschulen für Rettungsdienstpersonal anderer Träger werden schon seit Jahren auch berufserfahrene, didaktisch besonders befähigte Rettungsassistenten (und -sanitäter) als Lehrkräfte für Unterricht und Praktika als Lehrbeauftragte oder Referenten eingesetzt. Für hauptberufliche Lehrer an Rettungsschulen wird neben der notfallmedizinischen Qualifikation (Rettungsassistent) eine pädagogische Zusatzausbildung, wie z. B. die zum Dozenten in der Erwachsenenbildung gefordert. Die Auswahl von Medizinstudenten und jungen Ärzten als Lehrbeauftragte, die sich – ohne persönliche Erfahrungen aus dem Rettungsdienst – den Lehrstoff nur aus Zeitschriften und Büchern angeeignet haben, muß der Vergangenheit angehören. Nur der einsatzerfahrene Ausbilder kann je nach Thema die an sich trockene Materie durch Hinweise auf die Bedeutung des zu Erlernenden für die rettungsdienstliche Praxis auflockern und wichtige rettungsdienstliche Maßnahmen mit überzeugender Eindringlichkeit vermitteln (Abb. 2.7).

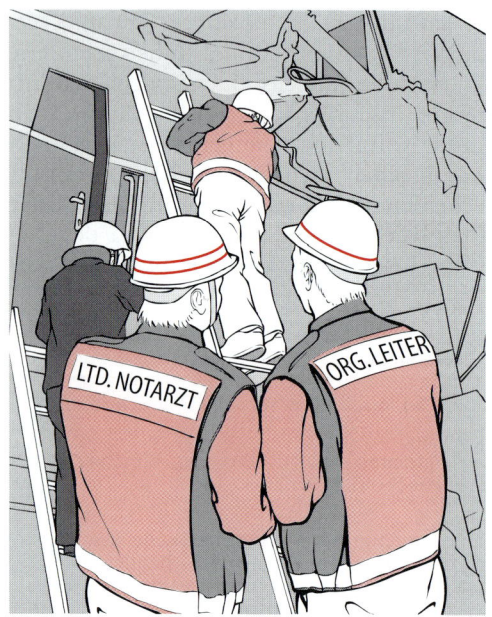

Abb. 2.6. Führen im Rettungsdienst

Abb. 2.7.
Rettungsassistenten
als Ausbilder

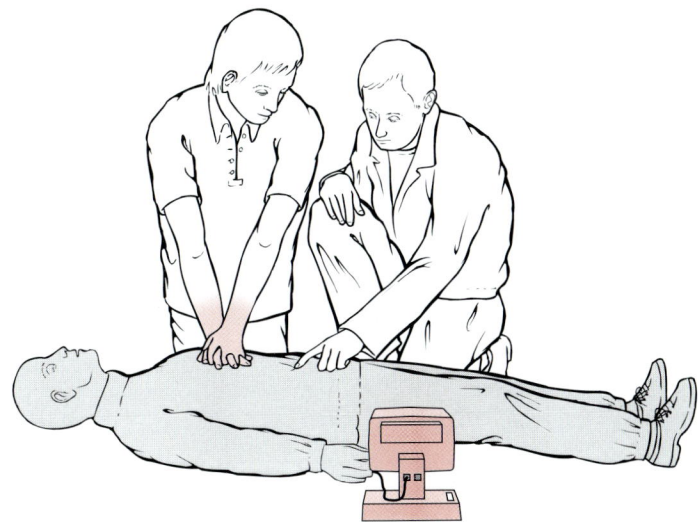

Grundsätze

Lehrrettungssanitäter

Bei der im Vergleich zu anderen Heil-/Hilfs-
berufen (Ausbildungsdauer 3 Jahre) kurzen
2jährigen Ausbildungszeit nach dem Rettungsassistentengesetz von 1986 ist besonders zu bedauern, daß der Gesetzgeber die
staatliche Prüfung bereits an das Ende eines
1jährigen Lehrgangs plaziert und danach
nur eine Praktikantenzeit im Rettungsdienst von 1 Jahr festgeschrieben hat.

Um so wichtiger ist es, daß die Praktikanten nicht nur als ein Teil der Stammbesatzung im Rettungsdienst eingesetzt, sondern statt dessen weiter kontinuierlich
ausgebildet und trainiert werden.

1993 hat der Bund-/Länderausschuß
„Rettungswesen" eine Empfehlung „Anforderungen an Lehrrettungswachen nach § 7
RettAssG" beschlossen. In diesen Empfehlungen wird ein Anforderungsprofil für
sog. Lehrrettungsassistenten beschrieben.

Gefordert werden notfallmedizinische
Kenntnisse und Fähigkeiten, berufsbezoge-
ne Rechtskunde, praktische Erfahrungen
im Rettungsdienst, zielgruppengerechte
Ausbildungsdurchführung, Fähigkeit zur
objektiven Bewertung von Verhalten und
Leistung, vorbildliches Verhalten, situationsgerechte Menschenführung und Fähigkeit zur Zusammenarbeit.

Von der Qualifikation und dem Engagement der Lehrrettungsassistenten wird
es entscheidend aghängen, ob Schwächen
des Rettungsassistentengesetzes mit ihren
negativen Folgen entscheidend abgemil-
dert werden können. Gleichzeitig ist das
Hineinwachsen in die Funktion des Lehrrettungsassistenten wichtig für das Selbstwertgefühl erfahrener Mitarbeiter im Rettungsdienst und eine mögliche erste Stufe
im beruflichen Aufstieg.

Notfallpatient

Früher wurde im Krankentransport und Rettungsdienst, ähnlich wie in der Laiensprache, eine Vielzahl unterschiedlicher Begriffe zur Kennzeichnung der Patienten verwendet.

Je nach Ursache sprach man von Unfallverletzten, Verwundeten, Kranken. Je nach Ausmaß der Lebensgefährdung waren die Begriffe Schwerverletzter, Verletzter oder Erkankter, Schwerkranker, Scheintoter üblich.

Aus vielfältigen Gründen empfiehlt es sich, für die Belange der präklinischen Versorgung bestimmte Erkrankte und Verletzte unter dem umfassenderen Begriff *Notfallpatient* zusammenzufassen.

3.1
Definition

Patienten, bei denen sich eine lebensbedrohliche Störung der *Vitalfunktionen – Atmung und Kreislauf* – anbahnt oder bereits vorliegt, und Patienten, bei denen über schwerwiegende Störungen weiterer wichtiger Funktionskreise wie *des Bewußtseins, des Wasser-Elektrolyt-Haushaltes, des Wärmehaushaltes, des Säure-Basen-Haus-*

haltes und des Stoffwechsels lebensbedrohliche Einwirkungen auf die Vitalfunktionen erwartet werden müssen, kennzeichnet man unabhängig von der auslösenden Ursache als Notfallpatienten (Abb. 3.1).

3.2
Vitalfunktionen

Normale Funktionen
Die Vitalfunktionen Atmung und Kreislauf sind 2 hintereinandergeschaltete Transportsysteme für die Zufuhr von Sauerstoff (O_2) und für die Ausscheidung von Kohlendioxid (CO_2) ◊. Der über die Lunge aufgenommene Sauerstoff gelangt ins Blut und wird durch die Pumpfunktion des Herzens in den Gefäßen bis zu den einzelnen Zellen transportiert. Kohlendioxid geht den gleichen Weg in umgekehrter Richtung (Abb. 3.2).

Gestörte Funktionen
Eine schwere Störung der einen Vitalfunktion führt in erster Linie über den sich entwickelnden O_2-Mangel zu einer entsprechenden Störung der anderen.

Zeitraum vom Beginn der Störung bis zum Eintritt von Lebensgefahr
Störungen der Vitalfunktionen entwickeln sich häufig innerhalb weniger Minuten und bewirken in vielen Fällen schlagartig eine akute Lebensgefahr.

3.3
Funktionskreise mit direktem Einfluß auf die Vitalfunktionen

Die Vitalfunktionen Atmung und Kreislauf werden von 5 wichtigen Funktionskreisen

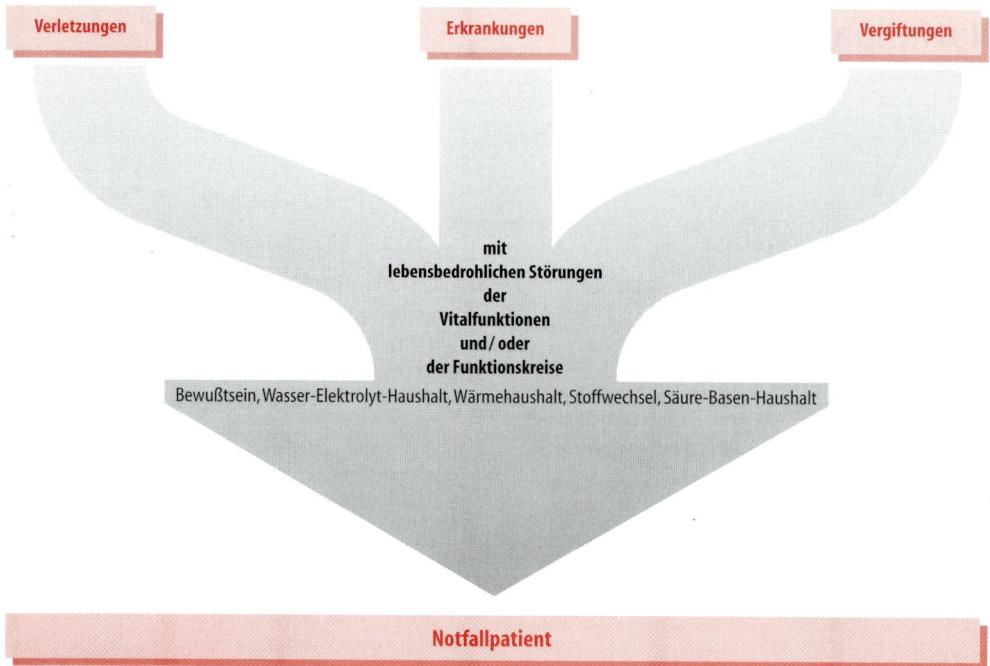

Abb. 3.1. Definition Notfallpatient

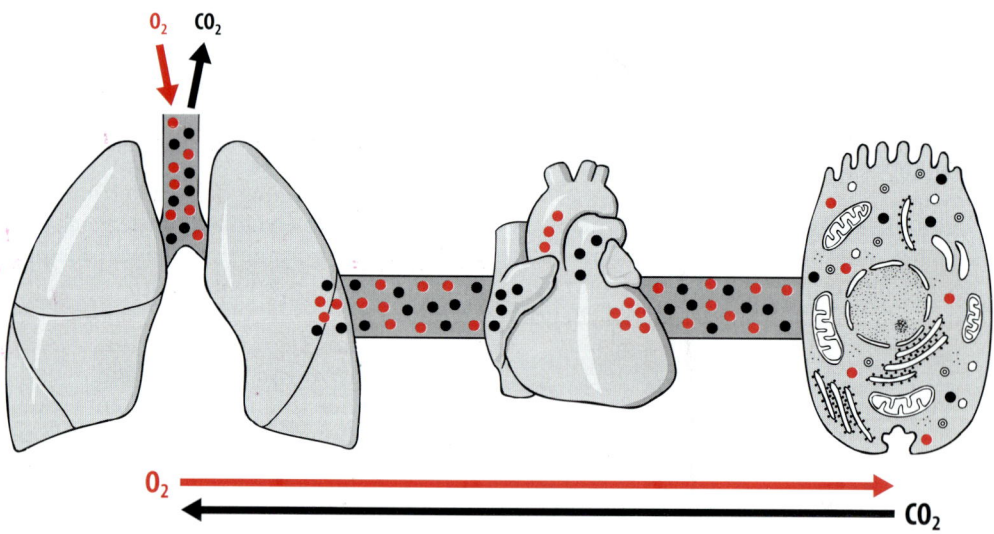

Abb. 3.2. Vitalfunktionen Atmung und Kreislauf

beeinflußt. Der Normalzustand dieser Systeme ist Voraussetzung für die normale Tätigkeit der lebenswichtigen Funktionen. Die wesentlichsten Beziehungen und Querverbindungen sind in Abb. 3.3 dargestellt.

Bei Notfallpatienten beobachtet man oft weitere, sich überlagernde Störungen.

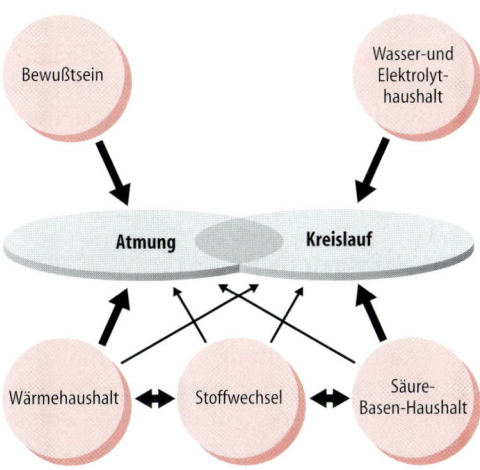

Abb. 3.3. Funktionskreise mit Vitalfunktionen (schematisch)

3.3.1
Bewußtsein (Abb. 3.4)

Normale Funktionen
Voll erhaltenes Bewußtsein ist Voraussetzung für bewußte und gezielte Reaktionen des Menschen auf unterschiedliche Reize und Gefahren.

Genauso wichtig ist das unbewußte verzögerungslose Einsetzen wichtiger Abwehr- und Schutzreflexe ◇. Beispiele: Das schnelle Wegziehen einer Hand nach einem starken

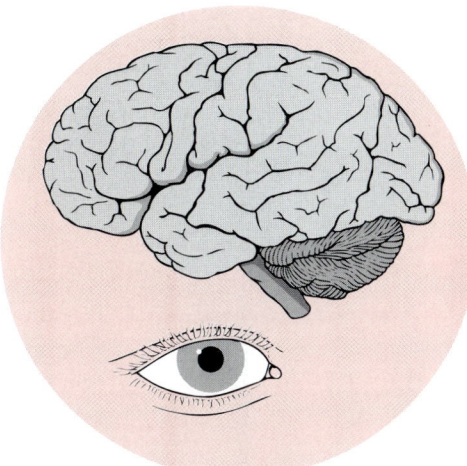

Abb. 3.4. Bewußtsein

Schmerzreiz ist ein Abwehrreflex, das Husten nach Eindringen von Fremdkörpern in die Luftröhre ist ein wichtiger Schutzreflex.

Gestörte Funktionen
Mit zunehmender Bewußtlosigkeit erlischt die Fähigkeit, auf Reize gezielt zu reagieren; bei tiefer Bewußtlosigkeit kommt es auch zum Ausfall der Schutzreflexe.

Außerdem läßt dann der Spannungszustand (Tonus ◇) der Zungen- und Kiefermuskulatur nach, die Zunge sinkt im Rachenraum zurück und verlegt die Atemwege. Nach Ausfall des Schluck- und Hustenreflexes können außerdem Erbrochenes und Blut – besonders bei Schädel-Hirn-Verletzten – in die Luftröhre eindringen und eine Aspiration bewirken.

Zeitraum vom Beginn der Störung bis zum Eintritt von Lebensgefahr
Störungen des Bewußtseins, durch unterschiedliche Ursachen ausgelöst, können in erster Linie bei Verlegung der Atemwege über eine Beeinträchtigung der *Vitalfunktion Atmung* innerhalb weniger Minuten akut lebensgefährlich werden.

3.3.2
Wasser- und Elektrolythaushalt (Abb. 3.5)

Normale Funktionen
Der menschliche Körper besteht zu ca. 60% aus Wasser. Dieses Wasser verteilt sich auf 3 Flüssigkeitsräume, den Intravasalraum, das Interstitium ◇ und den Intrazellulärraum. Diese Flüssigkeitsräume stehen untereinander in Verbindung. An den Grenzflächen laufen geregelte Austauschvorgänge ab. Diese Austauschvorgänge und die Zirkulation der Körperflüssigkeiten sind Voraussetzung für das Zusammenwirken aller Gewebe und Organe.

In den Körperflüssigkeiten sind Substanzen ◇ gelöst. Substanzen, die unter diesen Umständen elektrisch positive oder negative Ladungen tragen, nennt man Salze oder Elektrolyte. Die Gesamtsummen der positiv und negativ geladenen Teilchen sind gleich, die einzelnen Elektrolyte liegen aber

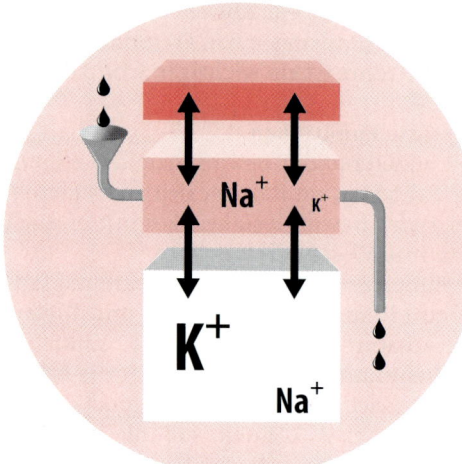

Abb. 3.5. Wasser- und Elektrolythaushalt

in den verschiedenen Flüssigkeitsräumen in unterschiedlichen Konzentrationen vor. Normale Konzentrationen der Salze und ihr ausgewogenes Verhältnis in den 3 Flüssigkeitsräumen sind Voraussetzung für viele wichtige physikalisch-chemische Reaktionen im Organismus.

Gestörte Funktionen
Störungen der Körperflüssigkeiten betreffen in erster Linie den Wasserhaushalt und die Natriumkonzentration ◇. Verschiedene Formen der Überwässerung oder des Flüssigkeitsmangels sind gekoppelt mit einer Vermehrung oder Verminderung des Gehalts an Kochsalz und anderen Salzen.

Im präklinischen Bereich findet man in erster Linie Notfallpatienten, die wegen Wasser- und Elektrolytverlusten durch Erbrechen, Durchfälle oder starke Schweißverluste in einen bedrohlichen Zustand gerieten.

Zeitraum vom Beginn der Störung bis zum Eintritt von Lebensgefahr
Von Ausnahmen abgesehen entwickeln sich Veränderungen im Wasser- und Elektrolythaushalt über Stunden und Tage. Schließlich kommt es durch Wassermangel – seltener durch Überwässerung – und Verschiebungen des Elektrolytgleichgewichts zu einer Beeinträchtigung der *Vitalfunk-*

tion Kreislauf. Langanhaltende Flüssigkeitsverluste führen zu einer Eindickung des Blutes. Salzverluste können die Erregungsbildung und Erregungsweiterleitung am Herzen stören.

3.3.3
Wärmehaushalt (Abb. 3.6)

Normale Funktionen
Zur Aufrechterhaltung der komplizierten Energiegewinnungsvorgänge ist der menschliche Körper auf eine Regeltemperatur von ca. 37°C eingestellt. Man unterscheidet einen Körperkern mit relativ konstanter Temperatur und eine Körperschale, die durch Durchblutungsänderungen auf Schwankungen der Außentemperatur reagiert.

Gestörte Funktionen
Abweichungen von der „Normaltemperatur" sind in 2 Richtungen möglich.

Unterkühlung
Neben vielfältigen Veränderungen des gesamten Organismus werden bei tiefer Unterkühlung die *Vitalfunktionen Atmung und Kreislauf* durch schwere Funktionsminderungen bis hin zum Atem- und Kreislaufstillstand betroffen.

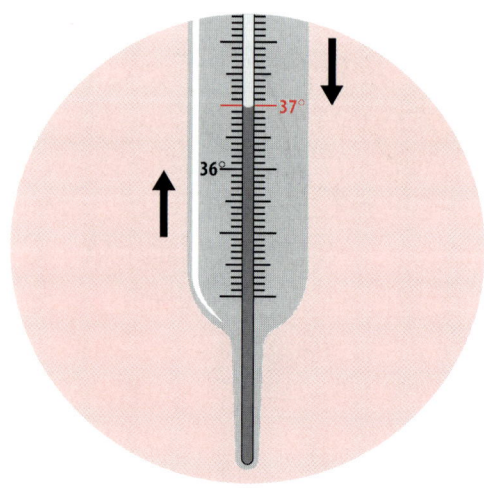

Abb. 3.6. Wärmehaushalt

Hitzeschäden

Auch bei Erhöhung der Körpertemperatur werden *alle Regelkreise* im menschlichen Körper gestört und unterschiedliche Krankheitsbilder hervorgerufen. Der Anstieg der Körpertemperatur sowie Schweiß- und Elektrolytverluste verursachen Störungen des *Wasser- und Elektrolythaushaltes*, *des Kreislaufs* und *des Bewußtseins*.

Zeitraum vom Beginn der Störung bis zum Eintritt von Lebensgefahr

Bis zum Eintritt einer lebensbedrohlichen Temperatursenkung des Körperkerns vergehen mindestens 10 min (Eiswasserbad), meist aber Stunden. Mit ähnlichen Zeiträumen ist bei der Entwicklung lebensbedrohlicher Hitzeschäden zu rechnen.

3.3.4
Säure-Basen-Haushalt (Abb. 3.7)

Normale Funktion

Das normale Zusammenspiel der verschiedenen Lebensprozesse im menschlichen Körper ist an einen bestimmten „Säurewert" der Körperflüssigkeit gebunden, der sich nur in engen Grenzen nach der sauren oder basischen Seite verändert, ohne zu wesentlichen Störungen zu führen.

Diesen „Säurewert" nennt man pH-Wert. Er gibt das Verhältnis von Säuren und Basen, genauer die Konzentration der positiv geladenen Wasserstoffionen H^+ an. Der chemische Neutralpunkt liegt bei pH = 7. Der pH-Wert des arteriellen Blutes liegt zwischen 7,35 und 7,45, also *fast* im neutralen Bereich.

Gestörte Funktionen

Wenn der pH-Wert durch vermehrten Anfall von Säuren unter 7,35 fällt, spricht man von Azidose ◇. Verschiebt er sich auf Werte über 7,45, spricht man von Alkalose#. Beide Formen der Verschiebung des Säure-Basen-Gleichgewichts lassen sich nach der Entstehung in respiratorische und metabolische (durch die Atmung bzw. durch Störungen im Zellstoffwechsel bedingte) Störungen unterteilen. Bei akuten Notfällen findet man häufiger schwere, durch O_2-Mangel im Gewebe ausgelöste metabolische Azidosen, die sich lähmend, besonders auf das *Herz-Kreislauf-System*, auswirken.

Zeitraum vom Beginn der Störung bis zum Eintritt von Lebensgefahr

Bei jedem schweren lebensbedrohlichen O_2-Mangel im Gewebe entwickelt sich innerhalb von Minuten durch den vermehrten Anfall von Säuren eine schwere Azidose.

Isolierte Störungen des Säure-Basen-Haushaltes, die kurzfristig zu Lebensgefahr führen, sind seltener. Meist handelt es sich um Vorgänge, die sich über mehrere Stunden anbahnen.

3.3.5
Stoffwechsel (Abb. 3.8)

Normale Funktionen

Durch eine Vielzahl verschiedener, z.T. sehr komplizierter biochemischer Prozesse werden zugeführte Nahrungsmittel ab- bzw. umgebaut. Da hierbei Energie freigesetzt wird, werden diese Vorgänge auch als Verbrennung bezeichnet. Die Verwertung von

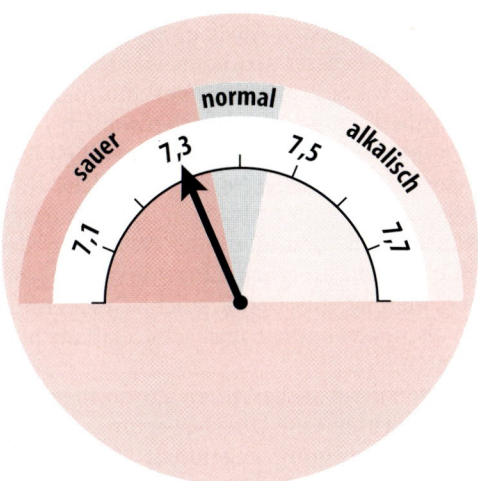

Abb. 3.7. Säure-Basen-Haushalt

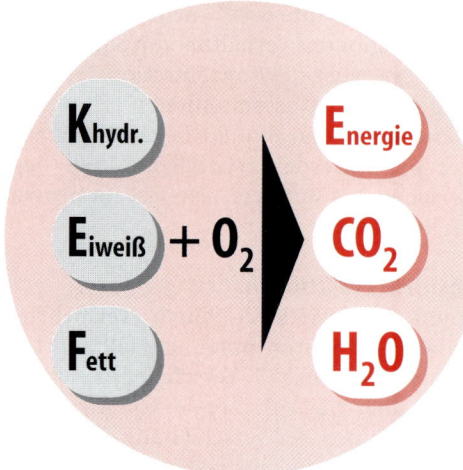

Abb. 3.8. Stoffwechsel

- Kohlenhydraten,
- Eiweiß,
- Fett

ist Voraussetzung für äußere Arbeit und unterschiedliche Leistungen von Zellen. Stoffwechselvorgänge haben wesentlichen Einfluß auf den Wärmehaushalt. Außerdem ermöglichen sie das Wachstum und den Ersatz zugrunde gegangener Zellen. Die Tatsache, daß alle in die Körperzellen eingebauten Stoffe in bestimmten Zeiträumen durch neue ersetzt werden, erklärt den Begriff Stoffwechsel.

Gestörte Funktionen
Stoffwechselerkrankungen treten meist auf
- als Folge von Defekten an Enzymen ◇ (speziellen Wirkstoffen des Körpers, die den Stoffwechsel steuern),
- bei Störungen in der Produktion verschiedener Hormone.

Die meisten Stoffwechselerkrankungen, wie beispielsweise Fettsucht, Magersucht und Gicht, haben chronischen Charakter. Sie spielen in der präklinischen Notfallmedizin keine bedeutsame Rolle, da diese Erkrankungen selbst nur selten zu akuten lebensbedrohlichen Zuständen führen. Im Gegensatz dazu besteht bei schweren Stoffwechselentgleisungen der häufig vorkommenden Volkskrankheit Diabetes mellitus (Zuckerkrankheit) akute Lebensgefahr.

Zeitraum vom Beginn der Störung bis zum Eintritt von Lebensgefahr
Die schwere Überzuckerung, das diabetische Koma, entwickelt sich allmählich über Stunden bis Tage.

Die Unterzuckerung, der hypoglykämische Schock, entsteht dagegen typischerweise innerhalb weniger Minuten. Beide bedrohlichen Stoffwechselentgleisungen stören das Gesamtsystem der Vitalfunktionen und der Regelkreise.

Ein *Bewußtseinsverlust* kann in beiden Fällen eintreten. Je nach Richtung der Blutzuckerveränderungen sind zusätzlich *Atmung, Kreislauf, Säure-Basen-Haushalt* und *Wasser-Elektrolyt-Haushalt* mitbetroffen.

3.4
Verhältnis von traumatologischen zu nichttraumatologischen Notfällen

Die sprunghaft ansteigende Industrialisierung in den Jahren nach dem 2. Weltkrieg, mit der besonders die Zahl der Verkehrs- und Betriebsunfälle zunahm, führte dazu, daß dieser Sparte von Notfällen in der Laienschaft und in den Medien Presse, Funk und Fernsehen breite Beachtung eingeräumt wurde. Die Öffentlichkeit verlangt, daß die Folgen solcher Ereignisse nicht zuletzt durch den Ausbau eines modernen Rettungsdienstes gemildert werden.

Durch die große Zahl der akut behandlungsbedürftigen lebensbedrohlich Erkrankten läßt sich die Allgemeinheit viel schwerer mobilisieren, da sich solche Notfälle meist unter weniger spektakulären Umständen, häufig in der Wohnung des Betroffenen, ereignen. Einzelne sind betroffen, man ist eher bereit, solche Geschehnisse als unabwendbar und schicksalhaft hinzunehmen.

Die zuvor dargestellten Zusammenhänge bewirkten eine Überbewertung der Verletztenversorgung gegenüber der Versorgung lebensbedrohlich Erkrankter und führten zur Verwendung vieler an sich ein-

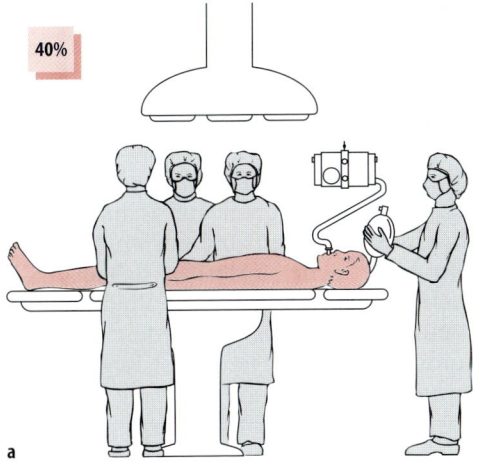

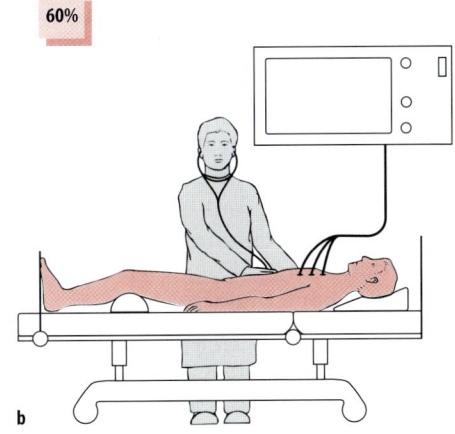

Abb. 3.9 a, b. Verteilung von Notfallpatienten: **a** 40% traumatologisch-chirurgische Notfälle, **b** 60% nichttraumatologische Notfälle

seitiger Begriffe im Rettungsdienst. *Beispiele:* Unfallrettungsdienst, Unfallort, Unfallwagen, Erste Hilfe am Unfallort usw.

Man weiß heute, daß in der zivilisierten Welt – von geringfügigen Schwankungen abgesehen – der Anteil der lebensbedrohlich Verletzten, also der traumatologischen Notfallpatienten, durch die Zahl der lebensbedrohlich erkrankten Notfallpatienten übertroffen wird. Das Verhältnis liegt ungefähr bei 40% traumatologisch-chirurgischen Notfällen und 60% nichttraumatologischen Notfällen (Abb. 3.9).

3.5
Spektrum der Notfallpatienten – Altersbeispiele

Frühgeburt. Das Frühgeborene ist der „jüngste" Notfallpatient. Bedroht ist in erster Linie die Vitalfunktion Atmung, da die Lunge häufig noch nicht ausgereift ist. Weiterhin sind Störungen des Regelkreises Wärmehaushalt relativ typisch, da bei Früh- oder Neugeborenen sehr schnell eine Unterkühlung eintreten kann!

Kindlicher Krampfanfall. Während eines Krampfanfalls ist stets die O_2-Versorgung

aller Organe, insbesondere des für O_2-Mangel empfindlichen Gehirns, gestört. Einfluß auf den Regelkreis Bewußtsein!

Kind trinkt versehentlich Spülmittel. Neben Störungen, die den Gesamtorganismus beeinträchtigen, ist hierbei wegen der Gefahr der Schaumbildung beim Erbrechen besonders die Vitalfunktion Atmung gefährdet!

Rollerfahrender Junge prallt mit dem Bauch gegen Lenkstange. Das Bild des „akuten Bauches" ist durch eine schwere innere Blutung verursacht. Gefahr besonders für die Vitalfunktion Kreislauf.

Schüler stürzt mit dem Fahrrad. Kopfplatzwunden, Bewußtseinsverlust und Pupillendifferenz sprechen für Druckerhöhung und Gewebsquetschung oder Blutungen im Schädelinneren. In erster Linie Störung des Regelkreises Bewußtsein!

Junge Frau bricht plötzlich unter schweren Bauchschmerzen zusammen. Bild des „akuten Bauches". Ausbleiben der normalen monatlichen Blutung seit ca. 10 Wochen. Platzen des Eileiters bei Eileiterschwangerschaft mit schwerer Blutung? Gefährdung der Vitalfunktion Kreislauf!

Mit Insulin eingestellter ca. 45jähriger Diabetiker ist plötzlich unruhig, krampft und wird bewußtlos. Nach großer beruflicher Aufregung ließ der Patient eine Zwi-

schenmahlzeit aus. Es tritt „Unterzucke-
rung", eine Stoffwechselentgleisung, ein.
Komplexe Störung, Beeinträchtigung des
Regelkreises Bewußtsein!

*PKW-Fahrer rast mit seinem Auto gegen
einen Brückenpfeiler.* Bewußtlos, Brustkorb
und Bauch hinter Steuerrad eingeklemmt,
anscheinend mehrere Beinbrüche. Gefährdung der Vitalfunktion Atmung und Kreislauf durch Bewußtseinsstörung, direkte
Verletzung und Blutverluste!

*50jähriger Mann klagt über Stechen der
Brust, Todesangst.* Von der Brust in den linken Arm ausstrahlender Schmerz und

Unregelmäßigkeit des Pulses sprechen für
einen Herzinfarkt. Lebensgefahr durch
Beeinträchtigung der Vitalfunktion Kreislauf.

*70jähriger Mann wird bewußtlos auf dem
Boden liegend in seiner Wohnung gefunden.*
Verzögerte Reaktionen auf Schmerzreize;
Abwehrbewegungen sind nur an Arm und
Bein einer Seite auslösbar. Schlaganfall?
Akute Gefährdung der Vitalfunktion
Atmung durch Schädigung des Atemzen-
trums bei Störungen des Regelkreises
Bewußtsein!

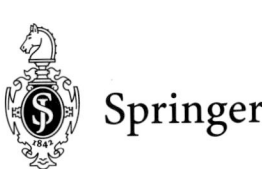

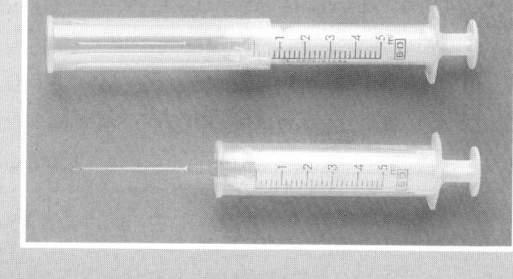
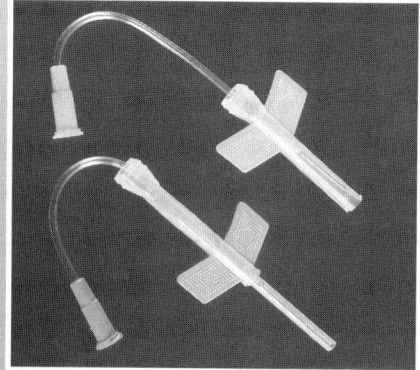
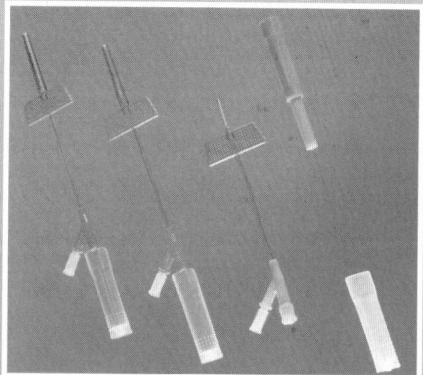

KAPITEL 4

Vitalfunktionen

Lernkapitel

Nun ist entscheidendes Grundwissen aus Anatomie, Physiologie und Pathophysiologie der Vitalfunktionen Atmung und Kreislauf zu erarbeiten. Mit wichtigen Hinweisen für die Praxis werden schon hier die Beziehungen zu Notfallmedizin und Rettungsdienst hergestellt. Die Verknüpfung mit der Praxis unterstreicht die Notwendigkeit solcher theoretischer Kenntnisse und motiviert zu intensiver Auseinandersetzung mit dem Stoffgebiet.

4.1
Atmung, respiratorisches System

4.1.1
Funktionelle Anatomie

1. *Obere Luftwege:*
   a) Nase,
   b) Rachen.

2. *Untere Luftwege:*
   a) Kehlkopf,
   b) Luftröhre,
   c) Bronchialbaum,
   d) Lungen.

   Anatomischer Totraum

3. *Mechanisches System:*
   a) Zwerchfell,
   b) Brustmuskeln,
   c) Atemhilfsmuskulatur.

4. *Atemzentrum:*
   a) Medulla oblongata.

4.1.1.1
Obere Luftwege

Nasenraum

Der Nasenraum besteht aus 2 nebeneinanderliegenden, durch die Nasenscheidewand (Septum ◇) getrennten Raumsystemen. Sie werden jeweils begrenzt durch die beiden äußeren Nasenöffnungen und am Übergang zum Rachenraum durch die Choanen ◇. Während die Septumwände glatt sind, befinden sich an den äußeren Wänden die 3 Nasenmuscheln, von Schwellgewebe umgebene dünne Knochenleisten. Der glatte Boden wird durch den knöchernen Gaumen gebildet. Häufig sind die rechte und linke Nasenhöhle nicht gleich groß und weit, so daß auch ihre Durchgängigkeit unterschiedlich ist. Die Nasenhöhlen haben über feine Gänge Verbindung mit den Nasennebenhöhlen, die größte ist die Kieferhöhle. Zwischen der unteren Muschel und dem Nasenboden liegt bei aufrechter Kopfhaltung waagrecht nach hinten verlaufend der untere Nasengang (Abb. 4.1a).

Hinweise für die Praxis

- Durch Anheben der Nasenspitze steht die Nasenöffnung senkrecht. Dadurch wird der Zugang zum unteren Nasengang erleichtert.
  – Absaugschläuche,
  – nasale Rachentuben,
  – die nasal eingeführte Magensonde,
  – nasale Trachealtuben
  können nur auf diese Weige in der durch den roten Pfeil gekennzeichneten Richtung eingeführt und vorgeschoben werden (→ Abb. 4.1a).

- Die Dicke eines Tubus für den nasalen Zugang sollte die des kleinen Fingers des Patienten nicht überschreiten.

Häufiger Fehler: Wegen der irrigen Vorstellung, die Durchgängigkeit der Nasenräume sei parallel zum Nasenrücken am größten, werden Katheter und Tubus erfolglos in dieser Richtung vorgeschoben, bleiben an den Muscheln hängen und verursachen Verletzungen, z.T. mit stärkeren Blutungen (→ Abb. 4.1a).

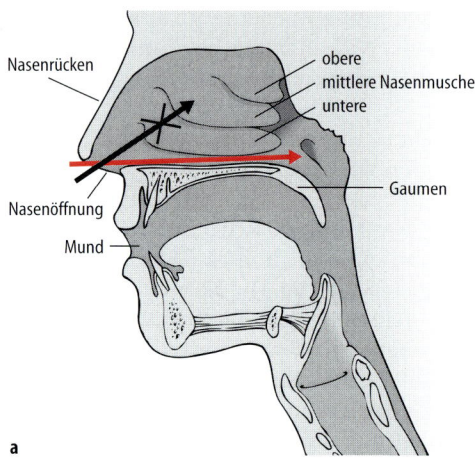

a

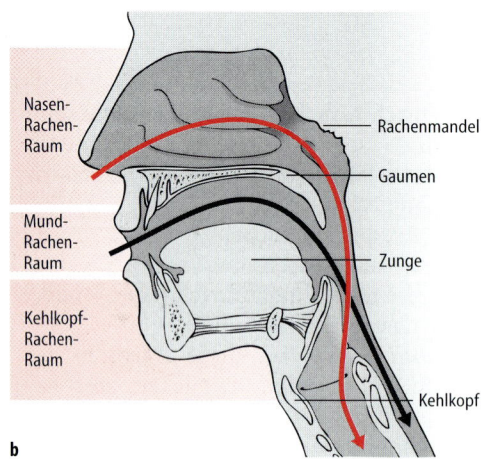

b

Abb. 4.1 a, b. Nasen-Rachen-Raum; **a** Einführungsweg von Tuben (*rot* richtig, *schwarz* falsch); **b** Luftweg (*rot*) und Speiseweg (*schwarz*)

Rachenraum

Hinter Mund- und Nasenhöhle schließt sich der Rachenraum (Pharynx ◇) an. Er reicht von der Schädelbasis bis zum Beginn der Speiseröhrenöffnung (Ösophagusmund). An der Rachenhinterwand liegt die Schleimhaut direkt den Halswirbelkörpern an.

Drei Etagen des Pharynx werden unterschieden (Abb. 4.1b):

- Der *Nasen-Rachen-Raum* reicht von den Choanen ◇ bis zum weichen Gaumen. An der Hinterwand vor dem Atlaswulst liegt die Rachenmandel.
- Als *Mund-Rachen-Raum* bezeichnet man den Raum zwischen weichem Gaumen und Kehlkopfeingang. Hier kreuzen sich Luft- und Speisewege. Der Luftweg mündet nach vorn, der Speiseweg zieht nach hinten.
- Der *Kehlkopf-Rachen-Raum* liegt hinter dem Kehlkopf und umfaßt den Bereich des Eingangs zur Speiseröhre.

Hinweise für die Praxis

Die an der Rachenhinterwand gelegene Rachenmandel kann besonders beim Kind das nasale Vorschieben eines Katheters in den Rachenraum erschweren und bei Verletzungen zur Blutungsquelle werden.

- Die Luftwege vollziehen eine starke Krümmung von oben hinten aus dem Nasen-Rachen-Raum nach vorn unten zum Kehlkopfeingang. Diese Krümmung ist Ursache für viele Probleme bei der Behandlung respiratorischer Störungen.
- Durch Überstrecken des Kopfes nach hinten wird der Kreuzungswinkel je nach Umfang größer oder kleiner. Diese anatomischen Bedingungen sind besonders zu beachten, wenn Katheter oder Tubus in den Rachen, den Ösophagus oder durch den Kehlkopf in die Luftröhre geschoben werden sollen.

- Blind nasal (und oral) eingeführte Katheter gleiten bei Überstreckung des Kopfes mit großer Wahrscheinlichkeit in den Kehlkopfbereich, weil sie sich an der Rachenhinterwand abstoßen und nach vorn wenden. Bei starker Beugung des Kopfes – Kinn auf die Brust – passen sich Katheter, Schläuche und Tubus der Krümmung der Rachenhinterwand an und gleiten meist in den Ösophagus.

Typische durch die Anatomie bedingte Gefahren:
- Bei zu tiefem Einführen eines Nasopharyngealtubus erfolgt Intubation des Ösophagus.
- Intubationsversuche Unerfahrener: Einstellen des Speiseröhrenmundes mit dem Laryngoskop und Einführen des Tubus in diese sichtbare Öffnung.
- „Schwierige Intubation": Abgleiten des Trachealtubus seiner Form entsprechend von vorn nach hinten in die Speiseröhre. Wird diese Fehllage nicht sofort erkannt, erstickt der nicht spontan atmende Patient.

4.1.1.2
Untere Luftwege

Kehlkopf (Abb. 4.2)
Der Kehlkopf (Larynx◇) besteht aus mehreren durch Bänder beweglich verbundenen Knorpeln. Nach oben ist der Kehlkopf durch ein flächenhaftes Band am Zungenbein befestigt. Nach unten schließt sich die Luftröhre an. Der Schildknorpel besteht aus 2 Platten, die meist unter der Haut sichtbar, zumindest aber tastbar in einem spitzen Winkel zusammenlaufen („Adamsapfel").

Der Ringknorpel erinnert durch seine Form an einen Siegelring, dessen Siegelplatte speiseröhrenwärts und dessen Reif vorn und seitlich liegt. Unter dem „Adamsapfel" sind Schild- und Ringknorpel durch die Haut tastbar durch ein Band, das Ligamentum conicum, verbunden.

Die Epiglottis◇, der Kehldeckelknorpel, ist eine spatelförmige Knorpelplatte, die vom Zungengrund von vorn unten nach hinten oben verlaufend über dem Eingang des Kehlkopfs steht. Beim Schluckvorgang verschließt der Kehldeckel den Eingang zum Kehlkopf.

Die Schleimhaut des Kehlkopfs verengt sich in Höhe des Schildknorpels und bildet

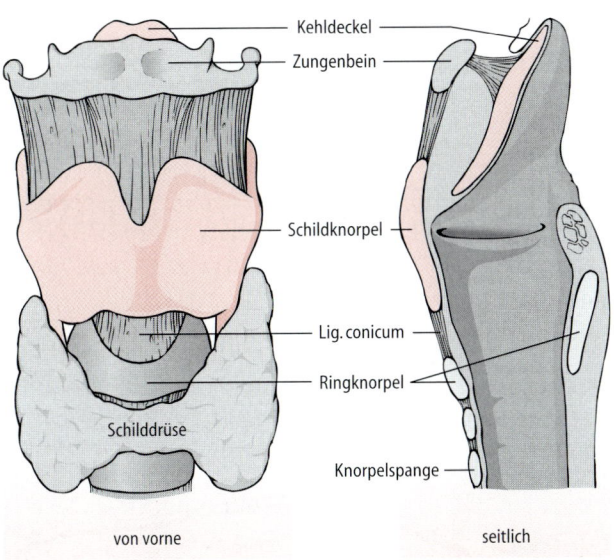
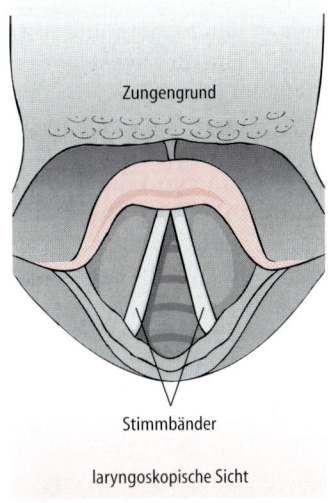

Kehldeckel

Zungenbein

Schildknorpel

Lig. conicum

Ringknorpel

Schilddrüse

Knorpelspange

Zungengrund

Stimmbänder

von vorne   seitlich   laryngoskopische Sicht

Abb. 4.2. Kehlkopf

seitlich je ein Stimmband. Zwischen den beiden Stimmbändern liegt die von vorn nach hinten verlaufende spaltförmige Stimmritze.

Hinweise für die Praxis

- In der Regel ist der Bereich der Stimmritze die engste Stelle des Kehlkopfs. Ihre Länge beträgt beim Mann ca. 2–2,5 cm, bei Frauen etwas weniger.
- Dagegen liegt die engste Stelle des Kehlkopfs bei Kindern bis zum 8. Lebensjahr subglottisch, d. h. unterhalb der Stimmbänder in Höhe des Ringknorpels.
- Bei Kindern und Erwachsenen gilt aber in gleicher Weise als Regel: für die Dicke der zur oralen Intubation verwendeten Tuben gilt als Richtmaß: Klein- bis Ringfingerdicke des Patienten. Bei Kleinkindern kann außerdem die Größe der Nasenöffnung als Orientierungshilfe herangezogen werden.
- Zur Durchführung der Koniotomie wird das zwischen Schild- und Ringknorpel ca. 6 mm unter der Haut liegende Ligamentum conicum durchtrennt.

Luftröhre
Die Luftröhre (Trachea◇) schließt sich an den Kehlkopf an und endet an der Aufteilung in den rechten und linken Hauptbronchus. Beim Erwachsenen ist sie 10–15 cm lang. Der Durchmesser beträgt 1,5–3 cm. Sie besteht aus elastischem Gewebe. Durch hufeisenförmige Knorpelspangen sind die Vorderwand und die seitlichen Wände verstärkt. Die Schleimhaut hat ein Flimmerepithel, dessen Flimmerstrom Schleim und Staubteile mundwärts bewegt (Abb. 4.3).

Hinweise für die Praxis

Die Länge der Strecke von der Stimmritze bis zur Teilungsstelle der Luftröhre (Bifurkation◇) beträgt
- bei Kindern 3,5–8 cm,
- bei Erwachsenen 10–16 cm.

Diese anatomischen Bedingungen sind zu beachten, um das versehentliche zu tiefe einseitige Einführen eines Luftröhrentubus (Intubation◇) typischerweise in den rechten Hauptbronchus zu vermeiden.

Bronchialbaum
Der Bronchialbaum besteht aus den beiden Luftröhrenästen (Hauptbronchien◇ rechts und links) und den sich abzweigenden feineren Verästelungen (Bronchiolen◇). Der Bau des Bronchus gleicht dem der Trachea. Knorpelspangen halten die Öffnung stets offen. Die Bronchioli haben keine Knorpelstützen, ihre Lichtung wird durch Muskelzüge offen gehalten, die die Weite der Bronchioli dem Atemstrom anpassen.

Hinweise für die Praxis

- Der rechte Hauptbronchus setzt etwa die Richtung der Luftröhre fort, da er steiler nach unten abzweigt. Seine Lichtung ist außerdem größer als die des linken. Der rechte Oberlappenbronchus zweigt bereits nach wenigen Zentimetern ab.

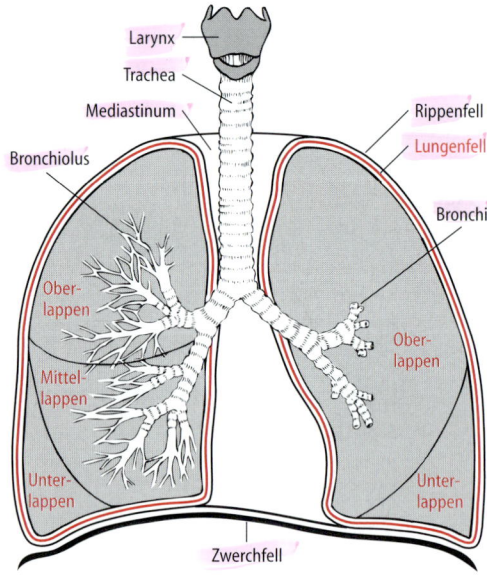

Abb. 4.3. Trachea, Bronchialbaum, Lunge

- Bei Kindern sind die Bronchusabgänge gleichwinklig. Daher kann es bei Kindern – auch wegen der Kürze der Trachea – leicht zu einer rechts- wie auch linksseitigen endobronchialen Intubation kommen.

- Diese anatomischen Bedingungen sind
  - für die Vermeidung einer einseitigen Intubation,
  - für das Abhören mit dem Stethoskop (auskultatorische Kontrolle, Auskultation◇) nach Intubation und
  - für die Behandlung von Patienten nach Fremdkörperaspiration
  von Bedeutung.

Lunge

Die Lunge (Pulmo◇) besteht aus dem rechten und dem linken Lungenflügel. Der rechte Lungenflügel setzt sich aus Ober-, Mittel- und Unterlappen zusammen, der linke aus Ober- und Unterlappen. Jeder Lungenflügel liegt durch Unterdruck aufgespannt in einem abgetrennten Raum, der rechte Lungenflügel in der rechten Brustfellhöhle (Pleurahöhle◇), der linke Lungenflügel in der linken Pleurahöhle. (Dazwischen liegt als zusätzlicher abgetrennter Raum das Mittelfell oder Mediastinum◇).

Die Brustfellhöhlen sind mit dem Rippenfell, einer feinen Haut, ausgekleidet, die Lungen sind mit einer entsprechenden Haut, dem Lungenfell, überzogen (Abb. 4.4).

4.1.1.3
Mechanisches System der Atmung

a) Das Zwerchfell ist eine aktiv und passiv bewegliche, nach oben gewölbte Muskelplatte, die die Brusthöhle vom Bauchraum trennt und eine wichtige Funktion bei der Ein- und Ausatmung erfüllt.

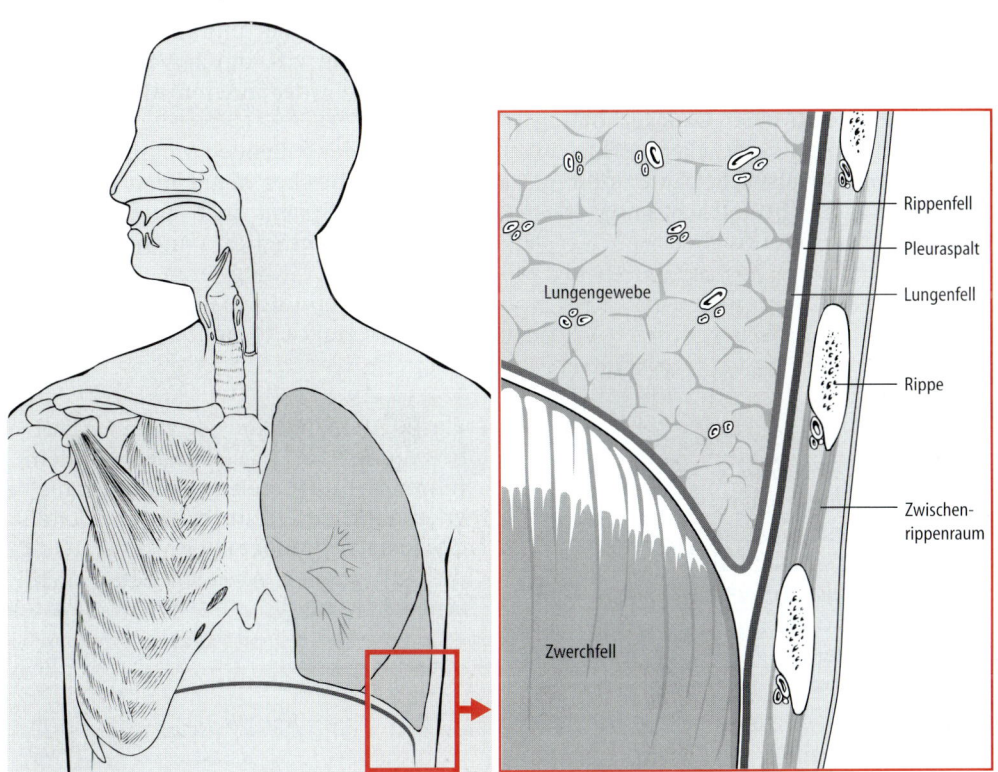

Abb. 4.4. Brustwand, Pleuraspalt und Lunge

b) Die tiefen Brustmuskeln setzen an verschiedenen Punkten der Rippen an und verlaufen in unterschiedlicher Zugrichtung:
- Einatmung:
  – Rippenheber,
  – äußere Zwischenrippenmuskeln;
- Ausatmung:
  – innere Zwischenrippenmuskeln.

c) Verschiedene Muskeln des Schulter-Hals-Bereichs fungieren bei erschwerter Atmung (Dyspnoe◇) als Atemhilfsmuskulatur.

4.1.1.4
Anatomische Lage des Atemzentrums

Das Atemzentrum liegt im verlängerten Rückenmark (Medulla oblongata◇).

Hinweise für die Paxis

> *Direkte* Schädigung durch Verletzungen des verlängerten Rückenmarks führen sofort zum Ausfall der normalen Atmung.
> Durch die besondere Lage können aber auch Blutungen und andere krankhafte Zustände, die zu einer Druckerhöhung im Schädel und/oder Rückenmarkkanal der oberen Halswirbelsäule führen, *indirekt* eine Beeinträchtigung des Atemzentrums verursachen.

4.1.2
Physiologie

1. *Mechanik der Atmung:*
   a) Zwerchfelltätigkeit,
   b) Rippenmuskulatur,
   c) Atemhilfsmuskulatur.
2. *Regulation der Atmung:*
   a) Atemzentrum,
   b) Meßstellen,
   c) Atemreize.

3. *Atemgrößen:*
   a) Lungenvolumina,
   b) Atemvolumina.
4. *Gasaustausch:*
   a) in der Lunge,
   b) im Gewebe.

Die Aufnahme von Sauerstoff (O_2) zur Verbrennung der Nahrungsstoffe in den Geweben und die Abgabe des dabei entstandenen Kohlendioxids (CO_2) und des Wassers (H_2O) bezeichnen wir als Atmung.

Äußere Atmung: Austausch von O_2 und CO_2 zwischen Blut und Außenluft in der Lunge.

Innere Atmung: Austausch von O_2 und CO_2 zwischen Blut und Zelle.

Das respiratorische System läßt sich aufteilen in das gasleitende und das gasaustauschende System (Übersicht 4.1).

Hinweise für die Praxis

> - Neben den zahlenmäßig überwiegenden Störungen der äußeren Atmung können seltener und meist schwerer erkennbar, z.B. durch Vergiftungen, Störungen der inneren Atmung auftreten.
> - Wegen der fehlenden Möglichkeit des Gasaustausches nennt man das gasleitende System auch Totraum. Der Totraum beträgt ca. 2 ml/kg KG (Milliliter pro Kilogramm Körpergewicht), beim normalgewichtigen Erwachsenen ca. 150 ml.

> Flache Atemzüge, die nur zu einer Luftbewegung im gasleitenden System führen, sind meist als „Atmung" erkennbar, der letztlich entscheidende Gasaustausch findet aber nicht statt, da die Luft in den Alveolen dabei nicht erneuert wird!

Grundsätze

Übersicht 4.1. Respiratorisches System

Respiratorisches System

Gasleitendes System
Obere Luftwege
  Nase
  Rachen

Gasaustauschendes System
Die Gesamtheit aller Alveolen hat bei Erwachsenen eine Oberfläche von ca. 100 m²

Untere Luftwege
  Kehlkopf
  Luftröhre
  Bronchialsystem

4.1.2.1
Mechanik der Atmung

Die beiden Phasen der Atmung
- Einatmung (Inspiration) und
- Ausatmung (Exspiration)

werden durch Vergrößerung und Verkleinerung des Rauminhalts der rechten und linken Pleurahöhle hervorgerufen.

Zwei muskuläre Vorgänge bestimmen das Ausmaß der Volumenänderung und damit die Größe des Atemzugs (Abb. 4.5).

Zwerchfelltätigkeit
Das Zwerchfell, der wichtigste Atemmuskel, spannt sich bei der Einatmung an, flacht seine Wölbung ab und senkt sich dabei. Bei der Ausatmung entspannt sich das Zwerchfell und wölbt sich nach oben.

Rippenmuskulatur
Die Rippenheber und die äußeren Zwischenrippenmuskeln spannen sich bei der Einatmung, heben die Rippen an und vergrößern so den Querdurchmesser des Brustkorbs. Sie entspannen sich bei der Ausatmung.

Der Unterdruck im Pleuraraum beträgt
- bei Inspiration 6-8 cm H_2O[1]
- bei Exspiration 3-5 cm H_2O.

Die beiden Lungenflügel sind durch den zwischen Lungen- und Rippenfell herr-

---

[1] Die empfohlene SI-Einheit für Druck ist Pa (Pascal); 1 cm H_2O (Wassersäule) $\triangleq$ 98,06 Pa.

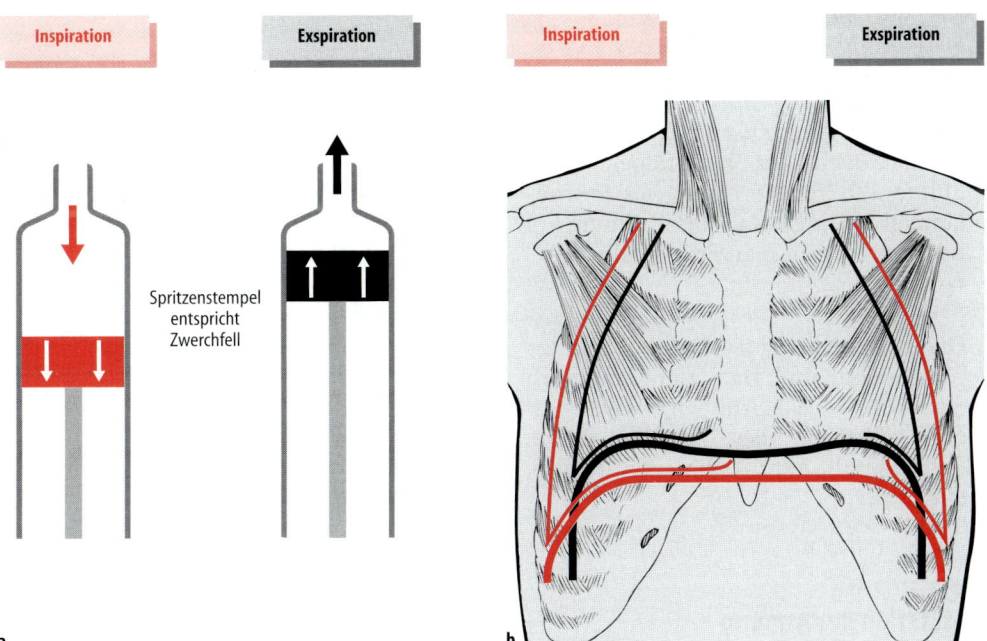

Inspiration   **Exspiration**   **Inspiration**   **Exspiration**

Spritzenstempel entspricht Zwerchfell

a   b

Abb. 4.5 a, b. Mechanik der Atmung; **a** Zwerchfellfunktion dargestellt am Spritzenmodell; **b** Heben der Rippenbögen

schenden Unterdruck in der Pleurahöhle beweglich aufgespannt, während in den Lungenflügeln ein ständiger elastischer Zug in Richtung Lungenwurzel besteht. Bei Vergrößerung der Pleurahöhle durch Bewegungen des Zwerchfells und der Brustmuskulatur nimmt der Unterdruck zu, die Lunge wird passiv weiter ausgedehnt, dadurch wird der Rauminhalt in der Lunge größer, und Luft wird eingesogen (Abb. 4.6).

> Die Inspiration erfordert aktive Muskelarbeit, die Exspiration erfolgt weitgehend passiv ohne Kraftaufwand.

Hinweise für die Praxis

> Bei allen Beatmungsverfahren im Rettungsdienst wird die Einatmung künstlich durch Druck von außen über die Luftwege ersetzt oder unterstützt, die Ausatmung erfolgt passiv ohne Atemhilfe.

> Der im Pleuraspalt bestehende Unterdruck ist Voraussetzung für eine funktionierende Atemmechanik. Der Wegfall des Unterdrucks durch eindringende Luft führt zum Zusammenziehen des Lungenflügels der betroffenen Seite. Eine durch Verletzungen oder Erkrankungen bedingte Luftansammlung im Brustkorb nennt man Pneumothorax◇.

> Die Atemhilfsmuskulatur, von Schultergürtel, Kopf und Hals zum Brustkorb ziehende Muskelgruppen, wird nur bei Störungen des respiratorischen Systems, z.B. dem Asthma bronchiale, eingesetzt.

4.1.2.2
Regulation der Atmung

Bereiche des Stammhirns und der Medulla oblongata sind entscheidende Steuerzen-

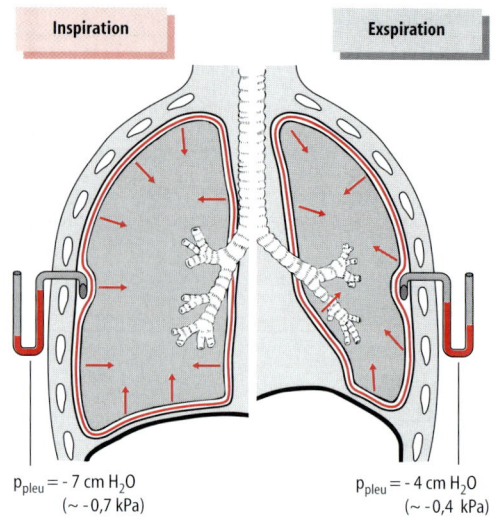

Inspiration   Exspiration

$p_{pleu} = -7\ cm\ H_2O$
($\sim -0{,}7\ kPa$)

$p_{pleu} = -4\ cm\ H_2O$
($\sim -0{,}4\ kPa$)

Abb. 4.6. Pleuraler Unterdruck

tralen für die Atmung. Jeweils eine Region ist für die Inspiration, eine andere für die Exspiration zuständig. Nach schwerer Schädigung des Gehirns oberhalb der Medulla oblongata tritt häufig eine Schnappatmung ein, die aber wegen der zu niedrigen Atemfrequenz für ein Überleben nicht ausreicht.

Das Atemzentrum reagiert direkt oder indirekt über „Meßstellen" auf Veränderungen
- des CO_2-Drucks,
- des O_2-Drucks,
- des Säurewerts (pH-Wert) im Blut (Abb. 4.7).

Meßstellen
Als Meßstellen, die Veränderungen der oben angeführten Größen an das Atemzentrum weitermelden, fungieren „Fühler":
- im Bereich einer Gabelung der Kopfschlagader (Glomus caroticum◇) und
- im Bogen der großen Körperschlagader.

Atemreize
O2-Druck im arteriellen Blut
Ein Abfall des O_2-Drucks im Blut führt zwar zu einer Zunahme von Atemfrequenz und Atemtiefe, der Einfluß von O_2-Druckänderungen auf das Atemzentrum ist aber –

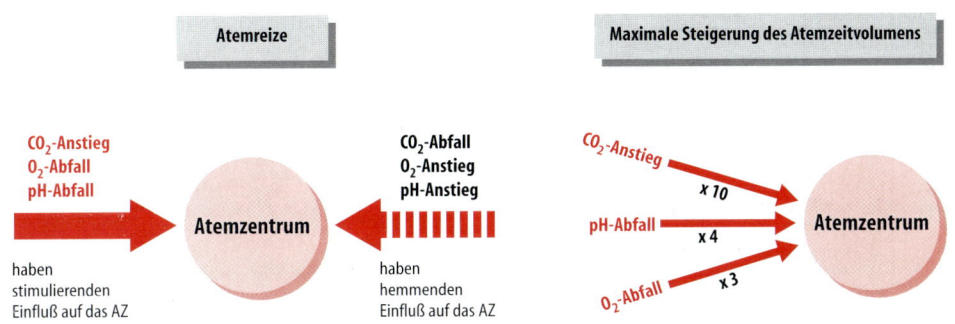

Abb. 4.7 a, b. Atemzentrum; **a** Atemreize; **b** maximale Steigerung des Atemzeitvolumens

unter normalen Bedingungen – relativ gering.

Bei krankhaften Veränderungen des respiratorischen Systems, die eine dauernde Erhöhung des CO_2-Drucks weit über den Normalwert hinaus verursachen (chronische Lungenerkrankungen), erfolgt die Atemsteuerung allerdings bei manchen Patienten über O_2-Druckveränderungen.

CO2-Druck im arteriellen Blut
Veränderungen der CO_2-Drücke haben entscheidenden Einfluß auf die vom Atemzentrum ausgehenden Impulse. Ein CO_2-Abfall durch Hyperventilation führt je nach Umfang des Druckabfalls zu einer Verminderung der Atmung bis zum vorübergehenden Atemstillstand. Eine Zunahme des CO_2-Drucks bewirkt verstärkte Atemtätigkeit.

Zunahme des Säurewertes im Blut (pH-Abfall)
Der durch eine Zunahme des Säureanteils im Blut verursachte pH-Abfall führt zusätzlich über komplizierte Mechanismen zu einer Steigerung der Atemtätigkeit.

Maximale Steigerung des Atemzeitvolumens
CO_2-Zunahme kann das Atemzeitvolumen verzehnfachen, pH-Abfall kann das Atemzeitvolumen vervierfachen, und O_2-Abfall kann das Atemzeitvolumen verdreifachen (Abb. 4.7b).

Zusätzliche Steuersysteme der Atmung
Reflexbögen, die den Funktionszustand des Lungengewebes und der Atemmuskulatur registrieren, beeinflussen zusätzlich die Atemtätigkeit. Ein Beispiel: Dehnung des Lungengewebes bei der Inspiration führt zur Hemmung des Inspirationszentrums.

Hinweise für die Praxis

Starke Hyperventilation, z.B. vor Tauchversuchen, führt nicht – wie meist angenommen wird – zu einer entscheidenden Verbesserung der O_2-Reserven, sondern nur zu einem „Abrauchen" des CO_2. Die nachfolgende Atemanhaltephase wird über verspätet einsetzende Atemreize verlängert. Dies ist aber als „Betrug" des Atemzentrums zu sehen, denn schon vor dem Einsetzen der Atemreize durch CO_2-Anstieg auf Normalwerte kann ein schwerer O_2-Mangel vorliegen.

Auf die Gefährdung der Atmung bei Verletzungen und/oder Druckerhöhung in Schädel und Rückenmark der oberen Halswirbelsäule wurde in Abschn. 4.1.1 hingewiesen.

4.1.2.3 Atemgrößen

Lungenvolumina (Abb. 4.8)
Der Gasgehalt der Lunge besteht aus einem mobilisierbaren, d. h. durch direkte Messung der Atemzüge meßbaren Anteil und

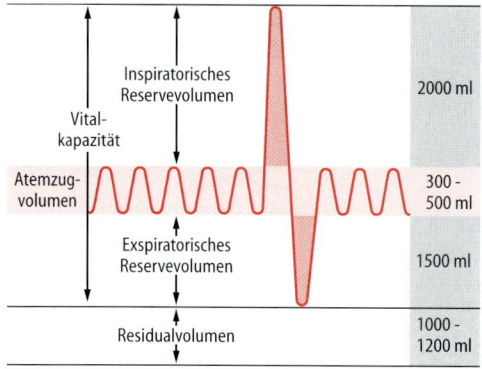

Vitalkapazität

Inspiratorisches Reservevolumen — 2000 ml

Atemzug-volumen — 300 - 500 ml

Exspiratorisches Reservevolumen — 1500 ml

Residualvolumen — 1000 - 1200 ml

Abb. 4.8 Atemgrößen

Tabelle 4.2 Atemfrequenzen in Ruhe

Altersgruppe	Atemzüge/min (n)
Neugeborene	40–50
Kleinkinder	30–40
Kinder	20–30
Jugendliche	16–20
Erwachsene	14–18

einer kleineren Gasmenge, die am Ende einer maximalen Exspiration in der Lunge verbleibt.

Atemzugvolumen (AZV). Das pro Atemzug eingeatmete Luftvolumen heißt AZV.

Vitalkapazität (VK). Vitalkapazität nennt man die Luftmenge, die nach einer maximalen Inspiration maximal ausgeatmet werden kann.

Inspiratorisches Reservevolumen (IRV). Das inspiratorische Reservevolumen ist die Luftmenge, die am Ende einer normalen Inspiration noch zusätzlich eingeatmet werden kann.

Exspiratorisches Reservevolumen (ERV). Die Luftmenge, die nach normaler Exspiration zusätzlich ausgeatmet werden kann.

Residualvolumen (RV). Das Residualvolumen verbleibt nach einer maximalen Exspiration in der Lunge.

Atemvolumina

Wichtiger als die zuvor dargestellten statischen Lungenvolumina sind verschiedene Meßgrößen der Atmung.

Atemminutenvolumen (AMV). Das Atemminutenvolumen ergibt sich aus der Multiplikation von Atemzugvolumen und Atemfrequenz (AF; Tabelle 4.2): $AZV \cdot AF = AMV$.

Totraumventilation (TRV). Die Luftmenge, die bei der Einatmung im gasleitenden

System bleibt und, ohne am Gasaustausch teilgenommen zu haben, ausgeatmet wird, nennt man Totraumventilation.

Schätzregel: 2 ml/kg KG entspricht ca. 150 ml beim normalgewichtigen Erwachsenen.

Alveoläre Ventilation. Für ein ausreichendes O_2-Angebot an den Organismus und den normalen Abtransport des in der Lunge anfallenden CO_2 entscheidet nur *die* Luftmenge, die die Alveolen durchströmt. Diese Gasmenge wird als alveoläre Ventilation gekennzeichnet.

Alveoläre Ventilation = Atemzugvolumen minus Totraumventilation.

Das gemessene AMV läßt nur in Kombination mit der Atemfrequenz eine Aussage über die alveoläre Ventilation zu, da vom gemessenen AMV die Totraumventilation pro Atemzug · Atemfrequenz abzuziehen ist.

Beispiele
Ein 70 kg schwerer Mann atmet:
200 ml (AZV) · 30 (Frequenz) = 6000 ml AMV
– [140 ml (TRV) · 30 (Frequenz) = 4200 ml]

alveoläre Ventilation: 1800 ml

Bei diesem Patienten liegt eine schwere Minderbelüftung des gasaustauschenden Systems vor.

Ein 80 kg schwerer Mann atmet:
600 ml (AZV) · 12 (Frequenz) = 7200 ml AMV
– [160 ml (TRV) · 12 (Frequenz) = 1920 ml]

alveoläre Ventilation: 5280 ml

Die alveoläre Ventilation dieses Patienten ist ausreichend.

Letztlich bestimmt der unterschiedliche O_2-Bedarf bei unterschiedlichen Leistungen

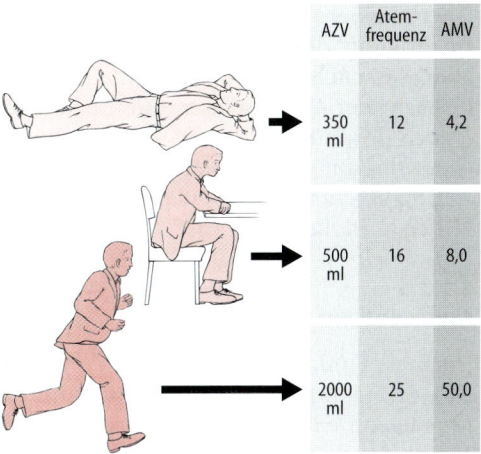

AZV	Atem-frequenz	AMV
350 ml	12	4,2
500 ml	16	8,0
2000 ml	25	50,0

Abb. 4.9. Anpassung der Atmung an unterschiedlichen O_2-Bedarf

mit deren Hämoglobin (Hb) er sich zu Oxyhämoglobin verbindet.

Für diesen Gasaustausch zwischen Alveolen und Lungenkapillarblut steht nur eine Zeit von ca. 0,2-0,3 s zur Verfügung, die aber bei Gesunden für diesen Vorgang ausreicht (Abb. 4.10).

Hinweise für die Praxis

> Alle krankhaften Vorgänge, Entzündungen, Wasseransammlungen, Gefäßveränderungen etc., die in der Lunge die Diffusionsstrecke (Übertrittstelle für O_2 und CO_2) vergrößern, verursachen Störungen des Gasaustausches.

des Organismus die Atemtätigkeit und damit das erforderliche Atemminutenvolumen (Abb. 4.9).

Hinweise für die Praxis

> Auch eine Totraumatmung, bei der die entsprechende Luftmenge (2 ml/kg KG) nur im gasleitenden System strömt und die Alveolen als gasaustauschendes System nicht mehr belüftet werden, ist häufig – sogar am bekleideten Patienten – als „Atmung" erkennbar. Diese „Atmung" ohne Gasaustausch in den Alveolen ist in ihrer Wirkungslosigkeit für die O_2-Versorgung des Organismus dem kompletten Atemstillstand gleichzusetzen!

4.1.2.4
Gasaustausch in der Lunge und im Gewebe

Gasaustausch in der Lunge – Endphase der „äußeren Atmung"

Der durch die Atmung in die Alveolen beförderte Sauerstoff geht durch
- die Alveolenwand,
- die Wand der Lungenkapillaren,
- den Plasmarandstrom im Gefäß zu
- den roten Blutkörperchen,

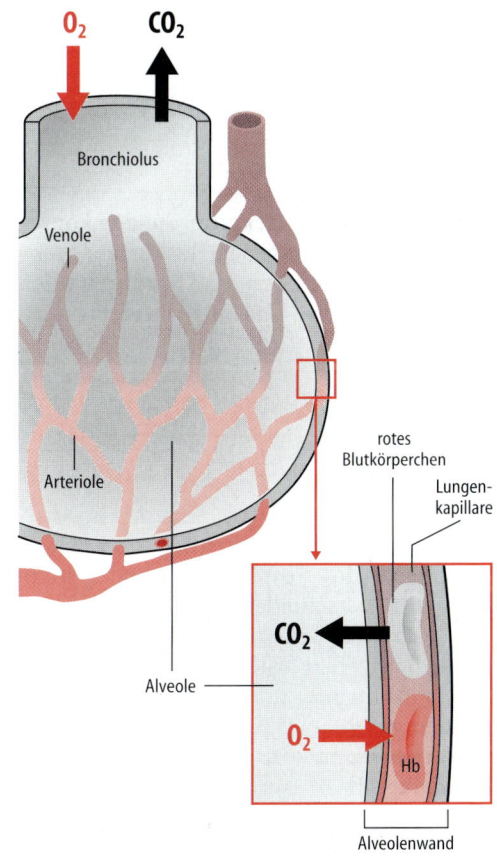

Abb. 4.10. Gasaustausch in der Lunge

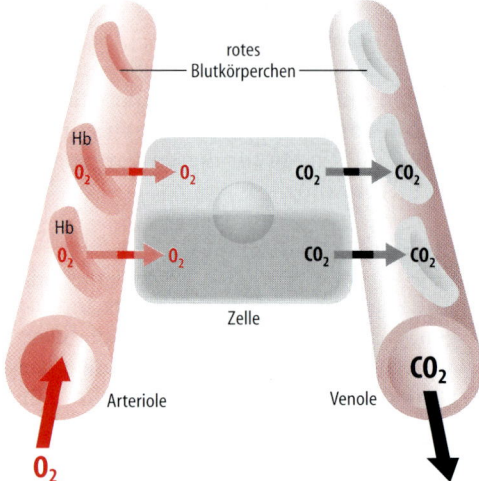

rotes
Blutkörperchen

Hb
O_2 O_2 CO_2 CO_2

Hb
O_2 O_2 CO_2 CO_2

Zelle

Arteriole   Venole

CO_2

O_2

Abb. 4.11. Innere Atmung

Gasaustausch im Gewebe – „innere Atmung"

Das arterielle Blut liefert Sauerstoff an die Zelle, die Zelle gibt das durch die Verbrennungsvorgänge entstandene CO_2 an die roten Blutkörperchen ab (Abb. 4.11).

Hinweise für die Praxis

Es gibt Gifte, sog. Zellgifte, die den komplizierten Vorgang des Gasaustausches an der Zelle stören und dadurch die „innere Atmung" beeinträchtigen oder unterbrechen.

4.1.3
Pathophysiologie

Störstellen des respiratorischen Systems
Störungen des respiratorischen Systems können an verschiedenen Bereichen einsetzen (Abb. 4.12). Schematisch lassen sich folgende Störstellen festlegen:
1. Atemzentrum,
2. Atemgase,
3. Rachenraum,
4. Kehlkopf,
5. Lunge,
6. Thoraxwand und Zwerchfell,
7. innere Atmung.

Die von einer Störsstelle ausgehende Beeinträchtigung des respiratorischen Systems greift je nach Schwere auf alle anderen Bereiche der Atmung über und führt damit – auch durch Beeinflussung der Vitalfunktion Kreislauf – zur Lebensbedrohung.

Unzureichende O_2-Versorgung von Geweben wird durch Zyanose◇ erkennbar.

4.1.3.1
Atemzentrum

Normale Funktion
Das Atemzentrum sendet angepaßt an die jeweiligen Bedürfnisse rhythmische Impulse aus, die normale Atembewegungen auslösen.

Gestörte Funktion
Beispiele (Abb. 4.13)
Cheyne-Stokes-Atmung. Periodisches An- und Abschwellen der Atemtiefe und des Abstandes der einzelnen Atemzüge voneinander. An die flachsten Atemzüge schließt sich oft ein kürzerer Atemstillstand an, dann setzen wieder Atemzüge ein, die sich zunehmend vertiefen.

Die Cheyne-Stokes-Atmung findet man häufig bei ungenügender Hirndurchblutung durch Gefäßsklerose, bei Schlaganfällen und Vergiftungen.

Biot-Atmung. Zwischen regelmäßigen tiefen Atemzügen kommt es wiederkehrend zu kurzdauernden Atemstillständen. Auch die Biot-Atmung kann nach Schädigung des Atemzentrums auftreten.

Kußmaul-Atmung. Bei der großen Kußmaul-Atmung sieht man auffallend tiefe, regelmäßige Atemzüge.

Diese Form der Atmung setzt bei verstärktem Anfall von Säuren im Zellstoffwechsel ein. Sie gilt als besonders typisch für das diabetische Koma mit hochgradiger Azidose.

4.1.3.2
Atemgase

Normalbedingungen
Unter normalen Bedingungen findet man eine Verteilung der verschiedenen Gase in

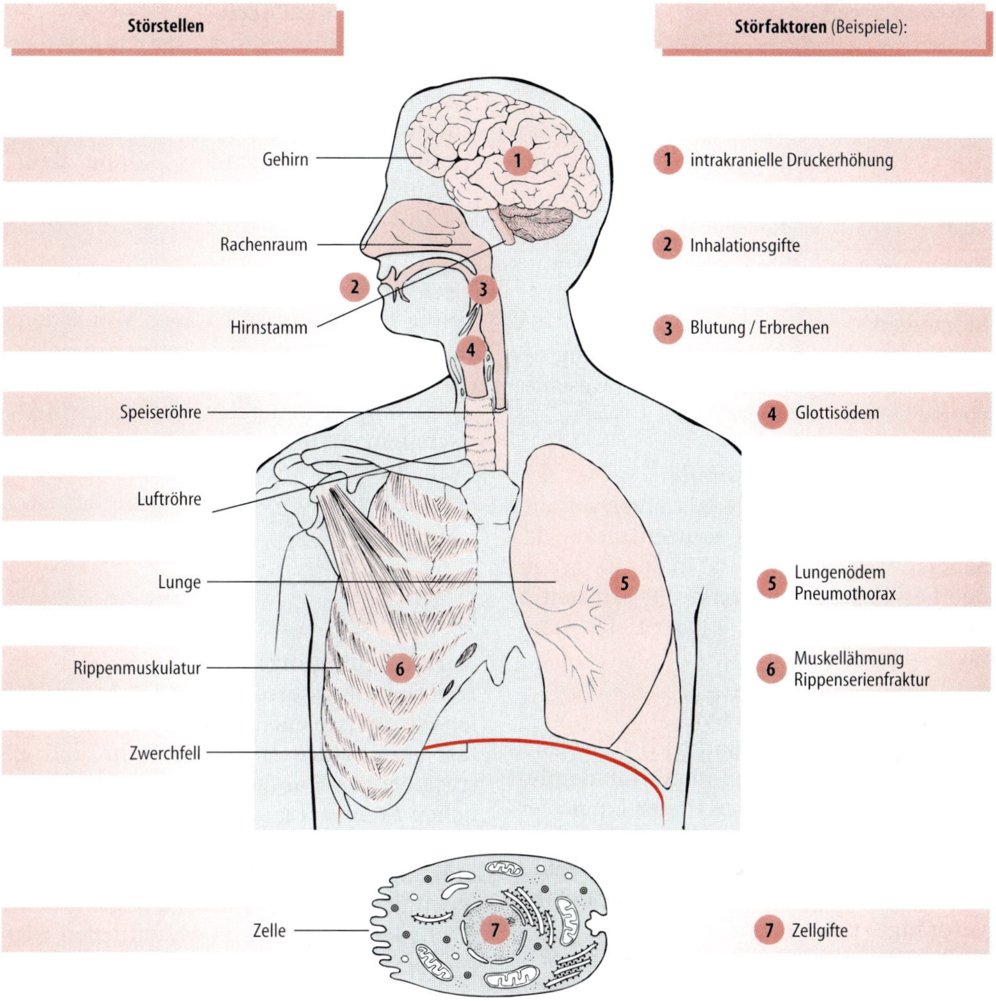

Störstellen	Störfaktoren (Beispiele):

- Gehirn — **1** — **1** intrakranielle Druckerhöhung
- Rachenraum — **2**
- Hirnstamm — **3** — **2** Inhalationsgifte
- **4** — **3** Blutung / Erbrechen
- Speiseröhre — **4** Glottisödem
- Luftröhre
- Lunge — **5** — **5** Lungenödem / Pneumothorax
- Rippenmuskulatur — **6** — **6** Muskellähmung / Rippenserienfraktur
- Zwerchfell
- Zelle — **7** — **7** Zellgifte

Abb. 4.12. Störstellen des respiratorischen Systems

der Einatemluft, wie sie Tabelle 4.3 zeigt. Dieses Verhältnis, insbesondere der O_2-Anteil von rund 21 Vol.-%, gilt für Messungen in Meereshöhe.

Auch die Ausatemluft, die sich durch ihren niedrigeren O_2-Anteil und den höheren CO_2-Anteil von der normalen Einatmungsluft unterscheidet, ist notfalls für eine Beatmung geeignet, da der O_2-Anteil von rund 16 Vol.-% ausreicht, um praktisch normale O_2-Sättigungswerte beim Beatmeten zu erreichen, ohne wesentlichen Anstieg des CO_2-Drucks!

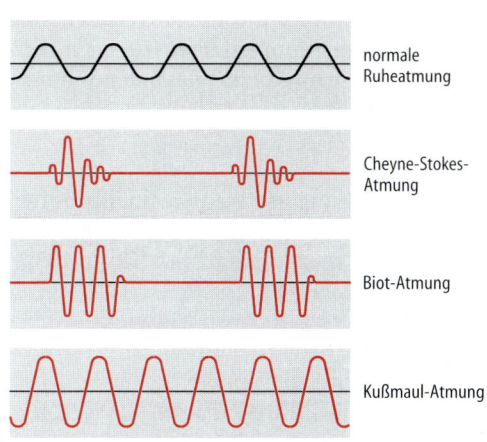

normale Ruheatmung

Cheyne-Stokes-Atmung

Biot-Atmung

Kußmaul-Atmung

Abb. 4.13. Normale und krankhafte Atmungsformen

Tabelle 4.3 Atemgase

Einatemluft [Vol.-%]	Gas	Ausatemluft [Vol.-%]
78	Stickstoff	78
21	Sauerstoff	16
1	Edelgase	1
0,03	Kohlendioxid	4

Störungen
Störungen, die von einer Veränderung der Einatemluft ausgehen, können im wesentlichen 2 Ursachen haben:

Herabsetzung des O2-Anteils
Beispiel: CO_2 ist schwerer als Sauerstoff und verdrängt bei höherer Konzentration den Sauerstoff nach „oben". Ist in der umgebenden Luft keine ausreichende O_2-Konzentration vorhanden, droht – trotz tiefer Atemzüge – Erstickung.

Zumischung von Giftgasen
Beispiel: CO (Kohlenmonoxid) führt auch bei normalem O_2-Anteil in der Einatemluft zur Vergiftung, da es den in der Lunge verfügbaren Sauerstoff in seiner Bindung an das Hämoglobin hindert bzw. den Sauerstoff aus einer Bindung an das Hämoglobin verdrängt.

Bei Rauchvergiftungen, Vergiftungen durch Erdgas etc. handelt es sich häufig um Gasgemische unterschiedlicher Zusammensetzung. Unter diesen Umständen sind die Vorgänge komplizierter, da sich verschiedene Störungen überlagern können.

Erkennen

CO_2-Erstickung ist an der Blaufärbung von Haut und Schleimhäuten zu erkennen. Der Patient leidet bzw. litt an dem Erstickungsvorgang.

Bei CO-Vergiftungen entwickelt sich keine Zyanose.

Häufig ist die Ursache der Lebensgefährdung nur indirekt über eine Wertung des gesamten Unfallhergangs und der örtlichen Situation möglich.

Hinweise für die Praxis

Wiederentdeckung und Anwendung der Atemspende wurden lange Zeit wegen der irrigen Annahme, die „verbrauchte" Luft des Atemspenders könne dem „Scheintoten" nichts nützen, verzögert.

Bei Vergiftungsunfällen durch Veränderung der Atemgase ist auch von seiten der medizinischen Rettungsdienste sofort bei Entgegennahme der Notfallmeldung zu bedenken, daß als Selbstschutzmaßnahme in der Regel die Einschaltung technischer Rettungsdienste mit Atemschutzgeräten erforderlich ist.

4.1.3.3
Rachenraum

Normalbedingungen
Der Durchmesser des Rachens ist normalerweise ausreichend für eine ungestörte, fast geräuschlose inspiratorische und exspiratorische Durchströmung des erforderlichen Atemgases.

Störungen
Störungen der Durchgängigkeit des Rachenraums haben im wesentlichen 2 Ursachen:

Verlegung durch den zurückfallenden Zungengrund
Bei Bewußtlosen, die auf dem Rücken liegen, sinkt wegen des Nachlassens der Muskelspannung der Unterkiefer mit der Zunge nach hinten. Je nach Tiefe der Bewußtlosigkeit blockiert der Zungengrund die Atemwege vollständig oder unvollständig.

Verlegung durch Blut, Erbrochenes oder Fremdkörper
Während Blut im Rachenraum dessen Durchgängigkeit in der Regel nur behindert, können Erbrochenes und Fremdkörper, je nach Festigkeit und Teilchengröße, eine komplette Verlegung verursachen.

Erkennen

Inkomplette Verlegung: Bei inkompletter Verlegung weisen ein hörbar auffälliges Atemgeräusch und ruckartig veränderte Atembewegungen auf eine Störung hin. *Atemgeräusch* bei Verlegung durch Zungengrund → schlürfendes, schnarchendes, ungleichmäßiges Atemgeräusch; bei Blut oder Schleim → Gurgeln, klingende, grobblasige Rasselgeräusche. *Atembewegungen bei Verlegung:* Zu Beginn verstärkte (durch CO_2-Anstieg und O_2-Mangel ausgelöste), ruckartige Brustkorb- und Bauchdeckenbewegungen mit zunehmender Frequenz. Ein- und Ausatmung sind weder hör- noch fühlbar. Zyanose von Haut und Schleimhäuten, (inverse Atmung; s. S. 58 f.) → Nachlassen der Tiefe der Atembewegungen → Atemstillstand → Kreislaufstillstand.

4.1.3.4
Kehlkopf

Normalbedingungen
Die Durchgängigkeit von Stimmritze und Kehlkopf ermöglicht normalerweise eine ungestörte, fast geräuschlose inspiratorische und exspiratorische Durchströmung der erforderlichen Atemgase.

Störungen
- Störungen durch Fremdkörperverlegung in dieser Region unterscheiden sich nicht grundsätzlich von einer entsprechenden Beeinträchtigung des respiratorischen Systems durch Verlegung im Rachenraum.
- Der Kehlkopf ist der Eingang zur Luftröhre. Schwellungen im Bereich einer Röhre verursachen besonders schnell eine bedrohliche Einengung der Lichtung. Ähnliche Wirkung haben Blutungen in den Halsweichteilen oder ein starker Kropf, wenn die Trachea von außen eingeengt wird.

Erkennen

Pfeifendes Atemgeräusch (Stridor◇), das inspiratorisch und exspiratorisch gleich stark sein kann. Je nach Ursache und Lokalisation der Enge kann aber auch nur eine Phase der Atmung hörbar stärker betroffen sein.

4.1.3.5
Lunge

Normalbewegungen
Die gesunde Lunge ist auch bei stärkster körperlicher Leistung in der Lage, durch ausgewogene Beziehungen zwischen
- der Belüftung,
- der Durchblutung und
- der Diffusion
in den verschiedenen Lungenabschnitten die arteriellen Blutgaswerte für O_2 und CO_2 im Normbereich zu halten.

Störungen
Störungen können die Belüftung, die Lungendurchblutung und die Diffusion betreffen.

Belüftung
- *Pneumothorax.* Der betroffene Lungenflügel hat sich in Richtung Lungenwurzel zusammengezogen, bei Ausdehnung des Brustkorbs strömt nur noch wenig Luft in die Alveolen der betroffenen Seite, da nach dem Wegfall des negativen Drucks im Pleuraspalt die Lunge nicht mehr den Brustkorbbewegungen folgen kann (s. Abb. 23.14 und 23.15).
- *Asthma bronchiale.* Bei diesem Krankheitsbild kommt es in den Bronchialästen zu einer Erhöhung des Strömungswiderstands für die Atemluft. Besonders die Ausatmung ist erschwert (Übersicht 16.4).

Lungendurchblutung
- *Lungenembolie.* Belüftete Lungenabschnitte werden nicht mehr durchblutet, wenn die den betroffenen Lungenabschnitt versorgende Lungenarterie durch einen Embolus◇ verschlossen ist.

Diffusion

- *Lungenentzündung (Pneumonie◇)*. Bei entzündlich verdickten Alveolarwänden ist die Diffusion der Gase O_2 und CO_2 aus den Alveolen in das Blut oder umgekehrt erschwert.
- *Lungenödem.* Die Atemgase müssen zusätzlich einen Flüssigkeits- bzw. Schaumfilm durchdringen, die Diffusionsstrecke wird verlängert.

Erkennen

Störungen der Lungenfunktion sind an einer Zyanose von Haut und Schleimhäuten, häufig an zusätzlich vorhandenen krankhaften Atemgeräuschen, erschwerter Atmung und über eine Beurteilung der Gesamtsituation (Unruhe, Luftnot) zu erkennen.

4.1.3.6
Thoraxwand und Zwerchfell

Normalbedingungen
Durch rhythmisches Heben und Senken des knöchernen Brustkorbs und Tiefer- und Höhertreten des Zwerchfells wird die durch Unterdruck in den Pleurahöhlen aufgespannte Lunge bei der Einatmung weiter ausgedehnt, bei der Ausatmung zieht sie sich zusammen, Atemluft strömt ein bzw. aus.

Störungen
Störungen der Atemmechanik werden durch Verletzungen oder Erkrankungen am knöchernen oder muskulären System der Atemmechanik ausgelöst.

Bei *Rippenserienfrakturen* kann paradoxe Atmung einsetzen, wenn sich die betroffene Brustkorbseite bei der Einatmung einzieht und bei der Ausatmung ausdehnt (s. Abb. 23.8).

Die sich normalerweise bei der Einatmung ausdehnende Brustkorbseite wird bei Instabilität des knöchernen Systems durch die elastische Spannung der Lunge nach innen gezogen → das Atemzugvolumen nimmt ab.

Eine zu starke Kopftieflage, die gelegentlich von Unerfahrenen als Schocklage durchgeführt wird, führt infolge des Drucks der Baucheingeweide auf das Zwerchfell bei geschwächten Patienten zu einer Behinderung der Einatmung, da die Zwerchfellbeweglichkeit eingeschränkt wird.

4.1.3.7
Innere Atmung

Normalbedingungen
Der an das Hämoglobin der Erythrozyten gebundene Sauerstoff wird in der Zelle durch komplizierte chemische Vorgänge als „Betriebsmittel" für den Zellstoffwechsel (Verbrennung von Eiweiß, Kohlenhydraten und Fett) verbraucht. Dabei entstehen Kohlensäure, Wasser, Energie und Schlackenstoffe.

Störungen
Störungen der inneren Atmung können durch Gifte ausgelöst werden, die
- die Bindung des O_2 an das Transportmittel Hämoglobin erschweren bzw. verhindern, z.B. CO,
- die Ausnutzung des arteriell zugeführten O_2 im Gewebe verhindern, z.B. Blausäure,
- das Transportmittel Hämoglobin verändern oder zerstören, z.B. Methämoglobinbildner Nitrit, Nitrobenzol.

Erkennen

Störungen der inneren Atmung sind z.T. nur schwer erkennbar. Bei Kohlenmonoxidvergiftung entwickelt sich häufig eine rosige Farbe von Haut und Schleimhäuten.

Bei Blausäurevergiftung findet man zuerst eine rosige Hautfarbe und erst später eine Zyanose.

Bei Giften, die zu einer Methämoglobinbildung führen, wird in der Regel eine besondere grau-braune Zyanose feststellbar.

4.1.3.8
Zyanose

Normale Hautfarbe

16 g% sind der Gesamtanteil des Hämoglobins im Blut[1]. Solange mehr als 10 g% Hämoglobin im Gewebe mit Sauerstoff beladen sind, ist die Haut rosig.

Die Zyanose der Haut durch O_2-Abgabe im Gewebe ist besonders früh an den Schleimhäuten, Lippen und der Zunge, an den Ohrläppchen, an der Nasenspitze und am Nagelbett erkennbar.

Wenn mehr als 10 g% Hämoglobin ihren Sauerstoff abgegeben haben, entwickelt sich eine schwere, auch an der übrigen Haut erkennbare Zyanose. Unter diesen Umständen ist ein echter O_2-Mangel im Gewebe zu vermuten.

Zwei wichtige Entstehungsursachen sind zu unterscheiden:

1) *Zentrale oder arterielle Zyanose.* Bereits das von der Lunge über das linke Herz in den Kreislauf gepumpte arterielle Blut enthält vermehrt reduziertes Hämoglobin, hervorgerufen durch Störungen der äußeren Atmung.
Wertung: bedrohliche Atemstörung, O_2-Mangel gefährdet auch die Vitalfunktion Kreislauf!

2) *Periphere oder Ausschöpfungszyanose.* Bei einer allgemeinen oder lokalisierten, die Körperperipherie betreffenden, verminderten und/oder verlangsamten Durchströmung der Kapillaren werden weniger rote Blutkörperchen durch das Gewebe gepumpt.
Diese wenigen roten Blutkörperchen müssen nun vermehrt ihren Sauerstoff abgeben, um die Gewebszellen zu versorgen.
Wertung: Je nach Ursache, z.B. nach Bad in kaltem Wasser, ungefährlich.
Bei schwerem Kreislaufversagen überlagern sich andererseits die zentrale und periphere Zyanose.
Unter diesen Umständen besteht akute Lebensgefahr!

---

[1] Empfohlene SI-Einheit (vg. Anm. S. 5) für g% ist mmol/l. Umrechnungsfaktor:
g% · 0,6206=mmol/l; Beispiel: 16 g% ≙ 9,93 mmol/l.

Hinweise für die Praxis

- Die zentrale oder arterielle Zyanose und die periphere Ausschöpfungszyanose lassen sich durch Betrachtung des Patienten allein nicht voneinander abgrenzen. In Zweifelsfällen ist daher stets eine zentrale Zyanose anzunehmen und zu beatmen!
- Nach Blutverlusten, die zu einer Verdünnung des Blutes mit einem Hämoglobingehalt unter 8 g% (16 g% =Norm) führen, tritt auch bei schwerstem O_2-Mangel – wegen des zu geringen Anteils an Blutfarbstoff – keine Zyanose auf!
- Daher ist für eine sichere Beurteilung der respiratorischen Vitalfunktion heute die universelle Verfügbarkeit der Pulsoxymetrie im Rettungsdienst anzustreben (s. S. 62)

Das Ausbleiben einer Zyanose nach Blutverlusten ist daher kein verläßliches Zeichen für ausreichende O_2-Versorgung!

- Zyanose spricht nur für O_2-Mangel; es gibt keine sicheren Zeichen, die am Aussehen des Patienten eine Erhöhung des CO_2-Drucks im Blut erkennen lassen!
- Die Höhe des (endexspiratorischen) CO_2-Partialdrucks läßt sich nur durch die Kapnometrie bei intubierten Patienten korrekt bestimmen. Kapnometer werden zunehmend auch im Rettungsdienst eingesetzt (s. S. 63).

4.1.4
Erkennen von Störungen des respiratorischen Systems

Unter normalen Bedingungen gibt eine Kombination von Sinneswahrnehmungen Aufschluß über den Funktionszustand des respiratorischen Systems (Übersicht 4.1).

Grundsätze

Übersicht 4.1. Überprüfung der Atmung

1) Sehen:
   - Farbe von Haut und Schleimhäuten,
   - Atembewegungen,
   - Atemfrequenz,
   - Atemrhythmus,
   - Pulsoxymetrie,
   - Kapnometrie (bei Intubierten).

2) Fühlen:
   - Atemstoß,
   - Atembewegungen.

3) Höhren:
   - Atemgeräusch.

4.1.4.1
Sehen
Farbe von Haut und Schleimhäuten
Rosige Farbe von Haut und Schleimhäuten
Ein ausreichender Anteil des Hämoglobins liegt als O_2-beladenes Hämoglobin (Oxyhämoglobin) in den Gewebskapillaren vor.
   Wertung: In der Regel Hinweis auf ungestörte Atmung.
Ausnahmen:
1) ganz akute (weniger als 1 min bestehende) Atemstörung; noch liegt kein O_2-Mangel im Gewebe vor;
2) Frühphase der CO-Vergiftung;
3) Frühphase der Blausäurevergiftung.

Zyanose
Weniger als die Hälfte des Hämoglobins liegt als Oxyhämoglobin in den Hautkapillaren vor.
   Wertung: Je nach Ausmaß der Zyanose Hinweis für eine schwere Störung des respiratorischen Systems, da bis zum Beweis des Gegenteils anzunehmen ist, daß auch das arterielle Blut zu wenig Sauerstoff enthält.
   Ausnahme: Periphere Ausschöpfungszyanose.

Blässe
Verminderte Durchblutung von Haut und Schleimhäuten.
   Wertung: Blässe läßt keine Aussage über den Zustand des respiratorischen Systems zu!

Hinweise für die Praxis

Bei Blutverlusten mit einer Verminderung der roten Blutkörperchen und damit des Hämoglobins um die Hälfte bleibt der Betroffene auch bei schwerem O_2-Mangel blaß.
Er kann nicht mehr „blau" werden, da das Hämoglobin, das nach Abgabe des O_2 auch die Blaufärbung verursacht, in einem zu geringen Anteil vorliegt. Trotzdem besteht ein O_2-Mangel.

Atembewegungen
Normale, regelmäßige (rhythmische), tiefe Atemzüge: sofort erkennbar; sprechen für eine ungestörte Atmung.

Dyspnoe
Vom Patienten empfundene, auch für den Betrachter sichtbare Atemnot. Häufig ist, wie beim Asthmaanfall, die Ausatemphase verlängert. Die Patienten stehen oder sitzen und stützen sich zusätzlich mit den Armen ab, um ihre Atemhilfsmuskulatur zu beteiligen.
   Wertung: Je nach Ausmaß bedrohlich!

Inverse Atmung (Schaukelatmung) *   **17**
(s. Abschnitt 28.17)
Wechselnde Niveauschwankungen (Vorwölbungen) von Bauchdecken und Brustkorb, meist stoßartig und mit hoher Frequenz (Abb. 4.14). Ursache ist eine (fast) komplette Atemwegsverlegung, meist durch den zurückgesunkenen Zungengrund und/oder Verlegung des Kehlkopfes bei Schwellungen, durch Fremdkörper oder auch Erbrochenes.

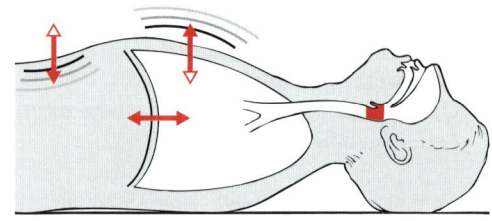

Abb. 4.14. Inverse Atmung

Wertung: Verlegung der Atemwege, ganz akute Lebensbedrohung!

Paradoxe Atmung

Paradoxe Atmung ist meist erst nach eingehender Inspektion erkennbar. Bei der Ein- und Ausatmung sind im Bereich der durch Rippenserienfrakturen instabilen Brustwand gegensinnige (paradoxe) Einziehungen bei der Einatmung bzw. Vorwölbung bei der Ausatmung feststellbar (s. Abb. 23.8).
Wertung: Je nach Ausmaß lebensbedrohlich!

Kaum sichtbare Atembewegungen (Hypoventilation)

Es ist zu befürchten, daß nur Totraumatmung (ca. 2 ml/kg KG) vorliegt, das heißt „Atmung" im gasleitenden System ohne Belüftung der Alveolen.
Wertung: Totraumatmung ist in ihrer Wirkung dem Atemstillstand gleichzusetzen!

Schnappatmung

Nach dem Ausfall des im höheren Stammhirn liegenden Atemzentrums werden ersatzweise Atemimpulse in der Medulla oblongata ausgelöst, die in Frequenz und Atemzugvolumen nur eine unzureichende Atmung einleiten.
Wertung: Schnappatmung ist häufig Folge des schweren O_2-Mangels beim drohenden oder bereits eingetretenen Kreislaufstillstand.
Höchste Lebensgefahr!

Atembewegungen nicht erkennbar (Apnoe)

Wertung: Akute Lebensgefahr, auch wenn minimale Atemzüge übersehen werden sollten (Totraumatmung, s. oben).

Atemfrequenz

Normalfrequenzen in Ruhe:	
Neugeborene:	40–50/min,
Kleinkinder:	30–40/min,
Kinder:	20–30/min,
Jugendliche:	16–20/min,
Erwachsene:	14–18/min.

Bei erkennbaren Atembewegungen wird die Atemfrequenz während der übrigen Überprüfungsmaßnahmen abgeschätzt, nur in Zweifelsfällen ausgezählt, wichtiger ist die Bewertung als normale, verminderte oder erhöhte Frequenz.

Beschleunigte Atmung

Eine stark beschleunigte Spontanatmung unter Ruhebedingungen, d. h. Zunahme der Atemfrequenz um mehr als 1/3 des dem jeweiligen Alter zuzuordnenden Normalwertes, spricht

- für eine zentrale Atemstörung, z.B. Schädel-Hirn-Trauma oder
- für Störungen des Gasaustausches in der Lunge.

Wertung: Je nach Ausmaß lebensbedrohlich!

Verlangsamte Atmung

Eine deutlich verlangsamte – meist flache – Spontanatmung mit einer Frequenz, die mehr als 1/3 unter dem altersspezifischen Normalwert liegt, spricht für eine zentrale Atemstörung.
Wertung: Häufig akute Lebensgefahr!

Atemrhythmus

Normaler Atemrhythmus

Gleichmäßig tiefe, in regelmäßigen Abständen aufeinanderfolgende rhythmische Atemzüge sprechen für eine ungestörte Atmung.

Arrhythmische Atmung

In unterschiedlichen Zeitabständen aufeinanderfolgende (arrhythmische◇) Atemzüge gleichbleibender oder wechselnder Tiefe sprechen für eine zentrale Störung der Atmung (pathologische Atemformen, s. S. 52).
Wertung: Zeichen für zentrale Störung!

Sättigungsmessung durch Pulsoxymetrie

Kapnometrie

4.1.4.2
Fühlen

Während der genaueren Untersuchung durch Sehen werden Atemstoß und Atembewegungen gefühlt. Die richtige Wertung der dabei gewonnenen Zeichen bedarf besonders großer Erfahrung.

Atemstoß
Normaler Atemstoß
Warme Ausatemluft des Patienten streicht über die Wange des Beatmenden, der mit über Kopf und Nase des Patienten gebeugtem Kopf gleichzeitig hört, fühlt und sieht (Beobachtung der Brustbewegung).

Schwacher oder fehlender Atemstoß
Wertung: nur als ergänzender Hinweis zu den durch Sehen und Hören gewonnenen Eindrücken verwertbar als Zeichen unzureichender Atmung.

Atembewegungen
Das Ausmaß der Atembewegungen kann auch durch das Auflegen jeweils einer Hand auf Brustkorb und Bauchdecke des Patienten über die Niveauschwankungen gefühlt werden.

Diese Methode wird aber vom Erfahrenen in der Praxis selten angewendet, da hierzu beide Hände benötigt werden und dabei beispielsweise die Überstreckung des Kopfes unterbrochen werden müßte. Sie führt auch zu Fehldeutungen bei inverser Atmung.

4.1.4.3
Hören

Im Rahmen der genaueren Untersuchung des Patienten durch Sehen und Fühlen können durch Hören weitere wichtige Hinweise zum Funktionszustand des respiratorischen Systems gewonnen werden.

Normale Atemgeräusche
Der Beatmende beugt seinen Kopf mit einer Seite über Mund und Nase des Patienten und hört ein leises inspiratorisches und exspiratorisches Strömungsgeräusch im

Zeitverhältnis 1:1,2. Diese Zahlenangaben bedeuten, daß bei Gesunden die Dauer der Ausatmung nur geringfügig die der Einatmung überschreitet.

Spastische Atemgeräusche
Verlängerte Ausatemphase mit deutlichem Pfeifen und Giemen. Zeitverhältnis zwischen Einatmung und Ausatmung ca. 1:2 oder 1:3.

Wertung: bedrohliche Störung der Atmung je nach Dauer und Schwere des Asthmaanfalls!

Grobblasiges, klingendes Rasselgeräusch im Rachen
Diese Geräuschkombination wird bei bewußtseinsgestörter Patienten durch eine Ansammlung von Schleim oder Blut im Rachenraum hervorgerufen, da bei diesen Patienten der Schluckreflex nicht mehr funktioniert.

Grobblasiges, klingendes Rasseln entsteht bei Ein- und Ausatmung, wenn der Patient auf dem Rücken liegt und die Atemluft diese Flüssigkeitsansammlungen durchdringt.

Wertung: Aspirationsgefahr, zentrale Atemstörung; durch die Ursache und die Zunahme der Bewußtlosigkeit besteht Lebensgefahr!

Dumpfes, brodelndes, feinblasiges Rasselgeräusch
Das bei Inspiration und Exspiration ungefähr gleich laute und gleich klingende Atemgeräusch, das sich ähnlich wie Kochen und Brodeln anhört, entsteht in den unteren Luftwegen, wenn Atemluft die Flüssigkeit durchströmt. Der sich dabei entwickelnde Schaum bestimmt das charakteristische Geräusch des Lungenödems.

Wertung: schwere Einschränkung der respiratorischen Funktion; je nach Ursache schwere Störungen auch der kardialen Leistungsfähigkeit!

Stoßartiges, schlürfendes oder schnarchendes Atemgeräusch
Das bei verstärkten unruhigen Atemzügen auftretende Geräusch entsteht durch un-

vollständige Verlegung des Rachenraums, meist durch die zurückgesunkene Zunge.

Wertung: Lebensgefahr, da das Atemzugvolumen und damit die Belüftung der Alveolen wegen dieser Behinderung unzureichend ist!

Stridoröses Atemgeräusch

Das pfeifende, ziehende Atemgeräusch (Stridor◇) entwickelt sich bei starker Kehlkopfeinengung. Es ist meist bei der Inspiration besonders laut und begleitet von Einziehungen der Weichteile über Brust- und Schlüsselbeinen.

Ursache: Kropf, weicher Kehlkopf bei Neugeborenen, Glottisödem, sonstige Schwellungen im Kehlkopfbereich.

Wertung: je nach Stärke des Stridors akute Erstickungsgefahr!

Unter günstigeren Bedingungen, insbesondere ohne Lärmeinflüsse, kann man Atemgeräusche Nichtintubierter durch Hinneigen des Kopfes zum Gesicht des Patienten gut hören und beurteilen.

In vielen typischen Situationen des Rettungsdienstes am Notfallort und während des Transportes in bodengebundenen Fahrzeugen und Rettungshubschraubern erschwert der Lärmpegel die Kontrolle des Atemgeräusches durch Hören ohne Hilfsmittel. In solchen Situationen ist es notwendig, daß sich auch Rettungsassistenten und Rettungssanitäter die besonderen Möglichkeiten des Stethoskops zunutze machen. Das Stethoskop mit flachem Kopf und relativ großer Membran wird bei Bedarf in Kombination mit dem Esmarch-Handgriff seitlich neben den Kehlkopf des Patienten dicht aufgesetzt. Dadurch werden Lärmeinflüsse abgeschwächt und das Atemgeräusch eindeutiger auskultierbar (Abb. 4.15).

> Abschließend sei darauf hingewiesen, daß die hier ausführlich dargestellten Verfahren zum Erkennen von Störungen des respiratorischen Systems am Patienten gleichzeitig und innerhalb weniger Sekunden ablaufen müssen.

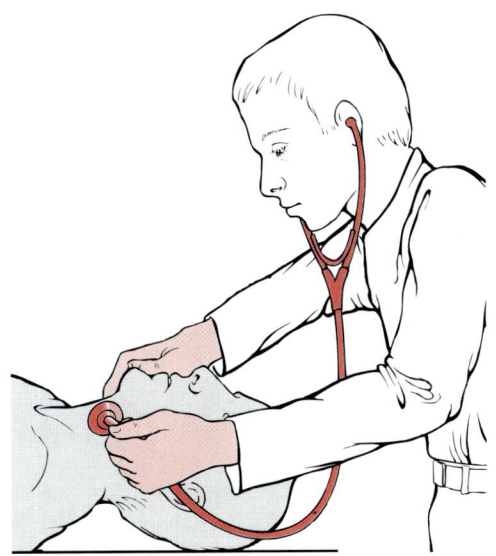

Abb. 4.15. Kontrolle des Atemgeräusches über Stethoskop

4.1.4.4
Überwachungsgeräte

In früheren Jahren standen für den präklinischen Bereich keine Meßmethoden und Monitore zur Verfügung, die eine direkte Aussage zu den wesentlichen Parametern O_2-Sättigung und CO_2-Druck ermöglichten. Hier hat sich in den letzten Jahren ein positiver Wandel vollzogen.

Grundsätzlich können heute tragbare Pulsoxymeter leicht bereits am Notfallort bei jedem Patienten eingesetzt werden.

Kapnometer sind z.Z. in der Regel noch in größere, für den klinischen Einsatz konzipierte, (ggf. im Rettungswagen stationär nutzbare) Multifunktionsgeräte eingebaut, sie können für eine sichere Messung nur bei intubierten Patienten angeschlossen werden.

Die indirekten Überwachungsmöglichkeiten (Atemzug, Atemminutenvolumen) des respiratorischen Systems durch den Einsatz eines Narkosekreisteils verlieren dann an Bedeutung, wenn sich Pulsoxymetrie und Kapnometrie auf breiter Ebene durchsetzen.

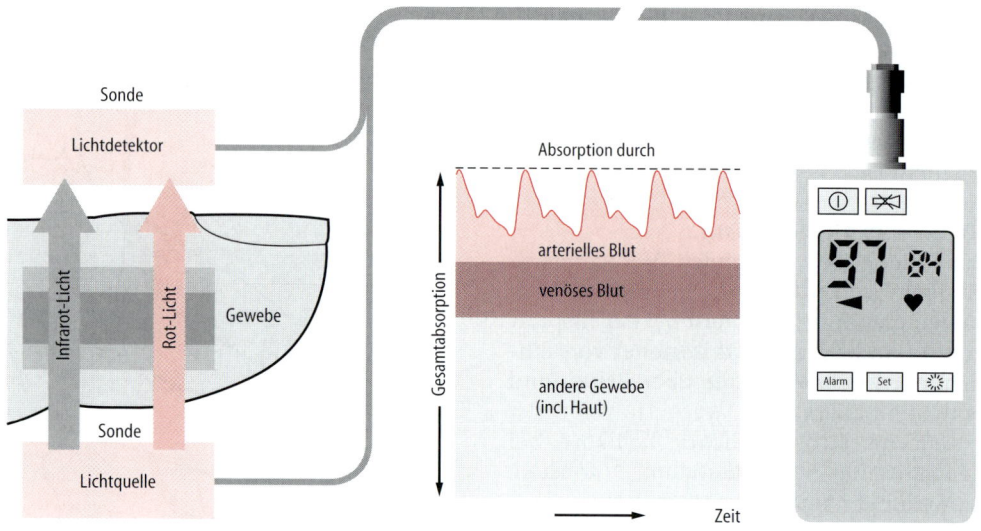

Abb. 4.16. Pulsoxymetrie

Pulsoxymetrie

Die Pulsoxymetrie (Abb. 4.16) ist ein universell einsetzbares Verfahren, um einen objektiven Meßwert über die aktuelle periphere, arterielle O_2-Sättigung des Blutes zu erhalten. Respiratorische Störungen werden bereits pulsoxymetrisch erfaßt, lange bevor klinisch erkennbare Symptome, in erster Linie eine Zyanose, auftreten.

Die O_2-Sättigung (S_aO_2) gibt den prozentualen Anteil an oxygeniertem, d.h. mit O_2-beladenem Hämoglobin (HbO_2) am Gesamthämoglobin wieder.

Meßprinzip

Hämoglobin verändert seine Farbe in Abhängigkeit von der O_2-Sättigung. Mit Sauerstoff beladenes (Oxy-)Hämoglobin (HbO_2) absorbiert weniger Licht im roten Bereich als O_2-freies desoxygeniertes Hämoglobin (Hb). Zwei Wellenlängen des Lichtes (rot und infrarot) werden gesendet, um HbO_2 und Hb zu unterscheiden.

Gerät

Zwei Leuchtdioden senden das Licht durch das Meßorgan, z.B. einen Finger (Gewebe, venöses Blut, arterielles Blut). Der gegenüberliegende Photodetektor als Lichtemp-

fänger mißt die Lichtintensität. Die Absorbtionen durch Gewebe und venöses Blut werden herausgefiltert. Nur die Signale des arteriellen Blutes werden im Gerät verstärkt und in Werte für die O_2-Sättigung (und die Pulsrate) umgewandelt. Pulsoxymeter geben also die O_2-Sättigung und in der Regel als Nebenprodukt die Pulsfrequenz wider.

Sensor- und Plazierungsmöglichkeiten

Der Sensor wird je nach Beschaffenheit an Fingerspitze, Ohrläppchen oder Nasenseptum angeklemmt oder angeklebt.

Grenzen der Methode

1) Heutige mit 2 Wellenlängen arbeitende Pulsoxymeter können nur zwischen reduziertem Hb (Hb) und den restlichen Hämoglobinen unterscheiden.

Restliches Hämoglobin ist in der Regel
   – vorrangig Oxyhämoglobin (HbO_2),
   – in Spuren Kapoxyhämoglobin (COHb) und
   – ggf. Methämoglobin.

COHb und Methämoglobin werden vom Pulsoxymeter stets erfaßt und verfälschen das Ergebnis, d.h. es wird ein falsch-hoher Wert ermittelt. Bei starken Rauchern kann das CO-Hämoglobin bis zu 18 % betragen, die dann als Oxyhämoglobin fehlgedeutet und miterfaßt werden.

2) Beeinträchtigung der Meßgenauigkeit durch
   – Kälte,
   – Blutdruckabfall,
   – Zentralisation,
   – Bewegungsartefakte.

Hinweise für die Praxis

1) Bei Zentralisation und Unterkühlung muß der Sensor von den Extremitäten (Körperschale) zum Nasenseptum oder zum Ohrläppchen (Körperkern) verlagert werden. Die Notwendigkeit einer solchen Verlagerung und der Ausfall der Messung auch körperkernnah ist ein bedeutsames Kriterium für eine bedrohlich eingeschränkte Durchblutung.

2) Unter den Bedingungen des Rettungsdienstes sollte ein Abfall der O_2-Sättigung unter 95 % durch situationsangepaßte Maßnahmen (O_2-Gabe, Beatmung) in jedem Fall vermieden werden.

3) Bei Neu- und Frühgeborenentransporten sollten Werte zwischen 90 und 95 % angestrebt werden, um eine durch zu hohe O_2-Konzentration ausgelöste Augenschädigung (retrolentale Fibroblasie) zu vermeiden.

4) In allen rettungsdienstlichen Situationen, in denen insbesondere eine CO-Vergiftung (z.B. Rauchgas, Suizidversuch mit Autoabgasen) nicht sicher ausgeschlossen werden kann, und bei vitalbedrohlichen Situationen, bei denen der Patient zuvor – möglicherweise stark – geraucht hat, ist die *gemessene* funktionelle *Sättigung* möglicherweise höher als der *echte Anteil an Oxyhämoglobin*. Daher muß hier auch bei scheinbar normalen Sättigungswerten vorsichtshalber Sauerstoff verabreicht und ggf. beatmet werden.

Kapnometrie

Durch die Kapnometrie (Abb. 4.17) wird bei intubierten Patienten der Partialdruck bzw. der prozentuale Anteil des CO_2 im ausgeatmeten Gasgemisch bestimmt. Wegen der zentralen Bedeutung der Kohlensäure im Organismus läßt die Messung in erster Linie unverzügliche Schlüsse über die
- Ventilation,
- in bestimmten Situationen über die Zirkulation und – unter Notfallbedingungen meist vernachlässigbar – über
- die Stoffwechselsituation
zu.

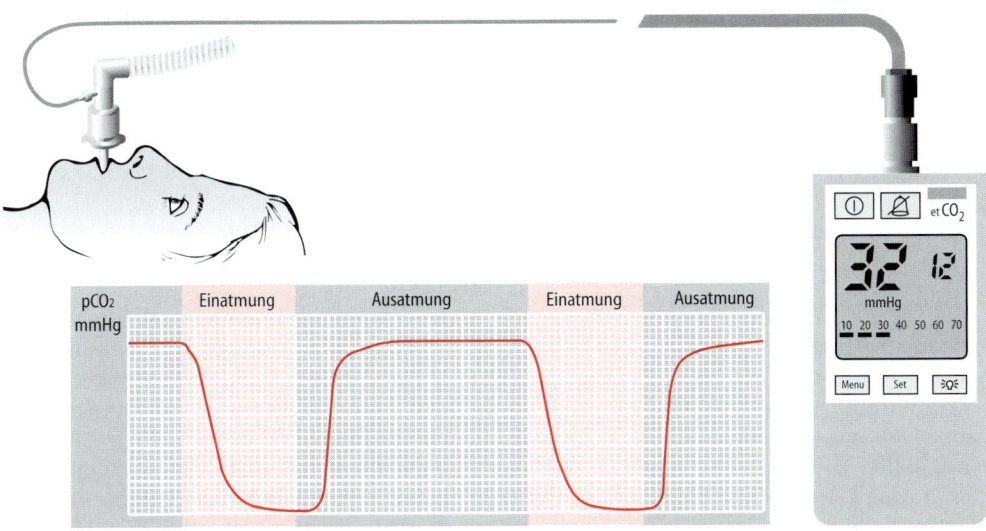

Abb. 4.17. Kapnometrie

Meßprinzip
In kontinuierlich aus dem Atemgas abgesaugten Proben wird infrarotspektrometrisch die CO_2-Konzentration gemessen und in Vol.-% oder pCO_2 umgerechnet.

Sensor
Im Seitenstromverfahren wird das Probengas patientennah am Tubus abgesaugt und über eine Saugleitung dem Meßfühler im Gerät zugeführt.

Gerät
Im Gerät werden infrarotspektrometrisch der prozentuale Anteil oder Partialdruck des CO_2 bestimmt und die gesamte kontinuierliche Messung auf einer Kurve dargestellt.

Kapnometer geben in der Regel kapnographisch den Gesamtverlauf wider und werfen als Zahl den CO_2-Partialdruck bzw. den prozentualen Anteil am Ende der Exspiration aus. Meist wird auch die Atemfrequenz dargestellt.

Vorteile der Methode
In der aufgezeichneten Kurve des ausgeatmeten CO_2 können Inspiration und Exspiration deutlich unterschieden werden.

Die endexspiratorische CO_2-Konzentration ist die höchste Konzentration, die während des Atemzyklus gemessen wird.
- Normalwert der endexspiratorischen CO_2-Konzentration ca. 35-45 mm HG Partialdruck bzw. CO_2-Konzentration 5 %.

Die Konzentration des endexspiratorischen CO hängt von folgenden Faktoren ab:
- Ausmaß der CO_2-Produktion des Körpers (z.B. gesteigert bei Fieber, vermindert bei Unterkühlung),
- Höhe des Atemminutenvolumens.

Eine niedrige endexspiratorische CO_2-Konzentration weist auf ein zu hoch eingestelltes Atemminutenvolumen hin, eine zu hohe Konzentration dagegen auf ein zu niedrig eingestelltes Volumen.

Ein Abfall der endexspiratorischen CO_2-Konzentration auf niedrige Werte kann auf eine teilweise Undichtigkeit im Atemsystem oder auf eine teilweise Verlegung des Tubus hinweisen. Der kontinuierliche Abfall der CO_2-Konzentration innerhalb kurzer Zeit ist in der Regel durch eine schwere kardiopulmonale Störung bedingt:
- plötzlicher Blutdruckabfall,
- Lungenembolie,
- Abfall des Herzzeitvolumens, Schock,
- Herzstillstand.

Hinweise für die Praxis
Im rettungsdienstlichen Einsatz bietet die Kapnometrie in erster Linie folgende wichtige Informationen:
- schneller, sicherer Nachweis der endotrachealen Intubation,
- objektive kontinuierliche Informationen über eine adäquate Beatmung,
- schlagartiger Abfall der CO_2-Konzentration auf Null als äußerst kritisches Alarmzeichen für
- vollständige Disconnection des Atemsystems,
  - Ausfall des Beatmungsgerätes,
  - komplette Tubusverlegung,
  - Verlagerung des Tubus aus der Trachea (in den Ösophagus ?),
  - Lungenembolie.

Behandlungsgeräte mit Überwachungsmöglichkeit
In Rettungswagen, Notarztwagen und Hubschraubern, in denen ein Narkosekreisteil zur Beatmung eingebaut ist, können über die dichtsitzende Maske oder den Trachealtubus
- Atemzugvolumen,
- Atemminutenvolumen und
- Beatmungsdrücke
gemessen werden (Abb. 4.18).

Hinweise:
1. In Zukunft müssen speziell für notfallmedizinische Belange kleine, kompakte Mehrfunktionsmonitore entwickelt werden, die leicht und netzunabhängig bereits am Notfallort die Möglichkeit zur Pulsoxymetrie und zur kapnographischen Kontrolle des Intubationsvorgangs und anschließenden CO_2-Messung bieten.

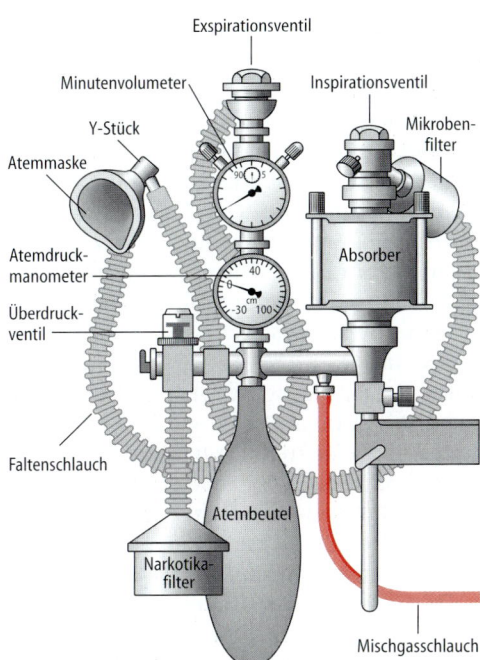

Abb. 4.18. Narkosekreisteil

2. Auf der anderen Seite müssen alle im präklinischen Bereich Tätigen weiterhin in der Lage sein, auch ohne Pulsoxymetrie und ohne Kapnometrie notwendige Maßnahmen zur Sicherung und Wiederherstellung der respiratorischen Funktionen einzuleiten.

4.2 Herz und Kreislauf, zirkulatorisches System

4.2.1 Funktionelle Anatomie

1. *Herz*
   a) Form, Lage, Größe,
   b) Aufbau des linken und rechten Herzens,
   c) Herzklappen,
   d) Erregungsleitungssystem,
   e) Blutgefäße des Herzens.

2. *Blutgefäße*
   a) Arterien,
   b) Venen,

c) Kapillarsystem,
d) Lymphgefäße.

3. *Blut*
   a) Blutmenge,
   b) Verhältnis Blutflüssigkeit – geformte Bestandteile
   c) Plasma,
   d) Blutkörperchen.

4. *Regulationszentren.*

4.2.1.1 Herz

Form, Lage, Größe
Vereinfacht dargestellt, entspricht das Äußere des Herzens einem Kegel, dessen abgerundete Spitze nach links unten zeigt, dessen Basis mit mehreren Blutgefäßstämmen hinter dem oberen Brustbeindrittel nach rechts oben gerichtet ist (Abb. 4.19).

Lage: Das Herz befindet sich im Mittelfellraum des Brustkorbs (Mediastinum◇) direkt hinter der unteren Hälfte des Brustbeins vor Luft-, Speiseröhre und Wirbelsäule. Ein Teil der rechten Außenwand und der Herzspitze liegt dem Zwerchfell auf. Ungefähr 1/3 seines Umfangs reicht in die rechte Brustkorbhälfte, 2/3 liegen in der linken

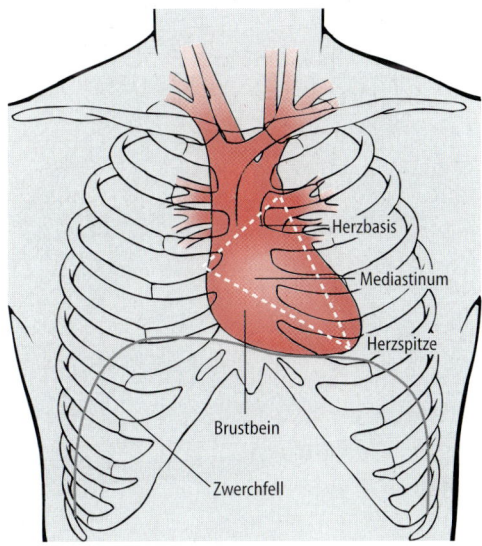

Abb. 4.19. Lage des Herzens

Brustseite. Der meist tastbare Spitzenstoß des Herzens ist unter normalen Umständen zwischen der 5. und 6. Rippe fühlbar.

Größe: Das Herz hat beim Gesunden ungefähr die Größe einer geballten Faust des betreffenden Menschen. Es paßt sich aber auch in seiner Größe in einem gewissen Maß alters- und leistungsbedingten Anforderungen an.

Hinweise für die Praxis

- Die Lage des Herzens zwischen Brustbein und Wirbelsäule ist eine Voraussetzung für die Wirksamkeit der Herzdruckmassage, obwohl auch ein anderer Mechanismus (Thoraxpumpmechanismus) eine wichtige Rolle spielt.
- Bei stumpfen Brustkorbverletzungen, z.B. durch Aufprall des Thorax gegen das Steuerrad des Autos, muß stets an eine Schädigung des Herzens durch Quetschung (Herzkontusion) gedacht werden.

Aufbau des linken und des rechten Herzens (Abb. 4.20)

Eine im Verlauf der Herzachse liegende Scheidewand (Septum◇) unterteilt das Herz in 2 annähernd gleich große Hälften, in das rechte und linke Herz. Eine zweite, querverlaufende, mit Herzklappen versehene Abgrenzung trennt jede Herzseite in einen Vorhof und in eine Kammer.

Am gesunden Herzen gibt es keine direkte Verbindung zwischen der rechte und linken Seite. Das rechte Herz nimmt über die obere und untere Hohlvene venöses Blut auf und transportiert es weiter in die Lunge. Das linke Herz transportiert das nach dem Gasaustausch in der Lunge mit Sauerstoff beladene Blut in den Körper. Die Vorhofmuskulatur ist geringer entwickelt als die Kammermuskulatur.

Die Wände des linken Herzens sind deutlich dicker als die des rechten, da die linke Herzseite höheren Druck erzeugen muß.

Die Wand des Herzens setzt sich aus 3 Schichten zusammen:

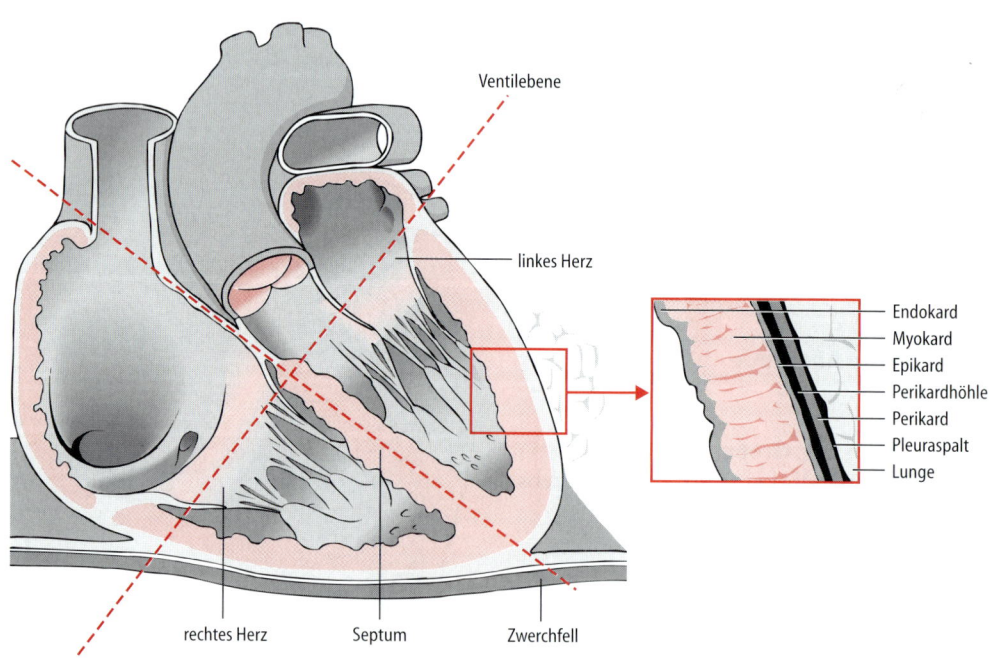

Abb. 4.20. Aufbau des Herzens

- Die Herzinnenhaut (Endokard◇) überzieht als zarte, glänzende Haut die Innenflächen des Herzens.
- Die Muskelschicht (Myokard◇) besteht
  - aus einem Netzwerk von Muskelfasern, der Arbeitsmuskulatur,
  - und einem spezifischen System von Muskelfasern, dem Erregungsleitungssystem.

Die untereinander verbundenen Fasern der Arbeitsmuskulatur verlaufen ring- und spiralförmig um die Herzkammern. Dadurch verkleinert sich deren Innenraum bei jeder Erregung der Muskulatur.

- Die Außenhaut (Epikard◇) überzieht das Herz als spiegelnde Haut.

Herzklappen

Vier Ventilsysteme (Abb. 4.21) steuern den stets in einer Richtung verlaufenden Blutstrom in den 4 Innenräumen des Herzens. Der Rückfluß von Blut in die Vorhöfe während des Pumpvorgangs der Kammern (Systole◇) wird durch Segelklappen verhindert.

Taschenklappen übernehmen nach Beendigung der Kammeraktion eine entsprechende Funktion an den Übergangsstellen der Ventrikel zu den großen Gefäßstämmen: Schlagader (Aorta◇) bzw. Lungenarterie (Arteria pulmonalis◇).

- Zwischen rechtem Vorhof und rechter Kammer liegt eine aus 3 Segeln bestehende Klappe, die Trikuspidalklappe. Die Segel werden aus einer Verdoppelung der Herzinnenhaut gebildet, ihre Spitzen sind über Sehnenstränge an Muskelbalken in den Herzkammern befestigt.
- Die zwischen linkem Vorhof und linker Kammer liegende Mitralklappe besteht aus 2 Segeln, im übrigen gleicht ihre Funktion der Trikuspidalklappe.
- Die Pulmonalklappe liegt in der Ausstrombahn des rechten Herzens, die Aortenklappe in der Ausstrombahn des linken Herzens. Auch ihr Aufbau ist im wesentlichen gleich. Sie bestehen jeweils aus 3 halbmond- oder schwalbennestartigen Taschen. Diese Taschen werden in der Ruhe- bzw. Füllungsphase der Herzkammern durch rückströmendes Blut gefüllt, legen sich mit ihren Rändern dicht aneinander und verhindern so den Rückfluß des Blutes in die Ventrikel.

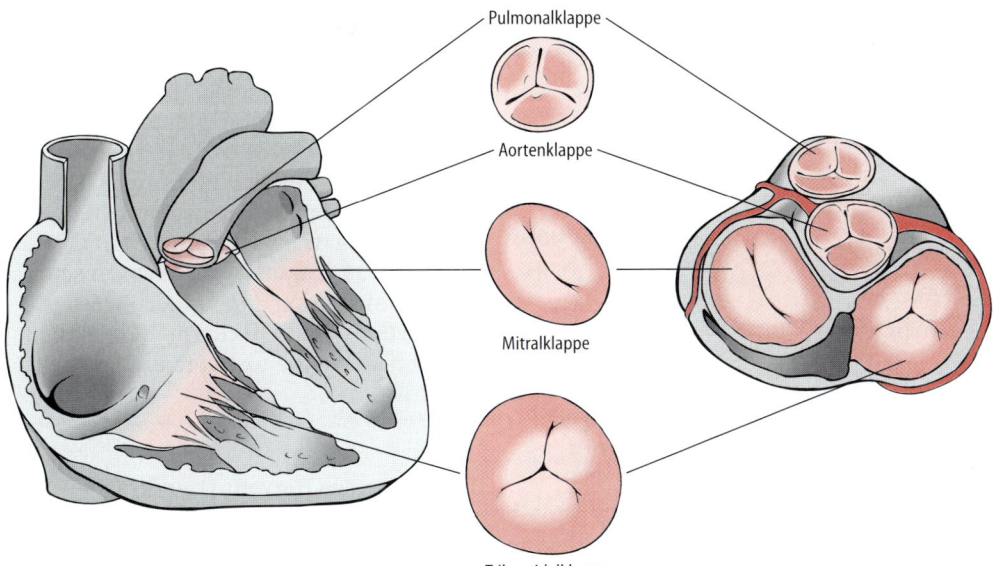

Abb. 4.21. Klappensysteme

Während der Pumpaktion der Herz-
kammern legen sich diese Taschen der
Gefäßwand an, ohne einen wesentlichen
Widerstand zu bilden.

Hinweise für die Praxis

Bei vielen angeborenen oder erworbenen Herzfehlern ist der Klappenschluß
unzureichend, so daß Blut „den falschen
Weg" zurückfließt. Andererseits gibt es
krankhafte Verengungen der Klappen,
die durch eine Widerstandserhöhung
die vor der Klappe liegenden Herzantei-
le belasten. In beiden Fällen droht eine
Leistungseinschränkung des Herzens
(Herzinsuffizienz◇) durch dauernde
Mehrbelastung.

Erregungsleitungssystem und Herznerven

Das aus speziellen Muskelfasern bestehende Erregungsleitungssystem des Herzens
(Abb. 4.22) unterhält die Impulsaussendung
und die Steuerung der rhythmischen
Arbeitsvorgänge des Herzens. Man könnte
sagen, das Erregungsleitungssystem stellt
die „elektrische Zündung" der „Motor-
pumpe" Herz dar.

In sog. Knoten des Erregungsleitungssystems entstehen die Erregungen, in Lei-
tungsbahnen werden die Impulse weitergegeben.

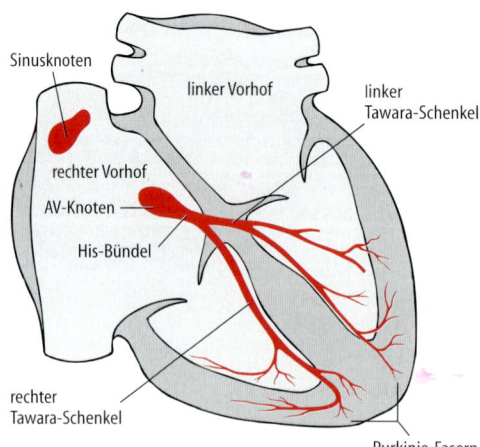

Sinusknoten
linker Vorhof
linker
Tawara-Schenkel
rechter Vorhof
AV-Knoten
His-Bündel
rechter
Tawara-Schenkel
Purkinje-Fasern

Abb. 4.22. Erregungsleitungssystem

- Der Sinusknoten liegt in der Wand des
  rechten Vorhofs. Er ist der Schrittmacher
  des Herzens. Unter Ruhebedingungen
  entstehen hier 60–80 Erregungsimpulse.
- Der Atrioventrikularknoten (AV-Knoten) liegt am Boden des rechten Vorhofs.
  Vom eigentlichen Knoten geht das His-
  Bündel ab. Bei Ausfall der Schrittmacherfunktion des Sinusknotens übernimmt der AV-Knoten die
  Erregungsbildung mit einer Frequenz
  von 40–60 Schlägen.
- Das His-Bündel teilt sich nach einer
  kurzen Strecke. Es leitet die Erregung
  über die beiden an der linken und rechten Kammerscheidewand laufenden
  Schenkel (Tawara-Schenkel) weiter zu
  den Endverzweigungen, den Purkinje-
  Fasern. Diese Endverzweigungen liegen
  unter dem Endokard in der Muskulatur
  der Kammerwände.
- Bei Ausfall des AV-Knotens wird die
  Erregungsübertragung vom rechten
  Vorhof zu den Kammern unterbrochen.
  Der dann im Erregungsleitungssystem
  der Kammern einsetzende Kammerei-
  genrhythmus erzeugt Frequenzen, die
  bei 30–40 Schlägen/min liegen.

Hinweise für die Praxis

- Frequenz und Rhythmusveränderun-
  gen, die durch Störungen im Erregungsleitungssystem, beispielsweise
  bei einem Herzinfarkt, entstehen, sind
  durch die Pulskontrolle feststellbar.
- Die Norm deutlich über- oder unter-
  schreitende Frequenzabweichungen
  oder Rhythmusstörungen sind als
  Ausdruck akuter oder chronischer
  pathologischer Veränderungen zu
  werten. Sie erfordern bei akuten
  Notfällen eine fortlaufende Pulskontrolle.

Blutgefäße des Herzens (Herzkranz-gefäße)

Die Blutgefäße des Herzens werden als
Herzkranzgefäße bezeichnet (Abb. 4.23), da
sie vor ihrer Aufzweigung in der Herz-

kranzfurche zwischen Vorhöfen und Kammern verlaufen.

Die beiden Arterien entspringen noch im Bereich der Taschenklappen, oberhalb der Ventilebene, aus der Aorta.

Die rechte Kranzarterie verläuft in der Furche zwischen Vorhof und Kammer zunächst horizontal um die rechte Herzhälfte nach hinten. Hier teilt sie sich in einen absteigenden und einen weiter nach rechts verlaufenden Ast.

Die rechte Kranzarterie versorgt die Muskulatur des rechten Herzens und die Hinterwand beider Herzkammern mit Blut.

Die linke Kranzarterie teilt sich sofort nach ihrem Abgang aus der Aorta in einen absteigenden Ast, der an der Vorderwand zur Herzspitze zieht, und in einen zur Hinterwand der linken Kammer ziehenden kleineren Ast.

Die linke Kranzarterie versorgt in erster Linie die Muskulatur des linken Herzens mit Blut.

Die Venen des Herzens verlaufen mit ihren kleineren Ästen gemeinsam mit den Arterien. Sie sammeln sich zum Schluß in einem einzigen Gefäß, dem Sinus coronarius, der in den rechten Vorhof mündet.

Hinweise für die Praxis

> Verengungen oder eine totale Verlegung der Herzkranzarterien sind die Ursache der Zivilisationskrankheit Herzinfarkt.

4.2.1.2
Blutgefäßsystem

Alle mit bloßem Auge erkennbaren Blutgefäße dienen der Fortleitung des Blutes. In Schlagadern (Arterien◇) wird Blut vom Herzen wegtransportiert, Blutadern (Venen◇) führen Blut zum Herzen zurück. Die kleineren, nur mit dem Mikroskop erkennbaren Haargefäße (Kapillaren◇) haben zusätzlich zur Fortleitungsfunktion Austauschfunktion. Sie verfügen über durchlässige Wände, um im Gewebe einen Austausch von chemischen Stoffen und Blutzellen zu ermöglichen.

Das Gefäßsystem besteht aus:
- Schlagadern (Arterien),
- kleinen Schlagadern (Arteriolen),
- Blutadern (Venen),
- kleinen Blutadern (Venolen),
- dem dazwischenliegenden Haargefäßnetz (Kapillarsystem).

Arterien (Abb. 4.24)
Größere Arterien, die Blut unter hohem Druck weiterleiten, verlaufen von außen unsichtbar und nur an wenigen Körperstellen durch die Haut tastbar, durch Muskulatur und Gewebe geschützt, in der Tiefe.

Die Wände aller Arterien sind nach einem einheitlichen Plan aufgebaut, sie bestehen aus 3 Schichten:
- Die innere Schicht kleidet das Gefäß aus.
- Die mittlere Schicht enthält Muskulatur und elastische Fasern. Sie kann durch Veränderung ihrer Dehnbarkeit eine Verengung oder Erweiterung der Arterien bewirken und dadurch den Blutkreislauf beeinflussen.
- Die äußere Schicht besteht aus Fasernetzen. Sie führt Gefäßnerven und kleinste Blutgefäße, die zur Blutversorgung der Arterienwand bis in die mittlere Schicht eindringen.

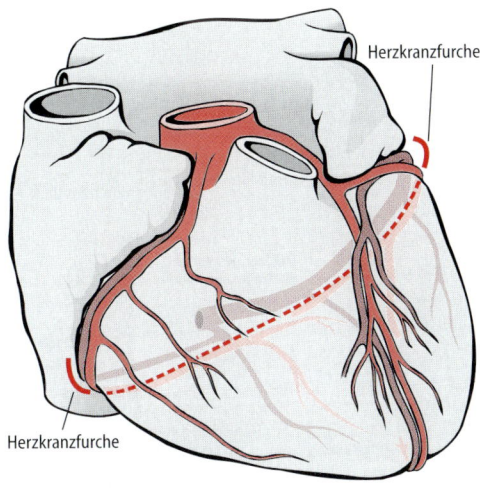

Herzkranzfurche

Herzkranzfurche

Abb. 4.23. Herzkranzgefäße

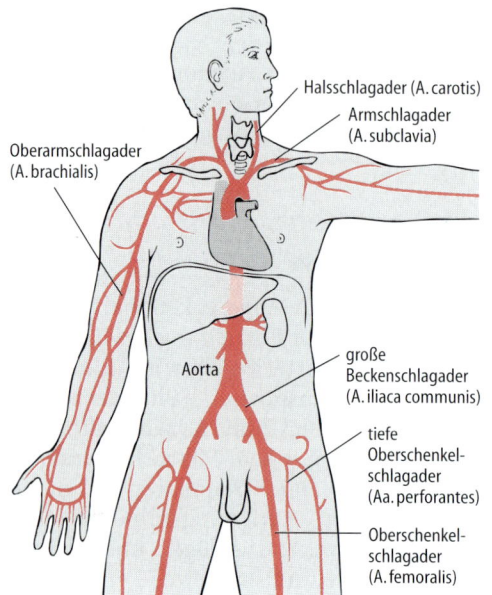

Abb. 4.24. Arterienstämme

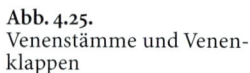
Venen (Abb. 4.25)

Venen, die Blut unter niedrigem Druck weiterleiten, verlaufen als „tiefe Venen" meist mit den entsprechend großen Arterien. Die mit ihnen in Verbindung stehenden oberflächlichen Venen bilden die Gefäß-

zeichnung der Körperoberfläche.

Bei Venen ist der zuvor für Arterien dargestellte dreischichtige Aufbau weniger deutlich. Außerdem ist ihre Wand dünner als die der Arterien.

An den Venen von Armen und Beinen befinden sich regelmäßig Venenklappen, die in Bau und Funktion den Taschenklappen des Herzens ähneln. Sie steuern den herzwärts gerichteten venösen Blutfluß.

Kapillarsystem (Abb. 4.26)

Das Kapillarsystem liegt als Austauschgebiet für Blutgase und Stoffwechselprodukte zwischen Arterien und Venen. Die für viele Substanzen und weiße Blutkörperchen durchlässige Wand der Kapillaren besteht nur aus einer dünnen, durch Zellen gebildeten Auskleidung.

Lymphgefäßsystem (Abb. 4.27)

Im Nebenschluß des Blutgefäßsystems ist der Körper von Lymphgefäßen durchzogen, die parallel zum venösen Gefäßsystem Lymphe herzwärts transportieren. Die Lymphe der Extremitäten hat eine dem Plasma ähnliche Zusammensetzung; die Lymphe aus dem Bauchraum (Chylus◇) enthält u. a. resorbiertes Fett.

Abb. 4.25.
Venenstämme und Venen-
klappen

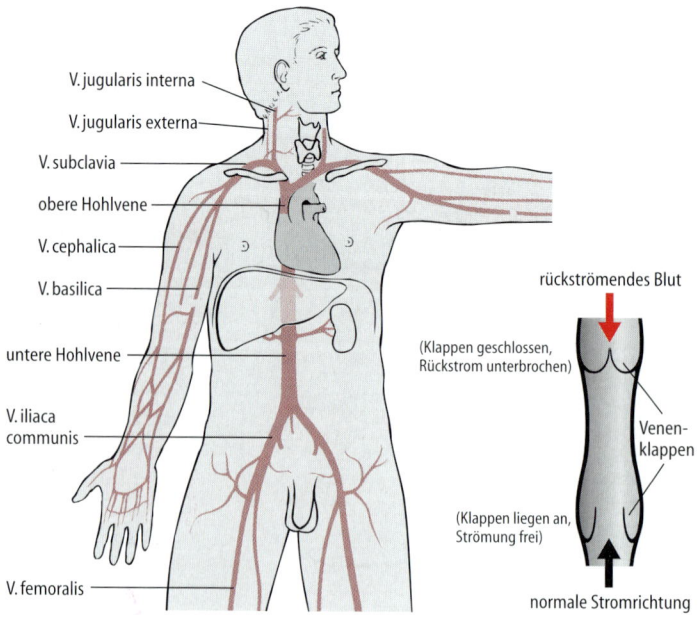

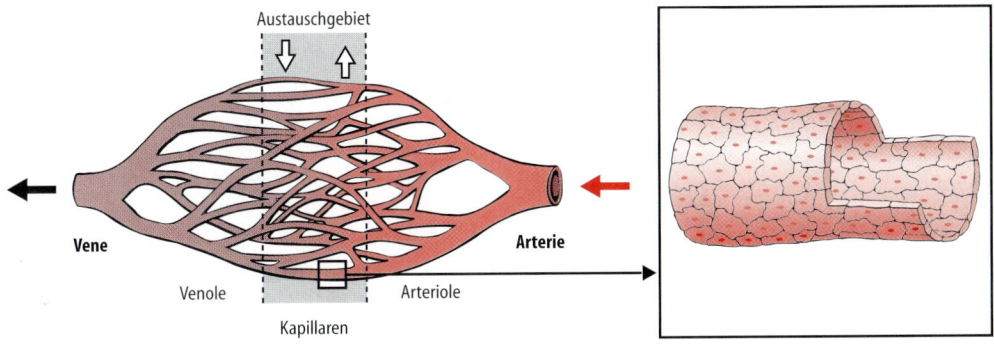

Abb. 4.26. Kapillarsystem

Die Lymphgefäße beginnen als kleinste Ästchen mit dünnen, durchlässigen Wänden im Gewebe und führen die Gewebsflüssigkeit zu Lymphknoten. Von den Lymphknoten aus gehen größere Gefäßstämme über weitere große Lymphknotenregionen herzwärts, bis sie im Zuflußbereich der oberen Hohlvene in das venöse Gefäßsystem einmünden.

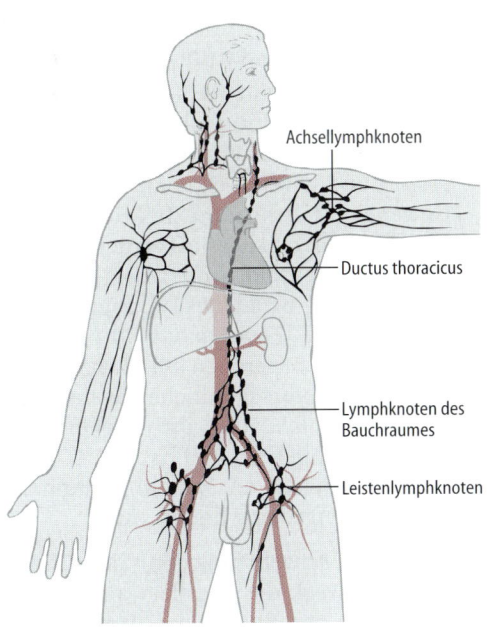

Abb. 4.27. Lymphgefäßsystem

4.2.1.3
Blut

Das Blut steht während seines Kreislaufs durch den Körper in engem Kontakt mit den Zellen aller Organe.

Die wichtigsten Aufgaben des Bluts:
- Atemfunktion (Antransport des Sauerstoffs von der Lunge an die Zellen, Abtransport von Kohlensäure);
- Nährfunktion (Antransport von Kohlenhydraten, Eiweiß und Fett vom Verdauungstrakt zu den Stoffwechselorganen, z.B. der Leber, und zu den Zellen);
- Transportfunktion für Stoffwechselprodukte (Abtransport der Stoffwechselprodukte zu Niere und Leber);
- Pufferfunktion (Konstanthaltung des pH-Wertes);
- Wärmetransportfunktion (geregelter Abtransport der bei der Verbrennung von Nahrungsstoffen gebildeten Wärme zur Körperoberfläche).

Blutmenge
Die Gesamtblutmenge des Menschen entspricht ungefähr 9% seines Körpergewichts. Bei einem 70 kg schweren Mann ergeben sich beispielsweise rund 6,3 l.

Verhältnis Blutflüssigkeit/geformte Bestandteile
Das Gesamtblut besteht zu rund 50% aus Blutflüssigkeit und zu 50% aus geformten Bestandteilen, den Blutkörperchen (Abb. 4.28). Die Blutflüssigkeit nennt man Plasma.

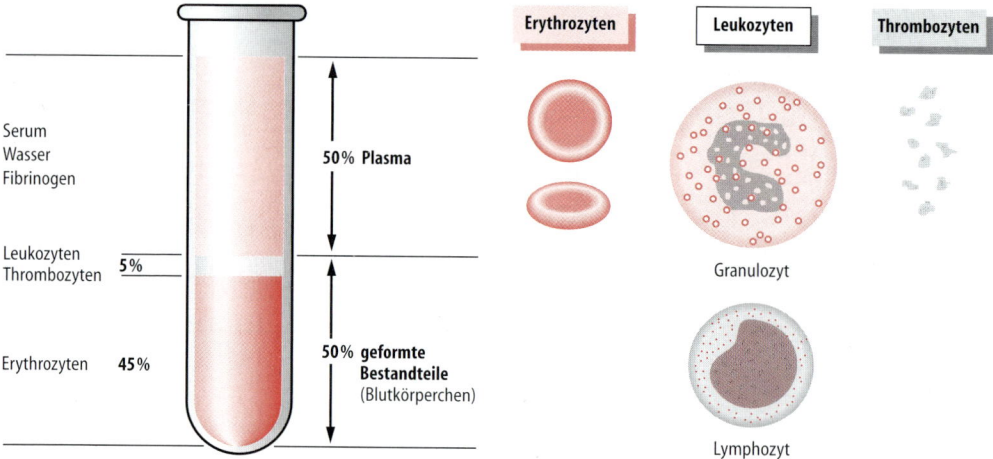

Abb. 4.28. Bestandteile des Blutes

Abb. 4.29. Blutkörperchen

Geformte Bestandteile sind
- *rote Blutkörperchen* (Erythrozyten◇); sie bilden 45% des Gesamtblutes; Hämatokrit◇;
- *weiße Blutkörperchen* (Leukozyten◇);
- *Blutplättchen* (Thrombozyten◇).

Leukozyten und Thrombozyten bilden 5% des Gesamtblutes.

Plasma
Das Blutplasma enthält neben Wasser zu ca. 90% folgende Bestandteile
- *Fibrinogen*, das sich bei der Gerinnung in den Faserstoff Fibrin umwandelt.
  Die nach Ausfällung des Fibrinogens zurückbleibende Flüssigkeit nennt man Serum:
  Plasma = Fibrinogen + Serum.
- *Spezielle Eiweiße*
  - 60% Albumine, deren Wasserbindungsvermögen von besonderer Wichtigkeit ist;
  - 40% Globuline, die als Schutzstoffe (Antikörper) für die Infektabwehr von Bedeutung sind.
- *Elektrolyte, Salze*, wie z.B. Natrium und Kalium.
- *Nährstoffe*
  - Fette und fettähnliche Stoffe (Cholesterin etc.),
  - Kohlenhydrate (Glukose),
  - Eiweiß (Aminosäuren).

- *Besondere Wirkstoffe* wie Hormone, Enzyme und Vitamine.
- *Stoffwechselprodukte*, z.B. Harnsäure, die beim Abbau von eiweißhaltiger Nahrung entsteht.

Geformte Bestandteile, Blutkörperchen (Abb. 4.29)
- *Erythrozyten (ca. 5 Mio./mm³).* Die roten Blutkörperchen, scheibchenförmige, kernlose Zellen (Durchmesser ungefähr $\frac{8}{1000}$ mm ~ 8,0 µm) mit einem verdickten Rand, sind die Träger des roten Blutfarbstoffs Hämoglobin. In der Lunge verbindet sich das Hämoglobin mit Sauerstoff und wird zu Oxyhämoglobin. Im Gewebe gibt der größte Teil des Oxyhämoglobins den Sauerstoff ab. Ein Teil der zur Lunge rückströmenden Erythrozyten trägt noch O_2-beladenes Hämoglobin.
- *Leukozyten (6000–10 000/mm³).* Die weißen Blutkörperchen sind kernhaltige Zellen mit unterschiedlicher Gestalt:
  - *Granulozyten*, die ihr Vorkommen hauptsächlich im Blut haben,
  - *Lymphozyten*, die v.a. im lymphatischen Gewebe zu finden sind.

Beide haben Abwehrfunktion. Sie können zu diesem Zweck die Kapillarwand durchdringen, aus der Blutbahn austreten und Fremdkörper, wie z.B. Bakterien, zerstören.

• *Thrombozyten (200 000–300 000/mm³).* Die Blutplättchen, sehr kleine, unregelmäßig geformte Scheibchen (Größe 2–3 µm) spielen eine wichtige Rolle bei der Blutgerinnung).

4.2.1.4
Regulationszentren

Im verlängerten Rückenmark, der Medulla oblongata, befinden sich 2 getrennte Regelzentren, die über das vegetative Nervensystem die Herztätigkeit beeinflussen.

Das Hemmzentrum wirkt über Vagusnerven; das Zentrum, das die Herztätigkeit anregt, schickt entsprechende Impulse über das sympathische Nervensystem.

Ein weiteres Zentrum liegt im Bereich einer Gabelung der Kopfschlagader (Karotis◇), im Karotissinus.

4.2.2
Physiologie

4.2.2.1
Herz

Das Herz: 2 hintereinandergeschaltete Pumpsysteme

Man kann die rechte und die linke Seite des Herzens als 2 hintereinandergeschaltete Pumpsysteme bezeichnen (Abb. 4.30). Bei dieser Vorstellung kann die Unterteilung jeder Herzseite in Vorhof und Kammer unberücksichtigt bleiben.

Unter normalen Umständen fördern die beiden hintereinandergeschalteten Pumpsysteme (rechte und linke Herzseite) die gleiche Blutmenge. Das rechte Herz pumpt Blut durch die Lunge zum linken Herzen, dieses pumpt die gleiche Blutmenge weiter in den großen Kreislauf.

Die Arbeitsleistung beider Herzen dagegen unterscheidet sich ganz erheblich, da das rechte Herz als Pumpe des Niederdrucksystems arbeitet, während das linke Herz Pumpfunktion im Hochdrucksystem ausübt.

Die Arbeit jeder Herzseite besteht darin, eine bestimmte Blutmenge unter einem bestimmten Druck weiterzupumpen.

Arbeit = Druck · Volumen.

Man spricht daher beim Herzen in erster Linie von Druck-Volumen-Arbeit.

Für die unterschiedliche Arbeit des rechten und linken Herzens ein Rechenbeispiel:

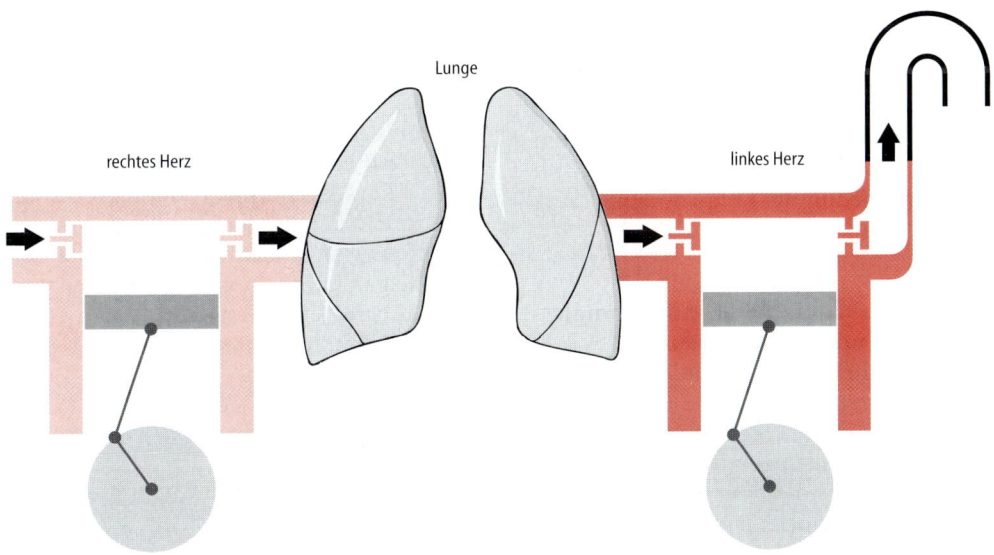

Abb. 4.30. Das Herz: 2 hintereinandergeschaltete Pumpsysteme

- Arbeit des rechten Herzens [Auswurf-volumen 70 ml (~ 70 cm³) pro Systole]: mittlerer Pulmonalarteriendruck = 15 mm Hg = 19,5 g/cm².
  70 cm³ · 19,5 g/cm² = 1356 g cm je Systole.
- Arbeit des rechten Herzens [Auswurf-volumen 70 ml (~ 70 cm³) pro Systole]: mittlerer Aortendruck = 100 mm Hg = 130 g/cm².
  70 cm³ · 130 g/cm² = 9100 g cm je Systole.

Diese Zahlenangaben dienen nur dem Ver-ständnis der unterschiedlichen, vom rech-ten und linken Herzen zu erbringenden Arbeitsleistung.

Bei normalgewichtigen Erwachsenen werden in Ruhe von der rechten und linken Kammer jeweils 70 ml Blut je Systole ausge-worfen.

Hinweise für die Praxis

> Die Muskulatur des linken Herzens ist wegen der dargestellten höheren Lei-stung stärker durch Überbelastung und O_2-Mangel gefährdet als die Muskulatur des rechten Herzens. Bei einer akuten Leistungsverminderung des linken Her-zens kann ausnahmsweise der Zustand eintreten, daß das voll arbeitsfähige rechte Herz mengenmäßig mehr pumpt als das geschädigte linke. In der Folge staut sich Blut zwischen dem rechten und linken Herzen in der Lunge, da das linke Herz die angebotene Menge nicht voll weitertransportieren kann. Es kommt zur Entwicklung eines durch Leistungseinschränkung des linken Herzens bedingten Lungenödems (kar-diales Lungenödem).

Elektrophysiologische Grundvorgänge an Nerven- und Muskelfasern

An den Zellwänden von Muskel- und Ner-venfasern treten elektrische Potentialdiffe-renzen auf, da die Zellwand verschieden konzentrierte Elektrolytlösungen vonein-ander trennt und für verschiedene Ionen eine unterschiedliche Durchlässigkeit (Per-meabilität◇) besteht. Für die Entstehung und Fortleitung von Erregungen spielen die beiden positiv geladenen Elektrolyte Na-trium und Kalium eine besondere Rolle (Abb. 4.31).

Funktion der Elektrolyte Natrium und Kalium bei der Bildung und Fortleitung von Reizen

Ruhepotential. In der Zelle befinden sich sehr viele elektrisch positiv geladene Ka-liumionen (K⁺) und wenige Natriumionen (Na⁺). In der die Zelle umgebenden Flüs-sigkeit liegt ein umgekehrtes Verhältnis vor, viel Na⁺ und wenig K⁺. Da die Per-meabilität der Membran für K⁺ unter Ruhebedingungen etwa 100mal größer ist als für Na⁺, wandert mehr K⁺ nach außen als Na⁺ nach innen. Die Zahl der positiv geladenen Teilchen ist daher außerhalb der Zelle größer. Es entsteht eine meßbare Potentialdifferenz, denn das Zelläußere ist gegenüber dem Zellinneren elektrisch po-sitiv.

Aktionspotential. Während eines Erre-gungsreizes ändert sich kurzfristig die Per-meabilität für Na⁺ auf das über 500fache, Na⁺ strömt entsprechend dem Konzentra-tionsgefälle in das Zellinnere ein, die Außenfläche ist dann negativ gegenüber dem Zellinneren und gegenüber der uner-regten Umgebung. Nun nimmt die Durch-lässigkeit der Zellmembran für K⁺ wieder zu, die dem Na⁺-Einstrom entsprechende Menge strömt nach außen.

Repolarisation. Anschließend werden unter Energieaufwand Na⁺-Ionen wieder aus der Zelle herausgepumpt und K⁺-Ionen zurückgeholt (Ionenpumpe). Diese Vorgän-ge laufen zwar in Sekundenbruchteilen ab, für eine ganz kurze nachfolgende Zeit sind aber die erregten Zellen nicht wieder erreg-bar (Refraktärzeit◇).

Dauer: Herzmuskel: 1/10 s, Skelettmuskel: 1/1000 s, Nervenfasern: 1/1000 s.

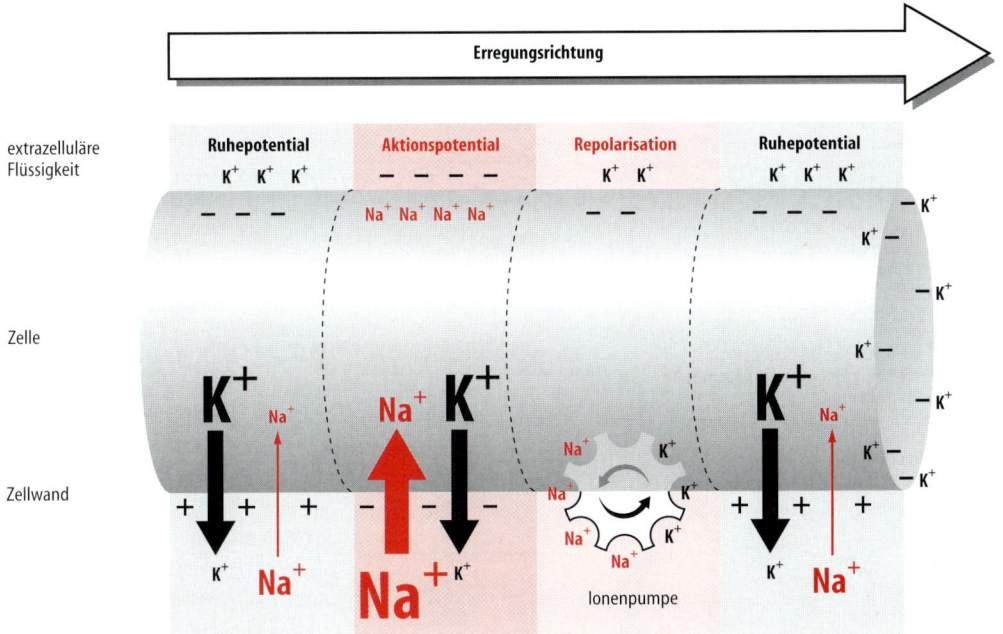

Abb. 4.31. Elektrophysiologische Grundvorgänge

Elektromechanische Vorgänge an Herzmuskelfasern (Abb. 4.32)

Nun ist verständlich, daß alle Erregungsabläufe an Nerven- und Muskelfasern durch die zuvor geschilderte Ionenwanderung bedingt sind und daß erregte Bereiche gegenüber unerregten elektrisch negativ sind (bioelektrisches Grundgesetz). Die entstehenden Spannungsunterschiede können mit geeigneten Geräten gemessen werden.

Der Sinusknoten als Schrittmacher des Herzens sendet 60- bis 70mal/min über das Erregungsleitungssystem elektrische Impulse zur Herzmuskulatur (Myokard). Das Myokard besteht aus vielen tausend Muskelfasern, die auch in der zuvor geschilderten Weise durch die Impulse des Erregungsleitungssystems in Erregung versetzt werden (Abb. 4.32):

In Ruhe ist die gesamte Oberfläche einer Herzmuskelfaser elektrisch positiv gegenüber dem Zellinneren. Wird nun das eine Ende der Myokardfaser von einem elektrischen Impuls des Erregungsleitungssystems stimuliert (1), kommt es über eine Permeabilitätsänderung der Membran für Na$^+$ zu einer Umkehrung der Verhältnisse. Die Oberfläche ist negativ gegenüber dem Zellinneren und gegenüber unerregten Arealen (2), das Innere der Muskelfaser wird positiv gegenüber der Oberfläche.

Dieser Vorgang läuft nun an einem Ende beginnend in einer Welle über die gesamte Muskulatur hinweg (3 und 4) und löst *gleichzeitig die Kontraktion der Muskelfaser* aus.

Nach der Kontraktion wird über die Ionenpumpe wieder der alte Zustand hergestellt, das Äußere der Muskelfaser wird positiv gegenüber dem Faserinneren. Den kurzen Zeitraum, in dem die Muskelfaser nicht erneut stimuliert werden kann, nennt man – wie bereits erwähnt – Refraktärzeit.

Elektrische Erregung und mechanische Funktion. Jede einzelne Faser des Myokards wird zwar einzeln stimuliert und reagiert selbständig, aber erst das – durch das Erregungsleitungssystem gesteuerte – Zusammenwirken aller Muskelfasern bewirkt eine geordnete Pumpleistung von Vorhöfen und

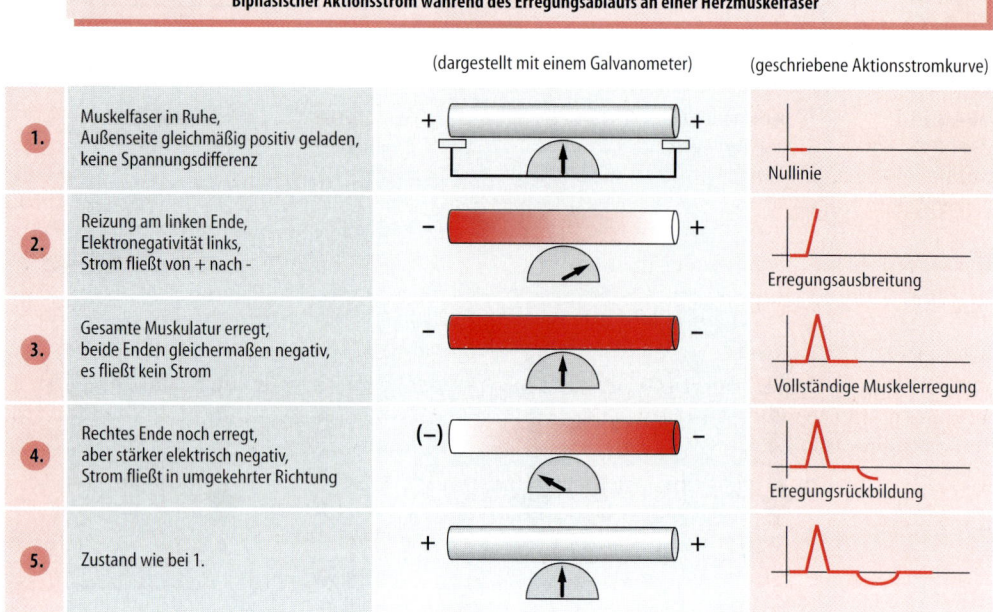

Biphasischer Aktionsstrom während des Erregungsablaufs an einer Herzmuskelfaser

(dargestellt mit einem Galvanometer)   (geschriebene Aktionsstromkurve)

1. Muskelfaser in Ruhe, Außenseite gleichmäßig positiv geladen, keine Spannungsdifferenz — Nullinie

2. Reizung am linken Ende, Elektronegativität links, Strom fließt von + nach − — Erregungsausbreitung

3. Gesamte Muskulatur erregt, beide Enden gleichermaßen negativ, es fließt kein Strom — Vollständige Muskelerregung

4. Rechtes Ende noch erregt, aber stärker elektrisch negativ, Strom fließt in umgekehrter Richtung — Erregungsrückbildung

5. Zustand wie bei 1.

Abb. 4.32. Elektromechanische Vorgänge an Herzmuskelfasern

Kammern, die *elektromechanische* Funktion des Herzens.

Erregungsausbreitung in den Vorhöfen. Kurz nach der Impulsbildung im Sinusknoten werden die Muskelfasern der Vorhöfe erregt; während diese danach (für 0,1 s) unerregbar sind, erreicht die Impulswelle den AV-Knoten, wandert von dort zu den Purkinje-Fasern und löst die Erregung der Kammermuskulatur aus.

Weg der Erregungsausbreitung in der Kammermuskulatur. Zuerst wird die Wand zwischen rechtem und linkem Herzen, das Septum, erregt, dann die Herzspitze, von da aus die spitzennahen Anteile der beiden Kammern und zuletzt die Herzbasis im Bereich der AV-Grenze. Schließlich ist die Muskulatur der Kammern unter gleichzeitiger Zusammenziehung beider Ventrikel erregt.
   Die Erregungsrückbildung geht – vereinfacht dargestellt – von der Herzspitze aus in Richtung auf die Herzbasis.

Hinweise für die Praxis

- Störungen des Wasser-Elektrolyt-Haushalts, die zu einer Zu- oder Abnahme des Gehalts an Elektrolyten im Organismus, insbesondere zu einer Veränderung des Verhältnisses von Na^+ und K^+, führen, können sich bedrohlich auf alle Erregungsvorgänge, insbesondere die Herztätigkeit, auswirken.
- Die Prinzipien der für die Herzmuskulatur dargestellten Erregungsausbreitung gelten auch – von geringfügigen Besonderheiten abgesehen – für die entsprechenden Vorgänge bei anderen Muskel- und Nervenfasern.
- Da normale Erregungsabläufe im menschlichen Körper durch bioelektrische Prozesse in Gang gesetzt werden, kann von außen auf den Körper einwirkende technische oder atmosphärische Elektrizität (Blitze) je nach Frequenz, Spannung und Einwirkungsdauer bioelektrische Vorgänge auslösen und dabei zu lebensbedrohlichen Störungen führen.

Elektrokardiogramm (Abb. 4.33)
Im Herzmuskel mit seiner großen Zahl an Herzmuskelfasern entsteht bei jeder Herzaktion eine Vielzahl der zuvor aufgezeigten Spannungskurven. Mit dem Elektrokardiogramm (EKG) leitet man an der Körperoberfläche die *Summe* dieser Einzelspannungskurven ab.

Die Erregungspotentiale des Sinusknoten sind so schwach, daß sie mit dem normalen EKG nicht aufgezeichnet werden.

Vorhofteil
P-Welle: Erregungsausbreitung in beiden Vorhöfen, in der Regel positiv, d.h. Ausschlag nach oben.

PQ-Strecke: (Ende P bis Q-Beginn) Beginn der Erregungsrückbildung der Vorhöfe, die z.T. von der Kammeraktion überlagert wird.

Kammerteil
QRS-Komplex: (Q-Beginn bis S-Ende) Erregungsausbreitung in beiden Ventrikeln.

Q-Zacke: Erster negativer Ausschlag der Kammerhauptschwankung.

R-Zacke: Immer positiv.

S-Zacke: Stets negative Zacke, die einer positiven R-Zacke folgt.

ST-Strecke und T-Welle: Kammerendteil; entspricht zunächst der vollen Erregung und anschließend der Erregungsrückbildung in den Ventrikeln.

Das EKG des Herzgesunden registriert einen Sinusrhythmus.

Der Sinusrhythmus, d.h. die sinusknotengesteuerte Herztätigkeit, ist im EKG zu erkennen
- an der gleichmäßigen Aufeinanderfolge stets gleichaussehender P-Wellen und
- an sich in regelmäßigen Abständen anschließenden gleichförmigen QRS-Komplexen.

Hinweise für die Praxis

> Im Rettungsdienst wird das EKG-Gerät in erster Linie zur Diagnostik von Rhythmusstörungen und zur Unterscheidung der Formen des Kreislaufstillstandes eingesetzt.

Nervale Kontrollvorgänge
Nervensystem
Die Vielfalt von Lebensvorgängen und Funktionsabläufen, Denken, Fühlen, körperliche Bewegung, Nahrungsaufnahme, Verdauung etc. setzt ein kompliziertes Steuersystem voraus.

Diese Steuerfunktionen werden durch das Nervensystem wahrgenommen.

Das Nervensystem läßt sich in folgender Weise unterteilen:
- *zentrales Nervensystem:*
  - Gehirn,
  - Rückenmark;
- *peripheres Nervensystem:*
  - periphere Nerven;
- *autonomes oder vegetatives Nervensystem:*
  - Sympathikus,
  - Parasympathikus (Vagus).

Im Zusammenhang mit Kontrollvorgängen des Herzens interessiert hier das autonome oder vegetative Nervensystem. Es setzt sich aus verschiedenen Kontrollzentren zusam-

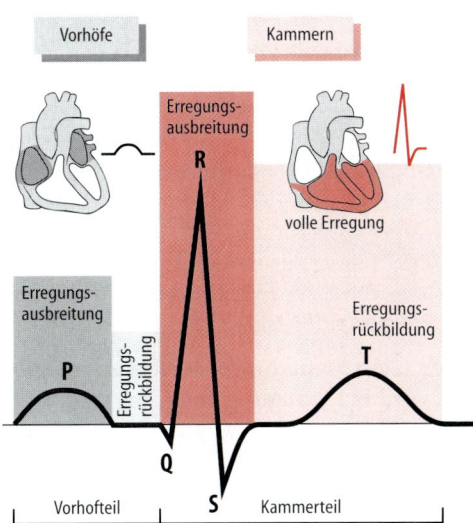

Vorhöfe   Kammern

Erregungsausbreitung
R
volle Erregung

Erregungsausbreitung
P
Erregungsrückbildung
Erregungsrückbildung
T

Q
S
Vorhofteil   Kammerteil

Abb. 4.33. EKG (Erklärungen der Abkürzungen s. Text)

men und reguliert die nicht dem Willen unterworfenen (vegetativen) Körperfunktionen wie

- Herzfunktion,
- Atmung,
- Verdauung.

„Autonom" heißt, es steuert sich weitgehend selbst, es ist nicht dem Willen unterworfen.

Das autonome oder vegetative Nervensystem besteht aus 2 unterschiedlichen Komponenten:

- Nervus sympathicus,
- Nervus parasympathicus oder vagus.

Beide Untergruppierungen des vegetativen Nervensystems weisen funktionelle Unterschiede auf; bis zu einem gewissen Grad üben sie an ihren Erfolgsorganen, Herz, glatte Muskulatur und Drüsen, eine gegensätzliche Wirkung aus. Andererseits sind sie in ihrer Funktion so aufeinander abgestimmt, daß normalerweise ein harmonisches Gleichgewicht im vegetativen Gesamtsystem besteht.

Sympathikus und Parasympathikus (Vagus) bewirken in ihrem Zusammenspiel u.a. Veränderungen

- der Herzleistung,
- des Blutdrucks,
- der Herzfrequenz,
- der Atmung.

Zwei in der Medulla oblongata liegende Regelzentren beeinflussen über das vegetative Nervensystem die Herztätigkeit. Das Hemmzentrum wirkt über Vagusnerven; das Zentrum, das die Herztätigkeit verstärkt, schickt entsprechende Impulse über das sympathische Nervensystem (Abb. 4.34).

Parasympathikuswirkung am Herzen
Vagusfasern greifen

- in erster Linie am Sinus-Knoten,
- in zweiter Linie am AV-Knoten,
- in geringem Umfang am His-Bündel an.

Verstärkte Vagustätigkeit führt zu:

- Frequenzminderung am Sinusknoten,
- Überleitungserschwerung am AV-Knoten,

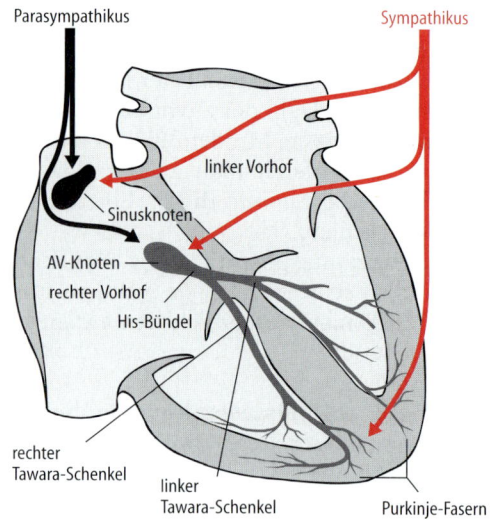

Abb. 4.34. Ansatzpunkte des vegetativen Nervensystems am Herzen

- Erregbarkeitsminderung nur im Vorhof,
- Leistungsminderung nur im Vorhof.

Bei Reizung des Vagus wird ein „Vagusstoff", das Azetylcholin, freigesetzt.

Diese Substanz wirkt nicht nur am Herzen und an anderen Erfolgsorganen des Parasympathikus. Azetylcholin hat auch Überträgerfunktion bei der Weiterleitung von Erregungen vom Nerv zur Muskulatur (motorische Endplatte◇).

Sympathikuswirkung am Herzen
Sympathikusfasern erreichen das gesamte Erregungsleitungssystem und die Arbeitsmuskulatur.

Verstärkte Sympathikustätigkeit führt zu:

- Frequenzerhöhung,
- Verkürzung der Erregungsleitung,
- Steigerung der Erregbarkeit,
- Erhöhung der Herzkraft.

Auch an sympathischen Nervenendigungen wird bei Erregung eine Überträgersubstanz freigesetzt, ein Gemisch von Noradrenalin und Adrenalin.

Adrenalin wird außerdem im Nebennierenmark bei starker körperlicher und seelischer Anspannung (Streß) und in akuten schwerwiegenden Notfallsituationen ausgeschüttet. Es hat dann im Herz-Kreislauf-System die gleiche Wirkung wie eine Stimulierung des Sympathikus.

Hinweise für die Praxis
(s. Abschn. 28.18) **18**

> Viele Medikamente, die in der Notfallmedizin angewendet werden, sind Überträgerstoffe des vegetativen Nervensystems, oder sie sind ihnen in ihrer Wirkung sehr ähnlich. Dies gilt besonders für die Überträgersubstanzen des Sympathikus, die Katecholamine.

Förderleistung des Herzens (Abb. 4.35)
Schlagvolumen. Unter dem Schlagvolumen versteht man die Blutmenge, gemessen in ml, die während einer Herzaktion weitergepumpt wird.

Herzminutenvolumen. Herzminutenvolumen nennt man die Blutmenge, gemessen in ml oder l, die während 1 min in den Kreislauf gepumpt wird.
   Die Herzleistung muß sich stets dem jeweiligen Durchblutungsbedarf des Organismus durch ständigen Wechsel
- der Pulsfrequenz,
- des Blutdrucks und
- des Herzminutenvolumens
anpassen.

Das Herzminutenvolumen kann unter Belastung um das 5- bis 6fache des Wertes unter Ruhebedingungen zunehmen. Diese Zunahme kommt durch einen Anstieg des Schlagvolumens auf 200 ml bei einer Pulsfrequenz von 180 als normale Reaktion des Körpers auf einen hohen O_2-Bedarf und einen Anstieg des CO_2-Spiegels zustande. Eine Erhöhung des Blutvolumens oder des Füllungsdrucks in den Herzkammern bewirkt in normalen Grenzen eine Zunahme der Auswurfleistung, da die Herzmuskelfasern unter diesen Umständen stärker ausgedehnt sind und sich kraftvoller zusammenziehen können.

Herztöne
Die bei jeder Herzaktion dicht aufeinanderfolgenden Herztöne, die der Arzt zur Erkennung eines Herzfehlers oder einer akuten Herzschädigung abhört, kommen durch 2 Mechanismen zustande:
   Der 1. Herzton ist ein Muskelton. Er entsteht bei der Kontraktion des Myokards und bei Anspannung der Segelklappen. Der sich anschließende 2. Herzton ist ein Schwingungston. Er entsteht durch Schwingung der Herzklappen und der vorgelagerten Blutsäule.

Hinweise für die Praxis

- Da das Abhören der Herztöne (die Auskultation◇ des Herzens) besonderer ärztlicher Erfahrungen bedarf, fällt dieses Verfahren nicht in den Aufgabenbereich des Rettungspersonals.
- Das Abhören der Herztöne ist bei Verdacht auf Kreislaufstillstand grundsätzlich kein Verfahren zur Überprüfung der Herzfunktion oder zur Feststellung des biologischen Todes. An seine Stelle sind in der Notfallmedizin die Prüfung der Tastbarkeit des Karotispulses und andere Zeichen, insbesondere die Ableitung eines EKG, getreten.

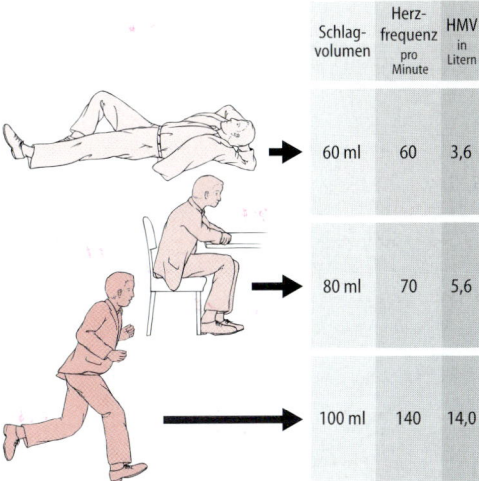

Schlag-volumen	Herz-frequenz pro Minute	HMV in Litern
60 ml	60	3,6
80 ml	70	5,6
100 ml	140	14,0

Abb. 4.35. Veränderungen der Herzleistung bei unterschiedlicher Belastung am Beispiel eines ca. 70 kg schweren Mannes

4.2.2.2
Kreislauf

Die wesentliche Funktion des Kreislaufs besteht darin, das Durchströmungsvolumen
- des Gesamtkreislaufs und
- der einzelnen Kreislaufbereiche zu dosieren.

Eine stets dem Bedarf angepaßte Dosierung ist erforderlich, da
- die einzelnen Organe wegen ihrer unterschiedlichen Stoffwechselsituation unterschiedlich stark durchblutet werden und
- sich außerdem der Blutbedarf unter wechselnder Belastung erheblich ändern kann.

Blutkreislauf

Der Blutkreislauf wird im wesentlichen durch die Pumpaktion des Herzens aufrechterhalten. Ergänzend wirken die Muskeln des Bewegungsapparates, die bei Anspannung die Venen „auspressen". Der Blutstrom wird durch die an Beinen und Armen befindlichen Venenklappen herzwärts gelenkt.

Lungenkreislauf (Abb. 4.36). Der Lungenkreislauf, wegen seiner kürzeren Strombahn auch „kleiner Kreislauf" genannt, beginnt am rechten Herzen. Dem Vorhof des rechten Herzens fließt O_2-armes, CO_2-reiches Blut aus der Körperperipherie über 3 Zugangswege zu:
- über die obere Hohlvene (V. cava superior) wird das Blut der oberen Körperhälfte zugeführt,
- über die untere Hohlvene (V. cava inferior) strömt das Blut aus der unteren Körperpartie zurück,
- über die Venen des Herzkranzgefäßsystems fließt das venöse Blut aus dem Herzmuskel zurück.

Das venöse Blut fließt durch die Trikuspidalklappe in die rechte Kammer und wird von dort durch die Pulmonalklappe in die Lungenschlagader (Pulmonalarterie◇)[4] gepumpt. Rechte und linke Lungenschlagader teilen sich auf in das Kapillarbett der Lunge. In den feinen Haargefäßen, die die Alveolen umgeben, findet der Gasaustausch statt. Das venöse Blut gibt Kohlendioxid ab und nimmt aus der Atemluft Sauerstoff auf.

Abb. 4.36.
Lungenkreislauf

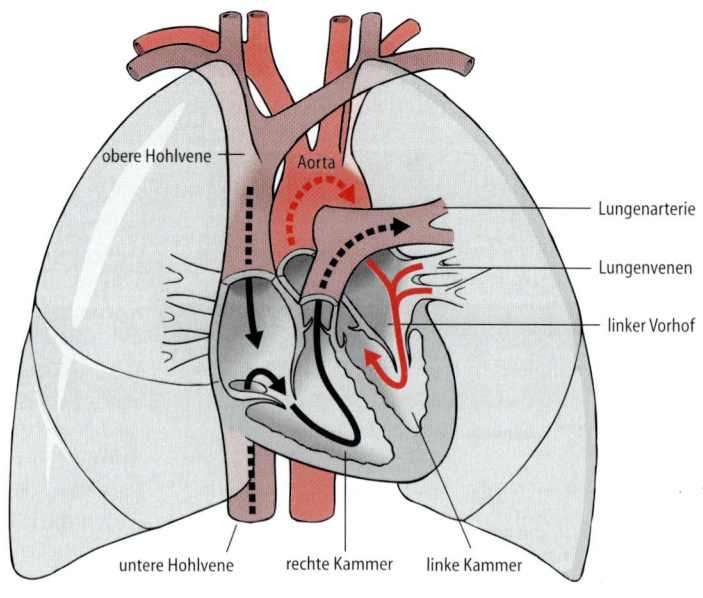

obere Hohlvene — Aorta

Lungenarterie

Lungenvenen

linker Vorhof

untere Hohlvene   rechte Kammer   linke Kammer

Das mit Sauerstoff aufgesättigte Blut fließt durch die Lungenvene (Pulmonalvene◇)[1] zum linken Vorhof.

Körperkreislauf (Abb. 4.37). Aus dem linken Vorhof fließt das Blut durch die Mitralklappe in die linke Kammer. Die Wand des linken Ventrikels (Pumpe im Hochdrucksystem) ist der muskelstärkste Teil der 4 Abteilungen des Herzens. Von der linken Kammer wird das Blut in die Hauptschlagader (Aorta◇) gepreßt. Die Aorta und die sich in ihr abzweigenden Arterien wandeln den rhythmischen Strom des Blutes zunehmend zu einem ununterbrochenen, gleichmäßigen Fluß zu den Gewebskapillaren. Die Blutgeschwindigkeit in der Aorta beträgt in Ruhe ca. 30–40 cm/s, in den Kapillaren nimmt sie mit der Vergrößerung des Gesamtquerschnitts ab, sie liegt nur noch bei ca. 0,5 mm/s.

Hier am Scheitelpunkt des großen Kreislaufs bzw. des Hochdrucksystems geben die roten Blutkörperchen Sauerstoff ab und nehmen Kohlensäure auf. Die Verweildauer des einzelnen Erythrozyten innerhalb der Kapillarregion des Kreislaufs beträgt ca. 1–2 s.

Wenn man von den unterschiedlichen Drücken im Gesamtkreislauf ausgeht, so bietet sich eine Unterteilung in

- Hochdrucksystem und
- Niederdrucksystem an (Abb. 4.38 und 4.40).

Hochdrucksystem
Das Hochdrucksystem reicht vom linken Ventrikel bis zum Kapillarsystem des großen Kreislaufs. Die linke Herzkammer als Pumpe des Hochdrucksystems erzeugt Drücke über 100 mm Hg.

---

[1] Da nicht der Gasanteil des Blutes, sondern die Stromrichtung für die Bezeichnung Vene und Arterie entscheidend ist, enthalten die Pulmonalarterien „venöses" (= O_2-armes, CO_2-reiches)Blut, die Pulmonalvenen „arterielles" (= O_2-gesättigtes) Blut.

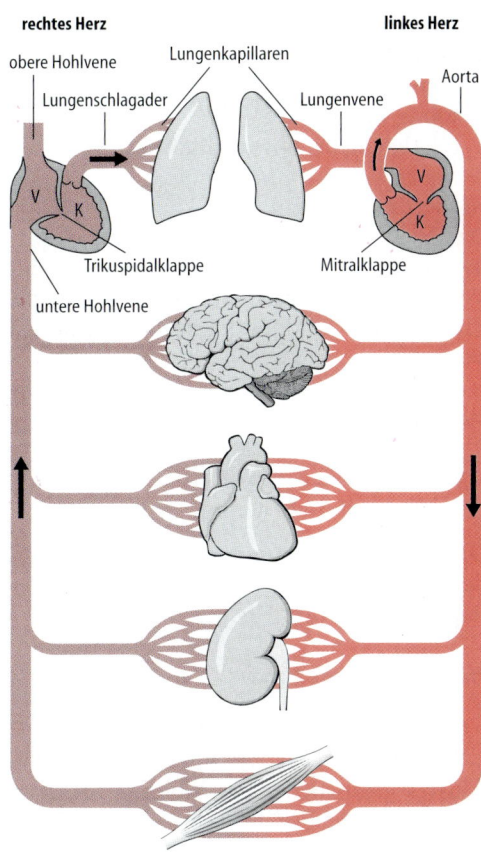

Abb. 4.37. Lungen- und Körperkreislauf (*V* Vorhof, *K* Kammer)

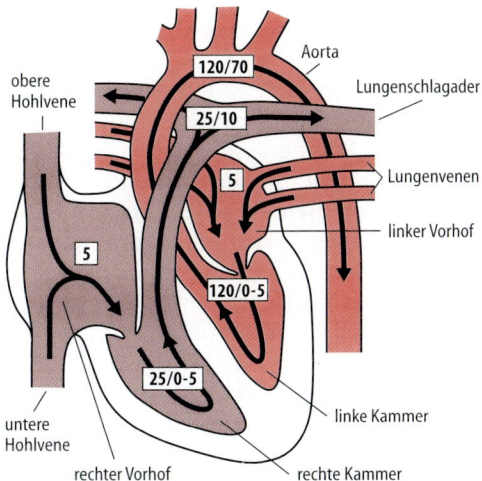

Abb. 4.38. Blutdruckwerte in Herzkammern und herznahen Gefäßen (→ Strömungsrichtung des Blutes, □ Drücke in mm Hg)

Die Gefäßrohre des Hochdrucksystems, die Arterien, sind
- relativ wandstark,
- wenig dehnbar,
- relativ eng im Innendurchmesser.

Niederdrucksystem (Abb. 4.40)

Das Niederdrucksystem beginnt im Kapillarbereich, es schließt das rechte Herz mit Vorhof und Kammer sowie den Lungenkreislauf ein und endet mit dem linken Vorhof.

Die Gefäßrohre des Niederdrucksystems, Kapillaren und Venen, sind:
- relativ wandschwach,
- stark dehnbar,
- relativ weit im Innendurchmesser.

Die rechte Herzkammer als Pumpe des Niederdrucksystems erzeugt Drücke, die in der Regel unter 25 mm Hg liegen.

Hinweise für die Praxis

Gefäße des Hochdrucksystems, deren Verletzung wegen des höheren Blutverlustes gefährlicher ist, liegen geschützt in der Tiefe der Gewebe. Daher sind Blutungen aus Arterien wesentlich seltener als Blutungen aus Kapillaren und Venen.

Blutbedarf verschiedener Organe

(Abb. 4.39)
Der Anteil am Herzminutenvolumen und die Durchblutung pro Gramm Organgewicht und Minute sind bei verschiedenen Organen relativ hoch, während sie bei anderen Geweben vergleichsweise niedrig sind. Von einer Ausnahme (Niere) abgesehen, ist dieser Bedarf durch einen hohen Energieumsatz mit entsprechend hohem O_2-Verbrauch hervorgerufen.

Hinweise für die Praxis

Aus dem unterschiedlichen Durchblutungs- bzw. O_2-Bedarf der Organe und Gewebe läßt sich auch das unterschiedliche Ausmaß der akuten Gefährdung

Übersicht 4.2. Durchblutung von 100 g Organgewebe/min (unter Ruhebedingungen)

Gehirn:	hoher O_2-Verbrauch (55 ml)
Herz:	noch höherer O_2-Verbrauch (65 ml)
Niere:	relativ hoher O_2-Verbrauch (380 ml). Die Durchblutung ist erheblich höher, als sie vom O_2-Verbrauch her notwendig wäre. Hohe Durchblutung nicht nur zur Organerhaltung, sondern entscheidend zu *Filtrationszwecken* (Harnproduktion = Ausscheidung von Stoffwechselprodukten);
Haut/Muskel/Skelett:	geringer O_2-Verbrauch (2,3 ml)

Diese Zahlen dienen nur dem Verständnis.

bei lebensbedrohlichen Zwischenfällen ableiten. Irreversible Zellschädigungen treten am schnellsten an Herz und Gehirn auf, da hier der O_2-Bedarf am größten ist.

Blutdruck

Die durch die Tätigkeit der linken Herzkammer hervorgerufenen rhythmischen Druck- und Volumenschwankungen im arteriellen System werden durch die Windkesselfunktion der Aorta und der großen Arterien gedämpft. Die Wände dieser Gefäße werden während der Austreibungsphase gedehnt, speichern dabei etwa 50% des Schlagvolumens und geben diese Blutmenge bei nachlassendem Gefäßinnendruck während der Diastole an die sich anschließenden Gefäßabschnitte weiter. Diese Druckschwankungen in den Gefäßen des Hochdrucksystems werden durch Angabe der Extremwerte als
- systolischer und
- diastolischer Blutdruck
registriert.

Die am Oberarm gemessenen Normalwerte des Blutdrucks liegen um 120/80 m Hg.

Auch bei manchen Gesunden findet man unter Ruhebedingungen niedrigere Werte bis zu 90/50 mm Hg.

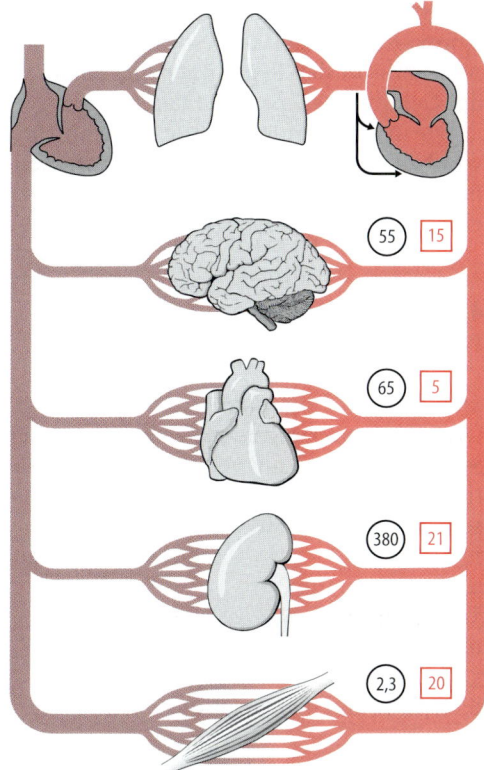

Abb. 4.39. Blutbedarf verschiedener Organe (*rote Kästen* Anteil des Herzzeitvolumens in %, *schwarze Kreise* Durchblutung in ml/100 g Organgewebe und min)

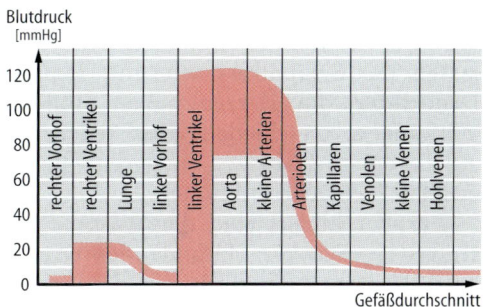

Abb. 4.40. Blutdrücke in verschiedenen Abschnitten des Kreislaufs

Mit zunehmendem Lebensalter steigen der systolische und – weniger stark – der diastolische Blutdruck an, man betrachtet aber (in Ruhe gemessen) bereits systolische Werte von über 160 mm Hg und diastolische Werte über 95 mm Hg auch bei älteren Menschen als krankhaft.

Das Blutdruckverhalten hängt von folgenden Faktoren ab:
- der Druck-Volumen-Arbeit des Herzens,
- dem peripheren Widerstand,
- der Elastizität des Gefäßsystems und
- dem zirkulierenden Blutvolumen.

Abbildung 4.40 zeigt die Veränderungen des Blutdrucks in den einzelnen Abschnitten des Kreislaufsystems unter Ruhebedingungen.

Kreislaufregulation

Ziel der Kreislaufregulation ist es:
- das Herzzeitvolumen dem Durchblutungsbedarf des Organismus anzupassen,
- den Blutdruck weitgehend konstant zu halten,
- die Durchblutung in einzelnen Organen und Gewebsregionen auf den jeweiligen Funktionszustand einzustellen.

Zu diesem Zweck werden das Kreislaufvolumen, die Gefäßweite und die Gefäßelastizität durch
- lokal-chemische Regelmechanismen,
- nervale Regelmechanismen und
- spezielle Überträgersubstanzen
dem wechselnden Bedarf angepaßt.

Lokal-chemische Selbststeuerung der Gefäße
- Anstieg des CO_2-Drucks,
- pH-Abfall,
- Absinken des O_2-Drucks in einzelnen Organen

führen über eine Gefäßerweiterung zu einer Mehrdurchblutung, um eine verstärkte O_2-Zufuhr und einen entsprechend erhöhten Abtransport von CO_2 und anderen Säuren zu ermöglichen.

Nervale Steuerung. Druckfühler (Pressorezeptoren◇) im Aortenbogen und in einer Erweiterung der Arteria carotis interna (Sinus caroticus) wirken auf das in der Medulla oblongata liegende Kreislaufzentrum. Ein an den Druckfühlern registrierter Blutdruckanstieg führt reflektorisch zu einem Blutdruckabfall und zu einem Nachlassen der Sympathikuswirkung. Weitere Druckfühler im Herzen haben ähnliche Wirkungen. Verschiedene Meßstellen, die auf chemische Reize reagieren, haben zusätzliche Steuerfunktionen.

Darüber hinaus sind der Wasser-Elektrolyt-Haushalt, die blutbildenden Organe sowie Niere und Nebenniere an der langfristigen Kreislaufregulation beteiligt.

Hinweise für die Praxis

- Langes, starkes Pressen auf die Arteria carotis bei der Karotispulskontrolle kann wegen der erwähnten Reflexbahnen unerwünschte Reaktionen an Herz und Kreislauf (z.B. Bradykardie und/oder Blutdruckabfall) auslösen. Pulskontrolle und Pulsüberwachung durch gefühlvolles Palpieren der A. carotis sollten auf absolute Notfälle beschränkt bleiben.

Überträgersubstanzen. Bei Aktivierung des Sympathikus bewirken Noradrenalin und Adrenalin in der Regel über die Zunahme des Gefäßtonus eine Gefäßverengung.

Die in Notfällen verstärkte Ausschüttung von Noradrenalin durch das Nebennierenmark führt im gesamten Organismus zu einer Erhöhung des Sympathikustonus.

4.2.3
Pathophysiologie

Störstellen des zirkulatorischen Systems (Abb. 4.41) Störungen des zirkulatorischen Systems können an verschiedenen Funktionsbereichen einsetzen. Schematisch lassen sich folgende Störstellen festlegen:

1. Herzkraft,
2. Herzfrequenz,
3. Herzrhythmus,
4. Blutvolumen,
5. Blutdruck,
6. Gefäßwand und Gefäßdurchgängigkeit.

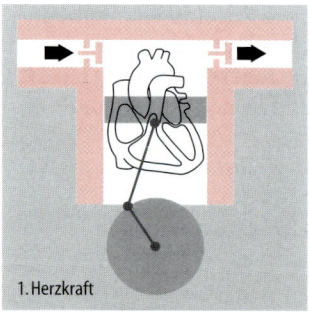
1. Herzkraft

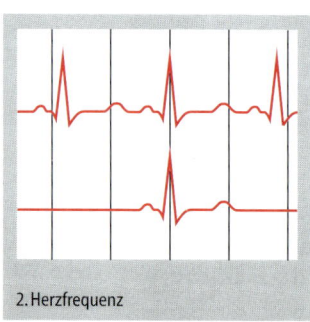
2. Herzfrequenz

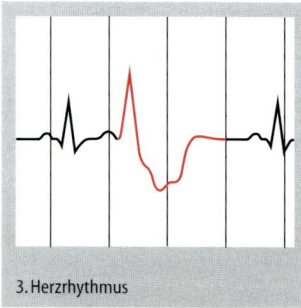
3. Herzrhythmus

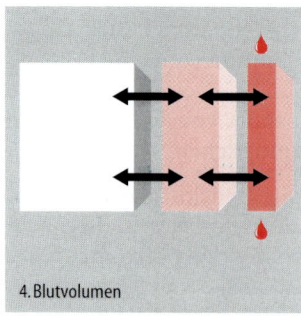
4. Blutvolumen

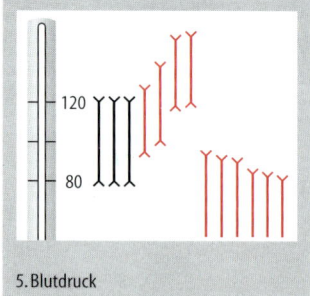
5. Blutdruck

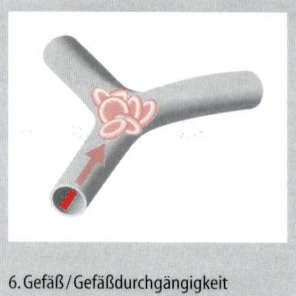
6. Gefäß / Gefäßdurchgängigkeit

Abb. 4.41. Störstellen des zirkulatorischen Systems

Die von einer Störstelle ausgehende Beeinträchtigung greift je nach Schwere auf alle anderen Bereiche des Herz-Kreislauf-Systems über.

Über Querverbindungen zum respiratorischen System führen bedrohliche Zustandsbilder auch zu schwerwiegenden Störungen der Atmung.

4.2.3.1
Herzkraft

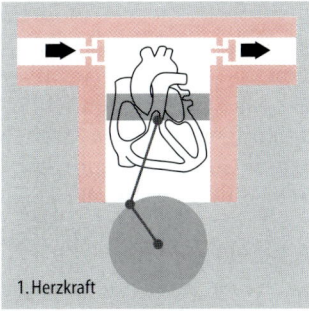

1.Herzkraft

Normale Funktion
Das Herz als Motor der Blutbewegung paßt seine Pumpleistung durch rhythmischen Wechsel von Systole und Diastole den ständig wechselnden Bedürfnissen der Organe und Gewebe des Körpers an.

Gestörte Funktionen
Der Begriff *Herzinsuffizienz* bedeutet Leistungseinschränkung des Herzens, ein Nachlassen der Pumpleistung bei genügendem venösem Blutangebot.

Man unterscheidet chronische, d.h. sich langsam über Wochen entwickelnde Formen, und akute, sich schnell über Minuten oder Stunden entwickelnde Formen der Herzinsuffizienz, deren wichtigste im folgenden dargestellt werden.

Akute Linksherzinsuffizienz **14**
(s. Abschn. 28.14). Bei der akuten Linksherzinsuffizienz entsteht durch die noch normale Funktion des rechten Herzens eine zunehmende Lungenstauung (Herz: zwei hintereinandergeschaltete Pumpsysteme), da das linke Herz das vom rechten Herz vorgegebene Pumpvolumen nicht mehr

bewältigen kann. Als Ursache der akuten Linksherzinsuffizienz einige typische Beispiele.

Herzinfarkt: Schädigung von Muskelgewebe des linken Herzens.

Hochdruckkrise: Überbelastung der linken Herzkammer (Pumpe des Hochdrucksystems).

Volumenüberfüllung: Überbelastung des Herzens, besonders der Pumpe des Hochdrucksystems.

Erkennen

- Herzfrequenz über 100/min (Tachykardie) wegen des Versuchs des linken Herzens, das geringe Schlagvolumen (links) durch eine höhere Zahl von Herzaktionen auszugleichen.
- Blutdruckabfall, Zentralisationszeichen, z.T. kardiogener Schock.
- Blaurote Färbung von Haut und Schleimhäuten (Zyanose) durch verminderte O_2-Sättigung des Blutes in der gestauten Lunge.
- Atemnot (Dyspnoe) durch Lungenstauung; Patienten atmen schnell mit aufgerichtetem Oberkörper; je nach Schwere sind Rasselgeräusche zu hören; beim Lungenödem wird zunächst weißer, später fleischwasserfarbiger Schaum abgehustet.

Hinweise für die Praxis

Eine besonders schwere Form der akuten Linksherzinsuffizienz ist der kardiogene Schock.

Akute Rechtsherzinsuffizienz
Eine akute Rechtsherzinsuffizienz findet man insgesamt seltener. Bei dieser Form staut sich das vom rechten Herzen nicht ausreichend weitertransportierte Blut in Venen und Kapillaren des großen Kreislaufs.

Als Ursache der akuten Rechtsherzinsuffizienz ein typisches Beispiel:

Schwerer Asthmaanfall. Das rechte Herz muß – besonders während der verlängerten und erschwerten Ausatemphase – das Blut mit erheblich höherem Druck in den Lungenkreislauf pumpen.

Erkennen

- Pulsierende Halsvenenstauung: durch das sich vor dem rechten Herzen stauende Blut.
- Tachykardie: wegen des Versuchs des Herzens, das geringe Schlagvolumen (rechts) durch eine höhere Zahl von Herzaktionen auszugleichen.

Globalinsuffizienz

Eine sich eher chronisch entwickelnde Leistungsminderung beider Herzseiten wird als Globalinsuffizienz bezeichnet. Meist beginnt sie mit einer Insuffizienz des linken Herzens. Die dadurch bedingte mäßige Stauung in der Lunge überträgt sich auf das rechte Herz und verursacht eine Leistungseinschränkung auch der rechten Seite.

Typische Ursachen: chronische Linksherzinsuffizienz, z.B. länger bestehender hoher Blutdruck.

Erkennen

- Kombination der Symptome von Links- und Rechtsherzinsuffizienz.
- Ödeme in den Geweben durch Austritt von Flüssigkeit aus den gestauten Kapillaren (Beinödeme).
- Flüssigkeitsansammlung in Bauchhöhle und Pleuraspalt aus den gleichen Gründen (im Rettungsdienst nicht direkt erkennbar).

4.2.3.2
Herzfrequenz

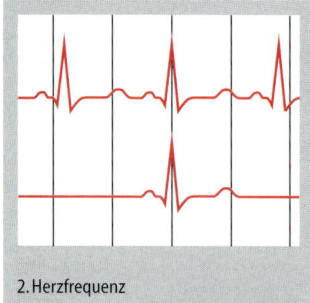

2. Herzfrequenz

Normale Funktion

Das gesunde Herz des Erwachsenen schlägt unter Ruhebedingungen 60- bis 80mal/min, um Organe und Gewebe entsprechend oft mit O_2-reichem Blut zu versorgen. Fällt die Herzfrequenz unter 60 Schläge/min, spricht man von Bradykardie.

Ein Frequenzanstieg über 100 Schläge wird als Tachykardie bezeichnet.

Bradykardie: < 60 Schläge/min,
Tachykardie: > 100 Schläge/min.

Eine physiologische, d.h. nichtkrankhafte Bradykardie tritt nur bei manchen Hochleistungssportlern in Ruhe auf, die die geringere Zahl der Herzaktionen durch ein höheres Schlagvolumen und andere komplizierte Vorgänge ausgleichen.

Physiologische Tachykardien sind eine typische Reaktion des Körpers auf Belastungen.

Gestörte Funktionen

Bradykardie (s. Abschn. 28.2)   [2]

Bei Bradykardie besteht die Gefahr, daß besonders Organe mit hohem O_2-Verbrauch (Gehirn, Herz), durch zu „seltene" Versorgung mit O_2-reichem Blut in ihrer Funktion gestört werden und in ihrer Leistung nachlassen.

Erkennen

- Frequenzbestimmung durch Pulsmessung oder über EKG-Monitor.
- Bewußtseinsverlust als indirektes Zeichen für O_2-Mangel des Gehirns.

Tachykardie

Bei jeder über Tage anhaltenden Tachykardie droht ein Herz-Kreislauf-Versagen.

Das Herz selbst durchblutet sich über die Herzkranzgefäße während jeder Systole und Diastole. Da die Herzkranzgefäße bei jeder Systole durch den Muskeldruck eingeengt werden, ist eine ausreichend lange Diastole für die Durchblutung und damit eine ausreichende O_2-Versorgung des Myokards von Bedeutung.

Bei jeder Tachykardie ist aber die Diastole verkürzt. Die Verkürzung der Diastole vermindert zusätzlich auch die Zeit für die Ventrikelfüllung. Bei hoher Tachykardie gehen daher das Schlagvolumen und letztlich auch das Herzminutenvolumen – trotz hoher Frequenz – zurück, da sich die Kammern nicht ausreichend mit Blut füllen konnten.

Erkennen

- Frequenzbestimmung durch Pulsmessung oder über EKG-Monitor.
- Abfall des Blutdrucks.
- Eventuell Zeichen der Linksherzinsuffizienz.

Hinweise für die Praxis

> Extreme Frequenzänderungen sind häufig mit Rhythmusstörungen gekoppelt.

4.2.3.3 Herzrhythmusstörungen

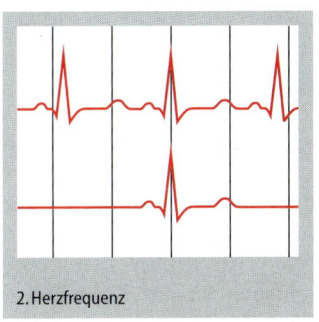

2. Herzfrequenz

Normale Funktionen (Abb. 4.42)
Normalerweise gehen die Impulse, die eine geordnete Herzaktion auslösen, in regelmäßigen Abständen vom „Schrittmacher des Herzens", dem Sinusknoten, aus. Der Sinusknoten ist durch die enge Kopplung an das vegetative Nervensystem in der Lage, sofort auf besondere Belastungen mit

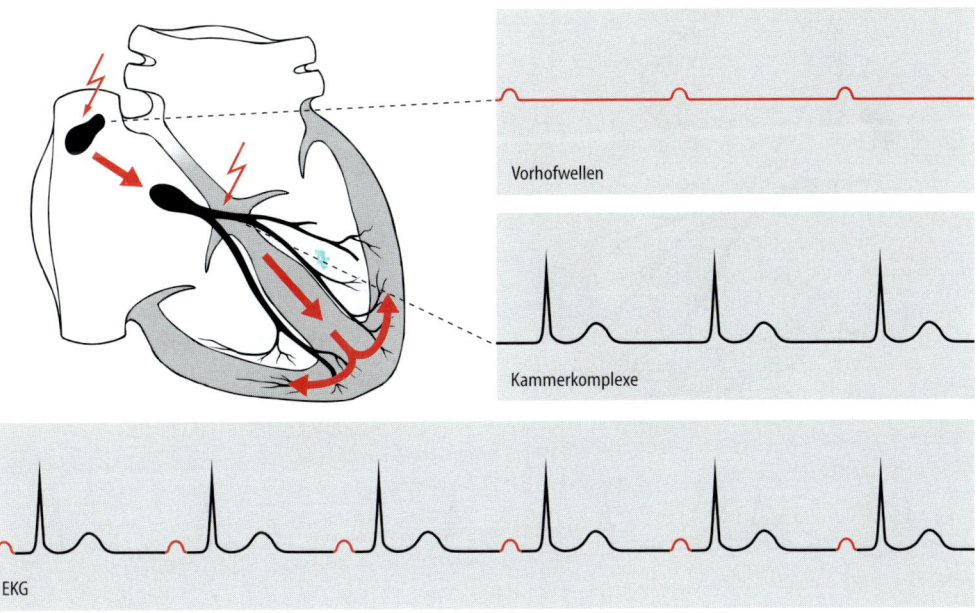

Vorhofwellen

Kammerkomplexe

EKG

Abb. 4.42. Normaler Sinusrhythmus

einer Zunahme seiner Impulse und auf Entlastung mit einer Frequenzabnahme zu reagieren.

Bei der Pulskontrolle fühlt man Pulswellen in regelmäßigen Abständen. Auf dem EKG-Monitor sieht man die gleichmäßige Aufeinanderfolge stets gleich aussehender P-Wellen und sich anschließender Kammerkomplexe.

Gestörte Funktionen
Supraventrikuläre Extrasystolie
(Abb. 4.43)

Supraventrikuläre Extrasystolen werden durch Herzaktionen verursacht, die außerhalb der normalen Erregungsbildungsregionen im Vorhofgebiet ausgelöst werden und den normalen Rhythmus durchbrechen. In der Regel treten sie anfallsweise auf und führen zu einer Tachykardie.

Erkennen

- Puls: Tachykardie, Arrhythmie.
- EKG-Monitor: P-Wellen sind meist verändert oder nicht erkennbar, normal aussehender Kammerkomplex.

Ventrikuläre Extrasystolie (Abb. 4.44)

Durch Erregungsbildung im Kammerbereich kommt es zu einer vorzeitigen Erregung der Ventrikel. In Abhängigkeit vom Zeitpunkt während der Diastole (Füllungsphase der Ventrikel) und der bereits eingeflossenen Blutmenge führen die vorzeitig einfallenden Extrasystolen zu Herzaktionen *mit* oder *ohne* Auswurfleistung.

Monotope Extrasystolen haben stets den gleichen Kurvenverlauf, da sie vom gleichen Erregungsursprung ausgehen.

Polytope Extrasystolen gehen von verschiedenen Erregungsherden aus und haben ein wechselndes Aussehen.

Erkennen

Puls: die zusätzlichen Systolen sind als „vorzeitiger" Pulsschlag fühlbar, oder es kommt zu einer wahrnehmbaren Pause, da die nächste Herzaktion *mit* Auswurfleistung verspätet einsetzt.

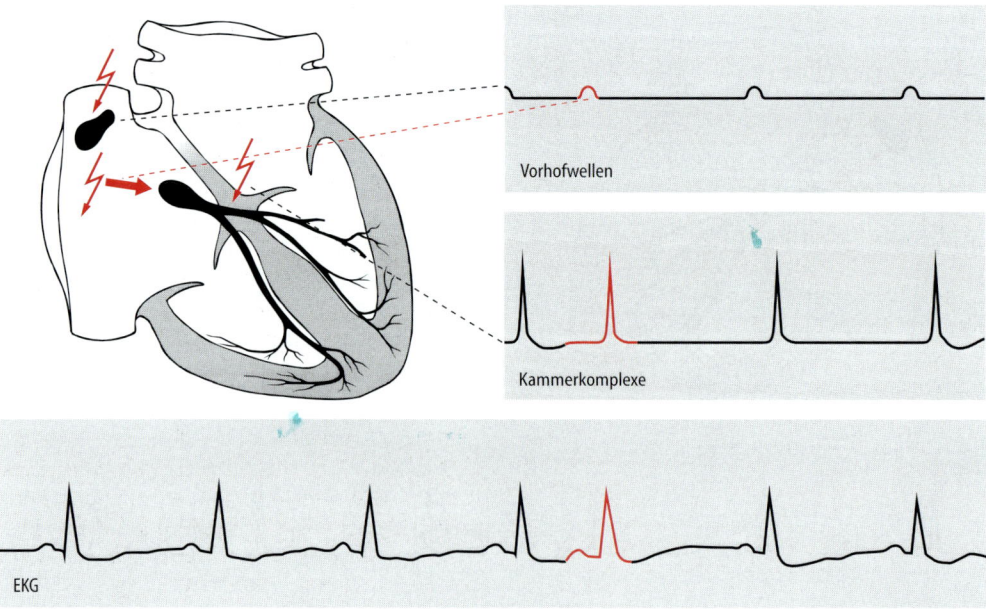

Vorhofwellen

Kammerkomplexe

EKG

Abb. 4.43. Supraventrikuläre Extrasystolie

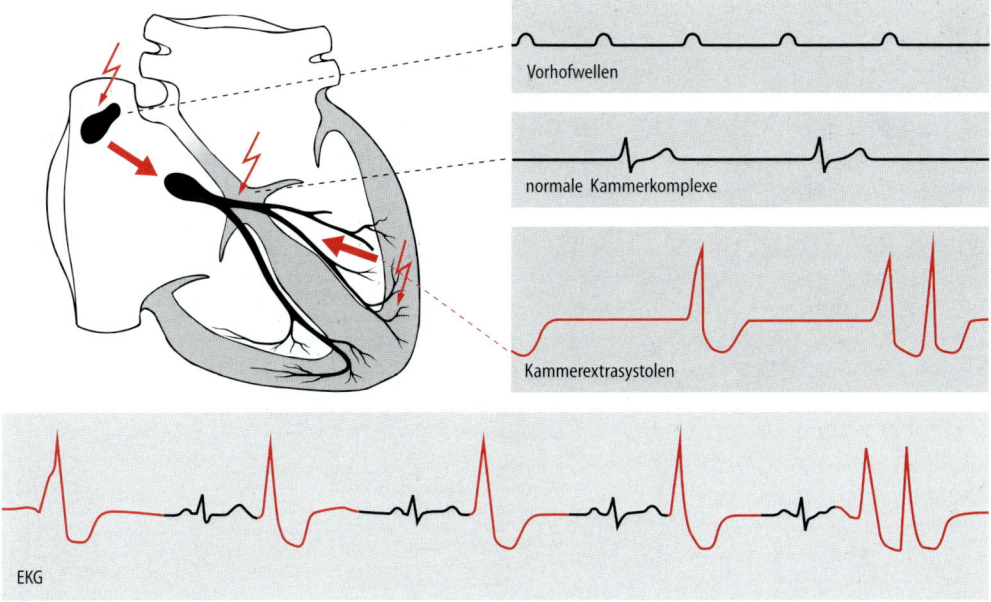

Vorhofwellen

normale Kammerkomplexe

Kammerextrasystolen

EKG

Abb. 4.44. Ventrikuläre Extrasystolie

- EKG-Monitor: vorzeitig einfallende breite Kammeraktionen mit meist stärkeren Ausschlägen, die sich von normalen QRS-Komplexen deutlich unterscheiden.
- Monotope Extrasystolen: alle Extrasystolen haben den gleichen Kurvenverlauf.
- Polytope Extrasystolen: wechselndes Aussehen der Extrasystolen.

AV-Block III. Grades (Abb. 4.45)

Bei einer Blockierung der normalen Erregungsübertragung zwischen Vorhöfen und Kammern schlagen die Vorhöfe regelmäßig weiter. Nach Einsetzen der Erregungsbildungszentren in den Kammern kommt es *unabhängig* von der Vorhoftätigkeit zu Kammerfrequenzen von 25-30/min.

Erkennen

- Bewußtsein: häufig werden die Patienten bei Eintritt des AV-Blocks III. Grades wegen der O_2-Minderversorgung des Gehirns schlagartig bewußtlos.
  Die Förderleistung des Herzens reicht bei stark erniedrigten Frequenzen nicht mehr aus, um eine normale Hirndurchblutung und damit eine genügende O_2-Zufuhr sicherzustellen.
- Puls: Pulsfrequenz von 25-30/min, Schläge folgen meist in regelmäßigen Abständen.
- EKG-Monitor: regelmäßige P-Wellen mit normaler oder erhöhter Frequenz. Unabhängig von den P-Wellen deformierte Kammerkomplexe mit Frequenzen um 30/min.

Kammerflattern (Abb. 4.46)

Sehr hohe Kammerfrequenzen meist über 220/min. Wegen der hohen Frequenz können die Kammern nicht genügend mit Blut gefüllt werden, die Herzkontraktionen bewirken daher nur einen geringen Blutauswurf. Minimale Pumpleistung!

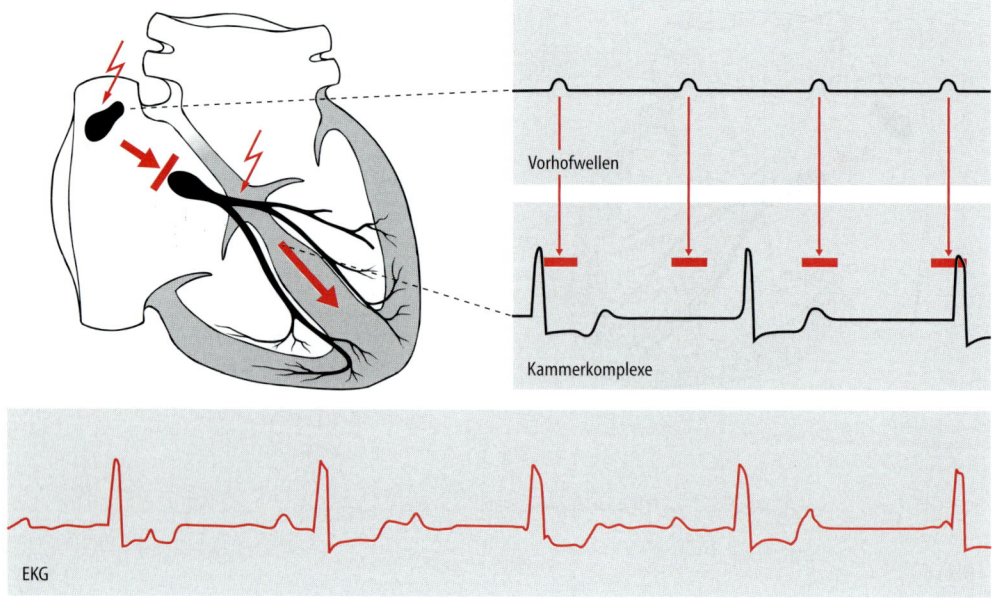

Abb. 4.45. AV-Block III. Grades

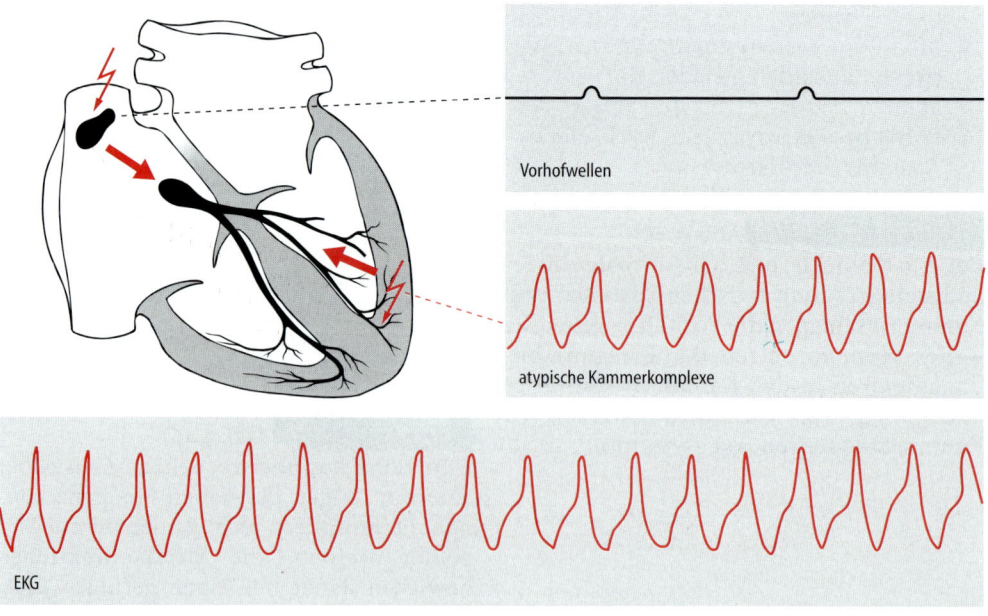

Abb. 4.46. Kammerflattern

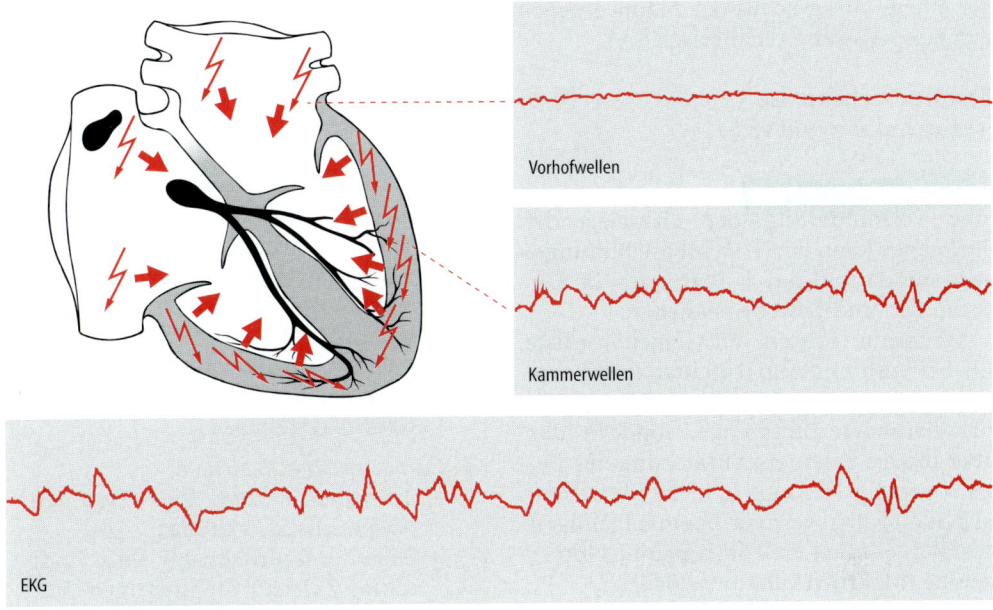

Vorhofwellen

Kammerwellen

EKG

Abb. 4.47. Kammerflimmern

Erkennen

- Bewußtsein: meist werden die Patienten nach Einsetzen von Kammerflattern wegen der O_2-Minderversorgung des Gehirns bewußtlos. Häufig entsteht im Anschluß das Bild des Kreislaufstillstandes!
- Puls: an der A. radialis und im Bereich der Karotiden meist nicht mehr tastbar.
- EKG-Monitor: „haarnadelförmige" Wellen großer Amplitude mit Frequenzen über 220/min.

Kammerflimmern (Abb. 4.47)
Unkoordinierte Kontraktionen *einzelner* Herzmuskelfasern ohne Steuereinflüsse des Erregungsleitungssystems. *Keine* Pumpleistung, da nur das synchronisierte Zusammenwirken aller Myokardfasern zum Auswurf von Blut führt. Kammerflimmern ist eine Form des Kreislaufstillstandes!

Erkennen

- Bewußtsein: Bewußtlosigkeit durch Unterbrechung der Hirndurchblutung.
- Puls: kein Karotispuls tastbar.
- EKG-Monitor: schnelle Folge völlig unregelmäßiger Wellen mit „Frequenzen" über 500/min.

4.2.3.4
Blutvolumen

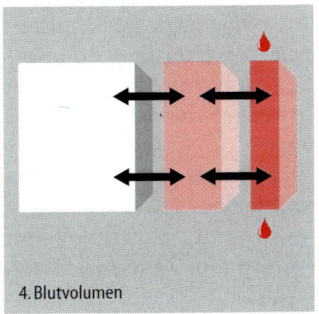

4. Blutvolumen

Normale Verhältnisse
Die Gesamtblutmenge des Menschen entspricht ungefähr 9% seines Körpergewichts.

Bei einem 70 kg schweren Mann ergeben sich beispielsweise rechnerisch 6,3 l.

Gestörte Verhältnisse   [3] [8]
(s. Abschn. 28.3 und 28.8)

Volumenmangelschock

Eine Verminderung der zirkulierenden Blutmenge kann durch sichtbare Blutungen nach außen und durch Blutungen in Körperhöhlen und Gewebe entstehen.

Weiterhin führen Flüssigkeitsverluste, z.B. bei Verbrennung, Durchfall und Erbrechen, nicht nur zu einer Verminderung der zirkulierenden Blutmenge, sondern darüber hinaus zu einer „Eindickung des Blutes" (weniger Flüssigkeit, mehr Blutzellen). In beiden Fällen verursacht ein ungenügendes Blutvolumen eine Störung der Blutverteilung (Makrozirkulationsstörung).

Bei der Bluteindickung ist außerdem wegen der verschlechterten Fließeigenschaften der Transport des Blutes erschwert.

Als Schutzmechanismus (Notfallreaktion) tritt eine Zentralisation des Kreislaufs ein.

Unter Zentralisation versteht man die Engstellung der Gefäße mit entsprechender Minderdurchblutung besonders in Haut und Skelettmuskulatur, um lebenswichtige Organe wie Herz, Lunge und Gehirn ausreichend mit Blut zu versorgen.

Mit anderen Worten: das verminderte Blutvolumen bewirkt eine Verkleinerung des Kreislaufs und eine Verkleinerung des Versorgungsgebietes. Gleichzeitig wird das Herz stimuliert (Sympathikus), um über eine Tachykardie die verminderte Blutmenge schneller durch den Kreislauf zu pumpen. Nur so läßt sich im verkleinerten Kreislauf der O_2-Bedarf der lebenswichtigen Organe sichern.

In der Folge entwickelt sich eine akute Minderdurchblutung der Gewebe (Mikrozirkulationsstörung) mit zunehmendem O_2-Mangel der einzelnen Zellen. Je nach Ausmaß der Hypoxie ◇ treten zunächst noch rückbildungsfähige (reversible ◇), später irreversible Schädigungen auf.

Erkennen

- *Sichtbare Schockzeichen:*
  - Blässe (Minderdurchblutung der Peripherie),
  - verminderte Venenfüllung/Venenkollaps (Zentralisation),
  - Frieren (periphere Minderdurchblutung und Störung des vegetativen Nervensystems),
  - Schwitzen,
  - ungewöhnliches psychisches Verhalten, Unruhe oder Starre (Störung des nervalen und vegetativen Gesamtsystems).

- *Fühlbare Schockzeichen:*
  - schneller flacher Puls (100–140, Ausgleichstachykardie),
  - leicht unterdrückbarer Puls (indirektes Zeichen für niedrigen Blutdruck),
  - kalte Haut (Minderdurchblutung der Peripherie),
  - Zirkulationsverzögerung am Nagelbett (verminderte Durchblutung der Hautkapillaren, Zentralisation),
  - kalter Schweiß (Störung des vegetativen Systems).

- *Meßbare Schockzeichen:*
  - arterieller Blutdruck (Abfall des systolischen Blutdrucks meist unter 100 mm Hg).

- *Zentralvenöser Druck (ZVD)* (Abb. 4.48):
  - *normal:* Druck zwischen 3-6 cm Wassersäule;
  - *im Schock:* unter 0, Sog! (Grobabschätzung nach Einlegen eines Hohlvenenkatheters durch Abnahme des Infusionssystems und Halten der Tropfkammer ca. 10–15 cm oberhalb der Herzhöhe.)

Hinweise für die Praxis

- Bei einem Puls und einem Blutdruck um 100 immer an einen Schock denken, entsprechende Sofortmaßnahmen durchführen und die Kreis-

Abb. 4.48.
Schätzung des ZVD ohne
Meßlatte

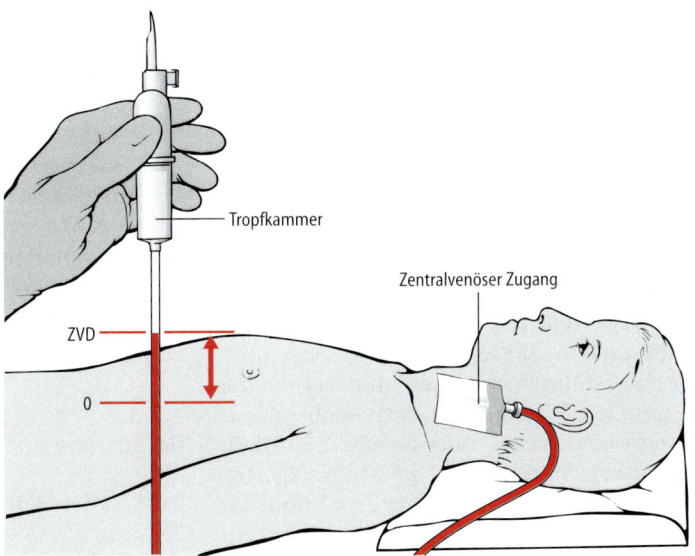

Tropfkammer

Zentralvenöser Zugang

ZVD

0

laufsysteme in kurzen Abständen kontrollieren, um Besserung oder Verschlechterung feststellen zu können.

- Grundsätzlich gilt: Je höher der Puls über 100, je tiefer der Blutdruck unter 100, um so bedrohlicher ist der Schock. Die 100/100-Regel gilt als Anhalt.
- Besonders bei jugendlichen Patienten ist die Tachykardie oft das eindrucksvollste Schockzeichen, der Blutdruckabfall erfolgt relativ spät, dann aber häufig sehr dramatisch.

Akute Volumenüberfüllung

Gerade im Rettungsdienst kann es bei der Schockbehandlung in der allgemeinen Hektik zu einer über dem Bedarf liegenden Zufuhr von Volumenersatzmitteln kommen, da die Pulsfrequenzerhöhung und die Minderdurchblutung der Haut häufig – auch *nach* ausreichender Volumenzufuhr – zunächst noch erhalten bleiben. Der Blutdruck steigt jedoch, wenn die Blutungen gestillt werden konnten, in der Regel wieder an. Auch aus diesem Grund sind während der Volumenzufuhr häufige Blutdruckkontrollen erforderlich.

Erkennen

- Sehen: verstärkte Füllung herznaher Venen, am deutlichsten sichtbar an der V. jugularis externa.
- Abschätzung des ZVD, Venendruck über 14 cm H_2O (bei zentralvenösem Katheter).
- Eventuell Entwicklung eines Lungenödems als Zeichen einer schweren Volumenbelastung insbesondere des linken Herzens.

4.2.3.5
Blutdruck

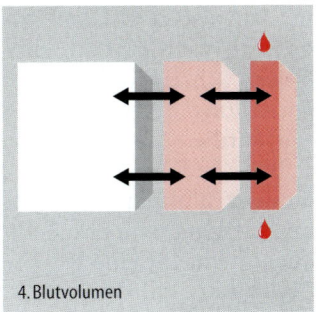

4. Blutvolumen

Normale Verhältnisse

In Abhängigkeit vom Lebensalter liegen die Normwerte für den systolischen und diastolischen Blutdruck zwischen 100:60 und 160:95. Die Regel: „100 + Lebensalter ergibt den systolischen Blutdruckwert" ist überholt bzw. nur als grober Hinweis anzusehen.

Gestörte Verhältnisse
Zu hoher Blutdruck (Hypertonie)
und hypertone Krise

Die altersbedingte Erhöhung des Blutdrucks ist durch den Elastizitätsverlust des arteriellen Windkessels verursacht. Akute hypertone Krisen mit systolischen Blutdruckwerten über 220–250 mm Hg und diastolischen Werten über 130 mm Hg haben andere komplizierte Ursachen, die hier nicht dargestellt werden sollen.

Erkennen

- Hochroter Kopf.
- Blutdruckmessung: Werte über 160:95 mm Hg bedeuten Hypertonie.
- Werte über 220:130 mm Hg stellen u. a. wegen der Gefahr einer Hirnblutung oder eines Herzversagens eine akute Lebensbedrohung dar.

Zu niedriger Blutdruck (Hypotonie)

Systolische Blutdruckwerte unter 100 mm Hg bei Gesunden sind Ausnahmen. Sieht man vom Blutdruckabfall beim Volumenmangelschock ab, so sind hypotone Zustände in erster Linie bei der durch einen überschießenden Vaguseinfluß ausgelösten Kreislaufreaktion, dem *vagalen Schock*, zu finden. Der vermehrte Vaguseinfluß, ausgelöst durch Schmerz, Schreck oder Angst, bewirkt eine Weitstellung der Gefäße bei gleichzeitiger Bradykardie.

Obwohl kein Blut verlorengeht, „versackt" die vorhandene Blutmenge in den Gefäßen. Das am Kreislauf teilnehmende Volumen reicht nicht mehr für eine Durchströmung aller Gewebe aus. Eine Hypotonie kann auch infolge einer direkten Gifteinwirkung auf das Kreislaufzentrum entstehen.

Erkennen

- Ohnmacht bei plötzlichem Versacken des Blutes.
- Blässe als Zeichen der verminderten Durchblutung.
- Puls beim vasovagalen Schock im Gegensatz zu anderen Schockformen langsam bzw. nicht deutlich erhöht.
- Blutdruck: systolische Werte unter 100 mm Hg.

4.2.3.6
Gefäßwand und Gefäßdurchgängigkeit

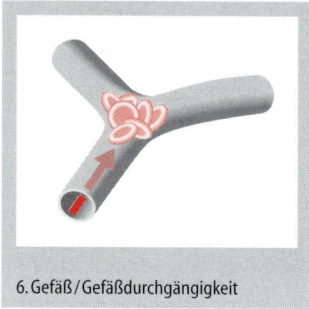

6. Gefäß / Gefäßdurchgängigkeit

Normale Verhältnisse

Bei völlig gesunden Menschen sind die Gefäßwände der Arterien glatt, elastisch, ohne in ihrem Inneren durch Ablagerungen eingeengt zu sein.

Gestörte Verhältnisse
Arteriosklerose

Schon bei 20- bis 30jährigen können besonders im Bereich der Herzkranzgefäße Veränderungen der Gefäßwand gefunden werden, die durch Ablagerungen von fettähnlichen Substanzen, Eiweißstoffen und Mineralien entstehen. Es kommt zu Verdickung, Verhärtung und Elastizitätsverlust der Gefäßwand, der Innendurchmesser wird eingeengt. Diese Vorgänge verstärken sich mit zunehmendem Alter und führen zu verschiedenen Folgeerkrankungen wie Hypertonie, Apoplexie, Herzinfarkt etc.

Erkennen

Die Arteriosklerose ist kein akutes Geschehen. Sichere Anzeichen dieser Erkrankung sind im Rettungsdienst nicht erkennbar.
Es müssen aber Patienten mit bedrohlichen Folgeerkrankungen der Arteriosklerose wie Herzinfarkt oder Apoplexie sachgerecht versorgt werden.

Lungenembolie

Bei der Lungenembolie werden Thromben meist aus den tiefen Bein*venen* losgerissen und gelangen über das rechte Herz in die Pulmonalarterie. Je nach Größe und Sitz des Embolus in den Pulmonalgefäßen entwickelt sich akut eine lebensbedrohliche Situation. Das Geschehen führt über ein Versagen des rechten Herzens, das gegen einen zu hohen Druck pumpen muß, und über reflektorische Vorgänge zum Sinken des Schlagvolumens im linken Herzen. Dadurch entwickelt sich ein schwerer Schock. Die Symptome ähneln auch denen des Herzinfarkts.

Erkennen

- Schocksymptomatik,
- Zyanose und Dyspnoe,
- häufig Schmerzen im Thorax.

Arterielle Embolie einer Gliedmaßenarterie

Bei Herzfehlern und Herzrhythmusstörungen kann sich ein Blutgerinsel (Embolus) meist aus dem linken Vorhof losreißen und eine Gliedmaßenarterie verstopfen.

Erkennen

- Schmerz,
- Bewegungsunfähigkeit,
- Gefühlsstörung,
- Blässe
- Pulsverlust im Bereich der betroffenen Extremität.

Thrombotischer Venenverschluß

Durch Veränderungen in der Blutgerinnung, Gefäßwandschädigung und Verlangsamung der Strömungsgeschwindigkeit (Bettlägerigkeit) bilden sich Thromben in Bein- und/oder Beckenvenen, die die betroffenen Gefäße völlig verschließen können.

Erkennen

- Zyanose,
- Schwellung,
- Hitze und Spannungsgefühl im Bereich der betroffenen Extremität.

4.2.4
Erkennen von Störungen des zirkulatorischen Systems

Im Rettungsdienst wird der Funktionszustand des zirkulatorischen Systems durch eine Kombination von Sinneswahrnehmungen überprüft. Dabei werden routinemäßig das Gerät zur Blutdruckmessung und – falls in der Ausstattung der Rettungsfahrzeuge vorhanden – der EKG-Monitor eingesetzt.

Überprüfung des Kreislaufs:

1. Sehen:
   - Farbe von Haut und Schleimhäuten,
   - Pupillenverhalten,
   - EKG-Monitor,
   - Kapnometrie,
   - arterielle Druckmessung.

2. Fühlen:
   - Puls,
   - Hauttemperatur,
   - Hautfeuchtigkeit,
   - systolischer Blutdruck.

3. Hören:
   - systolischer und diastolischer Blutdruck.

4.2.4.1
Sehen

Häufig geben optische Wahrnehmungen schon während der Annäherung an den Patienten wichtige Hinweise auf Störungen des zirkulatorischen Systems. Neben der Wertung der Gesamtsituation, z.B. dem Zustandekommen einer Verletzung, gibt es wichtige Einzelmerkmale, die zu überprüfen sind.

Farbe von Haut und Schleimhäuten

- *Rosige Farbe von Haut und Schleimhäuten*

Haut und Schleimhäute werden mit sauerstoffreichem Blut durchströmt.

Wertung: Hinweis für ungestörte Kreislaufverhältnisse.

- *Zyanose*

In den Hautkapillaren ist weniger als die Hälfte des Hämoglobins mit Sauerstoff beladen (Oxyhämoglobin).

Wertung: Ausschöpfungszyanose durch zu langsamen oder unterbrochenen Blutfluß in den Geweben.

Die Zyanose kann, wie bereits dargestellt, aber auch Zeichen für einen arteriellen O_2-Mangel durch Störungen des respiratorischen Systems sein.

- *Blässe*

Verminderte Durchblutung von Haut und Schleimhäuten.

Wertung: Hinweis für Zentralisation und/oder geringes zirkulierendes Blutvolumen.

Hinweise für die Praxis

Bei Blutverlust mit einer Verminderung des Hämoglobins um die Hälfte bleibt der Betroffene auch bei schwerem O_2-Mangel blaß. Er kann nicht mehr „blau" werden, da das Hämoglobin, das nach Abgabe des Sauerstoffs auch die Blaufärbung verursacht, in einem zu geringen Anteil vorliegt, und bei ungestörter Atmung aus dem gleichen Grund auch nicht mehr „rosig".

Pupillenverhalten
Normale Funktion

Pupillen je nach Lichteinfall eng bis mittelweit, reagieren prompt auf Licht.

Wertung: keine schwerwiegende Durchblutungsminderung des Gehirns.

Pupillen weit; träge oder nicht feststellbare Reaktion auf Licht

Das zentrale Nervensystem hat seine Funktion, auf unterschiedliche Reize zu reagieren, verloren.

Wertung:
- akute lebensbedrohliche Durchblutungsminderung des Gehirns,
- Kreislaufstillstand.

EKG-Monitor
Normaler Befund

- Sinusrhythmus, Frequenz zwischen 60 und 100/min.

Pathologische Befunde
- Rhythmusstörungen,
- Extrasystolie,
- Tachykardie,
- Kammerflattern,
- Kammerflimmern,
- Bradykardie,
- Asystolie.

Hinweise für die Praxis

Auch Rettungsassistenten und Rettungssanitäter müssen nach Abschluß aller Maßnahmen der Sicherung der vitalen Funktionen zur Überwachung von Notfallpatienten während des Transportes in die Klinik ein Monitor-EKG ableiten.

Kapnometer
Normale Werte
- 35–45 mm Hg bzw. 5%.

Pathologischer Befund
- Plötzlicher kontinuierlicher Abfall der CO_2-Konzentration als Zeichen einer schweren kardiopulmonalen Störung; in erster Linie

– erheblicher Blutdruckabfall,
– Lungenembolie (Luft, Fett, Thromben),
– Kreislaufstillstand.

4.2.4.2
Fühlen

Sofort nach Annäherung an den Patienten werden gleichzeitig während des Betrachtens Puls, Hauttemperatur und Hautfeuchtigkeit gefühlt. Je nach Zustand wird durch Tasten (Palpation◇) der Blutdruck überprüft.

Puls (Abb. 4.49)
Das Fühlen des Pulses gibt *direkten* Aufschluß über

● Herzfrequenz,
● Herzrhythmus.
● Die Unterdrückbarkeit des Pulses gibt einen *indirekten* Hinweis auf die Höhe des Blutdrucks.

Normalerweise wird der Puls an der A. radialis getastet. Nur wenn an dieser Stelle kein Puls fühlbar ist, wird im Bereich der Karotiden palpiert.

Hinweise für die Praxis

> Im Bereich der Karotisgabel liegt ein kompliziertes Reflexzentrum der Vitalfunktionen Atmung und Kreislauf.

> Nie Karotispulskontrolle auf beiden Seiten gleichzeitig!
> *Gefahr:* Unterbrechung der Hirndurchblutung und Auslösen von Reflexmechanismen.

> Die periphere Pulskontrolle kann in besonderen Fällen auch Aufschluß über das Vorliegen eines arteriellen Gefäßverschlusses geben.

Korrekte Meldung über das Ergebnis der Pulskontrolle:
Bei nicht akut lebensbedrohten Patienten wird auch in der Klinik bei der Pulskontrolle häufig nur die Frequenz registriert, da sie unter Normalbedingungen als Kontrolle des zirkulatorischen Systems ausreicht.

Da neben Frequenzänderungen bei Notfallpatienten besonders häufig Rhythmusstörungen und Abweichungen des Blutdrucks vorzufinden sind, werden in der Notfallmedizin stets 3 Pulsqualitäten:

● Frequenz,
● Rhythmus,
● Unterdrückbarkeit

überprüft und ggf. dem Arzt weitergemeldet.

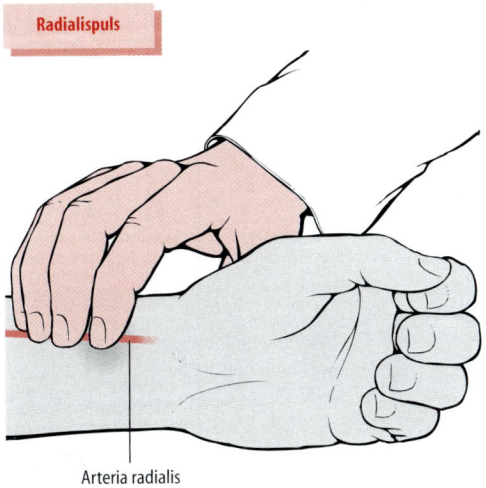

Radialispuls

Arteria radialis

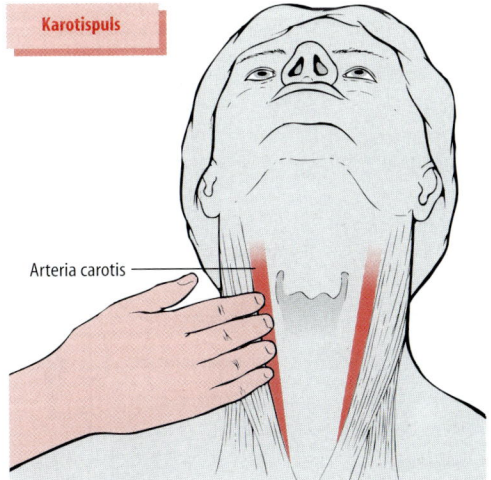

Karotispuls

Arteria carotis

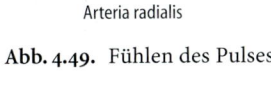

Abb. 4.49. Fühlen des Pulses

Beispiele:
Meldung: Frequenz 84, Puls rhythmisch, gut tastbar.
Meldung: Frequenz 58, Puls arrhythmisch, kaum tastbar.

Hauttemperatur
Haut warm
Gute Durchblutung von Muskulatur und Haut (meist verbunden mit rosiger Hautfarbe).
Wertung: Hinweis für ungestörte Kreislaufverhältnisse.

Haut kalt
Eingeschränkte Durchblutung von Muskulatur und Haut.
Wertung:
- Kreislaufzentralisation beim Schock;
- Verminderung der Oberflächendurchblutung zur Erhaltung der Körperkerntemperatur;
- je nach Umständen
  – unbedenklich, z.B. nach Bad in kaltem Wasser,
  – indirektes Zeichen für Unterkühlung, z.B. nach Auffinden eines Bewußtlosen im Schnee.

Hautfeuchtigkeit
Haut trocken
Wertung: Bedingter Hinweis für ungestörte Kreislaufverhältnisse.

Haut feucht/Schweißabsonderung
Wertung: Je nach Umständen sicheres Zeichen, z.B. für schweren Schock (aber auch schwere Hypoglykämie bei einem Diabetiker).

Bestimmung des systolischen Blutdrucks durch Palpation
Bei starkem Lärm und Vibrationen, die die auskultatorische Blutdruckmessung (Abhören der Preßstrahlgeräusche mit dem Stethoskop) unmöglich machen, oder bei Fehlen eines Stethoskops wird der systolische Blutdruck durch das Fühlen des wiedereinsetzenden Radialispulses bei nachlassendem Manschettendruck bestimmt (Abb. 4.50).

4.2.4.3
Hören

Systolischer und diastolischer Blutdruck
Prinzip der Blutdruckmessung nach Riva-Rocci. Der systolische Blutdruck wird

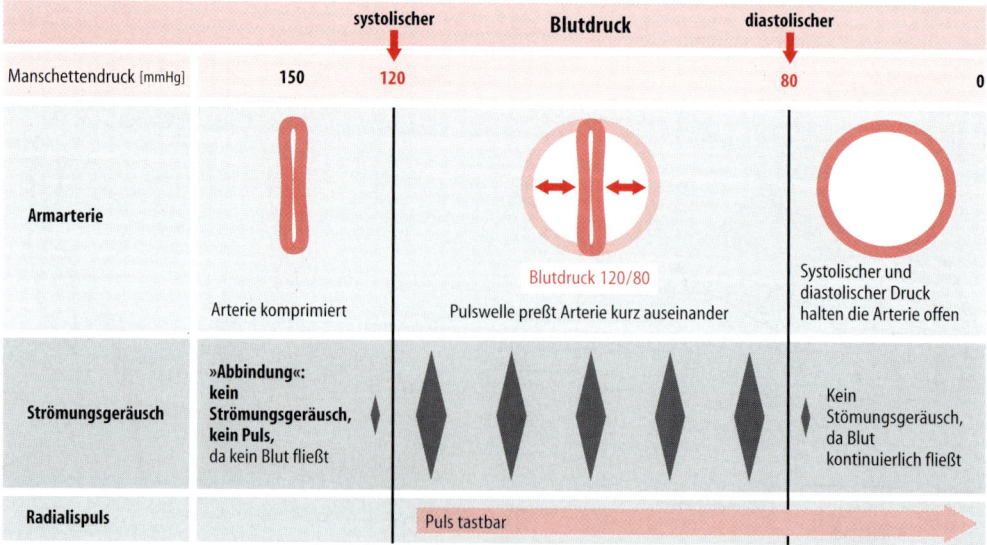

Abb. 4.50. Prinzip der Blutdruckmessung

während der Pumpaktion (Systole) der linken Herzkammer erzeugt.

Durch das elastische Zusammenziehen der bei der Systole zuvor gedehnten großen Arterien während der Pumppause (Diastole) des linken Ventrikels wird ein Absinken des Drucks auf Null verhindert. Der in dieser Phase meßbare Druck wird diastolischer Blutdruck genannt. Solange der Manschettendruck zwischen systolischem und diastolischem Wert die Armarterie nach jeder Pulswelle zusammenpreßt und die nächste Pulswelle die Arterie wieder kurzzeitig gegen den Manschettendruck öffnet, hört man mit dem Stethoskop ein systolisches Preßstrahlgeräusch (Abb. 4.50).

Technik (Abb. 4.50 und 4.51)
Erforderliches Material. Manschette geeigneter Breite mit Druckmanometer,
Pumpbällchen und Ventil,
Stethoskop.

Position des Meßarmes. Entfernen der Kleidung am Oberarm. Der Bizepsbereich des Meßarms wird am sitzenden oder liegenden Patienten ungefähr in Herzhöhe gebracht.

Anlegen der Manschette. Die luftleere Manschette wird straff, ohne zu stauen, um den entblößten Oberarm gelegt.

Aufblasen der Manschette (Ventil geschlossen). Während gleichzeitiger Radialispulstastung wird der Druck rasch 30–40 mm Hg über den beim Verschwinden des Pulses feststellbaren Wert erhöht.

Die Armarterie ist nun völlig zusammengepreßt; der Manschettendruck ist höher als der Druck in der Arterie: „Abbindung".

Aufsetzen der Stethoskopmembran. Die Stethoskopmembran wird nun direkt über den Verlauf der Armarterie an der Innenseite der Ellenbeuge aufgesetzt oder an dieser Stelle unter den Rand der Blutdruckmanschette geschoben.

Ablassen des Drucks (Ventil geöffnet) 1. Während des langsam sinkenden Manschettendrucks (2–3 mm Hg/s) wird bei Erreichen des systolischen Drucks über das Stethoskop plötzlich ein Preßstrahlgeräusch hörbar:

systolischer Blutdruck! Die Armarterie öffnet sich kurz (→ Preßstrahlgeräusch) und

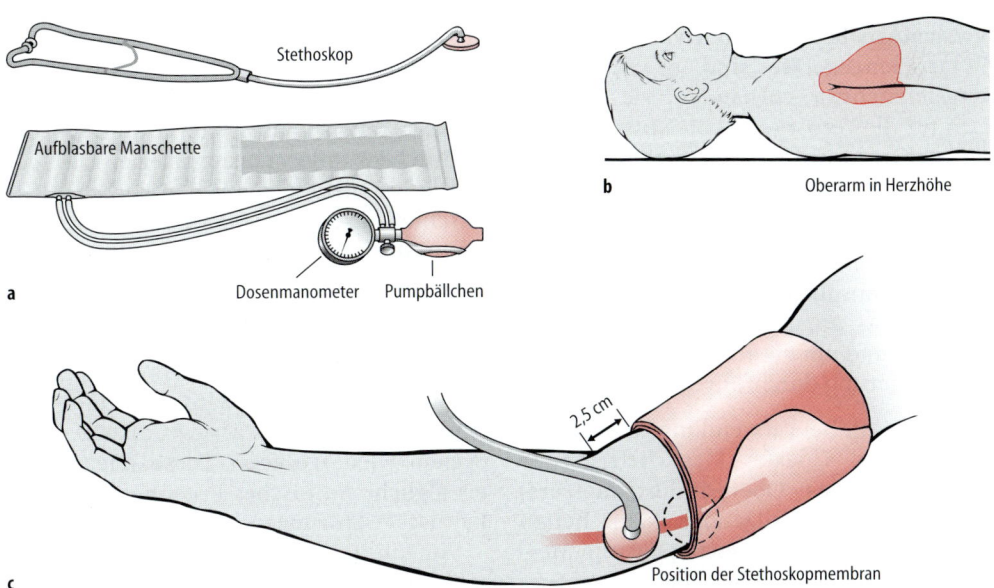

Abb. 4.51 a, b, c. Technik der Blutdruckmessung; a Material; b Positionierung des Patienten; c Positionierung der Geräte

wird dann wieder durch den Manschettendruck zusammengepreßt.

Ablassen des Drucks (Ventil geöffnet) 2. Das
Preßstrahlgeräusch bleibt bis zum Erreichen des diastolischen Wertes eindeutig
hörbar. Danach wird es deutlich leiser und
verschwindet in der Regel nach weiteren
5–10 mm Hg Druckabfall vollständig: *diastolischer Blutdruck.*

Ablassen des Drucks (Ventil geöffnet) 3. Die
Arterie bleibt auch in der Diastole offen.
Das Preßstrahlgeräusch entfällt. Schnelles
Ablassen des Manschettendrucks.

Wertung: Die Meßgenauigkeit für den
systolischen und diastolischen Blutdruck
liegt bei dieser Methode bei etwa ±3 mm
Hg. Daher werden die Angaben immer auf
5 mm Hg ab- bzw. aufgerundet. (Bei einer
Messung von z.B. 123 mm Hg werden 125
angegeben.)

Die systolischen Blutdruckwerte, die
durch Auskultation gemessen werden, liegen im Durchschnitt (5–10 mm Hg) über
den durch Fühlen des Pulses palpatorisch
bestimmten.

4.2.4.4
Überwachungsgeräte

Blutdruckmeßgerät nach Riva-Rocci
Blutdruckmeßgeräte sind in allen Rettungsfahrzeugen vorhanden, sie müssen
auch für die Versorgung von Notfallpatienten vor Ort in Notfallkoffern oder Taschen
mitgeführt werden.

Wann wird Blutdruck gemessen? Bei jedem
Notfallpatienten wird zumindest vor Antritt des Transportes der Blutdruck gemessen, um das Ausmaß der Gefährdung zu
erkennen und um die an den Zustand angepaßte Lagerung durchführen zu können.

Fehlerquellen. Bei Verwendung zu schmaler
Manschetten (ideale Manschettenbreite
beträgt 6/5 des Oberarmdurchmessers)
oder nicht straff sitzender Manschetten
werden zu hohe Werte gemessen, die Messung mit zu breiter Manschette ergibt zu
niedrige Werte.

Blutdruckmonitore zur automatischen Messung
In Spezialfahrzeugen zum Transport von
Intensivpatienten, in Hubschraubern und
Flächenflugzeugen für Langstreckentrans-
porte werden zunehmend Blutdruckmoni-
tore eingesetzt.

Verfahren
Während der Absenkung des Manschettendrucks werden die durch Blutstrompulse
auf die Manschette übertragenen Druckschwankungen ermittelt. Durch diese *oszy-
lometrische Methode* werden der systolische, der diastolische (und mittlere)
arterielle Druck bestimmt. In der Regel lassen sich bei solchen Geräten Meßintervalle
und Alarmgrenzen individuell einstellen.

Arterielle Druckmessung (Abb. 4.52)
Die arterielle (blutige) Druckmessung ist
kein Überwachungsverfahren der Primär-
versorgung im Rettungsdienst. Rettungsassistenten und Rettungssanitäter sind aber
gelegentlich an Interhospitaltransporten
von Intensivpatienten beteiligt, bei denen
der Blutdruck kontinuierlich blutig gemessen wird. Aus diesem Grund wird diese
Technik in einem kurzen Überblick
beschrieben.

Verfahren
Am häufigsten ist die Arteria radialis ka-
nüliert, seltener die Arteria ulnaris, die
Fußrücken- oder Leistenarterie. Das gesamte System besteht aus Kanüle, Schlauch-
anschluß, Drei-Wege-Hahn, Zuleitung zum
Druckaufnehmer, Druckaufnehmer, Druck-
beutel des Spülsystems und dem eigentlichen Monitor. Der Monitor zeigt je nach
Einstellung den systolischen und diastolischen oder den arteriellen Mitteldruck
an. Oszillographisch wird kontinuierlich
Schlag für Schlag der Druck im arteriellen
System wiedergegeben. Diese Wiedergabe
ermöglicht ein rasches Erkennen hämody-
namischer Störungen.

Auf die Darstellung weiterer Einzelheiten, wie Nullabgleich, Kalibrierung, wird
hier verzichtet, da Rettungsassistenten und
Rettungssanitäter, die nicht in einer speziel-

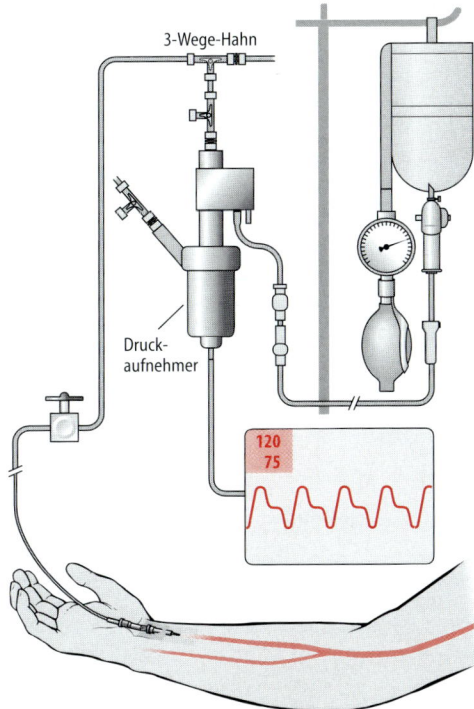

Abb. 4.52. Blutige arterielle Druckmessung

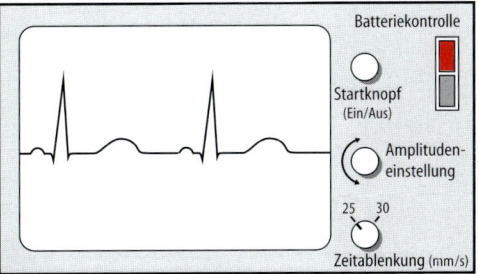

Abb. 4.53. EKG-Monitor

len Schulung mit diesem Verfahren und seinen Risiken vertraut gemacht wurden, solche Intensivpatienten auf keinen Fall ohne Arztbegleitung oder Unterstützung durch erfahrenes Intensivpflegepersonal transportieren dürfen.

Auf zwei typische Gefahren soll aber trotzdem hingewiesen werden:

Hinweise für die Praxis

- Die bei korrekter Versorgung rot markierte und mit „Arterie" beschriftete Kanüle des Druckmessungssystems darf keinesfalls versehentlich als „venöser Zugang" benutzt werden.
- Besonders bei den bei Verlegungen häufiger notwendig werdenden Umlagerungen ist darauf zu achten, daß keine Diskonnektion mit schwerer arterieller Blutung auftritt.

EKG-Monitor

Rettungswagen müssen – auch wenn sie ohne Notarzt eingesetzt werden – über eine den modernen notfallmedizinischen Behandlungsverfahren angepaßte Ausstattung verfügen.

Für den Notarzt ist die Verfügbarkeit eines EKG-Monitors unabdingbar. Auch Rettungsassistenten und Rettungssanitäter sollten dieses Gerät nach Abschluß aller Maßnahmen zur Lebenssicherung zur Überwachung von Notfallpatienten während des Transportes in die Klinik verwenden. Sie müssen gemäß MedGv über entsprechende Grundkenntnisse verfügen, die ihnen eine grobe Bewertung des dargestellten EKG-Bildes erlauben (Abb. 4.53).

Wann wird der EKG-Monitor eingesetzt?
- Zur Rhythmus- und Frequenzdiagnostik bei jedem Notfallpatienten.
- Zur Unterscheidung der Form des Kreislaufstillstandes während der notärztlichen Reanimation.

Fehlerquellen und Fehldeutungsmöglichkeiten (Abb. 4.54):
- Amplitudeneinstellung ist zurückgedreht.
  Fehldeutung: Nullinie bei normal schlagendem Herzen!

- Muskelzittern des Patienten.
  Fehldeutung: Kammerflimmern bei normal schlagendem Herzen!

- Wechselstromüberlagerung.
  Fehldeutung: Kammerflimmern bei normal schlagendem Herzen!

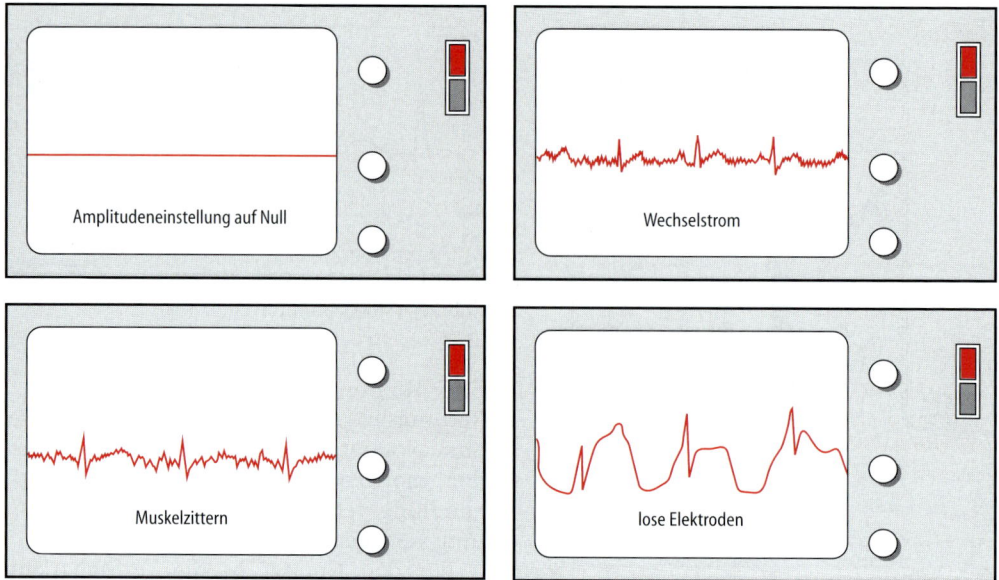

Abb. 4.54. Fehldeutungsmöglichkeiten des Monitor-EKG

- Lockere Elektroden.
  Fehldeutung: Träge Kammeraktionen
  bei normal schlagendem Herzen!

KAPITEL 5

Regelkreise mit direktem Einfluß auf die Vitalfunktionen

5

Lernkapitel
Nach einer ersten Erwähnung in Kap. 3 werden nun ausführlicher typische Abweichungen von den Normalfunktionen der Regelkreise besprochen.

Diese Regelkreise haben einerseits einen direkten Einfluß auf die Vitalfunktionen, sie beeinflussen sich aber auch gegenseitig. Gleichzeitig unterliegen sie jedoch auch den Einflüssen der beiden Vitalfunktionen Atmung und Kreislauf (Abb. 5.1). Vieles muß in diesem Kapitel stark vereinfacht dargestellt werden, da umfangreiches theoretisches Grundwissen, beispielsweise aus Chemie und Biochemie, bei Anwärtern für den Beruf des Rettungsassistenten und Rettungssanitäters nicht immer vorausgesetzt und im Rahmen eines solchen Lehrbuches auch nicht gelehrt werden kann.

5.1
Bewußtsein

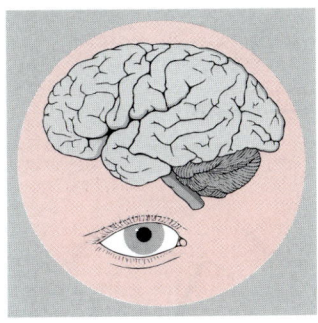

5.1.1
Physiologie

„Bewußtsein" setzt ein ungestörtes Zusammenwirken verschiedener Bereiche des Hirnstamms und der Großhirnrinde voraus. Dabei laufen außerordentlich komplizierte Regel- und Steuervorgänge ab.

Das voll erhaltene Bewußtsein versetzt den Menschen in die Lage, Vorgänge seiner Umgebung zu erkennen und zu werten. Er wird sich seiner Gedanken und seiner Erinnerung „bewußt", er kann seine Aufmerksamkeit steuern und nach eigenem Willen handeln.

Bewußtsein ist Voraussetzung für gezielte Reaktionen auf unterschiedliche Gefahren, beispielsweise Schwimmbewegungen bei Versinken im Wasser oder Weglaufen bei Brand- oder Explosionsgefahr.

Lebenswichtig ist aber auch das unbewußte (reflektorische), regelrechte, verzögerungslose Einsetzen wichtiger Abwehr- und Schutzreflexe, wie das Anziehen eines Arms bei starken Schmerzreizen an der Hand oder Husten und Schlucken bei Ansammlung von Flüssigkeiten oder Fremdkörpern im Rachen.

5.1.2
Pathophysiologie

5.1.2.1
Störmöglichkeiten des Bewußtseins

Erkrankungen, Vergiftungen oder umweltbedingte Einflüsse können zu Veränderungen des Bewußtseins führen.

In dieser vereinfachten Darstellung (Abb. 5.2) sollen 3 Einflußmöglichkeiten auf das Bewußtsein hervorgehoben werden.

**Durchblutungsveränderung/
Blutzusammensetzung**
Jede schwere Durchblutungsverminderung des Gehirns oder auch der Durchfluß von

Blut, das in seiner Gas- oder Glukosekonzentration krankhaft verändert ist, verursacht letztlich über Störungen des Zellstoffwechsels Bewußtlosigkeit.

Druckerhöhung

Alle physikalischen Einfllüsse auf das Gehirn, die über eine Blutung im Schädelinnneren und/oder durch den Eintritt eines Hirnödems zu einer Druckerhöhung im Schädelinneren führen, verursachen Bewußtlosigkeit.

Giftwirkung

Verschiedene Gifte haben einen direkten Angriffspunkt in den Gehirnregionen, deren normale Funktion Voraussetzung für erhaltenes Bewußtsein ist. Der Antransport dieser Gifte auf dem Blutweg und ihre Wirkung als Zellgifte verursachen Bewußtlosigkeit.

In vielen Notfallsituationen treten mehrere Störmöglichkeiten gleichzeitig auf und überlagern sich.

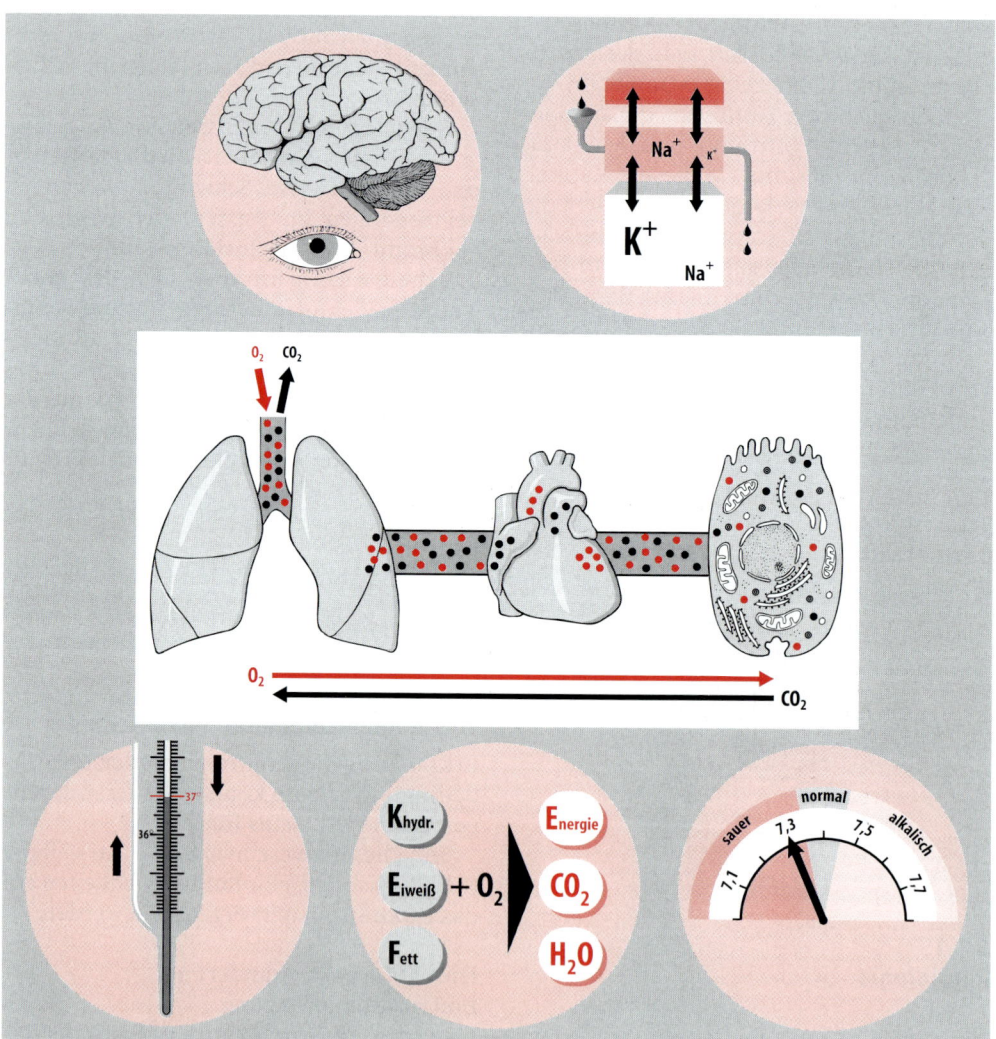

Abb. 5.1. Funktionskreise und Vitalfunktionen

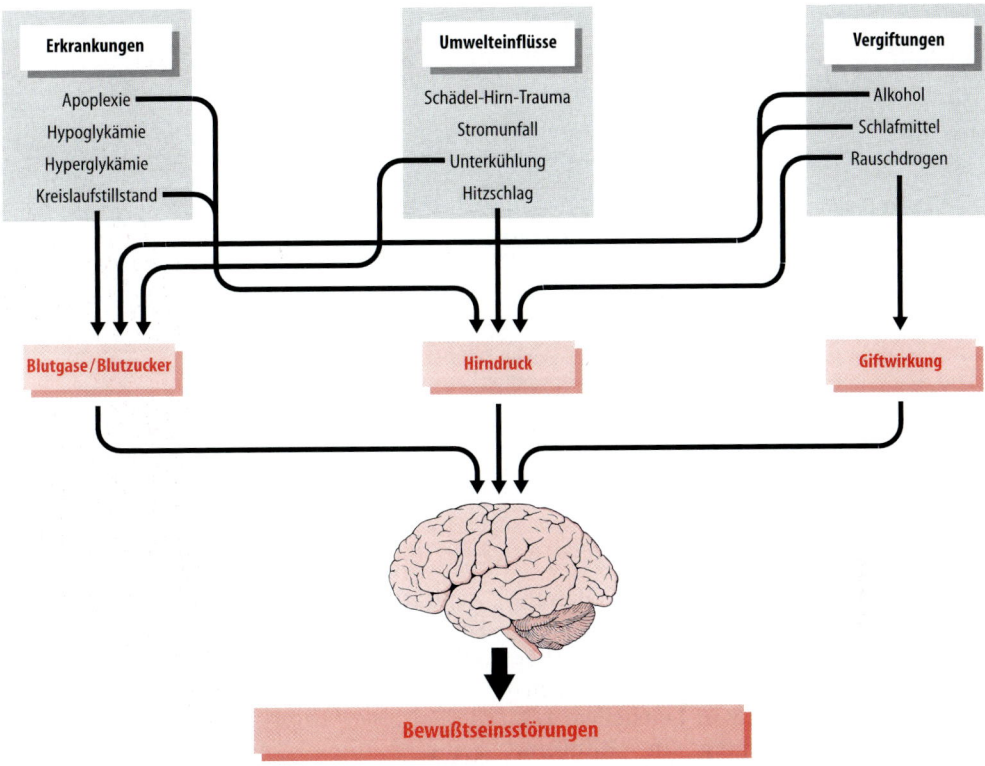

Abb. 5.2. Ursachen von Bewußtseinsstörungen

5.1.2.2
Stadien der Bewußtlosigkeit

Leider sind bis heute die Definitionen und Abstufungen der Bewußtseinsstörungen uneinheitlich und z.T. verwirrend. Aus diesem Grund sollen – ursprünglich gut definierte – Begriffe wie Somnolenz und Sopor möglichst vermieden werden.

Statt dessen wird der Gebrauch einfacherer Unterscheidungen empfohlen.

Von der *Bewußtseinsklarheit* werden

- Bewußtseinstrübung und
- Bewußtlosigkeit (Koma)

abgegrenzt.

Rettungsassistent und Rettungssanitäter müssen bei der Beurteilung von Notfallpatienten in jedem Fall zwischen

- Bewußtseinsklarheit,
- Bewußtseinstrübung,
- Bewußtlosigkeit

unterscheiden.

Die z.T. wechselnde Symptomatik nach Komagraden (1–5) sollte aber ggf. besser mit den jeweiligen Symptomen beschrieben werden, da Übergänge der Schweregrade leider auch weiterhin unterschiedlich bewertet werden.

Übersicht 5.1. Bewußtseinstrübung und Bewußtlosigkeit (Koma)

- Bewußtseinstrübung:
  Verminderte Wahrnehmung, aber Öffnen der Augen auf Anruf und auf Schmerzreize.

- Bewußtlosigkeit (Koma):
  Augen bleiben auch auf Schmerzreize anhaltend geschlossen.
  - Grad 1: Gezielte Abwehrbewegungen auf Schmerzreize.
  - Grad 2: Ungezielte Abwehrbewegungen auf Schmerzreize: Lähmungszeichen (Paresen) Pupillenstörungen/-differenzen.
  - Grad 3: Keine Reaktion auf Schmerzreize.
  - Grad 4: Schutzreflexe (wahrscheinlich) erloschen.
  - Grad 5: Ausfall der Spontanatmung und Störung der Kreislaufregulation.

Tabelle 5.1 Glasgow Coma Scale

		Punkte
Öffnen der Augen	Spontan	4
	Auf Ansprache	3
	Auf Schmerzreiz	2
	Fehlt	1
Verbale Reaktion	Orientiert	5
	Verwirrt	4
	Einzelne Worte	3
	Laute	2
	Fehlt	1
Motorische Antwort	Folgt Aufforderungen	6
	Gezielte Schmerzreaktion	5
	Beugemechanismen	4
	Atypische Beugereaktionen	3
	Streckmechanismen	2
	Fehlt	1

Die höchste erreichbare Punktzahl von 15 gilt bei normalen Verhältnissen, der minimalen Punktzahl von 3 enstpricht tiefe Bewußtlosigkeit.

Die Glasgow Coma Scale als Bewertungsverfahren hat sich mittlerweile am weitesten durchgesetzt (Tabelle 5.1). Daher muß auch nichtärztliches Personal im Einsatz vor Ort, aber auch in Leitstellen, z.B. zur Befundübermittlung in Kliniken, Bewertungskriterien und die Bedeutung niedriger und hoher Punktzahlen für die Intensität der Bewußtseinsstörung kennen.

Hinweise für die Praxis   **6**

- Übergänge zwischen den Graden der Bewußtlosigkeit sind fließend.
- Es ist für viele Krankheits-, Vergiftungs- und Verletzungsbilder typisch, daß sich die Tiefe der Bewußtlosigkeit auch nach der Übernahme des Patienten durch den Rettungsdienst verändert, häufig nimmt sie weiter zu.

5.1.2.3
Folgen der Bewußtseinsstörungen für die Vitalfunktionen

Eine Bewußtlosigkeit mit Ausfall der Schutzreflexe führt unabhängig von der Ursache, die häufig auch direkt die Vitalfunktionen Atmung und Kreislauf beeinträchtigt, in erster Linie über eine Verlegung der oberen Atemwege und/oder Aspiration zur akuten Lebensgefahr durch schwerwiegende Störungen des respiratorischen Systems.

5.1.3
Erkennen von Bewußtseinsstörungen

In Abhängigkeit von der Situation, in der das Rettungspersonal den Notfallpatienten antrifft, geben eine Vielfalt von Anzeichen und Informationen Hinweise auf das wahrscheinliche Vorliegen und auf die Tiefe der Bewußtlosigkeit.

a) Situation:
- Art der Erkrankung:
  bekannter Diabetes◇;
- Unfallgeschehen:
  Motorradunfall, Aufprall des unbehelmten Kopfes,
  Sturz aus großer Höhe;
- Selbstmordverdacht:
  Tablettenpackungen und Alkohol am Bett des Notfallpatienten.

b) Informationen durch Augenzeugen oder Familienangehörige.

c) Sichtbare Verletzungen:
- schwere Kopfplatzwunde;
- Brillenhämatom◇;
- Austritt von Hirnmasse.

d) Reaktion des Patienten auf Reize. Reagiert verzögert oder nicht auf Anruf, reagiert verzögert/nicht auf starke symmetrische Schmerzreize (z.B. Kneifen in die Muskulatur des Armes).

e) Augensymptome (je nach Ursache und Tiefe der Bewußtlosigkeit, s. Abb. 5.3):
- Augenlider geschlossen,
- Pupillen seitengleich bei verzögerter Lichtreaktion,
- Pupillen unterschiedlich weit,
- Pupillen weit mit nicht feststellbarer Reaktion auf Licht.

Hinweise für die Praxis

> Selten können schwer hysterische Patienten eine tiefe Bewußtlosigkeit simulieren. Es ist nicht zulässig, daß Rettungsassistenten oder Rettungssanitäter diese „Verdachtsdiagnose" stellen oder gar deswegen den Transport des Patienten zum Arzt bzw. in die Klinik unterlassen.

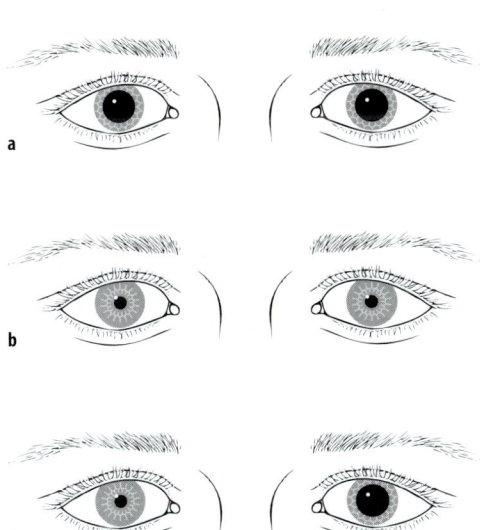

Abb. 5.3 a–c. Pathologische Pupillenbefunde: **a** beidseits weite Pupillen, **b** beidseits verengte Pupillen, **c** Pupillendifferenz

5.1.4 Behandlung Bewußtloser

5.1.4.1 Maßnahmen des Rettungsassistenten und des Rettungssanitäters

Gegen die *Ursache* der Bewußtlosigkeit kann das Rettungspersonal in der Regel keine gezielten Maßnahmen einleiten. Ausnahmen sind Gas- oder Erstickungsunfälle, bei denen die Betroffenen teilweise schon durch Verbringen in eine andere Umgebung das Bewußtsein wiedererlangen.

Die wichtigste Maßnahme zur Behandlung Bewußtloser besteht – *ausreichende* Spontanatmung vorausgesetzt! – in der Durchführung einer stabilen Seitenlagerung unter Beachtung der Kreislaufsituation.

In stabiler Seitenlage ist die Gefahr geringer, daß bei Bewußtlosen, die nach Ausfall der Schutzreflexe nicht mehr „reflektorisch" abhusten oder schlucken, Blut, Schleim oder Erbrochenes in die Luftröhre und in die Bronchien eindringt. Auch das Zurücksinken von Unterkiefer und Zungengrund ist bei richtiger Lagerung vermeidbar.

Die Sicherung freier Atemwege bei Bewußtlosen und ein *absoluter* Schutz vor einer Aspiration◇ sind nur durch die Intubation◇ der Trachea erreichbar.

5.1.4.2 Maßnahmen des Notarztes

Sieht man von der Glukosegabe beim hypoglykämischen Schock, von der Injektion des Benzodiazepinantagonisten Anexate bei benzodiazepinbedingten Vergiftungen und der Infusion hochprozentiger Glukoselösung bei Alkoholisierten ab, ist auch die notärztliche Behandlung Bewußtloser in der Regel symptomatisch, d.h. die eigentliche Ursache kann nicht direkt beseitigt werden.

Grundsätze

5.2
Wasser-Elektrolyt-Haushalt

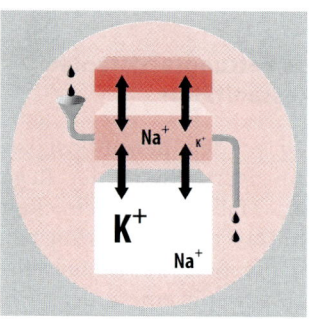

5.2.1
Physiologie

5.2.1.1
Wasserhaushalt

Der Mensch besteht zu ca. 60% seines Körpergewichts aus Wasser, bei Säuglingen ist der Wasseranteil noch höher (75%).

Zirka 40% des Gewichtsanteils liegen als Wasser in der Gesamtheit aller Körperzellen, ca. 15% im Gewebe zwischen den Zellen und nur (!) ca. 5% intravasal, d.h. im Gefäßsystem, vor (Abb. 5.4).

Diese Flüssigkeitsräume stehen untereinander in Verbindung. An den Grenzflächen laufen geregelte Austauschvorgänge ab.

Tägliche Wasseraufnahme

Die Trinkmenge ist unterschiedlich, sie wird normalerweise durch das Durstgefühl genau auf den Bedarf abgestimmt (ca. 1500 ml). Die täglich aufgenommenen halbfesten und festen Nahrungsbestandteile enthalten ca. 700 ml Wasser. Bei der Verbrennung von Fett, Kohlenhydrate und Eiweiß im Stoffwechsel entsteht u.a. auch Wasser, das bei normaler Nahrungsmenge nochmals ca. 300 ml pro Tag beträgt (Abb. 5.5).

Tägliche Wasserabgabe

Das entscheidende Organ für die Regulation des Wasserhaushaltes und die Wasserausscheidung ist die Niere. Die durchschnittliche Urinmenge liegt bei ca. 1500 ml, sie wird aber stets wechselnd der Aufnahme und dem Gesamtbestand an Wasser

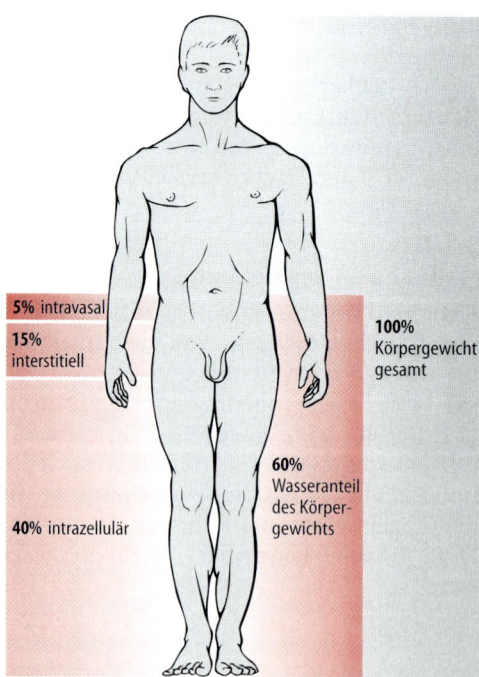

Abb. 5.4. Flüssigkeitsanteile des Organismus

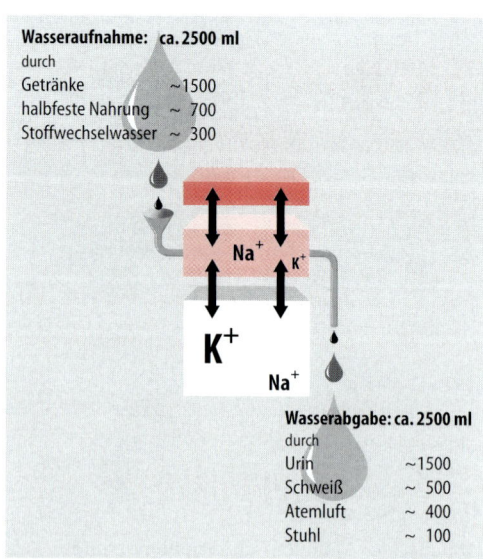

Abb. 5.5. Wasseraufnahme und Wasserabgabe

angepaßt. Ohne erkennbares Schwitzen gibt der Mensch täglich bereits ca. 500 ml Wasser über die Haut ab. Mit der feuchten, aus der Lunge zurückströmenden Ausatemluft verliert der Mensch ca. 400 ml. Über den Stuhlgang werden ca. 100 ml pro Tag abgegeben.

Mit dieser Bilanz sind bereits alle möglichen Störstellen, die bei krankhaften Vorgängen die Zufuhr oder die Abgabe von Wasser beeinflussen können, dargestellt.

5.2.1.2
Elektrolythaushalt

In den Körperflüssigkeiten finden sich die Elektrolyte, elektrisch positiv oder negativ geladene Ionen.

Ihre Konzentrationen in der extrazellulären und intrazellulären Flüssigkeit sind unterschiedlich (Tabelle 5.1).

Natrium liegt in der extrazellulären Flüssigkeit in hoher, Kalium in geringer Konzentration vor. In den Zellen ist das Verhältnis umgekehrt.

Die Natriumkonzentration im extrazellulären Raum spielt eine wesentliche Rolle für den Wasserhaushalt, da der Natriumge-

halt den osmotischen Druck entscheidend bestimmt. Eine normale Kaliumkonzentration im intra- und extrazellulären Raum ist eine wichtige Voraussetzung für die Bildung und Fortleitung normaler Reize.

Die Elektrolytaufnahme und -abgabe ist gekoppelt mit entsprechenden Vorgängen des Wasserhaushalts.

5.2.2
Pathophysiologie

Die durch Veränderungen im Wasser-Elektrolyt-Haushalt bedingten Notfälle entstehen meist durch chronische Störungen, seltener kurzfristig durch extreme Belastungen.

Für die Notfalltherapie sind in erster Linie hohe Wasserverluste (Dehydration◇) von Bedeutung, da sie letztlich auch eine Verminderung des Plasmavolumens bewirken.

Säuglinge und Kleinkinder mit ihrem hohen Wasseranteil sind bei Durchfällen und Erbrechen besonders stark gefährdet und geraten schneller als Erwachsene in einen lebensbedrohlichen Zustand.

Der Zustand einer Überwässerung (Hyperhydration◇), der in der Klinik bei verschiedenen Erkrankungen oder Fehlern in der Infusionsbehandlung zu beachten ist, spielt im präklinischen Bereich – von Ausnahmen abgesehen – keine Rolle.

Tabelle 5.1 Elektrolytkonzentrationen. Diese Tabelle dient nur zur Information, Einzelheiten sind für den Rettungssanitäter und den Rettungsassistenten von geringerer Bedeutung

	Plasma [mmol/l]	Intrazelluläre Flüssigkeit [mmol/l]
Kationen (elektrisch positive geladene Teilchen)		
Natrium	142	33
Kalium	5	136
Kalzium	5	–
Magnesium	3	26
Kationen gesamt	**155**	**195**
Anionen (elektrisch negativ geladene Teilchen)		
Chlorid	103	–
Bikarbonat	27	10
Phosphat	2	110
Sulfat	1	1
Organische Säuren	6	–
Proteine	16	74
Anionen gesamt	**155**	**195**

5.2.2.1
Störungen des Wasser-Elektrolyt-Haushalts

Dehydrationsursachen
- starkes Erbrechen,
- starke Durchfälle,
- starkes Schwitzen,
- zu geringe Trinkmenge bei alten Menschen und längerzeitig Bewußtlosen.

Hyperhydrationsursachen
- feuchtes Süßwassertrinken,
- intensive Magenspülung ohne Kochsalzzusatz,
- übermäßiges Trinken,
- Störungen der Nierenfunktion.

5.2.2.2
Störungen des Elektrolythaushalts

Die in der Regel mit Störungen des Wasserhaushalts gekoppelten Veränderungen im Elektrolytgleichgewicht werden nicht dargestellt, da sie meist

- erst in der Klinik über Laboruntersuchungen festgestellt werden können,
- zum größten Teil sehr kompliziert sind und
- aus diesem Grund im Rettungsdienst auch nicht gezielt behandelt werden können.

5.2.2.3
Folgen der Störungen im Wasser-Elektrolyt-Haushalt

Alle Formen der Dehydration bewirken letztlich auch eine Verminderung des Plasmavolumens und damit eine Beeinträchtigung des zirkulatorischen Systems. Die Hyperhydration belastet besonders das linke Herz.

Krankhafte Veränderungen der Elektrolytkonzentrationen im extra- und intrazellulären Raum lösen u.a. Störungen in der Entstehung und Fortleitung von Reizen aus. Dadurch ist die normale Herztätigkeit gefährdet.

5.2.3
Erkennen von Störungen im Wasser-Elektrolyt-Haushalt

5.2.3.1
Wasserhaushalt

Dehydratation

- Situation:
  - Schweißverluste bei starker körperlicher Belastung (z.B. Märsche),
  - seit Tagen schwerer Durchfall;
- Fremdinformation: z.B. „starker Durst";
- Trockenheit von Haut und Schleimhäuten;
- Stehenbleiben einer abgehobenen Hautfalte;
- z.T. Fieber;

- z.T. Verwirrtheit, Unruhe, evtl. Krämpfe;
- Pulsanstieg und Blutdruckabfall;
- bei Säuglingen und Kleinkindern: graue faltige Haut, eingefallene Augen, greisenhaftes Aussehen, Lethargie;
- (niedriger zentralvenöser Druck).

Zusätzlich zu den Schlüssen, die sich aus der Situation, den eigenen Angaben des Patienten oder Fremdinformationen ableiten lassen, sprechen die Trockenheit der Haut, insbesondere der Schleimhäute, für einen Wassermangel. Die Sprache der Patienten ist wegen der Trockenheit der Zunge häufig lallend. Fieber – besonders bei Kindern – kann Ursache, aber auch Folge des Wassermangels sein, da die Temperaturregulation bei einer Dehydratation gestört ist.

Bei längerfristig bestehendem Wassermangel verliert die Haut durch den Wasserverlust im subkutanen Fettgewebe ihre Elastizität, aufgehobene Falten verstreichen nur langsam.

Durch den intrazellulären Wassermangel in Zellen des zentralen Nervensystems entwickeln sich Abgeschlagenheit, Unruhe, Verwirrtheitszustände und Krämpfe.

Über einen (vom Notarzt eingeführten) zentralvenösen Katheter wird ggf. ein erniedrigter zentralvenöser Druck gemessen.

Puls und Blutdruck verändern sich letztlich wie beim Volumenmangelschock.

Hyperhydratation

- Situation: z.B. Ertrinkungsunfall im Süßwasser;
- Fremdinformation z.B. „trinkt seit Tagen große Flüssigkeitsmengen";
- evtl. Lungenödem;
- (hoher zentralvenöser Druck).

Eine akute Hyperhydratation kann je nach Situation und Fremdinformation nur vermutet werden.

Ein gemessener hoher zentralvenöser Druck und die Entwicklung eines Lungenödems können den Verdacht bestätigen.

5.2.4
Behandlung von Störungen des Wasser-Elektrolyt-Haushalts

5.2.4.1
Maßnahmen des Rettungsassistenten und des Rettungssanitäters

Man wird schwere Formen der Dehydratation, die zu einer schockähnlichen Störung des zirkulatorischen Systems führten, in gleicher Weise wie den Schock durch entsprechende Lagerung behandeln. In Abhängigkeit von der Transportdauer und der Gesamtsituation wird, wenn der Patient bei Bewußtsein ist und trinken kann, Flüssigkeit angeboten.

Sie sollte zumindest mit Kochsalz (1 Teelöffel/l) angereichert sein. Noch zweckmäßiger ist die orale Verabreichung von im Handel befindlichen Elektrolytlimonaden, da mit dem Wasserverlust praktisch immer Elektrolytverluste gekoppelt sind.

Für die seltener vorkommenden Notfälle der Hyperhydratation gibt es außer der an die Kreislaufsituation angepaßten Lagerung keine speziellen Maßnahmen, die für den Rettungssanitäter anwendbar wären (Maßnahmen beim Lungenödem, s. S. 191, 311 f.).

5.2.4.2
Maßnahmen des Notarztes

Dehydratation. Der Notarzt wird nach Abschätzen der Ursache der Dehydratation, falls verfügbar, Elektrolytlösungen unterschiedlicher Konzentrationen und Zusammensetzung verabreichen.

Als überbrückende Universallösung eignet sich Ringer-Laktatlösung.

Hyperhydratation. Die Gabe von Medikamenten, die die Urinproduktion anregen und damit eine Ausschwemmung von Wasser bewirken, ist angezeigt.

5.3
Wärmehaushalt

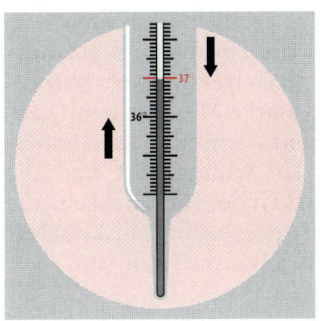

5.3.1
Physiologie

Zur Aufrechterhaltung der normalen Lebensvorgänge ist der menschliche Körper auf eine Regeltemperatur von ca. 37°C eingestellt. Diese Temperatur wird, unabhängig von der Umgebungstemperatur, durch Wärmeproduktion oder Wärmeabgabe weitgehend konstant gehalten.

Man unterscheidet einen
Körperkern:
- Gehirn,
- Thorax,
- Bauchorgane,

von der
Körperschale:
- Muskulatur,
- Haut des Stammes,
- Extremitäten.

Im Körperkern (Organe mit hohem Stoffwechsel) wird das Blut erwärmt, in der Schale wird es durch Wärmeabgabe nach außen gekühlt. Die Körperschale hat normalerweise die Funktion eines „Kühlers" für den „Motor" Körperkern. Die Stärke der Schalendurchblutung bestimmt das Ausmaß der Wärmeabgabe.

5.3.1.1
Drohende Unterkühlung

Der Körper des Gesunden reagiert auf einen drohenden Abfall der Körperkerntemperatur infolge niedriger Außentemperaturen, besonders bei hoher Luftfeuchtigkeit und starker Luftbewegung oder nach einem Sturz ins kalte Wasser, mit einer Drosselung der „Kühler"-durchblutung. Außerdem wird der Stoffwechsel auf hormonalem Wege gesteigert. Durch körperliche Bewegung, starke Muskelarbeit (Laufen, Schwimmen) entsteht zusätzliche Wärme. Auch der Schüttelfrost und die Gänsehaut (Tätigkeit der Hautmuskeln, die die Härchen aufstellen) sind Muskelarbeit zur Erzeugung von Wärme (Abb. 5.6).

5.3.1.2
Drohender Anstieg der Körpertemperatur

Besonders bei starker körperlicher Arbeit unter hoher Umgebungstemperatur und hoher Luftfeuchtigkeit wird die Körperschale verstärkt durchblutet, um möglichst viel Wärme aus dem Körperkern nach außen abzutransportieren.

Ein zusätzlicher Mechanismus ist das Schwitzen. Beim Schwitzen entsteht Verdunstungskälte. Diese physikalische

Erscheinung ist aus dem täglichen Leben bekannt (z.B. schnell verdunstender Alkohol auf der Haut kühlt).

5.3.2
Pathophysiologie

Die Grenzen der normalen Körpertemperatur sind 36,4° bzw. 37,4°C.

5.3.2.1 Unterkühlung   [20]
(s. Abschn. 28.20)
Bei der allgemeinen Unterkühlung werden 3 Phasen unterschieden (Tabelle 5.2).

Auswirkungen auf Vitalfunktionen und Regelkreise
Atmung: Die Atembewegungen werden bei Temperaturen unter 34°C flacher, bei 20-16°C Kerntemperatur kommt es zum Atemstillstand durch Lähmung des Atemzentrums.

Kreislauf: Nach einer vorübergehenden Steigerung der Kreislauftätigkeit durch Puls- und Blutdruckanstieg geht die Herzleistung bei Temperaturen unter 34°C zurück. Ab 25°C nimmt die Flimmerneigung des Herzens erheblich zu.

Bewußtsein: Bei Körperkerntemperaturen unter 30°C wird der Unterkühlte tief bewußtlos.

Stoffwechsel: Mit abfallender Körpertemperatur nimmt der O_2-Bedarf der Gewebe ab. Nicht zuletzt wegen des erhöhten O_2-Verbrauchs in der Abwehrphase besteht aber letztlich doch O_2-Mangel, da die Stoffwechselvorgänge nicht in gleichem Maße abnehmen wie das O_2-Angebot.

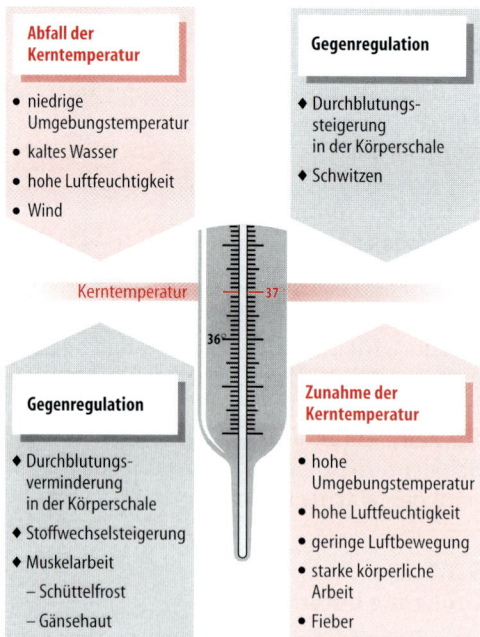

Abb. 5.6. Konstanterhaltung der Körperkerntemperatur

Tabelle 5.2 Stadien der Unterkühlung

Phase	Kerntemperatur	Auswirkungen
1. Abwehrstadium	36,4–34°C	– Unruhe, – Steigerung des Energiestoffwechsels, – Drosselung der Schalendurchblutung, – Muskelzittern, – Schmerzen an den Extremitäten, – Zunahme der Herzfrequenz. ● Atmung und Kreislauf sind noch intakt!
2. Erschöpfungsstadium	34–27°C	– Aufhören des Kältezitterns, – Muskelstarre, – Somnolenz bzw. Sopor, – Bradykardie und Arrhythmien, – Flacherwerden der Atmung. ● Atem- und Kreislauffunktion erheblich gestört!
3. „Scheintod"	27–22°C	– Puls nicht mehr fühlbar, – Koma, – Reflexe erloschen, – kaum feststellbare Atembewegung, – schlaffe Lähmung der Muskulatur. ● Höchste Lebensgefahr!

Grundsätze

Hinweise für die Praxis

- Wiederbelebungsversuche werden bei Unterkühlten auch nach weit länger als 5 min bestehendem klinischem Tod mit einer höheren Erfolgswahrscheinlichkeit als bei Patienten mit normaler Körpertemperatur durchgeführt, da der O_2-Verbrauch der Gewebe (Gehirn, Herz) bei Senkung der Temperatur niedriger ist und eine längere Zeit der Unterversorgung ohne irreversible Schäden überstanden wird!
- Diese Tatsache macht man sich in der Medizin z.B. bei der gezielten Hypothermie von Patienten, die am Herzen operiert werden, zunutze.

5.3.2.2
Hitzeschäden

Bei Anstieg der Körperkerntemperatur über 37,5°C treten zunehmend Störungen auf, die zum einen durch den Temperaturanstieg der Gewebe und zum anderen durch Wasser- und Elektrolytverluste während des Schwitzens verursacht werden.

Je nach Ausgangssituation der Betroffenen, Art und Ausmaß ihrer körperlichen Arbeit und je nach Umgebungsbedingungen können sich verwandte Krankheitsbilder mit z.T. unterschiedlichen Erscheinungsformen entwickeln.

Folgen der Wärmeeinwirkung
Hitzschlag
Bei hohen Außentemperaturen, meist verbunden mit hoher Luftfeuchtigkeit, kommt es zum Anstieg der Körperkerntemperatur über 41°C. Die Schweißabsonderung wird bei Körpertemperaturen um 39°C eingestellt, es entwickelt sich zunehmend Bewußtlosigkeit.
- *„Rotes Stadium"*: Der Körper versucht durch starke Schalendurchblutung die Kerntemperatur zu halten bzw. zu senken.
- *„Graues Stadium"*: Kreislaufzusammenbruch.
- Tod bei ca. 43,5°C.

Hitze und/oder Salzmangelerschöpfung
Erhebliche Wasser- und Salzverluste durch länger anhaltendes Schwitzen, meist bei körperlicher Belastung, führen bei nur mäßig erhöhten, um 39°C liegenden Körpertemperaturen zu Erschöpfungszuständen, in ausgeprägten Fällen entwickeln sich Schocksymptome.

Hitzekrämpfe

Die Ursache ähnelt denen der Hitze- und Salzmangelerschöpfung. Plötzlich einsetzende, durch Kochsalzmangel bedingte Krämpfe befallen Muskelgruppen, die zuvor besonders belastet waren. Hitzekrämpfe treten bei Arbeiten in hoher Umgebungstemperatur (Hochöfen), aber auch bei stärkster sportlicher Betätigung auf, wenn Schweißverluste nicht rechtzeitig ausgeglichen werden.

> daß von der Umgebungstemperatur auf die Art der Störung des Wärmehaushalts geschlossen werden kann.
> - In Bereichen, in denen häufig Unterkühlte zu behandeln sind, wie beispielsweise bei der Berg- und Seerettung, sollten Spezialthermometer zur Messung tiefer Körpertemperaturen verfügbar sein.

5.3.3
Erkennen von Störungen des Wärmehaushalts

Die entscheidenden Hinweise für die Art der Störung des Wärmehaushalts lassen sich aus der Situation ableiten, in der der Notfallpatient angetroffen wird. Die am Patienten feststellbaren Befunde geben zusätzliche Hinweise über die Schwere der Störung.
Eine genauere Abschätzung der vermutli-

> Hypertherme Zustände sind mit üblichen Fieberthermometern zu messen. Bei Zuständen von Unterkühlung ist mit dem normalen Thermometer lediglich feststellbar, daß die Körperkerntemperatur 35°C nicht übersteigt.

chen Temperatur ist über die Wertung der Symptome möglich, aber nicht vorrangig wichtig, da die Maßnahmen bei allen Stadien der Unterkühlung relativ einheitlich sind.

Hinweise für die Praxis

> - Auch bei sehr niedrigen Außentemperaturen können nach dem Zwiebelschalenprinzip Bekleidete (mehrere Kleidungsschichten, äußere Schicht luft- und feuchtigkeitsundurchlässig) nach stärkerer körperlicher Anstrengung eine Hitzestauung erleiden! Dies ist eine Ausnahme von der Regel,

5.3.4
Behandlung von Patienten mit Störungen des Wärmehaushalts

Neben der direkten Behandlung der Störungen der Vitalfunktionen wird bereits im Rettungsdienst versucht, das Ausmaß der Temperaturabweichung zu vermindern. Ein Unterschied ist allerdings zu beachten:
Bei Hitzegeschädigten soll bereits im präklinischen Bereich *massiv gekühlt* werden, da bedrohliche Reaktionen des Organismus auf diese Behandlung kaum zu befürchten sind.
Bei Unterkühlten liegt der Behandlungsschwerpunkt im Rahmen des Rettungsdienstes in der *Verhinderung einer weiteren Senkung der Körperkerntemperatur* und bei einer vorsichtigen langsamen Erwärmung, da bei schneller Erwärmung von außen tödliche Kreislaufkomplikationen ausgelöst werden können.

5.3.4.1
Maßnahmen des Rettungsassistenten und des Rettungssanitäters

Situationsgerechte Lagerung des Patienten und ggf. Beatmung und Herzdruckmassage.

Hyperthermie
- Entfernen der Kleidung,
- Kühlung durch Anfeuchten des Körpers mit Wasser, Alkohol oder Desinfektionsspray,
- Gabe von kochsalzangereicherten Getränken, Elektrolytlimonaden (bei erhaltenem Bewußtsein),
- O_2-Gabe.

Hypothermie

- Entfernen nasser Kleidung (bei erhaltenem Bewußtsein),
- nasse Kleidung bei Bewußtlosen belassen, nur bei langer Transportzeit Kleidung aufschneiden,
- Einhüllen in warme Decke (s. Hibler-Packung, Kap. 20, S. ◇),
- Gabe von heißen Getränken (bei erhaltenem Bewußtsein),
- O₂-Gabe (nach Möglichkeit vorgewärmt).

5.3.4.2
Maßnahmen des Notarztes

Hyperthermie

- Infusion von Elektrolytlösungen,
- ggf. Behandlung des Hirnödems.

Hypothermie

- Infusion vorgewärmter Dextranlösung.

Die immer noch anhaltende Diskussion, ob in der Klinik die Verfahren einer verzögerten oder einer raschen Erwärmung angewendet werden sollten, ist für die Belange des Rettungsdienstes von geringer Bedeutung.

5.4
Säure-Basen-Haushalt

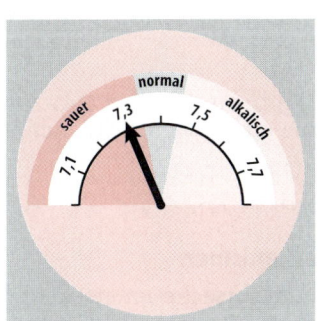

5.4.1
Physiologie

Der ungestörte Ablauf der vitalen Funktionen Atmung und Kreislauf sowie viele andere Vorgänge im Organismus, insbesondere des Stoffwechsels, sind an einen bestimmten „Säurewert" der Körperflüssigkeiten gebunden.

5.4.1.1
Säure

Nach den Regeln der Chemie sind Säuren Verbindungen, die positiv geladene Wasserstoffatome (H^+) abgeben können.

Beispiel: Kohlensäure, Formel: H_2CO_3. Diese Säure kann ein positiv geladenes Wasserstoffatom H^+ abgeben:
$$H^+ \rightleftharpoons HCO_3^-.$$

5.4.1.2
Base

Chemische Gruppierungen, die Wasserstoffionen binden können, nennt man Basen.

In dem oben angeführten Beispiel ist das negativ geladene HCO_3^- eine Base.

5.4.1.3
pH-Wert

In einer neutralen Lösung liegt die Zahl der H^+-Ionen in der sehr geringen Konzentration von 0,0000001 mg/l vor.

Eine andere mathematische Schreibweise ist 10^{-7}. Um mit einfacheren Zahlen zu arbeiten, nimmt man nicht diese Zahl, die die Konzentration angibt, sondern die „Hochzahl" unter Verzicht auf das negative Vorzeichen (negativer dekadischer Logarithmus), also statt 10^{-7} die Zahl 7.

Den eingangs erwähnten „Säurewert" nennt man korrekt den pH-Wert. Der pH-Wert gibt also Aufschluß über die Wasserstoffionenkonzentration einer Lösung.

Im extrazellulären Raum des menschlichen Organismus mißt man einen pH-Wert, der normalerweise zwischen 7,35 und 7,45 schwankt.

Bei pH-Werten unter 7,35 spricht man von Azidose ◇ (azidotisch=sauer), bei Werten über 7,45 spricht man von Alkalose ◇ (alkalisch=basisch) (Abb. 5.7).

Abweichungen von der physiologischen Wasserstoffionenkonzentration in den Kör-

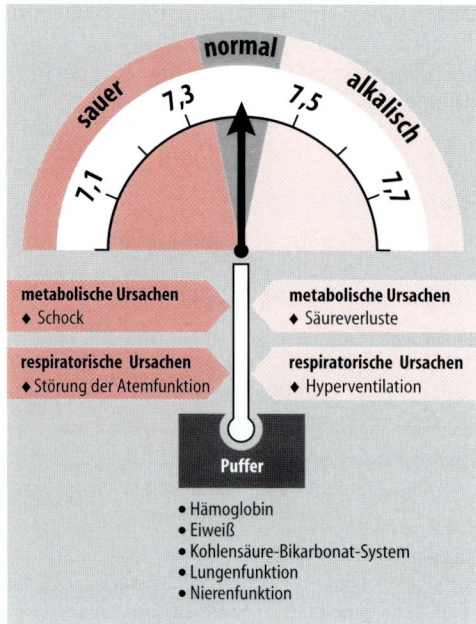

Abb. 5.7. Azidose und Alkalose

perflüssigkeiten werden bei ständiger Bedrohung von der sauren Seite unter normalen Bedingungen durch 3 Regulationsmöglichkeiten konstant gehalten:

- Neutralisation durch Pufferung im intra- und extrazellulären Raum,
- Ausscheidung von Kohlensäure in der Lunge,
- Ausscheidung saurer (ggf. auch basischer) Substanzen durch die Niere.

5.4.1.4
Pufferung

Chemische Puffer sind Substanzgruppen, die Säuren (H+-Ionen) oder Basen abfangen,chemisch binden und dadurch pH-Änderungen verhindern.

Puffersubstanzen im menschlichen Körper sind u. a.

- der Blutfarbstoff Hämoglobin,
- Eiweiß,
- das Kohlensäure-Bikarbonat-System.

Säureausscheidung durch Lunge und Nieren

Lunge: Bei vermehrtem Anfall von CO_2, das sich leicht mit Wasser zu Kohlensäure bindet,

$$CO_2 + H_2O \rightleftharpoons H_2CO_3,$$

wird die Säure kurzfristig als CO_2-Gas durch Zunahme der Atemtägigkeit abgeatmet. H_2O = Wasser bleibt im Organismus zurück.

Nieren: Die Ausscheidung saurer (oder basischer) Substanzen über die Niere ist ein Vorgang von großer Bedeutung für die Aufrechterhaltung normaler pH-Werte; der Ausgleich über die Niere erfolgt jedoch langsamer.

5.4.2
Pathophysiologie

Unter krankhaften Bedingungen kann der pH-Wert durch Störeinflüsse nach der sauren oder alkalischen Seite verschoben werden.

5.4.2.1
Azidose

Von einer Azidose, einer Verschiebung zur sauren Seite, spricht man beim Absinken des pH-Wertes der extrazellulären Flüssigkeit unter 7,35.

5.4.2.2
Alkalose

Den Anstieg des pH-Wertes über 7,45, die Verschiebung zur alkalischen Seite, nennt man Alkalose.

5.4.2.3
Entstehungsmechanismen

Je nach Entstehungsursache unterscheidet man metabolische und respiratorische Entgleisungen.

Metabolisch heißt, die Störung ist durch Vorgänge im Stoffwechsel hervorgerufen,

respiratorisch heißt, die Störung geht von Veränderungen der Atmung aus.

Bei akuten im Rettungsdienst zu versorgenden Notfällen findet man meist schwere

Übersicht 5.1. Azidoseformen

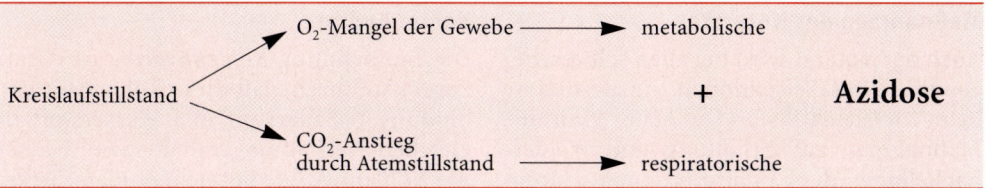

Azidosen. Diese Azidosen entwickeln sich innerhalb weniger Minuten, da im Stoffwechsel bei O_2-Mangel vermehrt Milchsäure und Brenztraubensäure anfallen. Man spricht dann von einer metabolischen Azidose.

Bei einem Anstieg des Kohlensäuredrucks im Blut durch Störungen der Atemtätigkeit oder der Lungenfunktion entwickelt sich eine respiratorische Azidose.

Bei Notfällen überlagern sich häufig beide Formen der Azidose (Übersicht 5.1).

Auswirkungen der Azidose auf die Organfunktionen

Schwere Azidosen wirken sich in erster Linie schädigend auf das zirkulatorische System aus.

Herz: Abnahme des Schlagvolumens durch Abnahme der Herzkraft. Das Auftreten von Rhythmusstörungen ist meist durch Verschiebungen im Kaliumhaushalt bedingt.

Die Wiederbelebbarkeit des Herzens ist herabgesetzt.

Gefäße: Gefäßmuskelzellen reagieren vermindert auf die Wirksubstanzen Adrenalin und Noradrenalin.

Atmung: Je nach Ursache tritt eine Kußmaul-Atmung auf (Versuch einer vermehrten Abatmung von Kohlensäure).

Niere: Verschlechterung der Nierenfunktion.

5.4.3
Erkennen von Störungen des Säure-Basen-Haushalts

Störungen des Säure-Basen-Haushalts müssen im präklinischen Bereich, ohne die Möglichkeit, spezielle Laborwerte zu erhalten, praktisch immer von der jeweiligen Notfallsituation abgeleitet werden.

Beispiele:

$$\textit{Schocksym-} \rightarrow \textit{Minder-} \rightarrow \textit{metabo-}$$
ptomatik *versorgung* *lische*
der Gewebe *Azidose*
mit O_2 ->

Bei bewußtlosen Diabetikern kann die tiefe Kußmaul-Atmung (verstärkte Abatmung von CO_2 zum Ausgleich für die im Stoffwechsel vermehrt anfallenden Säuren) ein Hinweis auf das Vorliegen einer Azidose und die Art der Stoffwechselentgleisung geben.

5.4.4
Behandlung von Störungen des Säure-Basen-Haushalts

Vermutete Störungen des Säure-Basen-Haushalts werden im Rettungsdienst nach Möglichkeit indirekt durch Behandlung der *Störungsursache* angegangen, bei einer Ateminsuffizienz mit nachfolgender respiratorischer und metabolischer Azidose z.B. durch Beatmung und O_2-Zufuhr.

5.4.4.1
Maßnahmen des Rettungsassistenten und des Rettungssanitäters

Von der Behandlung der Ursachen abgesehen, gibt es für Rettungsassistenten und Rettungssanitäter keine weitere *direkte* Möglichkeit, Störungen des Säure-Basen-Haushalts selbständig zu behandeln.

Grundsätze

5.4.4.2
Maßnahmen des Notarztes

Auch der Notarzt wird bei allen schwerwiegenden Notfallsituationen, insbesondere beim Kreislaufstillstand, in erster Linie alle Maßnahmen zur Erhaltung und Wiederherstellung der Vitalfunktionen durchführen, da auf diesem Wege am ehesten und wirksamsten die gestörten Verhältnisse im Säure-Basen-Haushalt auszugleichen sind.

Der früher als Standardmaßnahme praktizierte präklinische Einsatz einer „Puffertherapie" durch intravenöse Zufuhr von Natriumbikarbonat bleibt nur noch absoluten Ausnahmesituationen vorbehalten. In wissenschaftlichen Studien wird heute die Frage diskutiert, ob eine Puffertherapie bei der Reanimation überhaupt gerechtfertigt ist.

5.5
Stoffwechsel

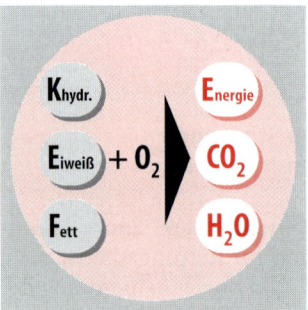

5.5.1
Physiologie

Durch eine Vielzahl verschiedener, z.T. sehr komplizierter chemischer Vorgänge werden in der Zelle unter Verbrauch von Sauerstoff zugeführte Nahrungsmittel ab- bzw. umgebaut. Umfang und Art dieser „Verbrennungsvorgänge" stehen daher in enger Beziehung zu O_2-Bedarf und O_2-Zufuhr.

5.5.1.1
Kohlenhydrate

Die Bezeichnung *Kohlenhydrate* ist darauf zurückzuführen, daß diese Kohlenstoffverbindungen Sauerstoff und Wasserstoff im gleichen Verhältnis enthalten wie Wasser. Als Kohlenhydrate bezeichnet man Zucker, Stärke und Zellstoff. Brot, Kartoffeln und Reis beispielsweise enthalten zum überwiegenden Teil Kohlenhydrate.

Sie werden im Darm durch spezielle Wirkstoffe, Diastase und Saccharase, in einfache Zucker zerlegt, die von der Darmwand aufgenommen werden, durch die Pfortader in die Leber gelangen und dort zum Glykogen umgewandelt und abgelagert werden. Durch ein feines Regulationssystem gibt die Leber soviel Zucker in das Blut ab, daß der Blutzuckerwert des Gesunden auch ohne Nahrungsaufnahme bei etwa 100 mg% liegt. Dadurch steht den Gehirn-, Muskel- und Körperzellen immer Zucker zur Verfügung, den sie unter Wärmebildung über viele Zwischenstufen zu Kohlendioxid (CO_2) und Wasser (H_2O) oxidieren.

5.5.1.2
Eiweiß

Eiweißstoffe sind als wesentliche Bestandteile des Protoplasmas und des Kerns in jeder tierischen und pflanzlichen Zelle vorhanden. Fleisch und Käse enthalten zum überwiegenden Teil Eiweiß.

Das Eiweiß der Nahrung wird in Magen und Darm durch die Enzyme Pepsin, Trypsin und Erepsin in Aminosäuren zerlegt, die in den einzelnen Organen im Stoffwechsel der Zellen zu verschiedenen Eiweißkörperchen zusammengesetzt werden. Der Körper baut täglich 30–40 g Organeiweiß auf, während die gleiche Menge durch Zellenzyme abgegeben wird. Dabei entstehen als stickstoffhaltige Endprodukte Harnstoff, Harnsäure und Kreatinin, die über die Nieren ausgeschieden werden.

5.5.1.3
Fett

Die Fette werden im Darm mit Hilfe der Galle und durch die Lipase der Bauchspeicheldrüse in Fettsäuren und Glyzerin gespalten und als solche aufgenommen. In der Darmwand werden aus beiden Bestandteilen wieder Neutralfette gebildet. Dann gelangt das Fett über die Lymphbahnen in das Blut und wird besonders in den Fettdepots abgelagert. Die Fettsäuren und das Glyzerin werden mit Hilfe von Sauerstoff unter Wärmebildung zu Kohlendioxid (CO_2) und Wasser (H_2O) oxidiert.

5.5.2
Pathophysiologie

5.5.2.1
Stoffwechselerkrankungen

Stoffwechselerkrankungen treten meist als Folge von Defekten an Enzymen – speziellen Wirkstoffen, die den Stoffwechsel steuern – oder bei Störungen der Produktion verschiedener Hormone auf.

Stoffwechselerkrankungen, wie beispielsweise Fettsucht, Magersucht und Gicht, haben chronischen Charakter. Sie spielen in der präklinischen Notfallmedizin keine besondere Rolle, da diese Erkrankungen selbst nur selten zu akuten lebensbedrohlichen Zuständen führen. Im Gegensatz dazu besteht bei Stoffwechselentgleisungen der häufig vorkommenden Volkskrankheit *Diabetes mellitus akute Lebensgefahr.*

5.5.2.2
Stoffwechselstörungen bei O_2-Mangel

Bei plötzlichem O_2-Mangel in den Geweben kommt es zu schwerwiegenden Störungen der zuvor angedeuteten Stoffwechselvorgänge. Insbesondere der Kohlenhydratstoffwechsel wird entscheidend gestört. Die Energieausbeute ist um ein Vielfaches geringer als unter normalen Umständen. Es

wird erheblich mehr Milch- und Brenztraubensäure gebildet. Der sich entwickelnde akute Energiemangel und die metabolische Azidose haben eine hochgradige Gefährdung des Organismus zur Folge.

5.5.3
Erkennen von Stoffwechselstörungen

Direkte Meßmöglichkeiten zur Erfassung der Folgen von Stoffwechselstörungen stehen im Rettungsdienst nicht zur Verfügung. Stoffwechselstörungen können aber in gewissem Umfang aus der Gesamtsituation des Notfallpatienten abgeleitet werden. Auf die diabetische Stoffwechselentgleisung wurde bereits hingewiesen.

5.5.4
Maßnahmen bei Stoffwechselstörungen

Auch bei Stoffwechselstörungen können im Rahmen der präklinischen Versorgung in der Regel nur die Ursachen der Entgleisung, nicht die Entgleisung selbst, behandelt werden.

5.5.4.1
Maßnahmen des Rettungsassistenten und des Rettungssanitäters

Gezielte Behandlungsmaßnahmen zur Beseitigung der Stoffwechselstörungen selbst sind nichtärztlichem Personal im Rettungsdienst nicht gegeben.

5.5.4.2
Maßnahmen des Notarztes

(s. Abschn. 28.13)
Sieht man von der gezielten Behandlung der Hypoglykämie (durch Gabe von Glukose) und des diabetischen Komas (durch Gabe von Insulin) ab, verfügt auch der Notarzt über keine Möglichkeiten zur gezielten Behandlung von Stoffwechselstörungen.

KAPITEL 6

Psychologische Probleme im Rettungsdienst 6

Informations- und Lernkapitel
In diesem Kapitel wird erläutert, daß auch im Rettungsdienst der Mensch in seiner umfassenden Personalität als Einheit aus Körper, Geist und Seele zu sehen und zu versorgen ist. Wechselbeziehungen zwischen der psychischen Situation der Helfenden und den Einflüssen auf den Patienten werden erläutert (Abb. 6.1). Aufrettungsdienstspezifische psychologische Probleme der Einsatzkräfte wird hingewiesen. Diese Zusammenhänge muß auch jeder im Rettungsdienst Tätige kennen, um Notfallpatienten umfassend beizustehen und sie nicht zum Objekt notfallmedizinischer Verfahren zu reduzieren.

Alle Aussagen dieses Kapitels über psychologische Probleme des Notfallpatienten und anderer Betroffener sowie des Rettungsteams, bei denen in der Regel nur Rettungsassistenten und Rettungssanitäter angesprochen werden, gelten grundsätzlich auch für Notärzte.

Ihr ärztliches Wissen qualifiziert sie in erster Linie zur Ausübung der klassischen, zu Recht somatisch orientierten Notfallmedizin. Auf die psychischen Probleme im Beziehungsgeflecht Notfallpatient, Rettungsteam und sekundär Betroffener sind sie dagegen z. Z. nicht besser vorbereitet als das nichtärztliche Personal im Rettungsdienst. Rettungsassistent und Rettungssanitäter dürfen

Abb. 6.1.
Psychologisches Beziehungsgeflecht im Rettungsdienst

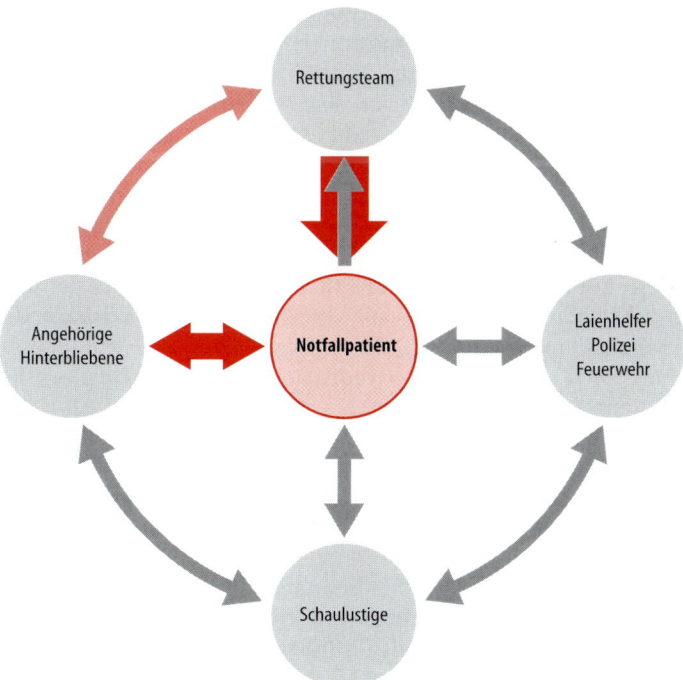

daher – im Gegensatz zur notfallmedizinischen Versorgung von Störungen der Vitalfunktionen und Regelkreise – nicht generell davon ausgehen, daß der Notarzt auch in diesem Bereich eine stabilisierende Kompetenz einbringen wird. Hier geht es darum, gemeinsam das für den Patienten bestmögliche Ergebnis zu erarbeiten.

Unsere heutige naturwissenschaftliche Medizin ist vorrangig ein Ergebnis der Industriekultur, die seit dem Beginn des 19. Jahrhunderts das Denken der europäischen Völker prägte. Die moderne Medizin sah ihre Aufgabe lange Zeit weitgehend nur als Biotechnik und reduzierte den kranken Menschen im wesentlichen auf seinen Organismus, dessen Funktionen und Störungen nach dem Modell des Mechanismus gedeutet und behandelt wurden. Mit diesem Ansatz gelangen für die Menschheit unschätzbare, segensreiche Entwicklungen, die Ausrottung fast aller Seuchen, die Entwicklung wirksamer Impfstoffe und Medikamente, die Etablierung raffinierter hochtechnisierter diagnostischer und therapeutischer Verfahren zur Überbrückung des Ausfalls von Organfunktionen bis hin zur Organtransplantation.

Mit dem Bemühen, die von dem Psychoanalytiker Freud in die Medizin eingeführte Lehre von „seelischen Kräften" mit der „biotechnischen Medizin" zu verknüpfen, entwickelte sich die sog. psychosomatische Medizin. Die Psychosomatik (Psyche = Seele; Soma = Körper) befaßt sich mit den psychischen Einflüssen auf körperliche Vorgänge und umgekehrt, da die Psychosomatik sich auch mit den psychischen Konsequenzen aus Erkrankungen und Funktionsstörungen des Körpers beschäftigt. Sie geht von einer ganzheitlichen, seelisch-körperlichen Betrachtungs- und Heilweise aus. Bei sog. psychogenen (seelisch bedingten) Erkrankungen berücksichtigt die Psychosomatik neben Organschädigungen und Funktionsstörungen auch die emotionalen und sozialen Ursachen, insbesondere auch die gesamte Persönlichkeit und das individuelle Schicksal des Patienten. Krankheiten, bei denen auch nach psychogenen Ursachen zu fahnden ist, sind z.B. Magengeschwüre, das Asthma bronchiale und abnormes Eßverhalten.

Im Rahmen eines allgemeinen Wertewandels in unserer Gesellschaft schließen sich auch heute noch viele der Beschreibung des Psychosomatikers v. Uexküll an, der 1980 formulierte, wir betreiben ein dualistisches Gesundheitssystem mit „einer mächtigen Medizin für Körper ohne Seelen und einer schmächtigen Medizin für Seelen ohne Körper."

Unterschiede und Gegensätze zwischen biotechnischer Medizin und einer psychologisch-psychotherapeutischen Richtung sind zwar noch nicht überwunden, es setzt sich aber in der gesamten Medizin zunehmend eine ganzheitliche Betrachtung durch, die den Menschen in seiner umfassenden Personalität als Einheit von Körper, Geist und Seele sehen und heilen will.

6.1
Der Mensch
in seiner umfassenden Personalität
als Einheit von Körper, Geist
und Seele (Abb. 6.2)

Personalität findet ihren Ausdruck darin, daß ein Mensch „ich bin" sagen kann, „ich bin ein geistiges Einzelwesen mit ureigenen Eigenschaften, mit der Fähigkeit des Fühlens, des Erlebens, des Handelns, der Erkenntnis und der Selbsterkenntnis". Jeder Mensch ist in seiner Personalität einmalig und einzigartig auf dieser Welt.

Nach den bisherigen Kapiteln unseres Lehrbuchs ist der Körper für das weitere Verständnis hinreichend beschrieben.

Erheblich schwieriger ist es, vom Körper abgesetzt Geist und Seele begrifflich zu fassen. In der Psychologie wird je nach Richtung nicht zwischen Geist und Seele unterschieden, bzw. die Psyche gilt als der nicht körperliche Anteil, der *objektiviert und naturwissenschaftlich* erfaßt werden kann. Dies sind vorrangig die Leistungen der Sinne, des Denkens, des Bewußtseins. Die

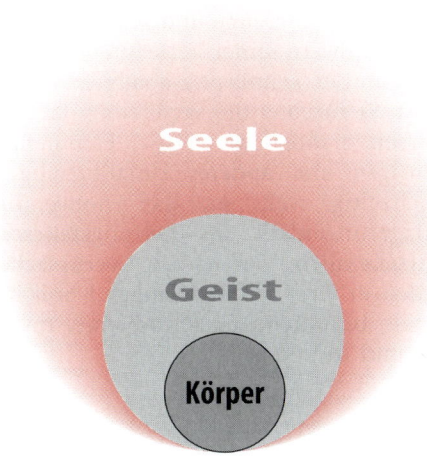

Abb. 6.2. Personalität als Einheit von Körper, Geist und Seele

Seele gilt als der nichtkörperliche Anteil, der nur *subjektiv empfunden*, aber nicht objektiv erfaßt werden kann, da es sich bei Fühlen und Empfinden um innere, von anderen Menschen nicht direkt nachvollziehbare Erlebnisqualitäten handelt.

Hier soll ein einfacherer Ansatz gewählt werden, um über eine Beschreibung geistiger und seelischer Merkmale des Menschen die für Notfallpatienten ableitbaren Bedürfnisse aufzeigen zu können.

Geist
In diesen Begriff wollen wir in erster Linie die verstandesmäßigen Fähigkeiten des Menschen zu denken, die Vernunft, das Bewußtsein, die Intelligenz und die Befähigung zur Abstraktion fassen.

Seele
Als seelische Funktionen sehen wir vorrangig Empfindungen wie Freude, Leid, Vertrauen, Hingebung, Liebe, Angst und Religiosität. Es ist ein zentraler Glaubensinhalt vieler Religionen, die Seele sei unsterblich und überdaure den Tod, ein Aspekt, der auch in der Notfallmedizin beachtet und in den Umgang mit den Patienten eingebracht werden kann.

Da der Mensch eine *Einheit aus Körper, Geist und Seele* bildet, ist es erforderlich,

auch oder gerade im Rettungsdienst in der existentiellen Not des Patienten nicht nur seine körperlichen Funktionen zu sichern und zu erhalten, sondern auch auf seine geistigen und seelischen Bedürfnisse angemessen einzugehen. Gleichzeitig müssen Rettungsassistenten und Rettungssanitäter verinnerlichen, daß sie ebenso Menschen mit körperlichen, geistigen und seelischen Bedürfnissen sind. Über ihre rein medizinisch-technischen Leistungen hinaus wirken sie auch durch ihre eigene Befindlichkeit auf den Patienten und auf andere am Notfallgeschehen Beteiligte.

6.2
Die psychische Situation des Patienten im Rettungsdienst

Jeder Bürger kennt den Begriff der Ersten Hilfe. Dabei denkt man vorrangig an die Laienhilfe, die bei körperlichen Verletzungen oder Erkrankungen zu leisten ist. Diese Hilfe schließt – wie bereits in der Bibel beschrieben (Erzählung vom barmherzigen Samariter; Lukas 17, 11-19) – intuitive menschliche Zuwendung ausdrücklich ein.

Notfallpatienten leiden vorrangig an somatischen Erkrankungen und Verletzungen. Einer Vitalbedrohung liegen – bis auf die akute Selbstgefährdung Suizidaler – zu über 90 % somatisch-pathophysiologische Prozesse zugrunde. Diese Beeinträchtigungen der Körperlichkeit bei wachen, aber auch oberflächlich Bewußtlosen werden jedoch zwangsläufig begleitet durch schwerwiegende Auswirkungen auf die Psyche.

Wir brauchen heute in einer Zeit, in der Bereitschaft und Fähigkeit zur spontanen umfassenden Hilfe nachzulassen scheinen, auch eine Erste Hilfe für Geist und Seele und ein differenzierteres Wissen sowie Verhaltensregeln für das Personal im Rettungsdienst.

6.2.1
Psychische Akutreaktionen bei schweren körperlichen Erkrankungen und Verletzungen

Sie bestehen aus:
- Gefühl der Hilflosigkeit,
- Furcht,
- Angst,
- Realitätsverlust,
- unangemessene Reaktionsmuster.

Diese Auflistung beschreibt typische, aber nicht bei jedem Notfallpatienten in gleicher Weise auftretende Unfallfolgen oder -reaktionen.

6.2.1.1
Gefühl der Hilflosigkeit

Ein vital Bedrohter, beispielsweise ein dynamisch aktiver Mensch mit Infarktsymptomatik oder nach einem Verkehrsunfall, wird aus seinen bisherigen Lebensbeziehungen herausgerissen. Das elementare Bedürfnis nach Selbstbestimmung ist erheblich eingeschränkt. Er schämt sich, plötzlich und ganz entscheidend auf fremde Hilfe angewiesen und ggf. Schaulustigen ausgesetzt zu sein. Je nach Situation wird er, ohne Einfluß nehmen zu können, von seinen Angehörigen getrennt. Die Entscheidung, welche Klinik angefahren oder angeflogen werden soll, wird ihm genommen. Er muß sich Vorgängen unterwerfen, deren Sinn und Logik er – zumindest ohne Erklärung der Helfer – häufig nicht nachvollziehen kann. Er muß z.T. erneut Schmerzen durch die beginnende Therapie (Lagerung, Repositionen, Punktionen) ertragen, die er nur dann als Voraussetzung für eine angemessene Versorgung und den Beginn der Heilung verstehen kann, wenn ihm Notwendigkeit und Ziel der Maßnahmen erklärt werden.

6.2.1.2
Furcht

Andererseits hat er gehört oder gelesen, daß ein zu vermutender Herzinfarkt schnell zum Tod führen kann. Er sieht nach einem Verkehrsunfall beispielsweise die massiv verformten Fahrzeuge und schließt daraus auf die Schwere seiner Verletzungen, die er häufig in der Primärphase subjektiv nicht erfaßt. Er fürchtet die Verletzung der Mitinsassen, möglicherweise Familienangehöriger, und anderer Unfallbeteiligter. Gleichzeitig weiß er, daß notwendige Umlagerungen in das Rettungsfahrzeug wahrscheinlich Schmerzen verursachen werden, er fürchtet einen langen Klinikaufenthalt, berufliche Folgeprobleme, Invalidität und Tod.

6.2.1.3
Angst

Im Gegensatz zur – für nicht Betroffene leichter nachvollziehbaren – Furcht ist die Angst unbestimmter, diffuser und häufig übersteigert. Das Unfallgeschehen, herbeieilende Helfer, Martinshorn und Blaulicht können zur völligen Reaktionslosigkeit, aber auch überschießend zu panikartigen Bedrohungsempfindungen und Verhaltensweisen führen.

6.2.1.4
Realitätsverlust

Häufig können Notfallpatienten das in ihrem momentanen Umfeld ablaufende Geschehen nicht verstehen. Ihr Wahrnehmungsvermögen ist eingeschränkt. Sie halten den Aufwand an Rettungsfahrzeugen und Personal für übertrieben. Sie möchten in jedem Fall in ihre Klinik – das möglicherweise mehr als 100 km entfernte Heimatkrankenhaus – transportiert werden, „da alles nicht so bedrohlich ist". In anderen Fällen erheblicher Erkrankungen wollen die Betroffenen doch „lieber zu Hause bleiben."

6.2.1.5
Unangemessene Reaktionsmuster

Das nicht situationsangepaßte Verhalten kann noch stärkere Formen annehmen. Die akute Lebensbedrohung wird subjektiv nicht empfunden, die schwere Verletzung nicht erkannt. Manche Notfallpatienten sind euphorisch, der bedrohliche Zustand wird nicht realisiert, nach dem Prinzip „es kann nicht sein, was nicht sein darf". Im Gegensatz dazu treffen Notarzt, Rettungsassistent und Rettungssanitäter manchmal auf Notfallpatienten, die sich gegen das akute Geschehen einer Erkrankung, Verletzung oder den Tod auflehnen und zornig und aggressiv reagieren. Es ist wichtig, daß Rettungspersonal und Ärzte wissen, daß solche negativen Gefühlsäußerungen unter diesen Umständen nicht Ausdruck eines „bösen Charakters" sind und keinesfalls wirklich ihnen, den Helfern, gelten.

6.2.2
Psychische Bedürfnisse des Notfallpatienten

So wie psychische Akutreaktionen des Notfallpatienten nicht in jedem Fall in vollem Umfang für den Helfer erkenn- und verstehbar sind, sind auch die psychischen Bedürfnisse nicht bei jedem Patienten offensichtlich.Sie umfassen aber v.a. die in Übersicht 6.1 genannten Punkte.

Alle Notfallpatienten, nicht nur objektiv Vitalbedrohte, sondern auch nur „subjektiv" schwer beeinträchtigte Menschen, brauchen verständnisvolle menschliche Zuwendung und Wärme. Laien, Rettungssanitäter, Rettungsassistenten und Ärzte, die in der Lage sind, diese Schlüsselbedürfnisse nachzuempfinden, werden intuitiv richtig handeln und spontan die Inhalte der im weiteren skizzierten Empfehlungen umsetzen.

Von der bleibenden Bereitschaft, auch die geistig-seelischen Bedürfnisse von Notfallpatienten ernst zu nehmen und auf sie einzugehen, hängt es entscheidend ab, ob Rettungsassistenten und Rettungssanitäter die Tätigkeit im Rettungsdienst als anspruchsvollen Beruf (Beruf im ursprünglichen Sinn von Berufung) ausüben oder nur als „abwechslungsreichen Blaulichtjob durchziehen".

Übersicht 6.1. Psychische Bedürfnisse des Notfallpatienten

- Sicherheitsbedürfnis, Vertrauen auf eine angemessene medizinische Versorgung,
- Bedürfnis nach Anteilnahme, menschlicher Zuwendung und Wärme,
- Bedürfnis nach Achtung, Erhalt des Selbstwertgefühls und der Individualität,
- Informationsbedürfnis,
- individuelle religiöse Bedürfnisse und „Hilfe beim Sterben".

6.2.2.1
Sicherheitsbedürfnis, Vertrauen auf eine angemessene medizinische Versorgung

Notfallpatienten haben in ihrer existentiellen Not ein starkes Sicherheitsbedürfnis. Sie wollen schnell und kompetent versorgt werden. Die Bewältigung des eigenen Einsatzstresses im Rettungsteam, einfühlsames Erkunden der Situation, das Vermeiden unangepaßter Hektik und das Vermeiden fachlicher Auseinandersetzungen am Patienten sind wesentliche Voraussetzungen für das notwendige Vertrauen und eine Beruhigung des Patienten. Das dem Patienten vermittelte Verständnis für dessen – der individuellen Notlage entsprechende – subjektive Not, z.B. „ich weiß, daß Sie im Moment nur schwer Luft bekommen. Wir werden Ihnen aber helfen", vermitteln fachliche und menschliche Kompetenz.

6.2.2.2
Bedürfnis nach Anteilnahme, menschlicher Zuwendung und Wärme

Alle an der Versorgung des ansprechbaren, aber auch des scheinbar tief bewußtlosen Patientn Beteiligten, Rettungsassistent, Rettungssanitäter (und Notarzt), sollen sich mit ihrem Namen und ihrer Funktion dem Patienten vorstellen. Parallel zu den diagnostischen und therapeutischen notfallmedizinischen Verfahren fragen sie in kurzen Abständen nach seinen Bedürfnissen. Sie suchen, nach Möglichkeit nicht über dem Patienten stehend, besser in gleicher Höhe sitzend oder kniend, sensibel Körperkontakt, halten Blickkontakt, verstehen z.B. das Zittern und Frieren – bei möglicherweise hohen Außentemperaturen – als Ausdruck der psychovegetativen Beeinträchtigung. Sie sagen dem Patienten, daß sie seine Not verstehen und bis zur Klinikübergabe bei ihm bleiben etc. Alle notwendigen Maßnahmen, v. a. aber unangenehme und schmerzhafte Eingriffe, z.B. die Venenpunktion, werden erklärt.

Das Bedürfnis nach menschlicher Zuwendung und Wärme ist verständlicherweise bei Kleinkindern besonders stark entwickelt. In der Regel wirken Angehörige, in erster Linie die Mutter, beruhigend. Selten ist es angebracht, eine Trennung von Bezugspersonen herbeizuführen.

Der angemessene Umgang mit kindlichen Notfallpatienten stellt an alle Beteiligten des Rettungsdienstes besonders hohe Anforderungen an Sensibilität und Einfühlungsvermögen (s. auch Kap. 24 „Pädiatrische Notfälle").

6.2.2.3
Bedürfnis nach Achtung, Erhalt des Selbstwertgefühls und der Individualität

Ansprechbaren Notfallpatienten müssen die diagnostischen und therapeutischen notfallmedizinischen Maßnahmen zumindest in dem Maß erklärt werden, wie die Patienten zu einer Anteilnahme fähig sind. Auch Patienten wollen nach Möglichkeit mit ihrem Namen persönlich angesprochen werden. Sie wollen nicht von Schaulustigen angestarrt werden, sie wollen nach Möglichkeit auch auf anstehende Entscheidungen, z.B. Einlieferung in Krankenhaus A oder Krankenhaus B, Einfluß nehmen. Sie sollten sich – wenn es die Umstände erlauben – von Angehörigen verabschieden können bzw. besprechen, wie Ehepartner und/ oder Kinder in die Klinik nachkommen etc.

6.2.2.4
Informationsbedürfnis

Aufnahmefähige Patienten sollten erfahren, was mit ihnen geschieht, ohne aufklärerische Härte, aber soweit sie es wollen. Daher wird ihnen in ruhiger Form erläutert, was

im weiteren Rettungsablauf erfolgen soll. Das Bedürfnis nach Information richtet sich meist nur auf die unmittelbare Situation und die damit verbundenen Umstände. Allerdings sollte einem selbst schwerverletzten wahrscheinlichen „Unfallverursacher" auch auf dessen Nachfrage zu diesem frühen Zeitpunkt nicht vom Tod anderer Unfallbeteiligter berichtet werden.

6.2.2.5
Religiöse Bedürfnisse und „Hilfe beim Sterben"

In Situationen, in denen Notfallpatienten beten wollen oder geistlichen Beistand wünschen, müssen – auch vielleicht nichtgläubige – Rettungsassistenten oder Rettungssanitäter die persönlichen religiösen Handlungen akzeptieren und unterstützen und nach Möglichkeit die Benachrichtigung eines Geistlichen veranlassen.

In ersten Ansätzen wird die Notfallseelsorge institutionalisiert. In manchen Regionen können über die Leitstelle Seelsorger alarmiert werden. Obwohl unsere moderne Gesellschaft kaum noch von religiösen Inhalten geprägt ist, kann der entsprechend geschulte Geistliche – in vielem ähnlich wie der Krankenhausseelsorger – Beistand leisten und auch auf religiöse Bedürfnisse des Notfallpatienten eingehen.

Notfallseelsorge schließt aber auch Angehörige, Erschütterte, körperlich unverletzte Beteiligte ein, wenn die Betroffenen um seelischen Beistand bitten. Betroffene sind häufig auch Rettungsassistent, Notarzt, Feuerwehrmann und Sanitäter (Übersicht 6.2).

Übersicht 6.2. Notfallseelsorge

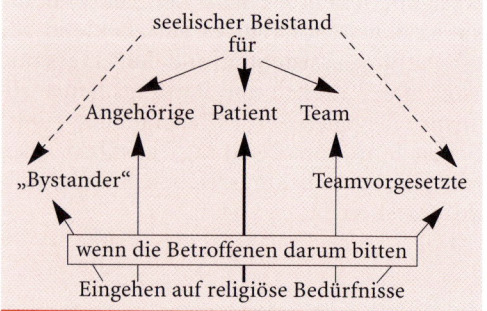

Es ist wünschenswert, daß das Personal im Rettungsdienst neben den christlichen Riten in der Nähe des Todes auch von der Sterbekultur anderer Religionen, z.B. des Islam, weiß.

Nach dieser gerafften Darstellung besonders ausgeprägter psychischer Bedürfnisse des Notfallpatienten soll ausdrücklich betont werden:

> Wichtiger als eine verstandesmäßige Vervollständigung eines umfassenden Maßnahmenkatalogs sind das ehrliche Mitempfinden für die geistig seelische Not des Patienten und die innere Bereitschaft und die Fähigkeit, intuitiv der jeweiligen Situation entsprechend zu handeln.

6.3
Die psychische Situation sekundär betroffener Personen

Die klassische notfallmedizinische Ausbildung von Rettungsassistent und Rettungssanitäter beschränkte sich lange Zeit nicht nur auf die rein körperlichen Auswirkungen von Erkrankungen und Verletzungen des Notfallpatienten unter Vernachlässigung der akuten geistig-seelischen Begleitreaktionen der primär betroffenen Person, sie ließ auch die psychische Situation sekundär betroffener Personen außer acht (Übersicht 6.3).

Übersicht 6.3. Sekundär betroffene Personen in der Notfallmedizin

- Laien- und Ersthelfer,
- einsatzbeteiligte Fachkräfte:
  - Polizeibeamte,
  - Feuerwehrleute,
- Angehörige:
  - kleine Kinder,
  - tief erschütterter Lebenspartner,
  - alte hilflose Menschen,
- Hinterbliebene,
- Schaulustige.

Der Hauptauftrag von Rettungsassistent und Rettungssanitäter besteht zwar in der somatischen Versorgung von Notfallpatienten, es ist aber schon ein Gebot der Menschlichkeit – wenn immer nur möglich – auch auf die psychische Situation sekundär betroffener Personen einzugehen.

6.3.1
Laien und Ersthelfer

Wir leben in einer Zeit, in der trotz der demographischen Entwicklung (zunehmende Überalterung der Bevölkerung) oder gerade deswegen die Ideale Jugend, Schönheit, Sportlichkeit und Gesundheit weite Bereiche des gesellschaftlichen Alltags bestimmen. Krankheit, Tod und Sterben werden dagegen tabuisiert. Gleichzeitig sind fast alle Leistungen, u.a. auch die des Rettungsdienstes, professionalisiert.

Der professionelle Rettungsdienst macht aber die „Erste Hilfe" keinesfalls überflüssig; im Gegenteil, eine wesentliche Voraussetzung des Rettungsdienstes ist das Funktionieren der Rettungskette, bei der Laienhelfer als erstes Glied besonders wichtig sind.

Aus diesem Grund ist es schon etwas Besonderes, wenn ein Laie Erste Hilfe leistet. Ein Erst- oder Laienhelfer sollte anerkannt und gelobt werden, um seine Motivation, bei der nächsten Gelegenheit wieder aktiv zu werden, zu erhalten oder sogar zu erhöhen. Es darf beim Eintreffen des professionellen Teams nicht der Eindruck erweckt werden: „Das war alles nichts, aber wir werden es jetzt schon richten." Statt sich dem Vorwurf der Arroganz auszusetzen, sollten Rettungsassistenten und Rettungssanitäter erkennen lassen, daß nun auf der Leistung der Ersthelfer aufbauend der Patient auf einer weiteren Stufe versorgt werden kann. Lob, wenn immer möglich; berechtigte Kritik dagegen, wenn überhaupt sinnvoll, dann verständnisvoll und eher zurückhaltend.

6.3.2
Einsatzbeteiligte Fachkräfte

Nur in der Vorstellung Unbeteiligter wird noch ein falsches Bild aufrechterhalten: das Bild des stets routinierten, durch nichts zu erschütternden, gelassen agierenden Notarztes, Rettungsassistenten, Rettungssanitäters, Polizeibeamten, Feuerwehrmanns, an dem auch schlimmste Einsatzerfahrungen spurlos vorübergehen.

Auch Menschen in Berufen, die zu einem erheblichen Anteil und regelmäßig mit Krankheit, Gewalt, Sterben und Tod befaßt sind, leiden zumindest bei (und nach) besonderen Einsatzvorkommnissen (s. unten). Auch Polizisten und Feuerwehrleute reagieren bei solchem Geschehen anders als nach Routineeinsätzen. Sie erfahren ihre eigene Hilflosigkeit, sie erleben eigenes Versagen, und sie erkennen, daß auch ihnen Fehler unterlaufen. Neben körperlichen Reaktionen, z.B. Schwitzen, Herzrasen, Muskelverkrampfungen, machen sich eine Einschränkung der Konzentrationsfähigkeit und emotionale Veränderungen wie Furcht und Traurigkeit bemerkbar.

Es ist wichtig, daß Rettungsassistenten und Rettungssanitäter wissen, daß sie im Einsatz auf Polizisten und Feuerwehrleute treffen können, die unter akuten Streßreaktionen leiden, dafür Verständnis empfinden und durch ein gutes „kollegiales" Wort und ein gutes notfallmedizinisches Management der Situation stabilisierend wirken und helfen können.

Auf die Rolle spezieller Einsatzkräfte – Nachsorgeteams – wird in Abschn. 6.4 eingegangen.

6.3.3
Angehörige

Angehörige von Notfallpatienten sind wegen der großen emotionalen Nähe zu den Primärgeschädigten häufig genauso, gelegentlich noch stärker, psychisch und in der Folge auch physisch betroffen. Sie leiden ebenfalls durch die plötzliche, schockierende Konfrontation mit Krankheit, Verletzung, Unglück und Hilflosigkeit.

Die psychischen Akutreaktionen, deren körperliche Symptome und ihre emotionalen Bedürfnisse entsprechen in vielen Fällen denen des Notfallpatienten.

Das Rettungsteam muß sich der emotionalen Herausforderung stellen und sich in dem Maße auch den seelischen Bedürfnissen der Angehörigen annehmen, wie es ohne Beeinträchtigung der Primäraufgabe „Erstversorgung von Notfallpatienten" möglich ist.

Sofortige emotionale Zuwendung am Unfall- oder Notfallort brauchen in ganz besonderem Maß kleine Kinder, tief erschütterte Lebenspartner oder zuvor schon hilfsbedürftige alte Menschen, die das Notfallgeschehen ihres (ihrer) Angehörigen miterleben. Sie möchten beruhigt, vielleicht sogar in den Arm genommen oder beispielsweise auch weggeführt werden. Zumindest muß aber die unverzügliche Information von Nachbarn oder Verwandten erfolgen, denn diese Angehörigen dürfen keinesfalls allein zurückgelassen werden.

6.3.4
Hinterbliebene

Es gehört zu den Zwangsläufigkeiten der Notfallmedizin, daß immer wieder Patienten trotz maximaler Bemühungen des Rettungsteams bereits am Ort des Geschehens sterben. Anwesende Angehörige werden zu Hinterbliebenen.

Nach den bisherigen Schilderungen bedarf es keiner weiteren Erklärung dafür, daß die Konfrontation mit dem plötzlichen Tod eines Nahestehenden in der Regel die extremste Form der emotionalen Belastung darstellt.

Alle möglichen Ausprägungen psychischer Betroffenheit, die für den Notfallpatienten selbst und für andere sekundär beteiligte Personen beschrieben wurden, können – in auch das Rettungspersonal belastender Intensität – schlagartig einsetzen. Über das Gefühl der Hilflosigkeit hinaus treten ggf. Furcht und Angst, begleitet von Realitätsverlusten, Nicht-Wahr-haben-Wollen und scheinbar unangemessene Reaktionsmuster wie Zorn und Aggressivität auf.

Der Notarzt wird anwesenden Hinterbliebenen mitteilen, daß der Erkrankte oder Verletzte gestorben sei: „Sind Sie die Frau von …?"; „Der Vater von …?"; „Ich muß Ihnen leider sagen, daß …"; „Sie haben gesehen, daß wir alles nur Mögliche versucht haben, aber …"; „Trotz aller unserer Bemühungen ist leider …"

Diese Übermittlung verlangt besonders viel Einfühlungsvermögen, eine ganz besondere Sensibilität für die Signale, die der Hinterbliebene aussendet. Spätestens hier wird die Hierarchie im Rettungsdienstteam aufgelöst. Der Empfindsamste, der menschlich Gereifteste, Erfahrenste (nicht der Routinierteste) wird diese Signale am ehesten aufnehmen und angemessen reagieren. Dies kann ebenso wie der Notarzt der Rettungsassistent oder auch der Rettungssanitäter sein. Er wird

- einem verhaltenen, wildfremden Menschen stumm die Hand drücken,
- einen hemmungslos weinenden Menschen in den Arm nehmen,
- aggressive Ausbrüche und Vorwürfe „Warum mußte er sterben, konnten Sie ihm nicht helfen?" schweigend hinnehmen,
- auf Fragen „Ist er wirklich tot?" geduldig und verständnisvoll immer wieder antworten.

Wenn vom Einsatzgeschehen her möglich, wird das Team den Hinterbliebenen nicht allein lassen, sondern Angehörige, Freunde informieren.

Bei Unfällen, z.B. mit mehreren Verletzten, wenn sich das Rettungsteam – absolut indiziert – der Versorgung anderer Notfallpatienten zuwenden muß, müssen Polizeibeamte, aber auch mitempfindende Augenzeugen gebeten werden, sich bis auf weiteres um verstörte Hinterbliebene zu kümmern, denn leider können z.Z. nur in wenigen Regionen unseres Landes in den Rettungsdienst integrierte Betreuungsdienste, SEG „Betreuung" und Notfallseelsorger mit- bzw. nachalarmiert werden.

Tiefes menschliches Einfühlungsvermögen ist notwendig, Routine darf es bei der Übermittlung einer Todesnachricht nicht geben. Wegen der starken emotionalen Mitbeteiligung der Mitglieder des Rettungsteams ist es nachvollziehbar, daß Einsatzort und Hinterbliebene nach der Todesfeststellung, der Information der Angehörigen und den notwendigen Aufräumungsarbeiten (Koffer verstauen, Spuren beseitigen) häufiger auch ohne zwingende einsatztaktische Gründe relativ schnell verlassen werden.

6.3.5
Schaulustige

So mancher „Schaulustige", dem generell Sensationslust unterstellt wird, ist in Wirklichkeit auch erschüttert, ein ernsthaft betroffener Mitleidender, der allerdings ohne die Kraft und den Mut, aktiv und helfend eingreifen zu können, in Passivität verfällt.

Hier kann eine ruhige klare Anweisung zu einer bestimmten Hilfeleistung (z.B. Halten der Infusionsflasche, über ein Telefon eine Information weitergeben, ein nachfolgendes Rettungsfahrzeug einweisen, die Unfallstelle absichern etc.) befreiend wirken und den „Schaulustigen" in einen engagierten Helfer verwandeln.

6.4
Die psychische Situation des Personals im Rettungsdienst

Bisher wurde in diesem Kapitel erläutert, welche Forderungen sich an Rettungsassistenten und Rettungssanitäter aus den psychischen Bedürfnissen von Patienten und sekundär Betroffenen ableiten lassen. Nun sollen Bedürfnisse und Nöte des nichtärztlichen Personals im Rettungsdienst beschrieben und geprüft werden, wie bzw. ob Rettungsassistenten und Rettungssanitäter, ebenfalls Menschen mit Körper, Geist und Seele, stets diese hohen Anforderungen erfüllen können.

Obwohl in vielen medizinischen Bereichen für Gesundheit und Leben der Patienten wichtige diagnostische Verfahren angewendet oder z.B. in der Thorax-, Herz- oder Neurochirurgie an für das (Über-)Leben so zentralen Organen operative Maßnahmen durchgeführt werden, entwickelt sich dort in einem stärkeren Maß Routine als im Rettungsdienst. Gleiche z.T. äußerst schwierige Methoden kommen dort in einer weitgehend einheitlichen, straff geregelten Arbeitsteilung und Organisation entsprechend hochspezialisierter Teams zur Anwendung.

Für die präklinische Notfallmedizin gelten andere Bedingungen.

6.4.1
Besonderheiten des Rettungsdienstes

In der Wartephase nach einem Einsatz: „Verkehrsunfall mit mehreren Schwerverletzten" kann der nächste Alarm für ein „Frühgeborenes nach Hausgeburt" ausgelöst werden, und ca. 1 h später fährt das gleiche Team zur „Reanimation eines ca. 55jährigen Mannes", bei dem nach typischer Infarktsymptomatik ein Kreislaufstillstand eingetreten ist.

Entgegennahme des Alarmauftrags, konzentrierte Überlegungen zur wahrscheinlich bevorstehenden Aufgabe, Alarmfahrt oder schneller Flug zum Notfallort und die jeweilige medizinische Problematik vor Ort sind jeweils anders und erfordern den jeweiligen Bedingungen individuell angemessene, z.T. maximale Anstrengungen bis zur Beseitigung der Lebensgefahr. Die Bemühungen mit voller Kraft dauern häufig bis zur Patientenübergabe in der Klinik an. Die skizzierten Besonderheiten prägen alle Teammitglieder.

6.4.1.1
Positive Auswirkungen der Tätigkeit im Rettungsdienst

– Gesundes Selbstvertrauen,
– Zufriedenheit,
– Glücksgefühle,

– verstärkte Bereitschaft zur Zuwendung und Beachtung seelischer Bedürfnisse der Patienten,
– Motivation für Vertiefung der Kenntnisse und Fähigkeiten.

Hohe Qualifikation, zunehmende Einsatzerfahrung und das Erleben, ständig als – zumindest potentielle – Lebensretter gerufen und gefordert zu werden, bestätigen das notwendige gesunde Selbstvertrauen. Schwierige, aber erfolgreiche Interventionen sind Grundlage ausgewogener Zufriedenheit im Team. Oft rufen sie berechtigterweise Glücksgefühle hervor. All dies verstärkt die Motivation, immer mehr zu lernen, zu wissen und sensibler zu reagieren, um noch besser helfen zu können.

6.4.1.2
Gefahren der Tätigkeit im Rettungsdienst

– Selbstüberschätzung und Omnipotenzansprüche,
– Desinteresse bei „Unterforderung",
– Sensibilitätsverluste für seelische Leiden,
– Entwicklung zum „Rettungstechnokraten",
– Burn-out-Syndrom.

Die o.g. positiven Reaktionen und Gefühle können aber auch in Selbstüberschätzung übergehen, Omnipotenzansprüche auslösen, Desinteresse an nicht so spektakulären, nicht lebensbedrohlichen Krankheits- und Verletzungsbildern hervorrufen, die Sensibilität für das alltägliche Leiden vieler Patienten schwinden lassen. Rettungsassistenten, Rettungssanitäter und auch Notärzte würden dann zu routinierten „Rettungstechnokraten", zu vermeintlich „omnipotenten Machern", ja zu „Rettungsrambos".

Zum einen fällt es solchen Notärzten und Sanitätern schwer, gegenüber Patienten, Angehörigen, Alarmierenden und Zuschauern in den Situationen ihre Enttäuschung zu verbergen, in denen nicht ihr besonderes, maximales Können gefordert ist. Zum anderen wird der nicht erfolgreich „abgewickelte" Einsatz, z.B. die frustrane Reanimation, „nur als Betriebsunfall" gewertet oder als Niederlage empfunden, z.T. aber auch scheinbar emotionslos verdrängt.

6.4.1.3
Belastungen
im rettungsdienstlichen Alltag

Im rettungsdienstlichen Alltag werden die Teammitglieder häufig durch das Miterleben und Mitempfinden der Verletzungen und Erkrankungen ihrer Notfallpatienten an die eigene Verletzlichkeit und die eigener Angehöriger erinnert.

Konfrontation mit Verletzungen, Erkrankungen und Tod

Rettungsassistenten und Rettungssanitäter sind sich der Problematik der ständigen Konfrontation mit Tod und Krankheit nicht immer bewußt. Gelegentlich drängen sich aber Gedanken auf wie
- „... dieser Mann mit Herzinfarkt ist ja jünger als ich ...“,
- „... diese junge schwerverletzte Frau könnte meine Partnerin gewesen sein...“,
- „... ich habe ein Kind gleichen Alters, hoffentlich passiert ihm nicht ähnliches wie ...“.

Es ist banales Grundwissen jedes Menschen, daß auch er sterben wird. Dieser „Wissensvorrat“ hält viele Gesunde aber nicht davon ab, *gefühlsmäßig* dieses Faktum zu verdrängen, die Möglichkeit des Todes zumindest weit hinauszuschieben:
- „... möglicherweise gilt das für mich nicht ...“ oder
- „... ich sterbe ja viel später als alter Mensch, bis dahin ist noch viel Zeit ...“.

Rettungsassistent und Rettungssanitäter unterliegen in der Regel den gleichen Verdrängungsmechanismen wie der größte Teil unserer Gesellschaft. In Situationen, in denen alle notfallmedizinischen Bemühungen versagen und das Sterben eines Patienten nicht mehr aufzuhalten ist, kann es daher vorkommen, daß sich Notarzt und Rettungsassistent, die alle ihre Kraft und das gesamte System des modernen Rettungsdienstes für das Ziel „Hilfe zum Leben“ einsetzen, aufgeben müssen und

sich dann statt solidarischer Teilnahme als „nicht mehr zuständig“ zumindest innerlich zurückziehen.

Verdrängungsmechanismen und verlorene religiöse Bezüge sind sicherlich die wesentlichen Ursachen für Schwierigkeiten, in solchen Grenzsituationen des Lebens im Rettungsdienst die „Hilfe beim Sterben“ als mit ihrer Hauptfunktion untrennbar verbundene Aufgabe zu akzeptieren.

> *Reanimation:*
> bewußter Versuch,
> ● das Leben des Patienten zu retten!
> und eher
> unbewußtes Bemühen
> ● den eigenen Tod zu verdrängen

Ohne eine persönliche Auseinandersetzung mit der Zwangsläufigkeit des eigenen Sterbens und ohne echte Akzeptanz des Todes ist jede Wiederbelebung zwar der bewußte Versuch, das Leben des Patienten zu retten, möglicherweise aber eher unbewußt das Bemühen, den eigenen Tod (oder den alters- und geschlechtsentsprechender Angehöriger) zu verdrängen.

Ethische Probleme
Die meisten ethikberührenden Entscheidungen im Rettungsdienst sind zwangsläufig dynamisch und unter Zeitdruck, unter reduzierten Informationsbedingungen nach eher medizinisch-pragmatischen Kriterien zu fällen.

Mit den Begriffen „Hilfe zum Leben“ und „Hilfe beim Sterben“ werden ethische Grundprobleme berührt, besonders bei den Fragen
- Einleitung einer Reanimation?
- Verzicht auf Reanimation?
- Abbruch der Reanimation?

Wenn es Hinweise dafür gibt, daß durch Wiederbelebungsmaßnahmen das in Kürze bevorstehende unaufhaltsame Sterben unterbrochen würde, muß man sie unterlassen.

Ein konkretes Beispiel:
Kardiogener Schock bei einem chronisch bettlägerigen Patienten, der bereits mehrere Herzinfarkte erlitten hat.

In den meisten Fällen finden wir aber nur unvollkommene Kriterien, die uns anzeigen könnten, ob der Patient zwangsläufig sterben wird. Eine Reanimation sollte abgebrochen werden, wenn nach relativ sicheren Erfahrungswerten unter Berücksichtigung aller Umstände, besonders des zeitlichen Verlaufs, das Wiedereinsetzen eines suffizienten spontanen Kreislaufs nicht mehr zu erwarten ist. Absolut richtige und eindeutig falsche Entscheidungen gibt es aber in dieser Frage in den meisten Fällen *nicht*.

Unter solchen Bedingungen sind der Beginn einer letztlich erfolglosen Reanimation oder der Verzicht bzw. der Abbruch einer Wiederbelebung in Situationen, von denen andere behaupten, sie hätten vielleicht doch zumindest zu einem Teilerfolg führen können, nicht auf einen Mangel an ethischen Zielvorstellungen zurückzuführen.

Neben dem in der Regel nicht vom Rettungsdienst zu verantwortenden objektiven Informationsmangel sind es auch häufig unzureichende notfallmedizinische Kompetenz und unzureichendes Wissen um die Pathophysiologie des akuten Todes.

Die Einleitung einer Reanimation, auch wenn – mehr oder weniger eindeutig – kein Erfolg zu erwarten ist, kann für den Verantwortlichen heute keine straf- oder zivilrechtlichen Konsequenzen zur Folge haben, eher die unterlassene Wiederbelebung, da die Aussichtslosigkeit entsprechender Bemühungen im Nachhinein in vielen Fällen ggf. nicht mit absoluter Sicherheit zu beweisen ist.

Geringe fachliche Erfahrung, unzureichender Informationsstand und – ohne den juristischen Selbstschutz überbewerten zu wollen – rechtliche Sicherheit sprechen im Rettungsdienst bei Rettungsassistenten und Rettungssanitätern noch mehr als beim Arzt eher für den Reanimationsbeginn als für die Unterlassung. Dabei darf davon ausgegangen werden, daß ggf. im Anschluß in der Klinik unter besseren diagnostischen und therapeutischen Bedingungen der Entschluß zur Beendigung der Maximaltherapie breiter und fundierter abzusichern ist.

Übersicht 6.3. Ethik

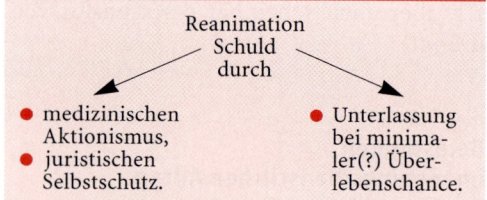

Dieses Vorgehen schließt aber zwangsläufig ein, daß ein Teil der primär erfolgreich Reanimierten mit schwersten neurologischen Ausfällen bis hin zum apallischen Syndrom auf der Intensivstation langzeitbeatmet und danach mit erheblichem Aufwand weiter betreut werden muß.

Im juristischen Sinne wird man sich ggf. nur bei der Unterlassung einem Schuldvorwurf aussetzen, auf einer anderen, vom Recht nicht faßbaren Ebene muß man unter ethischen Gesichtspunkten grundsätzlich auch über mögliche Schuld durch das Nichtunterlassen einer Reanimation nachdenken (Übersicht 6.3).

Letztlich kann nur die Bereitschaft zur Verantwortungsübernahme Notarzt und Rettungsassistent davon abhalten, jeden klinisch Toten in „bloßem Aktionismus" oder wegen des juristischen Selbstschutzes zu reanimieren und jede Reanimation erst in der Klinik nach Weitergabe der Verantwortung an mehrere Andere zu beenden.

Um Mißverständnisse zu vermeiden: Nichtärztliches Personal sollte eine unter üblichen Bedingungen begonnene Reanimation nur in Abstimmung mit einem Notarzt beenden. (Der Notarzt sollte allerdings im Regelfall eigenständig über den Abbruch am Notfallort entscheiden.)

6.4.1.4
Überforderung und Motivationsverlust

Rettungsassistenten und Rettungssanitäter sind wie andere Arbeitnehmen in den Heilhilfsberufen auch alltäglichen Belastungen ausgesetzt. Die überdurchschnittliche Intensität, in der sie mit den Tabubereichen schwere Krankheit, schwere Verletzungen und Tod konfrontiert werden, entspricht der des Personals auf Intensivstationen,

Übersicht 6.4. Typische Ursachen des Motivationsverlusts

- Häufig psychisch belastende Einsätze
  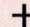
- subjektiv (und objektiv) unzureichende Ausbildung,
- ungeklärte berufsrechtliche Fragen,
- Schichtdienst und als unzureichend empfundene Bezahlung,
- Kompetenzprobleme in der Kooperation mit Notärzten,
- demotivierender Führungsstil der Vorgesetzten,
- mangelnde gesellschaftliche Anerkennung,
- keine/geringe Aufstiegsmöglichkeiten und drohender sozialer Abstieg im Alter.

Übersicht 6.6. Symptome des posttraumatischen Streßsyndroms

- Erinnerung an das Einsatzgeschehen,
- Schuldgefühle,
- Alpträume, Schlafstörungen,
- Trauer, Depressionen.

phasenweise ist sie noch bedrückender, u.a. weil die Konfrontation mit den Angehörigen direkter und häufiger ist.

Frustration

Diese Belastungen treffen auf Rettungsassistenten und Rettungssanitäter, die auch hinsichtlich ihrer Ausbildung und ihrer sozialen, berufspolitischen und rechtlichen Absicherung überdurchschnittliche Beeinträchtigungen ertragen müssen. Diese Belastungskombination kann sehr schnell über Dauerstreß und Frustration zu einem erheblichen Motivationsverlust führen (Übersicht 6.4).

Diese vielfältigen Faktoren sollen hier nicht weiter erläutert werden. Es ist aber

Übersicht 6.5. Typische Folgen des Motivationsverlusts

- Lustlosigkeit bei der Arbeit,
- Enttäuschung, Ärger, depressive Verstimmung,
- Gefühl zunehmender Überforderung,
- psychosomatische Störungen:
  - Dauermüdigkeit,
  - Rückenschmerzen,
  - Magen-, Darmerkrankungen usw.,
- Störungen im Sozialverhalten:
  - am Arbeitsplatz,
  - im Freundeskreis,
  - in der Familie.

klarzustellen, daß zum Abbau der nicht zwangsläufigen rettungsdienstspezifischen Ursachen der Motivationsverluste in erster Linie Arbeitgeber, Rettungsorganisationen, ärztliche Leiter Rettungsdienst, Kostenträger und die Gesetzgebung in Bund und Ländern beitragen müssen.

Folgen des Motivationsverlustes

In Zukunft müssen in erster Linie bei Hilfsorganisationen und Feuerwehr strukturelle Veränderungen erfolgen verbunden mit der Etablierung von Programmen für Rettungsassistenten und Rettungssanitäter zur Bewältigung der besonderen Belastungen des Einsatzes im Rettungsdienst, bevor bei einzelnen oder ganzen Gruppen die Folgen des Motivationsverlustes offen zu Tage treten (Übersicht 6.5).

Notwendig sind spezielle Trainingsprogramme, die bereits in der Ausbildung beginnen, vertieft und in speziellen Schulungen, Kursen oder Seminaren, wo Rettungsassistenten und Rettungssanitätern rettungsdienstspezifische Belastungssituationen und ihre psychischen Folgen entschlüsselt werden. In der sympathoadrenal geprägten Einsatzphase werden lähmende Selbstzweifel, Trauer und Grauen in der Regel nicht zugelassen und von vielen auch anschließend unterdrückt. Rettungsassistenten und -sanitätern muß in ihrer Aus- und Fortbildung entschlüsselt werden, welche Symptome für ein *posttraumatisches Streßsyndrom* sprechen (Übersicht 6.6).

Die in den bisher rein notfallmedizinisch orientierten Aus- und Fortbildungsplänen in der Regel nicht vermittelten langanhaltenden Folgen des posttraumatischen Streßsyndroms müssen herausgestellt werden (Übersicht 6.7).

Übersicht 6.7. Folgen des posttraumatischen Streß-syndroms

- Abfall der Leistungsfähigkeit,
- psychosomatische Erkrankungen,
- Zunahme von Nikotin- und Alkoholkonsum,
- Störung der Erlebnisfähigkeit,
- Veränderung des Sozialverhaltens.

Rettungsassistenten und Rettungssanitäter brauchen Gelegenheit, unter Supervision ihre eigenen Gefühle und Empfindungen während und nach Rettungseinsätzen offenbaren zu können. Bei aller fachlicher Kompetenz von Rettungsassistent und Rettungssanitäter gilt es zu erkennen, daß auch der scheinbar so unerschütterliche, kühle, routinierte Notarzt und der erfahrene Rettungsassistent psychisch verletzbar sind, daß Sensibilität notwendig ist und daß der „Rambo-Notarzt" oder der „Überrettungsassistent" schon primär ungeeignet sind oder ihr inadäquates unangemessenes Verhalten erst im Sinne einer pathologischen Kompensation im Nachhinein entwickelt haben (Übersicht 6.8).

Allgemeine notfallmedizinische Aus- und Fortbildungsdefizite, die vor, während und nach einem Einsatz Überforderungsängste auslösen, müssen ebenfalls klar ausgesprochen werden, denn fachliche Kompetenz ist eine entscheidende Voraussetzung zur „Selbsttherapie" nach belastenden Einsätzen.

Erfolgreiche organisatorisch und medizinisch souverän durchgeführte Einsätze helfen dem Patienten, stabilisieren das Selbstwertgefühl aller Beteiligten, den Teamgeist und das gesamte Arbeitsklima. Eine Einsatznachbereitung und die Diskussion aller taktischen, medizinischen, aber auch psychologischen Probleme bei großer

Einsatzerfahrung und natürlicher Autorität des Notarztes sind aus medizinischer und psychologischer Sicht außerordentlich hilfreich und wichtig.

Strukturveränderungen und solche bisher nur in wenigen Regionen etablierten Programme müssen flächendeckend umgesetzt werden, um die „innere Kündigung", das sog. Burn-out-Syndrom, im Rettungsdienst der Bundesrepublik Deutschland auf breiter Ebene zu verhindern.

In der modernen Psychologie wird zunehmend der Begriff des „burn-out" verwendet. Burn-out-Syndrom (übersetzt Bild des „Ausgebranntseins") beschreibt den Zustand erheblicher psychisch-physischer Erschöpfung durch anhaltende Überforderung und massive Frustration.

Das Burn-out-Syndrom ist in allen sozialen Schichten und Berufen zu finden. Die geschilderten psychischen Belastungen und das sozio-ökonomische Umfeld des nichtärztlichen Personals im Rettungsdienst stellen aber ein besonderes, überdurchschnittliches Bedrohungsmoment dar.

6.4.2
Besonders belastende Einsätze

Nachdem bisher erklärt wurde, daß es notwendig ist, den psychischen Dauerbelastungen von Rettungsassistenten und Rettungssanitätern durch eine entsprechende Aus- und Fortbildung und durch berufsbegleitende Seminare Rechnung zu tragen, geht es nun darum, aufzuzeigen, welche Konsequenzen besonders belastende und extreme Einsatzgeschehnisse erfordern.

Umfassende repräsentative Erhebungen zu diesem Komplex stehen zwar noch aus, unstrittig ist aber trotzdem, daß vorrangig die folgenden Geschehnisse erhebliche psychische Belastungen für Rettungsassistent und Rettungssanitäter mit sich bringen:
- Großunfälle mit vielen Toten und Verletzten,
- Tod am Notfallort, erfolglose Reanimation insbesondere bei Kindern,
- Einsätze mit bedrohlich erkrankten oder verletzten Kindern,

Übersicht 6.8. Scheinbare Gegensätze

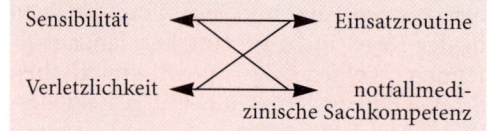

Sensibilität ⟷ Einsatzroutine

Verletzlichkeit ⟷ notfallmedizinische Sachkompetenz

– Versorgung Verletzter mit schweren Verstümmelungen,
– lang dauernde Einsätze mit unzureichenden Hilfsmöglichkeiten, z.B. während der technischen Rettung Eingeklemmter,
– Meinungsverschiedenheit/Streit am Notfallort vor/am Patienten,
– Einsätze, bei denen eigene Fehler oder Insuffizienz des Teams zu diskutieren sind/wären.

Es ist nachvollziehbar, daß nach solchen traumatisierten Erfahrungen, aber auch nach einer Serie unterschiedlichster, letztlich nicht erfolgreicher Einsätze Rettungsassistenten und Rettungssanitäter, die zuvor nicht burn-out-gefährdet waren, akut psychisch bzw. psychovegetativ dekompensieren können.

6.4.2.1
Kriseninterventionsteams

Die Betroffenen entwickeln posttraumatische Belastungsstörungen, die dem des „burn-out" ähnlich, in der Regel aber subjektiv als noch schwerer empfunden und objektiv als noch bedrohlicher zu werten sind. Erste erfolgreiche Ansätze bei Polizei und Feuerwehr zeigen, daß durch psychologisch geschulte „Kriseninterventionsteams" diese Störungen durch Gespräche, Rollenspiele etc. mit der Gruppe und mit dem einzelnen am Einsatz Beteiligten aufgearbeitet werden müssen. Dabei ist es besonders wichtig, sich entwickelnde, unbegründete Schuldgefühle der Teammitglieder auszuräumen.

Am Ende dieses Kapitels sollen folgende Gesichtspunkte hervorgehoben werden:

1. Der klassische Ausbildungsansatz für Rettungsassistenten und Rettungssanitäter, in dessen Zentrum der Notfallpatient mit seinen in erster Linie somatischen Störungen steht, erscheint weiterhin stimmig.
2. Moderner Rettungsdienst muß aber den Notfallpatienten auch als Persönlichkeit mit geistig-emotionalen Bedürfnissen sehen, die über eine Sicherung der Vitalfunktionen und der Regelkreise hinausgehen.
3. Präklinische Notfallmedizin spielt sich in einem Beziehungsgeflecht ab. In dessen Zentrum steht zwar der Notfallpatient. Bedürfnisse von bzw. psychodynamische Interaktionen zwischen allen Beteiligten (das sind neben dem Notfallpatienten in erster Linie dessen Angehörige, das Rettungsteam und sonstige am Einsatz beteiligten Kräfte) werden bisher – wenn überhaupt – bestenfalls intuitiv erfaßt. In der Aus- und Fortbildung wurden sie bisher – von Ausnahmen abgesehen – nicht genügend berücksichtigt.
4. Wissenschaftliche Untersuchungen, die diese Beziehungen und Probleme exakter belegen, so wie wir es für die meisten klassischen notfallmedizinischen Verfahren kennen, stehen noch aus.
5. Die gerafften Darstellungen dieses Kapitels sind kein Ersatz für ein spezielles Lehrbuch „Psychologie in Notfallmedizin und Rettungsdienst", eine gezielte Aus- und Fortbildung in Seminarform und auch nicht für die wichtige Arbeit von Kriseninterventionsteams nach extremen Belastungen.

KAPITEL 7

Notfallanalyse und Checklisten zur Erstbeurteilung 7

Lernkapitel
In diesem Kapitel werden erstmals rettungtaktische Überlegungen zur Notfallanalyse und eine Checkliste zur Beurteilung von Notfallpatienten erläutert. Die sich aus einer entsprechenden Analyse ergebenden Erkenntnisse und Befunde sind die Basis für ggf. notwendig werdende Rückmeldungen an die Leitstelle und für die notwendige Erstbehandlung der Notfallpatienten.

7.1
Schritte zur Beurteilung von Notfallpatienten

Gezielte Versorgungsmaßnahmen bei Notfallpatienten setzen eine Analyse der Vitalbedrohung voraus. Dabei ist das Erkennen von Störungen am Patienten selbst der letzte – allerdings entscheidende – Schritt der gesamten Beurteilungsdynamik (Übersicht 7.1). Dynamik bedeutet, daß erfahrene Rettungsassistenten und Rettungssanitäter sich bereits bei der Entgegennahme der Notfallmeldung auf die wahrscheinliche Problematik am Notfallort einstimmen und

ihre Überlegungen mit nachfolgenden Erkenntnissen verknüpfen.

Alle in Kap. 28 aufgeführten Fallbeispiele bieten die Möglichkeit, die Abläufe von Rettungseinsätzen und das Zusammenspiel organisatorischer, einsatztaktischer und medizinischer Maßnahmen kennenzulernen.

7.2
Einschätzung der Gesamtsituation

Bereits während der Anfahrt bzw. des Anflugs zur Notfallstelle werden diese Vorinformationen verarbeitet, d.h. spezifische gedankliche Prozesse werden in Gang gesetzt. Nach dem Eintreffen müssen die Eindrücke vor Ort gewertet werden (Übersicht 7.2).

Nach der Einschätzung der Gesamtsituation erfolgt die Überprüfung des/der Notfallpatienten nach einer gedanklichen, der jeweiligen Notfallsituation angepaßten Checkliste.

Meist dauert diese Überprüfung weniger als 1–2 min. Erst am Ende dieser Erkenntnisschritte ergeben sich die erforderlichen notfallmedizinischen Maßnahmen. Dabei ist zwischen symptomatischen Maßnah-

Übersicht 7.1. Ablauforientierte Rettungstaktik

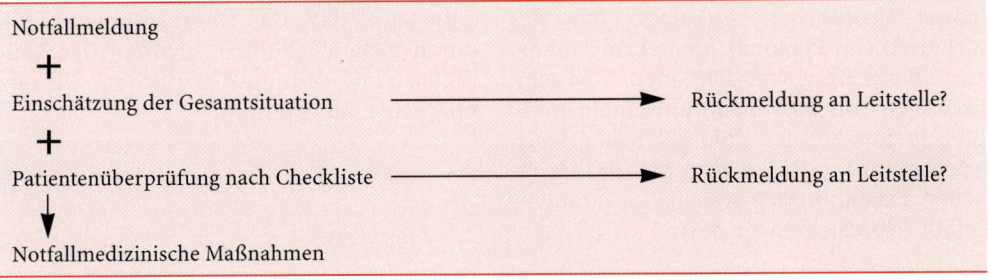

Übersicht 7.2. Einschätzung der Gesamtsituation

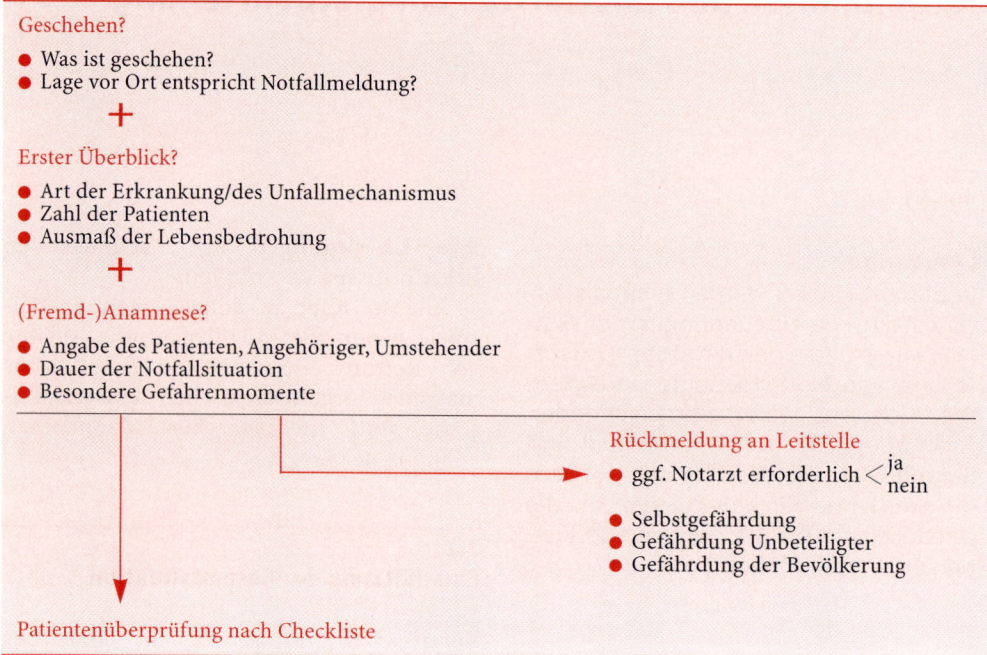

Geschehen?

- Was ist geschehen?
- Lage vor Ort entspricht Notfallmeldung?

+

Erster Überblick?

- Art der Erkrankung/des Unfallmechanismus
- Zahl der Patienten
- Ausmaß der Lebensbedrohung

+

(Fremd-)Anamnese?

- Angabe des Patienten, Angehöriger, Umstehender
- Dauer der Notfallsituation
- Besondere Gefahrenmomente

Rückmeldung an Leitstelle

- ggf. Notarzt erforderlich < ja / nein

- Selbstgefährdung
- Gefährdung Unbeteiligter
- Gefährdung der Bevölkerung

Patientenüberprüfung nach Checkliste

men, z.B. der Überstreckung des Kopfes bei Bewußtlosen, die bereits parallel bzw. während der Überprüfung angewendet werden, und kausalen Verfahren, wie z.B. der Beatmung mit reinem Sauerstoff bei einer CO-Vergiftung, zu unterscheiden. Die kausale Therapie setzt in der Regel eine abschließende Wertung voraus.

7.3 Checkliste zur Überprüfung von Notfallpatienten

In Kap. 4 wurden die Vitalfunktionen Atmung und Kreislauf, in Kap. 5 die 5 Regelkreise besprochen. Dort sind auch die Verfahren ausführlich erläutert, die das nichtärztliche Personal im Rettungsdienst zur Überprüfung des Patienten bzw. zum Erkennen von Störungen anwenden muß. Einzelheiten können dort ggf. nachgelesen werden. Im folgenden sind die diesbezüglichen Erkenntnisschritte nur zusammengefaßt (Übersichten 7.4–7.6).

Checkliste Übersicht (Übersicht 7.3)
Ihrer Bedeutung als Vitalfunktionen entsprechend, muß die orientierende Akutdiagnostik des Notfallpatienten mit der Überprüfung des Bewußtseins, der Atmung und des Kreislaufsystems beginnen.

Wenn sich aus dieser Akutdiagnostik über Alarmsymptome nicht die sofortige Notwendigkeit zur Anwendung lebensrettender Maßnahmen ergibt, wird bei der weiteren Befunderhebung auch nach anamnestischen und sonstigen Hinweisen für die übrigen 4 Regelkreise, das sog. „innere Milieu", gefahndet.

Checkliste 1 für die orientierende Akutdiagnostik ist ähnlich wie die nachfolgenden für detailliertere Fragestellungen so aufgebaut, daß die Überprüfungstechnik durch „Sehen", „Fühlen", „Hören" den Realitäten im rettungsdienstlichen Einsatz möglichst nahekommt.

Übersicht 7.3. Checkliste 1: Überprüfung von Notfallpatienten

Vitalfunktionen/Regelkreis	Erkennen von Störungen durch			Sonstige Erkenntnisse
1. Bewußtsein		F		• (Fremd-)Anamnese
• bewußtseinsklar	S	Ü	H	• Verletzungen
• gestört	E	H	Ö	• Notfallsituation
2. Atmung	H	L	R	
• ungestört	E	E	E	
• gestört	N	N	N	
3. Herz/Kreislauf				
• normal				
• gestört				
4. Wasser-Elektrolyt-Haushalt				
Wärmehaushalt				
Säure-Basen-Haushalt				
Stoffwechsel				

Nach Durchführung der orientierenden Akutdiagnostik ergeben sich grundsätzlich folgende Schlüsse:

a) keine behandlungsrelevante Störung der Vitalfunktionen und der Regelkreise,

b) Störung einer oder mehrerer Vitalfunktion und/oder Regelkreise,

c) Ausfall einer oder mehrerer Vitalfunktionen.

Bei Möglichkeit c) muß sofort eine symptomatische Behandlung eingeleitet werden, weitere differenziertere Untersuchungen müssen bis zur Sicherung der Vitalfunktionen zurückgestellt werden. Im Fall a) handelt es sich (noch) nicht um einen Notfallpatienten, je nach Umständen wird aber ggf. eine erneute Überprüfung in zeitlichem Abstand erforderlich. Ergeben sich aber Hinweise für Störungen einer oder mehrerer Vitalfunktionen und/oder Regelkreise (Möglichkeit b), muß die Überprüfung des Patienten je nach Symptomatik über ausführlichere und verfeinerte Checklisten (Übersichten 7.5–7.7) vertieft werden.

Eine verfeinerte, vertiefte Überprüfung ist notwendig, weil es nun darauf ankommt, Art und Ort der Störung zu differenzieren und daraus eine z.T. schon sehr spezifische Behandlung abzuleiten. In vielen Fällen ergeben sich über Aussagen des Patienten selbst bzw. über eine Fremdanamnese, bei Verletzungen über das Trauma und betroffene Körperregionen direkte Hinweise auf

Übersicht 7.4. Checkliste 2: Bewußtsein

Fragen	Sehen	Fühlen	Hören	Sonstige Erkenntnisse
• bewußtseins-klar	• Reaktion auf Schmerzreize	• Schmerz-empfindlichkeit	• Sprachstörungen	• (Fremd-)Anamnese
• gestört	• Pupillenreaktion	• Lähmungen	• ungezielte Lautäußerungen	• Reaktion auf – Ansprache – Berührung – Schmerz
• Patient öffnet Augen	– Weite			
• kein Öffnen der Augen	– Seitendifferenz			• Schädel-Hirn-Trauma
	– Lichtreaktion			
	• Krämpfe			

Übersicht 7.5. Checkliste 3: Atmung

Fragen	Sehen	Fühlen	Hören	Sonstige Erkenntnisse
● ungestört	Farbe von Haut und Schleimhaut	Atemstoß	Atemgeräusch	(Fremd-) Anamnese
● gestört		Atembewegungen	● ohne Hilfsmittel	Verletzungen
● Zyanose	Atembewegungen		● Stethoskop	
● Dyspnoe	Atemfrequenz			● Gehirn
● Stridor	Atemrhythmus			● Thorax
● pathologische Atmungsform	Sputum			
● inverse Atmung				
● paradoxe Atmung				
● Schnappatmung				
● Atemstillstand				

Übersicht 7.6. Checkliste 4: Herz/Kreislauf

Fragen	Sehen	Fühlen	Hören	Sonstige Erkenntnisse
● ungestört	Farbe von Haut und Schleimhaut	Puls	systolischer und diastolischer Blutdruck	(Fremd-) Anamnese
● gestört	Hautfeuchtigkeit	Hauttemperatur		sichtbare Verletzungen
● Bradykardie	Pupillenreaktion	Hautfeuchtigkeit	Herzaktionen und Alarme am EKG-Monitor	● Thorax
● Tachykardie	Monitor EKG	systolischer Blutdruck		● Extremität mit Blutverlust
● Arrhythmie				Prellmarken/ Schürfung
● Hypertonie				
● Hypotonie				● innere Verletzung mit Blutverlust
● Schockzeichen				
● Pulslosigkeit				

die Art der Störung und ihre Einflüsse auf die Vitalfunktionen und Regelkreise. Dies gilt insbesondere für die in Checkliste 5 (Übersicht 7.7) aufgelisteten 4 Regelkreise, die als sog. „inneres Milieu" direkte, durch „Sehen", „Fühlen" und „Hören" erkennbare Hinweise häufig nicht zulassen, sondern für exakte Erkenntnisse z.T. kompliziertere, im Rettungsdienst nicht durchführbare klinische Untersuchungsverfahren notwendig machen.

Diese 5 Checklisten müssen in ihren Kernfragen bei jedem Notfallpatienten vor dessen Versorgung Anwendung finden.

Parallel zu diesem in straffer Form geschilderten somatisch orientierten Check ist die psychische Situation des wachen Notfallpatienten (seiner Angehörigen und ggf. anderer am Notfallgeschehen Beteiligter) zu erfassen. Tröstender Zuspruch und das Vermitteln von rettungsmedizinischer Sachkompetenz müssen daher bereits beim Eintreffen am Notfallort beginnen und den gesamten Untersuchungsgang begleiten.

Übersicht 7.7. Checkliste 5: Übrige Regelkreise

	Fragen	Hinweise
Wasser-Elektrolyt-Haushalt	● Dehydratation	
	● Hyperhydratation	
Wärmehaushalt	● Unterkühlung	
	● Hitzeschäden	(Fremd-)Anamnese
Säure-Basen-Haushalt	● Azidose	ableitbar aus der
	● Alkalose	Notfallsituation
Stoffwechsel	● Diabetes	
	● Schilddrüse	
	● Sonstiges	

Grundsätze

Hinweise für die Praxis

1. Die gezielte körperliche Untersuchung des Notfallpatienten macht es für Rettungsassistenten und Rettungssanitäter notwendig, sich auf „Patientenniveau zu begeben", d.h. beim Liegenden in die Hocke oder auf die Knie zu gehen.
2. Den geistigen und seelischen Bedürfnissen des wachen und oberflächlich bewußtseinsgetrübten Patienten nach Anteilnahme, menschlicher Zuwendung und angemessener Information kann ebenfalls nicht von „oben herab" entsprochen werden.

Rettungsassistent und Rettungssanitäter werden daher auch aus diesem Grund kniend, hockend oder im Fahrzeug – nach Möglichkeit – sitzend Blick- und vorsichtigen Körperkontakt suchen (s. Kap. 6).

KAPITEL 8

Rettung und Lagerung 8

Lernkapitel
Die Rettung von Notfallpatienten aus Gefahrenbereichen – ohne Selbstgefährdung des Rettungsteams – und die den jeweiligen Erkrankungen oder Verletzungen des Patienten angepaßte Lagerung sind in ihrer Bedeutung nicht zu unterschätzende Basisverfahren, die in den Zuständigkeitsbereich des nichtärztlichen Personals im Rettungsdienst fallen.

Bei vielen Einsätzen müssen Notfallpatienten aus ungünstigen räumlichen Bedingungen oder besonderen Gefahrensituationen gerettet werden, bevor eine umfassende Überprüfung der Vitalfunktionen vorgenommen und gezielte medizinische Maßnahmen durchgeführt werden können. Rettungspersonal wendet zu diesem Zweck einfache Handgriffe an.

8.1
Rautek-Rettungsgriff

Mit dem Rautek-Rettungsgriff lassen sich auch relativ schwere Patienten notfalls auch über eine längere Strecke verlagern, da nicht so sehr die Kraft des Helfers als vielmehr die Technik durch Gewichtsverlagerung und Hebelwirkung die entscheidende Rolle spielt.

8.1.1
Liegender Patient

Der Helfer stellt sich mit leicht gespreizten Beinen bei paralleler Fußstellung an den Kopf des Notfallpatienten. Falls der Verletzte nicht ausgestreckt auf dem Rücken liegt, bringt er ihn zunächst in diese Lage. Er beugt sich zum Verletzten hinunter, umfaßt mit den ausgestreckten Händen den Nacken und den Hinterkopf und richtet den Betroffenen mit Schwung so auf, daß er in eine sitzende Stellung kommt, wobei der Oberkörper leicht nach vorn geneigt ist.

Der Helfer verändert in dieser Phase zunächst nicht die Stellung seiner Füße, seine Hände gleiten vom Nacken auf die Schultergegend des Patienten, auf diese Weise wird die erreichte sitzende Stellung fixiert. Er tritt nunmehr dicht an den Körper des Notfallpatienten heran, beide Füße stehen parallel zueinander, mit den Knien wird der Körper des Notfallpatienten so abgestützt, daß die Stellung des Oberkörpers erhalten bleibt. Danach schiebt der Helfer seine beiden ausgestreckten Arme unter den Achselhöhlen des Verletzten hindurch, legt einen der Unterarme des Patienten quer zum Oberkörper und umfaßt diesen Unterarm mit dem „Affengriff", d.h. Finger und Daumen umgreifen von oben den Unterarm. Der Helfer richtet sich in der Wirbelsäule auf, die Knie bleiben gebeugt, er verlagert sein Körpergewicht nach hinten und zieht dabei den Bewußtlosen mit ausgestreckten Armen auf seine Oberschenkel. Mit kleinen Schritten geht er rückwärts und bewegt den Notfallpatienten aus räumlicher Enge oder dem Gefahrenbereich.

8.1.2
Sitzender Patient

Bei sitzenden Patienten, beispielsweise nach einem Autounfall, kommt eine Modifikation des Rautek-Rettungsgriffs zur Anwendung. Der Helfer überprüft zunächst, ob der Betroffene z.B. an den unteren Extremitäten eingeklemmt ist. Durch geeignete Maßnahmen, u.a. durch das Zurückstellen des Sitzes, werden die Voraussetzungen für die Rettung geschaffen. An den Kleidungsstücken umgreift der Helfer die Hüftpartien des Verletzten und dreht ihn soweit herum, daß der Rücken frei wird. Dann folgen die bereits beschriebenen Phasen des Rettungsgriffs. Der Helfer greift mit gestreckten Armen unter den Achselhöhlen des Verletzten durch, legt den unverletzten Unterarm quer zum Körper, umfaßt diesen Unterarm, geht in leichte Kniebeuge, richtet sich wiederum in der Wirbelsäule auf und zieht den Verletzten auf seine Oberschenkel. Kopf, Hals und Brust werden vorsichtshalber als Einheit behandelt. Der Kopf wird in Mittelposition gehalten, indem man ihn mit Schultern und Kinn stützt oder von einem Helfer mit beiden Händen halten läßt.

Besonderer Hinweis

> Bei Verdacht auf Halswirbelverletzungen muß im Regelfall noch im Fahrzeug zuvor eine feste Halskrawatte angelegt werden.

8.2
Lagerung von Notfallpatienten

Bei der Versorgung von Notfallpatienten ist die den jeweiligen Erkrankungen oder Verletzungen des Patienten angepaßte Lagerung ein in seiner Bedeutung nicht zu unterschätzendes Basisverfahren, das ohne Einschränkung in den Zuständigkeitsbereich des nichtärztlichen Personals im Rettungsdienst fällt.

Die Lagerung wird durch den sachgerechten Einsatz der Trage, bei Verletzten nach Verwendung der Schaufeltrage (falls verfügbar) und der Vakuummatratze bereits am Notfallort durchgeführt.

In den bodengebundenen Rettungsfahrzeugen können verschiedene Auflagewinkel für die Trage durch Rastung der Tragentische eingestellt werden.

Hinweise für die Praxis

> Patienten mit erhaltenem Bewußtsein nehmen häufig spontan die Haltung ein, die für sie unter den bestehenden Umständen die geeignetste ist.
> Daher Vorsicht mit Zwang!

Wo/wie erlernbar?
Lagerungsarten können am Gesunden im Rahmen der Stationsausbildung außerhalb und innerhalb der Rettungsfahrzeuge geübt werden.

8.2.1
Lagerung bei Störungen des Bewußtseins

Bewußtlose sind nach Ausfall der Schutzreflexe durch das Eindringen von Erbrochenem, Blut oder Schleim in die Luftröhre gefährdet. Sie sind in die stabile Seitenlage zu bringen (Abb. 8.1).

Voraussetzung: ausreichende Spontanatmung!

Ziel
In Seitenlage können Blut und Erbrochenes abfließen, auch bei Bewußtlosen ist die Aspirationsgefahr vermindert. Zungengrund und Unterkiefer sind nach vorn verlagert.

Technik
Zur Durchführung der stabilen Seitenlagerung tritt man seitlich an den Bewußtlosen heran, hebt ihn in Hüfthöhe an und schiebt den gleichseitigen Arm gestreckt unter das Gesäß. Das Bein der gleichen Seite wird gebeugt, der Fuß an das Gesäß herangestellt. Danach wird der Bewußtlose an Schulter und Hüfte erfaßt und auf die dem Helfer zugewandte Seite herübergezogen. Der Kopf des Bewußtlosen ist anschließend im Nacken zu überstrecken. Diese Maßnah-

me hat eine entscheidende Bedeutung, da nur dann freie Atemwege auch im Bereich des unteren Rachenraumes sichergestellt sind. Zum Abschluß der Lagerung wird der unten liegende Armes im Ellenbogen gebeugt und die Hand des anderen Armes zur Fixierung der Kopfstellung unter die Wange geschoben.

▼ **Gefahren**
Nur bei bewußtlosen Patienten, bei denen eine Querschnittschädigung bekannt oder hochwahrscheinlich ist (z.B. Sturz aus großer Höhe), wird auf die Durchführung der stabilen Seitenlagerung verzichtet, um eine weitere Schädigung des Rückenmarks zu vermeiden. Dann ist in Rückenlage eine ununterbrochene Überwachung erforderlich, um eine Verlegung der Atemwege zu vermeiden und die Aspirationsgefahr zu vermindern.

8.2.2
Lagerung bei Störungen des respiratorischen Systems

Folgende Notfälle mit Störungen des respiratorischen Systems machen eine gezielte Lagerung erforderlich:
- Atemnot,
- Thoraxverletzungen,
- Lungenödem.

8.2.2.1
Atemnot

Bei allen Erkrankungen, in denen die Ein- und/oder die Ausatmung erschwert ist, wird der Oberkörper des Patienten hochgelagert.

Typische Beispiele sind asthmatische Erkrankungen und Schwellungen im Bereich der Luftwege (Abb. 8.2).

▶ **Ziel**
Durch die erhöhte Lagerung des Oberkörpers wird die Beweglichkeit der Atemmuskulatur, der Zwischenrippenmuskulatur, der Atemhilfsmuskulatur, besonders aber des Zwerchfells verbessert.

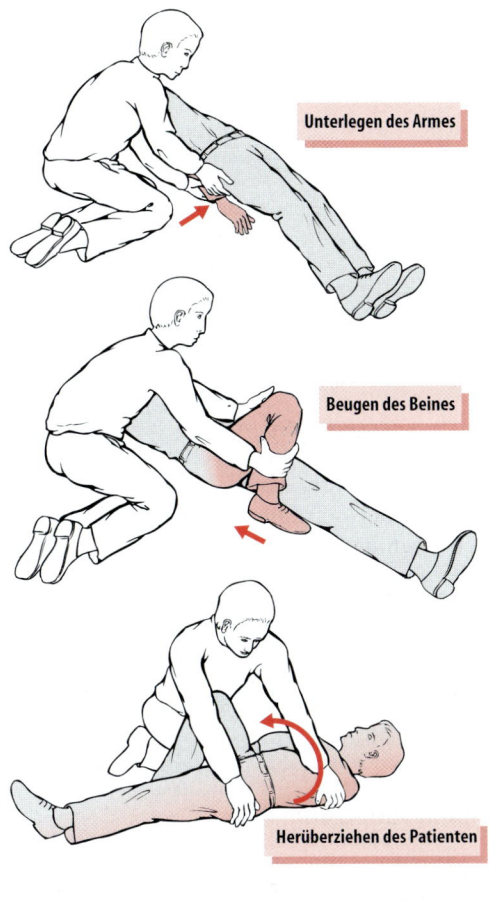

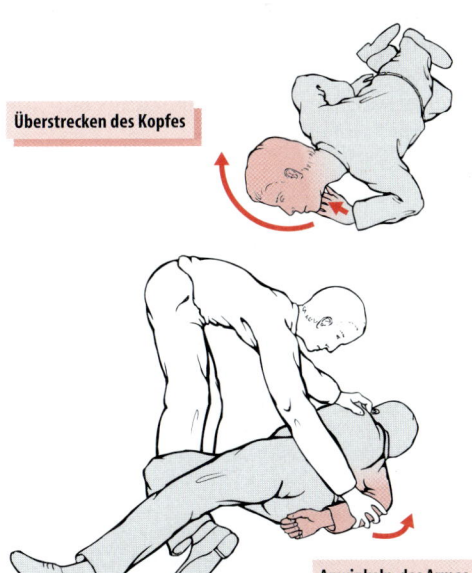

Abb. 8.1. Stabile Seitenlagerung

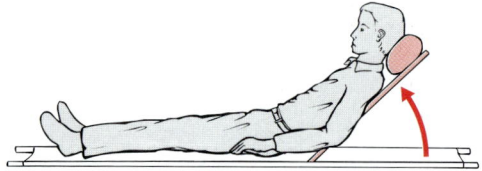

Abb. 8.2. Lagerung bei Atemnot

■ **Technik**

Am Notfallort: Unterschieben von Kissen oder sonstigen geeigneten Gegenständen unter den Rücken.

Nach Lagerung auf Trage: Anheben des „Kopfteils" oder entsprechende Unterpolsterung des Rückens in einem Winkel von ca. 30°. Bei stärkster Atemnot wünschen Patienten häufig die halb sitzende Position mit von der Trage seitlich herabhängenden Beinen. Dies gilt nicht nur für die Lagerung von Patienten mit Lungenödem (Abb. 8.4).

▼ **Gefahren**

Keine.

8.2.2.2
Thoraxverletzung

Thoraxverletzungen lösen oft eine schmerzbedingte Hemmung der Atembewegungen des betroffenen Bereichs aus. Die klassische Lagerungsempfehlung für Thoraxverletzungen lautet: Lagerung auf die *verletzte* Seite (Abb. 8.3).

▶ **Ziel**

Man geht davon aus, daß dadurch eine zusätzliche Ruhigstellung und Schmerzlinderung der verletzten Seite und eine Verbesserung der Ventilation der gesunden Lunge erreicht wird. Bei Blutungen im Bronchialsystem einer Lunge soll durch Lagerung auf die entsprechende Seite ein „Überlaufen" von Blut in die gesunde Lunge vermieden werden.

Technik   ■

Lagerung des Patienten auf die verletzte Brustkorbseite, weiteres Vorgehen wie bei 8.2.2.1 beschrieben.

Gefahren   ▼

In der Praxis zeigt sich häufig, daß je nach Art der Verletzungen die Schmerzen bei Lagerung auf die verletzte Seite erheblich zunehmen.

Daher sollte die Seitenlagerung nicht erzwungen werden. In jedem Einzelfall muß individuell unter Beachtung von Befundänderungen und Schmerzäußerungen des Patienten vorgegangen werden.

8.2.2.3
Lungenödem

Das Lungenödem entwickelt sich als Folge einer schweren Stauung in der Lunge oder nach Schädigung der Alveolen durch Reizgase. Patienten mit einem Lungenödem sind sitzend, nach Möglichkeit mit herabhängenden Beinen, zu lagern (Abb. 8.4).

Ziel   ◀

Drucksenkung im Lungenkreislauf.

Technik   ■

Am Notfallort: Aufrichten des Oberkörpers in 80–90°-Stellung durch entsprechende Unterpolsterung oder Halten der Schultern.

Nach Lagerung auf Trage: Hochstellen des Kopfteils (80–90°). Der Patient läßt mög-

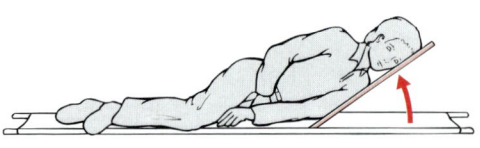

Abb. 8.3. Lagerung bei Thoraxverletzungen

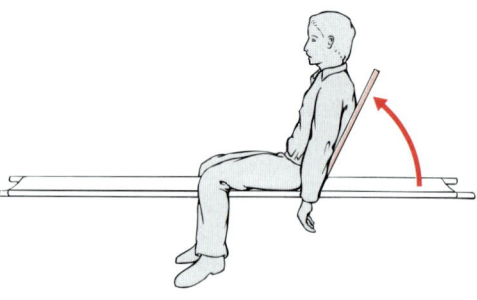

Abb. 8.4. Lagerung bei Lungenödem

lichst beide Beine von der Trage herunterhängen. Bei aufliegenden Beinen wird die Trage im Fahrzeug zusätzlich in Beintiefstellung gerastet.

▼ **Gefahren**
Verminderung des venösen Rückflusses zum Herzen, möglicherweise Minderdurchblutung des Gehirns bei Schocksymptomatik.

8.2.3
Lagerung bei Störungen des zirkulatorischen Systems

Schwerwiegende Störungen der Herz-Kreislauf-Tätigkeit verlangen unterschiedliche Lagerungsformen. Besonders wichtig sind unterschiedliche Lagerungstechniken bei:

- Volumenmangelschock,
- kardiogenem Schock,
- Kavakompressionssyndrom.

8.2.3.1
Volumenmangelschock

Bei allen drohenden oder bereits vorliegenden Schocksituationen, die nicht durch ein akutes Linksherzversagen ausgelöst werden, sind die Beine über die Herzebene des Patienten anzuheben (Abb. 8.5).

▶ **Ziel**
Ziel der Schocklagerung ist die Autotransfusion, der verstärkte Rückfluß von Blut aus den Beinen und aus dem Bauchraum zum Herzen. Durch eine bessere Füllung des Herzens kommt es über eine Erhöhung des Schlagvolumens zu einer besseren Durchblutung der lebenswichtigen Organe.

■ **Technik**

Patient bei Bewußtsein

Am Notfallort ohne Hilfsmittel: Anheben der Beine in 20–30°-Position, Unterlegen von geeigneten Gegenständen.

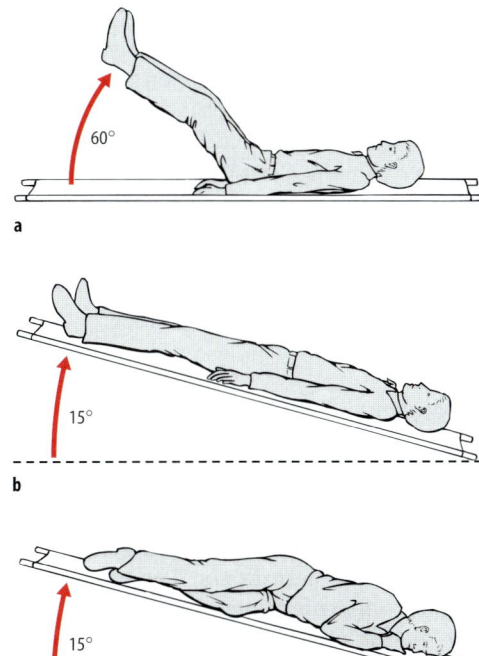

Abb. 8.5 a–c. Lagerung bei Volumenmangelschock: **a** Taschenmesserposition bei schwerem Schock, **b** Lagerung der Trage, **c** stabile Seitenlagerung bei zusätzlich bewußtlosem Patienten

Nach Lagerung auf Trage: 10–15°-Kopftieflage durch Unterlegen eines 20–30 cm hohen Gegenstandes am Fußende; im Rettungs- oder Notarztwagen durch entsprechende Rastung des Tragentisches (Abb. 8.5b).

Schwerer Schock: Taschenmesserposition, d.h. Anheben beider Beine in einem Winkel von 60°, um die noch in den Gliedmaßen vorhandene Blutmenge dem Körperkern zufließen zu lassen und um den arteriellen Einstrom in die Beine zu vermindern (Abb. 8.5a).

Patient zusätzlich bewußtlos

Am Notfallort: stabile Seitenlagerung.

Nach Lagerung auf Trage: stabile Seitenlagerung und 10–15°-Kopftieflage (Abb. 8.5c).

▼ **Gefahren**

Ein zu steiler Winkel bei der Schocklagerung bei gleichzeitig bestehenden respiratorischen Störungen behindert zusätzlich
die Einatemphase durch Druck der Bauchorgane auf das Zwerchfell. Die Durchführung der Schocklage beim kardiogenen
Schock belastet das linke Herz durch ein
zusätzliches Blutangebot. Dadurch kommt
es in den meisten Fällen zu einer Verschlechterung des Zustandsbildes.

8.2.3.2
Kardiogener Schock

Wird ein Schockbild durch ein akutes
Linksherzversagen, beispielsweise nach
einem Herzinfarkt, ausgelöst, entwickelt
sich häufig über eine Lungenstauung
Atemnot. Die betroffenen Patienten müssen – trotz erniedrigter Blutdruckwerte –
mit mäßig erhöhtem Oberkörper bei flacher Position der Beine gelagert werden
(Abb. 8.6).

▶ **Ziel**
Über eine Verminderung des venösen
Rückflusses wird eine Reduzierung der
Blutstauung in der Lunge und dadurch eine
Entlastung des linken Herzens herbeige-
führt. Dabei wird die Eigendurchblutung
des Herzens und die Blutversorgung des
Gehirns nicht bzw. nur unwesentlich ver-
mindert.

■ **Technik**
Rückenlage, flache Position der Beine.
    Das Hochstellen des Tragenkopfteils
muß unter Beachtung von Befundänderungen am Patienten erfolgen.

▼ **Gefahren**
Bewußtseinsverlust durch Unterversorgung des Gehirns.

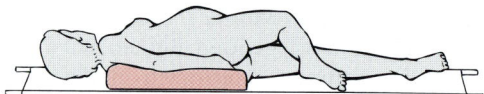
Abb. 8.7. Lagerung bei Kavakompressionssyndrom

8.2.3.3
Kavakompressionssyndrom

Schwangere Frauen, bei denen in Rückenlage ein deutlicher Blutdruckabfall eintritt,
sind sofort in Linksseitenlage zu bringen
(Abb. 8.7).

Ziel
Durch die Linksseitenlagerung wird verhindert, daß der schwangere Uterus auf die
rechts von der Wirbelsäule verlaufende
untere Hohlvene (Vena cava inferior)
drückt und den venösen Rückfluß zum
Herzen vermindert.

Technik
Die Schwangere wird aufgefordert, Halbsei-
tenlage nach links einzunehmen und das
rechts oben liegende Bein anzuziehen. Der
Rücken wird durch ein Kissen, Polster oder
dergleichen unterstützt.

Hinweis
Hochschwangere dürfen generell nur in
dieser Lage transportiert werden.

8.2.4
Verletzungsangepaßte Lagerungen

Folgende Verletzungen erfordern eine spe-
zielle Lagerung des Patienten:
- Becken-, Wirbelsäulen- und schwerste
  Extremitätenverletzungen;
- Schädel-Hirn-Traumen;
- Gesichtsverletzungen, Blutungen im
  Mund-Rachen-Raum;
- Rückenmarkschädigungen;
- Brustkorbverletzungen;
- Bauchverletzungen.

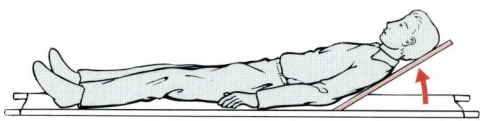
Abb. 8.6. Lagerung bei kardiogenem Schock

8.2.4.1
Schaufeltragentechnik

Vor allem bei Patienten mit Becken-, Wirbelsäulen- und schwersten Extremitätenverletzungen ist die Schaufeltrage einzusetzen.

Die Schaufeltrage ist eine Leichtmetallkonstruktion, deren beide Seitenteile der Körpergröße des Patienten angepaßt und an Kopf und Fußende zusammengefügt werden können (Abb. 8.8).

Standardmethode
– Anpassen der Seitenteile (Abb. 8.8a),
– Unterschieben der beiden Seitenteile (Abb. 8.8b),
– Arretierung des Kopf- (oder Fuß-) teils,
– Scherenartiger Schluß der Seitenteile und Arretierung des Fuß- (bzw. Kopf-) teils,
– Ablagerung auf Vakuummatratze und Entfernung der Tragenteile in umgekehrter Reihenfolge (Abb. 8.8c, d).

Sandwichmethode
Bei auf dem Bauch liegenden Patienten kann die Sandwichtechnik erforderlich werden:
– Anpassung, Unterschiebung und Arretierung der Seitenteile wie zuvor beschrieben,
– Auflegen und Anmodellierungen der Vakuummatratze auf den Rücken des Patienten,
– Verbindung der Schaufeltrage mit den Gurten der Fahrzeugtrage,
– Absaugen der Vakuummatratze, Umdrehung auf den Rücken.

8.2.4.2
Schädel-Hirn-Traumen

Schädelverletzte werden – sofern nicht gleichzeitig ein schwerer Volumenmangelschock vorliegt und der systolische Blutdruck bei dieser Maßnahme unter 100 mm Hg abfällt – mit leicht erhöhtem Oberkörper gelagert. Dabei muß besonders darauf geachtet werden, daß Abdomen, Thorax und Kopf (ohne Kopfwendung nach einer Seite) bei Blickrichtung nach geradeaus in einer Linie bleiben. Durch ein Abknicken

der Achse Kopf-Hals-Thorax-Abdomen würde der venöse Abfluß zum Herzen behindert und u.U. ein Anstieg des Hirndrucks hervorgerufen (Abb. 8.9).

Ziel ◀
Verminderung der Hirndurchblutung und damit des sich entwickelnden Hirndrucks.

Technik ■
Anheben des Kopfteils der Trage, ggf. Unterpolsterung. Der Knickwinkel liegt im Bereich der Hüftgelenke.

Gefahren ▼
Bereits bei systolischen Blutdruckwerten zwischen 80 und 100 mm Hg reicht der arterielle Druck je nach Druckerhöhung im Schädelinneren nicht mehr für die notwendige Hirndurchblutung aus.

Hinweis !
Unter diesen Umständen stellt die waagerechte Position von Kopf und Oberkörper den besten Kompromiß zwischen Verbesserung des Rückflusses zum Herzen zur Vermeidung einer massiven Schädelinnendruckerhöhung und der Notwendigkeit einer ausreichenden Hirndurchblutung dar.

8.2.4.3
Gesichtsverletzungen, Blutungen im Mund-Rachen-Raum

Bei Kiefer- und Gesichtsverletzungen kann in Ausnahmesituationen je nach Lokalisation und Schwere der Blutung auch die Bauchlage des Patienten notwendig werden (Abb. 8.10).

Ziel ◀
Bei nichtintubierten Patienten fließt Blut ab, ohne in die Luftröhre einzudringen.

Technik ■
Bauchlage. Stirn- und Brustregion werden unterpolstert.

Gefahren ▼
Die Überprüfung der Vitalfunktionen, insbesondere der Atmung, ist erschwert.

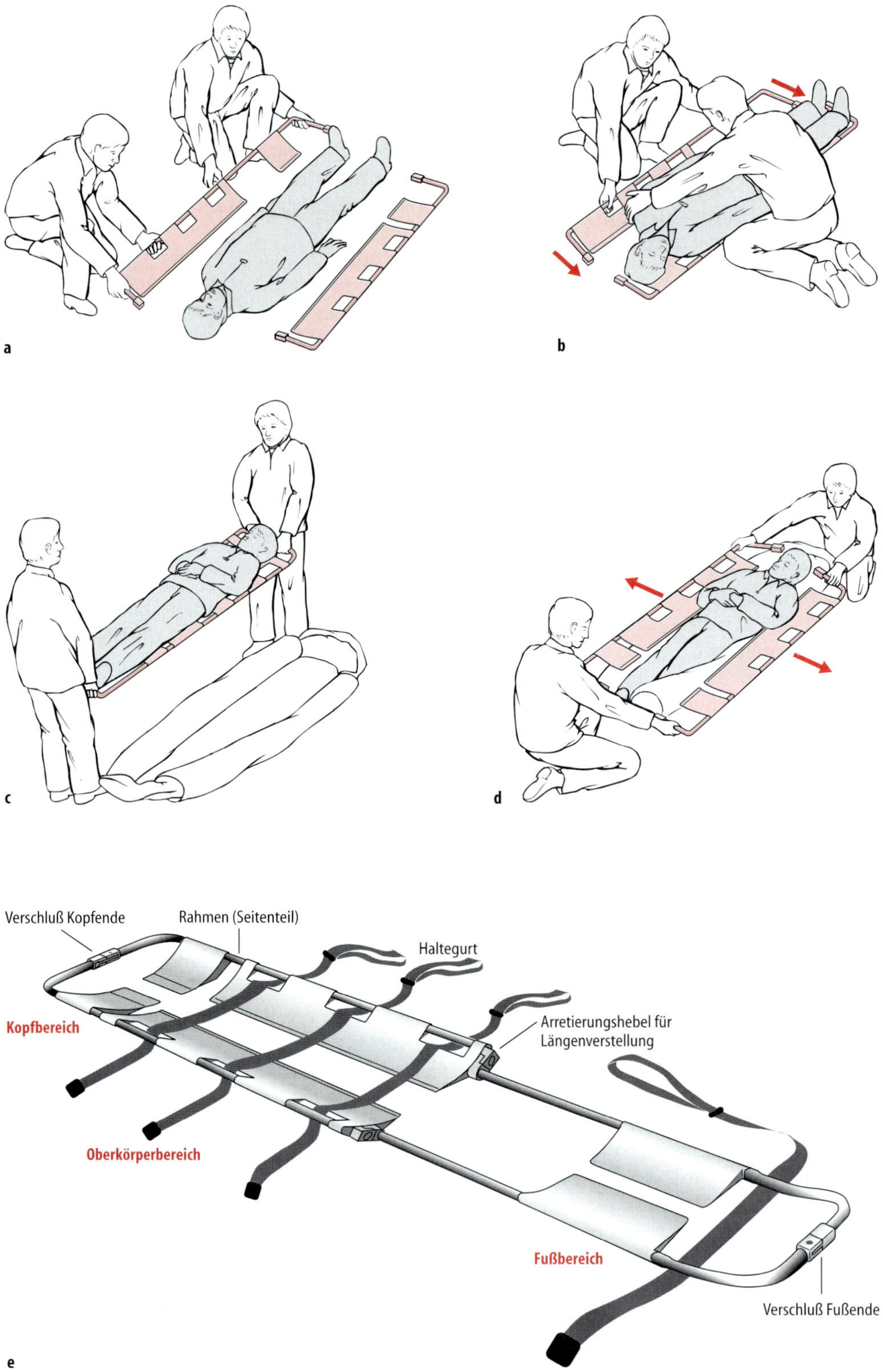

a

b

c

d

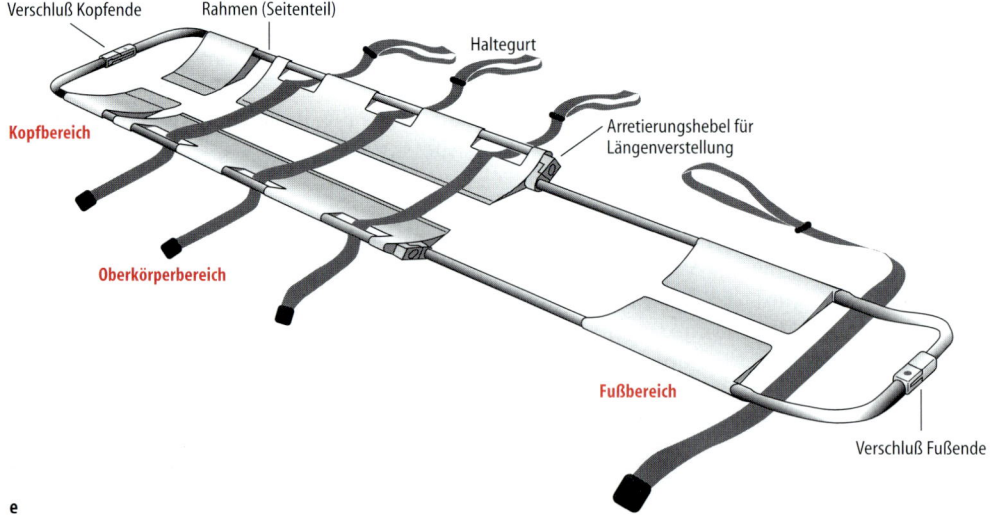

Verschluß Kopfende   Rahmen (Seitenteil)

Haltegurt

Kopfbereich

Arretierungshebel für
Längenverstellung

Oberkörperbereich

Fußbereich

Verschluß Fußende

e

Abb. 8.8 a-e. Schaufeltrage; **a–d** Technik, **e** Detail

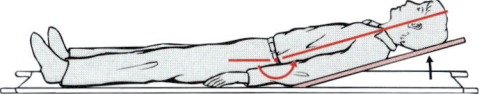

Abb. 8.9. Lagerung bei Schädel-Hirn-Trauma

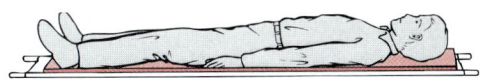

a

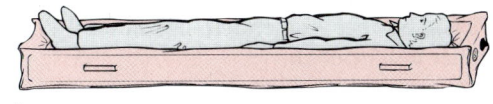

b

Abb. 8.11 a , b. Lagerung bei Rückenmarkschädigungen; **a** Trage, **b** Vakuummatratze

8.2.4.4
Rückenmarkschädigung

Bei Verdacht auf Schädigung des Rückenmarks und bei Beckenfrakturen muß der Verletzte auf fester Unterlage flach gelagert werden (Abb. 8.11; Schaufeltragentechnik s. Abb. 8.8).

▶ **Ziel**
Durch flache Lagerung auf harter Unterlage soll eine weitere bzw. erneute Verschiebung der betroffenen Wirbel mit nachfolgender zusätzlicher Schädigung des Rückenmarks verhindert werden.

■ **Technik**
Am Unfallort wird der Patient vor der Transportlagerung nach Möglichkeit nicht bewegt. Wenn keine Schaufeltrage verfügbar ist, erfolgt die Umlagerung durch mehrere Helfer, die auf Kommando gleichzeitig den Patienten anheben und gestreckt auf die Trage umlagern. Arzt oder Rettungssanitäter heben den Kopf und halten ihn unter mäßigem Dauerzug (s. auch Abb. 23.7, S. 361).
   Wird eine Vakuummatratze verwendet, so ist besonders bei der Halswirbelsäulenschädigung zu verhinderten, daß sich die Matratze während des Absaugens an Kopf- und Fußende bogenförmig aufwölbt.

▼ **Gefahren**
Zusätzliche Rückenmarkschädigung bei unsachgemäßer Umlagerung.

8.2.4.5
Brustkorbverletzungen

Siehe Abschn. 8.2.2.1.

8.2.4.6
Bauchverletzungen/akutes Abdomen

Patienten mit Verletzungen des Bauchraums oder akutem Abdomen werden mit Knierolle und gleichzeitig erhöhtem Kopf gelagert (Abb. 8.12).

Ziel ◀
Entspannung der Bauchdecken, dadurch Verminderung der Schmerzen.

Technik ■
Unterlegen von Kissen unter Kopf und Nacken; Unterlegen einer Knierolle, z.B. einer zusammengerollten Decke.

Hinweis !
Je nach Kreislaufsituation (typischerweise Schock) wird die Trage in den Rettungsfahrzeugen in Schocklage gerastet.

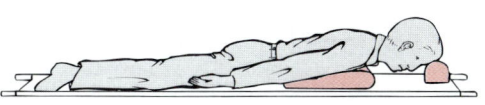

Abb. 8.10. Lagerung bei Gesichtsverletzungen

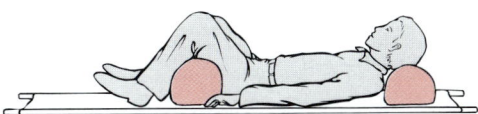

Abb. 8.12. Lagerung bei akutem Abdomen

8.2.5
Lagerung bei speziellen Notfällen

Bei besonderen Notfällen müssen spezielle Lagerungsgrundsätze beachtet werden. Das Verhalten bei folgenden Notfällen wird näher beschrieben:
- einsetzende Geburt,
- arterieller Gefäßverschluß,
- venöser Gefäßverschluß.

8.2.5.1
Einsetzende Geburt

Bei plötzlich einsetzender Geburt wird die Gebärende in Rückenlage mit aufgestellten und angewinkelten Beinen gelagert (Abb. 8.13).

▶ **Ziel**
Erleichterung des Austrittsmechanismus.

■ **Technik**
Rückenlage mit aufgestellten und angewinkelten Beinen; Kreuzgegend der Gebärenden muß auf der Trage flach und fest aufliegen, kein Hohlkreuz!

▼ **Gefahren**
Keine.

8.2.5.2
Arterieller Gefäßverschluß

Bei dem sich durch häufig peitschenhiebartigen Schmerz, Blässe, Gefühlsstörungen, Pulsverlust, Bewegungsunfähigkeit und Kühle der betreffenden Extremität, z.T. auch durch eine Schocksymptomatik, bemerkbar machenden arteriellen Gefäßverschluß muß die betroffene Gliedmaße tief gelagert werden (Abb. 8.14).

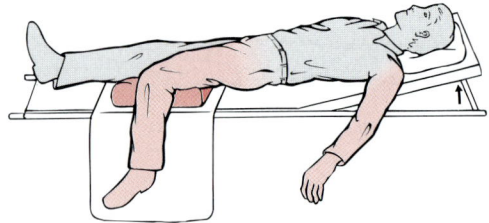

Abb. 8.14. Lagerung bei arteriellem Gefäßverschluß

Ziel ▶
Durch die Tieflagerung soll eine Restdurchblutung der Extremität über nichtbetroffene Arterien ermöglicht werden.

Technik ■
Herunterhängenlassen der Extremität von der Trage. Das Rettungspersonal muß den betroffenen Arm oder das Bein während des Transports halten und vor Verletzungen schützen. Günstig ist ein *lockerer* (Watte!) Verletzungsschutzverband.

Gefahr ▼
Verschlechterung des Zustandsbildes durch straffe zirkuläre Verbände.

8.2.5.3
Venöser Gefäßverschluß

Der in der Regel weniger dramatisch verlaufende venöse Gefäßverschluß ist nicht immer leicht erkennbar. Typische Zeichen sind bläuliche oder ödematöse Schwellungen, Hautüberwärmung, Linderung der Schmerzen bei Hochlagerung der Extremität (Abb. 8.15).

Ziel ◀
Durch Hochlegen wird die arterielle Durchblutung vermindert, dies führt dann zu

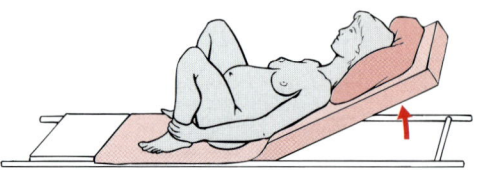

Abb. 8.13. Lagerung bei einsetzender Geburt

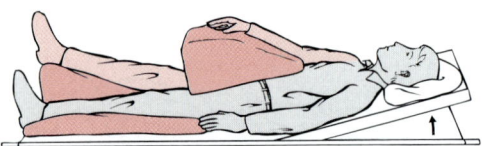

Abb. 8.15. Lagerung bei venösem Gefäßverschluß

einem weniger starken Strömungsdruck auf das verschlossene Gefäß bzw. die gesamte Extremität.

■ **Technik**
Hochlagerung und Unterpolsterung.

Gefahren
Der Patient soll die betroffene Extremität nicht bewegen – er darf keinesfalls laufen –, um nicht ein Abreißen des venösen Trombus und damit eine Embolie auszulösen.

Grundsätze

KAPITEL 9

Maßnahmen zur Behandlung respiratorischer Störungen   9

Lernkapitel
In diesem zentralen Kapitel werden alle Maßnahmen, die bei der Behandlung von Störungen des respiratorischen Systems zur Anwendung kommen, dargestellt. Besonders ausführlich wird auf die typischen Verfahren von Rettungsassistent und Rettungssanitäter eingegangen, notärztliche Maßnahmen werden erläutert, damit Rettungsassistent und Rettungssanitäter als mitdenkende und mithandelnde Teammitglieder unverzüglich und gezielt assistieren können.

Alle Maßnahmen, die bei der Behandlung von Störungen des respiratorischen Systems zur Anwendung kommen, lassen sich mit den Schlagworten

- Freimachen und
- Freihalten der Atemwege,
- O_2-Gabe und
- Beatmung

zusammenfassen.

9.1
Freimachen der Atemwege

Für das Freimachen der Atemwege werden folgende Verfahren angewendet:
1. Überstrecken des Kopfes,
2. Absaugen des Rachenraums,
3. Ausräumen des Rachenraums,
4. Koniotomie.

9.1.1
Überstreckung des Kopfes

Indikation
Verlegung der Atemwege durch den zurückgesunkenen Zungengrund. Bei jedem Bewußtlosen muß zur Überprüfung der Vitalfunktion Atmung sofort der Kopf im Nacken überstreckt werden. Dies ist besonders wichtig, wennd er Patient in Rückenlage aufgefunden wird. Nach Verbringen in Seitenlage wird erneut die Überstreckung des Kopfes durchgeführt. Durch diese Maßnahmen werden Unterkiefer und Zungengrund angehoben und vorverlegt.

Technik
Man faßt mit einer Hand an die Stirn-Haar-Grenze des Patienten. Die andere Hand umgreift das Kinn und hebt den Unterkiefer an. Beide Hände wenden den Kopf stark nackenwärts (Abb. 9.1). Bei Seitenlagerung wird diese Kopfstellung durch eine unter das Kinn geschobene Hand des Patienten fixiert.

Wo/wie erlernbar?
Theoretische Einführung: Kopfschnittmodell. Praktisches Erlernen: Während des Anästhesiepraktikums in der Klinik.
Üben: in Klinik und Rettungsdienst.

Gefahren

Bei Verdacht auf hohen Querschnitt (z.B. bei Sturz aus großer Höhe, Motorradunfall mit Schleudertrauma des behelmten Kopfes und entsprechender neurologischer Symptomatik) sollte eine Überstreckung zur Vermeidung zusätzlicher Schäden am Rückenmark

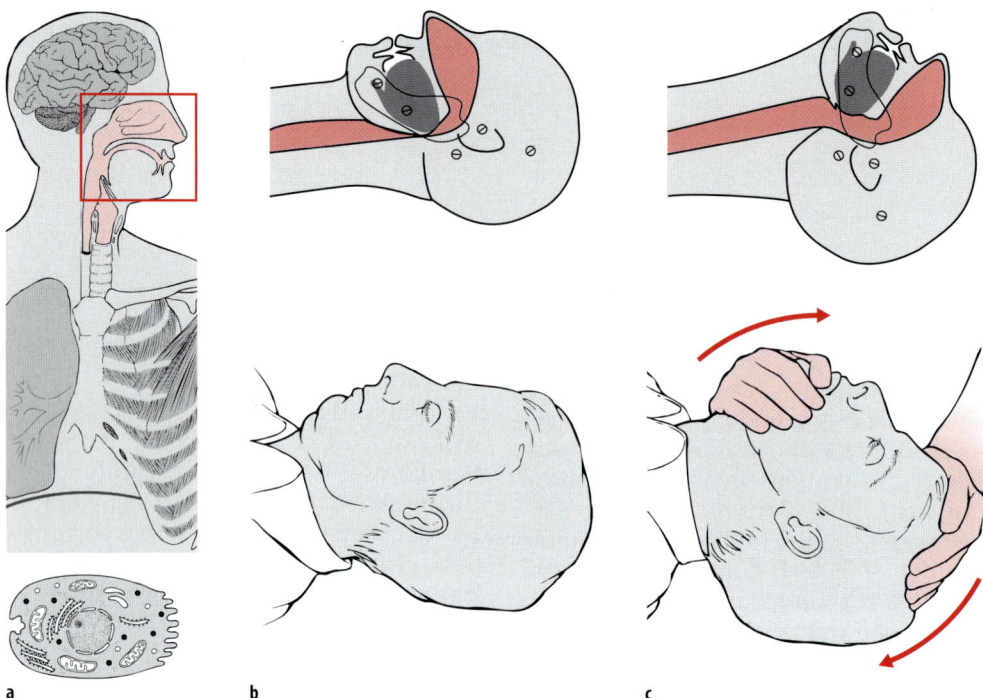

a   b   c

Abb. 9.1 a–c. Überstrecken des Kopfes; **a** *oben* Kopfschnittmodell, *unten* Körperzelle am Ende des Atmungssystems; **b** Ausgangslage; **c** Endstellung

unterbleiben, solange die Atemfunktion ausreichend erscheint. Unter diesen Umständen ist es wichtiger, daß ein Helfer während der gesamten Zeit bis zur endgültigen klinischen Versorgung durch seitliches Umfassen des Kopfes einen kontinuierlichen Zug in Verlängerung der Längsachse des Patienten aufrechterhält (Abb. 9.2). Sprechen aber typische Zeichen für eine Verlegung im Rachenraum, so ist allerdings auch bei dieser Verletzung eine vorsichtig durchgeführte Überstreckung, zum Beispiel zur Intubation, unter Beibehaltung des Zuges nicht zu umgehen!

In allen anderen Fällen ist dieses Verfahren bei Notfallpatienten ohne jede Gefahr anwendbar.

Hinweise

Es muß darauf hingewiesen werden, daß nach Überstreckung des Kopfes in der beschriebenen Weise der gewünschte Effekt bei einem Teil der Betroffenen nicht eintritt. Dies gilt

- besonders bei dicken, kurzhalsigen Patienten (zusätzlich Einlegen von Pharyngealtuben erforderlich)!
- bei unruhigen Bewußtlosen, bei denen die Überstreckung häufig nachkorrigiert werden muß.

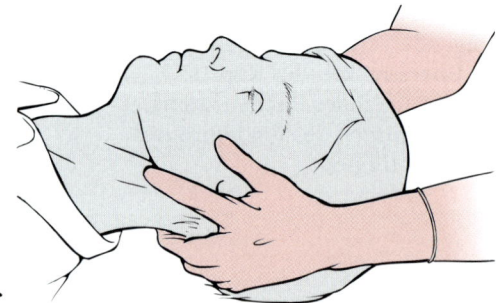

Abb. 9.2. Kontinuierlicher Zug bei Verdacht auf hohen Querschnitt

9.1.2
Absaugen des Rachenraums

▶ **Indikation**
Ansammlung von Blut und Schleim im Rachenraum. Blut- und Schleimansammlungen im Rachenraum müssen bei nicht ausreichend schluckenden und hustenden Bewußtseinsgetrübten und Bewußtlosen in Rückenlage – aber in Seitenlage – mit den im Rettungsdienst verfügbaren Pumpen abgesaugt werden. Nach Möglichkeit ist der Absaugkatheter über den Mund einzuführen. Bei Patienten, bei denen das Öffnen des Mundes Schwierigkeiten bereitet, wird der nasale Zugang gewählt.

■ **Technik**
Festlegen der einzuführenden Länge des Absaugkatheters (Entfernung Nasenspitze-Ohrläppchen) (Abb. 9.3a).

Oraler Zugang:
● Öffnen des Mundes ggf. mit dem Esmarch-Handgriff.
● Einführen des Absaugkatheters in der festgelegten Länge ohne Sog,

● Zurückziehen unter Sog bis zur Zungenmitte, Wiedereinführen in den Rachenraum ohne Sog.

Nasaler Zugang:
● Anheben der Nasenspitze und Einführen des Katheters parallel zum Nasenboden, evtl. leichte Drehung bei Kontakt der Spitze mit der Rachenhinterwand, danach weiteres Vorschieben.
● Absaugtechnik wie zuvor beschrieben.

Wo/wie erlernbar?
Theoretische Einführung: am Intubationsphantom.
Praktisches Erlernen: während des Anästhesiepraktikums in der Klinik.
Üben: im Rettungsdienst.

Gefahren ▼
● Schleimhautverletzungen an der Rachenhinterwand durch starre Absaugkatheter,
● Blutungen durch Verletzungen der Nasenschleimhaut (bei nasalem Zugang),
● Auslösen von Erbrechen durch Reizung der Rachenhinterwand (selten),

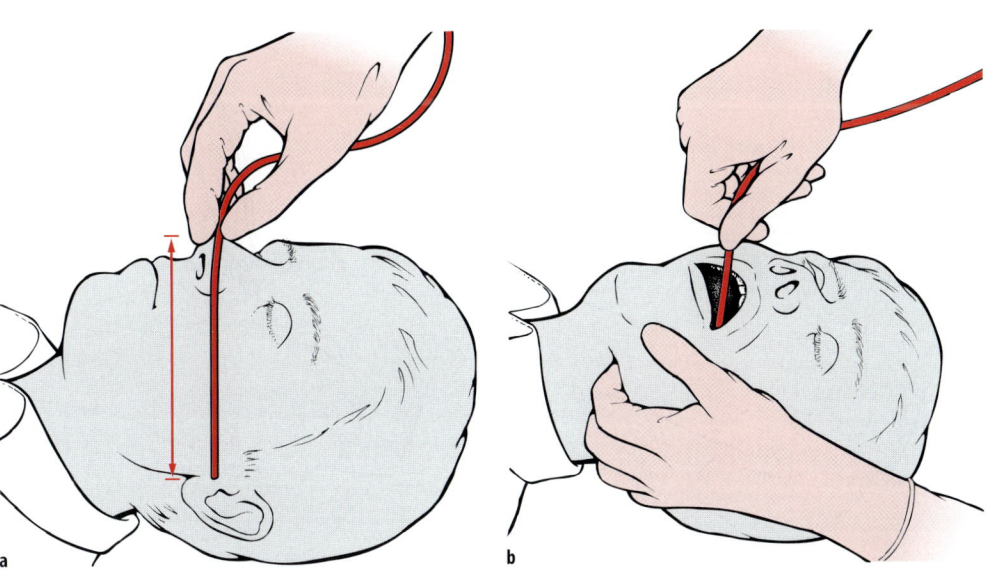

Abb. 9.3 a, b. Absaugen des Rachenraumes; **a** Festlegen der einzuführenden Länge des Absaugschlauchs; **b** oraler Zugang

- Auslösen eines Stimmritzenkrampfes (Laryngospasmus) durch Reizung des Kehlkopfes bei zu tiefem Einführen des Absaugkatheters (sehr selten).

! **Hinweise**

- Die heute von der Industrie für die Notfallversorgung angebotenen Hand- und Fußpumpen, aber auch batterie-, gas- und O_2-betriebene Absaugeinheiten erfüllen in ihrer Sogleistung (minimaler Sog 300 cm H_2O ≙ 29,4 kPa) die an sie zu stellenden Forderungen. Ihnen ist andererseits der entscheidende Nachteil gemeinsam, daß Absaugversuche bei Ansammlung von geronnenem Blut (Blutkoagel◊), zähem Schleim und nichtflüssigen Speiseresten wegen des geringen Querschnitts der Absaugstutzen, Schläuche und Verbindungsstücke scheitern.
- Dieser Mangel üblicher Absaugpumpen wird bei neueren Entwicklungen (Suction Booster, Weinmann-Manuvac, Ambu-Twin-Pumpe) durch Verwendung großlumiger Schläuche mit einem Durchmesser von 10 mm und besonderen Auffangbehältern ausgeglichen. Bei plötzlichem Erbrechen kann durch den großlumigen Schlauch abgesaugt wer-

den. Das Material fällt in den Auffangbehälter und verstopft nicht mehr Absaugschlauch oder Pumpmechanik.

9.1.3
Ausräumen des Rachenraums

Indikation
Teilweise oder komplette Verlegung im Rachenraum durch Blutkoagel, breiiges Erbrochenes oder Fremdkörper.

In allen Fällen, in denen Absaugpumpen nicht sofort greifbar sind oder ihr Einsatz nicht sinnvoll erscheint, muß manuell oder mit Hilfe von gebogenen Korn- oder Magill-Zangen ausgeräumt werden.

Technik
Esmarch-Handgriff bei starkem Tonus der Kaumuskulatur.
- *Manuell:* Ausräumen mit Zeige-, Mittelfinger, Tuch oder Tupfer (Abb. 9.4).
- *Kornzange:* „Auslöffeln" des Mund-Rachen-Raumes mit gebogener Kornzange und Tupfer (Abb. 9.5).
- *Magill-Zange:* Der in der Intubation Erfahrene kann unter Verwendung des Laryngoskops mit Hilfe der Magill-Zange, die ebenfalls mit einem Tupfer

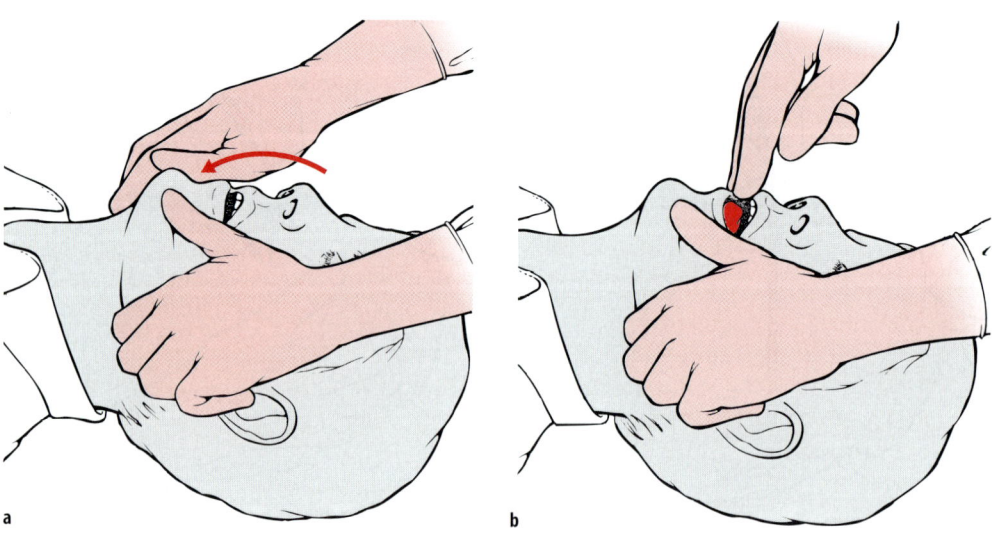

a   b

Abb. 9.4 a, b. Esmarch-Handgriff (**a**) und Ausräumung manuell (**b**)

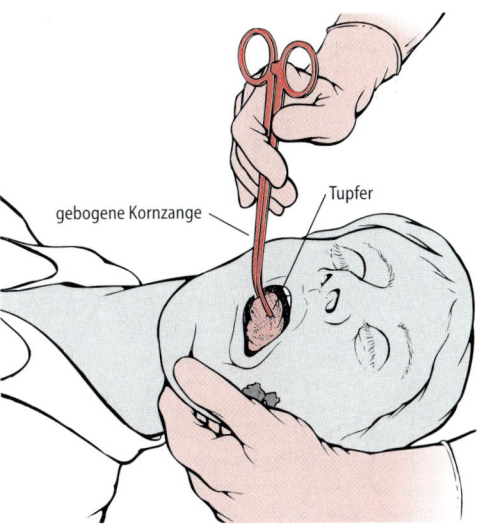

gebogene Kornzange — Tupfer

Abb. 9.5. Ausräumung mit Kornzange

versehen ist, ausräumen. Fremdkörper, z.B. Prothesen, werden ggf. mit den beiden Branchen der Zange gefaßt und zurückgezogen (Abb. 9.6).

? Wo/wie erlernbar?
Theoretische Einführung: am Intubationsphantom.

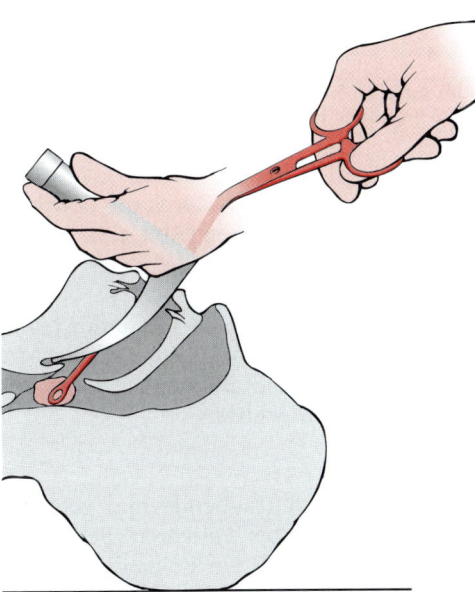

Abb. 9.6. Ausräumung mit Magill-Zange

Praktisches Erlernen: während des Anästhesiepraktikums in der Klinik.

Gefahren ▼
Auslösung von Würgereizen mit nachfolgendem erneuten Erbrechen.

Hinweise !
- Einklemmen der Finger des Rettungssanitäters bei zunehmender Kieferspannung verursachen Bißverletzungen! Durch das Einschieben der Wangenschleimhaut zwischen die Zähne von Ober- und Unterkiefer des Patienten kann man sich relativ sicher vor Bißverletzungen schützen.
- Durch zunehmenden O_2-Mangel und gleichzeitige CO_2-Anreicherung im Blut verstärkt sich häufig vorübergehend die Spannung der Kiefer- und Kaumuskulatur so sehr, daß der Esmarch-Handgriff – auch doppelseitig angewendet – nicht zum Erfolg führt. Bei weiterer Zunahme des O_2-Mangels kommt es in der Regel wieder zu einer Erschlaffung der betroffenen Muskelgruppen. Dann besteht

höchste Lebensgefahr!

- Kräftige Schläge mit der flachen Hand zwischen die Schulterblätter des sich in Bauch/Seitenlage befindlichen Patienten können eine Lösung tiefsitzender Fremdkörper bewirken, auch in den Fällen, bei denen die zuvor beschriebenen Methoden nicht zum Erfolg führten oder nicht angewendet werden konnten (Abb. 9.7). Bei Kleinkindern besteht zusätzlich die Möglichkeit, sie an den Füßen hochzuheben und in dieser Position Schläge mit der flachen Hand in der zuvor beschriebenen Art durchzuführen.

9.1.3.1 Heimlich-Handgriff

Wenn der Patient noch bei Bewußtsein ist, wird er zunächst aufgefordert, kräftig zu husten und den Fremdkörper selbst herauszubefördern. Wenn dies nicht gelingt, wird der Heimlich-Handgriff angewendet.

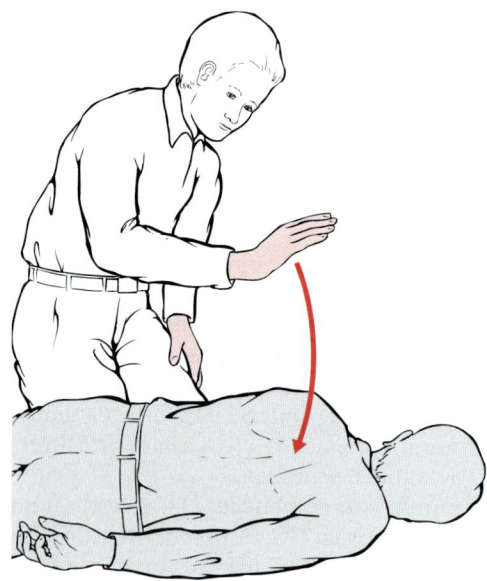

Abb. 9.7. Ausräumung durch Schlag

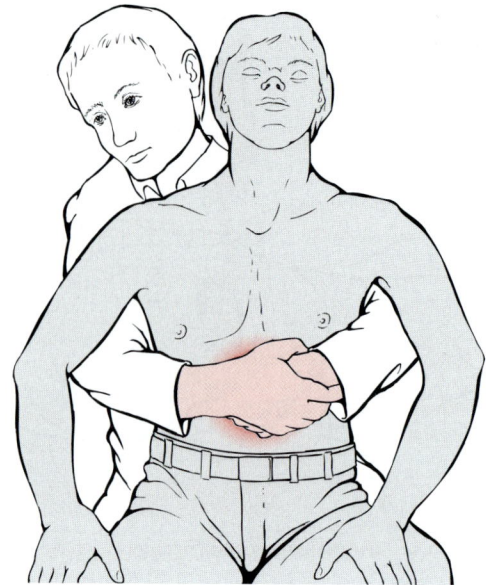

a

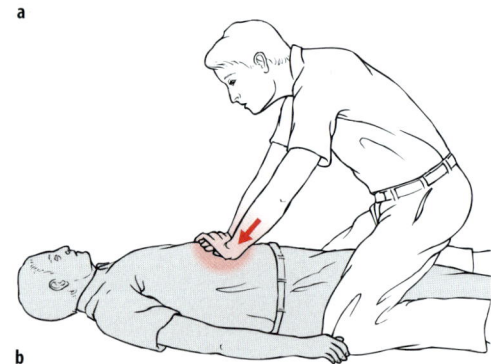

b

Abb. 9.8 a, b. Heimlich-Handgriff; a am sitzenden, b am liegenden Patienten

▶ **Indikation**

Bolusgeschehen, d.h. Aspiration von großen Fremdkörpern, z.B. Fleischstücken oder festen Nahrungsbestandteilen. Die sich im Anschluß entwickelnde Erstickung (Asphyxie ◇) ist von einer „absoluten Stille" begleitet. Der Betroffene kann nicht sprechen. Nach dem Bild der inversen Atmung kommt es zum Atemstillstand, begleitet von schwerer Zyanose. Es droht der respiratorisch bedingte Kreislaufstillstand.

■ **Technik**

Der „Heimlich-Handgriff" kann beim stehenden, sitzenden oder liegenden Patienten angewendet werden.

Beim stehenden oder sitzenden Patienten umfaßt der Helfer von hinten den Betroffenen, legt beide Hände in dem Bereich zwischen Nabel und Rippenbogen übereinander und führt einen, bzw. bei fehlendem Erfolg mehrere kräftige Druckstöße durch.

Beim liegenden Patienten kniet der Helfer über dem Patienten, bringt seine übereinandergelegten Hände wiederum an der gleichen Stelle in Position und drückt senkrecht. Der Bolus soll sich bei der Anwen-

dung dieses Handgriffs durch die Druckerhöhung im Thorax lösen (Abb. 9.8).

Wo/wie erlernbar?

Die Handhaltung kann am Gesunden geübt werden, Drucktechnik und Druckstärke sind *nicht vorübbar* und daher nicht vor dem Ernstfall erlernbar.

Gefahren

Umständliche, zeitraubende und gefährliche Anwendung bei Patienten, bei denen andere Ursachen als ein Bolus die schwerwiegende respiratorische Störung oder den Atemstillstand verursachten. Selbst bei richtiger Methodik können innere Organe verletzt werden.

Heimlich-Handgriff bei Kindern s. Abschn. 24.6.

Zumindest im Notarztdienst ist eine gezielte Inspektion des Rachenraums und eine Ausräumung mit der Magill-Zange dem Heimlich-Handgriff vorzuziehen.

9.1.4
Koniotomie (s. Abschn. 28.7) 17

▶ **Indikation**
Nicht behebbare Verlegung im Rachen-Kehlkopf-Bereich, Glottisödem, Insektenstiche etc. Wenn nach einer bedrohlichen Zunahme des Stridors, starker Unruhe und schwerer Zyanose eine komplette Verlegung der oberen Luftwege eintritt und – aus welchen Gründen auch immer – eine Intubation unmöglich ist, muß *jeder* Arzt eine Koniotomie durchführen.

Merke jedoch: Die Koniotomie ist kein reguläres Verfahren des nichtärztlichen Rettungspersonals, sie darf auch kein notärztliches Routineverfahren werden, denn auch im Rettungsdienst ist die Intubation der Trachea auf üblichem Weg das Verfahren der Wahl.

Technik ∎
Mäßiges Überstrecken des Kopfes, mit Daumen und Mittelfinger einer Hand wird der Kehlkopf fixiert.

Die v-förmige Einkerbung am oberen Rand des Schildknorpels wird als Orientierungspunkt mit dem Zeigefinger ertastet.

Danach wandert der Zeigefinger abwärts in die querverlaufende Vertiefung zwischen Schild- und Ringknorpel. Es erfolgt ein 0,8–1 cm langer Querschnitt durch die Haut; anschließend Querdurchtrennung des Ligamentum conicum.

Einführen eines röhrenförmigen Gegenstandes, am besten eines Trachealtubus, in die bereits durchden elastischen Zug der Trachea klaffende Öffnung (Abb. 9.9).

Es gibt spezielle Koniotomiesets, die u.E. technisch keine bestechenden Vorteile bieten. Unter Berücksichtigung des relativ hohen Preises und der Problematik des Verfalls bei sehr seltener Anwendung ohne wesentlichen Sicherheitsgewinn sehen wir keine Beschaffungsnotwendigkeit für Notfallkoffer und -fahrzeuge.

Wo/wie erlernbar? **?**
Theoretische Einführung: Palpationsübungen sind an jedem Gesunden möglich.

Praktisches Erlernen: an Verstorbenen: Bestätigung der nach Tastung festgelegten

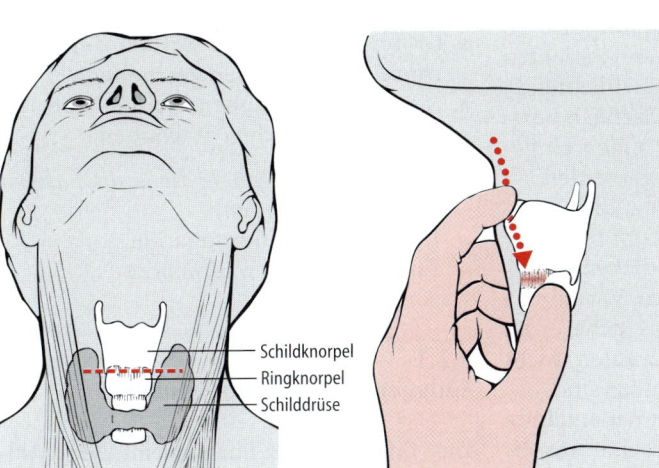

Schildknorpel
Ringknorpel
Schilddrüse

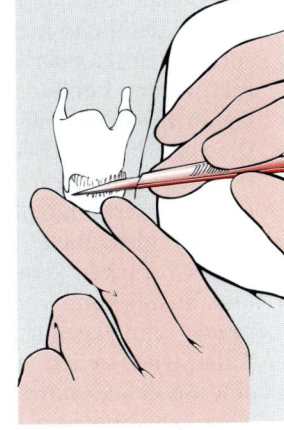

a b c

Abb. 9.9 a–c. Koniotomie. **a** Anatomie, **b** Tasten, **c** Schnittführung

Einschnittstelle durch Punktion mit einer auf eine Spritze aufgesetzten Nadel. Wenn sich nach Punktion des Ligamentum conicum ohne Widerstand Luft aspirieren läßt, wäre im Ernstfall auch der Schnitt an der richtigen Stelle durchgeführt worden.

▼ **Gefahren**
Bei unsachgemäßer Durchführung Verletzung der Schilddrüse mit nachfolgender Blutung.

Eine Verletzung von großen Blutgefäßen des Halses (Arteria carotis) kann bei entsprechender Ausbildung und Beachtung der beschriebenen Technik ausgeschlossen werden.

! **Hinweise**
• Das Verfahren ist bei Kindern technisch schwieriger, da der weiche kindliche Kehlkopf nicht so leicht wie der des Erwachsenen getastet werden kann.
• Das Ligamentum conicum liegt bei Jugendlichen und Erwachsenen ca. 0,5 mm unter der Haut.
• Das Tasten (die Palpation) des Kehlkopfes und Identifizierung des Inzisionsbereichs kann daher jederzeit geübt werden.
• Nur wenige Instrumente, Einmalskalpell oder spitze Schere und Tubus, sind erforderlich. Da keine großen Blutgefäße durchtrennt werden, treten auch keine schwerwiegenden Blutungen auf.
• Der Durchmesser der Öffnung ist so groß, daß die betroffenen Patienten ohne wesentliche Atemwegswiderstände spontan atmen oder im Bedarfsfall beatmet werden können. Über einen eingelegten Tubus kann abgesaugt werden.
• Die sog. Nadeltracheostomie, die Punktion des Ligamentum conicum mit einer oder mehreren möglichst dicken Punktionskanülen, bietet keinen Vorteil, da dieses Vorgehen keineswegs sicherer ist und ausreichend dicke Kanülen nicht immer schnell genug verfügbar sind. Außerdem stellen hohe Widerstände eine Spontanatmung oder eine ausreichende Beatmung in Frage (Abb. 9.10).

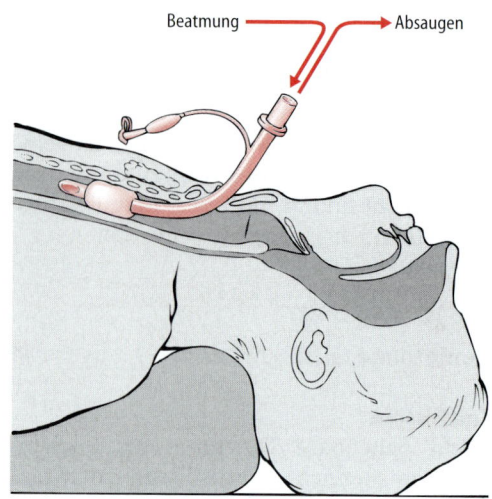

Beatmung ← → Absaugen

Abb. 9.10. Koniotomie 2

9.2
Freihalten der Atemwege

Neben dem bereits dargestellten Verfahren der Überstreckung werden als zusätzliche Hilfsmittel zum Freihalten der Atemwege Tuben in den Rachen oder in die Trachea eingeführt, um das Zurücksinken des Zungengrundes zu verhindern.

In Abhängigkeit von der Lage der Tubusspitzenöffnung und vom Zugangsweg unterscheidet man folgende Tuben:

1. Pharyngealtuben (Rachentuben):
• *Oro*pharyngealtuben werden durch den *Mund* in den Rachen geschoben;
• *Naso*pharyngealtuben werden über die *Nase* in den Rachen geschoben;

2. Trachealtuben (Tuben, die in die Luftröhre geschoben werden):
• Tuben zur oralen Intubation,
• Tuben zur nasalen Intubation.

9.2.1
Einlegen von Pharyngealtuben

Das Einlegen von Pharyngealtuben (Abb. 9.11) macht, besonders bei Verwendung des Wendl-Tubus, in vielen Fällen eine dauernde Korrektur der Überstreckung oder das

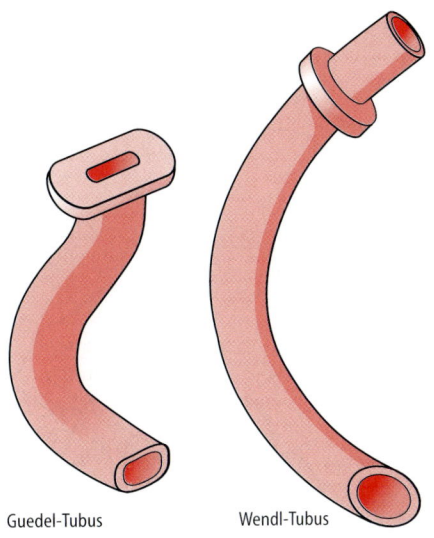
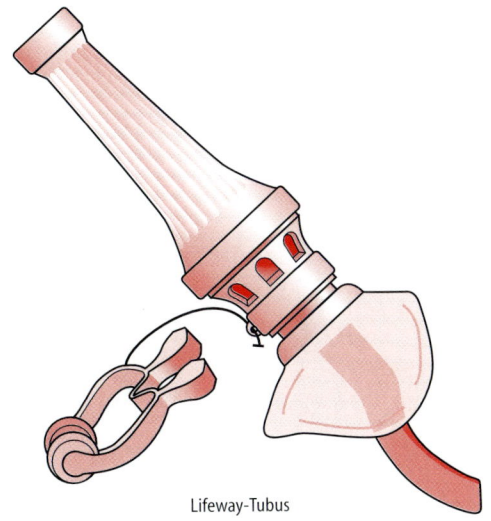

Guedel-Tubus   Wendl-Tubus   Lifeway-Tubus

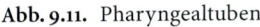

Grundsätze

Abb. 9.11. Pharyngealtuben

permanente Halten des Kopfes in dieser Position überflüssig. Man bekommt dann „die Hände frei" für weitere Maßnahmen.

Die Ausatemluft strömt durch das Tubuslumen und neben dem Tubus, da die Tuben das Anlegen des Zungengrundes an die Rachenhinterwand verhindern und freier Raum auf beiden Seiten des Tubus die Breite der Luftbrücke vergrößert.

9.2.1.1 Pharyngealtuben (Guedel-Tubus)

▶ **Indikation**
Schaffung einer Luftbrücke im Rachenraum nur bei tief Bewußtlosen, deren Zungengrund zurücksinkt.

■ **Technik**
Öffnen des Mundes durch Esmarch-Handgriff; Einführen des Tubus mit Wölbung zur Zunge und Öffnung gaumenwärts bis zur Hälfte der Mundhöhle.

Drehung um 180°, damit sich die Tubuswölbung der Form des Gaumens und des Zungengrundes anlegt.

Vorsichtiges Weiterschieben, bis die Gummiplatte an den Lippen abschließt (Abb. 9.12).

Wo/wie erlernbar? **?**
Theoretische Einführung: Vorübung am Phantom.

Praktisches Erlernen: während des Anästhesiepraktikums in der Klinik.

Üben: im Rettungsdienst.

Gefahren ▼
Auslösung von Würgereizen, u.U. sogar Erbrechen, bei oberflächlicher Bewußtlosigkeit durch Reizung an Zungengrund, Gaumen, Zäpfchen und Rachenhinterwand.

Bei Verwendung *zu großer* Tuben wird der Kehldeckel auf den Kehlkopfeingang gedrückt. In diesen Fällen wird der Luftstrom behindert oder unterbrochen (Abb. 9.13b).

Bei Verwendung *zu kleiner* Tuben kann der Zungengrund gegen die Rachenhinterwand gedrückt werden und dadurch den Rachenraum verlegen (Abb. 9.13c).

Hinweise **!**
● Zur Bestimmung der richtigen Tubuslänge kann die Entfernung zwischen Mundwinkel und Ohrläppchen des Patienten herangezogen werden (Abb. 9.13a, Tabelle 9.1).

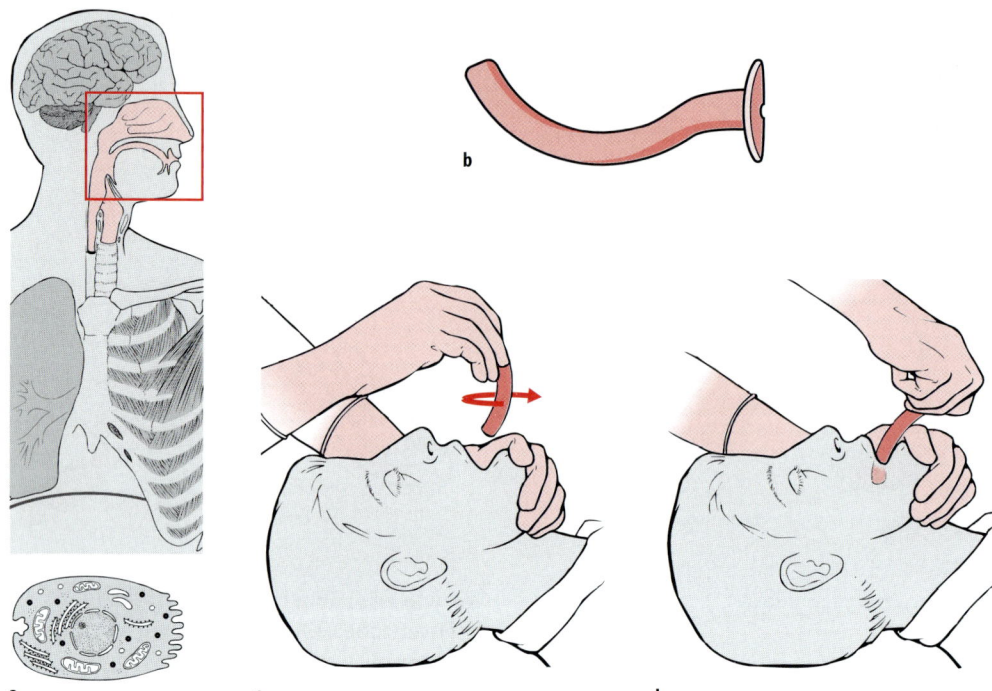

Abb. 9.12 a–d. Einlegen des Guedel-Tubus: **a** *oben* Kopfschnittmodell, *unten* Körperzelle am Ende des Atmungssystems; **b** Guedel-Tubus, **c** Einführen des Tubus, **d** Drehung um 180°

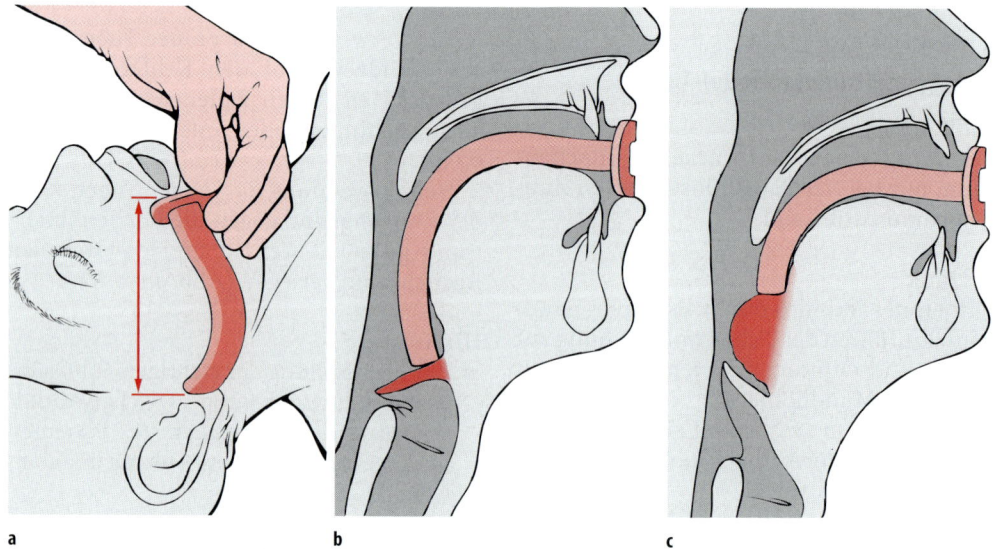

Abb. 9.13 a–c. Guedel-Tubus; **a** Maß für Tubuslänge, **b** zu großer Tubus, **c** zu kleiner Tubus

Tabelle 9.1 Richtwerte für die Bestimmung der Guedel-Größe

Patient	Guedel-Größe
Erwachsene sehr groß	5 (selten erforderlich)
Erwachsene normal	4
Erwachsene klein	3
Jugendliche	2
Kinder	1
Kleinkinder	0
Säuglinge	00

9.2.1.2
Nasopharyngealtuben (Wendl-Tubus)

▶ **Indikation**
Schaffung einer Luftbrücke auch bei oberflächlich Bewußtseinsgetrübten; Verlegung des Rachenraums durch zurückgesunkenen Zungengrund.

■ **Technik**
Anheben der Nasenspitze, Einführen des mit Gel bestrichenen Tubus in den unteren Nasengang.

Sanftes Vorschieben parallel zum harten Gaumen in Richtung Rachenhinterwand.

Drehung des Tubus um 90°, damit die Schräge der Tubusspitze zur hinteren Rachenwand weist.

Anheben des Unterkiefers, um ein Abdrängen des Zungengrundes durch die Tubusspitze zum Kehlkopf zu verhindern.

Weiteres gefühlvolles Vorschieben bei *kontinuierlicher Kontrolle des Atemgeräusches!*

Wenn die Tubusspitze kurz vor dem Kehlkopf liegt, ist das Atemgeräusch am lautesten (Abb. 9.14).

In dieser Position wird der Tubus belassen.

Ist die ringförmige Scheibe beweglich, wird sie nun als zusätzliche Sicherung gegen zu tiefes Eindringen des Tubus gegen die äußere Nasenöffnung geschoben.

Wo/wie erlernbar?
Theoretische Einführung: am Intubationsmodell.

Praktisches Erlernen: während des Anästhesiepraktikums in der Klinik.

Üben: im Rettungsdienst.

Gefahren

- Bei groben Manipulationen mit zu dicken, nicht gleitfähigen Tuben Verletzungen der Nasen- und Rachenschleimhaut.

Auslösen von Würgereizen und Erbrechen (sehr viel unwahrscheinlicher als bei Verwendung von Guedel-Tuben).

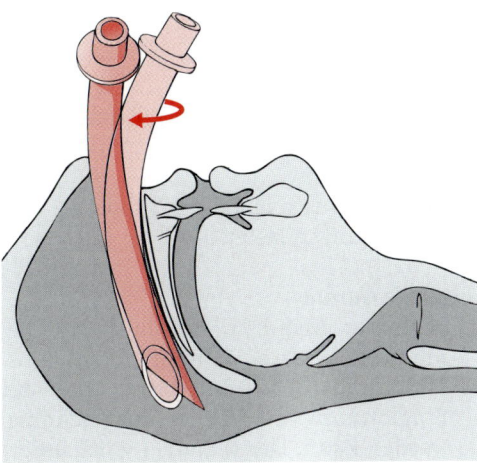 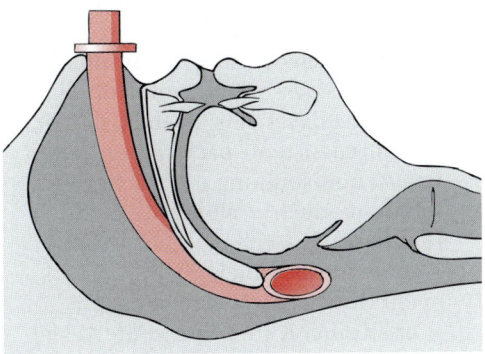

a b

Abb. 9.14 a, b. Einlegen des Wendl-Tubus (a), Lage der Tubusspitze im Rachenraum (b)

• Bei Einführung ohne Kontrolle des Atemgeräusches kann die Spitze in die Speiseröhre eindringen. Bei anschließender Beatmung kommt es dann zur Blähung des Magens!

! Hinweise

• Die Tubusdicke sollte die Klein- bis Ringfingerdicke des Patienten nicht überschreiten.

Im Bedarfsfall ist bei korrekter Lage der Tubusspitze eine modifizierte Mund-Nasen-Beatmung möglich. Dabei werden der Mund und das zweite Nasenloch des Patienten mit den Fingern beider Hände verschlossen, die Beatmung erfolgt durch den Wendl-Tubus.

9.2.2
Tracheale Intubation

Vorbemerkungen

• Als Helfer und Assistent des Notarztes muß der Rettungssanitäter Gerätschaften, den technischen Ablauf und Schwierigkeiten der trachealen Intubation genau kennen, um sich jederzeit situationsgerecht zu verhalten.

• Bei der Durchführung von Sekundärtransporten intubierter Patienten ohne Transportbegleitung durch einen Notarzt muß der Rettungssanitäter durch Veränderungen der Tubuslage oder Obstruktionen plötzlich auftretende Komplikationen erkennen und beseitigen.

• Wegen der Bedeutung der Intubation für die Erstversorgung von Notfallpatienten ist davon auszugehen, daß der Rettungsassistent nach einer *qualifizierten* Ausbildung die tracheale Intubation auch selbständig durchführen sollte, wenn
  – er die Indikation kennt,
  – ein Notarzt nicht erreichbar ist,
  – er an einer Klinik eine *solide Ausbildung* in dieser Technik durchlaufen hat.

Indikationen

• Aspirationsgefahr durch Blut und Erbrochenes,

• Zustand nach Aspiration zur gezielten endotrachenen Absaugung,

• Ateminsuffizienz bei gleichzeitigen Schwierigkeiten, in der Mund-Nase-, Mund-Mund- oder Beutel-Masken-Beatmung.

Das Freimachen und Freihalten der Atemwege wird idealerweise durch die tracheale Intubation verwirklicht. Die Beatmung kann über den richtig plazierten Trachealtubus mit der geringsten Gefahr von Komplikationen durchgeführt werden.

Bei den relativen Indikationen wie
• Narkoseeinleitung und/oder
• prophylaktische Frühbeatmung Polytraumatisierter, die für einen modernen Notarztdienst zu Recht gefordert werden,
muß die Intubation weiterhin dem Arzt vorbehalten bleiben.

Technik

Die Geräte zur Durchführung der Intubation sind in Abb. 9.15 gezeigt.

Notintubation

• Tubus,
• Blockerspritze,
• Klemme,
• Laryngoskop.

Weitere Hilfsmittel

• Gebogene Kornzange, mit Tupfer versehen,
• Guedel-Tubus,
• Gel zum Einstreichen des Tubus,
• Befestigungspflaster.

Spezielle Geräte

• Biegbarer Mandrin, dessen Spitze bei nicht einsehbarer Stimmritze als Leitschiene für den Tubus blind unter der Epiglottis in die Trachea vorgeschoben werden kann. Der Mandrin wird außerdem verwendet, um Magill- oder ähnlich geformte Tuben bei Intubationsschwierigkeiten eine stärkere Krümmung zu geben.

- Magill-Zange zur Führung des Tubus bei der nasalen Intubation; wird auch zur Entfernung von Fremdkörpern aus dem Kehlkopf-Rachen-Raum verwendet.

Orale Intubation (s. Abschn. 28.8) **8**

- *Lagerung.* Der Kopf wird in Überstreckung und durch Unterlegen geeigneten Polstermaterials ca. 10 cm höher als der Oberkörper gelagert, damit nach Einführen des Laryngoskops eine gerade Linie zwischen dem Auge des die Intubation Durchführenden (durch Mundhöhle und Rachenraum) bis zur Stimmritze entsteht (Abb. 9.16).
- *Einführen des Laryngoskops.* Die linke Hand führt das Laryngoskop und setzt es im rechten Mundwinkel an, die rechte Hand schützt durch einen Kreuzgriff von Zeigefinger und Daumen Ober- und Unterlippe vor Verletzungen durch Ein-

klemmen zwischen Zähnen bzw. Kiefer und Laryngoskopspatel. Während des vorsichtigen Tieferschiebens wird die Zunge durch das rechteckige Profil des Laryngoskopspatels nach links gedrängt, wobei die Spatelspitze über den Zungengrund bis in den Winkel zwischen Zungengrund und Epiglottis gelangt (Abb. 9.17).

- *Einstellen der Stimmritze.* Zunge und Unterkiefer werden dann – ohne Winkelbewegungen gegen den Oberkiefer – in Richtung Kinnspitze angehoben. Durch gefühlvolle Betonung des Drucks an der Spatelspitze richtet sich die Epiglottis auf, der Kehlkopf mit Stimmritze liegt frei (Abb. 9.18 und 9.19a).

  Bei schwierigen Intubationen kann von einem Helfer ausgeübter Druck von außen auf den Kehlkopf die Einstellung der Stimmritze erleichtern. Durch diesen Griff (Sellik-Handgriff) läßt sich außerdem bei plötzlich einsetzendem Reflux

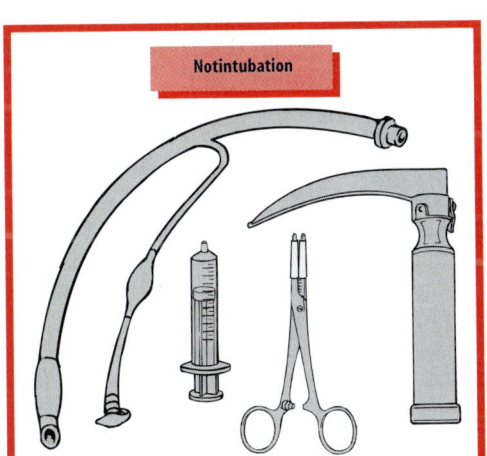

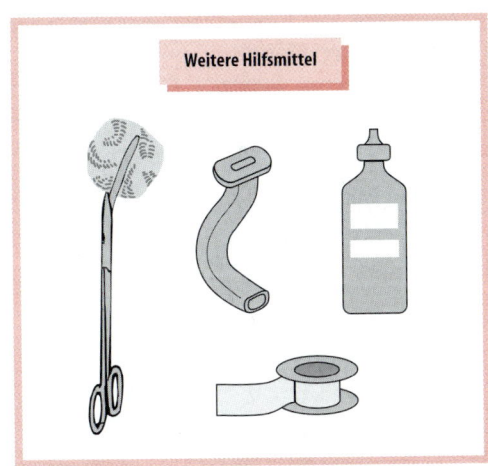

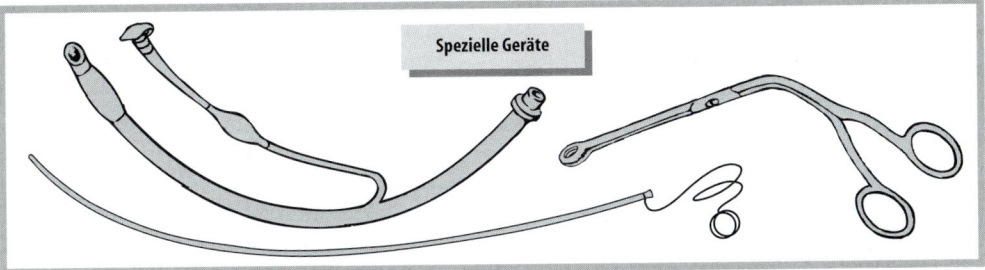

Abb. 9.15. Geräte zur Durchführung der Intubation (s. auch Text)

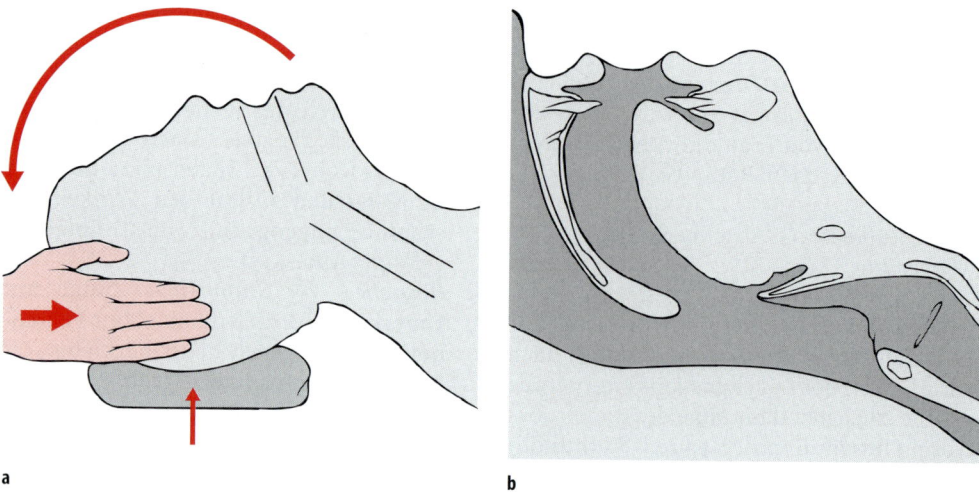

a   b

Abb. 9.16 a, b. Lagerung zur Intubation; a schematisch, b. anatomischer Schnitt

von Mageninhalt dessen Eindringen in den Rachenraum und damit die Gefahr der Aspiration vermindern (Abb. 9.19b).
- *Einführen des Tubus.* Der mit Gel oder Silikonspray gleitfähig präparierte Tubus muß vom äußeren rechten Mund-

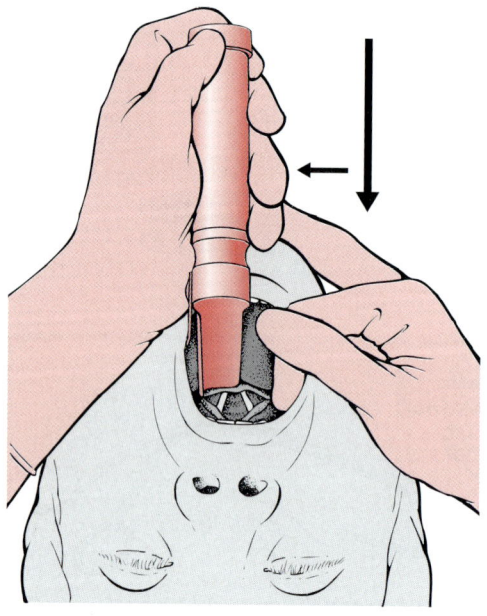

Abb. 9.17. Einführung des Laryngoskops

winkel schräg zum Kehlkopf hin geführt und mit einer leichten Drehbewegung zwischen den Stimmbändern hindurchgeschoben werden.
- *Abdichten des Tubus.* Anschließend wird die Blockermanschette mit einer Luftspritze so fest geblockt, daß bei der Beatmung das „blubbernde" Geräusch der zwischen Tubus und Trachealwand hochströmenden Luft gerade aufgehoben wird.
- *Kontrolle der Tubuslage.* Sofort vergleichendes Abhören des Atemgeräusches über dem rechten und linken Lungenflügel und über der Magenregion (Abb. 9.20). Über beiden Lungen müssen gleich starke Atemgeräusche hörbar sein. Gerade im Rettungsdienst werden häufig schwierige Intubationen – ohne Verwendung von Relaxanzien – erforderlich. Unter diesen Umständen sind das Einstellen der Stimmritze und die eigentliche Intubation schwieriger. Bei starrem Thorax, Spastik der Lunge und häufig erheblichem Umgebungslärm ist die sichere Auskultation nicht immer gewährleistet. Da bei Beatmung mit Beatmungsbeuteln, bei denen ja die Exspirationsluft nicht in den Beutelkörper gelangt, auch das „Gefühl für die Lunge" fehlt, ist unter solchen Umständen die routinemäßige auskultatorische Kontrolle über der Magenregion dringend

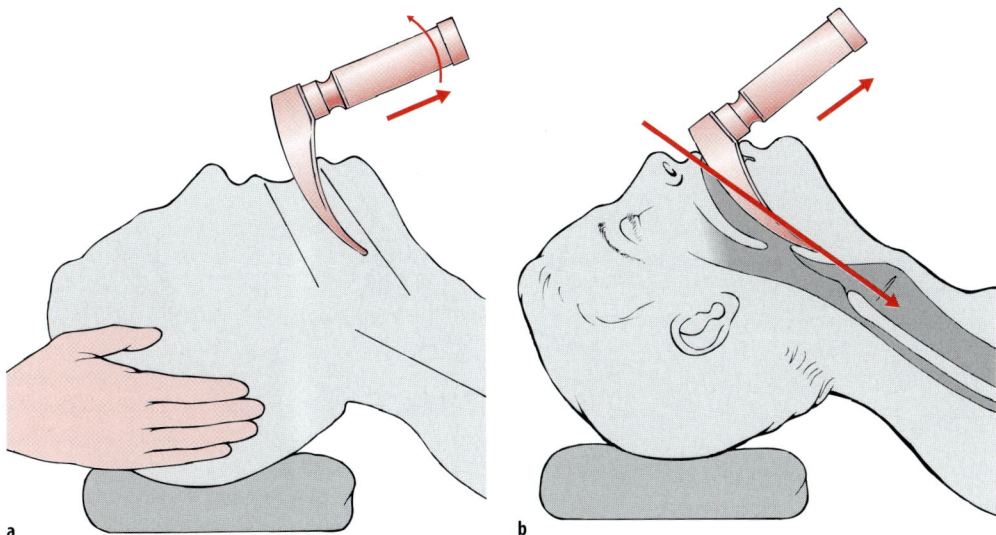

a   b

Abb. 9.18 a, b. Anheben des Unterkiefers mit dem Laryngoskop: **a** Ausgangs-, **b** Endstellung

anzuraten. Die Intubation des Ösophagus ist auch bei geblocktem Tubus meist – aber nicht immer – am „Blubbern" der bei Beatmung aus der Speiseröhre in den Rachen rückströmenden Luft erkennbar. In jedem Fall würde aber eine zuvor unerkannte Intubation der Speiseröhre bei der Beatmung an einem charakteristischen, stark und hell klingenden, gurgelnden Geräusch bei der Auskultation über der Magenregion bemerkt (Abb. 9.20).

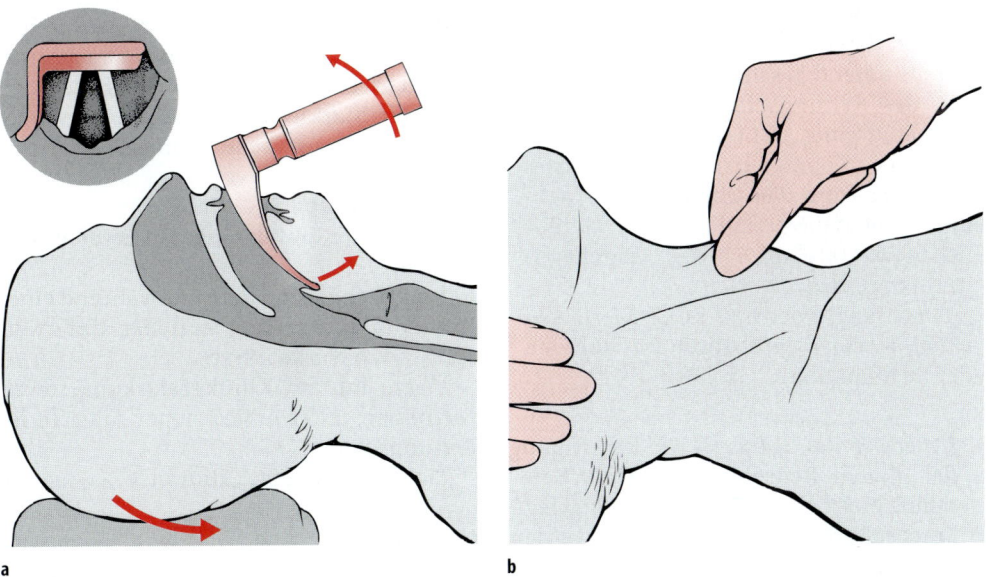

a   b

Abb. 9.19 a, b. Einstellen der Stimmritze mit dem Laryngoskop; **a** Betonung der Laryngoskopspitze (mit Detaildarstellung), **b** Sellick-Handgriff

Abb. 9.20.
Kontrolle der Tubuslage

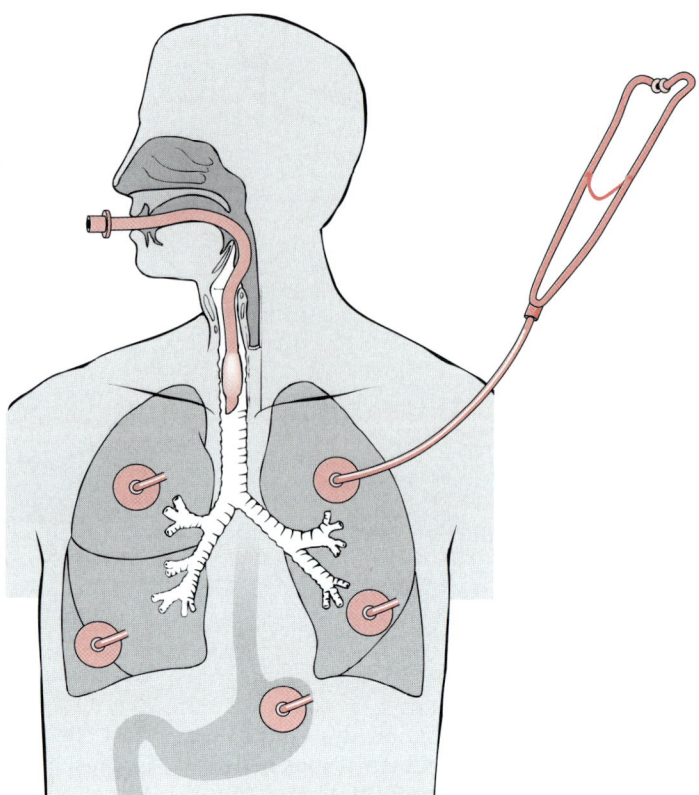

Besonderer Hinweis

Durch die zunehmende Verfügbarkeit kleiner, handlicher Kapnometer kann bereits unter den schwierigen Bedingungen des Rettungsdienstes am Ort der Erstversorgung (Unfallstelle, Wohnung etc.) die Kapnometrie als sicherstes Verfahren zum Ausschluß einer fraglichen – nicht unverzüglich bemerkt, tödlichen – Intubation des Ösophagus genutzt werden.

Achtung: Niedrige pCO_2-Werte bei *endotrachealer* Intubation im Rahmen der Reanimation!

- *Sicherung des Tubus.* Nach Beseitigung der akuten Bedrohung wird als Beißschutz meist ein Guedel-Tubus eingelegt. Trachealtubus und Beißschutz werden dann mit Pflaster fixiert.
- Bei modernen Trachealtuben finden sich im mittleren Drittel Längenangaben, die über Markierungen in cm Rückschlüsse auf die Tiefe der Tubusspitze zulassen. Die Entfernung von den Lippen zur Trachealmitte beträgt beim Erwachsenen durchschnittlich 22 cm. Bei Beachtung dieser Markierung wird eine einseitige Intubation unwahrscheinlich.

Wo/wie erlernbar?

Theoretische Einführung: am Intubationsmodell.

Praktisches Erlernen: nur während eines Klinikpraktikums mit gezielter Unterweisung durch Narkoseärzte.

Üben: nur im Klinikpraktikum, soweit vertretbar; unter notärztlicher Aufsicht im Rettungsdienst.

Siehe auch unten („Hinweise").

Gefahren

- Abgleiten der Tubusspitze in den Ösophagus. Tödliche Komplikationen bei Patienten mit Atemstillstand, wenn diese

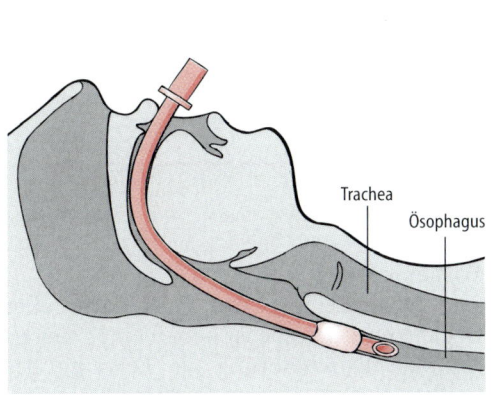

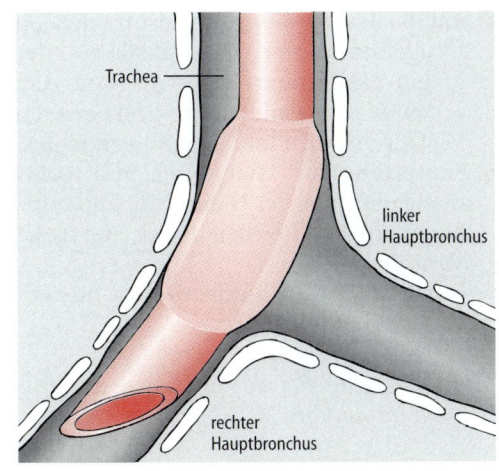

Trachea

linker
Hauptbronchus

Trachea

Ösophagus

rechter
Hauptbronchus

a

b

Abb. 9.21 a, b. Fehllagen: **a** Intubation des Ösophagus, **b** Intubation des rechten Hauptbronchus

Fehllage nicht sofort erkannt wird (Abb. 9.21a).

- Intubation des rechten Hauptbronchus bei zu tiefem Vorschieben (s. Anatomie) führt zum Ausfall der gesamten linken Lunge für die Ventilation (Abb. 9.21b).
- Abknicken des Tubus außerhalb des Respirationstraktes (relativ leicht erkennbar).
- Schleimhautverletzungen an Lippen, Zunge und Rachenhinterwand.

- Ausbrechen von Schneidezähnen des Oberkiefers, besonders bei Patienten, die nicht ausreichend entspannt sind.

Hinweise **!**

- Die zweckmäßige Lagerung des Kopfes ist eine entscheidende Voraussetzung für die erfolgreiche Intubation, eine falsche Lagerung kann die Intubation erheblich erschweren, ja sogar unmöglich machen.
- Bei nicht im Nacken überstrecktem Kopf oder am hängenden Kopf mit zu starker Überstreckung ist die Intubation in der Regel nicht durchführbar (Abb. 9.22 a, b).

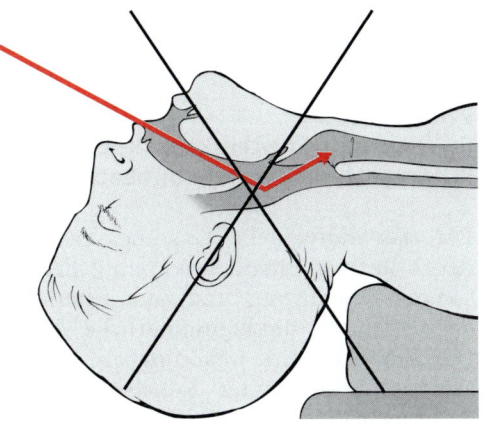

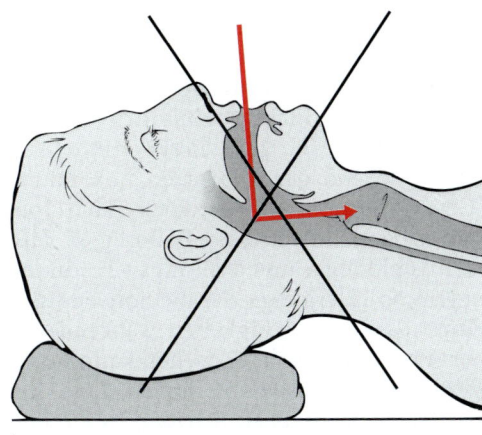

a

b

Abb. 9.22 a, b. Falsche Kopfpositionen: **a** zu starke Überstreckung, **b** zu geringe Überstreckung

- Auf die Beschreibung der nasotrachealen Intubation unter Zuhilfenahme der Magill-Zange, eines auch von Notärzten seltener angewandten komplizierteren Verfahrens, wird hier bewußt verzichtet.
- Einweisung an Phantomen mit drillmäßigem Üben der Handgriffe und Intubationen an Leichen sind wertvolle *Vorübungen*.
  Das *Erlernen* der Intubation ist nur am Patienten möglich.

Mindestkatalog für das Erlernen der trachealen Intubation

- Drillmäßiges Üben der Handgriffe an Phantomen bis zur korrekten Durchführung.
- Etwa 20 selbständige Intubationen am relaxierten Patienten unter Operationsbedingungen und unter narkoseärztlicher Aufsicht.
- Etwa 10 Intubationen an nichtrelaxierten bewußtlosen Patienten (unter Notfallbedingungen),
- davon mindestens 3 Intubationen bei Patienten mit Blutungen bzw. Blutansammlungen im Rachenraum.

Dieser Mindestkatalog läßt erkennen, welches Trainingsprogramm unabdingbar notwendig erscheint. Zur Zeit, d.h. kurz nach der Verabschiedung des Rettungsassistentengesetzes und dem Inkraftsetzen der Ausbildungs- und Prüfungsverordnung, die relativ pauschal Themenblöcke für die theoretische und praktische Ausbildung vorgibt, kann nicht verbindlich vorausgesagt werden, ob sich dieser Mindestkatalog während der klinischen Ausbildung (Gesamtdauer 14 Wochen, davon 180 h Operationsbereich-Anästhesie) umsetzen läßt (s. Ausbildungs- und Prüfungsverordnung in Kap. 30). Derjenige, der die notwendigen Kenntnisse und Fähigkeiten während seiner Ausbildung nicht erreichen kann, sollte Intubationsversuche unterlassen, da in diesen Fällen zusätzliche Schäden befürchtet werden müssen. Es muß immer wieder darauf hingewiesen werden, daß trotz des besonderen Wertes, der der Intubation bei der Versorgung von Notfallpatienten zukommt, die Sicherung des Überlebens in der akuten Situation häufig auch ohne Intubation gelingen kann.

9.3 Sauerstoffgabe

Vorbemerkung
Zur Sicherstellung des O_2-Bedarfs aller Organe und Gewebe ist neben einer ausreichenden Durchblutung als Leistung des kardiozirkulatorischen Systems in erster Linie die vollständige O_2-Beladung des arteriellen Blutes erforderlich.

9.3.1 Ursachen für O_2-Mangel in der Zelle

Einem O_2-Mangel in der Zelle können 4 unterschiedliche Störungen zugrunde liegen (Übersicht 9.1).
  Trotz verschiedener Ursachen muß bei diesen unterschiedlichen Störungsmöglichkeiten – neben einer möglichst ursächlichen Behandlung – Sauerstoff als universelles Notfallmedikament verabreicht werden. Allerdings ist nur die Verminderung der O_2-Beladung im arteriellen Blut in der Regel an der Zyanose ◇, teilweise auch an indirekten Zeichen wie Dyspnoe ◇, Unruhe und/oder Hyperventilation ◇ zu erkennen.

9.3.2 O_2-Verbrauch, Speicherkapazität und Präoxygenierung vor der Intubation

Für das individuelle Leistungsvermögen der Zelle, zur Energiegewinnung des gesamten Organismus und zum Überleben der Organe ist die kontinuierliche Zufuhr von Sauerstoff eine unabdingbare Voraussetzung. Schon unter Ruhebedingungen verbraucht der Mensch ca. 250–300 ml Sauerstoff/min. Eine kontinuierliche Zufuhr ist wegen der im Vergleich zum Verbrauch

Übersicht 9.1. Ursachen für O_2-Mangel in der Zelle

1. Verminderung der O_2-Beladung im arteriellen Blut:
   - unzureichende O_2-Konzentration in der Umgebungs- oder Beatmungsluft, z.B. Fremdgase;
   - Störungen der Ventilation, z.B. Schnappatmung;
   - Gasaustauschstörungen in der Lunge, z.B. Lungenödem.

2. Verminderung/Schädigung des O_2-Transportmittels Hämoglobin:
   - Blutverlust;
   - CO-Vergiftung.

3. Störungen des O_2-Antransports zur Zelle:
   - Blutdruckabfall;
   - Schock;
   - Gefäßverschluß.

4. Störung der O_2-Verwertung in der Zelle:
   - Zellgifte, z.B. Blausäure.

Grundsätze

geringen Speicherkapazität des Organismus erforderlich (Tabelle 9.2).

Bei einem *Kreislaufstillstand* stehen nur die *gewebeeigenen* Reserven zur Verfügung. Organe mit besonders hohem O_2-Bedarf, wie Hirn und Herz, reagieren dann besonders schnell mit Funktionsstörungen oder Ausfällen, z.B. das Gehirn mit Bewußtlosigkeit nach 5–10 s.

Bei einer Unterbrechung der O_2-Zufuhr, aber *primär funktionierendem Kreislauf* reicht die O_2-Speicherkapazität des Organismus ohne vorherige O_2-Applikation für maximal 5 min (1550 : 300) aus.

Bei kritischen Situationen ist es also in jedem Fall sinnvoll, zusätzlich Sauerstoff anzubieten, im Idealfall eine 100%ige inspiratorische Konzentration. Den entscheidenden Gewinn bringt kurzfristig der Austausch des in der Lunge – wie in der Umgebungsluft – befindlichen Stickstoffs (s. Tabelle 4.3, S. 54), der bereits nach 1–3 min reiner O_2-Atmung zu 95% durch Sauerstoff ersetzt ist.

Hinweise !

- Bei einem Kreislaufstillstand stehen nur die gewebeeigenen Reserven zur Verfügung. Organe mit besonders hohem Sauerstoffbedarf, wie Gehirn und Herz, reagieren dann besonders schnell mit Funktionsstörungen oder Ausfällen, z. B. das Gehirn mit Bewußtlosigkeit nach 5–10 s.

- Bei einer Unterbrechung der O_2-Zufuhr, aber primär funktionierendem Kreislauf, reicht die O_2-Speicherkapazität des Organismus für maximal 5 min. aus.

Hinweis für die Praxis

Präoxygenierung vor jeder Intubation: Dies gilt in ganz besonderem Maße vor jeder geplanten Intubation im Rettungsdienst. Jedem Notfallpatienten muß – wenn immer nur möglich – einige Minuten 100% O_2 über Maske angeboten werden, denn das Auswaschen des Stickstoffs schafft einen intrapulmonalen O_2-Speicher von 2500–3000 ml. Diese Menge reicht – zumindest rechne-

Tabelle 9.2 Speicherkapazität bei Raumluftatmung und nach Atmung von reinem Sauerstoff

	Raumluft [ml]	100%ige O_2-Konzentration [ml]
Lunge	~ 450	~ 3000
Blut	~ 850	~ 950
Gewebsflüssigkeit und Muskulatur	~ 250	~ 300
Gesamt	~ 1550	~ 4250

risch (3000 : 300) – aus, den O_2-Verbrauch in körperlicher Ruhe (250–300 ml) für 10 min sicherzustellen.

Durch den Einsatz der Pulsoxymetrie im Rettungsdienst läßt sich eindrucksvoll nachweisen, daß nach ausreichender Präoxygenierung in vielen Fällen die Intubation ohne jegliche Hast in Ruhe ohne einen (bedeutsamen) Abfall der O_2-Sättigung durchgeführt werden kann.

Dies setzt voraus, daß Druckminderer verfügbar sind, die einen Flow von 8–15 l abgeben.

9.3.3
Möglichkeiten der O_2-Applikation

In kritischen Situationen, in denen zur Funktions- und Überlebenssicherung des Organismus Sauerstoff als universelles Notfallmedikament verabreicht werden soll, ist zu prüfen, ob eine Sauerstoffanreicherung der *Spontanatmungsluft* ausreicht, oder ob eine *Beatmung* mit erhöhter O_2-Konzentration notwendig ist (Tabelle 9.3).

9.3.3.1
O_2-Insufflation bei erhaltener Spontanatmung

▶ Indikation
O_2-Mangelzustände bei ausreichender Spontanatmung oder bei Hyperventilation des Patienten. Typische Ursachen sind Diffusionsstörungen in der Lunge, beispielsweise bei Lungenentzündung, Lungenstauung, Lungenödem.

Technik
Insufflation durch Nasenkatheter
Festlegung der Einführlänge (Nasenspitze-Ohrläppchen).

Einführen durch die Nase (Technik s. S. 175 ff., Anatomie); Katheterspitze soll in der Gegend des weichen Gaumens liegen (Abb. 9.23a).

O_2-Sonden mit Schaumgummikissen haben Vorteile. Sie werden nur ca. 1 cm über das Kissen hinausragend in eine Nasenöffnung eingeführt (Abb. 9.23b).

Anschluß an die O_2-Versorgung des Notfallkoffers oder des Rettungswagens. Dosierung ca. 4 l O_2/min.

Dabei lassen sich inspiratorische O_2-Konzentrationen von 30–40 Vol.-% erzielen.

Bei Verwendung von Systemen, die aus Maske, Nichtrückatemventil und O_2-Reservoir bestehen, und einer Einstellung des Flow von 8–15 l/min lassen sich inspiratorische O_2-Konzentrationen bis 90% erreichen.

Wo/wie erlernbar?
Theoretische Einführung: am Intubationsmodell

Praktisches Erlernen: auf Intensivstationen.

Üben: im Rettungsdienst.

9.3.3.2
Apnoische Oxygenierung

Es ist seit mehreren Jahrzehnten aus Forschungsansätzen bekannt, daß Versuchstiere, aber auch Menschen lange Zeit (15 min bis zu 1 h) des Atemstillstands folgenlos überleben, wenn sichergestellt ist, daß reiner Sauerstoff in Trachea und Lunge einströmt.

Tabelle 9.3　Möglichkeiten der O_2-Applikation

Atmung	O_2-Applikation
Ausreichende Spontanatmung und Tachypnoe ⟶	O_2-Anreicherung der **Spontanatmungsluft**
Unzureichende Spontanatmung und Atemstillstand ⟶	O_2-Anreicherung der **Beatmungsluft**
● Präoxygenierung bzw. ● Intubation und Auswaschen des Stickstoffs bei Atemstillstand, Diffusionsatmung ⟶	100% O_2-Konzentration im **O_2-Reservoir**

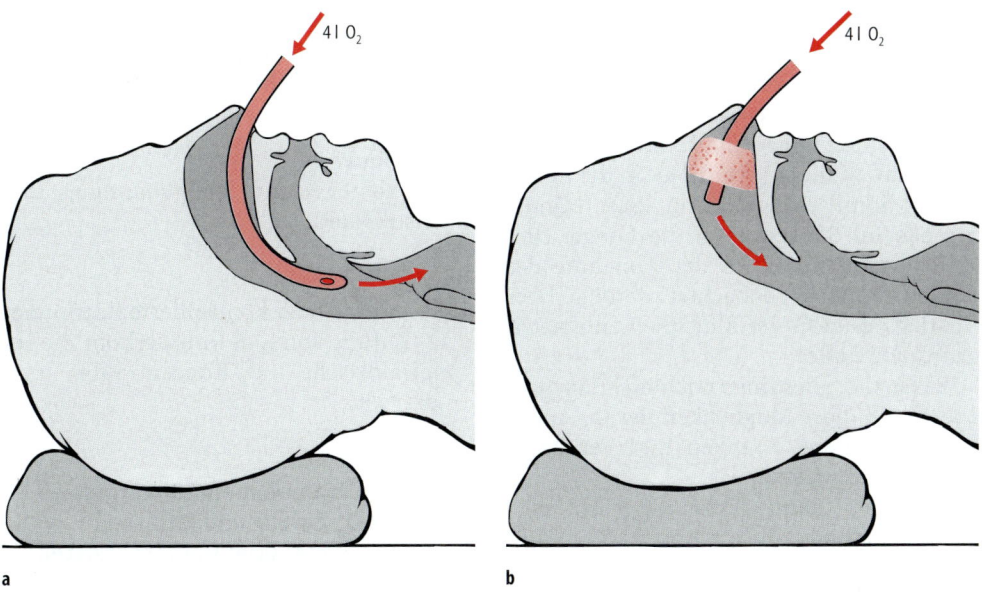

Abb. 9.23 a. O_2-Insufflation durch Nasenkatheter und Maske, **b** mit Schaumgummikissen

Abb. 9.24.
Apnoische Oxgenierung

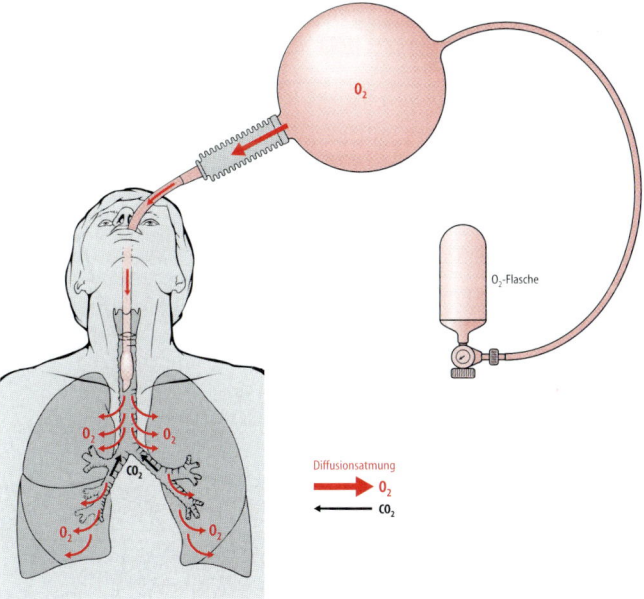

Neuere Untersuchungen belegen eindeutig, daß Patienten, die nach optimaler Präoxygenierung intubiert werden, voll relaxiert, ohne Atembewegungen aus einem auf den Tubus angesetzten, mit reinem O_2 gefüllten Reservoir Sauerstoff „saugen", ohne daß eine *Beatmung* erforderlich ist! Diese O_2-Aufnahme trotz des Atemstillstands nennt man apnoische Oxygenierung oder Diffusionsatmung (Abb. 9.24).

Sie kommt dadurch zustande, daß der Patient bei funktionierendem Kreislauf in jeder Minute weiterhin 250–300 ml O_2 aus der – nach dem Auswaschen – mit Sauerstoff gefüllten Lunge aufnimmt und gleichzeitig nur 20 ml CO_2 vom Blut in die Lunge abgibt. Somit „saugt" er in jeder Minute 230-280 ml Sauerstoff in die Lunge. Dies kann eindrucksvoll an der Abnahme des Beutelvolumens beobachtet werden. (Der Anstieg des pCO_2 im Blut spielt eine nachgeordnete Rolle)

Es ist z. Z. allerdings noch nicht nachgewiesen, ob diese Möglichkeit der O_2-Applikation auch bei Kranken und Verletzten ausreichend wirksam ist.

Trotzdem kann nicht ausgeschlossen werden, daß diese Erkenntnisse in Zukunft das respiratorische Management in der Notfallmedizin und auch die Rhythmik von Beatmung und Herz-Druck-Massage bei Intubierten mit reiner O_2-Zufuhr verändern werden.

9.3.3.3
Beatmung mit einem Handbeatmungsgerät mit O_2-Zufuhr ohne Reservoir
(Abb. 9.25)

Indikationen
Nicht ausreichende Spontanatmung und Atemstillstand.

Technik
- Assistierte oder kontrollierte Beatmung,
- O_2-Zufuhr von 4–6 l/min erhöht die inspiratorische O_2-Konzentration auf 40–80%.

9.3.3.4
Beatmung mit einem Handbeatmungsgerät mit O_2-Zufuhr und Reservoir
(Abb. 9.25) **oder über Narkosekreisteil**

Indikationen
Hochgradige Vitalbedrohung oder CO-Vergiftung.

Technik
Bei einem Flow von 10 l/min werden annähernd 100%ige O_2-Konzentrationen im Beatmungsgas erreicht (Beatmung über

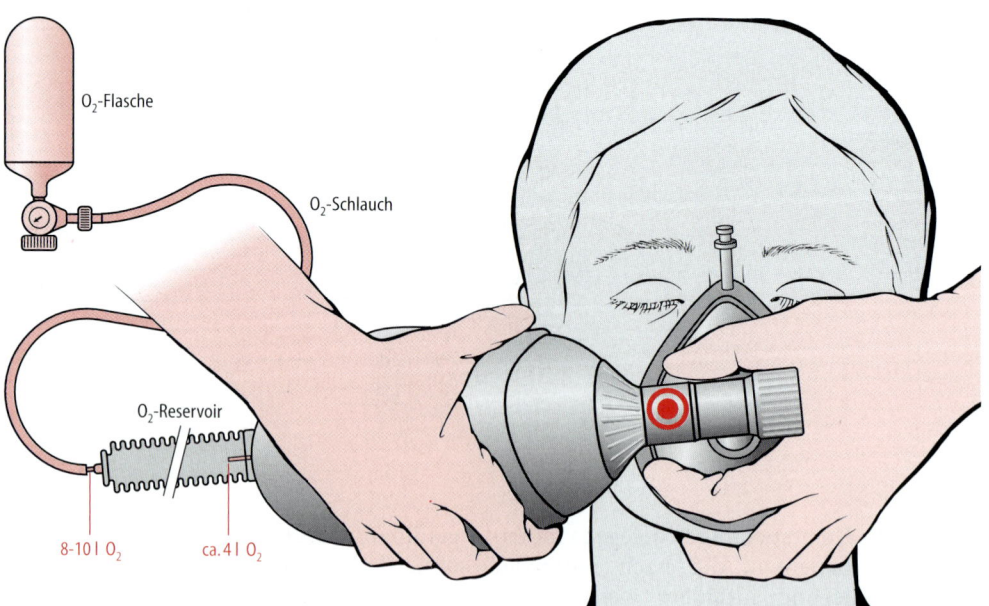

O$_2$-Flasche

O$_2$-Schlauch

O$_2$-Reservoir

8-10 l O$_2$ ca. 4 l O$_2$

Abb. 9.25. Beutel-Masken-Beatmung

Narkosekreisteil: Flow 50% des Atemminutenvolumens).

9.3.4
Gefahren der O$_2$-Applikation im Rettungsdienst

Besonders bei der längeren O$_2$-Applikation in hohen Konzentrationen unter *klinischen* Bedingungen sind gewisse toxische Gefahren zu beachten und mögliche pathophysiologische Reaktionen des Atemzentrums zu bedenken. Möglicherweise können hohe O$_2$-Konzentrationen auch eine Vasokonstriktion#, eine Engstellung der Gefäße an Herz, Hirn und Niere hervorrufen.

Für die *Akutbehandlung im Rettungsdienst* haben aber die Gefahren des O$_2$-Mangels dieser Organe weitaus größere Bedeutung. Generell ist bei allen lebensbedrohlichen Notfällen eine O$_2$-Applikation notwendig, um Sicherheitsreserven gegenüber drohendem O$_2$-Mangel zu schaffen. Dabei gilt der Grundsatz: Je schwerer die Vitalgefährdung, desto höher die anzustrebende inspiratorische Konzentration des Sauerstoffs. Die Notwendigkeit einer angemessenen O$_2$-Versorgung des Organismus bei jeder lebensbedrohlichen Erkrankung und Verletzung und die gefahrlosen Applikationsmöglichkeiten bereits am Notfallort und während des Kliniktransports machen Sauerstoff zu *„einem universell anzuwendenden Medikament in der Notfallmedizin"*.

Sicherheitshinweise für den Umgang mit Sauerstoff
- Sauerstoff fördert jeden Oxidationsvorgang, insbesondere die Verbrennung von Kohlenwasserstoffverbindungen.
- Beim schnellen Öffnen des Flaschenventils strömt mit hoher Geschwindigkeit hochkomprimierter Sauerstoff durch das Ventil und die Eingänge des Druckminderers. Durch den hohen Druck und die dadurch verursachte Geschwindigkeit entsteht im Inneren der Armaturen Reibungswärme. Wenn sich an diesen Punkten Öl, Fett oder Schmutzteilchen mit einem niedrigen Flammpunkt befinden, kann es zu einer Zündung mit explosionsartiger Verbrennung kommen.
- Absolute Sauberkeit an den Armaturen, die mit Sauerstoff in Berührung kommen, schon geringste Fett- und Ölspuren wären äußerst gefährlich!

9.4
Beatmung

Vorbemerkungen
Wegen der Selbstgefährdung des Rettungspersonals durch Hepatitis-B-Viren, zunehmend aber auch durch Aids-Erreger, sehr selten durch Kontaktgifte, sollte im Rettungsdienst grundsätzlich – nach entsprechender Ausbildung – über Maske oder Endotrachealtubus und Handbeatmungsgerät beatmet werden. Wenn diese Möglichkeiten – aus welchen Gründen auch immer – nicht gegeben sind, müssen ersatzweise spezielle Tuben oder ggf. andere Beatmungshilfen benutzt werden.

Obwohl Infektionen mit HIV-Viren, den Erregern der Krankheit Aids, über Speichel bisher nicht nachgewiesen sind, sollte die klassische Atemspende im organisierten Rettungsdienst nur in absoluten Ausnahmefällen angewendet werden. Zumindest im familiären Rahmen und im überschaubaren Bekanntenkreis werden aber Rettungsassistenten und Rettungssanitäter, die außerdienstlich mit lebensbedrohlichen Notfällen konfrontiert werden, weiterhin auch die Beatmung ohne Hilfsmittel anwenden.

Ein weiterer Grund, die Beatmung ohne Hilfsmittel hier ausführlich zu beschreiben, liegt darin, daß erfahrene Rettungsassistenten und Rettungssanitäter in der Laienausbildung eingesetzt werden. Zur Vorbereitung ihrer Lehrtätigkeit werden sie sicherlich auch auf dieses Buch zurückgreifen.

Um die beiden unterschiedlichen Beatmungstechniken bei erhaltener, aber nicht ausreichender Spontanatmung und bei Atemstillstand deutlich zu kennzeichnen, ist es sinnvoll, 2 Begriffe aus der klinischen Beatmungstherapie auch auf präklinische Verhältnisse zu übertragen:

1) *Assistierte Beatmung:* Anpassung der Beatmung an die normale oder mäßig erhöhte Spontanatemfrequenz eines Patienten, dessen Atemzugvolumen aber für die erforderliche Belüftung der Alveolen nicht ausreicht.

2) *Kontrollierte Beatmung:* Beatmung in der vom Helfer oder einem Beatmungsgerät vorgegebenen Frequenz bzw. „Durchbrechen" einer Schnappatmung mit zu geringer Frequenz.

▶ **Indikationen**
Alle Formen der Hypoventilation, wie Totraumatmung und finale Schnappatmung, Atemstillstand.

Es soll nochmals hervorgehoben werden, daß man nicht erst nach Eintritt bzw. nach sicherem Erkennen eines Atemstillstands beatmet, sondern bereits zu einem Zeitpunkt, an dem unterschiedliche Anzeichen wie

● Zyanose und/oder
● sichtbar verminderte Atembewegungen und/oder
● eine zu geringe Atemfrequenz und/oder
● ein abgeschwächtes Atemgeräusch und/oder
● ein abgeschwächter Atemstoß

auf eine *lebensbedrohliche Einschränkung der Spontanatmung hinweisen.*

? **Wo/wie erlernbar?**
Das Erkennen der Beziehung zwischen sichtbaren Atembewegungen und Atemzugvolumen erlernt man durch Beobachtung im Anästhesiepraktikum und auf Intensivstationen während der Beatmung Intubierter.

Man betrachtet und wertet die Atemexkursionen des Brustkorbs bei gleichzeitiger Beurteilung der am Volumeter des Narkose- bzw. Beatmungsgerätes ablesbaren Atemzugvolumina.

Alle Beatmungsverfahren müssen an geeigneten Phantomen drillmäßig vorgeübt werden. Während die Atemspende (Einblasen von Ausatmungsluft) aus hygienischen Gründen an Gesunden nicht geübt wird, werden die Verfahren der Beatmung mit Atembeuteln und Beatmungskreisteilen unter ärztlicher Aufsicht an Gesunden oder Patienten erlernt.

9.4.1
Beatmung mit Hilfsmitteln

Bei einer isolierten Störung des respiratorischen Systems, die eine assistierte oder kontrollierte Beatmung notwendig macht, setzen Rettungsassistenten und Rettungssanitäter im Regelfall Handbeatmungsgeräte, also Beatmungsbeutel mit Maske ein.

9.4.1.1
Beutel-Masken-Beatmung

Indikationen
Hypoventilation oder Atemstillstand im Rahmen einer isolierten Störung des respiratorischen Systems oder bei Reanimationen, bei denen eine Person nur mit der Durchführung der Beatmung befaßt werden kann.

Technik
Freimachen und Freihalten der Atemwege.

Überstrecken des Kopfes, nach Möglichkeit Einlegen eines Pharyngealtubus in der zuvor beschriebenen Technik.

● *Aufsetzen und Halten der Maske*
Die Maske wird mit Daumen und Zeigefinger einer Hand, in der Regel der linken, bei seitengleichem Druck auf Maskenbasis und Maskenspitze über Mund und Nase des Patienten aufgesetzt (C-Griff). Gleichzeitig umfassen Mittel-, Ring- und Kleinfinger den Unterkiefer des Patienten und heben ihn an. Alle 5 Finger der Maskenhand halten den Kopf in Überstreckung (Abb. 9.25).
● *Beutelbetätigung*
Die rechte Hand umgreift den mit der Maske verbundenen Beatmungsbeutel

und drückt ihn zur Beatmung zusammen. Dabei strömt die im Beutel befindliche Luft über Ventil und Maske in die Lungen des Patienten.

Nach jedem Zusammendrücken werden die Finger der rechten Hand sofort entspannt, so daß der sich selbsttätig füllende und ausdehnende Beutel locker in der Hand liegt.

- *O₂-Anschluß*
  Bei Anschluß von 4-6 l O₂/min an den O₂-Stutzen läßt sich bei physiologischen Atemfrequenzen in Abhängigkeit von den konstruktiven Merkmalen der einzelnen Beatmungsbeutel ein Anteil von ca. 40–70 Vol.-% Sauerstoff in der Einatemluft des Erwachsenen erreichen.
  Entsprechendes gilt für den Anschluß von 2 l O₂/min an den Beatmungsbeutel bei Neugeborenen.
  Soll eine noch höhere inspiratorische O₂-Konzentration appliziert werden, wird ein Faltenbalg als O₂-Reservoir verwendet (Abb. 9.25).
- *Sonderfall Neugeborenenbeatmung*
  Bei der Beatmung des Neugeborenen mit dem Beatmungsbeutel darf der Beutel zur Vermeidung zu hoher Beatmungsdrücke nur mit einem Finger, allenfalls mit Daumen und 2 Fingern der rechten Hand komprimiert werden. Dieser Hinweis hat insbesondere für intubierte Neugeborene Bedeutung.

Wo/wie erlernbar?
Vorübungen: am Beatmungs- und Intubationsphantom.
 Praktisches Erlernen: während des Anästhesiepraktikums in der Klinik.
 Üben: an gesunden Lehrgangsteilnehmern in den Schulen des Rettungsdienstes und bei Patienten im Rettungsdienst.

Gefahren
Bei nicht dichtsitzender Maske entweicht ein unkalkulierbarer Anteil des Beutelvolumens am Maskenwulst.

- Aufregung und kompensatorische Bemühungen des Anwenders, durch eine höhere Beatmungsfrequenz, insbesondere aber über einen höheren Beutelkompressionsdruck, die Leckage auszugleichen, gefährden den Beatmungspatienten zusätzlich durch Blähung des Magens (Abb. 9.26).
- Die Einmündung der Speiseröhre in den Magen nennt man Sphinkter. Dieser Sphinkter hat eine Verschlußfunktion nach beiden Richtungen, die im Normalfall Drücken bis 20 mbar standhält (Abb. 9.27). Da die meisten Beutelbeatmungsgeräte über eine Druckbegrenzung verfügen, die 20 mbar überschreitet, öffnet sich dann der Ösophagussphinkter, und ein Teil der Luft geht auf diesem Weg in den Magen. (s. Abschn. 28.6)
- Die Blähung des Magens durch eindringende Luft führt zu einem Zwerchfellhochstand, erschwert zunehmend die

Abb. 9.26.
Gefahren bei der Beatmung
Nichtintubierter

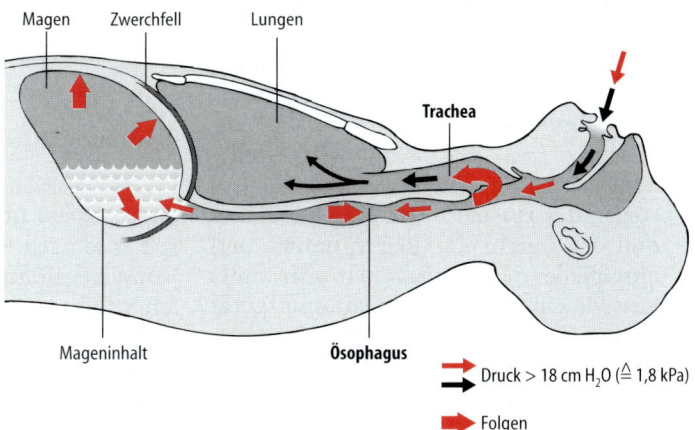

Magen   Zwerchfell   Lungen   Trachea   Mageninhalt   **Ösophagus**

Druck > 18 cm H₂O (≙ 1,8 kPa)

Folgen

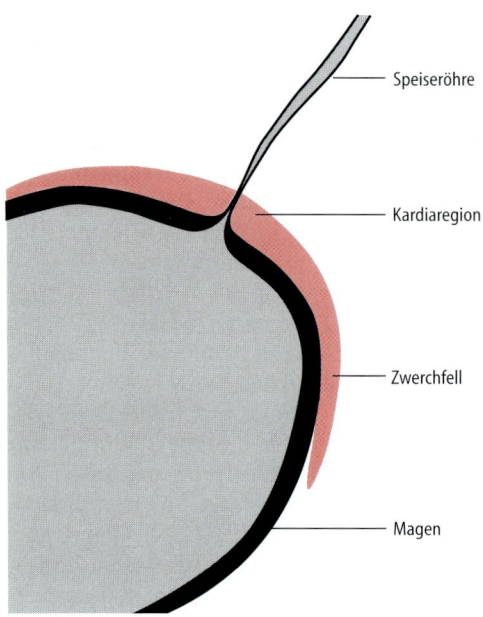

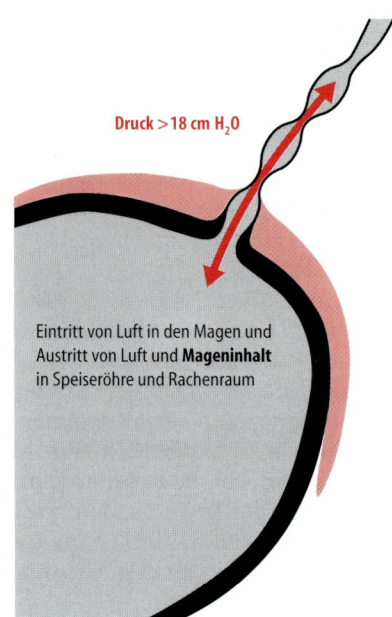

Abb. 9.27. Aufhebung der Sphinkterfunktion der Kardia bei hohen Beatmungsdrücken

Einatemphase der Zwerchfelltätigkeit, macht dann höhere Beatmungsdrücke notwendig, leitet also einen Teufelskreis ein, der eine wirksame Beutel-Masken-Beatmung zunehmend erschwert. Eine neue Methode des Aspirationsschutzes wird in diesem Kapitel beschrieben (s. auch Abschn. 16.3).

- *Sonderfall Neugeborene*
  Im allgemeinen kann nur bei Früh- und Neugeborenen durch unsachgemäße Atemspende oder eine Beutelbeatmung mit zu hohem Druck die Lunge reißen, so daß sich im Anschluß ein Pneumothorax entwickelt.

❗ Hinweise

- Wegen des Problems der Magenblähung und der Gefahr der Regurgitation und anschließenden Aspiration wurde mittlerweile ein neues Handbeatmungsgerät („Combibag") mit einem 2stufigen Sicherheitsventil entwickelt. Über dieses Sicherheitsventil des „Combibag" wird für die Maskenbeatmung eine Druckbe-

grenzung von 20 mbar, für die Beatmung über Trachealtubus eine Druckbegrenzung von 60 mbar eingestellt.
- Neben einer Beatmung mit zu hohen Drücken findet auch eine zu hohe Beatmungsfrequenz relativ häufig statt. Eine mäßige Frequenzerhöhung ist in vielen Situationen sinnvoll, sie sollte die physiologischen Werte nicht zu stark überschreiten, da bei zu schneller Inspiration Turbulenzen entstehen und eine gleichmäßige Belüftung der Alveolen nicht mehr gewährleistet ist.
- Eine Beutel-Masken-Beatmung kann nur vom Kopfende des Patienten durchgeführt werden!

9.4.1.2
Beatmung Intubierter

Intubierte Patienten werden im Rettungsdienst zuerst über Beutelbeatmungsgeräte, später je nach verfügbarer Ausstattung mit Notfallrespiratoren oder Narkosekreisteilen beatmet.

Plötzliches Erbrechen, Blutungen in den Rachenraum etc. können das respiratorische System praktisch nicht mehr beeinträchtigen, und die zuvor geschilderten

Probleme des Beatmungsdrucks sind unter diesen Bedingungen zu vernachlässigen.

Ausnahmen bestätigen jedoch die Regel. Bei einer vorgeschädigten Lunge (Emphysem◇) oder nach Verletzungen kann sich ein zu hoher Beatmungsdruck nachteilig auswirken. Das Beatmungsvolumen soll daher beim Erwachsenen 800 ml nicht übersteigen.

Jeder muß sich mit den Beatmungsgeräten, die er im Notfall einsetzt, in ausreichender Weise vertraut machen. Bei einem Teil der Geräte ist eine automatische Druckbegrenzung eingebaut, oder sie ergibt sich aus der speziellen Konstruktion. Falls nicht sofort ein Beatmungsgerät zur Verfügung steht, ist notfalls auch eine Mundbeatmung über einen Trachealtubus möglich.

? Wo/wie erlernbar?
Vorübungen: am Intubationsphantom mit künstlicher Lunge;

Erlernen: im Anästhesiepraktikum und auf Intensivstationen;

Üben: im Rettungsdienst unter notärztlicher Aufsicht.

Beatmung mit positiv endexspiratorischem Druck („positive endexpiratory pressure", PEEP)
Nach Intubation kann
- bei Beatmungsbeuteln und tragbaren Notfallbeatmungsgeräten durch Adaptation eines speziellen PEEP-Ventils,
- beim Narkosekreisteil in der Exspiration mit der Hand am Atembeutel

ein positiv endexspiratorischer Druck aufrechterhalten werden. Nur so kann bei vielen schweren respiratorischen Störungen auch nach Erhöhung der O_2-Konzentration eine ausreichende O_2-Anreicherung des arteriellen Blutes erreicht werden.

PEEP vermindert den Kollaps der Alveolen während der Ausatmung und fördert ggf. deren Wiedereröffnung, er vermindert auch die Atemarbeit durch Verbesserung der Lungendehnbarkeit.

Indikationen für PEEP
(5 cm H_2O $\triangleq$ 490 Pa)
- Polytrauma,

- Schädel-Hirn-Trauma und schwerwiegende Lungenschädigung (bei stabilem arteriellen Druck),
- Lungenödem,
- Zustand nach Reanimation (arterieller Druck!),
- Beinahe-Ertrinken.

Dem Vorteil der PEEP-Beatmung können in Abhängigkeit von der Gesamtsituation des Patienten allerdings auch Nachteile bzw. Gefahren gegenüberstehen, insbesondere die Beeinträchtigung der zirkulatorischen Funktionen, da der venöse Rückfluß des Blutes zum Herzen durch die anhaltende intrathorakale Druckerhöhung reduziert wird.

Obwohl in der Klinik nach besserer Abklärung der wichtigsten Patientenparameter häufig mit höheren Werten beatmet wird, hat man sich für den Rettungsdienst auf ein Kompromiß-PEEP-Niveau von 5 cm H_2O geeinigt.

Wegen der zu berücksichtigenden Nachteile bielbt die Indikationsstellung für eine PEEP-Beatmung dem Notarzt vorbehalten.

9.4.1.3
Larynxmaske

Die in den 80er Jahren in England entwickelte Larynxmaske besteht aus einem ovalen, maskenähnlichen Silikonkörper mit aufblasbarem Cuff-Rand, verbunden mit einem weitlumigen Tubus. Der Silikonkörper, eine „luftkissengepolsterte Maske", umschließt Epiglottis und Kehlkopf und dichtet bei idealem Sitz diesen gegen Mundhöhle und Ösophagus bis zu einem Atemwegsdruck von ca. 25 cm H_2O ab. Obwohl Brain, der diese Kehlkopfmaske entworfen hat, auf „fehlenden Aspirationsschutz" und die „Möglichkeit des Laryngospasmus" hinwies, wird dieses Mittelding zwischen Gesichtsmaske und endotrachealer Intubation im klinischen Bereich (Anästhesiebetrieb) vielerorts erfolgreich eingesetzt.

Vor Antworten auf die Frage der Verwendbarkeit der Larynxmaske in der Notfallmedizin sollen bewußt die Voraussetzungen für den klinischen Einsatz dargestellt werden, um dann im Vergleich zu prüfen, ob und ggf. unter welchen Bedingungen sie im präklinischen Einsatz von Nutzen sein kann.

Voraussetzungen für den Einsatz der Larynxmaske zur Anästhesie

1) Nüchternheit,
2) (annähernd) normale Lungenfunktion,
3) (annäherndes) Normalgewicht,
4) ausreichend tiefe Narkose (ggf. auch Relaxation),
5) Bedingungen eines Anästhesiearbeitsplatzes,
6) ausreichende Erfahrungen des Anwenders.

Die Larynxmaske im Rettungsdienst?

Die klinischen Voraussetzungen 1) und 5) sind unter den Bedingungen des Rettungsdienstes zumindest nie in vollem Umfang gegeben, Voraussetzung 4) nur bei tief Komatösen und bei zu Reanimierenden.

Aus diesen Gründen kann die Beherrschung der Plazierung der Larynxmaske für den Notarzt nie ein umfassendes Training und fundierte Erfahrung in der endotrachealen Intubation ersetzen.

Klinische Erfahrungen zeigen aber eindeutig, daß die Larynxmaske bei vielen überraschenden, auch vom Erfahrenen nicht unverzüglich beherrschbaren Intubationsschwierigkeiten im Sinne einer Überbrückung (bzw. als Ersatz für die invasivere Koniotomie) eingesetzt werden kann. Daher sollte jeder Notarzt für solche auch im Rettungsdienst auftretende Situationen die Technik der Larynxmaskenplazierung beherrschen.

In zurückliegenden Abschnitten dieses Kapitels wurde eindeutig herausgestellt, daß nur die endotracheale Intubation den „Goldstandard" der Sicherung des respiratorischen Systems darstellt. Einer unkritischen Überschätzung der Möglichkeiten der Larynxmaske im Rettungsdienst darf daher nicht das Wort geredet werden.

Auf der anderen Seite muß davon ausgegangen werden, daß in all den Situationen, in denen eine Intubation – aus welchen Gründen auch immer – notwendig, aber nicht zu realisieren ist, die Plazierung der Larynxmaske durch einen trainierten Notarzt und die nachfolgende Beatmung günstiger ist als die Beatmung über die Gesichtsmaske.

Dabei darf ein Erschwernis nicht unerwähnt bleiben: Unter den Bedingungen des Rettungsdienstes wird in der Regel nicht mit dem dünnwandigen und dadurch „sensibleren" Beutel des Narkosegerätes beatmet, sondern meist mit dickwandigeren und dadurch „unsensibleren" Handbeatmungsgeräten. Das sofortige „Erkennen mit der Hand des Erfahrenen, an der Lunge zu sein", ist dadurch erschwert, kann aber letztlich durch Auskultation, Beobachtung der Thoraxbewegungen, Kapnometrie und Pulsoxymetrie kompensiert werden.

Voraussetzungen für die Verwendung der Larynxmaske im Rettungsdienst

1) Intubation nicht durchführbar,
2) tief komatöser/sedierter/narkotisierter/ ggf. relaxierter Patient,
3) Erfahrung des Anwenders.

Larynxmaskenausbildung für Rettungsassistenten und -sanitäter?

Zur Zeit kann nicht abschließend beurteilt werden, ob es möglich ist, jedem Rettungsassistenten (und Rettungssanitäter) die Beherrschung der endotrachealen Intubation und ihrer Komplikationen zu vermitteln.

Erfahrungen aus dem klinischen Einsatz zeigen, daß die Technik der Larynxmaskenplazierung leichter zu erlernen ist als die Technik der Intubation.

Es stellt sich die Frage, ob bei Nichtverfügbarkeit eines Notarztes die *überbrückende Plazierung der Larynxmaske* bei
– tief Komatösen und
– zu Reanimierenden
durch entsprechend ausgebildete Rettungsassistenten und -sanitäter die Risiken der Gesichtsmaskenbeatmung reduzieren kann.

Auf eine detailliertere Darstellung der Technik der Larynxmaskenplazierung,

Grundsätze

ihrer Möglichkeiten und Gefahren soll hier zum gegenwärtigen Zeitpunkt nicht eingegangen werden.

Statt dessen muß in notärztlich begleiteten Ausbildungsprogrammen geklärt werden, ob Rettungsassistenten und -sanitäter in der Kinik die Plazierung der Larynxmaske so sicher erlernen können, daß die Vorteile dieses Verfahrens in bestimmten Fällen die auch bei der Verwendung der Larynxmaske vorhandenen Risiken deutlich überwiegen.

9.4.1.4
Notfallrespiratoren

▶ **Indikationen**
Im Gegensatz zur Beatmung mit Beatmungsbeutel oder Narkosekreisteil ermöglichen Notfallrespiratoren eine sichere Ventilation Intubierter, ohne den Beatmenden manuell zu blockieren.

In vielen Situationen, z.B. nach Reanimationen oder beim Transport beatmeter Polytraumatisierter, ist es daher äußerst wünschenswert, wenn die eingeleitete Beatmung von einem geeigneten Notfallrespirator übernommen werden kann. Wegen der Fülle der notwendigen Maßnahmen wird jede freie Hand gebraucht.

- *Verfügbare Geräte*
  Die Forderungen der Notfallmedizin, kleine und kompakte Bauweise, übersichtliche Bedienungselemente, hohe Gerätesicherheit, bei Druckgasbetrieb geringer Gasbedarf, Möglichkeit der PEEP-Anwendung für die kontrollierte Beatmung, werden z.Z. von den Geräten Oxylog und Medumat erfüllt.
  Neu ist der Medumat-Elektronik, er arbeitete wie die zuvor genannten Notfallrespiratoren ebenfalls nach dem Prinzip der intermittierend positiven Druckbeatmung (IPPB), zeitgesteuert und volumenkonstant, er ermöglicht aber – erstmals bei einem kleinen Notfallrespirator – eine *assistierte Beatmung*.
- *Kontrollierte Beatmung*
  Einstellen physiologischer Beatmungsparameter, insbesondere: Atemfrequenz,

Atemzugvolumen, O_2-Konzentration „(I:E)", ggf. Zeitverhältnis von Inspiration zu Exspiration und Druckbegrenzung entsprechend den jeweiligen Bedienungsanleitungen.
- *Assistierte Beatmung mit Medumat-Elektronik* (s. Abschn. 28.18) **18**
  Ein nicht unerheblicher Anteil von Notfallpatienten mit noch erhaltener oder wieder einsetzender, aber *unzureichender Spontanatmung*, die bisher in solchen kritischen Phasen sediert und/oder relaxiert werden mußten, können nun risikolos assistiert beatmet werden.
  Einstellen einer physiologischen Atemfrequenz und der Triggerempfindlichkeit (der durch die spontanen Einatembewegungen des Patienten entstehende Unterdruck löst dann die Inspirationsphase des Gerätes aus). I/E-Kontrolle bzw. Anpassung, Einstellung eines „*Sicherheitsatemminutenvolumens*", d.h. des Atemminutenvolumens, mit dem der Patient auch nach Aussetzen der Eigenimpulse in jedem Fall beatmet wird. Einstellen des Beatmungsdrucklimits entsprechend Bedienungsanleitung.
- *Beatmungsmuster* (Tabelle 9.4)
  Entscheidend für eine angemessene Beatmung ist letztlich das Produkt aus Atemfrequenz (AF) und Atemzugvolumen (AZV), das Atemminutenvolumen (AMV). Für das AMV gelten wiederum Anhaltswerte, die von Interesse sind, wenn an Beatmungsgeräten, wie beispielsweise dem Medumat und dem Oxylog, Atemminutenvolumina eingestellt und/oder gemessen werden können.
  Bei der Beatmung Lungengesunder wird in der Regel – physiologische Beatmungsfrequenzen vorausgesetzt – ein Atemminutenvolumen von ca. 100 ml/kg KG (Körpergewicht) benötigt.

Beispiel
70 kg schwerer Patient:
70 · 100 ml = 7000 ml oder 7 l/min AMV.
Die Beatmung lungengesunder Patienten mit einem auf dieser Basis kalkulierten AMV wird in der Klinik durch sichere kli-

Tabelle 9.4 Richtwerte für die Beatmung

	Körpergewicht [kg]	Frequenz [min]	Atemzugvolumen [ml]	Atemminutenvolumen [l/min]
Früh- und Neugeborene	1–4	20–40	3,5–4,7	0,95–1,5
Kleinkinder	5–15	20–30	30–90	1,0–2,7
Kinder	15–40	12–20	90–400	3,0–6,0
Jugendliche	40–60	10–20	400–600	5,0–8,0
Erwachsene	50–100	10–18	500–900	6,0–12,0

nische Zeichen, v. a. aber durch Blutgasanalysen überprüft und ggf. korrigiert.

In der Notfallmedizin, zumindest im präklinischen Bereich, lassen sich zum einen Zeichen für O_2-Mangel und ggf. einen CO_2-Anstieg nicht oder nur schwer erkennen.

Zum anderen muß bei primär respiratorischen Störungen, insbesondere während und nach Reanimation, wegen maximal erniedrigter O_2- und stark erhöhter CO_2-Drücke von der Notwendigkeit

- einer 50- bis 100%igen O_2-Konzentration in der Inspirationsluft
- und einem deutlich erhöhten AMV

ausgegangen werden.

Unter diesen Umständen soll man überschlagsmäßig von einem Bedarf von 150 ml/kgKG als Atemminutenvolumen ausgehen.

Beispiel
70 kg schwerer Patient:
70 · 150 ml = 10,5 l/min AMV.
Da insbesondere bei Säuglingen ein noch höheres AMV erforderlich ist, sind die Anhaltswerte in der Kleinkindertabelle vorsichtshalber auf der Basis
AMV = 200–150 ml/kg KG vorgegeben.

Beispiele
5 kg KG · 200 ml = 1000 ml AMV.
15 kg KG ·150 ml = 2250 ml AMV.
Wenn bei Säuglingen und Kleinkindern ungeblockte Tuben verwendet werden, muß die hohe Leckage durch neben dem Tubus abströmendes Atemgas beachtet werden. Unter diesen Umständen gelten die in der Tabelle angeführten Anhaltszahlen nicht.

Es müssen vielmehr klinische Zeichen wie Ausmaß der Thoraxexkursionen und Hautfarbe als entscheidende Kriterien für die Einstellung des ggf. noch höheren AMV herangezogen werden.

Es gelten die in Tabelle 9.4 angegebenen Richtwerte.

Besondere Hinweise   !

- Der Einsatz von Notfallrespiratoren im Rettungsdienst setzt eine fundierte Schulung aller Mitarbeiter und eine hohe Verwendungshäufigkeit voraus, denn ohne fundierte Ausbildung und ohne erhebliches Training bereiten bereits allgemein übliche Techniken wie die Beutel-Masken-Beatmung Probleme
- Assistierte Beatmung mit dem Medumat-Elektronik über Maske! Eine Maskenbeatmung von Notfallpatienten ist schon wegen der Gefahr der Überflähung des Magens und wegen des fehlenden Aspirationsschutzes problematisch. Im Vergleich zur vermeintlich sicheren assistierten Beatmung über Beutel-Maske gibt es aber einen entscheidenden Vorteil. Der Beatmer kann sich mit *beiden* Händen mit besseren Erfolgsaussichten bemühen, die Maske dicht zu setzen, denn die Inspirationsphase übernimmt dann der Respirator.

Besondere Hinweise   !

- Die in den Beatmungsbeispielen angewandten Muster und die Angaben der Tabelle 9.4 sind nur als Vorgaben für eine erste Respiratioreinstellung zu sehen.
- Danach muß im Regelfall das Atemminutenvolumen entsprechend den durch

die Kapnometrie ermittelten CO_2-Werten korrigiert werden. Die Einstellung der inspiratorischen O_2-Konzentration (F_iO_2) orientiert sich an der über die Pulsoxymetrie gemessenen O_2-Sättigung.

- Spezielle Beatmungsmuster, wie sie in der klinischen Intensivmedizin angewendet werden, lassen sich mit den heute im Rettungsdienst verfügbaren Notfallrespiratoren nicht realisieren. Beim Transport vieler Intensivpatienten sind daher klinische Beatmungsgeräte erforderlich. Bei diesen Patienten gelten häufig auch nicht die in Tabelle 9.4 vorgeschlagenen Werte für Frequenzen bzw. Atemzug- und Atemminutenvolumen.

9.4.1.5
Mund-zu-Masken-Beatmung

Mit den im Rettungsdienst verfügbaren Mitteln kann professionelles Personal auch eine Mund-zu-Masken-Beatmung (Abb. 9.28) anwenden. Ein grundsätzlicher Vorteil liegt darin, daß die Maske mit beiden Händen (doppelter C-Griff) angepreßt und damit dichter gehalten werden kann.

Eine funktionell und ästhetisch besonders bemerkenswerte Verbesserung besteht

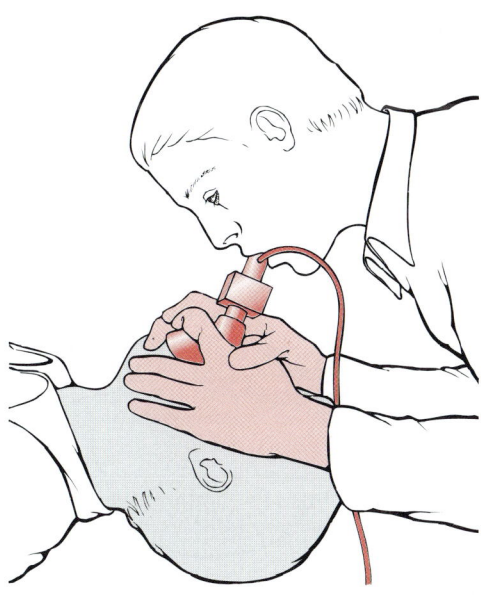

Abb. 9.28. Mund-zu-Masken-Beatmung

darin, an eine gebräuchliche Maske einen Beatmungsfilter mit O_2-Zuleitungskonnektor anzuschließen.

Bei einer O_2-Zuleitung von 10 l/min wird zum einen der O_2-Anteil in der Beatmungsluft deutlich erhöht, zum anderen bleibt der Anwender über das Filtersystem vor bakteriellen und viralen Infektionen geschützt.

9.4.1.6
Atemspende über Beatmungshilfen

Vorbemerkungen
Beatmungshilfen schließen eine Infektionsgefährdung des Helfers aus.

Beispielhaft werden die Möglichkeiten des Lifeway-Tubus dargestellt.

Der Lifeway-Tubus besteht aus einem dem Guedel-Tubus ähnlichen, aber kürzeren Glossopharyngealtubus (Glosso-◇), einer Mundabschlußkappe, einem Sicherheitsventil, das die Exspirationsluft des Patienten ableitet und einen Sekretrückfluß in das anwenderseitige Einblasmundstück verhindert. Eine angekoppelte Nasenklemme verhindert das Abblasen der Beatmungsluft über die Nase des Patienten (Abb. 9.11). Der Glossopharyngealtubus reicht im Gegensatz zum Guedel-Tubus nicht bis zum Zungengrund. Dadurch werden – besonders für die Laienanwendung – die Probleme des Guedel-Tubus, nämlich die richtige Größenauswahl und die Möglichkeit des Auslösens von Würgereizen, umgangen.

Indikationen ◀
Hypoventilation oder Atemstillstand bei Bewußtlosigkeit und Nichtverfügbarkeit von Beatmungsbeutel und Maske.

Technik ■
Den Lifeway-Tubus mit dem gekrümmten Ende ähnlich wie beim Einführen des Guedel-Tubus über die Zunge legen, bis die Mundabschlußkappe die Lippen bedeckt. Nase abklemmen (Abb. 9.29). Mundabschlußkappe fest anpressen und Kopf des Patienten stark überstreckt halten. Einatmen und alle 3–4 s Luft in das Einblasmundstück blasen.

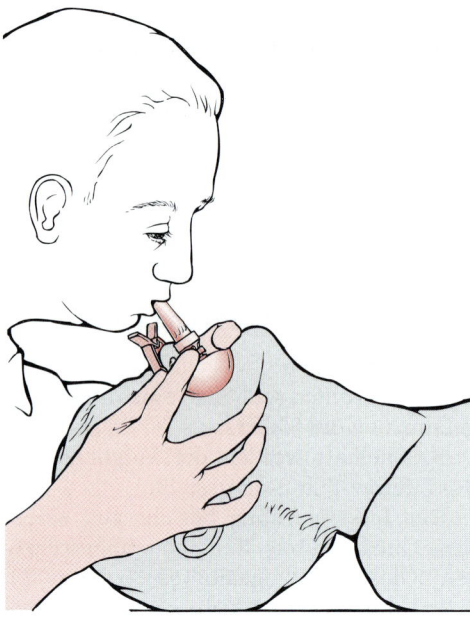

Abb. 9.29. Beatmung über Lifeway-Tubus

Hinweise

• Wegen des im Vergleich zum Guedel-Tubus kürzeren Glossopharyngealtubus des Lifeway besteht die Möglichkeit, daß er weniger effektiv das Zurücksinken der Zunge verhindert. Dies kann – bei spürbar erhöhtem Beatmungsdruck – ggf. durch Kippen des Einblasmundstücks gegen die Stirn des Patienten und zusätzlichen leichten Zug ausgeglichen werden, da so die Zunge nach vorn/oben „gelöffelt" wird.

9.4.1.7
Atemspende über Wendl-Tubus

Indikation
Hypoventilation oder Atemstillstand bei oberflächlicher Bewußtlosigkeit und Nichtverfügbarkeit von Beatmungsbeutel, Maske und geeigneteren Beatmungshilfen.

Technik
Zur Einführungstechnik s. Abschn. 9.2.1.2. Der Mund und das zweite Nasenloch des Patienten werden mit den Fingern beider Hände verschlossen (Abb. 9.30).

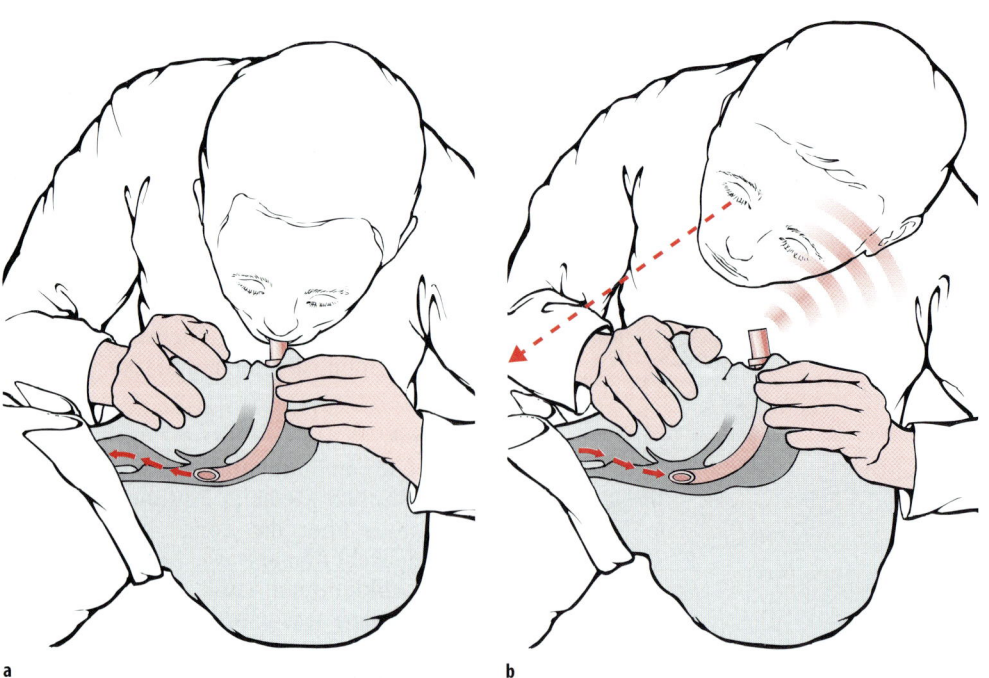

a   b

Abb. 9.30 a, b. Atemspende über Wendl-Tubus (**a**), Wirksamkeitskontrolle (**b**)

Das Einblasen der Luft erfolgt durch den korrekt liegenden Tubus.

Wirksamkeitskontrolle wie bei der Atemspende.

▼ **Gefahren**

● Bei zu tiefem Einführen des Tubus kann die Spitze im Ösophagus liegen und bei Beatmung zu einer Blähung des Magens führen. Diese Fehllage ist an fehlenden Thoraxbewegungen, „blubberndem" Atemgeräusch und fehlendem Atemstoß bei der Exspiration zu erkennen.

! **Hinweise**

● ● Es werden auch Masken für diese Art der Beatmung angeboten. Sie bieten keine erkennbaren Vorteile, eher aber den Nachteil, daß das korrekte Dichthalten der Maske nicht bei allen Patienten und verschiedenen Altersgruppen mit unterschiedlichen Gesichts- und Kieferformen gelingt und besonders gründlicher Übung bedarf.

● Insbesondere in Abhängigkeit von der Ausbreitungsgeschwindigkeit der Aids-Erkrankung sind für die nähere Zukunft – zumindest für die Anwendung durch Laien außerhalb des regulären Rettungsdienstes – weitere Vorschläge und Entwicklungen für „sichere Beatmungshilfen" zu erwarten, die jeweils einer kritischen Prüfung durch erfahrene Notfallmediziner bedürfen.

9.4.1.8
Stellungnahme zur Verwendbarkeit des Ösophagustubus und des Ösophagus-Tracheal-Doppellumen-Tubus

Im Unterschied zu Endotrachealtuben wird der Ösophagustubus, der an seinem distalen◇ Ende verschlossen und statt dessen im proximalen ◇ Drittel mehrfach perforiert ist, – wie der Name sagt – bewußt in den Ösophagus geschoben und danach ähnlich wie Trachealtuben in der Speiseröhre geblockt. Zur Beatmung müssen Mund- und Nasenöffnung des Patienten durch eine geeignete Maske abgedichtet werden. Durch den Verschluß des Ösophagus wird bei einer Beatmung mit hohen Drücken eine Blähung des Magens ausgeschlossen, da das zugeführte Atemgas durch mehrere Perforationen im proximalen Drittel in den Rachenraum geblasen wird und von dort über die Trachea in die Lunge gelangen kann (Abb. 9.31). Auf den ersten Blick ist ein solcher Ösophagustubus ein einfaches Hilfsmittel zur Beatmung, das den Reflux von Mageninhalt in den Rachenraum und dessen Aspiration verhindert. So wird er auch in Amerika propagiert.

Ein Nachteil liegt darin, daß dieser Tubus eine Aspiration von Blut aus dem Nasen-Rachen-Raum nicht mit genügender Sicherheit verhindert. Der entscheidende Nachteil besteht aber darin, daß – auch bei nach vorne gebeugtem Kopf des Patienten – eine versehentliche endotracheale Intubation möglich ist. Diese Fehllage ist in der Regel – sofern nicht sofort erkannt –

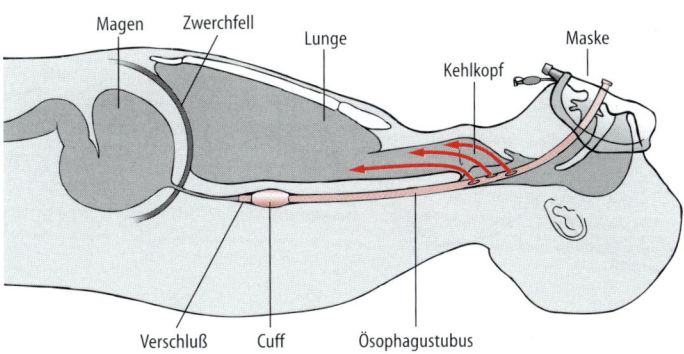

Abb. 9.31.
Wirkungsweise des Ösophagustubus

Magen   Zwerchfell   Lunge   Kehlkopf   Maske

Verschluß   Cuff   Ösophagustubus

tödlich, da dann die Luftröhre völlig verschlossen ist!

Der Umgang mit dem Ösophagustubus müßte unter klinischen Bedingungen erlernt werden. Aus Sicherheitsgründen sollte die korrekte Lage im Ösophagus durch eine sofortige laryngoskopische Kontrolle bestätigt werden. Von der Inspektion des Kehlkopfeingangs bis zur trachealen Intubation ist aber nur ein vergleichsweise kleiner Schritt notwendig. Aus den geschilderten Überlegungen ergibt sich, daß der Ösophagustubus nicht den einfachen Hilfsmitteln zur Beatmung zuzuordnen ist. Daher hat sich dieses Gerät bisher in Europa – aus unserer Sicht zu Recht – nicht durchsetzen können.

Um die wesentlichen Nachteile des klassischen Ösophagustubus auszuschließen, wurde mittlerweile ein Spezialtubus, der *Ösophagus-Tracheal-Doppellumen-Tubus* entwickelt.

Dieser Tubus, bei dem je nach Lage in Ösophagus oder Trachea eine der beiden unterschiedlichen Cuffs geblockt und über einen der beiden Tubusansätze beatmet werden muß, ist prinzipiell brauchbar. Wegen seiner relativen Kompliziertheit für denjenigen, der nicht alltäglich mit dem Gerät arbeitet, halten wir aber diese auf-wendige Modifikation nicht für einen geeigneten universellen Notfalltubus.

9.4.2
Beatmung ohne Hilfsmittel: Atemspende

Vorbemerkung
Wenn bei überraschenden Notfällen die Hilfsmittel der Standardausstattung der Rettungsfahrzeuge nicht sofort greifbar sind, muß die Atemspende ohne Hilfsmittel durchgeführt werden.

Sicherheit und Effizienz der beiden Verfahren der Atemspende in der Mund-zu-Nase- und der Mund-zu-Mund-Beatmung wurden bzw. werden in den Empfehlungen internationaler Gremien, z.B. American Hard Association (AHA) und European Resuscitation Council (ERC), unterschiedlich bewertet. Da auch diese wechselnden Empfehlungen in der Regel nicht auf umfangreichen vergleichenden Studien am Notfallpatienten beruhen (weil nicht durchführbar), sondern Auffassungen von Notfallmedizinern wiedergeben, bleiben wir bei der Empfehlung, aus Praktikabilitätsgründen ggf. mit der Mund-zu-Nase-Beatmungsmethode zu beginnen.

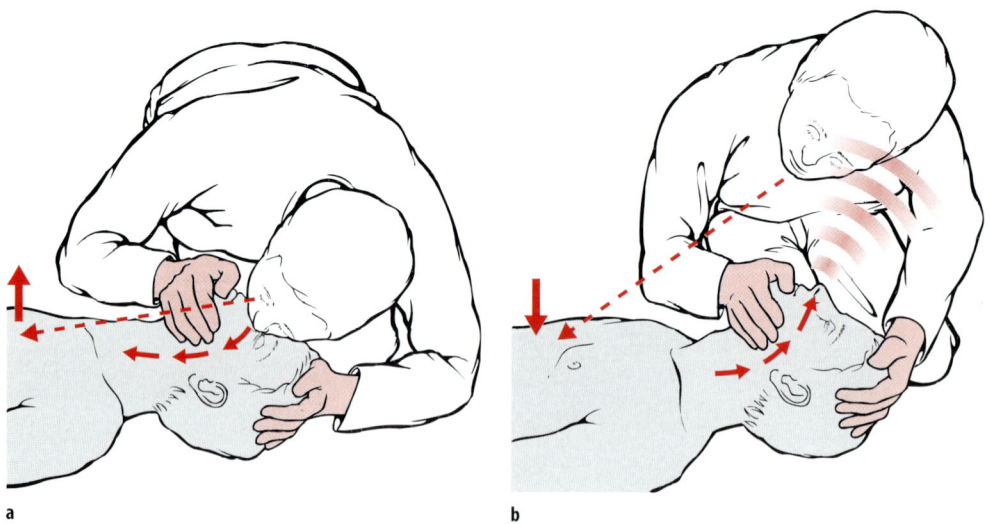

a
b

Abb. 9.32 a, b. Mund-zu-Nase-Beatmung (a), Wirksamkeitskontrolle (b)

9.4.2.1
Mund-zu-Nase-Beatmung

Technik

Der Anwender kniet seitlich am Kopf des Patienten.

Er überstreckt den Kopf wie in 9.1.1 beschrieben. Der Daumen der am Kinn liegenden Hand dichtet den Mund durch Druck der Unterlippe gegen die Oberlippe ab.

Man atmet etwas tiefer als normal ein und bläst seine Ausatemluft mit gerimgem Druck in beide Nasenlöcher des Patienten (Abb. 9.32a). (Atemfrequenz und Atemzugvolumen s. oben.)

Während der passiven Ausatemphase blickt man zur Brust des Patienten, „sieht" das Senken des Thorax, während man gleichzeitig das Strömen der Ausatemluft an seiner Wange „fühlt" und „hört" (Abb. 9.32b).

Hinweise

Die Mund-zu-Nase-Methode ist in der Regel hygienischer als die Atemspende von Mund zu Mund.

Eine Abdichtung ist leichter.

Durch völligen Mundschluß und Anheben des Unterkiefers ist eine Einengung der Atemwege durch den Zungengrund weniger wahrscheinlich.

Außerdem wird durch den längeren Weg und den größeren Raum bis zum Kehlkopfeingang eine Reduzierung der Beatmungsdruckspitzen erreicht.

Die Mund-zu-Nase-Beatmung ist auch bei Verletzungen im Mundbereich und bei Kieferklemme anwendbar.

9.4.2.2
Mund-zu-Mund-Beatmung

Technik

Der Anwender kniet seitlich am Kopfende des Patienten.

Er überstreckt den Kopf in der beschriebenen Form (s. 9.1.1).

Daumen und Zeigefinger der an der Stirn liegenden Hand verschließen die Nase, man atmet etwas tiefer als normal ein und bläst seine Ausatemluft mit geringem

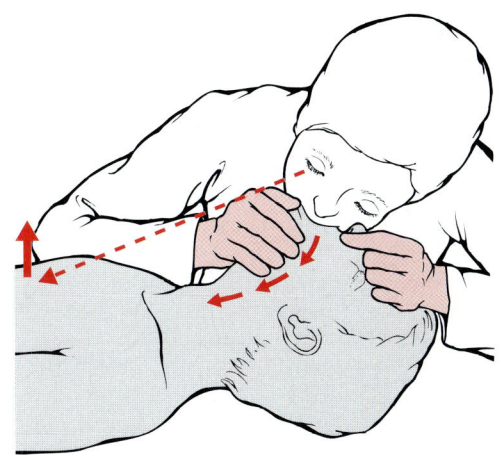

Abb. 9.33. Mund-zu-Mund-Beatmung

Druck in den Mund des Patienten (Abb. 9.33).

Während der passiven Ausatemphase blickt der Anwender zur Brust des Patienten, er „sieht" das Senken des Thorax, während er gleichzeitig das Strömen der Ausatemluft an seiner Wange „fühlt" und „hört" (Abb. 9.32b).

Hinweise

Bei Verlegung oder Verletzung der Nase wird die Mund-zu-Mund-Beatmung durchgeführt.

9.4.2.3
Mund-zu-Mund-zu-Nase-Beatmung bei Neugeborenen, Säuglingen und Kleinkindern

Technik

Nur leichte Überstreckung des Kopfes. Der Anwender deckt Mund und Nase des Kindes mit seinem geöffneten Mund ab.

Mit leichtem Druck bläst er die Luftmenge ein, die sich ohne zusätzliche Einatmung in seiner Mundhöhle befindet (Abb. 9.34). (Atemfrequenz und Atemzugvolumen s. oben.)

Während der passiven Ausatemphase blickt man zur Brust des Kindes und „sieht" das Senken des Thorax, während man

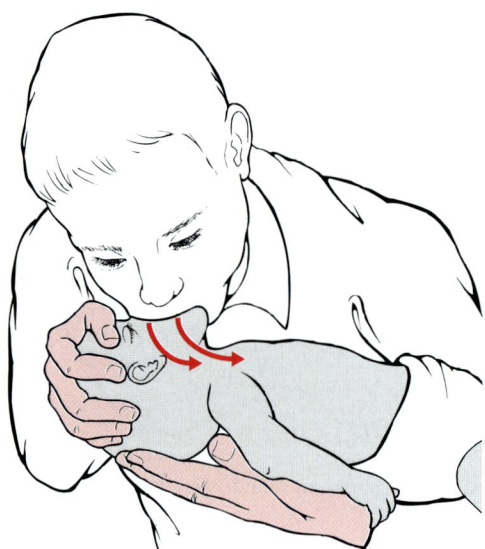

gleichzeitig das Strömen der Ausatemluft an seiner Wange „fühlt" und „hört" (Abb. 9.32b).

Abb. 9.34. Mund-zu-Mund-Nase-Beatmung

KAPITEL 10

Maßnahmen zur Behandlung zirkulatorischer Störungen 10

Lernkapitel

Alle im Rettungsdienst notwendigen Maßnahmen zur Behandlung zirkulatorischer Störungen werden ausführlich dargestellt. Rettungsassistent und Rettungssanitäter müssen sich mit den typischen Verfahren des nichtärztlichen Personals vertraut machen. Notärztliche Verfahren werden ebenfalls dargestellt, da ein entsprechendes Grundwissen bei Rettungsassistent und Rettungssanitäter eine wichtige Voraussetzung für die gezielte Versorgung der Patienten im Notarztdienst dargestellt.

Zur Notfallbehandlung von Patienten mit Störungen des zirkulatorischen Systems sollen folgende Verfahren abgehandelt werden:

- unblutiger Aderlaß,
- Punktion peripherer Venen,
- Assistenz bei der Punktion zentraler Venen,
- Infusion und Druckinfusion,
- präkordialer Schlag,
- externe Herzmassage,
- Defibrillation,
- Schrittmacheranwendung.

10.1
Unblutiger Aderlaß

Indikation (s. Abschn. 28.14) **14**
Lungenödem bei normalen oder erhöhten Blutdruckwerten.

Durch Unterbrechung des venösen Rückflusses aus den Extremitäten wird der Druck im Lungenkreislauf gesenkt.

Technik ■
Halbsitzende Position (Abb. 10.1). Anlegen von Blutdruckmanschetten an beiden Oberarmen und beiden Oberschenkeln. Jeweils 3 Extremitäten werden mit einem zwischen dem diastolischen und systolischen Wert liegenden Druck gestaut.

Jeweils eine Extremität wird durch Öffnung der Stauung 10 min ohne Rückflußbehinderung durchblutet.

Wechsel im Uhrzeigersinn.

Wo/wie erlernbar? **?**
Der unblutige Aderlaß kann am Gesunden im Rahmen der Stationsausbildung geübt werden.

Hinweise **!**
- Zwei normale Blutdruckmanschetten sollten in jedem Rettungswagen vorhanden sein.
  In Notarztwagen und Rettungswagen muß zusätzlich mindestens eine Spezialmanschette (lang) zur Verwendung am Oberschenkel verfügbar sein.

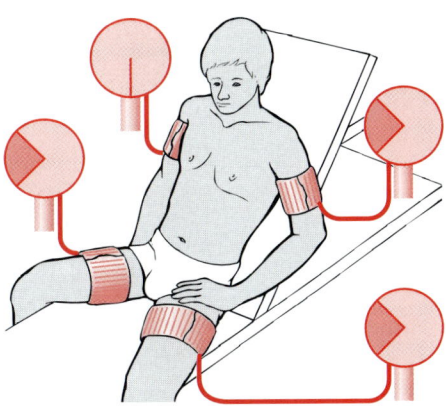

Abb. 10.1. Unblutiger Aderlaß

Notfalls kann die Stauung beim unblutigen Aderlaß auch durch Verwendung elastischer Binden (ca. 10 cm breit) angelegt werden.

- Der unblutige Aderlaß wird im Notarztdienst durch die Gabe von Nitroglyzerin ergänzt. Nitroglyzerin stellt das venöse Gefäßsystem weit und erhöht so dessen Speicherkapazität. Dies entspricht einem „inneren Aderlaß". Durch die Kombination dieser beiden Verfahren wird der *blutige* Aderlaß nur noch in wenigen Ausnahmesituationen erforderlich.

10.2
Punktion peripherer Venen

Vorbemerkung
Rettungsassistenten und Rettungssanitäter müssen die Punktion peripherer Venen beherrschen, um im Notfall ohne Notarzt eine Schockbehandlung durch Infusion einleiten und möglichst frühzeitig den Zugang zum venösen Gefäßsystem sichern zu können.

Indikation
- Im Notfall prophylaktische Herstellung eines venösen Zugangswegs (Offenhalten einer Vene).
- Zufuhr von Infusionslösungen.
- Intravenöse Injektion von Medikamenten durch den Notarzt bzw. in dessen Auftrag und Verantwortung.

Technik
- *Geeignete Venen* (Abb. 10.2)
  Von absoluten Ausnahmen abgesehen, werden nur die peripheren Venen der *oberen* Extremitäten punktiert. Grundsätzlich können Verweilnadeln in die oberflächlich liegenden Venen
  – des Handrückens,
  – des Unterarmes und
  – der Ellenbeuge
  eingelegt werden.

Es sollte zuerst möglichst herzfern, d.h. am Handrücken punktiert werden, um beim Durchstechen der Vene notfalls das gleiche Gefäß weiter oberhalb nochmals punktieren zu können.

Abb. 10.2.
Venen von Handrücken und Unterarm

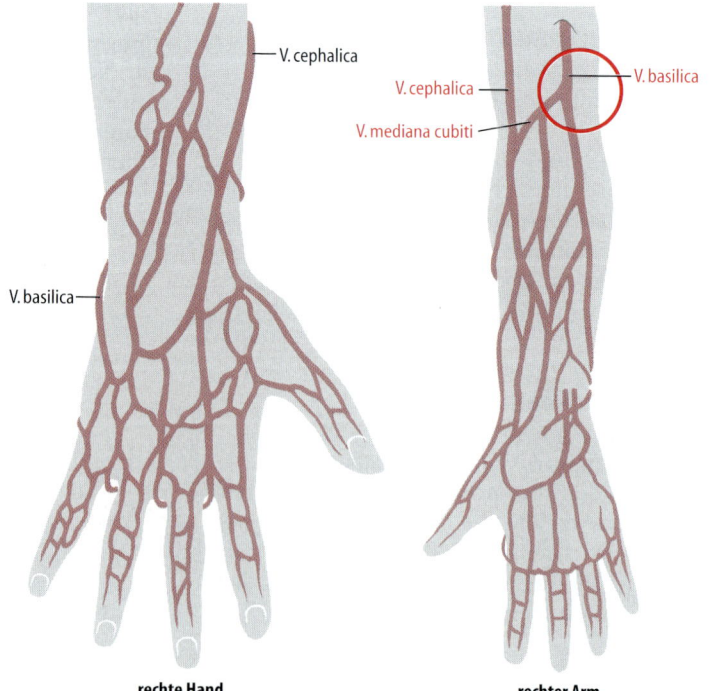

V. cephalica

V. cephalica — V. basilica

V. mediana cubiti

V. basilica

rechte Hand   rechter Arm

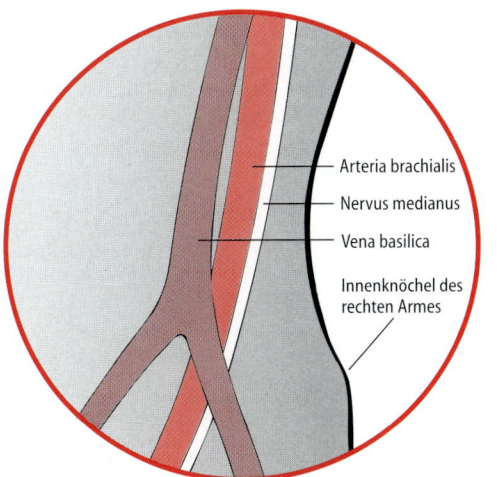

Arteria brachialis

Nervus medianus

Vena basilica

Innenknöchel des
rechten Armes

Abb. 10.3. Anatomie im Bereich der Vena basilica

Die Venen des Handrückens sind allerdings auch bei normalen Kreislaufverhältnissen häufig relativ dünn, so daß besonders in kritischen Situationen nur die Unterarmvenen oder die der Ellenbeuge geeignet sind.

Im Ellbogenbereich ist die Punktion der Vena mediana cubiti und der Vena cephalica der Punktion der Vena basilica vorzuziehen, da unterhalb der Vena basilica die Armaterie und ein Nerv verlaufen (Abb. 10.3).

- *Erforderliches Material* (Abb. 10.4)
  Blutdruckmanschette oder Staubinde, Desinfektionsspray oder Alkoholtupfer, Venenverweilnadel, z.B. Braunüle, Viggo, Abbocath-T oder Butterfly, Fixationspflaster.

- *Position des Punktionsarmes*
  Der Punktionsarm muß – besonders bei Zentralisation und niedrigem Blutdruck – zur besseren Venenfüllung am liegenden oder sitzenden Patienten *unter* die *Herzebene* abgesenkt werden.

- *Stauung*
  Es empfiehlt sich, besonders bei niedrigen Blutdruckwerten, zur Venenpunktion die Blutdruckmanschette statt einer üblichen Staubinde zu verwenden, um den Blutdruck zu messen und danach sofort mit einem eindeutig unterhalb des systolischen Wertes liegenden Druck zu stauen.
  Nun ist der venöse Rückstrom unterbrochen, der arterielle Zustrom jedoch nicht behindert.

> Der Radialispuls muß tastbar sein. Diese Kontrolle ist bei Verwendung üblicher Stauschläuche bzw. Binden besonders wichtig, da bei niedrigen Blutdruckwerten versehentlich eine „Abbindung" herbeigeführt werden kann. In diesen Fällen würden sich die Venen nicht füllen.

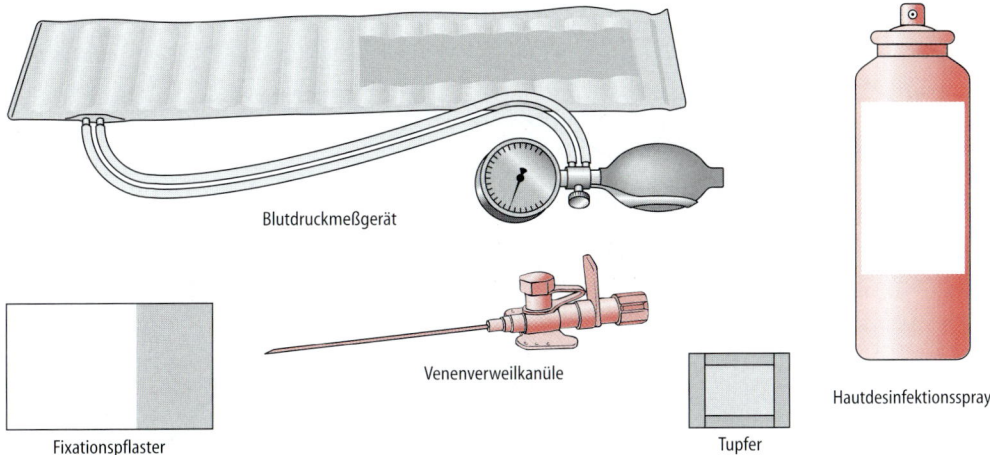

Blutdruckmeßgerät

Venenverweilkanüle

Fixationspflaster

Tupfer

Hautdesinfektionsspray

Abb. 10.4. Material zur Venenpunktion

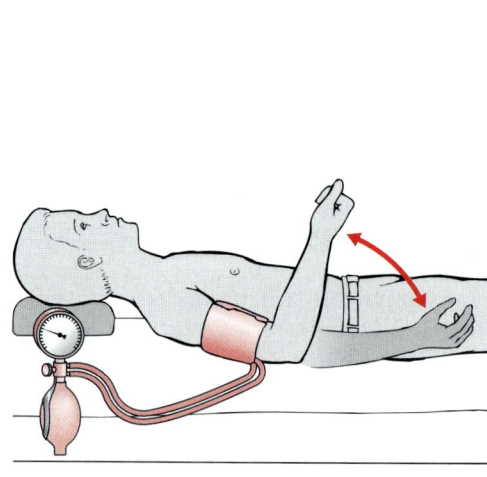

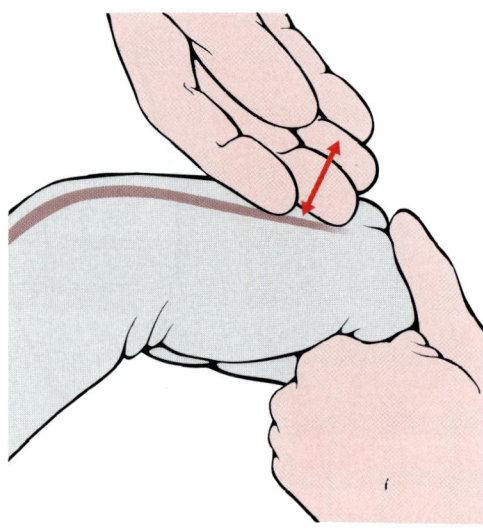

a   b

Abb. 10.5 a, b. Maßnahmen zur besseren Venenfüllung: **a** mehrfaches Beugen im Ellbogen, dabei Öffnen und Schließen der Hand; **b** Beklopfen der
Punktionsstelle

- *Weitere Maßnahmen zur besseren Fül-
  lung der Venen* (Abb. 10.5)
  Wenn der Patient in der Lage ist, den
  Arm mehrfach kräftig zu beugen und die
  Faust dabei zu öffnen und zu schließen,
  füllen sich die Venen besonders gut. Ge-

fühlvolles Beklopfen der Punktionsstelle
hat die annähernd gleiche Wirkung.

- *Desinektion der Punktionsstelle* (Abb.
  10.6)
  Unter kreisenden Bewegungen – beginnend an der vorgesehenen Punktionsstelle – wird das Hautgebiet möglichst
  2mal mit einem Alkoholtupfer (70%)
  abgerieben oder unter Verwendung
  eines Desinfektionssprays entsprechend
  vorbereitet.

- *Spannen der Haut zur Fixation der Vene*
  (Abb. 10.7)
  Zur Spannung der Haut werden je nach
  Punktionsstelle Hand, Unterarm oder

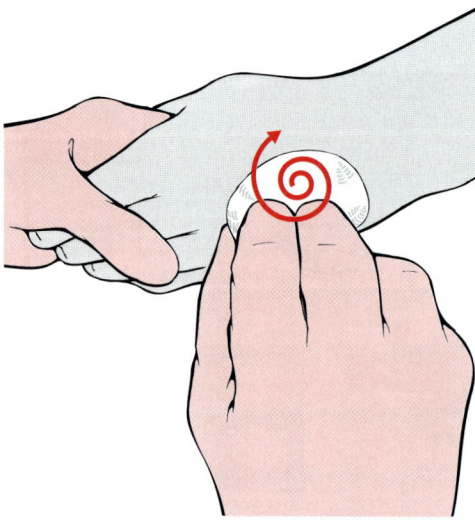

Abb. 10.6. Desinfektion der Punktionsstelle

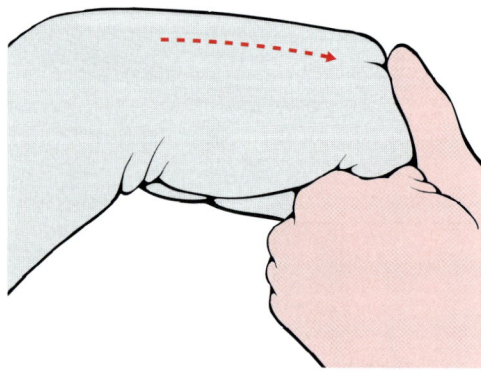

Abb. 10.7. Spannen der Haut

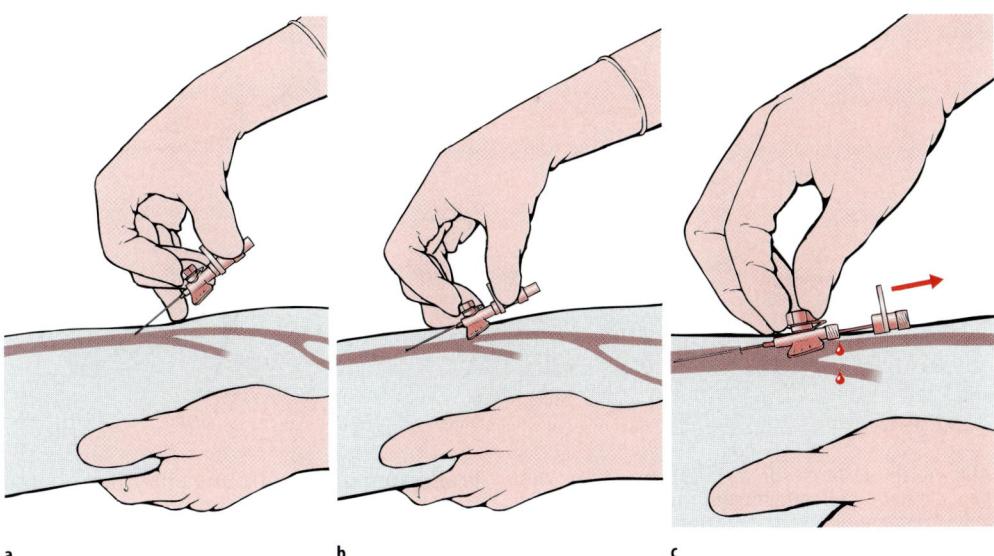

a   b   c

Abb. 10.8 a–c. Punktion: **a** Anstich im stumpfen Winkel, **b** Vorschieben im spitzen Winkel, **c** weiteres Vorschieben nach Zurückziehen des Mandrins

Ellenbeuge mit der linken Hand unterfaßt und gespannt.

- *Punktion* (Abb. 10.8)
  Die bereitliegende Punktionsnadel, z.B. Braunüle, wird mit Daumen, Zeigefinger und Mittelfinger der rechten Hand erfaßt und auf der Vene – besser noch einige Millimeter seitlich – in einem stumpfen Winkel zur Hautoberfläche eingestochen. Danach wird die Kanüle flach auf die Vene zugeführt. Sobald die Nadelspitze das Gefäßlumen erreicht hat, fließt Blut zurück. Der Stahlmandrin wird zurückgezogen und die Plastikhohlnadel vorsichtig weiter vorgeschoben. Anschließend wird die Venenstauung beseitigt.

- *Fixation* (Abb. 10.9)
  Venenverweilnadeln werden nach Anschluß der Infusion mit einem Schlitzpflaster fixiert.

? Wo/wie erlernbar?

In Kursen durch gegenseitige Punktion der Lehrgangsteilnehmer untereinander! Danach in der Klinik unter ärztlicher Auf-

sicht, beispielsweise zur Schaffung eines zusätzlichen venösen Zugangs bei Patienten nach Einleitung der Narkose.

Besondere Zugangswege bei Säuglingen und Kleinkindern

Aufgrund der Größenverhältnisse kann bei Säuglingen und Kleinkindern die Kopfvenenpunktion mit einer Stahlnadel (Butterfly, Abb. 10.10) oder die Punktion der V. saphena im Knöchelbereich mit einer Kunststoffkanüle (Abb. 10.10b) durchgeführt werden.

Gefahren

- Perforation der Vene während des Vorschiebens der Nadel.
- Versehentliche Punktion der *Arteria brachialis* bei Punktionsversuchen der *Vena basilica* in der Ellenbeuge.

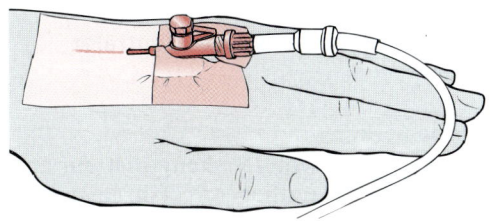

Abb. 10.9. Fixation einer Venenverweilnadel

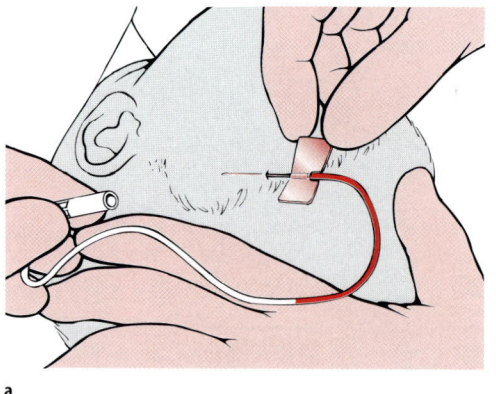

a

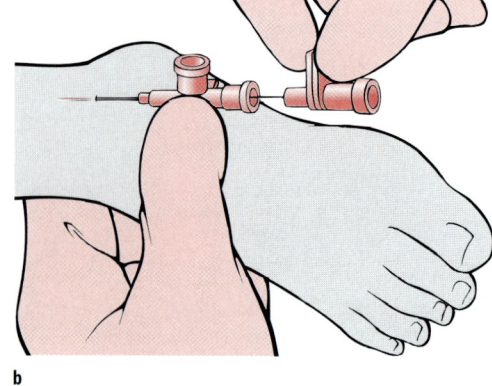

b

Abb. 10.10 a, b. Besondere Zugangswege zum Venensystem bei Säuglingen und Kleinkindern: **a** Kopfvenenpunktion, **b** Punktion der V. saphena

! Hinweise
Nach der Punktion schlecht gefüllter Venen wird sofort die Infusion angeschlossen und die Nadel zweckmäßigerweise bei hoher Tropfgeschwindigkeit vorgeschoben (Abb. 10.11). Durch dieses Vorgehen ist die Gefahr des Durchstechens der Venenwand geringer, da das Gefäß aufgefüllt wird.

Die versehentliche Punktion der Armarterie ist in der Regel an der starken Pulsation des zurückströmenden Blutes zu erkennen. Die Diagnose aufgrund der Farbe des Blutes ist bei schlechter O_2-Sättigung des arteriellen Blutes allerdings unzuverlässig. Bei niedrigen Blutdruckwerten (schwerer Schock) sind die arteriellen Pulsationen weniger eindrucksvoll.

10.3
Assistenz bei der Punktion zentraler Venen

Vorbemerkung
Die Punktion zentraler Venen ist ein ausschließlich notärztliches Verfahren, das die früher gelegentlich auch im Rettungsdienst angewandte Venae sectio (die operative

Freilegung und Eröffnung einer peripheren Vene) abgelöst hat.

Rettungsassistenten und Rettungssanitäter müssen – ähnlich wie eine OP-Schwester bei Operationen im Krankenhaus – den technischen Ablauf, typische Probleme und Gefahren dieser Maßnahmen kennen, um dem Notarzt schnell und gezielt assistieren zu können.

Punktion zentraler Venen
Zentrale Venen werden in der Regel bei der präklinischen Versorgung von Notfallpatienten nur dann als Zugangsweg zum Gefäßsystem gewählt, wenn periphere Venen kollabiert sind und ihre Punktion nicht gelingt.

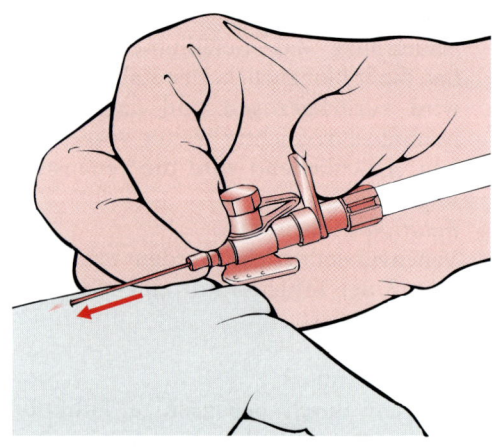

Abb. 10.11. Vorschieben bei laufender Infusion

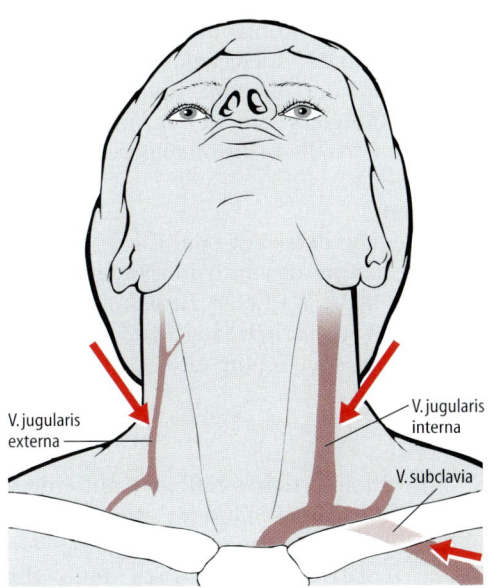

V. jugularis externa

V. jugularis interna

V. subclavia

Abb. 10.12. Zugangswege zu zentralen Venen

Hinweise

!

- Die Vena subclavia kollabiert aufgrund anatomischer Gegebenheiten auch bei schwererem Volumenmangel nicht. Der Füllungszustand der Vena jugularis interna läßt sich durch Kopftieflage verbessern.
- Der zentrale Venendruck liegt – gemessen an gesunden, liegenden Patienten – bei ungefähr 5 cm H_2O, so daß Blut in den Katheter einfließt.
- Bei schwerem Volumenmangel wird der Venendruck – besonders bei sitzenden Patienten (z.B. eingeklemmte Verletzte bei Autounfällen) – negativ, d.h. es besteht ein Sog!
- Im Rettungsdienst werden aus Sterilitätsgründen immer fertige Venenpunktionsbestecke verwendet, bei denen der gesamte Katheter in einer Schutzmanschette steril verpackt ist.

Folgende Zugangswege sind möglich (Abb. 10.12).

- Vena subclavia,
- Vena jugularis interna,
- Vena jugularis externa,
- Vena femoralis (s. Abschn. 10.4).

Technischer Ablauf ■

- *Erforderliches Material* (Abb. 10.13)
  - Desinfektionsspray,
  - Set Hohlvenenkatheter (Katheterlänge nach Anweisung des Notarztes),

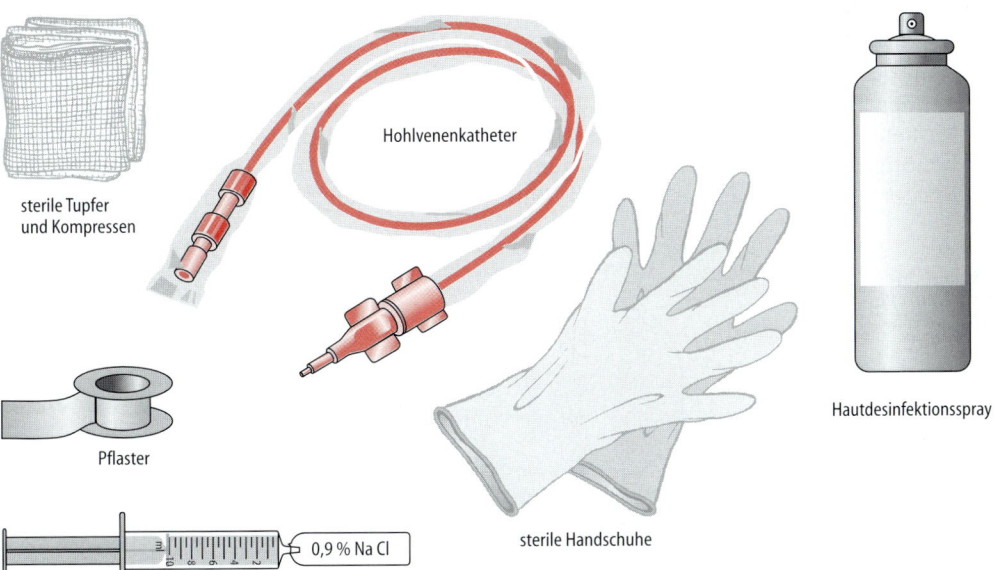

sterile Tupfer und Kompressen

Hohlvenenkatheter

Hautdesinfektionsspray

Pflaster

0,9 % Na Cl

sterile Handschuhe

Abb. 10.13. Material zur Hohlvenenpunktion

- Spritze (10 ml), gefüllt mit ca. 8 ml 0,9%iger Kochsalzlösung,
- wenn möglich: sterile Handschuhe, Einmalabdecktücher,
- vorbereitete Infusion,
- sterile Tupfer, kleine Kompressen, Pflaster.

- *Lagerung des Patienten am Notfallort*
Flachlagerung, nach Möglichkeit Anheben der Beine zur Erhöhung des zentralvenösen Drucks.

- *Nach Lagerung auf Trage*
Schocklage.

- *Spraydesinfektion*
Nach Anweisung des Notarztes wird die Punktionsregion mit Spray desinfiziert.

- *Abdeckung* mit sterilen Einmalabdecktüchern.

- *Punktion durch den Notarzt*
Gegebenenfalls halten Rettungsassistent oder Rettungssanitäter während der Punktion auf Anweisung des Notarztes Kopf und/oder Arm des Patienten in der gewünschten Position.

- *Vorschieben des Katheters*
Treten beim Vorschieben des sich nach Gefäßpunktion in der Regel mit Blut füllenden Katheters Hindernisse (Venenklappen, Venenabgänge) auf, wird entweder Kochsalzlösung zügig injiziert oder die Infusion angeschlossen (Abb. 10.14). Bei negativem Venendruck fließt nach Punktion des Gefäßes wegen des bestehenden Sogs spontan kein Blut in den Katheter zurück. Auch in diesen Fällen benötigt der Notarzt die bereitliegende Spritze. Sie wird aufgesetzt und Blut

aspiriert. Zur Kontrolle der Katheterlage wird dann die Kochsalzlösung injiziert.

- *Anschluß der Infusion.* Nach Einführen des Katheters in der erforderlichen Länge wird die Infusion angeschlossen.

Gefahren   ▼

Läuft bei korrekter Lage der Katheterspitze nach Abnahme des Infusionssystems kein Blut aus dem Katheter zurück, liegt ein negativer Venendruck (Sog!) vor. In diesem Fall besteht die Gefahr einer Luftembolie (Abb. 10.15)!

Hinweise   !

- Sinnvoll sind daher Katheter mit einem Ventilmechanismus oder die Verwendung von Drei-Wege-Hähnen.

- Bei negativem Venendruck muß die Durchgängigkeit des Katheters andernfalls vor und während der Abnahme des Infusionssystems durch Setzen einer Klemme unterbrochen werden (Abb. 10.15).

- Werden Hohlvenenkatheter vom Arm aus (Vena basilica) gelegt, so gleicht das Vorgehen in der 1. Phase der normalen Venenpunktion, in der 2. Phase dem Vorschieben des Katheters bei der Punktion zentraler Venen.

- Unter Klinikbedingungen sind generell höhere Ansprüche bezüglich der Sterilität des Verfahrens zu stellen (sterile Handschuhe, Abdecktücher, Entfetten und sorgfältigste Desinfektion der Haut, etc.). Im Rettungsdienst sind diese Auflagen nicht immer zu erfüllen, dennoch

Abb. 10.14.
Injektion von Kochsalzlösung (NaCl)

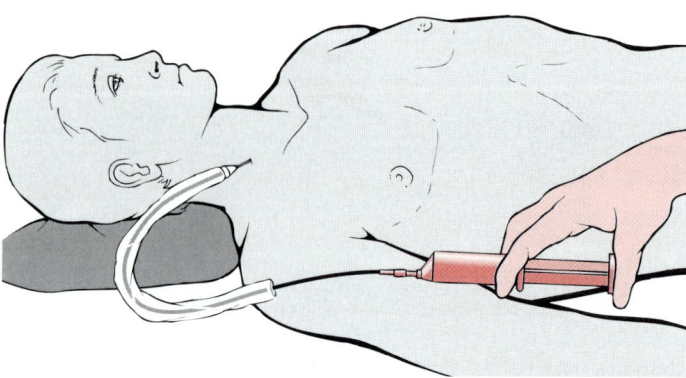

Abb. 10.15.
Luftemboliegefahr bei negativem Venendruck

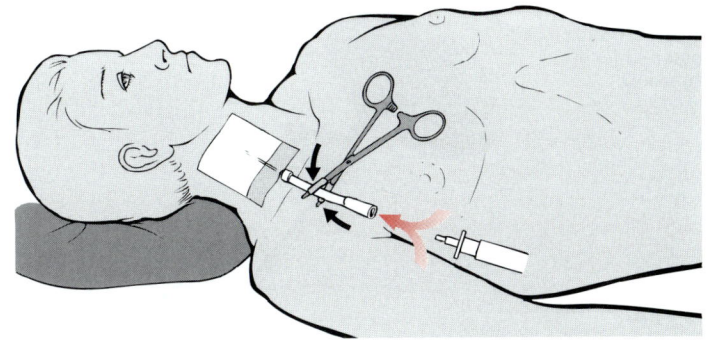

muß die Asepsis ausreichende Beachtung finden.

10.4
Alternative Zugangstechniken
zum Gefäßsystem

In besonders kritischen Situationen können alternative Zugangswege zum Gefäßsystem gewählt werden. Auch um diese
Techniken sollen Rettungsassistenten und
Rettungssanitäter wissen, damit sie ggf.
sachgerecht reagieren und assistieren können.

1) Endobronchialer Applikationsweg
Im Rahmen der Reanimation kann der Notarzt Adrenalin, Lidocain und Atropin nach
Verdünnung mit 0,9%iger NaCl-Lösung
über einen an die Spitze angesetzten Katheter durch den Trachealtubus in den Bronchialraum applizieren. Die Wirkung setzt
nahezu ebenso schnell ein wie bei intravenöser Gabe.

2) Vena-femoralis-Punktion
(s. Abschn. 28.19)
Die Katheterisierung der Vena femoralis in
der Leistenbeuge wird unter klinischen
Bedingungen wegen thromboembolischer
und septischer Spätkomplikationen nach
längerer Liegedauer des Katheters in der
Regel umgangen. Wenn andere periphere
oder zentrale Zugangswege – aus welchen
Gründen auch immer – nicht in Frage
kommen, wird der Notarzt im Rettungsdienst wegen der klaren anatomischen

Gegebenheiten die medial der tastbaren
Arteria femoralis verlaufende Vene punktieren (Abb. 10.16). In der Klinik wird dann
der in der unteren Hohlvene liegende
Katheter nach Schaffung anderer Zugänge
in der Regel umgehend entfernt.

3) Intraossäre Injektion/Infusion
bei Kindern
Wenn es nicht möglich ist, einen geeigneten
intravenösen Zugang zu legen, kann der
Notarzt bei Kindern bis zum Alter von 5–6
Jahren das Schienbein unter der Innenseite
des Knies oder bei älteren oberhalb des

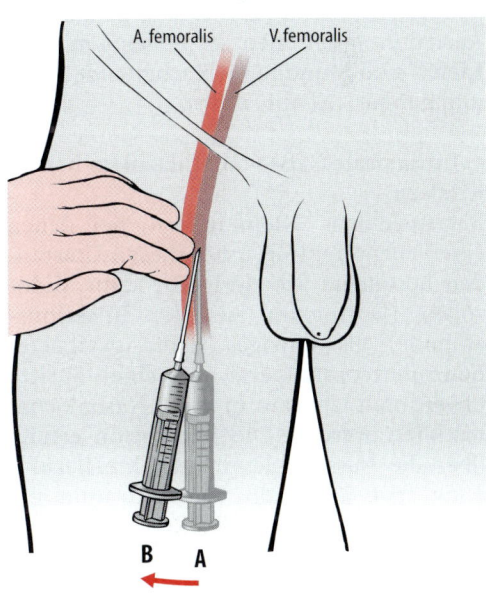

Abb. 10.16 a, b. Vena-femoralis-Punktion: Ansetzen
(A) und Endstellung (B) der Kanüle

Abb. 10.17.
Nadel für intra-
ossäre Injektion/
Infusion

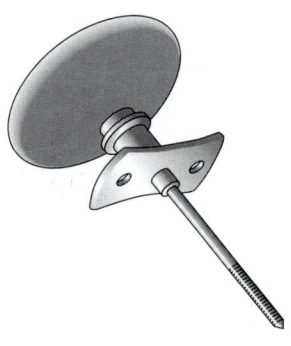

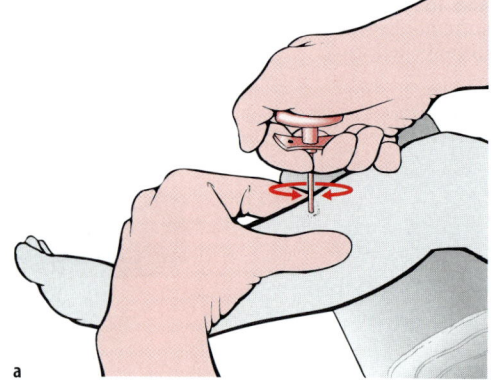

a

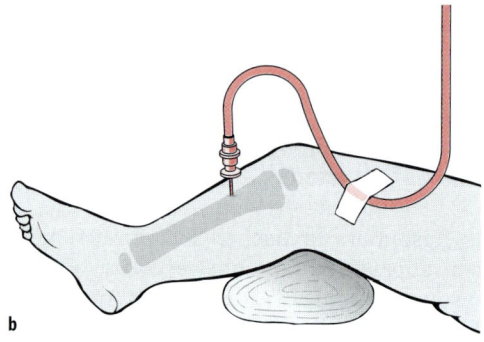

b

Innenknöchels punktieren. Man benötigt allerdings spezielle, mit einem Handgriff versehene Punktionskanülen, um die feste Außenzone des Knochens zu durchbohren (Abb. 10.17 und 10.18). Der Wirkungseintritt nach Injektion und die Infusionsgeschwindigkeit entsprechen fast dem üblichen venösen Zugangsweg.

Abb. 10.18 a, b. Intraossäre Injektion/Infusion: a Punktionstechnik, b Fixation

4) Intralinguale Injektion

18

(s. Abschn. 28.18)

Durch die gute Durchblutung der Zunge (Zungenkörper als venöses Polster) werden kleinere Mengen – nichtöliger – Medikamente praktisch ebenso schnell wie bei direkter intravenöser Injektion abtransportiert. Diesen Applikationsweg wählen in Ausnahmesituationen in erster Linie im Kiefer- und Mundbereich arbeitende Ärzte und Zahnärzte (Abb. 10.19).

vergleichsweise langsamen und unsicheren Resorption in der Regel aus.

Sonderfall: Chloralhydrat rektal bei Kleinkindern.

5) Intranasale Gabe von Midazolam bei Kindern

Bei unruhigen Kleinkindern, bei denen eine Venenpunktion unter diesen Umständen besonders schwierig ist, kann Midazolam (Dormicum aus der Injektionsampulle) als einziges dafür geeignetes Benzodiazepinpräparat mit einer Spritze unverdünnt langsam in beide Nasenlöcher instilliert werden. Die Resorption erfolgt über die Nasenschleimhaut. Eine Beruhigung tritt innerhalb von 5–10 min ein (Dosierung 0,2–0,4 mg/kg KG).

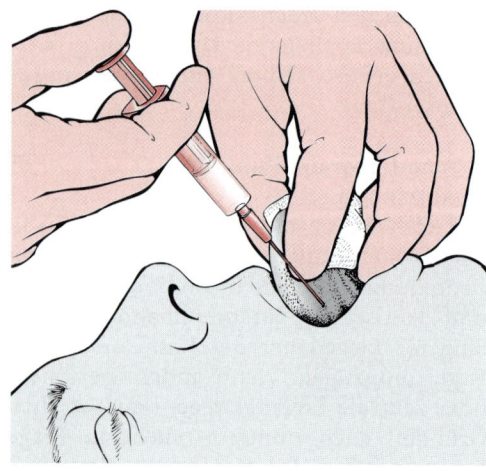

6) Rektaler Applikationsweg

Die rektale Gabe von Medikamenten scheidet unter Notfallbedingungen wegen der

Abb. 10.19. Intralinguale Injektion

10.5
Infusion

Das Anlegen von Infusionen ist heute nicht nur ein klinisches Routineverfahren. Bei Notfallpatienten soll nach Möglichkeit bereits vor der Einlieferung in die Klinik, also unmittelbar am Ort des Geschehens, die Infusionstherapie begonnen werden.

Die Vielfalt der verschiedenen Infusionsbehälter sowie die unterschiedlichen Belüftungsarten einzelner Infusionsgeräte erschweren gelegentlich die schnelle Vorbereitung einer Infusion und das richtige Vorgehen bei Störungen, insbesondere der Tropfgeschwindigkeit.

Es ist zu unterscheiden zwischen
- Tropfinfusion und
- Druckinfusion

10.5.1
Grundsätzliche Vorbemerkungen zur Infusionstechnik

Infusionslösungen stehen in
- Glasflaschen,
- Plastikstandflaschen und
- Plastikbeuteln (Flachbeutel, Combiflac)

zur Verfügung (Abb. 10.20).

Bei *Glasflaschen* muß pro Flüssigkeitstropfen die entsprechende Luftmenge in die Flasche gelangen (Abb. 10.21a).

Bei *Plastikbeuteln* läuft die Flüssigkeit allein durch die Schwerkraft in das Infusionssystem, und der Beutel fällt zusammen (Abb. 10.21b).

Bei den halbstarren *Plastikstandflaschen* entspricht das Funktionsprinzip zu Beginn der Infusion dem der Plastikbeutel. Bei teilweise entleerter Flasche ist aber in der Regel eine Belüftung erforderlich.

Infusionsgeräte (Abb. 10.22) bestehen aus
- Einstechteil,
- Tropfkammer, z.T. mit Flüssigkeitsfiltern,
- Schlauch,
- Durchflußregler,
- elastischem Verbindungsstück,
- Anschlußstück (Konus).

Unterschiede bei Infusionsgeräten
a) Tropfkammer
Flexible Tropfkammer
Tropfkammern mit flexibler Wand werden bei geschlossenem Durchflußregler nach Anstechen des Infusionsbehälters durch rhythmisches Zusammenpressen gefüllt (Abb. 10.23).

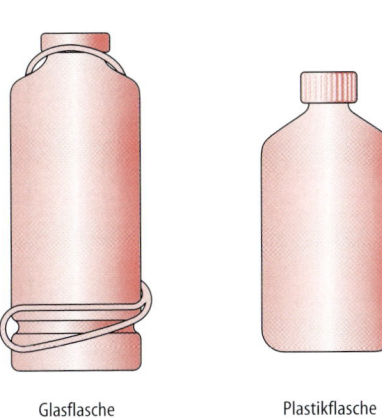
Glasflasche   Plastikflasche

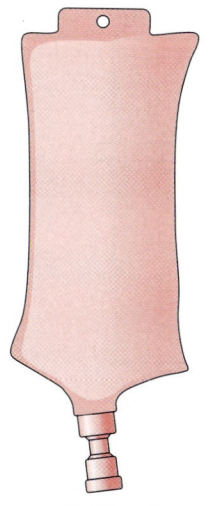
Plastikbeutel

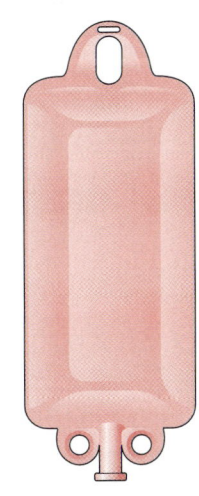
Flachbeutel

Abb. 10.20. Verschiedene Infusionsbehälter

Abb. 10.21 a, b.
Funktionsprinzip von **a** Glasflasche und **b** Plastikbeutel

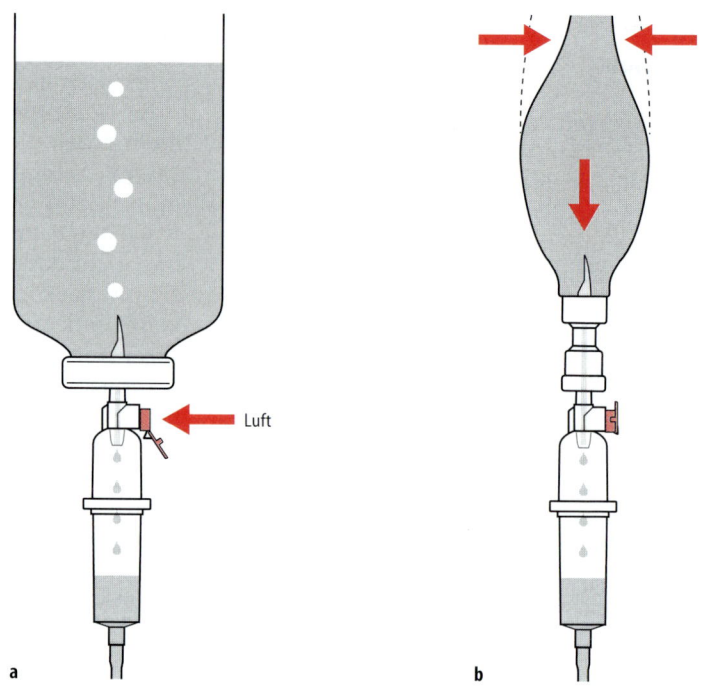

Luft

a   b

Abb. 10.22. Infusionsgerät mit eingebautem
Belüftungsteil

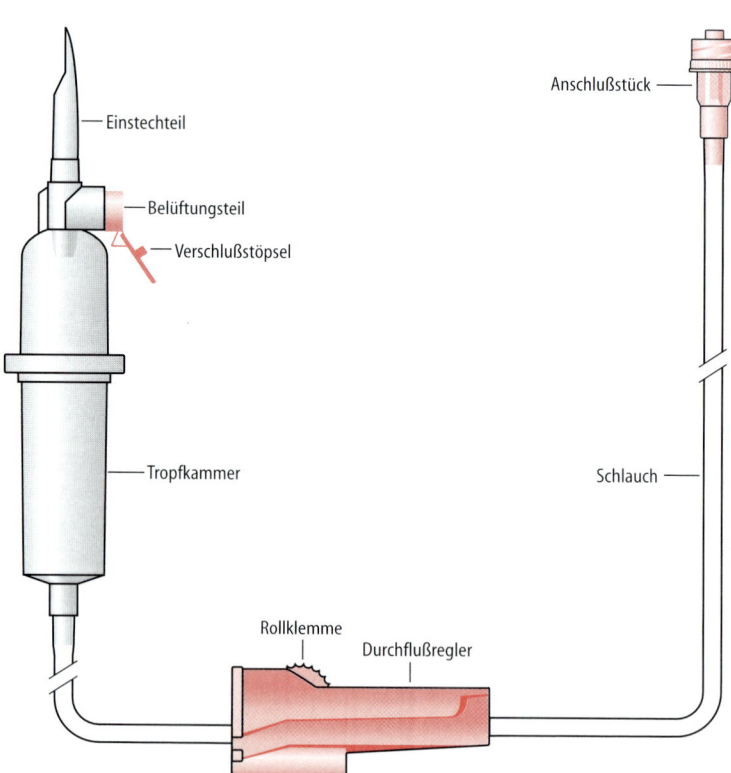

Anschlußstück

Einstechteil

Belüftungsteil

Verschlußstöpsel

Tropfkammer

Schlauch

Rollklemme

Durchflußregler

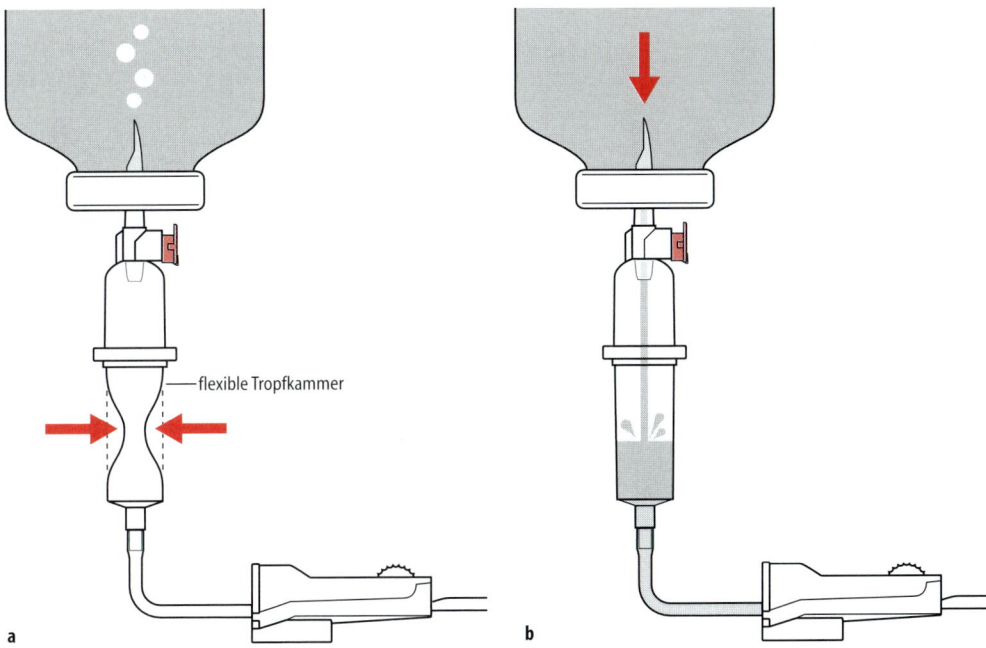

flexible Tropfkammer

a

b

Abb. 10.23 a, b. Füllung der Tropfkammer (**b**) bei flexibler Tropfkammer durch rhythmisches Zusammendrücken (**a**)

Starre Tropfkammer
Tropfkammern mit starrer Wand werden nach Anstechen des Infusionsbehälters und Belüftung durch wechselseitiges „Heben" und „Senken" von Schlauchende und Infusionsbehälter gefüllt (Abb. 10.24).

b) Belüftung
Tropfkammer mit eingebautem Belüftungsteil
Infusionsgeräte mit Tropfkammern, bei denen die Belüftung über einen mit der Tropfkammer verbundenen Belüftungsschlauch oder über ein spezielles Belüftungsteil erfolgt, können sofort nach Anstechen des Flaschenverschlußstopfens gefüllt werden (Abb. 10.25).

Tropfkammer ohne eingebaute Belüftung
Werden ausnahmsweise bei Glasflaschen Infusionsgeräte ohne eingebaute Belüftung verwendet, muß zusätzlich eine Belüftungskanüle eingestochen werden.

Bei *Plastikflaschen* wird eine zusätzliche Belüftung in der Regel gegen Ende der Infusion erforderlich.
Bei *Plastikbeuteln* ist eine zusätzliche Belüftung nicht erforderlich.

10.5.2
Überprüfung der Infusionsbehälter und -lösungen auf ihre Verwendbarkeit

- Ist Behälter unversehrt?
- Etikett lesbar?
- Lösung klar, unverfärbt und frei von Ausflockungen?

- Bei beschädigtem Behälter (z.B. Verschlußkappe bereits perforiert),
- unlesbarem Etikett,
- Trübungen, Verfärbungen oder Ausflockungen

darf die Lösung nicht infundiert werden!

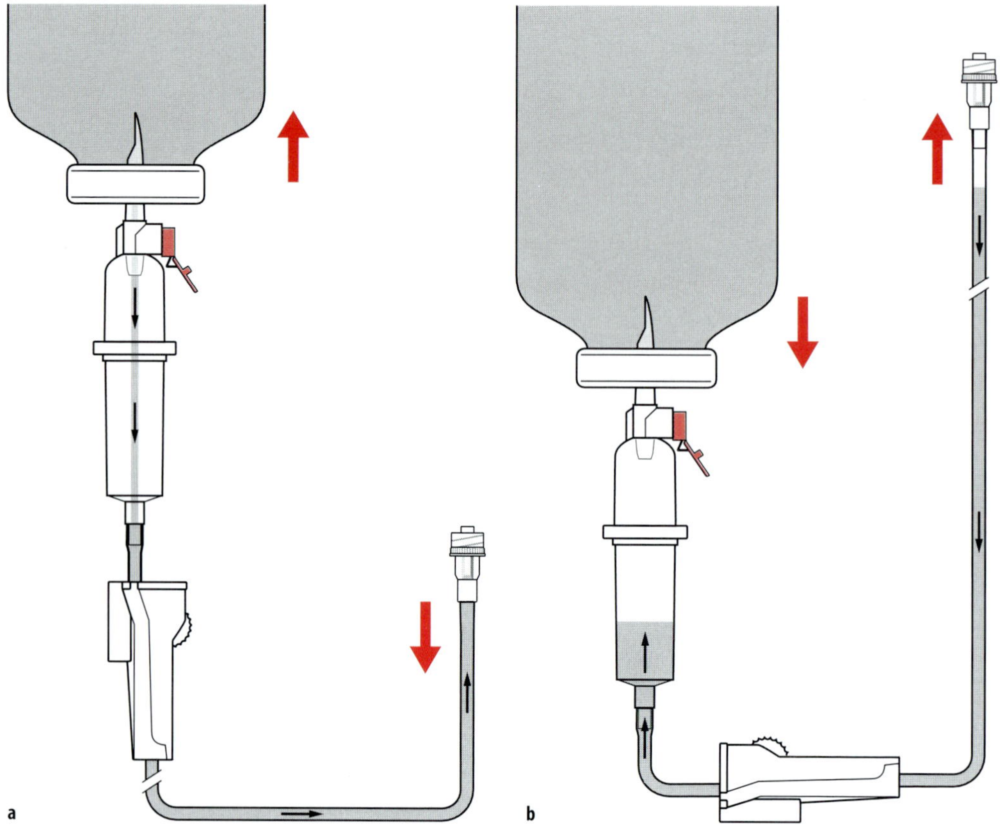

Abb. 10.24 a, b. Füllung der Tropfkammer, bei starrer Tropfkammer durch wechselseitiges Heben des Infusionsbehälters und Senken des Schlauchendes (**a**) und umgekehrt (**b**)

Abb. 10.25 a, b.
Belüftung: **a** eingebaut,
b separat

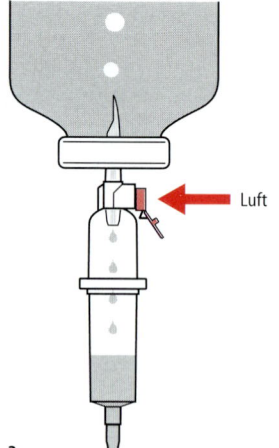

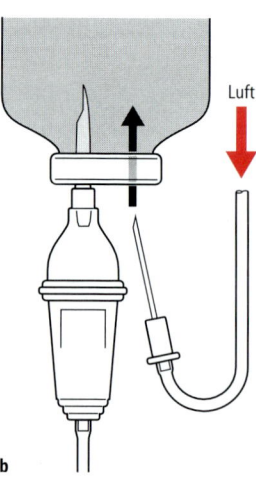

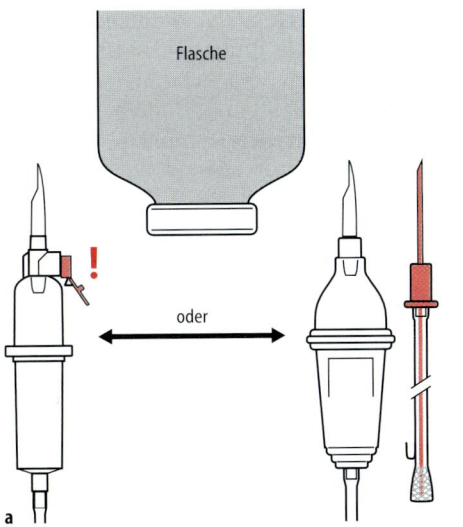

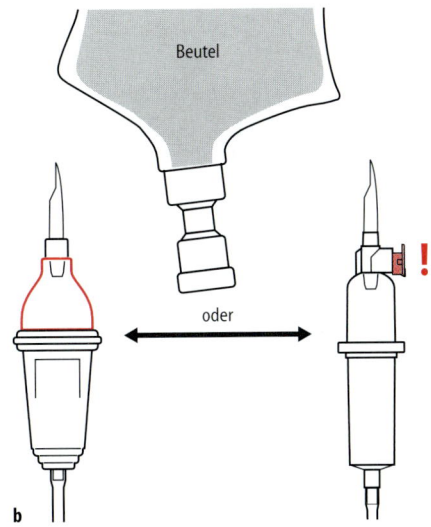

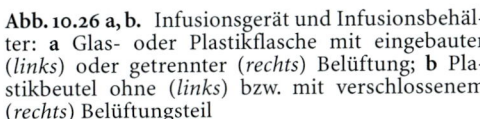

Abb. 10.26 a, b. Infusionsgerät und Infusionsbehälter: **a** Glas- oder Plastikflasche mit eingebauter (*links*) oder getrennter (*rechts*) Belüftung; **b** Plastikbeutel ohne (*links*) bzw. mit verschlossenem (*rechts*) Belüftungsteil

10.5.3
Technik

a) Tropfinfusion

Glasflasche: Infusionsgerät mit getrennter oder eingebauter Belüftung (Abb. 10.26a),

Plastikflasche: Infusionsgerät mit getrennter oder eingebauter Belüftung (Abb. 10.26a),

Plastikbeutel: Infusionsgerät ohne Belüftung (Abb. 10.26b).

Falls Infusionsgeräte mit eingebauter Belüftung verwendet werden, ist darauf zu achten, daß der Belüftungsteil verschlossen bleibt.

Anstechen des Infusionsbehälters
(Flaschenöffnung nach oben)

Verschlußkappe des Infusionsbehälters entfernen. Bei getrennter Belüftung zuerst die Belüftungskanüle einstechen, danach wird der Einstechdorn der Kammer mit einer kräftigen Drehbewegung in den Verschlußstopfen eingesteckt (Abb. 10.27). Bei eingebauter Belüftung wird nur der Ein-

stechdorn in der beschriebenen Weise eingesteckt (Abb. 10.27).

Füllung von Tropfkammer und Schlauch
(Flaschenöffnung nach unten)

- *Starre Tropfkammer – Glasflasche*
  Entfernen der Schutzkappe am Anschlußstück, Öffnen des Tropfreglers, Schlauchende senken, bis der Schlauch

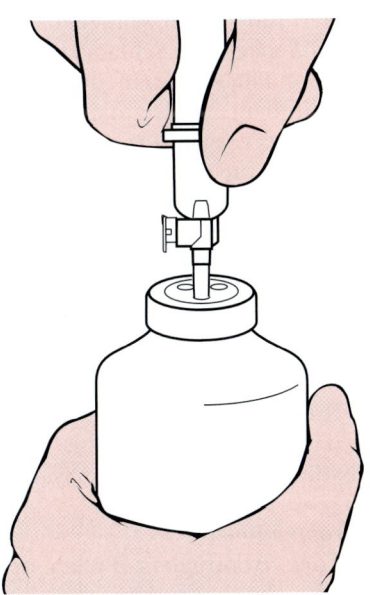

Abb. 10.27. Anstechen des Infusionsbehälters

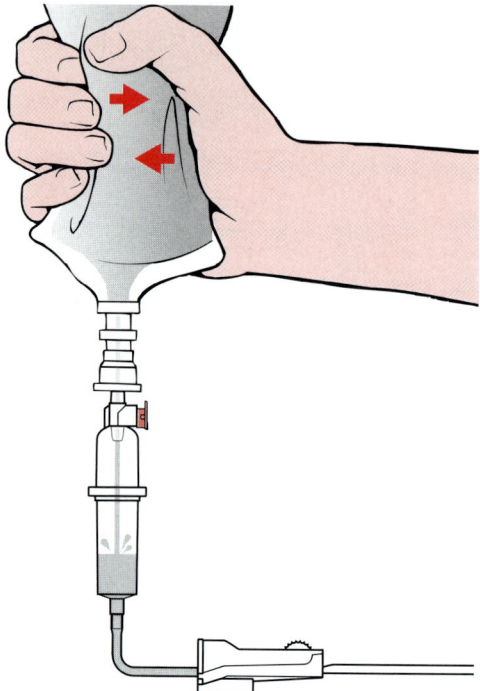

Abb. 10.28. Füllung der starren Tropfkammer durch Zusammendrücken des Plastikbeutels

mit Infusionslösung gefüllt ist. Anheben des Schlauchendes und Senken der Flasche, bis rückfließende Infusionslösung die Kammer füllt, dann Anheben der Flasche und Senken des Schlauchendes, damit weitere Flüssigkeit in das Infusionsgerät einfließt. 2- bis 3malige Wiederholung dieses Vorgangs, bis die Tropfkammer zur Hälfte und der Schlauch bis zum Anschlußstück gefüllt sind. Tropfregler schließen.
● *Starre Tropfkammer – Plastikflasche oder -beutel*
Schließen des Durchflußreglers. Füllen der Tropfkammer durch Druck auf Plastikbeutel oder -flasche (Abb. 10.28). Öffnen des Durchflußreglers. Infusionslösung in das Schlauchsystem bis zum Anschlußstück einlaufen lassen. System schließen.
● *Flexible Tropfkammer*
Schließen des Tropfreglers. Füllen der Tropfkammer durch rhythmisches Zusammenpressen. Öffnen des Durchfluß-

reglers. Entfernen der Schutzkappe am Anschlußstück, Einlaufenlassen der Lösung in den Schlauch bis zum Anschlußstück. System schließen.
Achtung: „Blasenfrei zapfen"!

b) Druckinfusion
Müssen zum Ausgleich schwerer Volumenverluste kurzfristig größere Mengen eines Volumenersatzmittels infundiert werden, kommt die Druckinfusion zur Anwendung (Abb. 10.29).

Prinzip

Bei Verwendung von *Plastikbeuteln* oder *Plastikflaschen* wird die Durchlaufgeschwindigkeit durch äußeren Druck auf den Beutel erhöht.
Keine Gefahr einer Luftembolie!

Bei Verwendung von Glasflaschen muß die Luft in die Flasche gepumpt werden, um die Durchlaufgeschwindigkeit zu erhöhen:
Gefahr einer Luftembolie!

Infusionsbehälter und Geräte
● *Plastikbeutel*
  – Infusionsgerät ohne eingebaute Belüftung (bei eingebauter Belüftung muß das Belüftungteil geschlossen werden),
  – Druckinfusionsgerät.
● *Glasflasche*
  – Infusionsgerät ohne eingebaute Belüftung (bei eingebauter Belüftung muß das Belüftungsteil geschlossen werden),
  – Druckinfusionskanüle,
  – Doppelgebläse (steril verpackt).

10.5.4
Durchführung (Abb. 10.30)

Plastikbeutel
Einlegen des Plastikbeutels in das Druckinfusionsgerät und Einhängen in die Schlaufen. Anschließen des Infusionsgerätes. Auf-

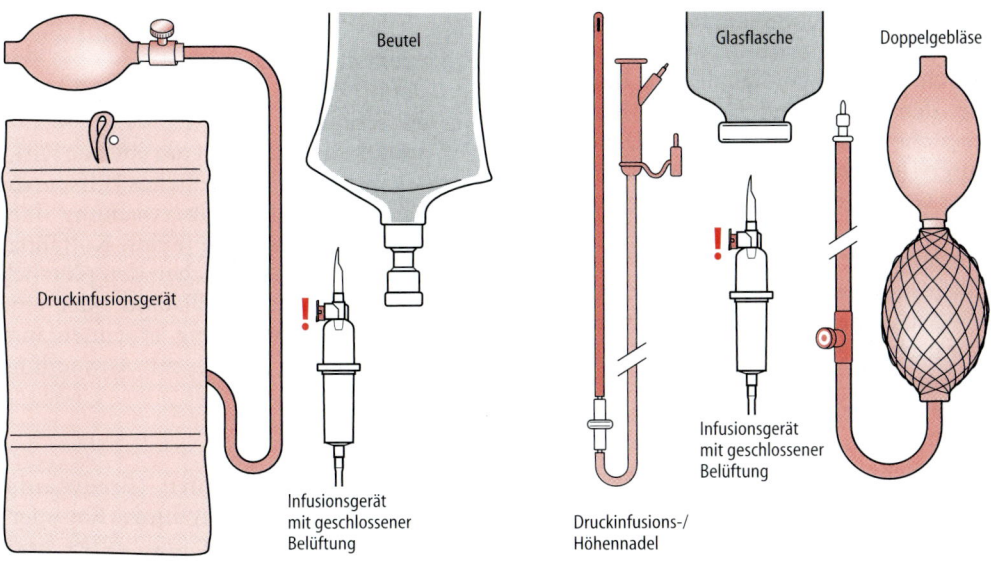

Abb. 10.29 a, b. Material für die Durchführung einer Druckinfusion: **a** Beutel, **b** Glasflasche

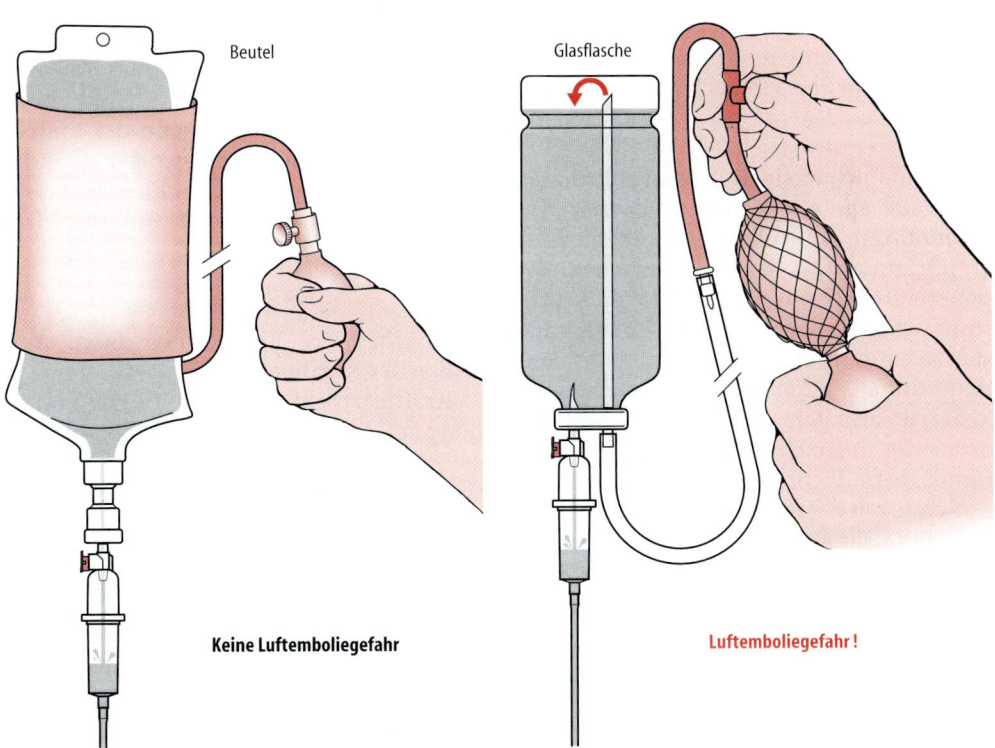

Abb. 10.30 a, b. Druckinfusion; a mit Beutel, b mit Glasflasche

blasen des Druckinfusionsgerätes. Ist kein Druckinfusionsgerät verfügbar, kann die Durchlaufgeschwindigkeit auch durch eine um den Plastikbeutel gelegte Blutdruckmanschette, durch manuellen Druck oder durch Unterlegen des Beutels unter Rücken oder Gesäß des Patienten erhöht werden.

Glasflasche
Einstechen der Druckinfusionskanüle.
    Anschließen des Infusionssystems.
    Anschließen und Aufblasen des Doppelgebläses.
    Zur Vermeidung einer Luftembolie muß im Drucksystem eine mit dem Daumen verschließbare Öffnung vorhanden sein. Dadurch wird sichergestellt, daß der Durchführende die Druckinfusion ständig unter Kontrolle hat. Gegen Infusionsende muß die Öffnung freigegeben werden, damit der Überdruck entweichen kann.
    Druckinfusionskanülen verfügen zu diesem Zweck über einen speziellen Seitenarm. Hat auch das Doppelgebläse eine Öffnung zum Ablassen des Überdruckes, wird das Y-Stück der Druckinfusionskanüle abgeschnitten und der Konnektor des Doppelgebläses in den Schlauch gesteckt.

! Hinweise
Man sollte sich in einem Rettungsdienstbereich auf ein oder zwei Infusionsgeräte beschränken, sinnvollerweise mit flexibler Tropfkammer. Bei einem plötzlichen Zusammentreffen mit einer anderen Ausrüstung (Massenunfall, Katastrophe) muß aber jeder Rettungsassistent und jeder Rettungssanitäter sofort mit dem verfügbaren Material arbeiten können. Sie müssen daher die unterschiedlichen z.Z. noch im Handel befindlichen Systeme kennen.
    Geräte mit Filternetzen in der Tropfkammer sind zwar für Bluttransfusionen vorgesehen, sie können aber im Rettungsdienst auch zur Infusion verwendet werden.

10.6
Präkordialer Schlag

Vorbemerkung
Der präkordiale Schlag ist am ehesten wirksam, wenn Ärzte oder ärztliches Hilfspersonal während der EKG-Überwachung oder während der Versorung eines Notfallpatienten an klinischen Zeichen den plötzlich eintretenden Kreislaufstillstand oder eine schwere Rhythmusstörung erkennen und diese Maßnahme sofort zur Anwendung kommen kann.

Indikation
Bei schweren Arrhythmien (Bradykardie unter 40/min, Tachyarrhythmie, Kammerflattern und -flimmern) und sofort nach Eintritt eines Kreislaufstillstands, der nicht als Folge einer respiratorischen Störung, z.B. durch Erstickung, eintrat, kann ein Schlag auf die Brustbeinmitte zu einer Normalisierung der Herztätigkeit führen.
    Die Einengung der Indikation bedeutet: das Ausmaß des sich in allen Geweben, besonders am Herzmuskel, schlagartig entwickelnden O_2-Mangels und das Ausmaß der nachfolgenden Azidose sind noch gering. Dies ist der Fall, wenn der Eintritt des Kreislaufstillstandes weniger als 30 s zurückliegt. Durch diesen Schlag wird elektrische Energie freigesetzt. Auf das Herz wirken etwa 10 Joule ein.

Technik
Freimachen des Brustkorbes durch Aufreißen der Kleidung.
    Kräftiger Schlag aus 20–30 cm Entfernung auf die Brustbeinmitte (Abb. 10.31).

Gefahren
Bei einem durch akuten O_2-Mangel geschädigten, noch schlagenden Herzen kann der durch den präkordialen Schlag ausgelöste Niederspannungsimpuls möglicherweise Kammerflimmern hervorrufen. Daher nochmals: Bei allen akuten Notfallsituationen, die durch O_2-Mangel hervorgerufen wurden, kommt der präkordiale Schlag nicht zur Anwendung.

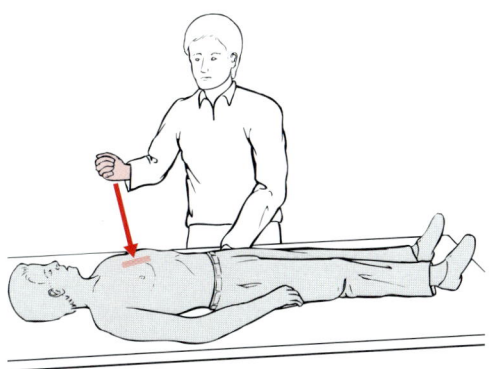

Abb. 10.31. Präkordialer Schlag

! Hinweise
Im Rettungswagen sollte nach Abschluß aller Versorgungsmaßnahmen – sofern vorhanden, generell – der EKG-Monitor zur Überwachung gefährdeter Patienten eingesetzt werden, um beim Eintritt eines Kreislaufstillstandes sofort gezielt eingreifen zu können.

10.7
Externe Herzmassage

Die Wirksamkeit der Herzdruckmassage beruht auf 2 unterschiedlichen, aber sich ergänzenden Mechanismen. Zum einen kommt er notwendige Minimalkreislauf durch direkte Kompression in erster Linie des linken Herzens zwischen Brustbein und Wirbelsäule zustande (Abb. 10.32). Zum anderen führen aber auch globale Druckschwankungen innerhalb des gesamten Brustkorbs zu einer Blutzirkulation, deren Richtung durch Herzklappen und durch den Venenkollaps, besonders im oberen Thoraxeingang, bestimmt wird. Bei diesem Wirkungsprinzip arbeitet der *gesamte* Brustkorb ähnlich wie eine Druckpumpe (Abb. 10.32b und 10.33). Dieser Effekt wird offensichtlich durch den Einsatz einer Saugglocke verstärkt. Mit dieser auf dem Thorax aufgesetzten ACD-Pumpe (ACD = „active compression and decompression") lassen sich im Vergleich mit der zuvor beschriebenen geschlossenen Herzdruckmassage eine deutliche Verbesserung des systolischen Blutdrucks, der Durchblutung der Herzkranzgefäße und der Auswurfleistung des Herzens erzielen.

Dieses inzwischen allgemein bekannte Verfahren ist ein interessanter Ansatz, da sich mit der externen Herzdruckmassage auch bei optimaler Technik lediglich 10-30% der normalen Durchblutung des Gehirns und der Herzkranzgefäße erreichen lassen.

Vorbemerkung
Die Durchführung der Herzdruckmassage liegt nach Erkennen des Kreislaufstillstands selbständig oder auf notärztliche Anweisung ohne Einschränkung im Zuständig-

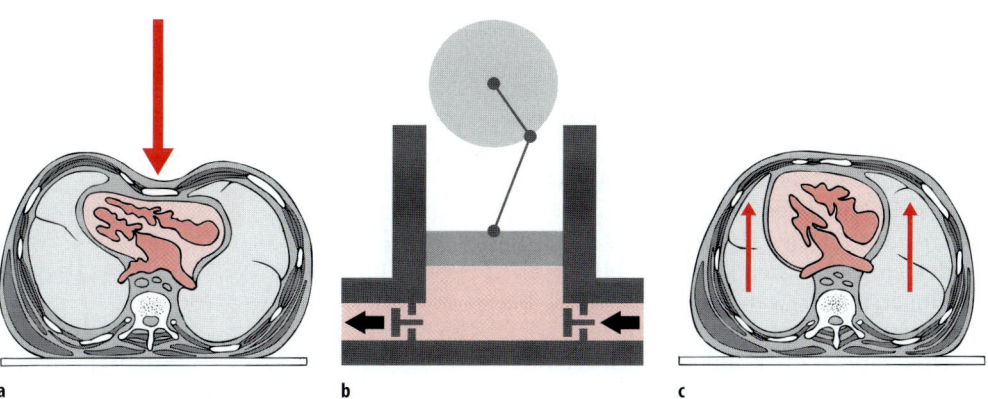

Abb. 10.32 a–c. Direkte Herzkompression: **a** Druckphase, **b** Modellvorstellung Druckpumpe, **c** Entlastungsphase

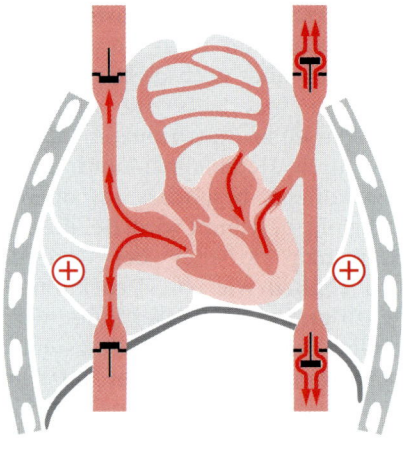

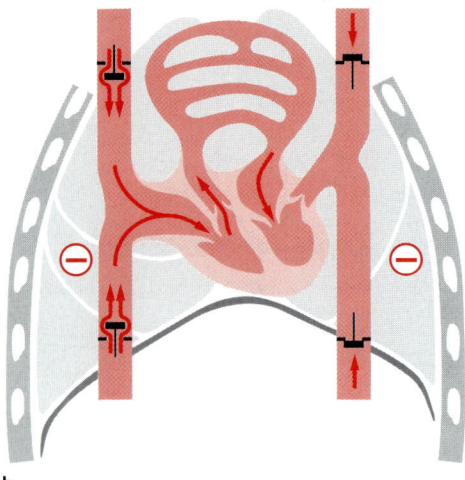

a   b

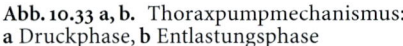

Abb. 10.33 a, b. Thoraxpumpmechanismus:
a Druckphase, **b** Entlastungsphase

keitsbereich des nichtärztlichen Rettungspersonals.

▶ **Indikation**
Alle Formen des Kreislaufstillstands.

■ **Technik**
Jugendlicher oder erwachsener Patient
- *Position des Patienten.* Der Patient liegt
  flach auf fester Unterlage. Sind genügend
  Helfer verfügbar, werden die Beine in
  30°-Position angehoben.
- *Position des Anwenders.* Dicht seitlich
  am Brustkorb des Patienten.
  Knieend, wenn der Patient auf dem
  Boden oder auf der Trage liegt.
  Stehend, wenn der Patient in einem Bett
  mit starrer Unterlage oder auf dem Tra-
  gentisch liegt.
- *Freimachen des Oberkörpers.* Aufreißen
  der Kleidung des Patienten.
- *Lokalisation des Druckpunktes.* Griff in
  den epigastrischen Winkel (Abb. 10.34).
  Fingerspitzen wandern brustwärts, bis
  sie den Schwertfortsatz tasten.
  Drei Finger oberhalb der Schwertfortsatzspitze liegt der Druckpunkt.
- *Aufsetzen des Handballens.* Ein Handballen wird mit angehobenen Fingern in

Höhe des Druckpunktes genau im
Längsverlauf des Brustbeins aufgesetzt.
Der andere Handballen wird ebenfalls
mit angehobenen Fingern versetzt auf
den Handrücken der ersten Hand aufgesetzt (Abb. 10.35a).
- *Druckphase.* Mit in den Ellenbogenge-
  lenken gestreckten Armen und senkrecht über dem Druckpunkt befindlichen Schultern übt der Durchführende
  den Druck aus. Drehpunkt ist das Hüft-
  gelenk. Das Brustbein wird dabei für
  weniger als 1/2 s um ca. 4 cm der Wirbel-

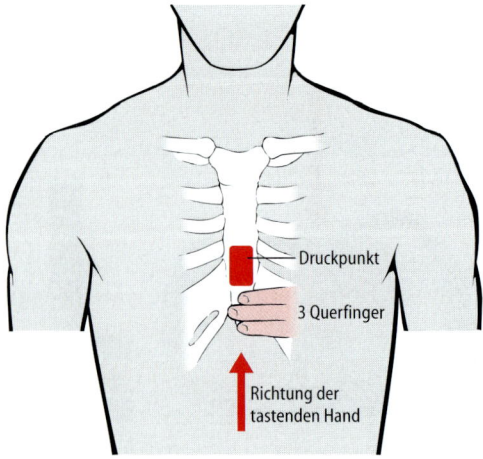

Abb. 10.34. Lokalisation des Druckpunktes für die
Herzdruckmassage

Grundsätze

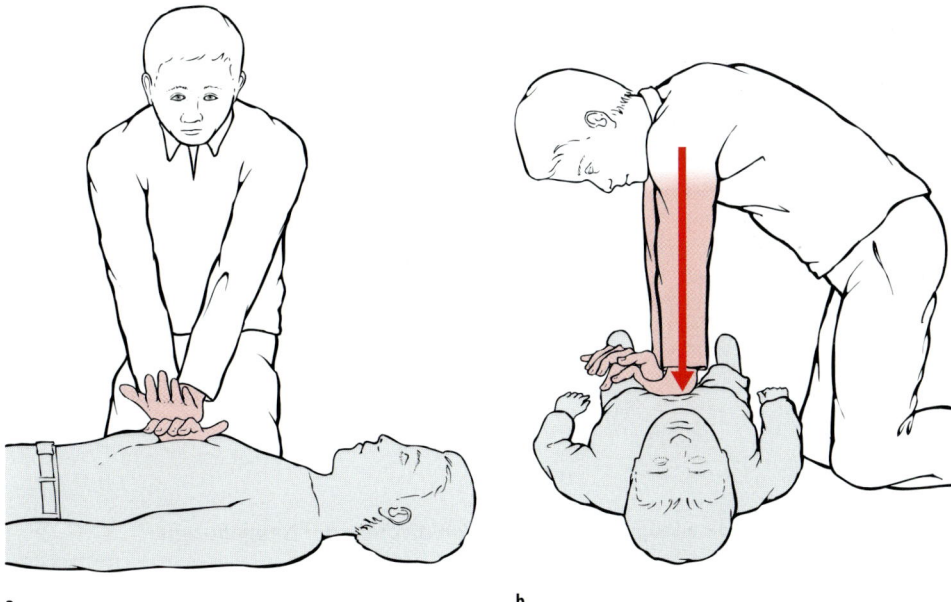

Abb. 10.35 a, b. Herzdruckmassage: **a** Positionierung der Hände, **b** Druckphase

säule genähert. Die Druckphase sollte 50% des Massagezyklus betragen.
Der Druck wird durch Gewichtsverlagerung im Kopf-Hals- und Oberkörperbereich des Helfers, also unter Einsatz des eigenen Körpergewichts, erzeugt!

- *Entlastungsphase.* Ohne die Handballen vom Druckpunkt zu entfernen wird der Druck für ungefähr 1/2 s unterbrochen. Beim Standardverfahren der Herzdruckmassage bleibt die Dekompression *passiv*, d.h. weitgehend abhängig von der elastischen Rückstellkraft des Brustkorbs.

ACD-Methode
ACD bedeutet: „active compression decompression".

- *Gerät* (Abb. 10.36). Eine modifizierte Saugglocke aus weichem Silikon zur Fixierung am Brustkorb des Patienten ist mit einem Stempel versehen, der die vom Anwender am Handgriff durchgeführten Kompressionen und den Sog auf die

Thoraxwand überträgt. In diesen Handgriff ist ein Meßinstrument eingebaut, das im Meßbereich zwischen +50 kg und -15 kg die angewandten Druck- und Zugkräfte anzeigt. Außerdem wird über einen Taktgeber akustisch die Massagefrequenz, aber auch die Dauer der Kompressions- und Dekompressionsphase (Druck- und Entlastungsphase) angegeben.

- *Technik.* Die ACD-Pumpe wird so auf den Thorax des Patienten aufgesetzt, daß der Stempel – wie beim manuellen Verfahren – dem klassischen Druckpunkt aufliegt. Der Anwender komprimiert den Thorax in den üblichen Herzdruckmassagefrequenzen über Druck auf den quer verlaufenden Handgriffteller. Die Besonderheit liegt darin, daß bei Zug am Quergriff in der Relaxationsphase der Brustkorb nicht nur entlastet, sondern durch den weitergeleiteten Zug der Saugglocke aktiv gedehnt wird.

- *Limitierung.* Zur Zeit stehen nur Geräte für den Einsatz an Erwachsenen zur Verfügung. Zum Teil treten Haftprobleme der Saugglocke am nassen oder mit Elektrodengel präparierten Thorax auf.

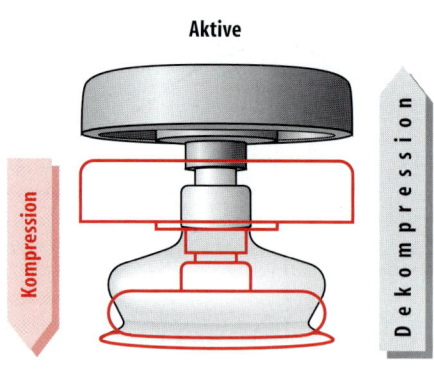

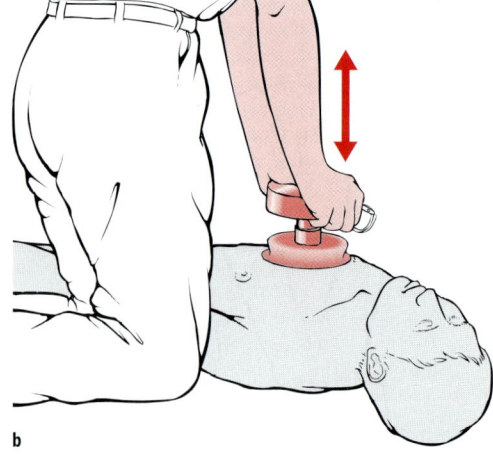

a

b

Abb. 10.36 a, b. ACD-Methode: **a** Saugglocke,
b Übung am „Real-Patient"

- *Kritische Wertung.* In Studien konnte nachgewiesen werden, daß sich mit diesem Verfahren zumindest bessere anfängliche Wiederbelebungsergebnisse bei den Patienten erzielen lassen, bei denen vom zeitlichen Verlauf des Notfalls und anderen patientenseitigen Gegebenheiten her überhaupt von einer „Wiederbelebbarkeit", einer echten Reanimationschance, ausgegangen werden kann.

  Wünschenswert wären allerdings eindeutige Studien zu definitiven Überlebensraten. Dies ist – wie für alle Verfahren der Wiederbelebung – außerordentlich schwierig, da zum eine bei vielen Patienten wegen fehlender Detailinformationen (z.B. zum genauen Zeitpunkt des Eintritts des Kreislaufstillstands) eine Reanimation begonnen werden muß, bei denen ein echter Erfolg gar nicht erwartet werden konnte, und bei den übrigen der Erfolg ein von vielen Faktoren abhängiges Geschehen darstellt. Dabei spielt die Herzdruckmassage – konventionell oder über die ACD-Methode – eine wichtige, aber nicht die einzig entscheidende Rolle.

Variationen bei Neugeborenen und Kleinkindern

Der Anwender kniet oder steht am Kopf des Kindes. Der Druckpunkt liegt in *Sternummitte.*

- *Drucktechnik*
  - Die Kompression wird mit einem Handballen oder 2 Fingern durchgeführt (Abb. 10.37b);
  - oder beide Hände umfassen den Brustkorb, wobei beide Daumen in Brustbeinmitte komprimieren, die übrigen Finger liegen auf dem Rücken des Neugeborenen (Abb. 10.37a).
  - Auch bei Neugeborenen sollte die Frequenz der Herzdruckmassage nicht über 120/min gesteigert werden, da sonst kein venöser Rückfluß stattfindet (Tabelle 10.1).

Gefahren

Zu *hoch* gewählter Druckpunkt: zu geringe Wirksamkeit der Herzdruckmassage, Bruch des Brustbeins, da das Sternum nach oben hin zunehmend starrer wird.

Tabelle 10.1 Frequenzen der Herzdruckmassage

Altersgruppe	Massagen/min
Erwachsene	80–100
Kinder	100–120
Säuglinge und Neugeborene	120

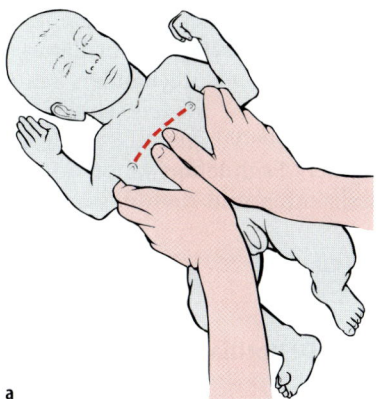

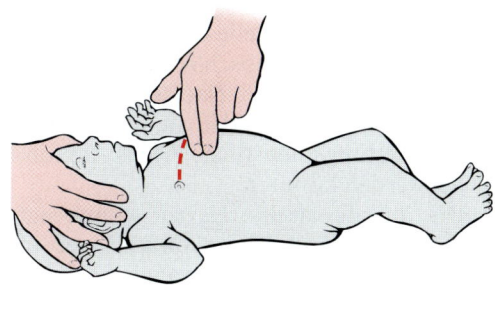

a

b

Abb. 10.37 a, b. Herzdruckmassage bei Neugeborenen und Kleinkindern; **a** beidhändig mit den Daumen, **b** mit 2 Fingern einer Hand

Zu *tief* gewählter Druckpunkt: Abbrechen der Schwertfortsatzspitze und Verletzung der Leber.

Druckpunkt *seitlich* und/oder Druckrichtung *nicht senkrecht*: Rippenbrüche im Rippenbogenbereich mit Folgeverletzungen (Abb. 10.38).

- Pneumothorax,
- Hämoperikard,
- Milzverletzungen,
- Leberzerreißungen,
- Magenentleerung → Aspiration!

Hinweise

- Rippenbrüche dicht am Brustbein müssen je nach vorbestehender Starre des knöchernen Brustkorbs als unvermeidbar in Kauf genommen werden.
- Bei jeder Herzdruckmassage muß die Kompressionsphase als künstliche Systole ebenso lang sein wie die künstliche Diastole in der Entlastung. Da aber die Koronardurchblutung hauptsächlich in der Diastole stattfindet, sollte die Kompressionsphase nicht mehr als 50% eines Massagezyklus betragen.
- Vielfältige, in erster Linie bei Tierversuchen gewonnene, wissenschaftliche Erkenntnisse über positive Effekte von

Abb. 10.38.
Komplikationen der Herzdruckmassage

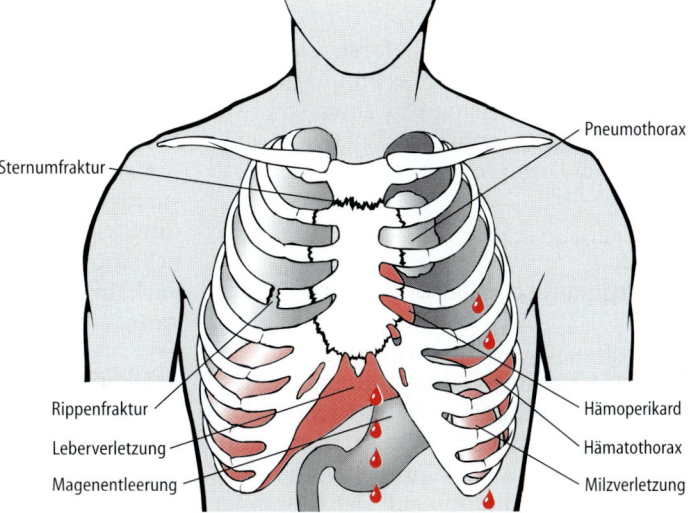

Sternumfraktur

Pneumothorax

Rippenfraktur

Leberverletzung

Magenentleerung

Hämoperikard

Hämatothorax

Milzverletzung

Variationen der Herzdruckmassage und der Reanimation, wie beispielsweise die manuelle abdominelle Gegenpulsaktion, sind (noch) nicht abschließend hinsichtlich ihrer Vor- und Nachteile gewertet und so abgesichert, daß sie für die normale rettungsdienstliche Praxis empfohlen werden könnten.

- Die interne direkte Herzdruckmassage bei zuvor durch Thorakotomie◇ eröffnetem Brustkorb ist möglicherweise wirksamer, sie bleibt aber in der Regel der Klinik vorbehalten.
- Siehe auch Abschn. 15.4.4 [„Herz-Lungen-Wiederbelebung (Reanimation)"]

10.8
Defibrillation

Durch die elektrische Defibrillation werden die in unkorrdinierten Einzelaktionen flimmernden Herzmuskelfasern gleichzeitig kontrahiert. Danach kann wieder die vom Sinusknoten gesteuerte Spontanaktion einsetzen, wenn auch die Stoffwechselsituation der Herzmuskelzelle, insbesondere durch ein ausreichendes O_2-Angebot, ggf. auch eine ausgewogene Pufferung, eine Rhythmisierung zuläßt.

10.8.1
Manuelle Defibrillation

Bei klassischen Defibrillatoren stellt der Arzt die Diagnose Kammerflimmern, aktiviert den Ladevorgang mit einer von ihm vorgegebenen Energie und löst den Stromstoß durch Druckschalter aus.

10.8.2
Halbautomatische Defibrillation

Halbautomatische Defibrillatoren, für die eigenständige Anwendung durch nichtärztliches Assistenzpersonal entwickelt, fordern nach sicherer Registrierung und Analyse von Kammerflimmern zum Auslösen der Defibrillation auf. Der Anwender braucht nur noch die Energiestärke einzustellen. Halbautomatische Defibrillatoren sind – neben einer entsprechenden Schulung der Anwender – die entscheidende technisch apparative Voraussetzung für die Etablierung der „Frühdefibrillation" durch Rettungsassistenten und Rettungssanitäter (s. Kap. 15).

10.8.3
Automatische Defibrillation

Automatische Defibrillatoren mit der gleichen Zielvorstellung wie unter 10.8.2 beschrieben defibrillieren nach Registrierung und Analyse von Kammerflimmern automatisch. Sie werden z.Z. nicht im organisierten Rettungsdienst eingesetzt.

Vorbemerkung
Die elektrische Defibrillation liegt in ärztlicher Verantwortung. Rettungsassistenten und Rettungssanitäter sind aber an der Durchführung dieser Maßnahmen beteiligt. Zur Zeit laufen Pilotstudien, bei denen überprüft werden soll, ob sich die guten Ergebnisse von Reanimationsstudien mit „paramedics" (= nichtärztliches Personal) in den USA in vollem Umfang auf unsere Verhältnisse übertragen lassen. In einigen US-Zentren defibrillieren „paramedics", speziell geschulte Sanitäter mit 1200–1400 h Ausbildung, anstelle der dort nicht verfügbaren Notärzte eigenständig mit halbautomatischen Defibrillatoren.

Zunehmend verstärkt sich der Eindruck, daß nach einer vertieften Aus- und Fortbildung unter *ärztlicher Leitung* und bei ständiger Überprüfung des Kenntnisstandes der Rettungsassistenten (und Rettungssanitäter?) deren eigenständige Defibrillation mit halbautomatischen Geräten auch in der Bundesrepublik sinnvoll sein kann.

Indikation
Im Rettungsdienst wird die externe elektrische Defibrillation mit tragbaren Gleichstromdefibrillatoren im Rahmen der medikamentösen und physikalischen Wie-

Abb. 10.39.
Defibrillator

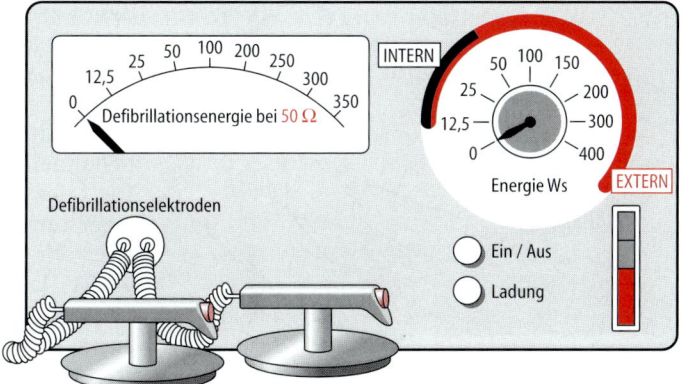

derbelebung bei Kreislaufstillstand durch Kammerflimmern bzw. Kammerflattern durchgeführt.

■ **Technik**

● *Aufladen des Kondensators im Defibrillator.* Während der Fortführung der Herz-Lungen-Wiederbelebung wird der Kondensator nach Anweisung des Notarztes auf Werte zwischen 50-400 J [1 Joule = 1 Ws (Wattsekunde)] geladen.
   Das Anzeigeninstrument zeigt die gewünschte Energie (Abb. 10.39).

● *Vorbereitung und Aufsetzen der Elektroden.* In der Zwischenzeit sind beide Elektroden mit Elektrodengel zu bestreichen (Abb. 10.40).
   Eine Elektrode wird ganzflächig mit mäßigem Druck im Winkel zwischen oberer Brustbeinhälfte und rechtem Schlüsselbein, die andere entsprechend im Bereich der Herzspitze aufgesetzt (Abb. 10.41). Das Anpressen der gelbestrichenen Elektroden ist Voraussetzung für einen optimalen Stromfluß durch das Myokard.

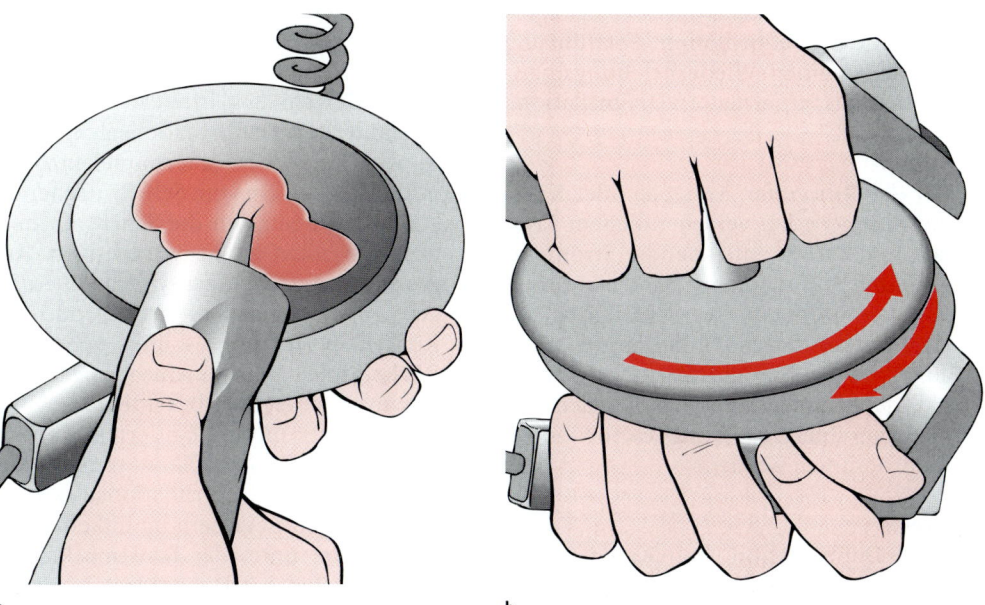

a   b

Abb. 10.40 a, b. Vorbereitung der Elektroden: **a** Bestreichen der Elektrode mit Gel, **b** Verreiben des Gels

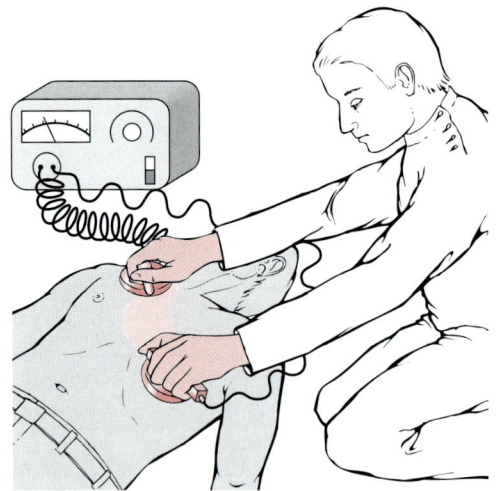

Abb. 10.41. Positionierung der Elektroden

- *Defibrillation.* Unterbrechung der übrigen Wiederbelebungsmaßnahmen, *Unterbrechung aller Körper- und Metallkontakte* mit dem Patienten (Bett, Trage, Flüssigkeitssee, etc.!).
  Je nach Gerätetyp/Auslösung des Stromstoßes durch Druckschalter an einem oder an beiden Elektrodengriffen.
- *Erfolgskontrolle.* EKG-Ableitung und/oder Karotispulskontrolle; bei Erfolglosigkeit der Defibrillation Fortführung der allgemeinen Wiederbelebungsmaßnahmen bis zur erneuten Defibrillation.

▼ **Gefahren**
- *Für den Anwender.* Asystolie oder Kammerflimmern bei versehentlichem Kontakt und daraus entstehender Stromeinwirkung.
- *Für den Patienten.* Die Schädigung des Herzmuskels durch Defibrillation ist der abgegebenen Energie direkt proportional, daher soll zuerst ein Versuch mit niedriger Energieleistung (ca. 100–200 J) unternommen werden.

! **Hinweise**
- Eine Defibrillation bei Kammerflimmern kann ausnahmsweise ohne vorgeschaltete Herz-Lungen-Wiederbelebung durchgeführt werden, wenn seit Eintritt des Kreislaufstillstandes offensichtlich weniger als 1 min vergangen ist.
- In der Klinik werden Kammertachykardien sowie Vorhofflattern und -flimmern mit R-Zacken-gesteuerten Geräten behandelt.
- Die elektrische Defibrillation ist bei einer durch EKG-Ableitung gesicherten Asystolie nicht sinnvoll, sie kann aber auf Verdacht bei Kreislaufstillstand ohne die Möglichkeit zur EKG-Diagnostik angewendet werden.
- Die Defibrillationselektroden sind bei einem Teil der Geräte nach der Stelle gekennzeichnet, an der sie beim Patienten plaziert werden sollen (Sternum, Apex), oder sie tragen als Kennzeichen der Polarität ein Plus- (+) oder ein Minuszeichen (–). Im Hinblick auf den Defibrillationserfolg ist das Vertauschen der Elektroden ohne Bedeutung. Nur wenn die Elektroden auch zur EKG-Ableitung verwendet werden, führt eine Vertauschung zu einer negativen R-Zacke. Die Verwendung der Defibrillationselektroden nach der empfohlenen Bezeichnung ermöglicht die EKG-Ableitung annähernd nach Ableitung II. Die Bezeichnung nach Polarität (+ oder –) bezieht sich also in erster Linie auf die Ableitungen des EKG.
- Bei der Defibrillation von Patienten mit implantiertem Schrittmacher muß der Abstand der Defibrillationselektroden, in der Regel der „Sternumelektrode", mindestens 10 cm vom Schrittmacheraggregat betragen, um die Schrittmacherfunktion nicht zu beeinträchtigen. Am günstigsten ist wahrscheinlich das Anlegen einer Defibrillationselektrode am Rücken in Herzhöhe – links neben der Wirbelsäule – und das Anlegen der anderen links neben dem Brustbein.
- Bei Patienten mit implantiertem Kardioverterdefibrillator (ICD, s. unten) darf keine externe Defibrillationselektrode (Apex) direkt über dem im linken Oberbauch oder unter der Brustmuskulatur implantierten ICD-Aggregat plaziert werden. Statt dessen muß bei einer externen Defibrillation mit links und rechts

seitlich an den Thorax angepreßten Elektroden die Defibrillation versucht werden.

10.9 Schrittmacheranwendung

Bei nicht behebbaren Asystolien bereits in der frühen Phase des klinischen Todes und bei behandlungsbedürftigen Bradykardien um 40/min und darunter sollte bereits im Notarztdienst eine Schrittmacheranwendung erfolgen. Der Schrittmacher übernimmt dann die Funktion des Sinusknotens (Abb. 10.42). Voraussetzung für einen erfolgversprechenden Einsatz ist ein funktionsfähiger Herzmuskel.

Die elektrische Stimulation◇ (Reizung) des Herzmuskels kann grundsätzlich auf 5 unterschiedlichen Wegen erfolgen:
1) externer Schrittmacher mit großflächigen Klebeelektroden,
2) interner Schrittmacher mit transvenös applizierbarer, bipolarer Schrittmacherelektrode,
3) transthorakaler Schrittmacher über Nadelelektroden,
4) Ösophagusschrittmacher mit in der Speiseröhre hinter dem Herzen plazierter Sonde,
5) Implantierter Kardioverterdefibrillator (ICD)

Zunehmend erhalten Patienten, die infolge schwerer ventrikulärer Tachykardien stark

gefährdet sind, einen plötzlichen Herztod zu erleiden, kleine ICD-Defibrillatoren implantiert. ICD bedeutet: Implantierter Cardioverter-Defibrillator. Sie bestehen aus einem in die vordere Bauchwand oder unter die Brustmuskulatur implantierten Aggregat, zwei mit der Kammermuskulatur verbundenen Sensorelektroden und zwei großflächig auf das Epikard genähten Defibrillationselektroden.

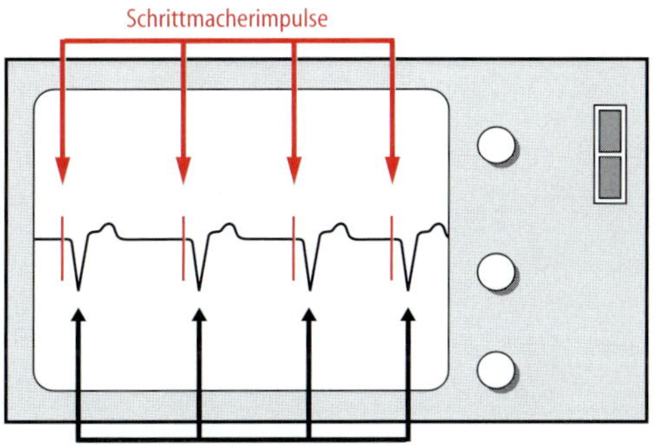

Mit diesem komplizierten System lassen sich
 – Kammertachykardien durch Schrittmacherimpulse beenden oder
 – Tachykardien durch einen Defibrillationsimpuls unterbrechen oder
 – Kammerflimmern durch eine interne Defibrillation beseitigen und
 – bradykarde Rhythmusstörungen nach erfolgter Defibrillation
beheben.

Hinweise
1) Solche Patienten verfügen über einen ICD-Ausweis. Bei Notfällen muß sich der Rettungsdienst unverzüglich mit der implantierenden Klinik in Verbindung setzen und nach Möglichkeit die Empfehlung der Spezialisten umsetzen.
2) Im Reanimationsfall gelten die klassischen Regeln unter Beachtung der oben beschriebenen Sonderempfehlungen für die externe Defibrillation.

Wegen geringer Erfolge wurden in den zurückliegenden Jahren im Notarztdienst vergleichsweise selten Schrittmacher angewendet.

Die Reizung des Herzens über Nadelelektroden war nur vereinzelt wirksam. Auch die Erfolge des technisch relativ leicht anwendbaren Ösophagusschrittmachers überzeugten letztlich nicht. Die invasive Technik der transvenösen Plazierung der Schrittmachersonde setzt umfangreiche spezifische Erfahrungen des Notarztes voraus, hat eigenständige Risiken, und außerdem ist im Rettungsdienst eine röntgenologische Kontrolle der Sondenlage nicht möglich.

Erst in jüngster Zeit wurden nichtinvasive Herzschrittmacher, nun mit speziell

Schrittmacherimpulse

schrittmacherausgelöste Kammererregungen

Abb. 10.42. Schrittmacher übernimmt die Funktion des Sinusknotens

konzipierten, großflächigen Klebeelektroden und Modifikationen des elektrischen
Ausgangsimpulses, entwickelt, die am
Erfolgsorgan Herzmuskel wirksam und
ohne starke Kontraktion der Brustmuskulatur sogar am wachen Patienten angeschlossen werden können. Den transthora-
kalen Schrittmacher zeigt Abb. 10.43.

Die Zahl der z.Z. im Rettungsdienst der
Bundesrepublik Deutschland eingesetzten
Geräte ist aber noch zu gering.

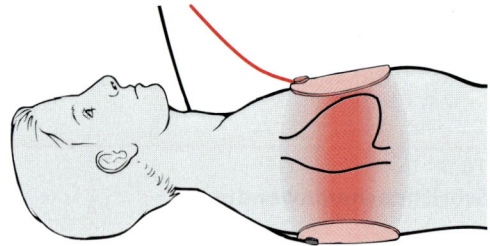

Abb. 10.43. Transthorakaler Schrittmacher

KAPITEL 11

Fahrzeuge des Rettungsdienstes

Informations- und Nachschlagkapitel
In diesem Kapitel können sich Rettungs-assistenten und Rettungssanitäter über Normen, Vorschriften und Ausrüstungs-vorschläge für die Fahrzeuge des Rettungsdienstes informieren und so alles Notwendige über „ihren eigentlichen Arbeitsplatz" nachlesen. Die wichtigsten Normen sind in Auszügen wiedergegeben, da sie u.a. wegen der hohen Kosten dem Personal des Rettungsdienstes üblicherweise nicht zur Verfügung stehen. Anknüpfend an die Hygiene in den Rettungsfahrzeugen werden allgemeine Hygienegrundsätze formuliert. Außerdem werden Konsequenzen der Medizingeräteverordnung (MedGV) für den Rettungsdienst erläutert.

„Krankentransportwagen sind grundsätzlich für den Transport von Nichtnotfallpatienten bestimmt".
„Rettungswagen sind zum Herstellen und Aufrechterhalten der Transportfähigkeit von Notfallpatienten vor und während des Transportes bestimmt.
Rettungswagen, die mit einem Notarzt besetzt sind, werden als Notarztwagen bezeichnet."

Da Krankentragen des bodengebundenen Rettungsdienstes ebenfalls Normen (DIN 13024 und DIN 13025) unterliegen, ist eine Übernahme des Patienten aus einem bodengebundenen Fahrzeug in das andere ohne nochmalige Umlagerung problemlos möglich. Dies gilt leider nicht in vollem Umfang für die Austauschbarkeit bei Rettungshubschraubern.

Die Erarbeitung dieser Normen war ein außerordentlich verdienstvolles Bemühen, denn sie setzte auf dem Fahrzeugsektor neue, der modernen Notfallmedizin angepaßte Maßstäbe. Wie Erhebungen der letzten Jahre zeigten, wurden Fahrzeuge, die den DIN-Forderungen medizinisch oder technisch nicht entsprachen, ausgesondert, so daß heute in der Bundesrepublik praktisch alle KTW, RTW und NEF (Notärzteinsatzfahrzeuge) den Mindestanforderungen genügen. Es ist weiterhin hervorzuheben, daß in der seit 1987 gültigen Norm für RTW auch das ärztliche Gerät in Teil 2 der Norm als verbindliche Komponente der Rettungswagenausrüstung festgeschrieben ist.

11.1
Bodengebundene Fahrzeuge

Technische Eigenschaften und Mindestanforderungen für das Raumangebot und die medizinische Ausstattung der Krankenkraftwagen werden seit 1967 in einer deutschen Norm, der DIN 75080 festgelegt.

Bei den Krankenkraftwagen wird zwischen

- Krankentransportwagen (KTW) und
- Rettungswagen (RTW)

unterschieden

Auszug aus der DIN 75080 – Teil 1 (Krankenkraftwagen)

Begriffe

1 Krankenkraftwagen

Krankenkraftwagen sind Spezialfahrzeuge, die für den Rettungsdienst und den Krankentransport geeignet sind. Nach ihrem Verwendungszweck werden sie unterschieden in

Rettungswagen (RTW)
Krankentransportwagen (KTW).

1.1 Rettungswagen (RTW)
Rettungswagen sind zum Herstellen und Aufrechterhalten der Transportfähigkeit von Notfallpatienten vor und während des Transports bestimmt.

Rettungswagen, die mit einem Notarzt besetzt sind, werden als Notarztwagen bezeichnet.

1.2 Krankentransportwagen (KTW)
Krankentransportwagen sind grundsätzlich für den Transport von Nicht-Notfallpatienten bestimmt.

11.1.1
Bemerkungen zu Teil 1 der DIN 75080 Krankenkraftwagen*

Die in Absatz 2.1.1 und 2.1.2 festgelegte Forderung, daß Notfallpatienten grundsätzlich im RTW transportiert werden sollten, während KTW nur zum Transport von Nichtnotfallpatienten einzusetzen sind, ist z.Z. nicht in vollem Umfang zu verwirklichen, da nicht überall Rettungswagen mit entsprechender Besatzung Tag und Nacht verfügbar sind. Diese Tatsache muß bei den Forderungen für die medizinische Ausstattung der KTW berücksichtigt werden.

---

* Mai 1987

11.1.2
Bemerkungen zu Teil 2 der DIN 75080 Rettungswagen (RTW)*

● Die festgelegten Funktionsmaße für den Krankenraum in RTW sollen nochmals hervorgehoben werden:
 – 600 mm Platz am Kopfende der Trage,
 – 450 mm Platz an beiden Seiten der Trage.

Diese Maße geben die Möglichkeit, Patienten im Fahrzeug gründlich zu untersuchen und zu behandeln.

Art und Umfang der notärztlichen Ausstattung, z.B. Modellauswahl der medizinisch-technischen Geräte, Zusammenstellung der Medikamentensätze etc. sollten allerdings nicht von der Betreiberorganisation vorgegeben, sondern durch die Erfahrungen der (leitenden) Notärzte bestimmt werden.

---

* Januar 1989

Auszug aus der DIN 75080 – Teil 2 (Rettungswagen)
Krankenraum
Funktionsmaße

Maßbuchstabe	Maß	Bedeutung
a	≥ 100	Abweichend von DIN 75080 Teil 1/05.87, Abschnitt 3.5.1.1 g) Abstand zwischen der Oberkante der Fußstütze und der Verkleidung der Rückwand bzw. dem Verschluß.
b	≥ 1000	Abstand zwischen den Radkästen
c	≥ 600	Abstand zwischen dem Ende der Krankentage DIN 13025-N und der Querwand bzw. einem Schrank. Eine Sitzfläche, nicht in Gebrauchsstellung, darf dieses Maß um max. 50 mm in diesem Bereich einschränken. Es wird gemessen über der Breite der Krankentrage zuzüglich der Breite 2 x *d*; jedoch unter Berücksichtigung des in Bild 3 angegebenen Radius von 500 mm.

Auszug aus der DIN 75080 – Teil 2 (Rettungswagen) (Fortsetzung)

Maßbuchstabe	Maß	Bedeutung
d[9]	≥ 450	Abstand zwischen der Verkleidung der Seitenwand bzw. einem Einbau und der Außenkante der Krankentrage DIN 13025-N, gemessen über die Länge der Krankentrage mit eingeschobenen Griffen zuzüglich *a* und *c*, Sitze nicht in Gebrauchsstellung.
e	≥ 100	Abstand zwischen der Außenkante der Krankentrage DIN 13025-N an deren Längs- und Stirnseite und der Krankentrageneinrichtung (Fußspitzenraum).
f	≥ 80	Vorderkante; Abstand vom Krankenraumboden bis Unterkante Trageneinrichtung (Längs- und Stirnseite).
g	≥ 50	Hinterkante; Abstand vom Krankenraumboden bis Unterkante Trageneinrichtung (Längs- und Stirnseite).
h	≥ 650	Einstellbare Arbeitshöhe, gemessen vom Krankenraumboden bis zur Oberkante der Krankentrage DIN 13025-N.

[9] In begründeten Ausnahmen, befristet bis 30. Juli 1993, darf das Maß auf der linken Fahrzeugseite im Anordnungsbereich eines Sitzes bzw. Sessels und medizinisch-technischer Geräte bis zu 100 mm unterschritten werden.

Beatmung

Lfd. Nr	Gegenstand	nach	Stückgewicht kg (max.)	Stückzahl
1	Sekretabsaugpumpe, tragbar, deren Saugwirkung ausreichend ist, um einen Überdruck unter -0,3 bar zu erreichen.	–	1	1
2	Einmal-Sekretabsaugkatheter, Größe Ch 10, Ch 14, Ch 18, einzeln keimfrei verpackt (jede Größe 3 Stück)	–	0,01	9
3	Sauerstoffgerät, tragbar, bestehend aus – Sauerstoffflasche, 2 l, Fülldruck $p_e = 200$ bar, mit Druckminderer und Armaturen, – Verbindungsschlauch ≥ 1 m lang – Tragevorrichtung	–	7	1
4	Oropharyngealtubus (nach Guedel), Größe 1, Größe 3, Größe 5	–	0,02	3
5	Nasopharyngealtuben (nach Wendl), Größe Ch 16, Ch 28, Ch 34	–	0,01	3
6	Mundkeil, Gummi	–	0,07	1
7	Frischluftbeatmungsgerät mit Nichtrückatemventil und Anschlußmöglichkeit zur Sauerstoffbeigabe und PEEP-Beatmung	–	0,5	1
8	Beatmungsmaske klein, mittel, groß	–	0,1	3
9	Laryngoskopgriff	–	0,3	1
10	Laryngoskopspatel	–	0,1	3
11	Endotrachealtuben mit Ballon und Konnektor	DIN ISO 5361 Teil 2 und DIN ISO 7228		
	Innendurchmesser 5 mm, 6 mm, 7,5 mm, 8 mm, 8,5 mm einzeln keimfrei verpackt		0,04	5
12	Magillzange 20 cm und 25 cm lang	–	0,1	2
13	Einführungsmandrin für Trachealtuben, biegbar, kunststoffummantelt, mittel und groß, einzeln keimfrei verpackt	–	0,03	2
14	Klemme	–	0,03	1
15	Blockerspritze (Einmalspritze)	–	0,01	1
16	Stethoskop	–	0,1	1

Grundsätze

Kreislauf

Lfd. Nr	Gegenstand	nach	Stückgewicht kg (max.)	Stückzahl
1	Blutdruckmeßgerät	–	0,6	1
2	Stethoskop	–	0,1	1
3	Staubinde, elastisch	–	0,1	1
4	Venenverweilkanüle Ø 1,0 mm/19 G Ø 1,4 mm/17 G Ø 1,7 mm/16 G einzeln keimfrei vepackt (jede Größe 3 Stück)	–	0,01	9
5	500 ml Infusionslösung, steril	–	0,5	4
6	Infusionsgerät	DIN 58362 Teil 1	0,03	4
7	starre Unterlage 400 mm x 600 mm für äußere Herzdruckmassage (kann entfallen, wenn die Krankentrage oder die -tragenein-richtung eine entsprechende Vorrichtung aufweist)	–	1,1	1
8	Behältnis mit Thermostatregelung zur Erwärmung und Aufbewahrung von mind. 3 Flaschen Infusionslösung mit einem Volumen von je 500 ml bei Infundiertemperatur	–	3,0	1

Ärztliches Gerät

Lfd. Nr	Gegenstand	nach	Stückgewicht kg (max.)	Stückzahl
1	Notfall-Arztkoffer	DIN 13232	25	1
2	Notfall-Arztkoffer für Säuglinge und Kleinkinder	DIN 13233	12	1
3	stufenlos regulierbares PEEP-Ventil mit An-schlußmöglichkeit an (oder fest integriert in) Nichtrückatemventil des Frischluftbeat-mungsgerätes (Tabelle 5, lfd. Nr. 7)	–	0,1	1
4	Spritzenpumpe, netzunabhängig arbeitend	DIN 13253 Teil 1 (z.Z. Entwurf)	3,0	1
5	EKG-Sichtgerät	–	5,0	1
6	Defibrillator	DIN VDE 0750 Teil 201	15,0	1

Die Geräte der lfd. Nr. 4, 5 und 6 sind erforderlich, wenn der RTW vorwiegend mit einem Notarzt besetzt werden soll; sie müssen tragbar sein und netzunabhängig betrieben werden können. Eine Kombination von EKG-Sichtgerät lfd. Nr. 5 und Defibrillator lfd. Nr. 6 ist zulässig.

Beatmung

Lfd. Nr	Benennung, Ausführung und Bemerkung	Stückgewicht kg (max.)	Stückzahl	Unterbringung griffbereit nach DIN 75 080 Teil 1
1	Guedeltubus Größe 1	0,05	1	x
2	Guedeltubus Größe 3	0,05	1	x
3	Guedeltubus Größe 5	0,05	1	x
4	Mundkeil, Gummi	0,07	1	x
5	Mundtubus, elastisch, kurz für Mund-zu-Mund-Beatmung	0,05	1	x
6	Laryngoskop	0,05	1	x
7	Stethoskop	0,05	1	x
8	Klemme	0,05	1	x
9	Blockerspritze, Einwegspritze	0,05	1	x
10	Endotrachealtubus	0,05	1	x
11	Sekretabsaugpumpe, tragbar, Sog $\geq 0{,}3$ bar	3	1	x
12	Einmalkatheter mit Endöffnung, Größe 12, sterilisiert verpackt	0,03	4	x
13	Einmalkatheter mit Endöffnung, Größe 18, sterilisiert verpackt	0,03	4	x
14	Tragbare Einheit, bestehend aus: – Sauerstoffgerät, einschließlich Maulschlüssel für die Montage, Flasche mit Inhalt 3 l, 200 bar mit Druckminderer, mit einem Abgang – Gerät zur Frischluftbeatmung mit Anschlußmöglichkeit zur Sauerstoffbeigabe – Verbindungsschlauch, ≥ 1 m lang – Beatmungsmaske für Erwachsene – Beatmungsmaske für Kinder – Tragevorrichtung	8	1	x

Kreislauf

Lfd. Nr	Benennung, Ausführung und Bemerkung	nach	Stückgewicht kg (max.)	Stückzahl
1	Blutdruckmeßgerät mit elastischem Meßglied		0,6	1
2	Bügel-Stethoskop		0,12	1
3	500 ml Blutersatzflüssigkeit		1	4
4	Infusionsgerät jedoch mit 2 Venenverweilkanülen, Größe 0,5 und 1,0, sterilisiert verpackt	DIN 58362 Teil 1	0,1	4
5	Starre Unterlage 400 mm x 600 mm für äußere Herzdruckmassage (kann entfallen, wenn die Krankentrage oder die Krankentrageeinrichtung eine entsprechende Vorrichtung aufweist)		1,1	1
6	Staubinde, elastisch		0,1	1
7	Behältnis mit Thermostatregelung zur Erwärmung und Aufbewahrung bei Infundiertemperatur von mind. 3 Flaschen mit einem Volumen von 500 ml		3	1
8	Infusionsarmschiene, in der Länge verstellbar		0,5	1
9	Punktionsmaterial für periphere Venen, sterilisiert verpackt		0,6	2

Grundsätze

Ärztliches Gerät

Lfd. Nr	Benennung, Ausführung und Bemerkung	nach	Stückgewicht kg (max.)	Stückzahl	Unterbringung griffbereit nach DIN 75 080 Teil 1
1	Notfall-Arztkoffer	Norm in Vorbereitung	16	1	x
2	Flügelkanüle, 50 mm, mit Gummifingerling armiert, sterilisiert verpackt		0,1	2	
3	Satz für Erste Hilfe bei einer Geburt, sterilisiert verpackt		0,5	1	
4	Notfall-Arztkoffer für Frühgeborene und Kinder	Norm in Vorbereitung	8	1	
5	EKG-Sichtgerät, tragbar, netzunabhängig EKG-Sichtgerät und Defibrillator sind gleichzeitig erforderlich, wenn der RTW vorwiegend mit einem Notarzt besetzt werden soll		6	1	
6	Defibrillator, tragbar, netzunabhängig EKG-Sichtgerät und Defibrillator sind gleichzeitig erforderlich, wenn der RTW vorwiegend mit einem Notarzt besetzt werden soll Eine Kombination von EKG-Sichtgerät und Defibrillator ist zulässig	DIN IEC 62D (CO)8 (Entwurf Oktober 1980)	30	1	

Verbandmaterial

Lfd. Nr	Gegenstand	nach	Stückgewicht kg (max.)	Stückzahl
1	Verbandkasten VK, gefüllt	DIN 14142 (z.Z. Entwurf)	6,2	1
2	Verbandpäckchen, Größe G	DIN 13151	0,02	5
3	Verbandtuch, Größe A	DIN 13152	0,07	5
4	Verbandtuch, Größe B	DIN 13152	0,2	5
5	Mullbinde MB-20	DIN 61631 Teil 1	0,01	10
6	Erste-Hilfe-Schere 190 mm	DIN 58279	0,07	1
7	Replantatbeutel 250 mm x 700 mm, doppelwandig	–	0,09	2
8	Satz Kammernschienen oder Vakuumschienen, bestehend aus Armschiene und Beinschiene	–	2	2

11.1.3
Bemerkungen zu Teil 3 der DIN 75080 Krankentransportwagen (KTW)*

Die Normausstattung des KTW läßt, dies zeigt der Vergleich mit derjenigen des RTW, keine zeitgemäße notfallmedizinische Versorgung unter Einbeziehung notärztlicher Verfahren zu.

_____

* Januar 1989

Beatmung

Lfd. Nr	Gegenstand	Stückgewicht kg (max.)	Stückzahl für Typ A B1 B2 C
1	Sekretabsaugpumpe, tragbar, deren Saugwirkung ausreichend ist, um einen Überdruck unter -0,3 bar zu erreichen	1	1
2	Einmal-Sekretabsaugkatheter Größe Ch 10 Größe Ch 14 Größe Ch 18 einzeln keimfrei verpackt (jede Größe 2 Stück)	0,01	6
3	Sauerstoffgerät, tragbar, bestehend aus – Sauerstoffflasche, 2 l, Fülldruck p_e = 200 bar, mit Druckminderer und Armaturen, – Verbindungsschlauch ≥ 1 m lang, – Tragevorrichtung	7	1
4	Oropharyngealtubus (nach Guedel), Größe 1, Größe 3, Größe 5 (jede Größe 2 Stück)	0,02	6
5	Nasopharyngealtuben (nach Wendl), Größe Ch 16, Größe Ch 28, Größe Ch 34	0,01	3
6	Mundkeil, Gummi	0,07	1
7	Frischluftbeatmungsgerät mit Nichtrückatemventil und Anschlußmöglichkeit zur Sauerstoffbeigabe	0,5	1
8	Beatmungsmaske klein, mittel, groß	0,1	3
9	Sauerstoffflasche (Ersatzflasche), 2 l, Fülldruck p_e = 200 bar mit einem Maulschlüssel für die Montage	3,5	2

Kreislauf

Lfd. Nr	Gegenstand	nach	Stückgewicht kg (max.)	Stückzahl für Typ A B1 B2	C
1	Blutdruckmeßgerät	–	0,6	1	1
2	Stethoskop	–	0,1	1	1
3	Staubinde, elastisch	–	0,1	1	1
4	Venenverweilkanüle Ø 1,0 mm/19 G Ø 1,4 mm/17 G Ø 1,7 mm/16 G einzeln keimfrei vepackt (jede Größe 3 bzw. 4 Stück)	–	0,01	9	12
5	500 ml Infusionslösung, steril	–	0,5	3	6
6	Infusionsgerät	DIN 58362 Teil 1	0,03	3	6
7	starre Unterlage 400 mm x 600 mm für äußere Herzdruckmassage (kann entfallen, wenn die Krankentrage oder die -traggeneinrichtung eine entsprechende Vorrichtung aufweist)	–	1,1	1	1

Grundsätze

Auszug aus der DIN 75079 (Notarzteinsatzfahrzeug)
Medizinische Ausrüstung

Lfd. Nr	Benennung, Ausführung und Bemerkung	nach	Stück- gewicht kg (max.)	Stück- zahl
1	Notfall-Arztkoffer	Norm in Vorbereitung	16	1
2	Notfall-Arztkoffer für Frühgeborene und Kinder	Norm in Vorbereitung	8	1
3	EKG-Sichtgerät tragbar, netzunabhängig	–	6	1
4	Defibrillator, tragbar, netzunabhängig, eine Kombination von EKG-Sichtgerät und Defibrillator ist zulässig	DIN IEC 62D(CO)8 (z.Z. Entwurf)	30	1

11.1.4
Bemerkungen zu DIN 75079
Notarzteinsatzfahrzeuge (NEF)

In Regionen, in denen ein Notarzt im Rendezvoussystem die Einzugsbereiche mehrerer Rettungswagen betreuen muß, werden schnelle, z.T. geländegängige Fahrzeuge eingesetzt. Besonders bewährt haben sich sog. T-Modelle mit günstigen Be- und Entlademöglichkeiten von der Rückseite.

11.2
Luftfahrzeuge

In der Bundesrepublik liegt seit 1988 auch eine Norm Rettungshubschrauber (RTH; DIN 13230) vor. Nach den der DIN 75080 für RTW entsprechenden Prinzipien sind flug-

technische und medizinische Minimalanforderungen für diese immer mit einem Notarzt besetzten Rettungsmittel festgelegt.

11.2.1
Bemerkungen zu DIN 13230
Rettungshubschrauber (RTH)

Auch weiterhin müssen bei der Festlegung der Raumminima im Vergleich zum RTW erhebliche Einschränkungen hingenommen werden, da Hubschrauber, die in vollem Umfang den räumlichen Forderungen des RTW entsprechen, wegen der erheblichen Außenabmessungen und wegen hoher Kosten nicht für Zwecke des Rettungsdienstes beschafft und eingesetzt werden können.

Ausstattung für die Beatmung

Lfd. Nr	Benennung, Ausführung und Bemerkung	Stück- gewicht kg (max.)	Stück- zahl
1	Sauerstoffanlage bestehend aus Druckminderer, Entnahmestellen zur Sauerstoffinhalation und -beatmung und Absaugvorrichtung[1] und 1000 l entspanntem Sauerstoff	9,3	1
2	Sauerstoff-Flasche, Inhalt entsprechend 160 l entspanntem Sauerstoff, mit Inhaltmanometer, Kleindruckminderer[2] und Schlauch	2,5	1
3	Sekretabsaugpumpe, tragbar, deren Saugwirkung ausreichend ist, um einen Überdruck unter – 0,3 bar zu erreichen	4,4	1
4	Einmal-Sekretabsaugkatheter, einzeln keimfrei verpackt		
	Charrière		
	6	0,007	2
	14	0,015	2
	18	0,02	4

Grundsätze

Ausstattung für die Beatmung (Fortsetzung)

Lfd. Nr	Benennung, Ausführung und Bemerkung	Stück-gewicht kg (max.)	Stück-zahl
5	Automatisches Beatmungsgerät	3,5	1
6	Tubus zum Freihalten der oberen Atemwege Oropharyngealtubus (nach Guedel) Größe: 00, 0, 1, 3, 4 (je Größe 1 Stück)	0,02	5
	Nasopharyngealtubus (nach Wendl)	0,01	5
	Innendurch-messer mm / Charrière: 2,5 → 12; 4 → 18; 5,5 → 24; 7 → 30; 8 → 34 (je Größe 1 Stück)		
7	Frischluftbeatmungsgerät mit Nichtrückatmungsventil und Anschluß-möglichkeit zur Sauerstoffgabe für Erwachsene und Schulkinder	0,5	1
8	Frischluftbeatmungsgerät mit Nichtrückatmungsventil und Anschluß-möglichkeit zur Sauerstoffgabe für Säuglinge und Kleinkinder	0,2	1
9	PEEP-Ventil [3]	0,1	1
10	Beatmungsmaske (in verschiedenen Größen)	0,01	1
		0,02	1
		0,06	1
		0,07	1

1) Die Absaugvorrichtung kann durch ein anderes stationäres Absaugsystem ersetzt werden.
2) Sofern lfd. Nr. 1 nicht mobil anwendbar.
3) Kann entfallen, wenn in lfd. Nr. 7 und 8 enthalten.

Intubationsbesteck

Lfd. Nr	Benennung, Ausführung und Bemerkung	nach	Stück-gewicht kg (max.)	Stück-zahl
1	Laryngoskopgriff für Batteriebetrieb oder aufladbar		0,3	1
2	Laryngoskopspatel (in verschiedenen Größen)		0,075	1
			0,1	1
			0,12	1
3	Trachealtubus ohne Ballon, mit Konnektor, einzeln keimfrei verpackt	DIN ISO 5361 Teil 2 und DIN ISO 7228	0,02	
	Innendurch-messer mm / Charrière: 2,5 → 12			1
	3 → 14			1
	3,5 → 16			1
	4 → 18			1
	4,5 → 20			1

Intubationsbesteck (Fortsetzung)

Lfd. Nr	Benennung, Ausführung und Bemerkung	nach	Stück- gewicht kg (max.)	Stück- zahl
4	Trachealtubus mit Ballon, Pilotballon und Konnektor, einzeln keimfrei verpackt	DIN ISO 5361 Teil 2 und DIN ISO 7228	0,04	
	Innendurch- Charrière messer mm			
	5 22			1
	6 26			1
	7,5 32			1
	8 34			2
	8,5 36			2
	9 38			2
	9,5 40			1
5	Einführungsmandrin für Trachealtuben, biegbar, kunststoffummantelt, Größe: 1, 2 und 3		0,03	3
6	Packung Gleitmittel (Spray oder Gel)		0,05	1
7	Kathethereinführungszange nach Magill 150 mm lang für Kleinkinder 250 mm lang für Erwachsene		0,06 0,1	1 1
8	Blockerspritze (Einmalspritze 10 ml)	DIN 13098 Teil 1	0,01	1
9	Klemme nach Rochester-Pean, gerade, 130 mm lang	DIN 58234 - A 130	0,025	2
10	Heftpflaster	DIN 13019 – A 5 x 2,5	0,02	1
11	Erste-Hilfe-Schere, 190 mm lang	DIN 58279 B – 190	0,12	1

Ausstattung für Kreislaufbehandlung

Lfd. Nr	Benennung, Ausführung und Bemerkung	nach	Stück- gewicht kg (max.)	Stück- zahl
1	Defibrillator mit eingebautem Monitor und Möglichkeit der EKG-Dokumentation, tragbar, batteriebetrieben[4]	DIN VDE 0750 Teil 201	15	1
2	Blutdruckmeßgerät mit elastischem Meßglied, komplett, mit je 1 Blutdruckmanschette für Erwachsene, Kinder und Kleinkinder		0,9	1
3	Stethoskop mit flachem Stethoskopansatz (je 1 Stück für Erwachsene und Kleinkinder)		0,1	2
4	Punktionsmaterial für periphere Venen (verschiedene Größen)		0,01	8
5	Cava-Katheter-Set		0,025	2
6	Infusionsgerät mit verschließbarer Belüftungs- einrichtung, einzeln keimfrei verpackt	DIN 58362 Teil 1	0,03	4
7	Druckinfusionsgerät mit Kontrollmanometer		0,4	1

[4] Ggf. mit Schrittmacher.

Ausstattung für Kreislaufbehandlung (Fortsetzung)

Lfd. Nr	Benennung, Ausführung und Bemerkung	nach	Stück-gewicht kg (max.)	Stück-zahl
8	Spritzenpumpe, netzunabhängig arbeitend	DIN 13253 Teil 1 (z.Z. Entwurf)	3	1
9	Einmalspritze mit Kanüle	DIN 13098 Teil 1 und DIN 13097 Teil 1	0,01	
	Größe: 2 ml			4
	5 ml			4
	10 ml			4
	20 ml			1
10	Packung Desinfektionsmaterial zur Hautdesinfektion, einzeln keimfrei verpackt oder 1 Flasche Desinfektionsmittel		0,002	10

Chirurgisches Notfallbesteck

Lfd. Nr	Benennung, Ausführung und Bemerkung	nach	Stück-gewicht kg (max.)	Stück-zahl
1	Skalpell, Einwegartikel (je 1 Stück geballt und spitz)		0,010	2
2	Pinzette, anatomisch, 130 mm lang		0,025	2
3	Pinzette, chirurgisch, 130 mm lang		0,025	2
4	Schere nach Mayo, 140 mm lang	DIN 13114 Teil 1	0,050	1
5	Irisschere, gerade, spitz/spitz, 110 mm lang	DIN 58280 – A 110	0,016	1
6	Arterienklemme nach Rochester-Pean, 140 mm lang	DIN 58234 – A 140	0,030	2
7	Klemme nach Overholt, gerade, 225 mm lang	DIN 58233 – A 3	0,060	2
8	Wundsperrer nach Weitlaner, 3 x 4 Zähne, stumpf, 130 mm lang	DIN 58249 - A 130 – 3:4	0,070	1

11.3
Mobile Ausrüstung zur Versorgung von Notfallpatienten vor Ort

In allen Rettungsfahrzeugen muß eine tragbare Notausrüstung mitgeführt werden, die es ermöglicht, bereits am Notfallort gezielte Maßnahmen zur Erhaltung der Vitalfunktionen Atmung und Kreislauf einzuleiten.
   Diese Notausrüstung muß
- zweckmäßigerweise in geeigneten Koffern untergebracht sein,

- nur für die Akutversorgung wichtige Geräte und Medikamente enthalten,
- übersichtlich, leicht bedienbar/leicht entnehmbar in den Koffern angeordnet sein,
- durch Verzicht auf textiles Material oder Schaumstoff den Grundforderungen der Hygiene genügen.

Allein auf sich gestellte Rettungsassistenten und Rettungssanitäter müssen mit der tragbaren Notausrüstung akute Atemstörungen sofort durch Absaugen, O_2-Inhalation oder Beatmung behandeln.

Mitgeführte Medikamente ermöglichen das sofortige Tätigwerden des Notarztes oder eines anderen hinzukommenden oder nachalarmierten Arztes.

Nach 5 Jahre dauernden praktischen Versuchen im Notarzt- und im allgemeinen Rettungsdienst wurde 1976 am Rettungszentrum Bundeswehrkrankenhaus Ulm/ Department für Anästhesie der Universität Ulm ein Programm „Notfallkoffer Rettungszentrum Universität Ulm" entwickelt. Dieses Programm wird kontinuierlich an neuere Entwicklungen angepaßt (Abb. 11.1).

Auf umfangreiche Zusammenstellungen von Verbandstoffen, Schienungsmaterial etc. wird bewußt verzichtet, da die Verfahren der „klassischen Ersten Hilfe" bei schwerwiegenden Notfällen von zweitrangiger Bedeutung sind und KTW, RTW, NAW (Notarztwagen), NEF und RTH in ihrer Bordausrüstung ausreichend mit Verbandmaterial, pneumatischen Schienen und Vakuummatratzen ausgestattet sind.

Die Bestückung ist ganz bewußt so ausgelegt, daß Notfallpatienten aller Altersklassen versorgt werden können, denn aus der Notfallmeldung geht nicht immer hervor, daß Kinder betroffen sind, genauere Altersangaben fehlen häufig. Bei Notfallsituationen mit mehreren Vitalbedrohten,

z.B. bei Verkehrsunfällen, bei denen Erwachsene, überraschend auch Kinder und/oder Kleinkinder angetroffen werden, ist es hilfreich, für deren Erstversorgung auf eine *umfassende* Ausrüstungskombination zurückgreifen zu können.

Es war eine der wichtigsten Erfahrungen mit den verschiedensten Ausrüstungskombinationen, daß die im Notarztdienst benötigte umfangreiche Ausstattung nur in einem sehr *schweren, unhandlichen Koffer* untergebracht werden könnte, der nicht mehr schnell und bequem zum Notfallort getragen werden kann. Für die speziellen Anforderungen des Notarztdienstes werden daher die apparativen und medikamentösen Einheiten in die Komplexe „Atmung" und „Kreislauf" aufgeteilt und in *2 Einzelkoffern* untergebracht. Diese beiden Koffer können allerdings wegen ihrer günstigen Gewichtsverteilung auf beide Arme auch von einer Person bequem transportiert werden.

Mittlerweile liegen 2 Normen, die DIN 13232 Notfallarztkoffer und die DIN 13233 Notfallarztkoffer für Säuglinge und Kleinkinder vor.

Abb. 11.1.
Tragbare Ausrüstung zur Versorgung von Notfallpatienten

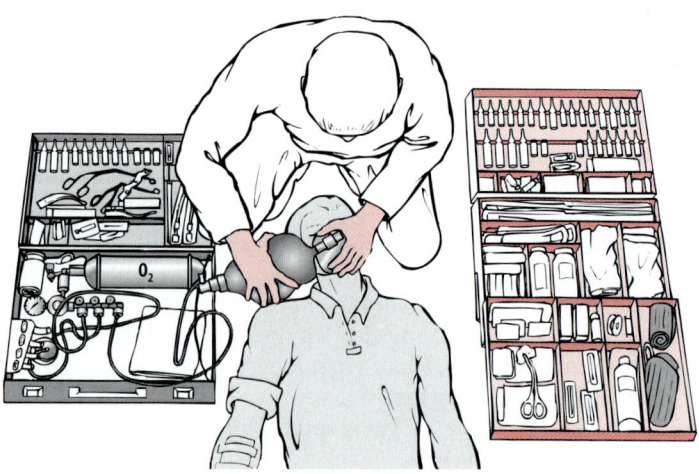

11.3.1
Bemerkungen zu DIN 13232 Notfall-Arztkoffer*

Wegen der Abtrennung der Ausstattung für Säuglinge und Kleinkinder geht man davon aus, daß die gesamte Ausstattung nach DIN auch in einem Koffer mit definierten Maximalmaßen verstaut werden kann. Sinnvollerweise ist aber auch die Aufteilung auf 2 Behältnisse zulässig.

_____

* Januar 1987

Auszug aus dem DIN 13232 (Notfall-Arztkoffer)

Maße, Bezeichnung	Bezeichnung des Notfall-Arztkoffers (N) mit Inhalt:
Folgende Maße dürfen nicht überschritten werden: – Länge: 700 mm – Breite: 450 mm – Höhe: 350 mm Das Gewicht des Notfall-Arztkoffers mit Inhalt darf max. 25 kg betragen.	**Notfall-Arztkoffer DIN 13232 – N** Alternativ ist die Unterbringung des Inhaltes in zwei Notfall-Arztkoffern zulässig. Die angegebenen Maße müssen dann auch von zwei Notfall-Arztkoffern eingehalten werden.

Absaugen und Beatmung

Nr	Stückzahl	Bezeichnung oder Benennung	Ausführung und Bemerkung
1	1	Sekretabsaugpumpe	tragbar, Sog $\geq$ 0,3 bar
2	3	Einmal-Absaugkatheter mit Endöffnung, in 3 Größen	einzeln steril verpackt
3	1	Frischluftbeatmungsgerät mit Nichtrückatmungsventil für Erwachsene	mit Anschlußmöglichkeit zur Sauerstoffgabe
4	2	Beatmungsmaske	in 2 Größen
5	3	Guedeltubus	in 3 Größen
6	2	Wendltubus	in 2 Größen
7	2	Punktionskanüle für Spannungspneumothorax	einzeln steril vepackt

Die zusätzliche Ausstattung mit Sauerstoffgeräten ist zulässig.

Notintubation

Nr	Stückzahl	Bezeichnung oder Benennung	Ausführung und Bemerkung
1	1	Laryngoskopgriff	Batterie, gegebenenfalls wiederaufladbar
2	3	Spatel	in 3 Größen
3	1	Magillzange für Erwachsene	nichtrostend (NR)
4		Trachealtuben ohne Ballon nach DIN ISO 5361 Teil 2 (z.Z. Entwurf) mit Konnektor nach DIN ISO 7228 (z.Z. Entwurf)	jeweils einzeln keimarm verpackt mit den Innendurchmessern
	1		3,5 mm
	1		4 mm
	1		4,5 mm
5		Trachealtuben mit Ballon nach DIN ISO 5361 Teil 2 (z.Z. Entwurf) mit Konnektor nach DIN ISO 7228 (z.Z. Entwurf)	jeweils einzeln keimarm verpackt mit den Innendurchmessern
	1		5 mm
	1		6 mm
	1		7,5 mm
	1		8 mm
	2		8,5 mm

Notintubation (Fortsetzung)

Nr	Stückzahl	Bezeichnung oder Benennung	Ausführung und Bemerkung
6	3	Einführungsmandrin	flexibel, Größen 1, 2 und 3
7	1	Packung Gleitmittel	Gel
8	1	Einmalspritze DIN 13098 – 10 – N6	10 ml
9	2	Klemme	nach Pean, gerade
10	1	Heftpflaster DIN 13019 – A 5 x 2,5	mit Schutzring

Diagnostik

Nr	Stückzahl	Bezeichnung oder Benennung	Ausführung und Bemerkung
1	1	Blutdruckmeßgerät mit elastischem Meßglied, komplett mit einer Blutdruckmanschette für Erwachsene und einer Blutdruckmanschette für Kinder	
2	1	Bügelstethoskop	
3	1	Diagnostikleuchte	
4	1	Reflexhammer	
5	1	Blutzucker-Teststreifen	Packung mit mindestens 10 Stück

Infusions-Therapie

Nr	Stückzahl	Bezeichnung oder Benennung	Ausführung und Bemerkung
1	1	Packung Desinfektionsmittel (Hautdesinfektion)	Lösung, Spray oder Tupfer
2	6	Venenverweilkanüle	verschiedene Größen, steril
3	4	Punktionsmaterial für zentrale Venen	verschiedene Größen, steril
4	1	500 ml Volumenersatzmittel	gehört nicht zum Lieferumfang; ist vom Anwender gesondert zu beschaffen
5	1	500 ml Infusionslösung	
6	1	250 ml Natrium-Bicarbonat 8,4%	
7	4	Infusionsgerät nach DIN 58362 Teil 1	
8	1	Staubinde elastisch	

Ge- und Verbrauchsmaterial

Nr	Stückzahl	Bezeichnung oder Benennung	Ausführung und Bemerkung
1	1	Pinzette DIN 58238 – A 145x2	Pinzette, anatomisch
2	1	Pinzette DIN 58239 – A 145x3,2	Pinzette, chirurgisch
3	1	Klemme DIN 58234 – A 140	Arterienklemme, gerade, nach Rochester-Pean
4	1	Schere DIN 58252 – B 145	Chirurgische Schere, spitz/stumpf
5	3	Einmal-Skalpell	verschiedene Formen, einzeln steril verpackt
6	1	Schere DIN 58279 – B 190	
7	12	Kompressen 100 mm x 100 mm	max. paarweise verpackt
8	2	Fixierbinde elastisch 4 m x 8 cm	einzeln, staubgeschützt verpackt
9	2	Verbandpäckchen DIN 13151-M	

Ge- und Verbrauchsmaterial (Fortsetzung)

Nr	Stückzahl	Bezeichnung oder Benennung	Ausführung und Bemerkung
10	2	Verbandpäckchen DIN 13151-G	
11	1	Verbandtuch DIN 13152-A Verbandtuch DIN 13152-B Verbandtuch nach DIN 13152, jedoch abweichend mit der Größe 400 mm x 600 mm	
12	2	Dreiecktuch DIN 13168-D	
13	1	Wundschnellverband DIN 13019-E1x6	staubgeschützt verpackt, elastisch
14	1	Heftpflaster DIN 13019-A5x2,5	mit Schutzring
15	1	metallisierte Polyesterfolie als Decke, Oberfläche Aluminium, Rückseite farbig, mindestens 2200 mm x 1400 mm, zwischen 12 µm und 25 µm dick	gefaltet, einzeln staubgeschützt verpackt
16	1	Hände-Desinfektionslösung, mindestens 50 ml	
17	2	Paar OP-Handschuhe	paarweise steril verpackt
18	5	Einmalspritze 2 ml nach DIN 13098 Teil 1	steril
19	5	Einmalspritze 5 ml nach DIN 13098 Teil 1	steril
20	2	Einmalspritze 10 ml nach DIN 13098 Teil 1	steril
21	2	Einmalspritze 20 ml nach DIN 13098 Teil 1	steril
22	10	Einmalkanüle	steril Größe 1
23	10	Einmalkanüle	steril Größe 12

Arzneimittel zur präklinischen Versorgung

Die nachfolgende Aufstellung enthält Arzneimittel, die im Notfall-Arztkoffer ständig mitgeführt werden sollen, nur dem Notarzt zugänglich sind und von diesem zur präklinischen Versorgung von Notfallpatienten benutzt werden können.

Die Auswahl der einzelnen Präparate, Spezialitäten sowie der Mengen wird dem verantwortlichen Notarzt überlassen.

1 Stück Ampullenset oder Ampullenleiste für Arzneimittel.

Im einzelnen sollen folgende Arzneimittelgruppen vertreten sein:
a) Arzneimittel mit vorwiegender Wirkung auf das respiratorische System
b) Arzneimittel mit vorwiegender Wirkung auf das kardiozirkulatorische System
c) Arzneimittel mit Wirkung auf den Wasser-, Elektrolyt-, Säure-Basen- und Kohlenhydrat-Stoffwechsel
d) Analgetika und Spasmolytika
e) Arzneimittel zur Beruhigung und Krampflösung
f) Mittel gegen allergische Reaktionen
g) Hormonpräparate
h) Substanzen zur Entgiftung; Gegengifte
i) Arzneimittel zur Intubation und Narkoseeinleitung

Die Arzneimittel gehören nicht zum Lieferumfang, sondern sind vom Anwender gesondert zu beschaffen.

11.3.2
Bemerkungen zu DIN 13233 Notfall-Arztkoffer Säuglinge und Kleinkinder*

Ohne Zweifel ist es zweckmäßig, wenn in dichtbesiedelten Gebieten zusätzlich zum allgemeinen Notarztdienst Kinderkliniken mit einer Neugeborenenintensivstation einen speziellen Babynotarztdienst unterhalten und dann bei ihren Einsätzen einen entsprechenden Notfallkoffer für Säuglinge und Kleinkinder mitführen.

Ob Normenausschüsse die notwendige – auch kurzfristige – Aktualisierung der Ausstattung gewährleisten und den individuellen Vorstellungen verschiedener neonatologischer Zentren gerecht werden können, bleibt dahingestellt.

_____

* Januar 1989

Auszug aus der DIN 13233 (Notfall-Arztkoffer Säuglinge und Kleinkinder)

Absaugung und Beatmung

Nr	Stückzahl	Bezeichnung oder Benennung	Ausführung und Bemerkung
1	1	Handabsaugpumpe	
2	3	Baby-Schleimabsauger	steril
3	6	Einmal-Absaugkatheter mit Trichter Öffnung 5 mm von der Spitze je 2 Stück, 1,3 mm, 2,0 mm und 2,8 mm	steril
4	1	Baby-Beatmungsbeutel	
5	1	Rendell-Baker-Beatmungsmaske Größe 0	
6	1	Rendell-Baker-Beatmungsmaske Größe 1	
7	1	Rendell-Baker-Beatmungsmaske Größe 2	
8	1	Guedeltubus Größe 00	
9	1	Guedeltubus Größe 0	
10	1	Guedeltubus Größe 1	
11	1	Guedeltubus Größe 2	

Intubation

Nr	Stückzahl	Bezeichnung oder Benennung	Ausführung und Bemerkung
1	1	Laryngoskopgriff	Batterie, gegebenenfalls wieder-aufladbar
2	2	Spatel für Kleinkinder	in 2 Größen
3	1	Magillzange für Kleinkinder	nichtrostend (NR)
4		Trachealtuben ohne Ballon nach DIN ISO 5361 Teil 2 (z.Z. Entwurf) mit schwarzer Spitze, mit Konnektor nach DIN ISO 7228 (z.Z. Entwurf)	jeweils einzeln keimarm verpackt mit den Innen-durchmessern
	1		2 mm
	1		2,5 mm
	1		3 mm
	1		3,5 mm
	1		4 mm
	1		4,5 mm
5	1	Einführungsmandrin	flexibel, Größe 1
6	1	Packung Gleitmittel	Gel

Diagnostik

Nr	Stückzahl	Bezeichnung oder Benennung	Ausführung und Bemerkung
1	1	Blutdruckmeßgerät mit elastischem Meßglied, komplett mit zwei Blutdruckmanschetten für Kinder in verschiedenen Größen	
2	1	Kinderstethoskop	
3	1	Diagnostikleuchte	

Infusions-Therapie

Nr	Stückzahl	Bezeichnung oder Benennung	Ausführung und Bemerkung
1	6	Flügelkanüle	in 3 Größen, steril
2	4	Venenverweilkanüle	in 2 Größen, steril
3	2	Infusionsgerät nach DIN 58362 Teil 1	steril
4	1	500 ml Volumenersatzflüssigkeit	gehört nicht zum Lieferumfang; ist vom Anwender gesondert zu beschaffen
5	1	250 ml Natrium-Bicarbonat 8,4%	
6	1	Packung Desinfektionsmittel (Hautdesinfektion)	Lösung, Spray oder Tupfer
7	1	Staubinde elastisch	

Ge- und Verbrauchsmaterial

Nr	Stückzahl	Bezeichnung oder Benennung	Ausführung und Bemerkung
1	1	Pinzette DIN 58238 – A 145 x 2	Pinzette, anatomisch
2	1	Pinzette DIN 58237 – 115	Pinzette, chirurgisch
3	1	Klemme DIN 58231 – B 125	
4	1	Schere DIN 58252 – B 145	Chirurgische Schere, spitz/stumpf
5	2	Einmal-Skalpell	verschiedene Formen, einzeln steril verpackt
6	1	Verbandpäckchen DIN 13151 – M	
7	1	Verbandtuch DIN 13152 – A	
8	1	Wundschnellverband DIN 13019 – E1 x 6	staubgeschützt verpackt, elastisch
9	1	Päckchen Pflasterstrips, Sortiment mindestens 20 Stück	verschiedene Größen, einzeln staubgeschützt verpackt
10	1	Heftpflaster DIN 13019 – A 5 x 2,5	mit Schutzring
11	2	Fixierbinde elastisch 4 m x 6 cm	einzeln, staubgeschützt verpackt
12	12	Kompressen 100 mm x 100 mm[1]	max. paarweise verpackt
13	1	metallisierte Polyesterfolie als Decke, Oberfläche Aluminium, Rückseite farbig, mindestens 2200 mm x 1400 mm, zwischen 12 µm und 25 µm dick	gefaltet, einzeln staubgeschützt verpackt
14	2	Silberwindel, mindestens 1000 mm x 800 mm	gefaltet, einzeln staubgeschützt verpackt
15	2	Paar OP-Handschuhe	paarweise steril verpackt
16	1	Hände-Desinfektionslösung, mindestens 50 ml	
17	5	Einmalspritze 2 ml nach DIN 13098 Teil 1	steril
18	3	Einmalspritze 5 ml nach DIN 13098 Teil 1	steril
19	1	Einmalspritze 10 ml nach DIN 13098 Teil 1	steril
20	10	Einmalkanüle	verschiedene Größen, steril

[1] Physiologisch unbedenklich, saugfähig, porös, mindestens 225 g/m^2 oder Kompresse aus Verbandmull DIN 61630 – VM 17 achtfach gelegt.

11.3.3
Notwendige Weiterentwicklungen in der Ausrüstung der Rettungsfahrzeuge

● Bei aller Sachlichkeit sind die möglichen Gefährdungen des Rettungspersonals durch HIV-Infektionen durchaus ernst zu nehmen. Aus diesem Grunde ist es – nach dem derzeitigen Wissensstand um die Ausbreitungsmöglichkeiten dieser Erkrankung, aber auch der noch häufigeren Erkrankungen an Hepatitis B – erforderlich, daß Einheiten des medizinischen Rettungsdienstes in den Fahrzeugen selbst oder in der mobilen Ausstattung Beatmungshilfen mitführen, die eine Infektion bei der Beatmung ausschließen (s. Kap 9). Bei mehreren Notfallpatienten ist es durchaus möglich, daß die mitgeführten beiden Handbeatmungsgeräte – nach DIN 75080 – nicht ausreichen, um eine für das Rettungspersonal und alle Patienten risikolose Notfallversorgung aller beatmungsbedürftigen Patienten sicherstellen zu können.

● Wenn Notfallpatienten, z.B. nach Reanimation oder Polytraumatisierung, am Notfallort und während des Transportes intensivmedizinischer Betreuung bedürfen, stellt die Möglichkeit, ein leicht adaptierbares automatisches Gerät zur Beatmung einsetzen zu können, eine ganz entscheidende Verbesserung der Patientenversorgung dar, da bei der Fülle der anfallenden Tätigkeiten jede Hand für andere Tätigkeiten und Zureichungen genutzt werden kann. Sinnvollerweise sollten solche Geräte nicht nur für eine kontrollierte Beatmung eingesetzt werden können, da dann bei einsetzender Spontanatmung eine Sedierung oder Relaxierung erforderlich würde, sondern auch die Möglichkeit zur assistierten Beatmung einräumen.

11.4
Set Rettungsdienst zur Versorgung einer größeren Zahl von Notfallpatienten

Bei Notfällen mit mehreren Patienten werden Rettungswagen und Notarztwagen häufig primär als „stationäre Behandlungseinheiten" eingesetzt, d.h. die Patienten werden nacheinander in diesem Fahrzeug vom Notarzt untersucht, behandelt und dann in anderen Fahrzeugen transportiert. Unter diesen Umständen treten – auf den ersten Blick unwesentlich erscheinende – organisatorisch-administrative Probleme auf, die aber durch spezifische Vorkehrungen reduziert werden können. Bei der für eine umfassende Erstuntersuchung notwendigen Entkleidung der Patienten (Aufschneiden der Kleidungsstücke etc.) fallen z.B. Personalpapiere, Wertgegenstände, Schmuck, Zahnprothesen und Brillen an, die zusammen mit der Kleidung häufig in Müllsäcken verstaut werden müssen. Allzu häufig stammt der Inhalt dann von verschiedenen Patienten, oder die Bündel gehen verloren, u.a. weil sie mit Müll verwechselt werden. Diese Verluste erschweren je nach Umständen später die zügige Identifikation Bewußtloser oder der Landessprache nicht mächtiger Patienten und haben häufiger lange administrative Querelen, u.a. haftungs- und versicherungsrechtlicher Art, zur Folge.

In der 1. Phase sind aber Personalien für die schnelle Sicherung der Vitalfunktionen bedeutungslos, ihre sorgfältige Ermittlung würde die medizinische Behandlung der Betroffenen und der nachfolgenden Patienten nur verzögern. Andererseits ist die spätere Identifizierung besonders bei Großunfällen, bei Massenvergiftungen und ähnlichen Ereignissen von zentraler Bedeutung, daher genügt es, primär den Patienten und seine Habe mit einer Nummer zu versehen, z.B. Patient Nr. 1 etc.

Schon bei der Versorgung eines Notfallpatienten, der typischerweise entkleidet werden muß, ist es hilfreich, wenn die gesamte persönliche Habe sachgerecht in einem vorbereiteten Set untergebracht wird und vorbereitete Blutröhrchen für die spätere klinische Diagnostik genutzt werden können.

Bestandteile des Sets Rettungsdienst
Ein solches Set besteht aus
- einem Armband aus Plastik mit Druckknopfschnellverschluß,
- einem großen Kordelzugbeutel für die Kleidung,
- einem kleineren Kordelzugbeutel für Wertgegenstände,
- einem kleinen Kordelzugbeutel für Akutdiagnostik mit vorbereitetem Röntgen- und Laborzettel und 2 Blutröhrchen,
- 2 selbstklebenden Reservefolien gleicher Nummer.

Alle Einzelkomponenten des Sets verfügen über Klebefolien, auf die nur die jeweilige Patientennummer eingetragen werden muß.

Diese Sets sind über den medizinischen Fachhandel zu beziehen.

Fünf solcher gebrauchsfertiger, kleiner, leichter Sets lassen sich problemlos in jedem Rettungs- und Notarztwagen lagern und bei der Versorgung von Notfallpatienten sinnvoll nutzen.

11.5
Medizingeräteverordnung (MedGV) und Medizinproduktegesetz (MPG); Konsequenzen für den Rettungsdienst

Rettungsassistenten und Rettungssanitäter müssen die gesamte Ausstattung der Rettungsfahrzeuge, insbesondere alle medizinisch-technischen Geräte, durch Pflege und Überprüfung funktionsfähig erhalten, damit sie jederzeit verzögerungs- und gefahrlos für Patient und Anwender eingesetzt werden können.

Da auch in allen übrigen Bereichen, in der Klinik und in Arztpraxen, immer wieder Zwischenfälle auftreten, die mit „menschlichem Versagen" begründet wer-

den, die also im wesentlichen auf mangelhafte Kenntnisse und Fähigkeiten des Personals zurückzuführen sind, sah sich der Gesetzgeber veranlaßt, 1985 die „Verordnung über die Sicherheit medizintechnischer Geräte" (kurz Medizingeräteverordnung, MedGV) zu erlassen.

Mit der Harmonisierung Europas hat am 1.1.1995 der Gesetzgeber das Medizinproduktegesetz (MPG) in Kraft gesetzt. Hierdurch werden EG-Richtlinien zu Medizinprodukten in deutsches Gesetz umgesetzt. Mit einer Übergangsregelung bis zum 13.7.1998 gilt parallel zum MPG die MedGV weiter. Der Hersteller entscheidet bis zu diesem Zeitpunkt, ob er medizinische Geräte nach dem MPG oder nach der MedGV auf den Markt bringt. Geräte, die nach dem MPG auf den Markt gebracht wurden, erkennt man an dem CE-Zeichen.

Ziel
Zwischenfälle im Einsatz medizinisch-technischer Geräte durch
- Fehlbedienung,
- technische Defekte,
- mangelnde Pflege und/oder
- ungenügende Einweisung des Bedienungspersonals
sollen vermieden werden.

Die Verordnung richtet *Forderungen* an:
- Hersteller und Lieferanten,
- an die Betreiber und
- an die Anwender
und unterscheidet alle medizinischen Geräte nach Gruppen. Die Gruppeneinteilung nach MedGV ist in Übersicht 11.1 dargestellt.

Im MPG werden 4 Risikoklassen eingeführt (I, IIa, IIb, III, je höher die Klasse, um so höher das vermutete Risiko). Die Zuordnung erfolgt grundsätzlich durch den Hersteller (im Einvernehmen mit der benannten Stelle, falls erforderlich) und zwar nicht nach einem Katalog, sondern nach einem in der EG-Richtlinie beschriebenen Regelwerk.

Übersicht 11.1. Einteilung der medizinisch-technischen Geräte gemäß § 2 MedGV

Gruppe 1:	Energetisch betriebene medizinisch-technische Geräte, die in der Anlage aufgeführt sind.
Gruppe 2:	Implantierbare Herzschrittmacher und sonstige energetisch betriebene medizinisch-technische Implantate.
Gruppe 3:	Energetisch betriebene medizinisch-technische Geräte, die nicht in der Anlage aufgeführt sind und nicht der Gruppe 2 zuzuordnen sind.
Gruppe 4:	Alle sonstigen medizinisch-technischen Geräte.

Übersicht 11.2. Medizinisch-technische Geräte des Rettungsdienstes[a]

Gruppe 1:	● Defibrillatoren,
	● Beatmungsgeräte (nicht manuell betrieben),
(gemäß	● Inhalationsnarkosegeräte,
Anlage zur	● Inkubatoren,
MedGV)	● Infusions- und Infusionsspritzenpumpen,
	● externe Herzschrittmacher;
Gruppe 3:	● Sekretpumpen, elektrisch,
	● Sekretpumpen, O_2-Betrieb oder Treibgasbetrieb,
	● O_2-Inhalationsgeräte,
	● O_2-Geräte in Notfallkoffern,
	● Flowmeter für Sauerstoff,
	● Laryngoskop;
Gruppe 4:	● Beatmungsgerät, manuell,
	● Sekretpumpen, manuell,
	● Intubationsbesteck,
	● Blutdruckmeßgerät,
	● Vakuummatratze,
	● Luftkammerschiene,
	● Spritzen, Kanülen,
	● Infusionsbesteck, Venenverweilkatheter, Druckinfusionsmanschette,
	● PEEP-Ventil.

[a] Vergleiche Übersicht 11.1; für den Rettungsdienst spielen die Geräte der Gruppe 2 keine Rolle.

Konsequenzen für den Rettungsdienst

Rettungsassistenten und Rettungssanitäter als *Anwender* müssen deshalb die für den Rettungsdienst wesentlichen Bestimmungen der MedGV und des MPG kennen.

Betreiber im Sinne der Verordnung ist der jeweilige Träger des Rettungsdienstes. Rettungsassistenten und Rettungssanitäter müssen u. a. auch darauf achten, daß der *Betreiber* nicht alle Aufgaben an die Anwender delegiert und so versucht, administrative Tätigkeiten und Verantwortungen zu verlagern.

11.5.1
Medizinisch-technische Geräte des Rettungsdienstes (Übersicht 11.2)

Aufgaben des Betreibers

1) Erstellen einer Liste der vorhandenen Geräte und Abchecken hinsichtlich notwendiger sicherheitstechnischer Überprüfung bzw. Nachweis laufender Wartungsverträge.
2) Bei der Beschaffung von Geräten der Gruppen 1 und 2 muß auf die Bauartzulassung geachtet werden.
3) Bei Auslieferung von Geräten der Gruppe 1 muß eine Funktionsüberprüfung und eine Einweisung erfolgen.
4) Die Schulung des Bedienungspersonals muß systematisiert und organisiert werden.

5) Es muß eine systematische Gerätedokumentation aufgebaut werden.
6) Es muß eine Absprache mit den Herstellern bezüglich laufender sicherheitstechnischer Kontrollen stattfinden.
7) Es muß eine Absprache zwischen Betreiber und Anwender bezüglich der Meldung von Funktionsausfällen und Störungen mit Personenschaden stattfinden.
8) Eine Absprache zwischen Betreiber und Anwender hinsichtlich Organisation der Medizintechnik im jeweiligen Rettungsdienstbereich muß erfolgen.
9) Altgeräte müssen überprüft werden.
10) Gerätebücher für Geräte der Gruppe 1 müssen angelegt und geführt werden, eine Dokumentation der dort vorgeschriebenen Ereignisse und der durchgeführten Einweisungen des Personals muß erfolgen.

Aufgaben des Anwenders

1) Rettungsassistenten und Rettungssanitäter dürfen nur Geräte anwenden, wenn sie für diese Geräte eingewiesen sind und aufgrund ihrer Ausbildung, Kenntnisse und praktischen Erfahrungen eine sachgerechte Handhabung sicherstellen können.

2) Sie müssen auf spezifische Fortbildung drängen, ggf. aber auch eigenständig und selbstkritisch ihre Kenntnisse anhand der Betriebsanleitungen, Gerätebücher und Checklisten überprüfen und ggf. vertiefen.

3) Vor der Anwendung eines medizintechnischen Geräts ist eine Prüfung auf Funktionssicherheit und ordnungsgemäßen Zustand vorgeschrieben.

> Die Funktionsüberprüfung kann nicht vor jedem Gebrauch durchgeführt werden, da der Einsatz vieler Geräte im Rettungsdienst nicht geplant erfolgt, sondern plötzlich, unvorhergesehen, zufällig. Deshalb muß die Funktionsüberprüfung nach Reinigung, nach Gebrauch und vor Schichtbeginn erfolgen, bei selten eingesetzten Geräten sollte ggf. eine halbjährliche Prüfung stattfinden.

4) Die Anwendung von Geräten mit festgestellten gefährlichen Mängeln ist verboten.

5) Defekte an Geräten sind dem Betreiber zu melden.

Grundsätze

KAPITEL 12

Hygiene im Rettungsdienst

Lern- und Nachschlagkapitel
Nach einer Erläuterung wichtiger Begriffe werden die rechtlichen Grundlagen und Maßnahmen dargestellt, die Rettungsassistenten und Rettungssanitäter zum eigenen Schutz und zur Vermeidung von Infektionen bei Notfallpatienten anwenden müssen. Generelle Regeln und spezielle Vorkehrungen bei Patienten mit besonderen Infektionskrankheiten, ein Desinfektionsplan für Fahrzeuge im Rettungsdienst sowie Empfehlungen für die Entsorgung medizinischer Abfälle müssen bekannt und im Rettungsdienst allgemein beachtet werden.

Maßnahmen der Hygiene bestimmen viele Verhaltensweisen des täglichen Lebens. Durch diese Maßnahmen, wie z.B. mehrmaliges tägliches Händewaschen, soll verhindert werden, daß krankmachende Mikroorganismen den gesunden menschlichen Körper befallen.

In medizinischen Arbeitsbereichen spielt die Hygiene eine ganz besondere Rolle, weil hier – häufig in ihren Abwehrkräften geschwächte – Patienten vor besonders widerstandsfähigen und gefährlichen Erregern geschützt werden müssen.

In Fahrzeugen des Rettungsdienstes, die als „verlängerter Arm der Klinik" fungieren, sind hygienische Grundsätze genauso zu beachten. Durch die Einlieferung von Patienten bestehen enge Kontakte zum Klinikpersonal. Geräte, wie z.B. Tuben und Klemmen, werden ausgetauscht. Tragen und – soweit noch in Verwendung – Wolldecken, Kissen etc. werden mit Klinikkeimen kontaminiert und anschließend wieder im Rettungsdienst eingesetzt.

Ohne entsprechende hygienische Maßnahmen in den Fahrzeugen des Rettungsdienstes werden lebensbedrohte Patienten mit Erregern konfrontiert, die aus dem klinischen Bereich stammen und den späteren Krankheitsverlauf nachteilig beeinflussen.

12.1
Begriffe

Hygiene
Hygiene ist die Lehre von der Verhütung von Krankheiten und der Erhaltung und Festigung der Gesundheit.

Infektion
Unter Infektion versteht man das Eindringen von krankmachenden Keimen in den Organismus. Art und Schwere der nachfolgenden Erkrankung hängen in erster Linie von der Infektionskraft, der Vermehrungsfähigkeit und den pathogenen◊ Eigenschaften der Keime ab.

Gesetzmäßigkeiten bei Infektionskrankheiten
Infektionskrankheiten werden durch lebende Mikroorganismen verursacht, die
- in den Organismus eindringen,
- sich vermehren und
- charakteristische Reaktionen des Körpers hervorrufen.

a) Übertragungsarten
- *direkt* vom erkrankten zum gesunden Menschen,
- *indirekt* über Gesunde (Zwischenträger), Gegenstände und Tiere.

b) Infektionsarten
- *lokale* Infektion, z.B. Abszesse,
- *generalisierte* Infektion, z.B. Masern, Windpocken.

c) Zeitlicher Ablauf
- *Inkubationszeit*: symptomlose Zeit nach dem Eindringen der Erreger in den Organismus (Dauer typisch für die jeweilige Krankheit);
- *Prodromalstadium:* uncharakteristische Erscheinungen am Ende der Inkubationszeit (Fieber, Kopfschmerz, Erbrechen, Gliederschmerzen);
- *eigentliche Erkrankung:* erregerspezifisch, bestimmt durch Eintrittpforte, Widerstandskraft des Patienten und Eigenart der Erreger;
- *Seuche:* Wenn zahlreiche Menschen von einer Infektionskrankheit befallen werden, spricht man von einer Seuche. Besonders gefährliche Infektionskrankheiten sind meldepflichtig.

Hygienische Maßnahmen

Für die Belange des Rettungsdienstes lassen sich die Maßnahmen der Hygiene mit den beiden Begriffen Desinfektion und Sterilisation zusammenfassen.

Desinfektion

Die Keimarmut durch teilweise Zerstörung bzw. Wachstumshemmung von Keimen versetzt Gegenstände in einen Zustand, in dem sie nicht mehr infizieren können.

Eine Desinfektion kann durch physikalische Einwirkungen oder durch chemische Substanzen erreicht werden.

a) Physikalische Desinfektionsmethoden
- Heißluft,
- UV-Strahlen.

b) Chemische Desinfektionsmethoden
- Säuren,
- Laugen,
- Oxidationsmittel,
- Formaldehyd,
- Aldehyde.

Sterilisation

Sterilisation bedeutet Vernichtung oder Beseitigung aller lebenden Mikroorganismen einschließlich ihrer Dauerformen.

Die wichtigsten Sterilisationsverfahren sind
- Dampfsterilisation,
- Heißluftsterilisation,
- Gassterilisation.

Hospitalismus

Der Begriff Hospitalismus bezieht sich in erster Linie auf Infektionen, die bei Patienten in Krankenhäusern durch sog. „Hauskeime" verursacht werden. Rettungsfahrzeuge fungieren als „verlängerter Arm der Klinik".

12.2 Rechtsgrundlagen

Folgende Richtlinien, Verordnungen, Vorschriften und Gesetze legen auch für den Rettungsdienst hygienische Standards fest:
1) Anforderungen der Hygiene an den Krankentransport einschließlich Rettungstransport in Krankenkraftwagen (Bundesgesundheitsblatt 32/1989),
2) Unfallverhütungsvorschrift Gesundheitsdienst VBG 103,
3) Bundesseuchengesetz,
4) ggf. länderspezifische Verordnungen für die Hygiene im Rettungsdienst,
5) ggf. Dienst- und Arbeitsanweisungen der Sanitätsorganisationen.

Zu 1) „Anforderungen der Hygiene an den Krankentransport..."
In dieser Richtlinie werden in erster Linie ausführlich die hygienischen Bedingungen für den Patiententransport festgelegt:

Zu diesem Zweck werden Patienten entsprechend ihrer infektionsprophylaktischen Bedeutung nach 3 Gruppen unterteilt:
1. Patienten, bei denen kein Anhalt für das Vorliegen einer Infektionskrankheit besteht;
2. Patienten, bei denen zwar eine Infektion besteht und erkannt ist, die jedoch nicht durch die beim Transport üblichen Kon-

takte übertragen werden kann (z.B. Patienten mit Virushepatitis, HIV-positive Patienten ohne klinische Zeichen von Aids, Patienten mit einer geschlossenen Lungentuberkulose);

3. Patienten, bei denen die Diagnose ätiologisch gesichert ist oder der begründete Verdacht besteht, an einer hochkontagiösen und gefährlichen Infektionskrankheit zu leiden.

Zu 2) Unfallverhütungsvorschrift Gesundheitsdienst VBG 103
Diese Unfallverhütungsvorschrift legt vorrangig zum Schutz der in Berufen des Gesundheitswesens Beschäftigten umfangreiche Sicherheitsregeln für die verschiedensten Tätigkeiten und Infektionsgefährdungsstufen fest.

Zu 3) Bundesseuchengesetz
Das Bundesseuchengesetz befaßt sich mit der Verhütung und Bekämpfung übertragbarer Krankheiten. Es definiert u.a. meldepflichtige Erkrankungen und legt Schutzmaßnahmen fest.

Zu 4) und 5) Länderspezifische Hygieneverordnungen für den Rettungsdienst oder Dienstanweisung der Sanitätsorganisationen
Diese Verordnungen und Dienstanweisungen basieren auf den zuvor skizzierten Regelwerken.

In den „Anforderungen der Hygiene an den Krankentransport ..." ist festgeschrieben, daß die „jeweilige Transportorganisation" für den hygienischen Zustand verantwortlich ist. Die Transportorganisation muß einen Hygienebeauftragten benennen, sinnvollerweise in enger Abstimmung mit dem „ärztlichen Leiter".

Der Erhaltung vitaler Funktionen wird zwar stets Vorrang gegenüber der Ausschaltung von Infektionsgefahren eingeräumt, der Schutz des Patienten vor Infektionen und ein vernünftiger Selbstschutz des Personals lassen sich – bei eingespielter Hygieneroutine – im organisierten Rettungsdienst trotz dieser Priorität fast immer sicherstellen.

12.3 Persönliche Hygiene des Personals im Rettungsdienst

Hände
Im Rettungsdienst trifft das Team in der Regel auf unbekannte Patienten, z.T. aus einem besonders belastenden Milieu.

Daher müssen während des gesamten Einsatzes Einmalschutzhandschuhe getragen werden. Das Tragen dieser Handschuhe entbindet nicht von der Notwendigkeit, zuvor und besonders nach Kontakt mit Blut oder Sekreten eine hygienische Händedesinfektion durchzuführen (Einmalhandschuhe sind nicht immer dicht!) Die hygienische Händedesinfektion muß häufig, routinemäßig, praktisch unbewußt erfolgen.

● *Reihenfolge:*
1. Abwischen grober Verunreinigungen, z.B. mit Zellstoff oder großen Tupfern,
2. Einreiben mit geeigneten Desinfektionsmitteln der Wirkungsbereiche A und B,
3. danach ggf. Reinigung mit Seife und Wasser.

Vor der Assistenz bei sterilen Maßnahmen, wie der zentralen Venenpunktion oder der Anlage einer Thoraxdrainage, müssen möglichst nach einer schnellen hygienischen Händedesinfektion sterile Einmalhandschuhe benutzt werden.

Dienstkleidung
Die Kleidung ist nach jedem Einsatz mit starker Verschmutzung oder offensichtlicher Kontamination, zumindest aber täglich zu wechseln.

Tuchuniformen mit Binder, Mütze etc. sind für den Dauereinsatz im Rettungsdienst ungeeignet!

Weiße Schutzkleidung läßt Verschmutzung am deutlichsten erkennen und erzwingt am schnellsten einen Kleiderwechsel.

Schuhe
Täglich reinigen und desinfizieren.

Aids-Vorbeugemaßnahmen[12.1]

a) Allgemeine Informationen

Der Erreger der Krankheit Aids heißt HIV („human immunodeficiency virus") und wird im wesentlichen übertragen durch Sexualkontakt und Blut (offene Wunden). Das Virus (HIV) wurde außer im Blut, der Samenflüssigkeit, dem Scheidensekret und Liquor (Gehirn-/Rückenmarkflüssigkeit) auch in sehr geringen Mengen im Speichel, in der Tränenflüssigkeit, im Urin sowie im Stuhl nachgewiesen. Eine Übertragung des Virus durch Speichel, Tränenflüssigkeit, Stuhl und Urin wurde bisher jedoch nicht nachgewiesen.

Nach gegenwärtiger Erkenntnis gibt es auch keine Übertragung durch Tröpfcheninfektion, Wasser, Nahrungsmittel oder normale soziale Kontakte mit HIV-Positiven oder Aids-Kranken. Die Übertragung des Virus von HIV-positiven Müttern auf ihr Kind ist vor und während der Geburt oder durch Stillen möglich.

Handelsübliche Desinfektionsmittel, die gegen Hepatitis-B-Virus wirksam sind, zerstören schnell das HIV-Virus. Zur Händedesinfektion sind alkoholhaltige Desinfektionsmittel (Konzentration: 70–80 Vol.-%) gut geeignet. Das Virus wird ebenfalls durch Erhitzen (Temperaturen über 60°C, 10 min lang) zerstört.

b) Vorbeugemaßnahmen
Versorgung blutender Verletzungen

Eine Infektion mit HIV setzt einen Blut-zu-Blut-Kontakt, d.h. eine Verletzung auch beim Rettungsdienstpersonal voraus.

Mögliche Gefährdung
- Verletzungen im Handbereich des Rettungspersonals,
- offene Hautstellen, Ekzeme, Nagelfalzverletzungen,
- Verspritzen von infektiösem Material in Auge und Mund.

[12.1] Auszug aus „Informationen für die Angehörigen des Sanitätsdienstes und für im Rettungsdienst beschäftigte Personen", *Deutsches Ärzteblatt* 85/14 vom 07.04.1988 – mit geringfügigen formalen Änderungen.

Vorbeugung
- Eigene Verletzungen vermeiden,
- zum Schutz vor Eigenverletzung bei der Rettung von Verletzten unter erschwerten Bedingungen die dafür vorgesehenen Schutzhandschuhe tragen,
- Vermeidung unnötiger Blutkontakte,
- Schutz eigener Verletzungen, offener Hautstellen, Ekzeme durch Tragen von Einmalhandschuhen,
- bei der Versorgung blutender Verletzungen ist generell das Tragen von Einmalhandschuhen erforderlich.

Beatmung

Es wird davon ausgegangen, daß im Rettungsdienst grundsätzlich mit Maske und Beutel bzw. über eine Intubation beatmet wird. Eine Atemspende Mund-zu-Nase ist daher im Rettungsdienst selten notwendig und sollte, wenn möglich, vermieden werden.

a) Maske und Beutel

Die Beatmung mit Maske und Beutel ist nur effizient, wenn sie wirklich beherrscht wird. Sie ist daher verstärkt und wiederholt zu üben.

b) Intubation

Dem Arzt sind gemeinsam mit dem Intubationsbesteck Einmalhandschuhe zur Verfügung zu stellen. Sie sollten grundsätzlich bei jeder Intubation benutzt werden. Masken, Beutel und Intubationsbesteck sind nach Gebrauch ordnungsgemäß zu desinfizieren, zu reinigen und, soweit möglich, zu sterilisieren.

c) Andere Atemhilfsmittel

Der konsequente Einsatz von Maske und Beutel durch das Rettungspersonal und die Intubation durch den Notarzt machen eine Atemspende im Rettungsdiensteinsatz weitgehend überflüssig.

(Sollten Atemhilfsmittel wie Masken und Tuben dennoch zur Atemspende mitgeführt und eingesetzt werden, ist der Umgang mit ihnen auf jeden Fall vorher zu üben.)

Umgang mit Kanülen, Skalpellen u.ä.
Rettungsassistent und Rettungssanitäter haben sich vor Verletzungen zu schützen, indem sie
 – gebrauchte Kanülen nicht verbiegen oder knicken,
 – gebrauchte Kanülen und Skalpelle in die entsprechend der BG-Unfallverhütungsvorschrift dafür vorgesehenen dickwandigen Behältnisse zur Entsorgung legen.

Umgang mit Urin, Stuhl und Erbrochenem
Eine direkte Gefährdung ist nach dem gegenwärtigen Kenntnisstand nicht gegeben. Dennoch ist auf die Einhaltung der entsprechenden Hygienevorschriften hinzuweisen.

Transport eines Aids-Kranken oder einer Person mit Verdacht auf Aids-Erkrankung
Hierbei gelten dieselben Vorschriften wie bei einem Infektionstransport.

! Hinweis
Ist es zu einem Kontakt einer eigenen Verletzung mit fremdem Blut gekommen, ist die Wunde mit einem Antiseptikum sofort zu behandeln und ein D-Arzt aufzusuchen, der ggf. weitere Untersuchungen veranlassen wird.
 Nach gegenwärtigem Kenntnisstand sind die besten Schutzvorkehrungen zur Verhütung einer HIV-Infektion strikte Einhaltung der Hygienemaßnahmen (entsprechend denen zum Schutz vor einer Hepatitis-B-Infektion (s. unten) im Umgang mit Patienten.

Hepatitis-B-Vorbeugemaßnahmen[1]
a) Wegen ähnlicher Übertragungswege wie bei Aids gelten für
 • Versorgung blutender Verletzungen,
 • Beatmung,
 • Umgang mit Kanülen, Skalpellen u.ä.,
 • Umgang mit Urin, Stuhl und Erbrochenem,

---
[1] Auszüge aus der Empfehlung des Fachbeirates Notfallmedizin des BVRS e. V. „Rettungsdienst-Journal" 1/1985.

 • Transport eines an Hepatitis B Erkrankten oder einer Person mit Verdacht auf Hepatitis-B-Erkrankung
die gleichen Empfehlungen.

b) Impfungen
Ein entscheidender Unterschied zur Aids-Erkrankung besteht darin, daß gegen eine Hepatitis-B-Erkrankung Schutzimpfungen entwickelt werden konnten.
 • *Passive Schutzimpfung*
 Wenn sich ungeimpftes Personal oder Hilfspersonal beim Umgang mit Blut verletzt, das möglicherweise von einem Kranken mit Hepatitis B stammt, ist es wünschenswert – jedoch in der Regel nicht möglich -, eine serologische Schnellanalyse des Patientenblutes und eine Blutprobe des „Empfängers" durchzuführen.
 Sofern die Serumprobe beim „Spender" den Verdacht auf Hepatitis B bestätigt und keine Zeichen für eine bereits bestehende Immunität des „Empfängers" nachgewiesen werden können, ist möglichst innerhalb von 6 h Anti-B-Hyperimmunglobulin zu injizieren.
 Dies gilt ebenso bei begründetem Verdacht, wenn das Ergebnis von Serumproben nicht abgewartet werden kann.
 Eine Schutzwirkung ist nur zu erwarten, wenn die Injektion innerhalb von 24 h nach der vermuteten Infektion erfolgt.
 Kosten: sind vom Arbeitgeber zu übernehmen.
 Nebenwirkungen: nur selten Druckschmerz im Injektionsgebiet, Temperaturerhöhung, sehr selten allergische Reaktionen.
 Nachteil: besonders hoher Preis der Anti-B-Hyperimmunglobuline.
 • *Aktivimpfung gegen Hepatitis B*
 Bei den Totimpfstoffen handelt es sich um ein Hepatitis-B-Antigen (gereinigtes Oberflächenantigen), das aus dem Plasma von menschlichen Hepatitis-B-Virusträgern gewonnen wird.
 Die – nicht infektiösen – injizierten Antigene regen den Körper an, selbst Antikörper zu bilden: „Aktivimpfung".

Vorbedingungen: Es ist sinnvoll, durch Serumproben der für die Impfung in Frage kommenden Personen
– eine überstandene Hepatitis B
– oder eine chronische Hepatitis B
auszuschließen, da in diesen Fällen die Impfung nutzlos ist.
Impfschema: Je nach Hersteller des Impfstoffes sind 3-4 Impfungen im Abstand von einem und mehreren Monaten erforderlich.
Dauer des Impfschutzes: Nach bisherigen Erkenntnissen 4–5 Jahre.
Nebenwirkungen: Selten Brennen oder Rötung im Bereich der Impfstelle, sehr selten leichtes Fieber.
Gefahren: Die Angst, daß bei der Hepatitis-B-Schutzimpfung Aids übertragen werden könnte, ist nach dem gegenwärtigen wissenschaftlichen Erkenntnisstand unbegründet.
Kosten: sind vom Arbeitgeber zu tragen.

12.4
Generelle Hygieneregeln

In den „Anforderungen der Hygiene an den Krankentransport…" ist gefordert, daß „Krankenkraftwagenfahrer und ihre Begleiter" regelmäßig in Grundlagen der Infektionsprophylaxe geschult und nachgeschult werden müssen.

Aus hygienischen Gründen ist folgende Mindestausrüstung in Krankenkraftwagen mitzuführen.
– Zellstoff zum schnellen Entfernen von Verunreinigungen und Körperausscheidungen,
– Unterlagen, Decken und Kopfkissen,
– Brechschalen bzw. - beutel,
– Steckbecken und Urinflaschen,
– Stabile und lagerfähige Einmalhandschuhe (Sterilität in der Regel nicht erforderlich),
– Schutzkleidung für Fahrer und Begleitpersonen,
– evtl. sterile Schutzkleidung (z.B. im Notarztwagen),
– Hautdesinfektionsmittel,

– Händedesinfektionsmittel aus der Liste des Bundesgesundheitsamtes (BGA) gemäß § 10c BSeuchG bzw. der Liste der Deutschen Gesellschaft für Hygiene und Mikrobiologie (DGHM),
– Flächendesinfektionsmittel mit dem Wirkungsbereich A und B (bakterizid und viruzid), das sowohl in der Liste des BGA gemäß § 10c BSeuchG als auch in der Liste der DGHM verzeichnet ist,
– geeignete Sammelbehältnisse zur Aufnahme von Abfällen.

Auf die Besonderheiten der Ausstattung von Krankenkraftwagen zum Transport von Frühgeborenen wird hingewiesen.

Bei der Routinewartung von Krankenkraftwagen (Patienten der Gruppe 1 und 2, s. oben) sind bestimmte Regeln zu beachten:
– Mit Blut, Sekreten, Eiter, Stuhl oder Urin kontaminierte Flächen sind sofort zu desinfizieren. Grobe Verunreinigungen müssen zunächst entfernt werden; danach sind die Flächen mit einem Mittel aus der Liste der DGHM zu desinfizieren (s. auch Anlage zu Ziffer 6.12 und 7.2 der Richtlinie „Hausreinigung und Flächendesinfektion" bzw. „Durchführung der Desinfektion").
– Flächen, die durch den Kontakt mit Patienten kontaminiert sein könnten, sind täglich einer Scheuerdesinfektion mit einem Mittel aus der Liste der DGHM (Abschnitt 2 a bzw. 2 b) zu unterziehen.
– Zusätzlich ist wöchentlich eine gründliche Gesamtreinigung vorzunehmen.
– Das Inventar ist wöchentlich auf Vollständigkeit zu kontrollieren. Verbrauchte Materialien müssen ersetzt und alle sterilen Artikel, deren Verpackung beschädigt ist, ausgetauscht werden.
– Soweit nicht Einmalartikel verwendet werden, sind alle Instrumente oder Gegenstände (z.B. Masken der Atembeutel, Steckbecken und Urinflaschen) nach jeder Benutzung zu reinigen und zu desinfizieren.
– Mitgeführtes Wasser muß die Anforderungen der Trinkwasserverordnung erfüllen. Die dafür notwendigen Maß-

nahmen sind im Hygieneplan festzule-
gen.
– Der Austausch der Tragen ist zu vermeiden, damit eine regelmäßige Wartung
gesichert ist.
– Bei jedem Krankentransport sind hygie-
nisch einwandfreie Bezüge zu verwenden.
– Decken, Unterlagen und Kopfkissen sind
mindestens wöchentlich desinfizierend
zu waschen.

12.5
Hygienemaßnahmen beim Transport infektiöser Patienten

Die „Anforderungen der Hygiene an den
Krankentransport…" unterscheiden bei
Patienten mit Infektionskrankheiten zwei
Gefährdungsstufen (s. Abschn. 12.2):
Gruppe 2: Patienten, bei denen zwar eine
Infektion besteht und erkannt ist, die
jedoch nicht durch die beim Transport
üblichen Kontakte übertragen werden
kann (z.B. Patienten mit Virushepatitis,
HIV-positive Patienten ohne klinische Zei-
chen von Aids, Patienten mit einer ge-
schlossenen Lungentuberkulose).

Gruppe 3: Patienten, bei denen die Diagnose
ätiologisch gesichert ist oder der begründete Verdacht besteht, an einer
hochkontagiösen oder gefährlichen Infektionskrankheit zu leiden.

Beim Transport von Patienten der Gruppe 2
gelten die gleichen Regeln wie zuvor für
Patienten der Gruppe 1 beschrieben.

**Besondere Maßnahmen nach dem Trans-
port von Patienten der Gruppe 3**
Patienten der Gruppe 3 sind Personen, die
z.B. an folgenden Infektionskrankheiten
leiden:
– Cholera,
– Diphtherie,
– hämorrhagische Fieber,
– Meningoenzephalomyelitis (bei unge-
klärter Ätiologie bzw. durch Enteroviren
bedingt),

– Milzbrand,
– Pest,
– akute Poliomyelitis,
– Q-Fieber,
– Tollwut,
– Tuberkulose (soweit ansteckungsfähig),
– Typhus,
– Windpocken und generalisierter Zoster.

Nach dem Transport von Patienten der
Gruppe 3 ist der Schutzkittel zu wechseln
und der Krankenraum des Kranken-
kraftwagens einschließlich der Trage und
sämtlicher Ausrüstungen einer Schlußdes-
infektion mit Mitteln der Liste des Bundesgesundheitsamtes gemäß § 10c BSeuchG zu
unterziehen.
   Eine Raumdesinfektion des Kranken-
kraftwagens durch Verdampfen oder Verne-
beln von verdünnter Formaldehydlösung
ist erforderlich, z.B. bei hämorrhagischen
Fiebern, Lungen-Milz-Brand, Pest, offener
Lungentuberkulose.

12.6
Desinfektions-, Sterilisations- und Hygieneplan für Rettungsfahrzeuge

Die „Anforderungen der Hygiene an den
Krankentransport…" legen ebenfalls fest,
die die Krankentransportorganisation in
Abstimmung mit einem Hygieniker einen
Hygieneplan erstellen muß.
   Tabelle 12.1 kann als Vorlage genutzt wer-
den.

12.7
Abfallentsorgung

In den Richtlinien für Krankenhaushygiene
und Infektionsprävention werden Abfälle
aus Krankenhäusern, Arztpraxen und son-
stigen Einrichtungen des medizinischen
Bereiches in 3 Gruppen unterteilt:
Gruppe A: Hausmüllähnliche Abfälle.
Gruppe B: Potentiell infektiöse Abfälle: mit
Blut, Sekreten oder Exkreten behaftete
Abfälle (Wundverbände, Windeln, Einmal-
spritzen und Kanülen).

Tabelle 12.1 Desinfektions-, Sterilisations- und Hygieneplan für Fahrzeuge und Hubschrauber des Rettungsdienstes (*D* Desinfektion, *S* Sterilisation)

Was?	Wie?	Womit?	Wer?
A. Fortlaufende Maßnahmen			
1. Nach jedem Transport			
● Trage	D: Satt einsprühen	Incidin-perfekt-Spray	Rettungspersonal
● Wechsel der Laken, Bezüge, bzw. der Decken		oder Sagromed-Spray oder Bacillol-Spray	
2. Nach Benutzung			
● EKG-Monitor	} Feucht wischen	Incidin perfekt	Rettungspersonal
● Defibrillator			
● Blutdruckmeßgerät	} D: Satt einsprühen	Incidin-perfekt-Spray oder Sagromed-Spray oder Bacillol-Spray	Rettungspersonal
● Beatmungsbeutel			
● Beatmungsmaske	D: Einlegen in Desinfek-	Sekusept forte 1,5%	Rettungspersonal
● Beutelventil	tionslösung (1 h), an-	oder	
● Schläuche	schließend Nachreini-	Gigasept FF 3%	
● Pharyngealtuben	gung, besser S:	oder	
● Intubationsspatel	Gassterilisation oder	Korsolin iD 2,5%,	
● Magillzange	Kaltsterilisation	fließendes Wasser	
● Schläuche und Sekretauffangflasche der Absaugpumpe			
● Trachealtuben			
● Chirurgisches Taschenbesteck	S: Dampf[a]		Entsprechend ausgebildetes Klinikpersonal
● Notgeburtenbesteck (soweit nicht Einmalgerät)	} Heißluft[a] Gas		
3. 1mal täglich			
● Krankenraum, Boden, Türen, Wände	D: Feucht wischen oder satt einsprühen	Incidin perfekt 0,5%–1 h oder Buraton 10 F 0,5%–1 h Spray s. oben	Rettungspersonal
B. Maßnahmen in regelmäßigen Abständen			
1. 1mal wöchentlich Krankenraum			
● Schränke		Incidin perfekt 0,5%–1 h	Rettungspersonal
● Schubladen	} D: Feucht wischen	oder Buraton 10 F 0,5%–1 h	
● Staufächer			
● Notfallkoffer			
● Wechseln des Wassers			
2. 1mal monatlich Soweit nicht Einmalgerät:			
● chirurgisches Taschenbesteck	S: Dampf[a] Heißluft[a]		Entsprechend ausgebildetes Klinikpersonal
● Notgeburtenbesteck	Gas		

[a] Keine Gummi- und Kunststoffteile einlegen.

Gruppe C: Infektiöse Abfälle: in erster Linie Abfälle aus Infektions- und Dialysestationen sowie medizinischen Laboratorien.

Regelmäßig im Rettungsdienst anfallende Abfälle der Gruppen A und B werden in Müllsäcken gesammelt. Sie dürfen durch die normale Müllabfuhr entsorgt werden.

Abfall der Gruppe C, der besondere Maßnahmen zur Infektionsverhütung bei Lagerung und Beseitigung erfordert, bildet eine Ausnahme. Diese Abfälle sollten ggf. über ein Krankenhaus sachgerecht entsorgt werden.

Besonderer Hinweis

Generell müssen verletzungsträchtige Gegenstände wie Kanülen und Skalpelle in durchstichsicheren Behältern gesammelt und erst dann in Müllsäcken entsorgt werden.

Ein Teil der zuvor beschriebenen Hygieneregeln wird im Rettungsdienst von Rettungsassistenten und Rettungssanitätern, aber auch Notärzten noch sehr unzureichend umgesetzt. Die Priorität der schnellen Lebensrettung von Notfallpatienten darf aber nicht als Dauerargument gegen die Beachtung so grundsätzlicher Regeln wie das Tragen von Einmalhandschuhen und regelmäßige situationsangepaßte Händedesinfektion überstrapaziert werden.

Die Verantwortung für Erstellung und Beachtung von Hygiene- und Desinfektionsplänen für Fahrzeuge und deren Ausstattung liegt bei Hilfsorganisationen und Feuerwehren!

KAPITEL 13

Medizinische Probleme des Patiententransports   13

Informationskapitel
In diesem Kapitel werden Störeinflüsse, deren physikalische Ursachen und die Möglichkeiten der Vermeidung oder Milderung während des Transports von Notfallpatienten in bodengebundenen Fahrzeugen und im Luftrettungsdienst erklärt. Auf Unfallgefahren, die Leib und Leben des Notfallpatienten und des Rettungsteams bedrohen, wird ausdrücklich hingewiesen.

13.1
Störfaktoren

Folgende Einflüsse können während des Transports in den modernen Boden- und Luftfahrzeugen des Rettungsdienstes den Zustand von Notfallpatienten verschlechtern:

- Beschleunigungskräfte,
- mechanische Schwingungen,
- Lärm,
- Unfall des Rettungsfahrzeugs.

13.1.1
Beschleunigungskräfte

Hohe Startgeschwindigkeiten haben bei mit dem Kopf in Fahrt- bzw. Flugrichtung liegenden Patienten eine Minderdurchblutung des Gehirns zur Folge, weil sich das Blut in dieser Phase der Trägheitskraft entsprechend in die unteren Körperpartien verlagert.

Starkes Bremsen hat im Hinblick auf die Blutverteilung den gegenteiligen Effekt.

Durch plötzlich einsetzende Geschwindigkeitsänderungen in horizontaler und vertikaler Richtung (Hubschrauber) werden außerdem Organe und Gewebe des Körpers gegeneinander verschoben.

Je nach Ausmaß der Beschleunigungskräfte können die Vorgänge

- Störungen des vegetativen Nervensystems, u.a. Übelkeit, Blutdruckabfälle, Schweißausbrüche etc. und
- bei Verletzungen, besonders bei Knochenbrüchen, erhebliche Schmerzen

verursachen.

Hinweis für die Praxis

> Starke Geschwindigkeitsänderungen sollten beim Transport von Notfallpatienten nach Möglichkeit vermieden werden.

13.1.2
Mechanische Schwingungen

In Boden- und Luftfahrzeugen entstehen während des Transports mechanische Schwingungen in einer vertikalen und 2 horizontalen Richtungen (Abb. 13.1).

Schwingungsachsen:
- Vertikalschwingungen (x-Achse),
- Horizontalschwingungen (z-Achse, y-Achse).

Der liegende Patient reagiert besonders empfindlich auf
- vertikale Schwingungen im Bereich von 6–60 Hz und
- horizontale Schwingungen unterhalb von 5 Hz.

Bei diesen Frequenzen schwingen der Körper als ganzes oder einzelne Körperteile besonders stark mit, d.h. sie geraten in Reso-

Abb. 13.1.
Schwingungsachsen beim
Patiententransport

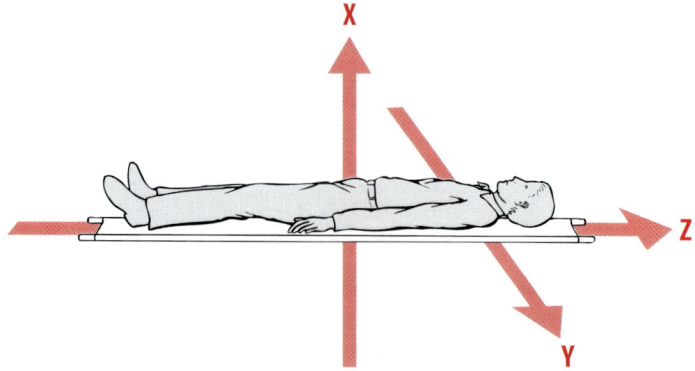

nanz. Die Resonanzbereiche verschiedener Körperabschnitte sind innerhalb der oben angegebenen Grenzen sehr unterschiedlich.

In den heute üblichen RTW und NAW wirken – bei fahrzeugspezifischen Resonanzbereichen – auf den liegenden Patienten

- horizontale Schwingungen unter 3 Hz
- vertikale Schwingungen von 1–60 Hz

ein.

In den Hubschraubern herrschen u.a. in Abhängigkeit von der Zahl der Rotorblätter Schwingungsfrequenzen um 5–10 Hz vor. Ähnlich wie bei den zuvor geschilderten Beschleunigungskräften kommt es je nach Ausmaß zu Störungen des vegetativen Nervensystems und bei Verletzungen zu schmerzhaften Verschiebungen an Frakturen und Weichteilwunden.

Hinweise für die Praxis

> Die Vakuummatratze sollte nicht nur zur Schienung von Frakturen, sondern generell als Trageauflage bei allen Notfallpatienten verwendet werden, da sie besonders in nichtvakuiertem Zustand Schwingungen der Trage dämpft.

13.1.3
Lärm

Lärm entsteht durch Luftschwingungen verschiedener Frequenzen. Schallpegel-

messungen in Rettungswagen und Rettungshubschraubern ergaben Werte von über 80-100 dBA während der Fahrt bzw. während des Fluges. Auch starker Lärm führt bei wachen und oberflächlich bewußtlosen, wahrscheinlich aber auch bei sedierten/narkotisierten Patienten zu vegetativen Störungen.

Hinweise für die Praxis

> - Unnötige Lärmeinflüsse auf Notfallpatienten sind während des Transports mit bodengebundenen Fahrzeugen (Sondersignal) zu vermeiden.
> - Zumindest wache und somnolente, wenn möglich aber auch sedierte Patienten sollen während des Rettungshubschraubertransports mit Gehörschutz versorgt werden.

13.2
Transport von Notfallpatienten mit bodengebundenen Rettungsfahrzeugen

13.2.1
Fahrzeuge

13.2.1.1
Rettungswagen (RTW)

Definitionsgemäß sollen Rettungswagen zum Transport von Notfallpatienten eingesetzt werden. Das Raumangebot in der Versorgungskabine und die medizinische

Ausstattung erlauben alle wesentlichen Maßnahmen zur Überprüfung und Wiederherstellung der Vitalfunktionen.

13.2.1.2
Notarztwagen (NAW)

Ständig mit einem Arzt besetzte Rettungsfahrzeuge, die eine über die DIN 75080 für RTW hinausgehende medizinische Ausstattung besitzen, werden zweckmäßigerweise dann zum Einsatz kommen, wenn sich aus der Meldung die Notwendigkeit eines Arzteinsatzes ergibt.

RTW und NAW versorgen typischerweise ein Gebiet mit einem Radius von 10–20 km um den Stationierungsort.

13.2.1.3
Krankentransportwagen (KTW)

KTW sollen nur zum Transport von Nichtnotfallpatienten verwendet werden. In Regionen, in denen RTW bzw. NAW nicht rund um die Uhr verfügbar sind, müssen vorläufig KTW mit einer erweiterten medizinischen Ausstattung eingesetzt werden.

13.2.2
Einsatztaktik

- Nach Herstellung der Transportfähigkeit sollen Patienten *„so schonend wie möglich und so schnell wie nötig"* transportiert werden, um die zuvor dargestellten zusätzlichen Schädigungen durch Beschleunigungskräfte, mechanische Schwingungen und Lärm gering zu halten.
- Generell sollten auch Rettungsassistenten und Rettungssanitäter versuchen, jeden Notfallpatienten direkt in die für eine Endversorgung *geeignete* Klinik zu transportieren. Besteht eine Auswahlmöglichkeit zwischen 2 oder mehreren Krankenhäusern, dürfen sie sich nur dann für einen längeren Anfahrtsweg in die geeignete Klinik entscheiden, wenn sie nach Wertung des Zustands des Patienten eine Verzögerung der ärztlichen Erstversorgung verantworten können.

- Rettungsassistenten und Rettungssanitäter werden sich beim Transport von Notfallpatienten häufiger für einen schnellen Transport unter Verwendung der Sondersignale entscheiden, wenn sie mit ihren beschränkten Möglichkeiten allein die Verantwortung für das Wohl des Patienten tragen.
- Notarztwagen müssen nur in Ausnahmefällen, z.B. bei Verdacht auf schwere Blutungen im Bauchraum oder im Schädel, alarmmäßig die Klinik anfahren. Bei vielen Notfallpatienten wird bereits durch das sofortige gezielte Eingreifen des Notarztes eine ausreichende Stabilisierung erreicht.

13.3
Transport von Notfallpatienten mit Rettungshubschraubern

Die Behandlungs- und Überwachungsmöglichkeiten in den Versorgungskabinen der z.Z. im Rettungsdienst eingesetzten Hubschrauber (RTH) sind im Vergleich zu bodengebundenen Transportmitteln durch
- ein geringeres Raumangebot,
- den durchweg höheren Lärmpegel und
- flugphysiologische Besonderheiten

erschwert.

13.3.1
Raumprobleme

Während die Mindestmaße der RTW volle Zugänglichkeit zum Patienten und dadurch eine umfassende Untersuchung und Versorgung im Krankenraum ermöglichen, sind diese wichtigen Forderungen bei allen Rettungshubschraubern z.Z. nur unvollständig erfüllt.

Daraus ergeben sich verschiedene Empfehlungen.

Hinweise für die Praxis

- Alle Maßnahmen zur Überprüfung und Sicherung der Vitalfunktionen sind *vor* dem Einladen in den Hubschrauber, evtl. in parallel alarmierten bodengebundenen Rettungsfahrzeugen abzuschließen, da sie in der Kabine, besonders während es Fluges, nicht oder nur unter erschwerten Bedingungen möglich sind. **17** (S. Abschn. 28.17)
- Notwendige Verbände und Schienungen, die in RTW und NAW auch während des Transports angelegt werden können, sind vor dem Einladen durchzuführen.
- Mögliche, für den jeweiligen Notfall typische Zwischenfälle auf dem Flug sind vor dem Transportbeginn zu bedenken.
  Entsprechende prophylaktische Maßnahmen, z.B. die Intubation eines Bewußtlosen mit Schädel-Hirn-Trauma zur Verhinderung einer Aspiration, sind in der Regel vor dem Transportbeginn abzuschließen.

13.3.2
Hoher Lärmpegel

Der Lärm in den Versorgungskabinen erschwert die auskultatorische Blutdruckmessung. Entsprechendes gilt für die Belüftungskontrolle der Lunge.

Hinweise für die Praxis

- Sorgfältige Blutdruckkontrolle vor dem Flugantritt, da im schweren Schock auch eine palpatorische Kontrolle während des Fluges nur bedingt möglich ist.
- Sorgfältige auskultatorische Kontrolle der Lungenbelüftung vor Flugantritt.

- Besonders sorgfältige Befestigung des Trachealtubus, da ein Tiefertreten in den rechten Hauptbronchus während des Fluges auskultatorisch nicht mit Sicherheit feststellbar ist.
- Versorgung zumindest des wachen und oberflächlich bewußtlosen (am besten aller) Patienten mit einem Gehörschutz.
- Mit dem wachen Patienten kann über ein Stethoskop eine Sprechverbindung hergestellt werden. Der Patient hört über die Ohrstöpsel des Stethoskops die gegen die Membran gesprochenen Worte (Abb. 13.2).

13.3.3
Flugphysiologie

13.3.3.1
Veränderungen des Luftdrucks und ihre Folgen

Mit zunehmender Höhe wird der Luftdruck geringer, Gasansammlungen dehnen sich daher während des Steigfluges aus. Beim Sinkflug tritt der umgekehrte Vorgang ein. Vereinfacht dargestellt könnte man sagen, ein Luftballon, der in Meereshöhe 1000 ml Gas enthält, dehnt sich bei zunehmender Höhe aus, bis er beispielsweise in 3000 m um die Hälfte größer geworden ist (1500 ml; Tabelle 13.1).

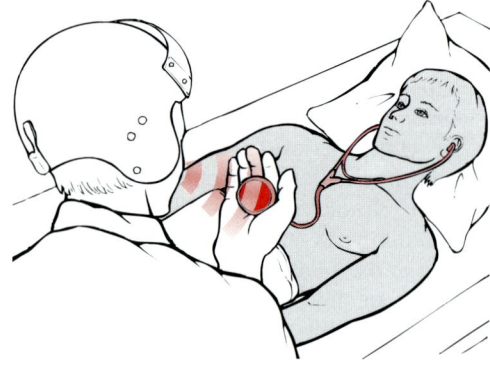

Abb. 13.2. Sprechverbindung Arzt – wacher Patient

Tabelle 13.1 Veränderungen des Luftdrucks und ihre Folgen

Höhe über dem Meer [m]	Luftdruck [mm Hg]	[kPa]	Relatives Gasvolumen [l]
0	760	101	1
1000	674	90	1,2
2000	596	79	1,4
3000	526	70	1,5

Die im Anschluß erläuterten flugphysiologischen Probleme spielen beim Lufttransport mit Hubschraubern in niedriger Höhe eine untergeordnete Rolle, sind aber bei größeren Flughöhen und bei Langstreckentransporten in Flugzeugen mit Druckkabinen zu beachten.

Beispielsweise wird bei Einsätzen mit dem Lear-Jet, dessen ideale Reiseflughöhe bei 41000–43000 Fuß (ungefähr 12000 m Höhe über Meereshöhe) liegt, der Kabinendruck so eingestellt, daß er einer Höhe von 2000–3000 m über dem Meer entspricht.

Unter den Gesichtspunkten der Notfallmedizin sind einige wesentliche Einflüsse auf den *Notfallpatienten* und auf im Rettungshubschrauber und in Flächenflugzeugen eingesetzte *Geräte* zu beachten.

13.3.3.2
Einflüsse auf den Patienten

Pneumothorax
Bei schnellem Steigflug mit dem Rettungshubschrauber kommt es – wegen des nachlassenden Außenluftdrucks – zu einer entsprechend schnellen Zunahme der Luftmenge im Pleuraspalt (Abb. 13.3). Die Gefahr, daß sich aus einem „unkomplizierten" Pneumothorax durch diesen Vorgang

Abb. 13.3.
Pneumothorax

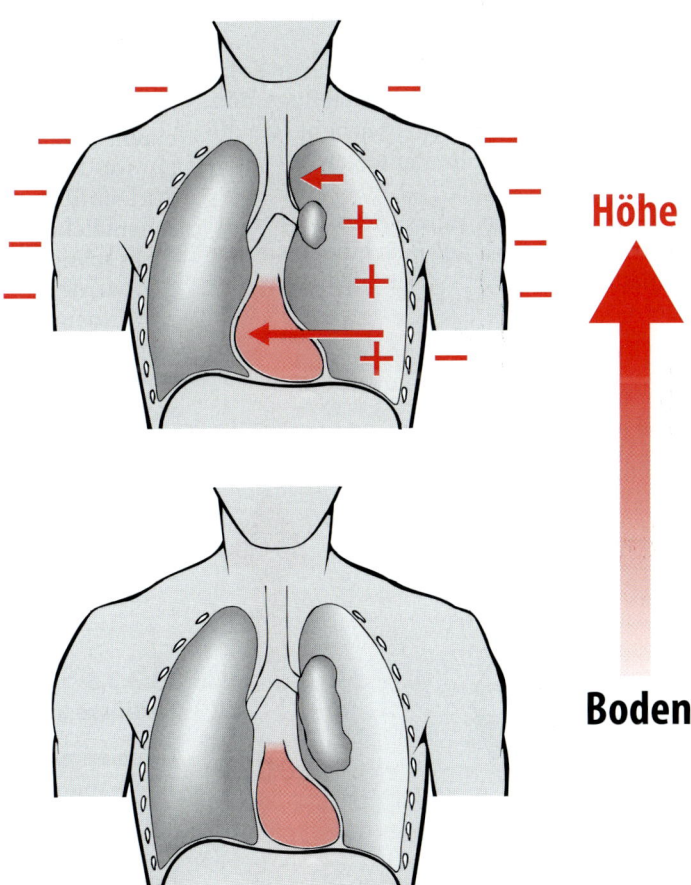

Höhe

Boden

mitbedingt ein Spannungs- oder Ventilpneumothorax entwickelt, ist zu beachten.

Hinweise für die Praxis

- Der unbehandelte Pneumothorax ist die einzige echte Kontraindikation gegen den Lufttransport.
- Die auch für die Verhältnisse im Bodenrettungsdienst geltenden Behandlungsprinzipien für den Pneumothorax sind besonders vor dem Antritt eines Lufttransports zu beachten.
- Die Punktion des Pneumothorax zumindest mit einer Ventilnadel, besser mit einem Drain, ist unabdingbare Voraussetzung für einen Transport mit dem Rettungshubschrauber.

Ileus
Gasansammlungen im Magen-Darm-Trakt dehnen sich während des Steigflugs aus. Durch Dehnung des Magens erhöht sich die Regurgitations- und Refluxgefahr (Abb. 13.4).

Beim Vorliegen eines Ileus◇ (Sekundärtransport) wird der Bauch noch stärker gebläht, und der Zwerchfellhochstand

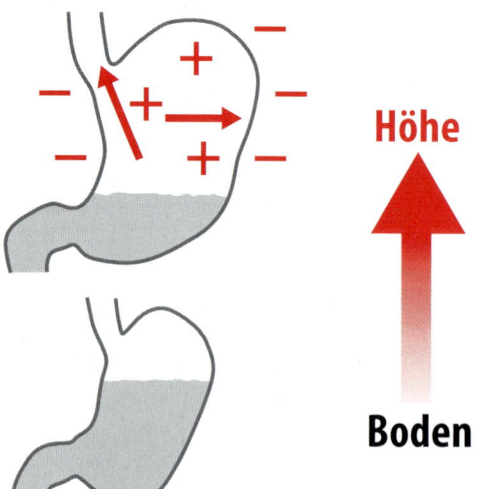

Höhe

Boden

Abb. 13.4. Gasansammlung im Magen

nimmt zu. Spontanatmung oder Beatmung werden erschwert.

Hinweise für die Praxis

- Zumindest bei nichtintubierten Bewußtseinsgetrübten sollte bei Sekundäreinsätzen mit einer gewissen Zeit zur Transportvorbereitung eine Magensonde zur Druckentlastung des Magens gelegt werden. In Zweifelsfällen sollte zusätzlich intubiert werden.
- Beim Sekundärtransport von Ileuspatienten ist zusätzlich ein Darmrohr zu legen.
- Magensonde und Darmrohr sind während des Flugs auf keinen Fall abzuklemmen.

Caissonkrankheit
Die Caisson- oder Taucherkrankheit entsteht, wenn sich im Blut der Taucher, die bei einem Aufenthalt in Wassertiefen mit einem Überdruck von mehr als 1 bar ($\triangleq$ 100 kPa) zu schnell aufgestiegen sind, Stickstoffbläschen bilden ("Sprudelflascheneffekt"). Diese Gasbläschen können nicht schnell genug über die Lunge abgeatmet werden.

Werden solche Patienten auf dem Luftweg zu Überdruckkammern transportiert, so verstärkt sich mit zunehmender Höhe wegen des abnehmenden Luftdrucks der "Sprudelflascheneffekt".

Hinweise für die Praxis

Die Flughöhe muß so gering wie möglich gehalten werden.

13.3.3.3
Einflüsse auf Geräte

Infusion mit Glasflasche
Auch die Luftmenge oberhalb der Infusionsflüssigkeit in Glasflaschen dehnt sich beim Steigflug aus und verkleinert sich beim Sinkflug.

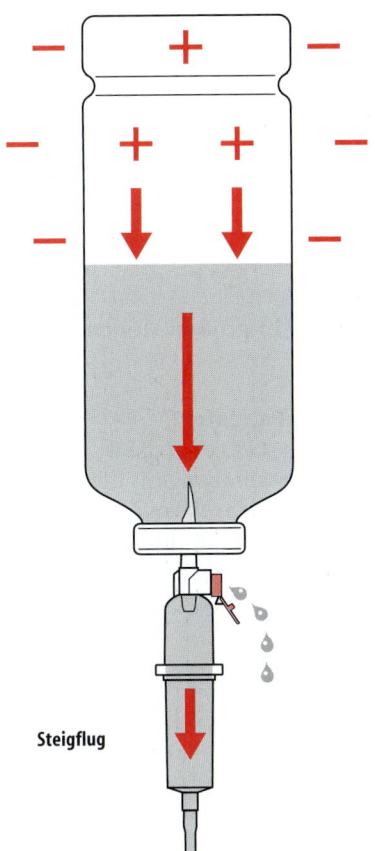

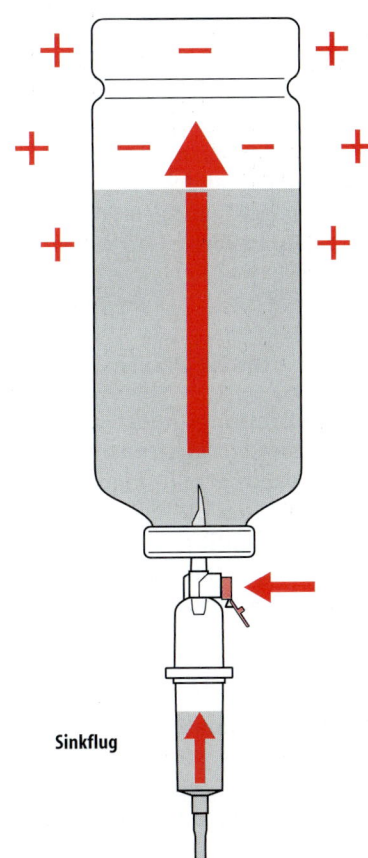

Abb. 13.5. Einflüsse des Luftdruckes auf Infusionen aus Glasflaschen

Bei Infusionen aus Glasflaschen ohne Steigrohr mit kurzer Belüftungsnadel oder einem mit der Tropfkammer gekoppelten Belüftungssystem drückt die sich ausdehnende Luft auf den Flüssigkeitsspiegel, die Tropfgeschwindigkeit nimmt zu, und Infusionsflüssigkeit läuft bis zum Druckausgleich aus dem Belüftungssystem (Abb. 13.5).

Beim Sinkflug kommt es über den umgekehrten Vorgang zur Verlangsamung der Tropfgeschwindigkeit, evtl. bis zum Stillstand und Rückfluß von Blut aus der Vene in das Infusionssystem.

Hinweise für die Praxis

- Weiche Infusionsbeutel, bei denen der Infusionsvorgang von den oben angeführten Problemen nicht beeinflußt wird, sind besonders im Luftrettungsdienst anderen Infusionsbehältern vorzuziehen.
- Glasflaschen, die für den Lufttransport eingesetzt werden, sollten über ein Steigrohr verfügen, oder die Infusion muß mit einer Höhen-/Druckinfusionsnadel vorbereitet werden (s. Abschn. 10.5). Hier erfolgt dann der Druckausgleich unter Ausschaltung der Infusionsflüssigkeit.

Wechselnder Druck in der Blockermanschette des Endotrachealtubus

In der Aufstiegsphase nimmt auch das Volumen der Blockermanschette zu. Je nach Höhendifferenz und Dauer des Transportes muß ggf. Luft abgelassen werden. Unter den gleichen Bedingungen ist ein umgekehrtes Vorgehen bei Verlassen der Flughöhe erforderlich.

Hinweise für die Praxis

Im Luftrettungsdienst sollten zumindest bei Langstreckentransporten Trachealtuben mit großlumigen Niederdruckmanschetten („high-volume – low-pressure cuff") und spezielle Druckmanometer zur Kontrolle und Anpassung des Manschettendrucks verwendet werden.

Beispiel pneumatischer Schienen

Beim Steigflug dehnt sich die in die Kammerschienen eingeblasene Luft aus und führt bei straffer Füllung zu einer venösen Stauung.

Hinweise für die Praxis

- Verwendung der Kammerschiene nur bei echter Indikation,
- Vorsicht bei der Füllung,
- Kontrolle des distalen Extremitätenanteils (Schwellung, Farbe) während des Fluges.

13.3.3.4
Veränderungen des O_2-Drucks und ihre Folgen

Der Sauerstoff*druck* nimmt, wie Tabelle 13.2 zeigt, mit zunehmender Höhe ab, während der Sauerstoff*anteil* der Luft bis in große Höhen der inneren Atmosphäre konstant 21 Vol.-% beträgt. Ein normaler O_2-Druck ist aber Voraussetzung für die Diffusionsvorgänge des Sauerstoffs von der Lunge zum Blut und vom Blut in die Zelle (auch Berg-

Tabelle 13.2 Veränderungen des O_2-Drucks und ihre Folgen

Höhe über dem Meer [m]	O_2-Partialdruck [mm Hg]	[kPa]
0	159	22
1000	141	19
2000	110	15
3000	105	14

steiger benötigen in großen Höhen Sauerstoffgeräte).

Einflüsse auf den Patienten

Bei allen spontan Umgebungsluft atmenden Patienten mit Störungen der Atemfunktion kann auch der relativ geringfügige Abfall des O_2-Drucks in üblichen Flughöhen zu bedrohlichen O_2-Mangelzuständen führen.

Hinweise für die Praxis

- Großzügigere Indikationsstellung zur Intubation und Beatmung als im bodengebundenen Rettungsdienst.
- Großzügigere Beimischung von O_2 zur Atemluft.
- Gezielte O_2-Überdruckbeatmung bei geeigneter Ausstattung (Beatmungs-/Narkosekreisteil).

13.4
Unfall des Rettungsfahrzeugs

13.4.1
Bodengebundener Rettungsdienst

In den zurückliegenden Jahren wurde bei der Diskussion der Besetzung bodengebundener Rettungsfahrzeuge argumentiert, der medizinisch weniger qualifizierte Rettungssanitäter könne ja als Fahrer eingesetzt werden. Bei dieser Argumentation wird offensichtlich übersehen, daß ein Defizit an medizinischer Ausbildung und rettungsdienstlicher Erfahrung nicht zwangsläufig die Eignung zum Fahren eines

Grundsätze

Rettungsfahrzeuges bedingt. Hektik und die Unsicherheit über die bevorstehende Problematik bei der Anfahrt zum Notfallort, die Belastung nach Aufnahme und Versorgung des Notfallpatienten und der Kliniktransport, ggf. unter Einsatz der Sondersignale, stellen zumindest für Unerfahrene eine erhebliche Streßbelastung dar. Nur so ist zu erklären, daß das generelle Unfallrisiko bodengebundener Rettungsfahrzeuge im Vergleich zur Verkehrsbeteiligung anderer Fahrzeuge ohne Wahrnehmung von Sonderrechten um den Faktor 4, bei Einsatz mit Sondersignal um den Faktor 8 erhöht ist!

Im Rahmen der Fürsorge für die anvertrauten Notfallpatienten, aber auch für das eingesetzte Rettungspersonal ist also auch im Hinblick auf den Einsatz als *Fahrzeugführer* auf eine solide Aus- und Fortbildung und einen praktischen Einsatz ohne plötz-liche Überforderung (Verwendung auf KTW → RTW → NAW/NEF) zu achten.

13.4.2 Luftrettungsdienst

Die Sicherheit von Rettungshubschraubereinsätzen wird entscheidend von Berufshubschrauberführern bestimmt.

Ärztliches und nichtärztliches Personal muß sich *bei eingeschränkten Sichtflugbedingungen* an der Leitstelle bemühen, Einsätze auf hochwahrscheinlich bis sicher lebensbedrohliche Notfälle zu beschränken und am Notfallort nach sorgsamer Abwägung ggf. auf einen Lufttransport zur geeigneten Klinik verzichten und statt dessen ein bodengebundenes Fahrzeug einzusetzen (Hinweise für Einsätze mit Rettungshubschraubern s. Anhang B).

KAPITEL 14

Organisation und Einsatztaktik

Informations- und Nachschlagkapitel
Rettungsassistenten und Rettungssanitäter sollen sich in diesem Kapitel über die Grundprinzipien der Organisation und Einsatztaktik des modernen Rettungsdienstes informieren und bei Tätigkeiten in der Leitstelle ggf. nachschlagen. Das Leitstellenpersonal, aber auch Rettungspersonal vor Ort muß sich intensiv bemühen, einerseits bei jedem einzelnen Einsatz mit Umsicht und Gespür alle im Interesse des/der Notfallpatienten notwendigen einsatztaktischen Maßnahmen rechtzeitig einzuleiten, andererseits aber überzogene Personal-/Mehrfachalarmierungen – auch unter dem Aspekt der Leistungs- und Kostenexplosion im Gesundheitswesen – zu vermeiden.

Bei allen Ausbildungsprogrammen für Sanitätspersonal steht das Erlernen der eigentlichen medizinischen Versorgungsmaßnahmen im Vordergrund. Mit zunehmender Technisierung und wachsender Kompliziertheit organisatorischer und einsatztaktischer Abläufe im modernen Rettungsdienst muß auch dieser Funktionsbereich des Personals im Rettungsdienst ausreichende Beachtung finden.

1. Entgegennahme der Notfallmeldung,
2. Einsatzformen und Einsatzsteuerung,
3. Koordination der medizinischen Rettung mit Feuerwehr, Polizei und Kliniken,
4. Rettung und Bergung von Notfallpatienten,
5. Einsatztaktik des Rettungsdienstes bei Massenanfällen und Katastrophen,
6. Klinikauswahl,
7. Klinikübergabe,
8. Dokumentationsbogen.

14.1 Moderne Rettungsleitstellen als Kommunikations- und Einsatzzentralen

In zurückliegenden Jahrzehnten wurden viele mittlere und kleine Rettungsleitstellen mit unzureichend qualifiziertem Personal („Telefonisten") und mit veralteten Telefon- und Funkanlagen betrieben.

Gesichtspunkte der Qualitätsverbesserung, der Qualitätssicherung und der Kostendruck im Gesundheitswesen sind entscheidende Anlässe, bei Rettungsleitstellen
- moderne Technologien für deren Ausstattung zu nutzen,
- die Qualifikation des Leitstellenpersonals den wirklichen Erfordernissen anzupassen,
- die Zahl der Rettungsleitstellen zu reduzieren,
- dabei gleichzeitig deren Aufgabenumfang zu erweitern,
- eine Einbindung des ärztlichen Leiters Rettungsdienst zu fordern.

Bei modernen Ausstattungstechnologien ist in erster Linie an einsatzunterstützende EDV-Systeme und Dispositionsverfahren mit Rechnerunterstützung zu denken, die dem Leitstellenpersonal u.a. die Verfügbarkeit von Rettungsfahrzeugen aufzeigen und Einsatzvorschläge unterbreiten.

Auf der Leitstelle eingesetzte berufserfahrene Rettungsassistenten müssen daher den aktuellen Anforderungen moderner Leitstellentechnologie gewachsen sein und mögliche Zusatzaufgaben wahrnehmen können.

Moderne Leitstellen verursachen nicht unerhebliche Kosten, daher ist ihre Zahl zu reduzieren. Bei der notwendigen Besetzung größerer Leitstellen mit mehr als einem

Disponenten läßt sich die Leistungsfähigkeit des Gesamtsystems trotzdem verbessern.

In ersten Ansätzen wird erprobt, ob Rettungsassistenten als Leitstellendisponenten bei/während/nach der Entgegennahme von Notrufen Erste-Hilfe-Hinweise an den Anrufer weitergeben sollten, um das therapiefreie Intervall zu überbrücken.

Zusätzliche Aufgaben bestehen darin, die Zentrale des kassenärztlichen Notdienstes in die Rettungsleitstelle zu integrieren, damit eine Koordination aller medizinischen Hilfeersuchen von einer Steuerzentrale erfolgen kann. In ländlichen Regionen sollte auch die Erstalarmierung der Feuerwehr über die Rettungsleitstelle erprobt werden.

Trotz einer solchen Bündelung medizinischer und rettungstaktischer Aufgaben erscheint die *ständige Besetzung* der Rettungsleitstelle *mit einem Arzt nicht angemessen*. Die *enge Anbindung* des *ärztlichen Leiters Rettungsdienst* mit modernen Kommunikationstechniken und *seine Einbeziehung* in alle grundsätzlichen Entscheidungen sind aber unerläßlich.

14.1.1
Stellenwert der Notfallmeldung im System der Rettungskette

Der sinnvolle Einsatz der abgestuften Rettungsfahrzeuge, Krankentransportwagen, Rettungswagen, Notarztwagen, Notarzteinsatzfahrzeug und Rettungshubschrauber durch das Leitstellenpersonal hängt weitgehend vom Inhalt und der Zuverlässigkeit der Notfallmeldung ab. Unvollständige Durchsagen des Meldenden einerseits und unzureichende Rückfragen des Leitstellenpersonals andererseits sind häufig Ursache für Fehlalarme oder den Einsatz unzureichender Mittel.

14.1.2
Meldung zum Primäreinsatz (Abb. 14.1)

Da Notfallmeldungen für Primäreinsätze zu ca. 95% durch medizinische Laien abge-

geben werden, muß zwangsläufig ein bestimmter Anteil an Fehleinsätzen in Kauf genommen werden, da Laien häufig keine exakte Beschreibung des Notfallgeschehens übermitteln können. Auch ein notfallmedizinisch besonders qualifizierter Arzt (Besetzung der Rettungsleitstelle durch Ärzte wurde bei den Planungen für die Rettungsdienstgesetze der Länder in der Bundesrepublik vorübergehend diskutiert) könnte wegen der mangelnden Qualifikation des Anrufers, der zudem häufig den (die) betroffenen Patienten selbst gar nicht gesehen hat, an dieser Eigentümlichkeit der präklinischen Versorgung keine grundsätzlichen Veränderungen herbeiführen.

Trotzdem – oder gerade deswegen – müssen Maßnahmen zur Verbesserung des Rettungswesens auch entscheidend beim 2. Glied der Rettungskette, dem Melde- und Alarmsystem, einsetzen.

14.1.2.1
Meldeschemata

Die z.Z. propagierten „W-Schemata" überzeugen v.a. durch leichte Merkbarkeit und eine summarische Vollständigkeit.

Es fehlt ihnen jedoch noch die allgemeine Verbreitung. Das umfassende Erkennen der Situation und die klare Weitermeldung an das Leitstellenpersonal ist aber für die richtige Einschätzung des Notfalls durch das Personal der Leitstelle unbedingt erforderlich. Sinnvoll ist ein für alle Notfallsituationen anwendbares, standardisiertes, bundeseinheitliches Meldeschema, das an allen Telefonapparaten, Telefonzellen, Notrufsäulen etc. angebracht ist und in gleicher Weise wie ein entsprechendes Abfrageschema in den Leitstellen gegliedert ist.

14.1.2.2
Abfrageschema

Ein dem Meldeschema angepaßtes Abfrageschema soll dem Personal der Rettungsleitstelle eine gedankliche Stütze sein und eine gewisse Systematik in das kurze Wechselgespräch zwischen Notrufmelder und Leitstellenpersonal bringen. Es wäre allerdings falsch, bei jeder Meldung starr in die-

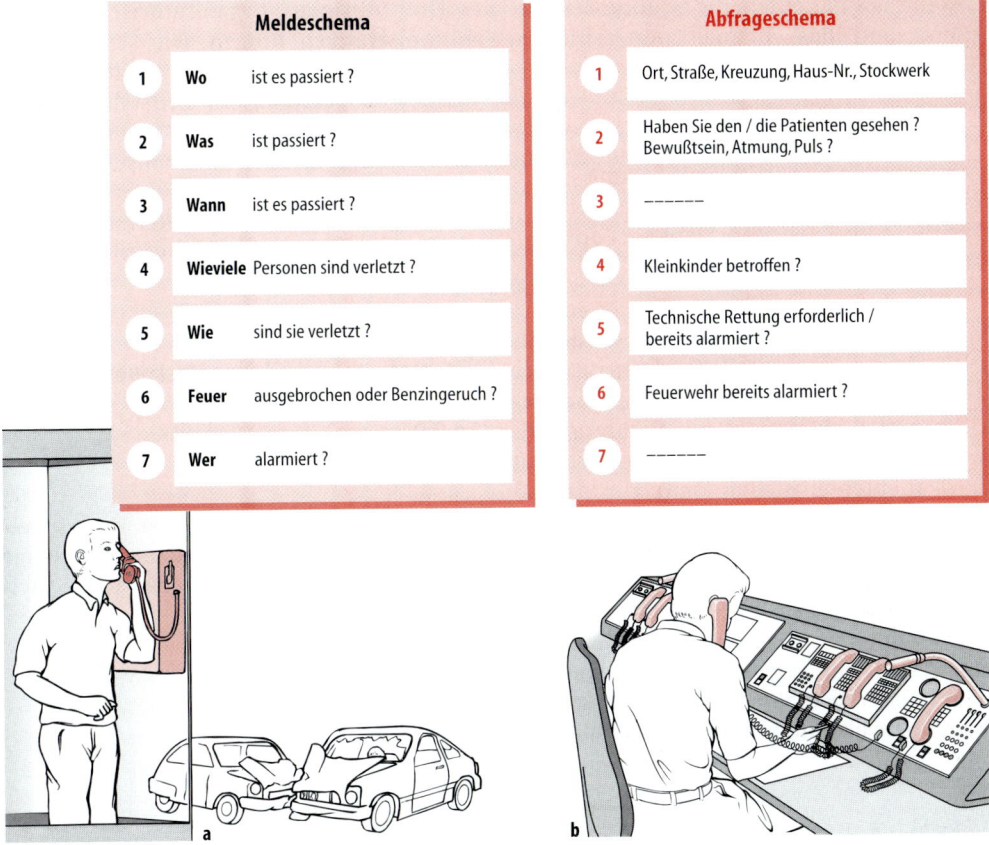

Meldeschema		
1	**Wo**	ist es passiert ?
2	**Was**	ist es passiert ?
3	**Wann**	ist es passiert ?
4	**Wieviele**	Personen sind verletzt ?
5	**Wie**	sind sie verletzt ?
6	**Feuer**	ausgebrochen oder Benzingeruch ?
7	**Wer**	alarmiert ?

Abfrageschema	
1	Ort, Straße, Kreuzung, Haus-Nr., Stockwerk
2	Haben Sie den / die Patienten gesehen ? Bewußtsein, Atmung, Puls ?
3	-------
4	Kleinkinder betroffen ?
5	Technische Rettung erforderlich / bereits alarmiert ?
6	Feuerwehr bereits alarmiert ?
7	-------

Abb. 14.1 a, b. Meldung zum Primäreinsatz, **a** Meldender, **b** Rettungsleitstellenpersonal

ser Reihenfolge vorzugehen, ein Teil der Punkte des in Abb. 14.1 dargestellten Vorschlags braucht natürlich nur bei bestimmten Meldungen abgefragt werden.

Aussagen zum genauen Zustand des Patienten sind beispielsweise nur zu erhalten, wenn der Anrufer den Betroffenen selbst gesehen hat.

Im Idealfall wird man den Anrufer ausreden lassen, um dann anhand des Abfrageschemas noch ergänzende Fragen zu stellen. Eine psychologische Führung durch das Leitstellenpersonal kann bei dem Meldenden, der als medizinischer Laie in der vor Ort angetroffenen Situation häufig überfordert ist, die verständliche Nervosität beseitigen.

Oft bemerkt der den Notruf Entgegennehmende erst nach Beendigung des Gesprächs, daß er wichtige Tatsachen nicht in Erfahrung gebracht hat. Zudem sind – v.a. bei Autobahnunfällen, oft mehrere Amtstellen (Straßenmeisterei etc.) zwischen Erstalarmierenden und Rettungsleitstelle geschaltet. Das führt unvermeidlich zu Änderungen des übermittelten Inhalts, wenn nicht nach einem einheitlichen Schema abgefragt bzw. Meldungen weitergegeben werden.

14.1.3
Meldung zum Sekundäreinsatz (Abb. 14.2)

Eine entscheidende organisatorische Besonderheit des Sekundäreinsatzes liegt darin, daß in diesem Fall der Anrufer, ein Klinikarzt, genaue Angaben über den

Zustand des Patienten, die Gründe der Verlegung und das Ausmaß der zeitlichen Dringlichkeit machen kann.

> Nach Möglichkeit sollte die Leitstelle eine direkte Gesprächsverbindung zwischen dem Arzt im abgebenden Krankenhaus und dem den Transport durchführenden Notarzt schalten.

In diesem Gespräch müssen die medizinischen Probleme und Besonderheiten des jeweiligen Falles kurz, aber umfassend abgeklärt werden, damit sich der Notarzt medizinisch, zeitlich und organisatorisch auf den Patienten einstellen kann. Der Arzt in der abgebenden Klinik wird danach Empfehlungen des Notarztes für die Transportvorbereitung des Patienten berücksichtigen. Diese beiden Ärzte sollten nach Wertung der Gesamtsituation weiterhin festlegen, ob der Patient *im* abgebenden Krankenhaus oder *am Landeplatz* des Rettungshubschraubers übernommen werden soll.

Die übrigen organisatorischen und administrativen Fragen, wie sie auf dem Musterbogen vorgegeben sind, werden dann vom Personal der Leitstelle geklärt. Nur wenn der Notarzt nicht sofort erreichbar ist, muß auch der medizinische Teil des Alarmierungsbogens (Übersicht 14.1) von Rettungsassistenten oder Rettungssanitäters der Leitstelle ausgefüllt werden.

<hr>

14.2
Einsatzformen und Einsatzsteuerung

14.2.1
Einsatzformen (Abb. 14.3)

Im modernen Rettungsdienst unterscheidet man für bodengebundene Fahrzeuge und Hubschrauber in gleicher Weise zwischen
1. Primäreinsatz;
2. Sekundäreinsatz:
   a) dringlich,
   b) nicht dringlich;

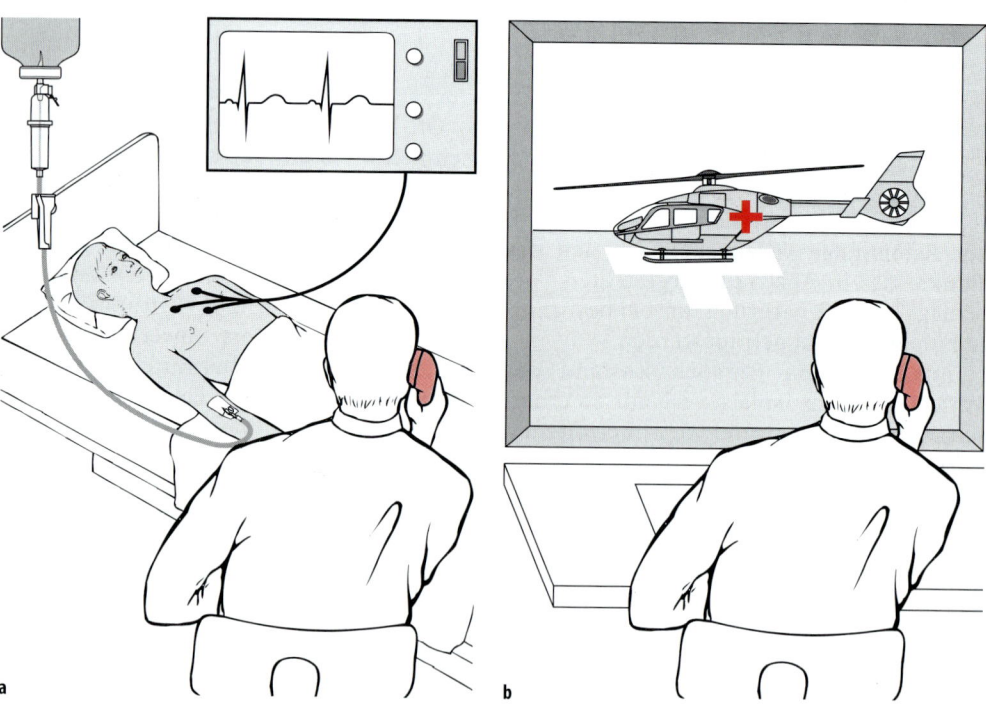

a   b

Abb. 14.2 a, b. Sekundäreinsatz; **a** meldender Arzt, **b** übernehmender RTH-Arzt

Übersicht 14.1. Sekundäreinsatz mit Rettungshubschrauber

Einsatz-Nr. . . . .   Datum . . . .

A. *Zustand des Patienten*

1. Art des Notfalls. . . . .

2. Bewußtseinszustand   Normal ☐   Gestört ☐   Magensonde Ja ☐ Nein ☐
3. Atmung   Normal ☐   Gestört ☐   Intubiert   Ja ☐ Nein ☐
                                                  Beatmet   Ja ☐ Nein ☐

4. Kreislauf   Normal ☐   Schock ☐
5. Venöser Zugang   Nein ☐   Peripher ☐   Zentralvenös   ☐
6. Beatmungsparameter . . . .
7. Sonstiges . . . .

B. *Erforderliche Ausstattung des RTH*

Transportrespirator   ☐ Ja   ☐ Nein
EKG   ☐ Ja   ☐ Nein
Pulsoxymetrie   ☐ Ja   ☐ Nein
Kapnometrie   ☐ Ja   ☐ Nein
Invasive Blutdruckmessung   ☐ Ja   ☐ Nein
Infusionsspritzenpumpe   ☐ Ja   ☐ Nein
Sonstiges . . . .

C. *Personalien*

Name . . . .   Vorname . . . .   geb. . . . .
Adresse . . . .
Kasse. . . . .   Arbeitgeber . . . .

D. *Organisatorisches*

1. Transport von Klinik A: . . . .
   zuständiger Arzt . . . .
2. Transport in Klinik B: . . . .
   zuständiger Arzt . . . .
3. Hat Rücksprache zwischen beiden Kliniken stattgefunden . . . . Ja ☐   Nein ☐

E. *Landeplätze*

1. Landeplatz Klinik A: Lage . . . .
   Absicherung durch . . . .
   Kanal . . . . Rufnahme . . . .
2. Landeplatz Klinik B: Lage . . . .
   Absicherung durch . . . .
   Kanal . . . . Rufnahme . . . .

F. *Sonstige Mitteilungen:*

. . . .

. . . .

                                        Angenommen durch. . . . .

Bei Einsätzen mit höchster zeitlicher Dringlichkeit sind nur die wesentlichen Punkte der Abschnitte A, C, D und E zu erfragen. Weiteres ist während des Fluges abzuklären.

Grundsätze

3. sonstige Einsätzen:
    a) Blut-,
    b) Organ-,
    c) Material-,
    d) Personentransport.

14.2.1.1
Primäreinsatz

Primäreinsatz heißt Alarmfahrt oder schneller Hinflug zum Notfallort, Versorgung des Patienten und, wenn erforderlich, Transport in ein geeignetes Krankenhaus.

Primäreinsätze sind bis zum Eintreffen des Rettungsfahrzeuges am Notfallort stets „dringlich", da das Ausmaß der Lebensbedrohung oder andererseits die Ungefährlichkeit von Erkrankungen oder Verletzungen – wegen der unsicheren Laienmeldung – in der Regel zuvor nicht erkennbar sind.

14.2.1.2
Sekundäreinsatz

● Dringlich oder
● nicht dringlich.

Als Sekundäreinsatz bezeichnet man den Transport eines Notfallpatienten aus einem Krankenhaus, dessen Möglichkeiten für eine Versorgung nicht ausreichen, in eine Klinik, die für die Endbehandlung medizinisch, personell und organisatorisch genügend ausgerüstet ist.

Dringlich heißt in diesem Zusammenhang, daß weiterhin akute Lebensgefahr besteht und die ganze Einsatzabwicklung mit der gleichen Schnelligkeit wie bei Primäreinsätzen stattfinden muß. Häufig müssen Polytraumatisierte, deren operative und intensiv-medizinische Versorgung die Möglichkeiten des Primärkrankenhauses überschreitet, Schädelverletzte, die in neurochirurgischen Kliniken operiert werden müssen, oder schwer Atemgestörte, die nur auf großen Intensivstationen behandelt werden können, im Rahmen „dringlicher Sekundäreinsätze" verlegt werden.

Nichtdringlicher Sekundäreinsatz heißt, der Lufttransport in eine Spezialklinik bietet bezüglich Entfernung, Transporttrauma und Zeitfaktor Vorteile, es besteht

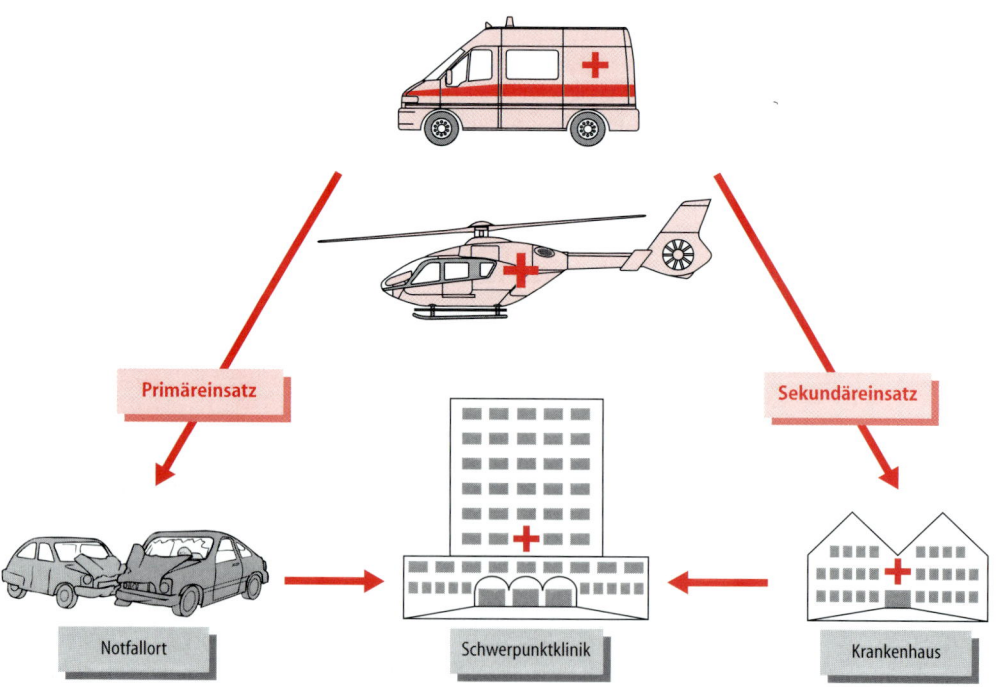

Abb. 14.3. Einsatzformen

aber keine akute Lebensgefahr. Die Einsatzmittel des primären Rettungsdienstes sollen nach Möglichkeit nicht mit diesen Transporten befaßt werden, um stets für akute Notfälle verfügbar zu sein.

14.2.1.3
Sonstige Einsätze

Blut-, Organ-, Material- und Personentransporte werden als „sonstige Einsätze" zusammengefaßt.

Auch diese Einsätze sind stets „dringlich".

- *Blutkonserven* sollen nur dann mit Fahrzeugen des Rettungsdienstes transportiert werden, wenn Lebensgefahr des Empfängers vorliegt. Andernfalls werden Fahrzeuge des Blutspendedienstes oder Krankenwagen eingesetzt.
- Bei *Organtransporten* handelt es sich meist um eine Spenderniere, die Leber oder um ein Herz, Organe, die in speziellen Kühlcontainern transportiert werden und den betreffenden Patienten möglichst umgehend eingepflanzt werden sollen. Diese Transporte müssen so schnell wie möglich abgewickelt, in der Regel über größere Distanzen geflogen werden, damit das Organ in gutem Zustand transplantiert werden kann.
- Gelegentlich wird medizinisches oder technisches Rettungsgerät (Sauerstoff, hydraulische Spreizer) zum Notfallort transportiert.
- Von manchen Kliniken werden bei bestimmten Notfällen in anderen Krankenhäusern medizinische Spezialisten, z.B. Gefäßchirurgen, dorthin gefahren oder geflogen, wenn dieses Vorgehen sinnvoller ist als der Transport des betroffenen Patienten.

14.2.2
Einsatzkriterien für Krankenwagen, Rettungswagen, Notarztwagen und Rettungshubschrauber

14.2.2.1
KTW und RTW

In Regionen, in denen nur KTW und RTW als Rettungsfahrzeuge verfügbar sind, werden beide Fahrzeugtypen definitionsgemäß eingesetzt.

KTW zum Transport von Nichtnotfallpatienten, RTW zur Versorgung und zum Transport von Notfallpatienten.

14.2.2.2
Notarztbesetzte Rettungsfahrzeuge

Stehen mit einem Notarzt besetzte bodengebundene Fahrzeuge (NEF oder NAW) oder Rettungshubschrauber zusätzlich zur Verfügung, bleibt die Funktion des KTW unverändert. Rettungswagen übernehmen als zusätzlich zu alarmierende Fahrzeuge Entlastungs- und Transportfunktionen bei Notfallpatienten, die nach notärztlicher Versorgung ohne ärztliche Begleitung in die Klinik transportiert werden können.

In Übersicht 14.2 sind relativ typische Meldungen aufgelistet, die – wenn möglich – den Einsatz eines Notarztes auslösen sollten. Die aufgezählten Indikationen sind nur als Beispiele zu sehen.

Die Verwendung von Punkttabellen, die festlegen, daß der Notarzt erst bei Erreichen einer bestimmten Punktzahl eingesetzt werden soll, ist u.E. nicht zweckmäßig, denn sie entspricht nicht den Gegebenheiten des Rettungsdienstes. Die Zahl der Fehleinsätze wäre durch solche Verfahren sicherlich zu senken, das geeignete medizinische Team wird aber auch in vielen Fällen, in denen es dringend notwendig gewesen wäre, den Patienten zu spät oder gar nicht versorgen, da aufgrund der Meldung das Ausmaß der Gefährdung auch über das Punktesystem nicht sicher abzuschätzen war.

Grundsätze

Übersicht 14.2. Indikationen für den Primäreinsatz des Notarztes

Inhalt der Notfallmeldung des Laien	Vermutungsbefund
1. Erkrankungen	
„Patient atmet schwer" „rasselnde Atmung" „Erstickungsanfall" „Patient atmet nicht"	primär schwerwiegende Störungen des respiratorischen Systems
„Herzanfall" „Stechen und/oder Engegefühl in der Brust" „Puls unregelmäßig" „Puls nicht tastbar"	primär schwerwiegende Störungen des zirkulatorischen Systems
„Patient plötzlich umgefallen" „bewußtloser Patient" „Patient krampft" „Patient nahm Tabletten" (oder sonstige Substanzen mit Giftwirkung) „wollte sich umbringen"	lebensbedrohliche Beeinträchtigung der Vitalfunktionen Atmung und Kreislauf sind nicht auszuschließen
„Überraschend einsetzende Geburt" „Sturzgeburt"	Geburtshilflicher Notfall; Gefahr für Mutter und Kind
„Zustandsverschlechterung bei bekannten Vorerkrankungen, z.B. Diabetes, Herzinfarkt, Asthma etc."	jeweils von der Vorerkrankung ableitbare akute Geschehnisse
2. Unfälle	
„Kopfverletzungen" „Unfallbetroffener blutet stark" „Unfallbetroffener wurde aus Fahrzeug geschleudert" „Unfallbetroffene sind eingeklemmt" „schwerer Schock" „Patient kann sich nicht mehr bewegen" „Unfall mit mehreren Schwerverletzten" „Sturz aus großer Höhe" „Extremitätenabriß"	Unfälle, bei denen schwerwiegende Verletzungen und entsprechende Störungen der Vitalfunktionen zu vermuten sind
3. Umweltbedingte Notfälle	
„Ertrinkungsunfall" „Sturz oder Sprung ins Wasser" (bei niedrigen Außen- und Wassertemperaturen) „Stromunfall" „Blitzunfall" „Gasvergiftungen" „Silo-Unglück" „Bewußtlosigkeit" „Bewußtlosigkeit, Krämpfe, Kollaps" (bei hohen Umgebungstemperaturen)	Notfallsituationen, bei denen schwerwiegende Störungen der Vitalfunktionen wahrscheinlich sind
4. Großschadensereignisse	
„Busunglück" „Zugunglück" „Flugzeugabsturz" „Großbrand mit Eingeschlossenen" „Lawinenunglück" „Schiffsunglück"	Notfallsituationen, bei denen mit dem Anfall einer größeren Zahl von Notfallpatienten zu rechnen ist
5. Katastrophen	

Wichtiger als „Punktsysteme" sind bei vielen Meldungen gründliche medizinische Erfahrung, Gespür und Einfühlungsvermögen des Leitstellenpersonals.

Rettungshubschrauber und Notarztwagen sind hinsichtlich der medizinischen Qualifikation von Notarzt und nichtärztlichem Rettungspersonal gleichwertige Rettungsfahrzeuge. Die Entscheidung, welches Rettungsfahrzeug eingesetzt wird, sollte nur von einsatztaktischen Gesichtspunkten wie
- Entfernung,
- Sichtbedingungen,
- Straßenverkehrslage,
- Landemöglichkeiten etc.
abhängen.

Bei Doppelalarmierung und früherem Eintreffen eines Arztes muß sich die Leitstelle erneut einschalten und eine direkte Absprache zwischen den beiden Notärzten auf dem Funkweg veranlassen, z.T. gelten besondere Richtlinien der Bundesländer.

14.2.2.3
Verschiedene Systeme des bodengebundenen Notarzteinsatzes

Die verschiedenen Organisationsmodelle des bodengebundenen Notarzteinsatzes, deren wichtigste Modifikationen im Anschluß dargestellt werden sollen, lassen sich in zwei Grundsysteme einordnen:
- Stationssystem und
- Rendez-vous-System.

Klinikgebundener Notarztwagen als Urform des Stationssystems

Die Leitstelle gibt den eingehenden Notruf an den in der Klinik tätigen Notarzt und an die im Ambulanzbereich eingesetzten Rettungsassistenten und Rettungssanitäter weiter. Das Team erreicht gemeinsam den Notfallort, versorgt gemeinsam den Notfallpatienten und fährt gemeinsam zur Klinik zurück.

Vorteile: Rettungsassistenten und Rettungssanitäter arbeiten zu Ausbildungs- und Fortbildungszwecken in der Klinik, das Team ist aufeinander eingestellt und erreicht anschließend gemeinsam den Notfallort.

Wegen der engen Zusammenarbeit sind nach dem Einsatzende Analysen des Geschehens, Besprechungen möglicher Fehler und Komplikationen sowie Verbesserungen der medizinischen Ausrüstung durchführbar. Diese Möglichkeit der abschließenden *Einsatzanalyse* ist für Notärzte und Rettungssanitäter von *hohem Wert.*

Nachteile: Der Notarzt ist während der gesamten Einsatzzeit – auch bei Fehleinsätzen – an diesen Einsatz und dieses Fahrzeug gebunden.

Rendez-vous-System Klinik – Rettungs-/Feuerwache

Der bei der Leitstelle eingehende Notruf wird an den Kliniknotarzt und an die Rettungs- oder Feuerwache, wenn Feuerwehren auch den medizinischen Rettungsdienst betreiben, weitergeleitet. Zwei Fahrzeuge fahren zum Notfallort, das Notarzteinsatzfahrzeug von der Klinik, der Rettungswagen von der Rettungswache. Nach der Patientenversorgung begleitet der Notarzt je nach Ausmaß der Stabilisierung der Vitalfunktionen den Patienten zur Klinik. Arztbegleitung ist nach unseren Erfahrungen bei ca. 50% aller Einsätze unbedingt erforderlich. Bei nicht indizierten Alarmierungen bzw. nach Beseitigung der Lebensbedrohung steht der Notarzt sofort wieder für weitere Einsätze zur Verfügung.

Vorteile: Diese Verfügbarkeit ist der entscheidende Vorteil dieses Systems, da ein Notarzt den geographischen Bereich mehrerer Rettungswachen betreuen bzw. in mehreren Rettungswagen arbeiten kann oder aber schnell zur Klinik zurückkehrt. Damit läßt sich eine erhebliche Zeitersparnis erzielen, die sich im ökonomischen Bereich niederschlägt.

Nachteile: Relativ hoher personeller Aufwand, denn es müssen stets zwei Fahrzeuge mit Fahrern besetzt sein.

Stationierung des NEF und des RTW an der Klinik

Wenn ein Notruf in der Klinik eingeht, fährt das schnellere, leichtere Notarzteinsatzfahrzeug mit dem Notarzt zum Notfallort, der für den Transport des Patienten vorgesehene Rettungswagen folgt nach.

Vorteile: Nach der Versorgung des Patienten kann der Notarzt weitere Einsätze übernehmen, während der Rettungswagen den stabilisierten Patienten in die Klinik transportiert.

Nachteile: Relativ hoher personeller Aufwand, es müssen auch hier stets zwei Fahrzeuge mit Fahrern besetzt sein.

Stationierung von Notarzteinsatzfahrzeugen und Rettungswagen an der Rettungs- oder Feuerwache

Der Klinikarzt wird für den Tag, an dem er den Notarztdienst übernimmt, zur Rettungs- oder Feuerwache delegiert. Bei Einsätzen rückt er zusammen mit der Rettungsmannschaft in ein oder zwei Fahrzeugen aus. Dieses Verfahren ist nur dann gerechtfertigt, wenn üblicherweise eine sehr hohe Einsatzfrequenz (mehr als 15 Einsätze pro 24 h) zu erwarten sind.

Vorteile: Wegen der kurzen Alarmierungswege über Lautsprecher ist ein schnelles Ausrücken der Einsatzfahrzeuge gewährleistet. Der Arzt kann in der einsatzfreien Zeit mit dem Rettungspersonal eine Fortbildung betreiben, abschließende Einsatzbesprechungen und Methodenkritik sind durchführbar.

Nachteile: Sanitäter und Arzt stehen auch in der Zeit zwischen den Einsätzen der Klinik nicht zur Verfügung. Die Möglichkeit zum Erlernen und praktischen Üben notfallmedizinischer Verfahren am Patienten unter den Ruhebedingungen der Klinik und unter Anleitung und Aufsicht des erfahrenen klinischen Personals bleibt ungenutzt.

Rendez-vous-System praktischer Arzt – Rettungs-/Feuerwache

Ein weiteres Modell des Notarzteinsatzes wird in Zukunft an Bedeutung gewinnen, wenn es darum geht, das Notarztsystem in ländlichen Regionen zu etablieren. Hier wird man in vielen Fällen auf die Anbindung an ein Krankenhaus verzichten müssen, da die Krankenhausdichte z.T. zu gering ist.

Voraussetzung für die Beteiligung niedergelassener Ärzte am Notarztsystem:
- Engagement des niedergelassenen Arztes und die Bereitschaft, den täglichen Praxisbetrieb notfalls zu unterbrechen, und
- notfallmedizinische Qualifikationen.

Diese letztlich entscheidende Voraussetzung ist dann gegeben, wenn der praktische Arzt während seiner klinischen Ausbildung die notfallmedizinischen Verfahren erlernen konnte. Der Notruf wird von der Leitstelle zum praktischen Arzt und zur Rettungs-/Feuerwache weitergeleitet. Der niedergelassene Arzt fährt zum Notfallort, gleichzeitig rückt der Rettungswagen aus.

Vorteile: Sicherung der eingangs dargestellten Grundforderung des modernen Rettungsdienstes nach notärztlicher Versorgung in Gegenden, in denen die zuvor geschilderten Verfahren nicht anwendbar sind.

Nachteile: Zum Teil häufige Unterbrechung des täglichen Routinebetriebes des niedergelassenen Arztes. Wenn Arztbegleitung des Patienten im Rettungswagen erforderlich ist, wird nicht immer ein Rettungsassistent, ein Rettungssanitäter oder ein Polizist bereit bzw. verfügbar sein, um den Pkw des Arztes zur Klinik nachzuführen.

14.3
Koordination der medizinischen Rettungsmaßnahmen mit Polizei, Feuerwehr, Kliniken und anderen Dienststellen (Abb. 14.4)

Bis zur Endausbaustufe einer bundeseinheitlichen Notrufnummer mit einem lückenlosen System von Rettungsleitstellen treten vielerorts Koordinationsmängel auf. Der in Leitstelle oder Rettungswache Notfallmeldungen entgegennehmende Rettungsassistent oder Rettungssanitäter muß in Abhängigkeit von den regionalen Gegebenheiten prüfen, ob Feuerwehr, Polizei, Kliniken und andere Dienststellen während der Entsendung von Fahrzeugen des medi-

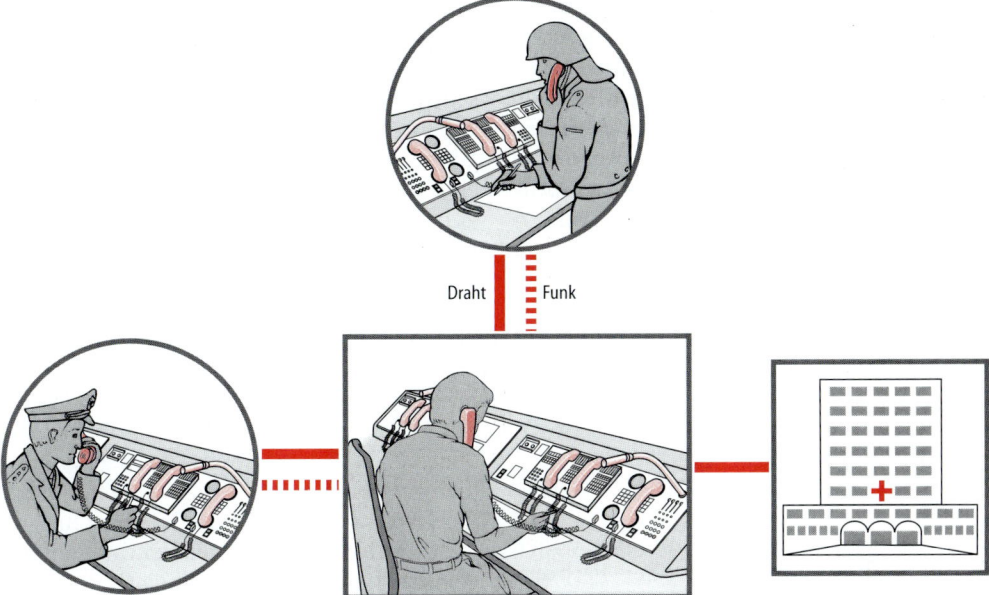

Draht | Funk

Abb. 14.4. Koordination der Rettungsmaßnahmen

zinischen Rettungsdienstes parallel informiert oder alarmiert werden müssen.

Ist aufgrund der meldetechnischen Abläufe klar ersichtlich oder auf direkte Rückfrage beim Anrufer zu erfahren, daß bisher nur der medizinische Rettungsdienst alarmiert wurde, muß sofort abgewogen werden, welche weiteren Institutionen zu alarmieren oder zu benachrichtigen sind. Ein solches Vorgehen ist häufig erforderlich, um eine reibungslose, schnelle und gefahrlose Versorgung der Patienten zu gewährleisten.

14.3.1
Mitalarmierung der Polizei

- Bei *Verkehrsunfällen mit Verletzten* sollen Polizeifahrzeuge nach Möglichkeit schon vor dem Rettungsdienst am Unfallort eintreffen, um die Unfallstelle abzusichern und den Unfallhergang zu recherchieren.
- Bei der Meldung *krimineller Delikte*, z.B. „Schießerei" oder „Messerstecherei",

muß die Polizei auch zum Schutz des medizinischen Teams mitalarmiert werden. Bei solchen Anlässen können Notfallpatienten häufig erst versorgt werden, nachdem die Polizei eingegriffen hat.

- Auf der anderen Seite gehen bei der Rettungsleitstelle Hilfeersuchen der Polizei ein. Auch dann muß das medizinische Leitstellenpersonal ggf. durch gezielte Rückfragen versuchen, – soweit möglich – ausreichende Informationen für rettungsdienstliche Alarmierungs- und Einsatzentscheidungen zu erhalten.
- Die Polizei ist außerdem bei allen *tödlichen Unfällen* und bei *Selbstmorden* zu verständigen.

14.3.2
Mitalarmierung der technischen Rettungsdienste, in der Regel der Feuerwehren

Es ist eine Selbstverständlichkeit, beim Eintreffen einer Brandmeldung in der Rettungsleitstelle (in Regionen, in denen die Feuerwehr nicht auch den Rettungsdienst betreibt,) die Feuerwehr mitzualarmieren.

Darüber hinaus gibt es viele Unfallsituationen, die nur durch das Eingreifen der Feuerwehr als universeller, schnell alarmierbarer technischer Rettungsdienst zu bewältigen sind. Die Feuerwehren setzen für diese Zwecke neben Rüstwagen in zunehmendem Umfang kleinere, schnelle und geländegängige Schnellrettungsfahrzeuge ein.

14.3.2.1
Unfälle in einer Umgebung mit gefährlichen Veränderungen der Atemluft

Bei Meldungen über
- Unfälle in Silos, Gärgruben, Jauchegruben,
- Bewußtseinsverlust in Räumen, in denen Feuer unterhalten wird oder Verbrennungsmotoren laufen,
- Gasvergiftungen oder das Freiwerden von Reizgasen

ist sofort die Feuerwehr zu alarmieren, da in der Regel schwerer Atemschutz zur Rettung der Betroffenen eingesetzt werden muß.

14.3.2.2
Unfälle mit gefährlichen Stoffen [5]
(s. Abschn. 28.5)

In der Bundesrepublik Deutschland werden jährlich mehrere 100 Mio. Tonnen gefährliche chemische Produkte und Mineralölprodukte produziert, gelagert und auf den verschiedenen Verkehrsebenen (Straße, Schiene, Luft, See- und Binnenwasserstraßen) transportiert. Bei Unfällen können große Mengen von gefährlichen Stoffen freiwerden, in Brand geraten oder auf andere Weise gefährlich reagieren. Als Hauptgefahren entstehen Explosionen, Brände, Vergiftung, Erstickung und Verätzung sowie radioaktive Strahlenschäden. Zu beachten ist insbesondere die Tatsache, daß Eigenschutz die gleiche Aufmerksamkeit verlangt wie die Hilfe für Verletzte.

Versandstücke (Fässer, Säcke und Container) tragen Gefahrensymbole. Bei Stoffen mit mehreren Eigenschaften können es durchaus 2 oder 3 sein, z.B. „entzündlich, giftig und ätzend". Die Symbole sind auf orangefarbenem quadratischem Grund in schwarzer Farbe abgebildet (Übersicht 14.3).

Für Fahrzeuge, z.B. LKW, die Gefahrgüter in Versandstücken befördern, ist eine Kennzeichnung durch orangefarbene Warntafeln vorgeschrieben. *Achtung*, in den meisten Fällen handelt es sich um Sammeltransporte mit verschiedenen Gütern.

Für Straßentankzüge, Silofahrzeuge, Flüssigkeitscontainer und Eisenbahnkesselwagen ist außerdem ein Kennzeichnungssystem durch orangefarbene Schilder mit 2 Zahlengruppen vorgeschrieben. Die obere Zahl kennzeichnet die Gefahrnummer entsprechend der Klasse, die 2. und 3. Zahl weist auf zusätzliche Gefahren hin.

Hinweise zum Verhalten bei Unfällen mit gefährlichen Stoffen s. Anhang C.

14.3.2.3
Einklemmungs- und Verschüttungsunfälle

Bei Verkehrsunfällen mit Automobilen, Schienenfahrzeugen und Flugzeugen, Unfällen im Tiefbau oder Explosionsunglücken in Gebäuden muß die Feuerwehr zur Rettung der Unfallverletzten und zur Sicherung des medizinischen Rettungspersonals z.T. mit aufwendigem hydraulischem Gerät und spezieller Sachkenntnis, tätig werden.

14.3.2.4
Hochspannungs- und Starkstromunfälle

Neben einer sofortigen Information des zuständigen Elektrizitätswerkes wird die Feuerwehr zur Durchführung der technischen Rettungsmaßnahmen alarmiert.

14.3.2.5
Wasserunfälle (s. Abschn. 28.9) [9]

Zumindest in Großstädten verfügen die Feuerwehren über eigene Taucher, die zur Rettung im Wasser Versunkener eingesetzt werden.

In vielen Gegenden gibt es Rettungstaucher der Wasserrettungsdienste DLRG und Wasserwacht.

14.3.3
Vorinformation der Klinik

Bei Meldungen über spezielle Notfälle, z.B. Abriß einer Extremität oder eine größere Zahl akut behandlungsbedürftiger Patienten (Massenunfall, Massenvergiftung), sind die für die Patientenaufnahme in Frage kommenden Kliniken vorzuwarnen, damit in den Krankenhäusern organisatorische Vorbereitungen anlaufen können. **1** (s. Abschn. 28.1)

14.3.4
Verhalten des Leitstellenpersonals bei Meldungen über Infektionskrankheiten oder Erkrankungen nach dem Bundesseuchengesetz

Rettungsassistenten und Rettungssanitäter müssen Grundkenntnisse über Infektionskrankheiten haben; sie müssen in Zweifelsfällen durch Nachschlagen in diesem Lehrbuch oder in speziellen Dienstanweisungen Erkrankungen nach dem Bundesseuchengesetz als solche einordnen und sich den Vorschriften entsprechend verhalten.

14.3.4.1
Gesetzmäßigkeiten bei Infektionskrankheiten

Infektionskrankheiten werden durch lebende Mikroorganismen verursacht, die
- in den Organismus eindringen,
- sich vermehren und
- charakteristische Reaktionen des Körpers

hervorrufen.

a) Übertragungsarten
- *direkt* vom erkrankten zum gesunden Menschen,
- *indirekt* über Gesunde (Zwischenträger), Gegenstände und Tiere.

b) Infektionsarten
- *lokale* Infektion, z.B. Abszesse,
- *generalisierte* Infektion, z.B. Masern, Windpocken.

Übersicht 14.3. Transport gefährlicher Güter

1) Gefahrensymbole und Gefahrenbezeichnungen

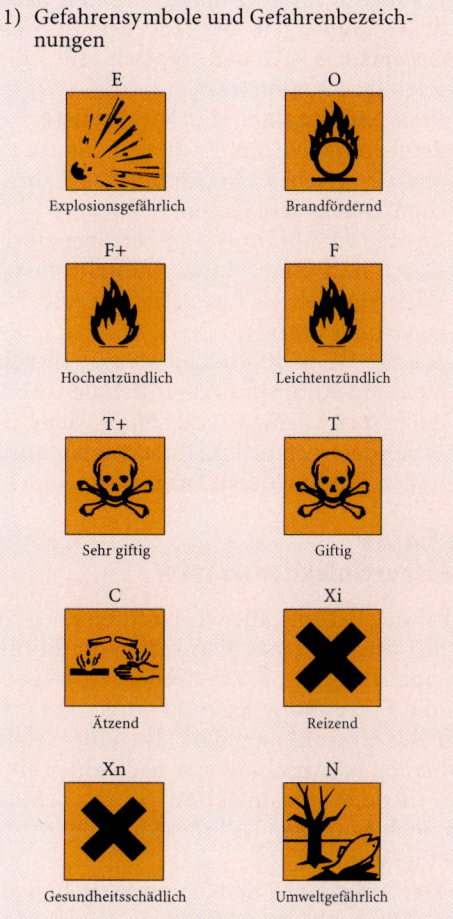

2) Warntafel
Straßenfahrzeuge und Eisenbahnwaggons, die bestimmte gefährliche Güter transportieren, müssen durch orangefarbene Warntafeln (30 x 40 cm) markiert sein.

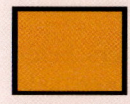

Gefahrennummer (Kemler-Nummer)
Stoffnummer (UN-Nummer)

Allgemeine Kennzeichnung (Sammeltransporte)

Spezielle Kennzeichnung (z. B. Natrium)

Die Warntafeln weisen in ihrer *oberen Hälfte* eine 2- oder 3ziffrige Zahlenkombination – die Gefahrennummer (Kemler-Nummer) – auf.

Die Ziffernkombination in der unteren Hälfte der Warntafel – die Stoffnummer (UN-Nummer) – ermöglicht die Ermittlung des Stoffnamens des gefährlichen Gutes. Genauere Informationen über Gefahren und Schutzmaßnahmen erhält man über entsprechende Nachschlagewerke.

c) Zeitlicher Ablauf

- Inkubationszeit: symptomlose Zeit nach dem Eindringen der Erreger in den Organismus (Dauer typisch für die jeweilige Krankheit).
- *Prodromalstadium:* uncharakteristische Erscheinungen am Ende der Inkubationszeit (Fieber, Kopfschmerz, Erbrechen, Gliederschmerzen).
- *Eigentliche Erkrankung:* erregerspezifisch, bestimmt durch Eintrittpforte, Widerstandskraft des Patienten und Eigenart der Erreger.
- *Seuche:* Wenn zahlreiche Menschen von einer Infektionskrankheit befallen werden, spricht man von einer Seuche. Besonders gefährliche Infektionskrankheiten sind meldepflichtig.

14.3.4.2
Transport Infektionskranker

Wird der Rettungsdienst durch einen Arzt zum Transport eines Kranken in die Klinik alarmiert, so ist im Zweifelsfall zu fragen, ob die Erkrankung ansteckend ist. Je nach Art der Erkrankung darf das eingesetzte Fahrzeug im Anschluß erst nach einer entsprechenden Desinfektion durch einen staatlich geprüften Desinfektor wieder verwendet werden.

Der Auszug aus dem Bundesseuchengesetz (Übersicht 14.4) dient als Nachschlagemöglichkeit.

14.3.4.3
Erkrankungen
nach dem Bundesseuchengesetz*

Das Bundesseuchengesetz unterscheidet zwischen Erkrankungen, bei denen jeder Todesfall, allein die Erkrankung oder sogar schon der Verdacht einer Erkrankung dem zuständigen Gesundheitsamt gemeldet werden muß. Im allgemeinen ist davon auszugehen, daß der behandelnde Arzt oder das Krankenhaus die notwendige Meldung abgeben. Wenn dies ausnahmsweise nicht geschieht, ist auch *„jede mit der Pflege oder*

---

* Stand: 27. Juni 1988

Behandlung des Erkrankten berufsmäßig beschäftigte Person" anzeigepflichtig.

14.3.4.4
Sonderfall „Aids-Erkrankter"

Aids ist z.Z. nicht meldepflichtig, es gelten aber die gleichen Hygienevorschriften wie beim Transport meldepflichtiger Infektionskranker!

14.3.4.5
Sonderfall „Pockenverdacht"

Ein Pockenverdacht ist sofort dem zuständigen Gesundheitsamt zu melden. Der Transport, in der Regel in Spezialfahrzeugen und unter besonderen Sicherheitsvorkehrungen, darf erst nach einer ärztlichen Vorklärung und nur in besondere Kliniken erfolgen (regionaler Pockenalarmplan).

14.4
Rettung und Bergung
von Notfallpatienten (Abb. 14.5)

Obwohl bereits durch gezielte Rückfragen des Leitstellenpersonals festgestellt werden muß, ob am Notfallort technische Rettungsmaßnahmen erforderlich sind, kann es immer wieder vorkommen, daß medizinisches Rettungspersonal plötzlich mit den mitgeführten leichten Rettungsgeräten arbeiten muß. Entweder gibt es in der näheren Umgebung des Notfallorts keine schnell zu alarmierende Feuerwehr, oder deren Eintreffen kann wegen besonderer Dringlichkeit nicht abgewartet werden.

Bei Explosions- oder Brandgefahr, bei bereits brennendem Fahrzeug oder nach Befreiung eines sitzend eingeklemmten Fahrzeuginsassen kommt der modifizierte Rautek-Rettungsgriff zur Anwendung (Abb. 14.6.).

In anderen Fällen muß die Zusammenarbeit zwischen medizinischen und technischen Rettungsteams am Unfallort auf engstem Raum stattfinden.

Während bei eingeklemmten Patienten Schock- und Schmerzbekämpfung, Intubation und Beatmung durchgeführt werden,

Übersicht 14.4. Gesetz zur Verhütung und Bekämpfung übertragbarer Krankheiten beim Menschen (Bundesseuchengesetz, Auszug; Stand: 27. Juni 1985)

Meldepflicht
§ 3

1. **Zu melden ist der Krankheitsverdacht, die Erkrankung sowie der Tod an**
    1. Botulismus,
    2. Cholera,
    3. Enteritis infectiosa
        a) Salmonellose,
        b) übrigen Formen einschließlich mikrobiell bedingter Lebensmittelvergiftung,
    4. Fleckfieber,
    5. Lepra,
    6. Milzbrand,
    7. Ornithose,
    8. Paratyphus A, B und C,
    9. Pest,
    10. Pocken,
    11. Poliomyelitis,
    12. Rückfallfieber,
    13. Shigellenruhr,
    14. Tollwut,
    15. Tularämie,
    16. Typhus abdominalis,
    17. virusbedingtem hämorrhagischem Fieber.

2. **Zu melden ist die Erkrankung sowie der Tod an**
    1. angeborener
        a) Zytomegalie,
        b) Listeriose,
        c) Lues,
        d) Toxoplasmose,
        e) Rötelnembryopathie,
    2. Brucellose,
    3. Diphtherie,
    4. Gelbfieber,
    5. Leptospirose
        a) Weil-Krankheit,
        b) übrige Formen,
    6. Malaria,
    7. Meningitis/Enzephalitis
        a) Meningokokkenmeningitis,
        b) anderen bakteriellen Meningitiden,
        c) Virusmeningoenzephalitis,
        d) übrigen Formen,

    8. Q-Fieber,
    9. Rotz,
    10. Trachom,
    11. Trichinose,
    12. Tuberkulose (aktive Form)
        a) der Atmungsorgane,
        b) der übrigen Organe,
    13. Virushepatitis
        a) Hepatitis A,
        b) Hepatitis B,
        c) nicht bestimmbare und übrige Formen,
    14. anaerober Wundinfektion,
        a) Gasbrand/Gasödem,
        b) Tetanus.

3. **Zu melden ist der Tod an**
    1. Influenza (Virusgrippe)
    2. Keuchhusten,
    3. Masern,
    4. Puerperalsepsis,
    5. Scharlach.

4. **Zu melden ist jeder Ausscheider von**
    1. Choleravibrionen,
    2. Salmonellen
        a) S. typhi,
        b) S. paratyphi A, B und C,
        c) übrige,
    3. Shigellen.

5. **Zu melden ist die Verletzung eines Menschen durch ein tollwutkrankes oder -verdächtiges Tier sowie die Berührung eines solchen Tieres oder Tierkörpers.**

§ 4

1. **Zur Meldung sind verpflichtet**
    1. der behandelnde oder sonst hinzugezogene Arzt, im Fall des § 3 Abs. 5 auch der Tierarzt,
    2. jede sonstige mit der Behandlung oder der Pflege des Betroffenen berufsmäßig beschäftigte Person.

laufen gleichzeitig Bemühungen mit technischen Rettungsgeräten zur Befreiung Verletzter.

Rettungsassistenten und Rettungssanitäter sollten die Prinzipien und die Gefahren der Rettungsmaßnahmen der Feuerwehr kennen. In absoluten Ausnahmesituationen, z.B. zur Versorgung Eingeklemmter in gasverseuchten Räumen, wird entsprechend ausgebildetes medizinisches Personal unter schwerem Atemschutz den Notfallpatienten behandeln.

Aus diesem Grund ist eine entsprechende 1- bis 2tägige Kurzausbildung des medizinischen Personals durch eine Berufsfeuerwehr erforderlich.

Diese Ausbildung muß so angelegt sein, daß das Rettungspersonal
- die Selbstgefährdung, z.B. bei Löschversuchen, abschätzen kann,

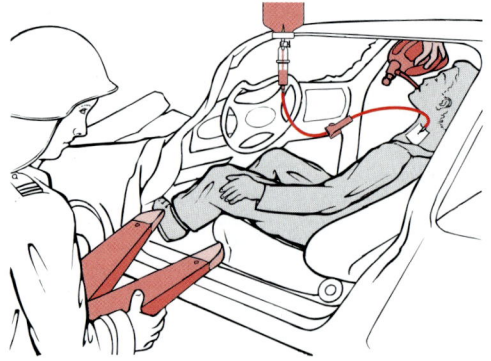

Abb. 14.5. Rettung von Notfallpatienten

- technische Maßnahmen unter Einsatz einfacher Hilfsmittel erlernt,
- die Begrenztheit dieser Hilfe kennt, um eine Nachalarmierung der Fachkräfte nicht zu verzögern und
- von der Wirksamkeit der technischen Rettungsmaßnahmen durch die Spezialdienste weiß.

Wenn diese Voraussetzungen erfüllt sind, ergänzen sich die Maßnahmen beider Rettungsdienste sinnvoll. Bei Unfällen mit mehreren Notfallpatienten werden vom medizinischen Team unter Berücksichtigung der unterschiedlichen Lebensgefährdung Hinweise für die *Prioritäten* der technischen Maßnahmen gegeben, die Feuerwehr bestimmt die *Verfahren* der möglichst schonenden technischen Rettung.

14.5
Einsatztaktik des Rettungsdienstes beim Massenanfall und bei Katastrophen
(Abb. 14.7)

Der Massenanfall Verletzter, seltener Erkrankter, ereignet sich viel häufiger als echte Katastrophen. Unter diesen Umständen liegt die zu bewältigende Aufgabe unterhalb der Schwelle der behördlich definierten Katastrophe, aber oberhalb der rettungsdienstlichen Regelversorgung. Bei solchen Ereignissen oder bei Katastrophen, die zum Anfall einer größeren Zahl von Notfallpatienten führen, muß die Leit-

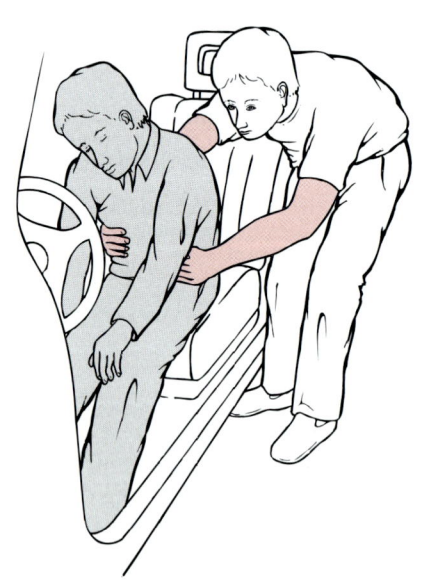

a

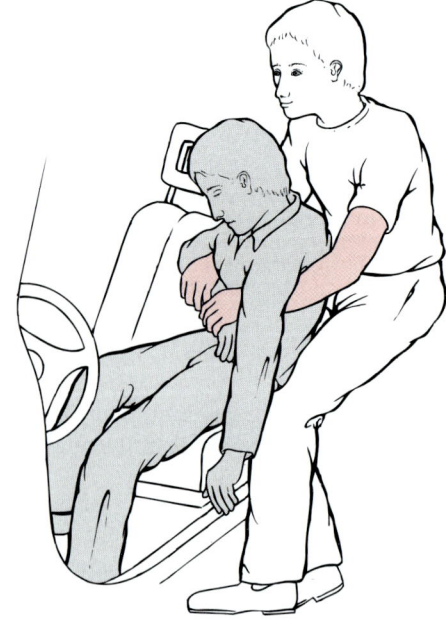

b

Abb. 14.6 a, b. Rautek-Rettungsgriff bei sitzendem Patienten: **a** Herumziehen des Patienten an den Hüften, **b** Herausziehen

stelle des medizinischen Rettungsdienstes sofort besonders wichtige organisatorische Aufgaben abwickeln. Beim Massenanfall, überwiegend bei Großunfällen, arbeitet die Rettungsleitstelle eigenständig, bei Überschreiten der Katastrophenschwelle wird sie Einsatz- oder Katastrophenstäben unterstellt.

- Alarmierung des leitenden Notarztes. Der leitende Notarzt ist ein im Rettungsdienst besonders erfahrener Notfallmediziner, der in solchen Situationen die Beurteilung der Lage und die medizinisch-organisatorische Abwicklung des gesamten Geschehens vor Ort übernimmt. (Nachdem in den Stadtstaaten gute Erfahrungen gesammelt wurden, sollen zunehmend auch in anderen Bundesländern leitende Notärzte bestimmt und über Funkmeldeempfänger

in das Alarmierungssystem einbezogen werden.) Gegebenenfalls übernimmt ein organisatorischer Leiter der Rettungsorganisation oder der Feuerwehr die taktische Führung der am Einsatz beteiligten nichtärztlichen Einsatzkräfte, während der leitende Notarzt die verfügbaren Ärzte, die Einsatzteams vor Ort und die medizinischen Maßnahmen im engeren Sinne koordiniert. (s. Abschn. 28.16) **16**

- Alarmierung von Notärzten zur Patientenversorgung im vorklinischen Bereich.
- Alarmierung von Schnelleinsatzgruppen (SEG), soweit im Zuständigkeitsbereich der Rettungsleitstelle verfügbar.
- Alarmierung von Sanitätsbereitschaften zur Versorgung der Betroffenen und zur Besetzung von zusätzlichen Rettungsfahrzeugen.

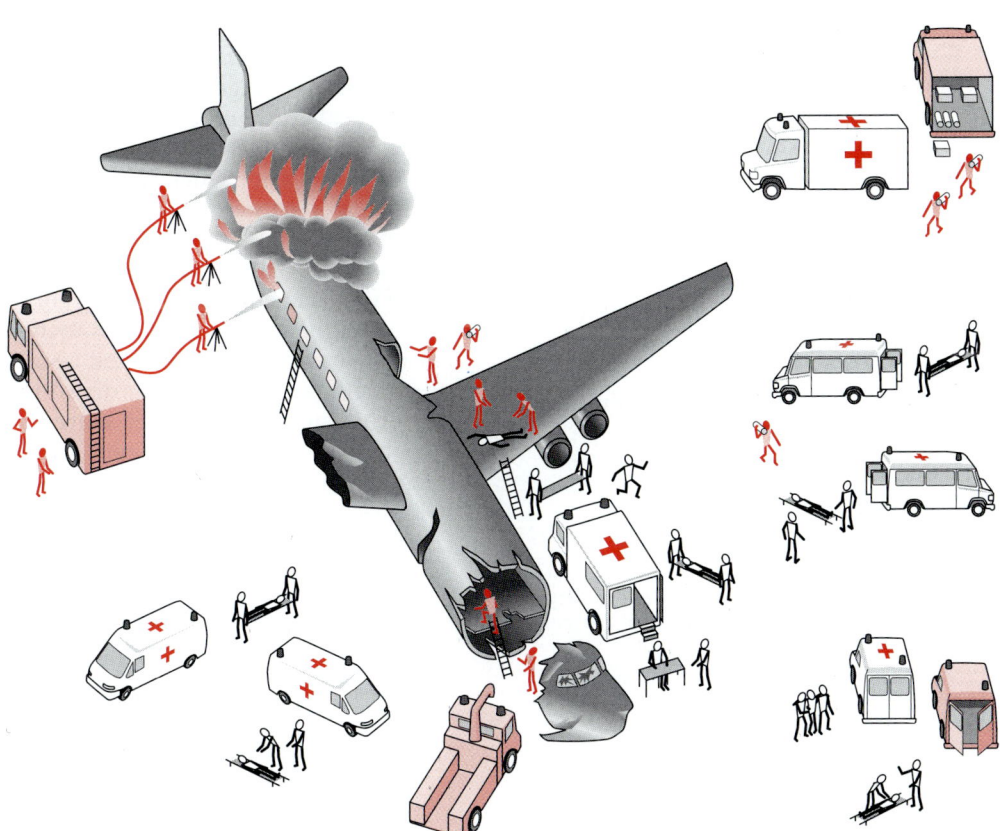

Abb. 14.7. Massenunfälle und Katastrophen

Übersicht 14.5. Statische Klinikdaten

1. Zahl der Akutkrankenhäuser,

2. Örtliche Verteilung in der Region,

3. Fachabteilungen,

4. Zahl der Operationstische,

5. Bettenzahlen (Notbetten),

6. Spezialeinrichtungen:
   ● Notarztdienst,
   ● Verbrennungsbetten,
   ● Blutbank/Depot,
   ● Toxikologie,

7. Eingruppierung für den Katastrophenfall:
   ● Schwerpunktklinik,
   ● Ausweichkrankenhaus.

● Information der Leitstellen in benachbarten Rettungsdienstbereichen, ggf. Einsatzsteuerung von dort entsandter bodengebundener Fahrzeuge.
● Alarmierung von Rettungshubschraubern zum Transport von Notfallpatienten in *mehrere geeignete* Kliniken auch über größere Entfernungen.
● Vorinformation geeigneter Kliniken über den bevorstehenden Antransport einer größeren Zahl von Notfallpatienten.

Für solche Geschehnisse müssen in den Leitstellen wichtige statische Informationen, z.B. über Klinikstrukturen, Bettenzahlen etc., gesammelt vorliegen (Übersicht 14.5).

Noch wichtiger sind aber bei akuten Geschehnissen dynamische Klinikdaten

Übersicht 14.6. Dynamische Klinikdaten

1. Verfügbarkeit
   ● eines Arztes für die medizinische Einsatzleitung am Notfallort (leitender Notarzt),
   ● von Ärzten für die präklinische Versorgung beim Massenanfall,

2. personelle Einsatzbereitschaft für die klinische Versorgung,

3. Zahl der Operationsteams,

4. freie/blockierte Operationstische

5. freie/blockierte Intensivbetten/Beatmungsplätze,

6. freie/belegte Betten.

(Übersicht 14.6), die möglichst schnell im informierten/alarmierten Krankenhaus erfaßt und der Rettungsleitstelle zur Steuerung der Einlieferung der Notfallpatienten bzw. zur Information des leitenden Notarztes vor Ort zurückgemeldet werden müssen.

Die Vorstellung, über die Zahl der freien Betten oder der Betten, die kurzfristig zur Verfügung gestellt werden können, müsse man die Zahl der in einem Krankenhaus einzuliefernden Patienten ableiten, ist falsch, denn der begrenzende Faktor sind vielmehr Akutversorgungskapazitäten, z.B. freie/besetzbare Operationstische, Operations- und Anästhesieteams und freie Intensivbetten (Übersicht 14.7).

Bei Massenunfällen hat sich in den letzten Jahren gezeigt, daß sehr häufig zuviele akut behandlungsbedürftige Patienten in ein einziges oder einige wenige nahegelegene Krankenhäuser transportiert werden. Damit wurde die Katastrophe nur vom Notfallort in die Klinik verlagert.

Auch leistungsfähige Schwerpunktkliniken sind vorübergehend überfordert, wenn außerhalb der regulären Dienstzeit plötzlich 2-3 Patienten eingeliefert werden, die alle sofort operiert werden müssen. **16** (s. Abschn. 28.16)

Bei Voralarmierung während der Dienstzeit wird in den Krankenhäusern das vorgesehene Routineprogramm unterbrochen, außerhalb der regulären Dienstzeit werden ärztliche Hintergrunddienste, dienstfreie Ärzte, Schwestern und Pfleger alarmiert. Labor und Blutbank sind personell zu verstärken, ein geeigneter Raum für Sichtung und klinische Erstversorgung wird festge-

Übersicht 14.7. Rettungstaktik bei Massenanfall und Katastrophen

Nicht langfristige Überlastung weniger Kliniken,

sondern

**großflächige Patientenverteilung
in viele Krankenhäuser,**

um

**möglichst schnell und für viele eine individual-
medizinische Versorgung sicherzustellen.**

legt und vorbereitet. Klinische Versorgungsteams werden gebildet, nichtbetroffene Fachabteilungen delegieren Ärzte und Assistenzpersonal.

14.6
Klinikauswahl (Abb. 14.8)

In ländlichen Regionen und kleinen Städten werden Notfallpatienten in der Regel in das örtlich zuständige Krankenhaus eingeliefert. Das nächstgelegene Krankenhaus ist für einen Teil der Notfallpatienten aber nicht das geeignete Krankenhaus. Patienten, die in Intensivstationen bzw. speziellen Abteilungen, z.B. Neurochirurgie oder Verbrennungsabteilung, behandelt werden müssen, werden nach der klinischen Erstversorgung im Einlieferungskrankenhaus im Rahmen von Sekundäreinsätzen verlegt.

Nur wenn die Klinik mit Endversorgungsmöglichkeiten in einer geringen Entfernung mit einem vertretbaren Risiko für den ärztlich noch nicht behandelten Notfallpatienten erreicht werden kann, werden eigenständig tätige Rettungsassistenten und Rettungssanitäter den Patienten dorthin transportieren.

14.7
Klinikübergabe

Früher hatte das nichtärztliche Rettungspersonal nur Maßnahmen der *klassischen Ersten Hilfe* durchzuführen und den Patienten in die Klinik zu *transportieren*. Seit Jahren wird das Rettungspersonal im Erkennen und der Wertung der wichtigsten lebensbedrohlichen Zustandsbilder und in der Durchführung lebensrettender Sofortmaßnahmen ausgebildet.

Dadurch sind neue Voraussetzungen geschaffen. Rettungsassistenten und Rettungssanitäter werden viele wichtige Einzelheiten

- über den Erkrankungsverlauf,
- den Unfallhergang,
- die Erstbefunde,
- die Befundänderungen während des Transportes,
- Zustandsänderungen durch ihre Versorgungsmaßnahmen

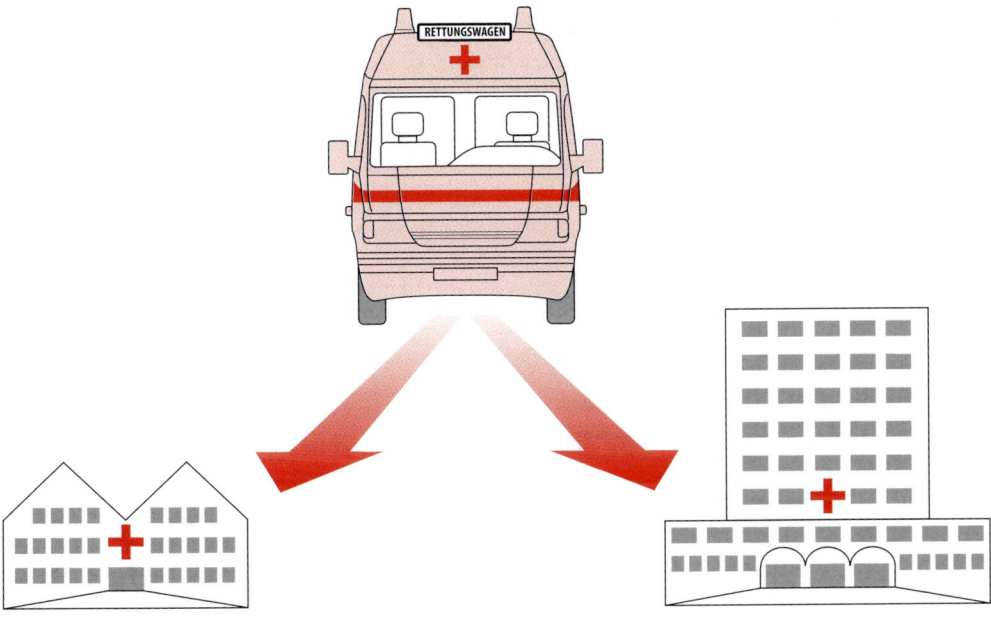

Abb. 14.8. Klinikauswahl

registrieren und dem Arzt in der Klinik mitteilen. Sinnvoll ist die Verwendung eines Klinikübergabebogens, bei dem durch Verzicht auf Normalbefunde und eine schematische Darstellung der häufigsten krankhaften Befunde nur wenige schriftliche Angaben erforderlich werden (Abb. 14.9 und Tabelle 14.1).

14.8 Einsatzprotokolle

14.8.1 Bundeseinheitliches DIVI-Notarzteinsatzprotokoll

Bereits auf dem 4. Rettungskongreß des Deutschen Roten Kreuzes 1978 wurde eine bundeseinheitliche Dokumentation aller Notarzteinsätze, aber auch der Einsätze des

Tabelle 14.1 Einsatzbewertung (*RS* Bewertung durch Rettungssanitäter; *NA* differenziertere Bewertung durch den Notarzt)

	Bewertungsstufe	
Nicht- oder nur Leichtverletzte oder Erkrankte:	RS	NA
Kein krankhafter Befund, keine Verletzungen.		0
Nicht akut behandlungsbedürftige Erkrankungen, z.B. flüchtige Hypotonie; geringfügige Verletzungen, z.B. Prellung, Schürfung.	I	1
Mäßig schwere Verletzungen, z.B. Finger-, Zehenbrüche, Distorsionen; keine notärztlichen Maßnahmen erforderlich, aber klinische Diagnose und ggf. Therapie, z.B. Verdachtsdiagnose stenokardischer Anfall.		2
Schwere Erkrankungen oder Verletzungen ohne akute Lebensgefahr:		
Schwere, nicht lebensgefährliche Erkrankung; notärztliche Maßnahmen erforderlich, z.B. leichter Asthmaanfall; schwere, aber nicht gefährliche Verletzungen, Schädelprellungen, Schädel-Hirn-Trauma, einfache Brüche, Bandrisse, drohender Schock usw.		3
Keine akute Lebensgefahr; Entwicklung einer Vitalgefährdung aber nicht ausschließbar, z.B. Verdacht auf Herzinfarkt; schwere, allein nicht gefährliche Verletzungen mehrerer Körperteile, z.B. Schädel-Hirn-Trauma, ausgedehnte Frakturen, Verbrennungen 3. Grades usw.	II	4
Akut lebensbedrohte Notfallpatienten:		
Herzinfarkt mit Rhythmusstörungen, Lungenödem, komatöse Zustände, schwere gefährliche Verletzungen vorwiegend einen Körperteil betreffend, z.B. intrakranielle Blutungen, ausgedehnte komplizierte Trümmerbrüche, Beckenbrüche, Rippenserienbrüche, Querschnittlähmung, mechanische Verlegung der Atemwege, arterielle Schnittverletzungen usw.	III	5
Akuter Atem- und/oder Kreislaufstillstand, schwere Verletzungen mehrerer Körperteile, z.B. schwerste Atemstörungen bei Hirnkontusionen, Thoraxquetschungen und mehrfache Brüche, Bauchverletzungen und mehrere Brüche, Verbrennungen über 30% der Körperoberfläche, Herz- und Kreislaufstillstand usw.		6
Tödliche Verletzungen und Erkrankungen:		
Tod am Notfallort, auch nach Reanimationsversuch.	IV	7

Die für die Einsatzbewertung durch den Notarzt beschriebene 7stufige Skalierung des DIVI-Notarztprotokolls entspricht dem NACA-Score (National Advisory Committee For Aeronautics). In ausführlicheren tabellarischen Übersichten werden noch genauer traumatologische und nichttraumatologische Krankheitsbilder beschrieben.

Scores sind Bewertungsverfahren, mit deren Hilfe durch Summierung einzelner Punktwerte für physiologische und besonders pathophysiologische Befunde eine objektive Einschätzung der Beeinträchtigung des Organismus wiedergegeben werden soll. Vor allem in den USA wurden in den letzten Jahrzehnten verschiedene Trauma-Scores entwickelt.

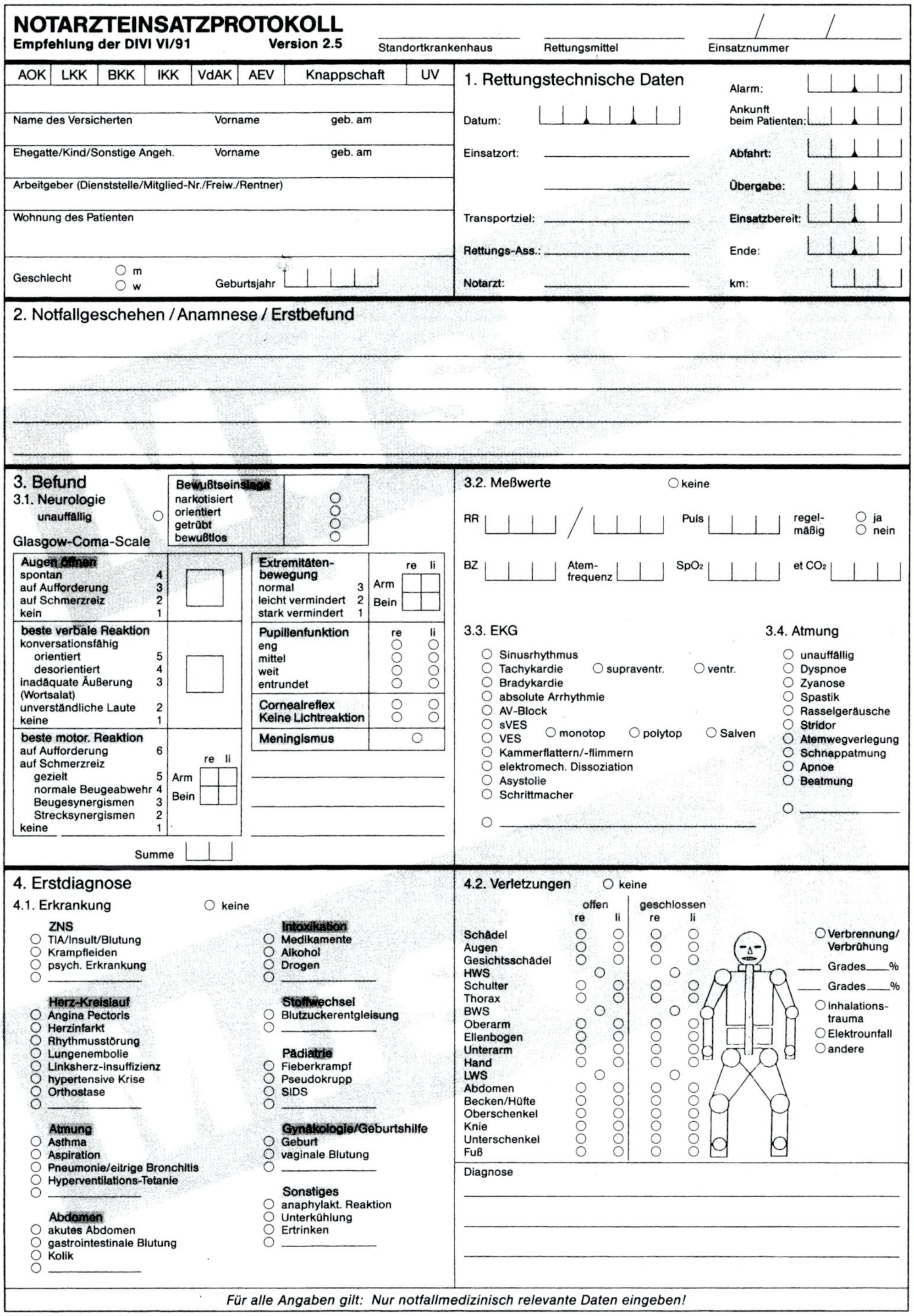

Grundsätze

NOTARZTEINSATZPROTOKOLL
Empfehlung der DIVI VI/91   **Version 2.5**   Standortkrankenhaus   Rettungsmittel   Einsatznummer

AOK	LKK	BKK	IKK	VdAK	AEV	Knappschaft	UV

Name des Versicherten   Vorname   geb. am

Ehegatte/Kind/Sonstige Angeh.   Vorname   geb. am

Arbeitgeber (Dienststelle/Mitglied-Nr./Freiw./Rentner)

Wohnung des Patienten

Geschlecht ○ m ○ w   Geburtsjahr

1. Rettungstechnische Daten
Alarm:
Datum: Ankunft beim Patienten:
Einsatzort: Abfahrt:
Übergabe:
Transportziel: Einsatzbereit:
Rettungs-Ass.:   Ende:
Notarzt: km:

2. Notfallgeschehen / Anamnese / Erstbefund

3. Befund
3.1. Neurologie
unauffällig ○

Bewußtseinslage
○ narkotisiert
○ orientiert
○ getrübt
○ bewußtlos

Glasgow-Coma-Scale

Augen öffnen
spontan 4
auf Aufforderung 3
auf Schmerzreiz 2
kein 1

beste verbale Reaktion
konversationsfähig
orientiert 5
desorientiert 4
inadäquate Äußerung 3
(Wortsalat)
unverständliche Laute 2
keine 1

beste motor. Reaktion
auf Aufforderung 6
auf Schmerzreiz
gezielt 5
normale Beugeabwehr 4
Beugesynergismen 3
Strecksynergismen 2
keine 1

Summe

Extremitätenbewegung   re li
normal 3 Arm
leicht vermindert 2 Bein
stark vermindert 1

Pupillenfunktion re li
eng ○ ○
mittel ○ ○
weit ○ ○
entrundet ○ ○

Cornealreflex ○ ○
Keine Lichtreaktion ○ ○

Meningismus ○

3.2. Meßwerte ○ keine
RR   /   Puls   regelmäßig ○ ja ○ nein
BZ   Atemfrequenz   SpO₂   etCO₂

3.3. EKG
○ Sinusrhythmus
○ Tachykardie ○ supraventr. ○ ventr.
○ Bradykardie
○ absolute Arrhythmie
○ AV-Block
○ sVES
○ VES ○ monotop ○ polytop ○ Salven
○ Kammerflattern/-flimmern
○ elektromech. Dissoziation
○ Asystolie
○ Schrittmacher
○

3.4. Atmung
○ unauffällig
○ Dyspnoe
○ Zyanose
○ Spastik
○ Rasselgeräusche
○ Stridor
○ Atemwegverlegung
○ Schnappatmung
○ Apnoe
○ Beatmung
○

4. Erstdiagnose
4.1. Erkrankung ○ keine

ZNS
○ TIA/Insult/Blutung
○ Krampfleiden
○ psych. Erkrankung

Herz-Kreislauf
○ Angina Pectoris
○ Herzinfarkt
○ Rhythmusstörung
○ Lungenembolie
○ Linksherz-Insuffizienz
○ hypertensive Krise
○ Orthostase
○

Atmung
○ Asthma
○ Aspiration
○ Pneumonie/eitrige Bronchitis
○ Hyperventilations-Tetanie

Abdomen
○ akutes Abdomen
○ gastrointestinale Blutung
○ Kolik
○

Intoxikation
○ Medikamente
○ Alkohol
○ Drogen

Stoffwechsel
○ Blutzuckerentgleisung

Pädiatrie
○ Fieberkrampf
○ Pseudokrupp
○ SIDS

Gynäkologie/Geburtshilfe
○ Geburt
○ vaginale Blutung
○

Sonstiges
○ anaphylakt. Reaktion
○ Unterkühlung
○ Ertrinken
○

4.2. Verletzungen ○ keine

	offen re	offen li	geschlossen re	geschlossen li
Schädel	○	○	○	○
Augen	○	○	○	○
Gesichtsschädel	○	○	○	○
HWS			○	
Schulter	○	○	○	○
Thorax			○	
BWS			○	
Oberarm	○	○	○	○
Ellenbogen	○	○	○	○
Unterarm	○	○	○	○
Hand	○	○	○	○
LWS			○	
Abdomen	○		○	
Becken/Hüfte	○	○	○	○
Oberschenkel	○	○	○	○
Knie	○	○	○	○
Unterschenkel	○	○	○	○
Fuß	○	○	○	○

○ Verbrennung/Verbrühung
Grades____%
Grades____%
○ Inhalationstrauma
○ Elektrounfall
○ andere

Diagnose

Für alle Angaben gilt: Nur notfallmedizinisch relevante Daten eingeben!

Abb. 14.9. Bundeseinheitliches DIVI-Notarzteinsatzprotokoll

zu beziehen bei: Richard Scherpe Grafische Betriebe GmbH. Stormarnstraße 34 · 2000 Norderstedt · Tel. 040/5 25 10 55 · Fax 040/5 25 30 33
DIVI-Auswerthmöglichkeit: Institut für Medizinische Statistik und Dokumentation der Medizinischen Universität, Ratzeburger Allee 160, 2400 Lübeck, Telefon 0451/500 27 88
6/92

5. Verlauf

| Puls •̇• | HDM ⬥ | In/Extubation ↓↑ | ○ Spontanatmung | Verlaufsbeschreibung: |
| RR ᵛ ᵛ ∧ ∧ | Defibrillation ↯ | Transport T | ◉ assistierte Beatmung
● kontrollierte Beatmung | |

220
200
180
160
140
120
100
80
60
40

SpO2/Temp

-- 15 30 45 -- 15 30 45 -- 15 30

6. Maßnahmen

6.1. Herz/Kreislauf

○ keine
○ Herzdruckmassage
○ Defibrillation/Kardioversion

☐ Anzahl

☐☐ Joule
letzte Defibrillation

○ Schrittmacher (extern)
○ peripher venöser Zugang Anzahl ☐

Ort: _____

○ zentral venöser Zugang Anzahl ☐

Ort: _____

○ Spritzenpumpe Anzahl ☐

6.2. Atmung

○ keine
○ Sauerstoffgabe l/min ☐☐
○ Freimachen der Atemwege
○ Absaugen
○ Intubation
  ○ oral   ○ nasal
                Größe
           Ch ☐☐
○ Beatmung
  ○ manuell   ○ maschinell

AMV ☐☐   AF ☐☐
PEEP ☐☐   FiO₂ ☐☐

_____

6.5. Medikamente

	Medikamente	Dosis
○ keine		
01 ○ Analgetika	_____	
02 ○ Antiarrhythmika	_____	
03 ○ Antidota	_____	
04 ○ Antiemetika	_____	
05 ○ Antiepileptika	_____	
06 ○ Antihypertensiva	_____	
07 ○ Bronchodilatantien	_____	
08 ○ Diuretika	_____	
09 ○ Glucose	_____	
10 ○ Katecholamine	_____	
11 ○ Kortikosteroide	_____	
12 ○ Muskelrelaxantien	_____	
13 ○ Narkotika	_____	
14 ○ Sedativa	_____	
15 ○ Vasodilatantien	_____	
16 ○ Sonstige	_____	
21 ○ kristalloide Infusion	_____	
22 ○ kolloidale Infusion	_____	
23 ○ Pufferlösung	_____	
24 ○ Sonstige	_____	

6.3. Weitere Maßnahmen

○ keine

○ Anästhesie
○ Blutstillung
○ Magensonde
○ Verband
○ Reposition
○ besondere Lagerung, Art: _____
○ Thoraxdrainage/Punktion
  ○ re   ○ li
           Ch ☐☐

Ort: _____

○ sonstiges

6.4. Monitoring

○ keine

○ EKG-Monitor
○ 12-Kanal-EKG
○ SpO₂
○ Kapnometrie
○ manuelle RR
○ oszillometrische RR
○ Temperatur
○ sonstiges

7. Übergabe

Zustand   Glasgow Coma Scale
○ verbessert
○ gleich
○ verschlechtert   ☐☐

8. Ergebnis

8.1. Einsatzbeschreibung

○ Transport ins Krankenhaus
○ Sekundäreinsatz
○ Fehleinsatz
○ Patient lehnt Transport ab
○ nur Untersuchung/Behandlung
○ Übergabe an anderes
  Rettungsmittel
○ Übernahme von arztbesetztem
  Rettungsmittel,
  Art

_____

○ Reanimation primär erfolgreich
○ Reanimation primär erfolglos
○ Tod auf dem Transport
○ Todesfeststellung
  Zeit

_____

8.2. Ersthelfermaßnahmen

○ suffizient
○ insuffizient
○ keine

8.3. Notfallkategorie

○ kein Notfall
○ akute Erkrankung
○ Vergiftung
○ Verletzung
Unfall
○ Verkehr
○ Arbeit
○ Sonstiger

8.4. NACA-Score

○ I geringfügige Störung
○ II ambulante Abklärung
○ III station. Behandlung
○ IV akute Lebensgefahr
  nicht auszuschließen
○ V akute Lebensgefahr
○ VI Reanimation
○ VII Tod

9. Bemerkung

Unterschrift:
Notarzt

Abb. 14.9. Fortsetzung

Assistenzpersonals im Rettungsdienst gefordert. Eine bundeseinheitliche Umsetzung erfolgte aber bisher nicht. Auch heute noch wird vielerorts nicht bzw. auf sehr individuellen (mit anderen kaum vergleichbaren) Protokollen dokumentiert.

Dies ist um so bedauerlicher im Hinblick auf die unterlassene oder sehr individuelle schriftliche Aufarbeitung von Notarzteinsätzen, da es zum einen eine Dokumentationspflicht des Arztes gibt und zum andereneine grundsätzliche Aussagekraft fehlt und die wissenschaftliche Vergleichbarkeit der Ergebnisse nicht gewährleistet ist. Außerdem setzt die Verpflichtung zur Qualitätssicherung eine einheitliche Dokumentation voraus.

Mit großen Mühen wurde nach fast 10 Jahren von Fachleuten 1991/1992 endlich ein bundeseinheitliches Notarzteinsatzprotokoll vorgelegt, das zuvor an verschiedenen Zentren getestet worden war (Abb. 14.9). Das Protokoll ist in 8 Abschnitte gegliedert:
1. Rettungstechnische Daten.
2. Notfallgeschehen/Anamnese/Erstbefund.
3. Befund.
4. Erstdiagnose.
5. Verlauf.
6. Maßnahmen.
7. Übergabe.
8. Ergebnis.

Typische Merkmale können durch Ankreuzen markiert werden, andererseits ist überall Raum für freien Text vorgegeben.

14.8.2
Bundeseinheitliches DIVI-Rettungsdienstprotokoll

Mittlerweile fordern bereits einzelne Landesrettungsdienstgesetze, z.B. in Niedersachsen, die medizinische Dokumentation auch für nicht norarztbegleitete Rettungseinsätze durch Rettungsassistenten bzw. Rettungssanitäter.

Zu diesem Zweck wurde ein dem Notarzteinsatzprotokoll entsprechendes bundeseinheitliches DIVI-Rettungsdienstprotokoll (Abb. 14.10) entwickelt. Es ist in 9 Abschnitte gegliedert:
1. Rettungstechnische Daten.
2. Notfallsituationen.
3. Erstbefund.
4. Erkrankung.
5. Verletzung.
6. Maßnahmen.
7. Ersthelfermaßnahmen.
8. Ergebnis/Übergabe.
9. Zwischenfälle/Ereignisse/Komplikationen.

Dieses Protokoll läßt außerdem ausreichend Raum für freien Text. Bei der Definition der Daten wurde streng darauf geachtet, daß diese mit dem Datensatz des DIVI-Notarzteinsatzprotokolls (Abb. 14.9) kompatibel sind.

Grundsätze

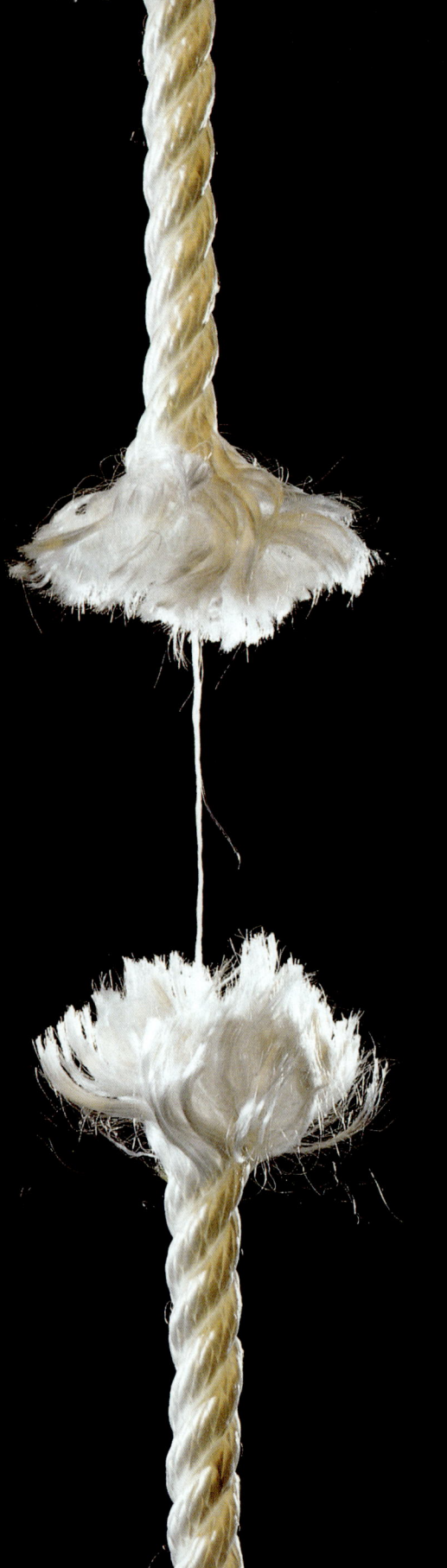

KAPITEL 15

Kreislaufstillstand und Wiederbelebung   **15**

Lernkapitel
Vorboten und Maßnahmen zur Verhinderung der Reanimationsnotwendigkeit werden ebenso deutlich erklärt wie die Symptomatik des klinischen Todes und das regelrechte Zusammenspiel der einzelnen Wiederbelebungsmaßnahmen. Dieses Lernkapitel steht am Ende des Teils I, weil die Wiederbelebung besonders hohe Ansprüche an das Verantwortungsbewußtsein des nichtärztlichen Rettungspersonals stellt und eine entsprechende Qualifikation voraussetzt. Bei der Reanimation müssen alle wichtigen, in den zurückliegenden Kapiteln beschriebenen Kenntnisse und Techniken ineinandergreifen.

Bei vielen lebensbedrohlichen Störungen der Vitalfunktionen, wie z.B. der Verlegung des Rachenraums durch den zurückgesunkenen Zungengrund eines Bewußtlosen, kann man durch rechtzeitiges, gezieltes Eingreifen, in diesem Fall durch Überstrecken des Kopfes und Anheben des Unterkiefers, das Aussetzen von Atmung und Kreislauf verhindern.

Auf andere bedrohliche Krankheitsbilder, wie z.B. die Entwicklung von Rhythmusstörungen nach einem Herzinfarkt, kann das nichtärztliche Personal im Rettungsdienst keinen direkten Einfluß nehmen. Häufig kommt es dann im Anschluß zum Aussetzen des Pulses, zum Kreislaufstillstand.

Werden Notfallpatienten wenige Minuten nach dem Eintritt des akuten Atem- und Kreislaufversagens erreicht oder kommt es im Beisein des Rettungsteams zum plötzlichen Kreislaufstillstand, muß unverzüglich mit Wiederbelebungsmaßnahmen begonnen werden.

Nur im Endstadium unheilbarer Krankheiten entfällt diese strenge Verpflichtung. Meist sind aber die entsprechenden Hintergrundinformationen nicht bekannt, so daß solche Situationen im Rettungsdienst seltene Ausnahmen darstellen.

15.1
Kreislaufstillstand

Früher wurden die Begriffe „Herzstillstand", „Kreislaufstillstand" und „Herz-Kreislauf-Stillstand" unterschiedslos verwendet, wenn kein Puls mehr tastbar und für den Arzt keine Herztöne mehr hörbar waren.   **1 9 15 18 18**
(s. Abschn. 28.1, 28.9, 28.15, 28.18)

Wie im Anschluß ausführlich dargestellt werden soll, gibt es aber Formen des akuten Kreislaufstillstands, bei denen das Herz nicht völlig stillsteht.

> Die *Formen* des Kreislaufstillstands lassen sich nur durch die Ableitung eines EKG unterscheiden. Ohne EKG-Gerät ist an der Pulslosigkeit nur ein „Kreislaufstillstand" erkennbar.

15.1.1
Definition

Plötzliche Pulslosigkeit im Bereich der Karotiden zeigt an, daß die Pumpfunktion des Herzens ausgesetzt hat, der Kreislauf stillsteht. Lebenswichtige Organe, besonders das Gehirn und das Herz selbst, werden nicht mehr mit O_2-reichem Blut versorgt.

15.1.2
Ursachen

Schwerwiegende Störungen beider Vitalfunktionen, der Atmung und des Kreislaufs, können einen Kreislaufstillstand auslösen.

Primäre Ursachen: Beispiele (Abb. 15.1)
- Störungen der Atmung
  - Atemwegsverlegung,
  - Ertrinken,
  - Asthma bronchiale.
- Störungen des Herzens
  - ausgeprägte Rhythmusstörungen,
  - Kammerflattern/-flimmern,
  - Asystolie.
- Störungen des Kreislaufs
  - Schockzustände durch absoluten oder relativen Volumenmangel,
  - Hypervolämie,
  - Hämorrhagie,
  - Anaphylaxie,
  - Sepsis.

15.1.3
Symptomfolge (Tabelle 15.1)

Vorboten des Kreislaufstillstands
Bei *primär zirkulatorischen Störungen* kündigen Frequenzänderungen, schwere Brady- oder Tachykardien und/oder Rhythmusstörungen, häufig salvenartige Extrasystolen, den drohenden Kreislaufstillstand an.

Bei *primär respiratorischen Störungen* deutet in der Regel die schwere Zyanose auf den bedrohlichen O_2-Mangel im Gewebe hin.

Pulslosigkeit
Plötzliche Pulslosigkeit an den Karotiden zeigt, daß die Pumpleistung des Herzens unterbrochen ist: Kreislaufstillstand.

Bewußtlosigkeit (Krämpfe)
Ungefähr 6 s nach Einsetzen des Kreislaufstillstands tritt der Bewußtseinsverlust ein,

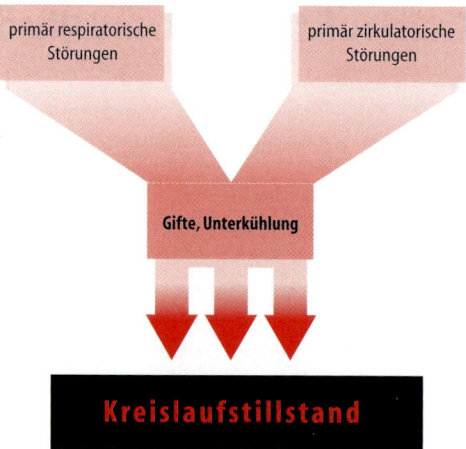

Abb. 15.1. Ursachen des Kreislaufstillstands

da die für O_2-Mangel besonders empfindliche Großhirnrinde ihre Funktion drosselt.

Seltener treten zu diesem Zeitpunkt Krämpfe als Zeichen des O_2-Mangels im Gehirn auf.

Atemstillstand (Schnappatmung)
Bei primär zirkulatorischer Störung setzt nach ungefähr 15 s die Spontanatmung aus. Ursache: O_2-Mangel des Atemzentrums.

Seltener geht die normale Atmung direkt in eine Schnappatmung über.

Tabelle 15.1 Symptomfolge bei Kreislaufstillstand

Symptom	Wann feststellbar?
1. Pulslosigkeit	Sofort
2. Bewußtlosigkeit (Krämpfe)	Nach ~ 6 s
3. Atemstillstand (Schnappatmung)[a]	Nach ~ 15 s
4. graublaue Hautfarbe[b]	Nach ~ 15 s
5. Erweiterung der Pupillen	Nach ~ 45 s
6. Schnappatmung	Nach ~ 60 s
7. Pupillenstarre	Nach ~ 90 s

[a] Falls nicht Ursache des Kreislaufstillstands.
[b] Die bei primärem Atemstillstand bereits vor Eintritt des Kreislaufstillstands bestehende Zyanose geht z.T. in eine graue, fahle Hautfarbe über.

Graublaue Hautfarbe
Ungefähr zum gleichen Zeitpunkt deuten sich auch in den Geweben mit niedrigerem O_2-Bedarf, in Haut und Schleimhäuten, durch die Entwicklung einer graublauen Farbe O_2-Mangel und Durchblutungsstopp (Ausschöpfungszyanose) an.

Bei primär respiratorischer Ursache des Kreislaufstillstands geht die vorbestehende Zyanose häufig in eine graue, fahle Hautfarbe über.

Erweiterung der Pupillen
In der Regel erweitern sich ca. 45 s nach Eintritt des Kreislaufstillstands die Pupillen.

Vorübergehende Schnappatmung
Nach ungefähr 60 s setzt bei vielen Patienten nochmals eine Schnappatmung ein. Durch diese kurzen, krampfartigen Bewegungen, die in erster Linie vom Zwerchfell ausgelöst werden und in langen zeitlichen Abständen wiederkehren, werden die Lungen kaum belüftet. Diese Form der Atmung ist als letzte, erfolglose Notfallreaktion des noch wiederbelebbaren Organismus zu sehen.

Pupillenstarre
Etwa 90 s nach Eintritt des Kreislaufstillstands werden die weiten Pupillen starr und reaktionslos.

Man darf keine Zeit für langwieriges Prüfen dieser Reaktionslosigkeit mit Lampen etc. verlieren, sondern muß vielmehr die Gesamtheit der zuvor erwähnten Zeichen erkennen und werten.

Wenn alle zuvor erläuterten Zeichen sichtbar sind, meist 90 s nach Eintritt des Kreislaufstillstands, ist der *klinische Tod* eingetreten.

15.1.4
Formen des Kreislaufstillstands

Das Rettungspersonal wird bereits nach Sicherung der „Diagnose" Kreislaufstillstand mit der Herz-Lungen-Wiederbelebung beginnen, um Sauerstoff in die Lungen zu bringen und einen *Notkreislauf* aufzubauen.

Im Notarztdienst muß darüber hinaus versucht werden, durch gezielte ärztliche Maßnahmen den *Spontankreislauf* wiederherzustellen. Der Notarzt kann aber nur dann gezielt vorgehen, wenn er durch EKG-Diagnostik die Form des Kreislaufstillstands festgestellt hat (Abb. 15.2).

1. Herzstillstand, Asystolie,
2. Kammerflimmern,
3. pulslose elektrische Aktivität (PEA) bzw. elektromechanische Dissoziation (EMD).

(2. und 3. sind „Herzreaktionen" ohne wirksame Auswurfleistung.)

Herzstillstand (Asystolie)
Das Reizleitungssystem des Herzens sendet keine Impulse aus, das Myokard ist bewegungslos, auf dem EKG-Skop ist eine gerade Linie, die „Nullinie", erkennbar.

Asystolie ist die Form des Kreislaufstillstands, die häufig am Ende längerer Krankheitsprozesse auftritt.

Kammerflimmern
Fehlende bzw. nichterkennbare Impulse des Reizleitungssystems, ungesteuerte Kontraktionen einzelner Muskelfasern der Kammern. Die Oberfläche des Herzens wird von feinen Erregungswellen überzogen. Die unkoordinierten Kontraktionen einzelner Herzmuskelfasern haben keine effiziente Pumpwirkung.

Auf dem EKG-Skop ist die schnelle Folge völlig unregelmäßiger Wellen in Frequenzen über 500/min sichtbar.

Es laufen also elektrische und mechanische Aktionen am Herzen ab, es liegt kein Herzstillstand, aber ein Kreislaufstillstand wegen fehlender Auswurfleistung des Herzens vor.

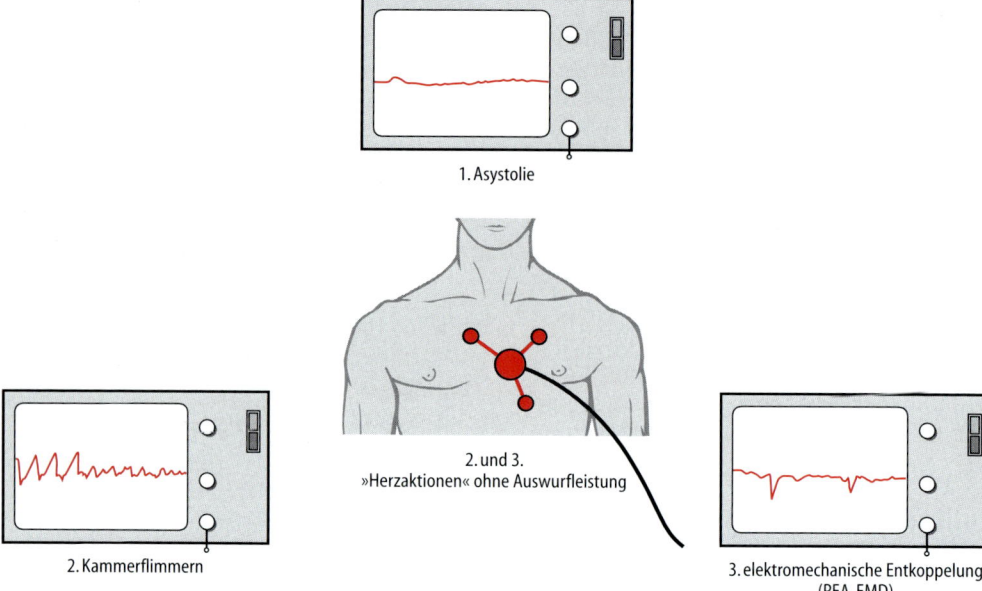

1. Asystolie

2. und 3.
»Herzaktionen« ohne Auswurfleistung

2. Kammerflimmern

3. elektromechanische Entkoppelung
(PEA, EMD)

Abb. 15.2. Formen des Kreislaufstillstands

> Kammerflimmern ist die Form des plötz-
> lichen Kreislaufstillstands bei zuvor Ge-
> sunden, z.B. beim Herzinfarkt, beim
> Stromunfall oder bei der Unterkühlung.

Pulslose elektrische Aktivität (PEA)/elek-tromechanische Dissoziation (EMD)

Diese vergleichsweise seltene Form des
Kreislaufstillstands ist gelegentlich bei Pa-
tienten mit chronisch vorgeschädigtem
Herz-Kreislauf-System zu finden.

Das Reizleitungssystem sendet weiterhin
Impulse aus, die *elektrischen* Vorgänge an
den Herzmuskelfasern laufen in annähernd
normaler Weise ab. Die *Muskelfasern kon-
trahieren sich aber nur noch schwach oder
gar nicht.* Da die Überlebenszeit der elektrischen Funktion des Herzens größer sein
kann als die der mechanischen Funktion,
ist die sonst zwangsläufige Kopplung von
elektrischen und mechanischen Aktionen
aufgehoben.

Auf dem EKG-Skop sieht man grob
geformte Kammerkomplexe, manchmal
sogar dem Normal-EKG ähnliche Bilder.

Es handelt sich also nur um elektrische
Aktionen des Herzens ohne mechanische
Pumpleistung, einen Zustand, der als elektromechanische Entkopplung bezeichnet
werden kann.

15.2
Klinischer Tod

Definition

Der 90 s nach dem Kreislaufstillstand eingetretene Zustand
- der Pulslosigkeit,
- der Bewußtlosigkeit,
- des Atemstillstands,
- der graublauen Verfärbung von Haut
  und Schleimhäuten
- und der weiten, lichtstarren Pupillen

wird als klinischer Tod bezeichnet. Die für
O_2-Mangel besonders empfindlichen Organe Gehirn und Herz sind *noch wiederbeleb-
bar*!

In Abhängigkeit von zahlreichen Gege-
benheiten wie Alter, Ursache und äußere
Umstände, i. allg. aber bereits 5 min nach
Eintritt des Kreislaufstillstands, ist eine

erfolgreiche Wiederbelebung fraglich oder unmöglich.

Durch gezielte Herz-Lungen-Wiederbelebung muß daher innerhalb von 3–4 min versucht werden, Sauerstoff in die Lunge zu bringen (Beatmung) und einen Notkreislauf aufzubauen (Herzdruckmassage). Ziel ist die Verhinderung des biologischen Todes, da die Erfolgsaussichten der Wiederbelebung entscheidend vom Zeitpunkt ihres Beginns abhängen (Abb. 15.3).

15.3
Biologischer Tod

Definition
Vergehen mehr als 5 min nach Eintritt des Kreislaufstillstands ohne die Einleitung wirksamer Wiederbelebungsmaßnahmen, kann der Organismus nicht mehr erfolgreich wiederbelebt werden. Durch O_2-Mangel, besonders an den hochentwickelten Organsystemen Gehirn und Herz, sind schwere unwiderrufliche Schäden eingetreten (Ausnahme: Unterkühlung, s. S. 328). Seltener „gelingen" auch noch nach dem Eintritt des biologischen Todes Wiederbelebungen, in der Regel bleiben die betroffenen Patienten als Apalliker◇ intensivpflegebedürftig, ohne jemals das Bewußtsein wiederzuerlangen.

15.4
Wiederbelebung

Die bereits bei schwerwiegenden Störungen der Vitalfunktion Atmung erforderlichen Maßnahmen zum Freihalten der Atemwege und zur Beatmung kommen in weitgehend unveränderter Form auch beim Vorliegen eines Kreislaufstillstands zur Anwendung. *Die Herzdruckmassage zur Herstellung eines Notkreislaufs dagegen wird nur in dieser besonderen Situation durchgeführt.*
Es soll hier zwischen
- Maßnahmen zur Sicherung der noch funktionierenden Vitalfunktionen und
- Wiederbelebungsverfahren im engeren Sinne

unterschieden werden.

15.4.1
Maßnahmen zur Sicherung der noch funktionierenden Vitalfunktionen

Häufig geht die akute Lebensbedrohung von der schweren Störung einer Vitalfunktion aus. Zur Verhinderung des Kreislaufstillstands müssen daher Maßnahmen durchgeführt werden, die die *Ursache* der Lebensbedrohung berücksichtigen. In erster Linie sind dies
- Verfahren zur Behandlung respiratorischer Störungen und
- Verfahren zur Behandlung zirkulatorischer Störungen.

Rettungsassistenten und Rettungssanitäter können – in Abhängigkeit vom Ausbil-

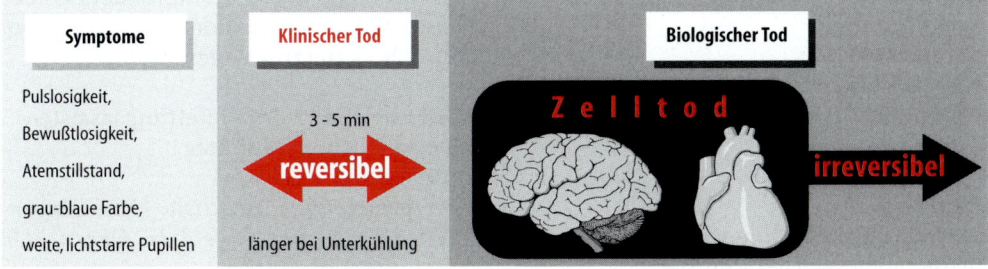

Abb. 15.3 Klinischer und biologischer Tod

dungsstand – zur Behandlung von *Atem-störungen* weitgehend die gleichen Verfahren wie der Notarzt anwenden.

Dagegen bleibt dem selbständig tätigen nichtärztlichen Rettungspersonal die *medikamentöse Therapie*, die zur notärztlichen Behandlung *zirkulatorischer* Störungen erforderlich wird, verschlossen.

15.4.2
Lebensbedrohliche Störungen des respiratorischen Systems

Maßnahmen
- *Lagerung;*
- *Schaffung und Sicherung freier Atemwege*
  - Überstrecken des Kopfes,
  - Absaugen/Ausräumen des Rachenraums,
  - Einlegen von Pharyngealtuben,
  - Intubation;
- O_2-*Gabe;*
- *Beatmung*
  - ohne/mit Hilfsmittel(n),
  - assistierte,
  - kontrollierte.

Zusätzliche Maßnahmen des Notarztes: medikamentöse Therapie
- *Broncholytika*, z.B. Euyphyllin;
- *osmotisch wirksame* Substanzen, z.B. Lasix;
- *Kortikoide;*
- *spezielle Beatmungsverfahren,* ggf. PEEP.

15.4.3
Lebensbedrohliche Störungen des zirkulatorischen Systems

Maßnahmen
- Blutstillung,
- Lagerung,
- O_2-Gabe,
- Infusion.

Zusätzliche Maßnahmen des Notarztes; Medikamentöse Therapie
- Infusion;

- Medikamente gegen Frequenzabweichungen, z.B. Atropin, Alupent, Isoptin und β-Blocker;
- Substanzen gegen Rhythmusstörungen, z.B. Lidocain;
- Katecholamine.

15.4.4
Herz-Lungen-Wiederbelebung (Reanimation)

Definition
Unter Herz-Lungen-Wiederbelebung (HLW) sind die Maßnahmen zu verstehen, die nach Eintritt des Atem- und Kreislaufstillstandes angewendet werden.

Während selbständig tätig werdende Rettungsassistenten und Rettungssanitäter in der Regel nur die *Stufe I* (Übersichten 15.1 und 15.2) der Wiederbelebung erreichen können, die Belüftung der Lunge mit Sauerstoff und den Aufbau eines Notkreislaufs (Ausnahme „Frühdefibrillation"), wird der Notarzt in jedem Fall bereits am Ort des Geschehens versuchen, den Spontankreislauf wieder herzustellen: *Stufe II* (Abb. 15.4, Übersicht 15.3).

Stufe I der Wiederbelebung
- präkordialer Schlag,
- Notarztalarmierung,
- Lagerung (harte Unterlage, flach),
- Atemwege freimachen,
- Beatmung.

Beatmung im Rahmen der Reanimation
Alle 5–6 s Beatmung (600–800 ml/pro Atemzug).

Dann folgen 15 Kompressionen des Thorax mit einer Frequenz von ca. 80–100/min, d. h. 15 Herzmassagen in ca. 10 s.

Wiederbelebung durch Rettungsassistenten und Rettungssanitäter
- *Präkordialer Schlag;*
- *Vorgehen laut Checkliste Herz-Lungen-Wiederbelebung Stufe I (s. Übersichten 15.1 und 15.2).*

Grundsätze

Übersicht 15.1 Checkliste Stufe I der Wiederbelebung: Störungen der Vitalfunktionen; Handlungsablauf im Rettungsdienst (Stufe I a: Erstuntersuchung)

Erstuntersuchung

● Bewußtsein vorhanden?   ja   →   Überwachung, spezielle Behandlung
                               nein   →   Vitalfunktionen prüfen/sichern

● Atmung vorhanden?   ja   →   stabile Seitenlage, Überwachung
                               nein   →   Atemwege freimachen, beatmen

● Puls vorhanden?   ja   →   Atmung überprüfen, sichern
                               nein   →   Herzdruckmassage

A *Atemwege freimachen*:   Kopf überstrecken, Unterkiefer vorziehen

Spontanatmungsuffizient?   ja   →   stabile Seitenlage, Überwachung
                               nein   →   Beatmung

B *Beatmung durchführen*:   Atemspende, Maske/Beutel Respirator

Kreislauf vorhanden?   ja   →   Beatmung fortsetzen
                               nein   →   Herzdruckmassage

C *Zirkulation (englisch „circulation") wiederherstellen*:   Herzdruckmassage

                       1. Helfer: 2 Beatmungen
                                           15 Herzdruckmassagen
                       2. Helfer: 2 Beatmungen
                                           5 Herzdruckmassagen
                                           1 Beatmung

D *Differentialtherapie vorbereiten**

* soweit personell möglich

Übersicht 15.2 Checkliste Stufe I der Wiederbelebung: Störung der Vitalfunktionen; Handlungsablauf im Rettungsdienst (Stufe I b: Frühdefibrillation)

Frühdefibrillation

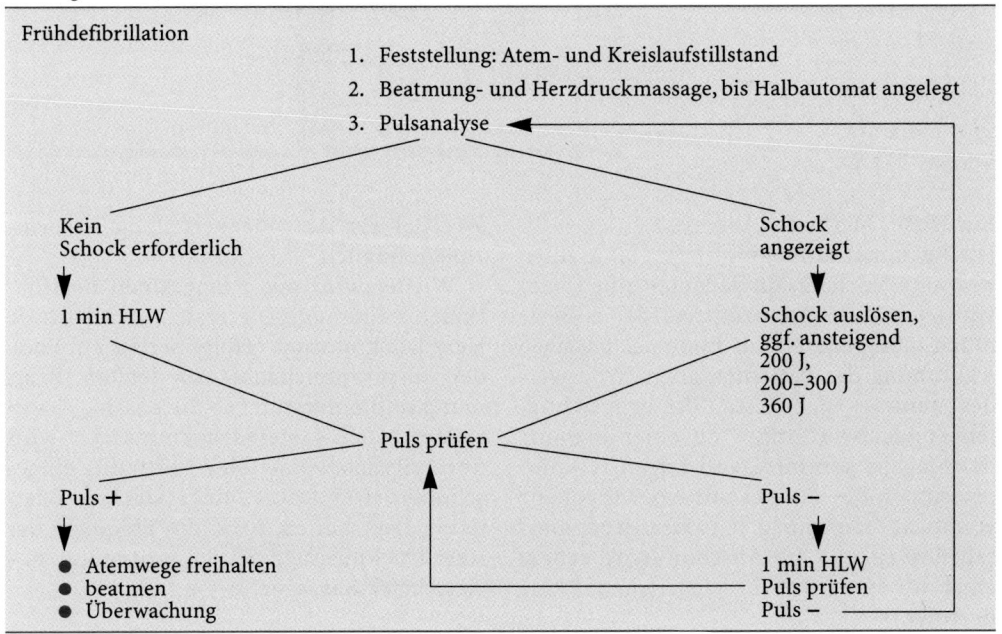

1. Feststellung: Atem- und Kreislaufstillstand
2. Beatmung- und Herzdruckmassage, bis Halbautomat angelegt
3. Pulsanalyse

Kein Schock erforderlich

Schock angezeigt

1 min HLW

Schock auslösen, ggf. ansteigend 200 J, 200–300 J 360 J

Puls prüfen

Puls +

● Atemwege freihalten
● beatmen
● Überwachung

Puls –

1 min HLW
Puls prüfen
Puls –

Abb. 15.4.
Wiederbelebung

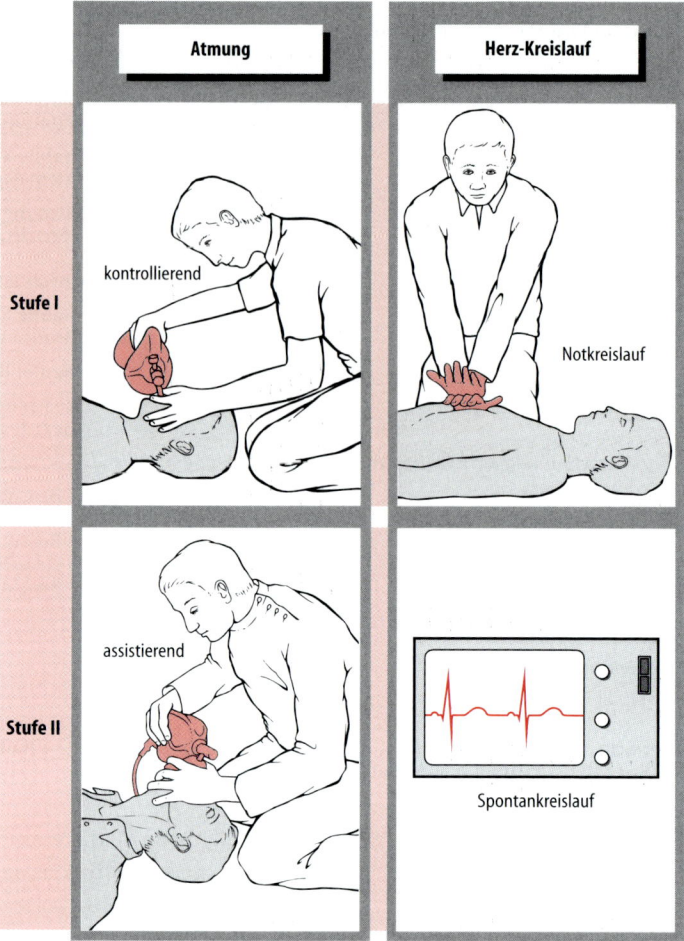

Ein-Helfer Methode (Abb. 15.5)
Die Reanimation beginnt mit 2 langsamen Beatmungen; langsam bedeutet: eine Dauer von 1,5–2 s pro Atemzug. Vor der 2. Beatmung muß generell das Ende der passiven Ausatmung des Patienten abgewartet werden, damit es nicht – statt der beabsichtigten Lungenbelüftung – zu einer Blähung des Magens kommt. Dann folgen 15 Kompressionen des Thorax mit einer Frequenz von ca. 80–100/min, d. h. 15 Herzdruckmassagen in ca. 10 s. Im Anschluß wird erneut 2mal in der zuvor beschriebenen Weise beatmet.

Zwei-Helfer-Methode (Abb. 15.6)
Ein Helfer übernimmt die Beatmung, der zweite die Herzdruckmassage, ein schneller Wechsel der Aufgabenverteilung ist prinzipiell möglich.

Wieder wird mit 2 langsamen Insufflationen begonnen. Die erste anschließende Herzdruckmassage erfolgt bereits am Ende der Inspirationsphase der letzten Beatmung und unterstützt so die passive Exspiration. Nach 5 Herzdruckmassagen wird unverzüglich wieder eine Beatmung eingeschoben. Die Dauer einer solchen Beatmung liegt bei ca. 1,5 s, die Frequenz der Herzdruckmassage bei 80–100/min, d. h. 5 Herzdruckmassagen in 3–4 s.

Wiederbelebung nach Intubation (Abb. 15.7)
Durch die im Rettungsdienst stets anzustrebende Intubation ist auch unter Reanimationsbedingungen – zusätzlich durch

Übersicht 15.3 Checkliste Stufe II der Wiederbelebung: Atem- und Kreislaufstillstand Handlungsablauf im Rettungsdienst (Stufe II: Notarztdienst)

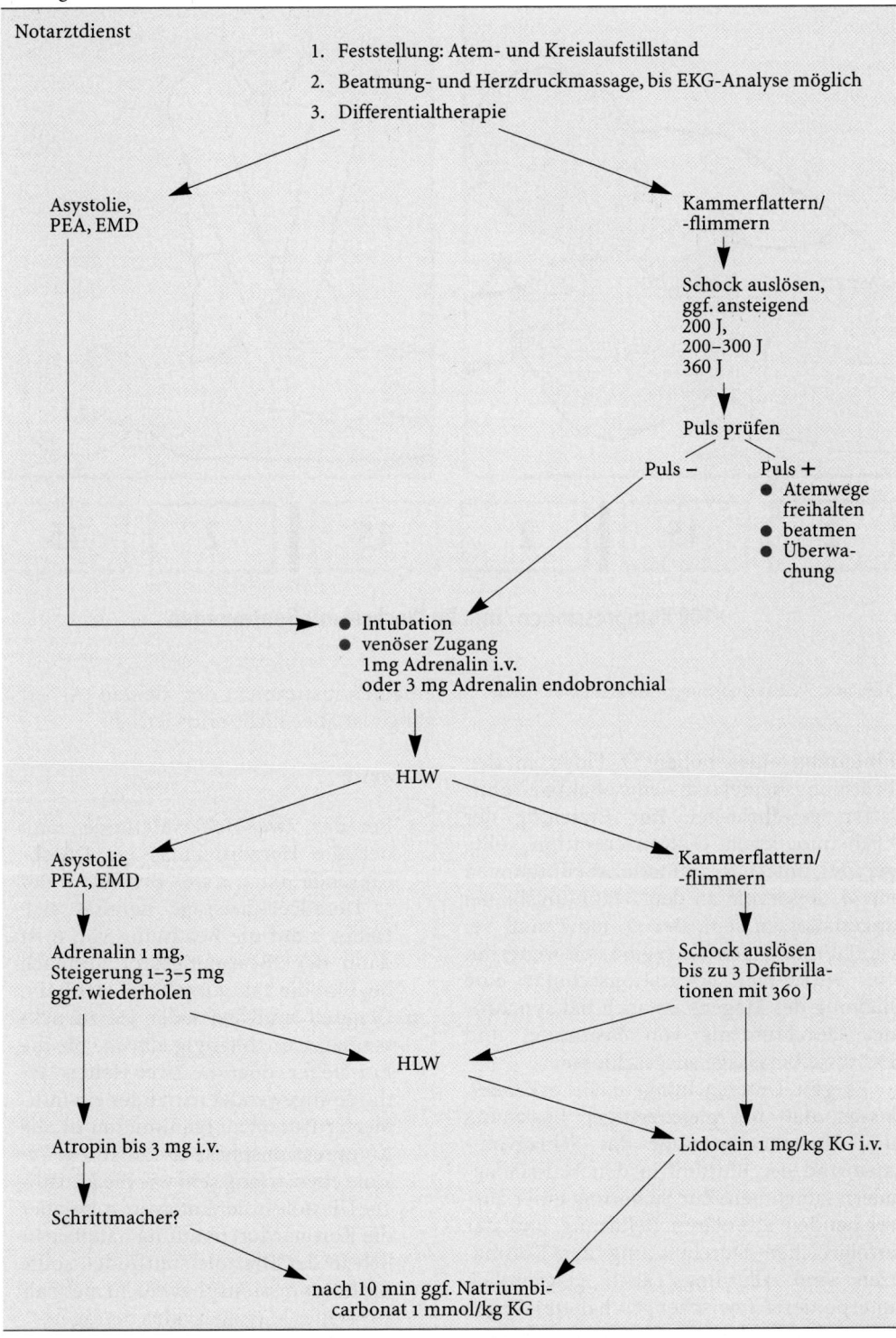

Notarztdienst

1. Feststellung: Atem- und Kreislaufstillstand
2. Beatmung- und Herzdruckmassage, bis EKG-Analyse möglich
3. Differentialtherapie

Asystolie, PEA, EMD

Kammerflattern/ -flimmern

Schock auslösen, ggf. ansteigend
200 J,
200–300 J
360 J

Puls prüfen

Puls –   Puls +
● Atemwege freihalten
● beatmen
● Überwachung

● Intubation
● venöser Zugang
  1mg Adrenalin i.v.
  oder 3 mg Adrenalin endobronchial

HLW

Asystolie PEA, EMD

Kammerflattern/ -flimmern

Adrenalin 1 mg, Steigerung 1–3–5 mg ggf. wiederholen

Schock auslösen bis zu 3 Defibrillationen mit 360 J

HLW

Atropin bis 3 mg i.v.

Lidocain 1 mg/kg KG i.v.

Schrittmacher?

nach 10 min ggf. Natriumbicarbonat 1 mmol/kg KG

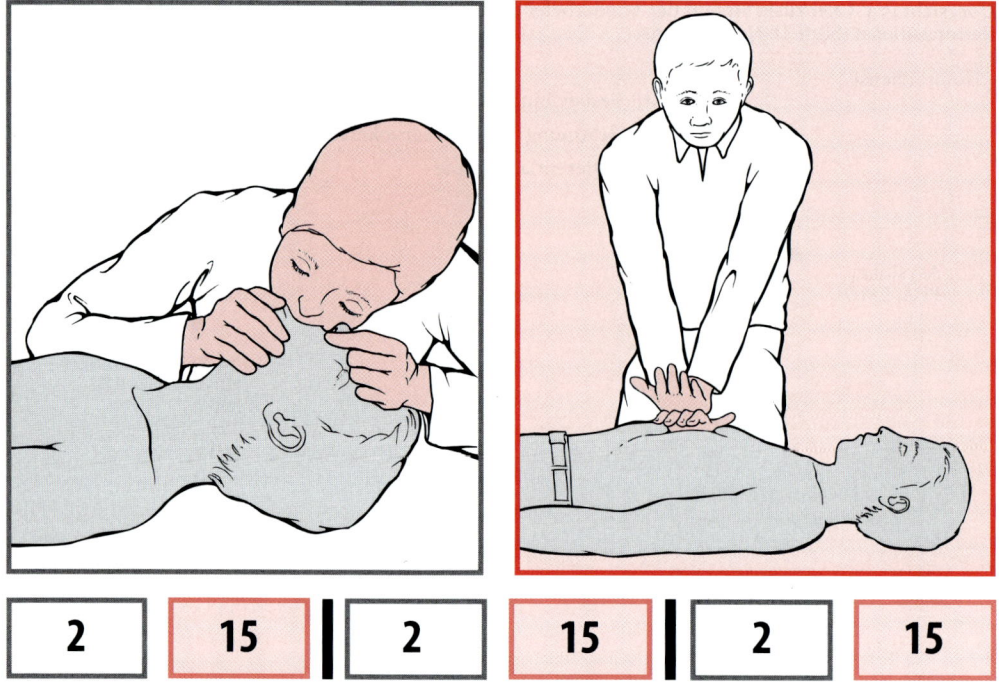

~100 Kompressionen / min im Wechsel mit Beatmungen

Abb. 15.5. Wiederbelebung: Ein-Helfer-Methode

Einleitung eines hohen O_2-Flows in den Beatmungsbeutel o. ä. – eine effektive Ventilation gewährleistet. Zur Erzielung der höchstmöglichen O_2-Konzentration sollte gerade unter Reanimationsbedingungen ein O_2-Reservoir an den Beatmungsbeutel angeschlossen sein. Der O_2-Flow muß bei ca. 15 l/min liegen. Es ergibt sich weiterhin ein wirksamer Aspirationsschutz; eine Blähung des Magens ist auch bei synchroner Durchführung von Beatmung und Herzdruckmassage ausgeschlossen.

Es gibt Untersuchungen, die erkennen lassen, daß bei gleichzeitiger Beatmung und Herzdruckmassage das Schlagvolumen und der Blutfluß in den Halsschlagadern zunehmen. Zur Sicherung einer ausreichenden alveolären Belüftung und der erfolgreichen Durchblutung der Koronarien sind allerdings auch gelegentlich interponierte (zwischengeschaltete) Ventilationen erforderlich. Ein bewußtes Auf-einanderabstimmen der beiden Arbeitsgänge ist aber nicht erforderlich.

Hinweise

!

- Bei der Zwei-Helfer-Methode zählt der die Herzdruckmassage Durchführende „1, 2, 3, 4, 5, 6". Bereits vor der 5. Herzdruckmassage bereitet sich Helfer 2 auf die Beatmung vor, 6 ist dann der „Beatmungstakt". Danach beginnt die Taktvorgabe wieder bei 1.
- Generell muß bei jeder Herzdruckmassage, unabhängig davon, ob die Ein-Helfer- oder die Zwei-Helfer-Methode angewendet wird oder ein intubierter Patient zu reanimieren ist, die Kompressionsphase als künstliche Systole ebenso lang sein wie die künstliche Diastole in der Entlastung. Da aber die Koronardurchblutung hauptsächlich in der Diastole stattfindet, sollte die Kompressionsphase nicht mehr als 50% eines Massagezyklus betragen.

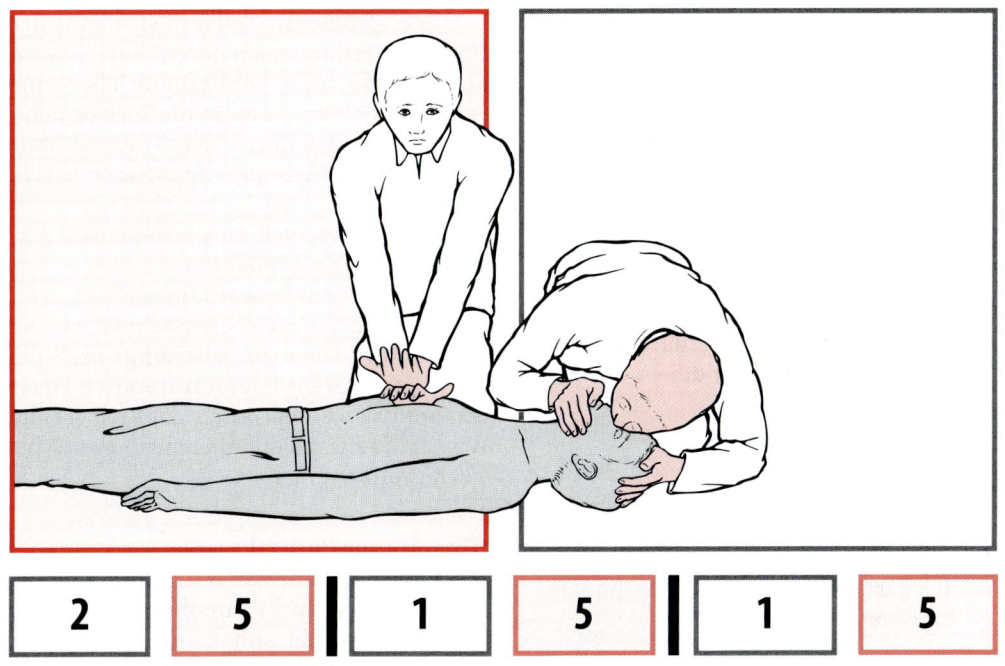

2	5		1	5		1	5

~100 Kompressionen / min Beatmung interponierend

Abb. 15.6. Wiederbelebung: Zwei-Helfer-Methode

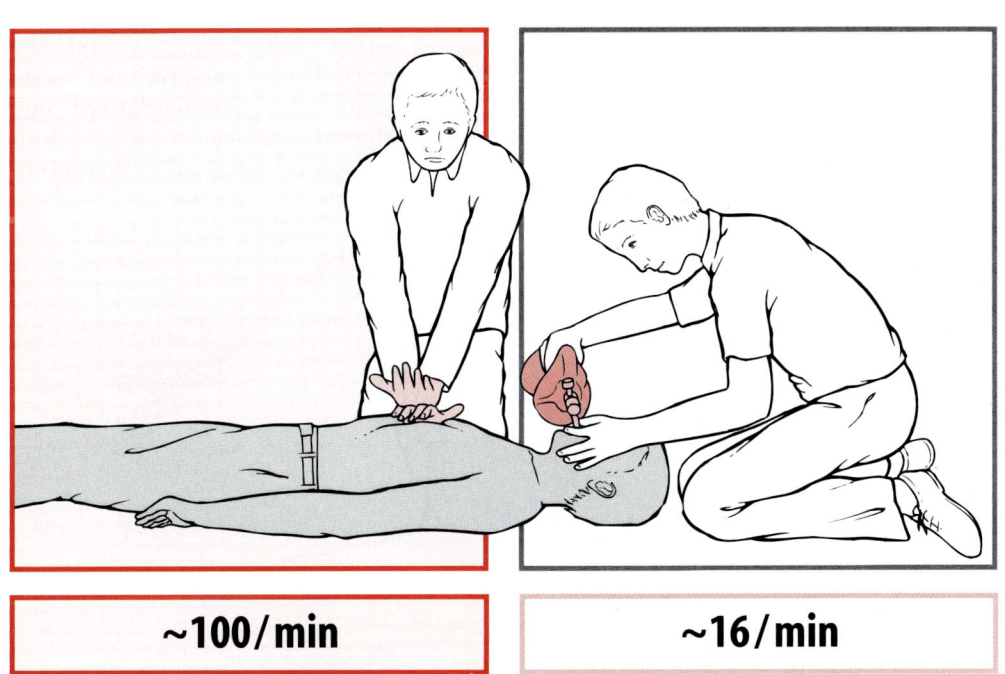

~100 / min	**~16 / min**

bewußter Verzicht auf Synchronisation !

Abb. 15.7. Wiederbelebung nach Intubation

- Folgender Grundsatz ist für das Personal im Rettungsdienst von entscheidender Bedeutung: Unabhängig von der Form des Kreislaufstillstands sichert eine exakt angewandte Herz-Lungen-Wiederbelebung einen Minimalkreislauf – auch über einen längeren Zeitraum. Die definitive Reanimation ist dann unter Einsatz zusätzlicher Methoden, Geräte und Medikamente nach Eintreffen eines Notarztes (oder in der Klinik) möglich.

Stufe II der Wiederbelebung

- Beatmung,
- medikamentöse Therapie,
- Wiederherstellung eines Spontankreislaufs.

Wiederbelebung im Notarztdienst

Die notärztliche Wiederbelebung baut auf den Verfahren der Stufe I auf. Wesentlich ist neben der Intubation die Schaffung eines peripheren, notfalls – bei völligem Kollaps peripherer Venen – auch eines zentralvenösen Zugangs mit der Möglichkeit, Medikamente zu applizieren.
(s. Abschn. 28.15)

15

Ohne größeren Zeitverlust kann der Notarzt allerdings auch Adrenalin, Lidocain und Atropin nach Verdünnung über eine Spritze oder über einen an die Spritze angesetzten Katheter durch den Trachealtubus in den Bronchialraum applizieren (Abb. 15.8).
Vorsicht: Bei zu weit vorgeschobenem Katheter *einseitige Applikation*.

Nach 2–3 tiefen Beatmungshüben setzt die Wirkung nahezu ebenso schnell wie bei intravenöser Gabe ein, allerdings muß die 2- bis 3fache Menge der intravenösen Dosis verabreicht werden. Auch dadurch ist die Wirkdauer der Medikamente auf das 2- bis 5fache verlängert.

Hinweise zur Puffertherapie

!

Heute gilt die Gabe von Natriumbicarbonat in einer Dosis von 1 mmol/kg KG nur bei länger als 10 min anhaltendem Kreislaufstillstand unter Reanimationsbedingungen als indiziert.

Nach Feststellen des Atem- und Kreislaufstillstands werden Beatmung und Herzdruckmassage durchgeführt bis zur Ableitung eines EKG. Dann erfolgt die Differentialtherapie entsprechend dem EKG-Befund. Bei Kammerflattern und Kammerflimmern erfolgen bis zu 3 Defibrillationen, bei weiterbestehendem Befund mit

Abb. 15.8.
Endobronchialer Applikationsweg für Adrenalin, Lidocain, Atropin; Dosieraerosole

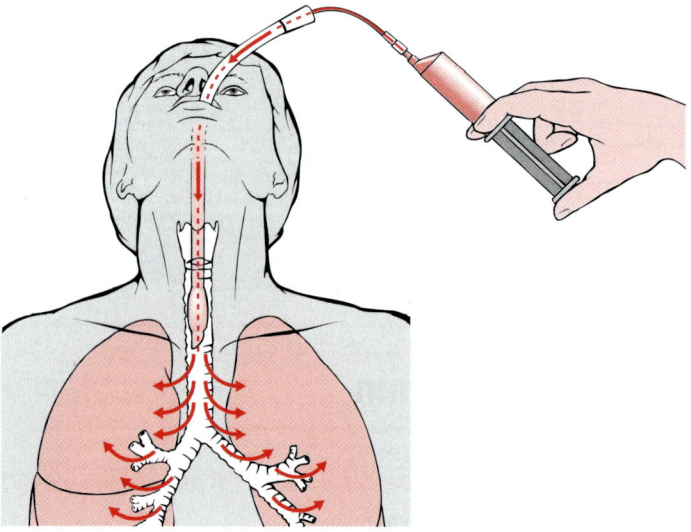

Grundsätze

Übersicht 15.4 Beatmung während der Reanimation Erwachsener

AMV	6–9 l
Frequenz	10–12/min
d.h. alle 5–6 s 600–800 ml	

einer ansteigenden Energiedosis von 200, 200–300, 360 J.

Liegen primär eine Asystolie, eine EMD bzw. PEA vor oder bleiben die 3 Defibrillationen erfolglos, wird der Patient intubiert, und über Tubus bzw. über den parallel geschaffenen venösen Zugang wird Adrenalin (3 mg endobronchial bzw. 1 mg i.v.) appliziert.

Nach einem einminütigen Zyklus von Beatmung (Übersicht 15.4) und Herzdruckmassage erfolgt Pulskontrolle. Bei tastbarem Puls wird die Beatmung fortgesetzt und der Patient kontinuierlich überwacht. Ist kein Puls tastbar, erfolgen bei Kammerflattern und Kammerflimmern bis zu 3 Defibrillationen mit 360 J. Dieses Vorgehen wird ggf. wiederholt (Übersicht 15.3).

Dabei ist bei fortbestehendem Kammerflimmern die Gabe von Lidocain und Natriumbicarbonat zu bedenken.

Bleibt die Asystolie bestehen, erfolgen weitere Adrenalingaben, ggf. in steigender Dosis (1 – 3 – 5 mg) i.v.

Darüber hinaus ist die Gabe von Atropin, Bicarbonat oder der Einsatz eines Schrittmachers zu erwägen.

Adrenalin (Suprarenin) 1:1000 (1 ml ≙ 1 mg)
Wirkung:
Stimulation der α– und β-Rezeptoren:
- Verstärkung der Reizbildung,
- Herzkraftverbesserung,
- Frequenzerhöhung,
- Erhöhung des peripheren Widerstandes,
- dadurch Verbesserung der Koronardurchblutung.
Dosierung:
intravenös: 0,5–1 mg in 10 ml Lösung,
endotracheal: 2 mg in 10 ml Lösung,
Wiederholung: gleiche Dosis nach 5 min.

Kalziumglukonat 10%ig
Wirkung: Man hat aufgrund weniger Befunde lange geglaubt, Kalzium könne unter Reanimationsbedingungen die Herzkraft verbessern und insbesondere eine elektromechanische Entkopplung beseitigen.

Mittlerweile häufen sich die Befunde, die den Schluß zulassen, daß unter Reanimationsbedingungen während des Kreislaufstillstands gerade eine Kalziumüberladung Zellschäden an Herzmuskel und Gehirn verursacht. Möglicherweise werden in Zukunft *Kalziumantagonisten* ◇ während oder nach der Reanimation eingesetzt. (Kalzium wird also nach heutigem Wissensstand nur ausnahmsweise bei ganz speziellen Indikationen – wie Hyperkaliämie, Hypokalziämie und Überdosierung von Kalziumantagonisten – eingesetzt.)

Schrittmacheranwendung
Bei nichtbehebbaren Asystolien muß nach Möglichkeit bereits im Notarztdienst eine Schrittmacheranwendung erfolgen. Der Schrittmacher übernimmt dann die Funktion des Sinusknotens. Voraussetzung für einen erfolgversprechenden Einsatz ist ein funktionsfähiger Herzmuskel.

Erst in jüngster Zeit wurden nichtinvasive Herzschrittmacher mit speziell konzipierten großflächigen Klebeelektroden entwickelt, die im Gegensatz zu früheren Modellen wirkungsvoll bereits im Rettungsdienst eingesetzt werden können.

Kammerflimmern
Die unkoordinierten, zitternden Bewegungen einzelner Muskelfasergruppen des Herzens ohne Pumpwirkung müssen durch eine möglichst frühzeitige Defibrillation über eine gleichzeitige Depolarisation vieler Myokardzellen noch funktionierenden Schrittmacherzentren die Möglichkeit geben, wieder einen geordneten Erregungsablauf zu steuern.
- 2–3 Defibrillationen, mit 200 J beginnend bis 400 J;
- Adrenalin in zuvor beschriebener Dosierung;
- erneute Defibrillation.

Xylocain 2%ig (Lidocain, 1 ml $\triangleq$ 20 mg)
Wirkung: Verlangsamung des Ionenaustauschs durch die Zellmembranen und damit der Bildung und Fortleitung von Reizen.
Dosierung:
intravenös: 1 mg/kg KG,
endotracheal: 2 mg/kg KG,
Wiederholung: 0,5 bzw. 1 mg/kg KG nach ca. 10 min.

Kaliumchlorid
Wirkung: Verhinderung einer atypischen Reizbildung am Myokard. Unterbrechung des therapierefraktären (auf Therapie nicht ansprechenden) Kammerflimmerns bei zu unterstellender Hypokaliämie.
Dosierung: 10–20 mmol i.v.

Elektromechanische Entkopplung
Bei dieser selteneren Form des Kreislaufstillstands wird Suprarenin in den zuvor beschriebenen Techniken und Dosierungen verabreicht.
- Die Hoffnung der zurückliegenden Jahre, Konzepte für eine zerebrale Reanimation oder einen Schutz der Gehirnzellen vor Reanimationsschäden (Hirnprotektion) entwickeln zu können, hat sich bisher nicht erfüllt (Barbituratschutz, Kalziumantagonisten).
- Die Dosierungsempfehlungen für Medikamente zur Reanimation sind als Hinweise zu werten, die aufgrund unterschiedlicher Empfehlungen einzelner Autoren formuliert wurden. Große Studien unter Reanimationsbedingungen am Menschen, die letztlich zu einheitlichen Dosierungsempfehlungen führen würden, lassen sich nicht/nur sehr schwer durchführen.

15.5
Unterbrechung der kardipulmonalen Wiederbelebung

Die Unterbrechung der Herz-Lungen-Wiederbelebung ist erforderlich und erlaubt zur:

- Rettung des Patienten aus einer gefährdeten Zone (z. B. Starkstrombereich) an einen sicheren Arbeitsplatz,
- Defibrillation,
- Intubation.

15.6
Besonderheiten bei der Reanimation von Neugeborenen, Säuglingen und (Klein-)kindern

Als Hauptursache für Kreislaufstillstand und klinischen Tod des Neugeborenen kommt in erster Linie Asphyxie $\diamond$ durch unzureichende oder fehlende Spontanatmung, wesentlich seltener ein kardiozirkulatorisches Geschehen in Frage. Folgende Unterschiede zur Reanimation des Erwachsenen sind zu beachten:

15.6.1
Atemwege freimachen

- Absaugen; Reihenfolge: erst Mund-Rachen-Raum, dann Nasen-Rachen-Raum,
- mäßiges Überstrecken des Kopfes (Schnüffelstellung)

15.6.2
Beatmung

- Indikation:
  - Atemstillstand und Ateminsuffizienz,
  - zirkulatorische Störungen als Indikation zur Beatmung: Herzfrequenz anhaltend unter 100/min,
- Technik: Mund-zu-Nase-Beatmung.
- Am sichersten ist die Beatmung mit Neugeborenenbeatmungsbeuteln nach Intubation.

15.6.3
Herzdruckmassage

- Bereits bei an der Arteria brachialis tastbarer oder mit dem Stethoskop auskultatorisch feststellbarer Bradykardie
  - andauernd unter 80/min bei Neugeborenen und Säuglingen bzw.
  - unter 60/min bei Kleinkindern
  wird mit der Herzdruckmassage begonnen.
- Technik beidhändig nach den Möglichkeiten b oder c in Abb. 15.9. Druckpunkt eine Fingerbreite unter der Linie zwischen den Brustwarzen.

15.6.4
Kombination von Beatmung und Herzdruckmassage

- Bei *nichtintubierten Kindern* muß ebenso wie bei Erwachsenen auf eine genaue Koordination von Beatmung und Herzdruckmassage geachtet werden, um eine Blähung des Magens mit drohender Aspiration und zwangsläufiger Ineffektivität der Beatmung zu vermeiden.

Einhelfermethode
2 Beatmungen → 15 Herzdruckmassagen → 2 Beatmungen.

Zweihelfermethode
2 Beatmungen → 5 Herzdruckmassagen → 1 Beatmung.

- *Nach der Intubation* werden Beatmung und Herzdruckmassage ohne Koordinationsversuche und ohne nachteilige Unterbrechungen, insbesondere der Herzdruckmassage, entsprechend den Frequenzempfehlungen in Abschn. 15.6.5 durchgeführt.

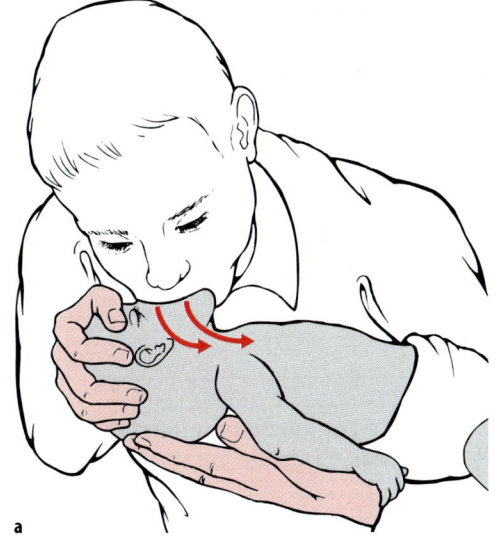

a

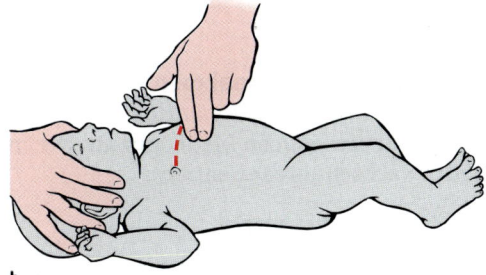

b

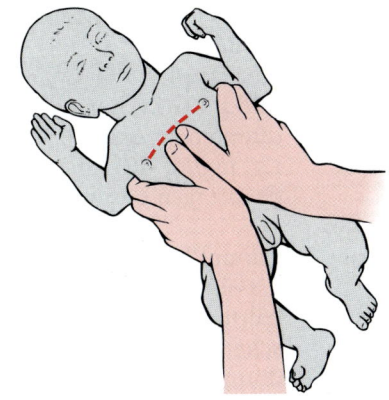

c

Abb. 15.9 a–c. Besonderheiten der Neugeborenenreanimation: **a** Beatmung, **b**, **c** Herzdruckmassage

Grundsätze

Tabelle 15.2 Richtwerte zur kardiopulmonalen Reanimation

Parameter	Neugeborene	Säuglinge (1 Monat–1 Jahr)	Kleinkinder (1–6 Jahre)	Schulkinder (6–12 Jahre)
Atemzugvolumen [ml]	30–50	50–100	100–200	200–400
Atemfrequenz [l/min]	40	30–40	20–30	20
Herzdruckmassage [l/min]	120	> 100	80–100	80–100
Defibrillation [J]	< 10	10–20	20–50	50–100
Adrenalin [mg]	0,05–0,1	0,05–0,1	0,1–0,2	0,2–0,3
$NaHCO_3$ 8,4% [ml]	5	5–10	10–20	20–30

15.6.5.
Richtwerte zur kardiopulmonalen Reanimation (Tabelle 15.2)

15.6.6
Erweiterte Maßnahmen der Kinderreanimation (Tabelle 15.3)

15.6.7
Medikamentöse Maßnahmen

Grundsätzlich gleiche Medikamente wie in der Erwachsenenreanimation:

> *Medikamente zur Neugeborenenreanimation*
> Adrenalin: 0,01 mg/kg KG ≙ 0,1 ml der 1:10 verdünnten Lösung.
> Atropin: 0,02 mg/kg KG i.v. ≙ 0,2 ml/kg KG i.v. der 1:5 verdünnten Atropinampulle.
> Lidocain: 1,5 mg/kg KG ≙ 0,05 ml der 2%igen Lösung.
> Natriumbicarbonat (?):   1 mmol/kg KG ≙ 1 ml der 8,4%igen Lösung im Verhältnis 1:1 mit physiologischer NaCl-Lösung verdünnt.

15.7
Komplikationen der Herz-Lungen-Wiederbelebung

Auf die bereits in Kap. 9 und 10 ausführlicher besprochenen Gefahren der Maßnahmen zur Behandlung respiratorischer und zirkulatorischer Störungen wird verwiesen.

15.7.1
Beatmung

Bei der Beatmung Nichtintubierter mit zu hohem Druck kommt es zur Blähung des Magens.

Folgen:
Magenblähung → Zwerchfellhochstand → Verschlechterung der Beatmungsbedingungen,
● Regurgitation von Mageninhalt mit nachfolgender Aspiration.

Tabelle 15.3 Endotracheale Intubation

Lebensalter	Durchmesser	
	innen [mm]	außen [Charr]
Neugeborene < 2,5 kg	2,5	12
Neugeborene > 2,5 kg	3,0	13
Säuglinge 1/2 Jahr	3,5	16
Kleinkind 1 Jahr	4,0	18
2. Lebensjahr	4,5	20
ab. 3 Lebensjahr	18 + Alter = Außenumfang in Charr	

Sonderfall Neugeborenes/Kleinkind:
Durch Beatmung mit sehr hohen Drücken
- kann die Lunge zerreißen und
- sich im Anschluß ein Pneumothorax entwickeln.

15.7.2
Herzdruckmassage

Bei zu tief gewähltem Druckpunkt
- bricht der Schwertfortsatz und
- verletzt die Leber,
- Magenentleerung → Aspiration,
- selten Ruptur◇ des Magens nach Blähung durch Beatmung.

Bei seitlichem Druck oder falscher Druckrichtung brechen Rippen im Rippenbogenbereich.

Folgen:
- Pneumohämatothorax,
- Spannungspneumothorax,
- Hämoperikard,
- Milzverletzung,
- Leberverletzung.

Trotz dieser nicht mit völliger Sicherheit ausschließbaren Komplikationen müssen Rettungsassistenten und Rettungssanitäter – nach entsprechender Ausbildung – Wiederbelebungsversuche durchführen.

Einmal begonnene Wiederbelebungsbemühungen dürfen danach nur auf Anweisung eines Arztes (Hausarzt des Patienten, Notarzt, Klinikarzt) abgebrochen werden.

Grundsätze

Einleitung

In Teil II des Lehrbuchs für Rettungsassistenten und Rettungssanitäter kommt in Anlehnung an die schematische Unterscheidung von Vitalfunktionen und Regelkreisen eine Auswahl medizinischer Notfälle zur Darstellung.

In der Regel handelt es sich um im Rettungsdienst häufiger vorkommende oder für das Grundverständnis und die medizinische Allgemeinbildung des Personals im Rettungsdienst wichtige Krankheiten, Verletzungen oder Vergiftungen.

Die Behandlung der Einzelthemen erfolgt jeweils nach einem einheitlichen Schema:

Terminologie
Erläuterung der im medizinischen Sprachgebrauch üblichen Begriffe.

Pathophysiologie
Darstellung der Krankheitsvorgänge und Funktionsstörungen in den Organsystemen.

Symptomatik
Beschreibung der jeweils typischen Krankheitsbilder.

Therapie
1. Maßnahmen der Ersten Hilfe,
   (Als Maßnahmen der Ersten Hilfe werden die Techniken aufgezählt, die Rettungsassistenten und Rettungssanitäter jederzeit – auch unabhängig von einem rettungsdienstlichen Einsatz und ohne besondere Hilfsmittel – anwenden müssen.)
2. erweiterte lebensrettende Sofortmaßnahmen des Rettungspersonals,
3. Therapie des Notarztes.

Besondere Hinweise
Hinweise auf medizinisch verwandte Themen, besondere Gefahren, erforderliche organisatorische und technische Maßnahmen und die Eigengefährdung des Rettungspersonals werden besonders hervorgehoben.

Bei den allgemeinen Behandlungsmaßnahmen wird auf die ausführlichen Darstellungen in den entsprechenden Kapiteln des Teils I verwiesen.

Zu Fortbildungszwecken kann bei Fragen der medikamentösen notärztlichen Therapie in Kapitel 27 nachgeschlagen werden.

Auf entsprechende Fallbeispiele in Kapitel 29 wird durch ein spezielles Symbol am Rande der Textpassage besonders hingewiesen.

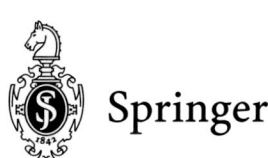

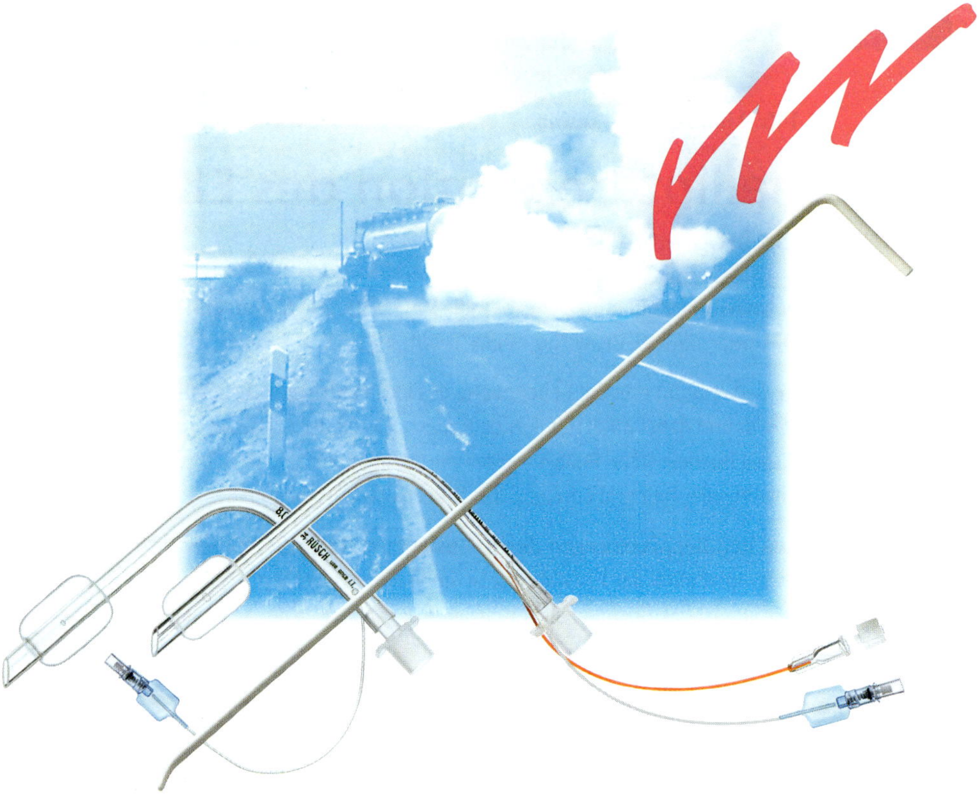

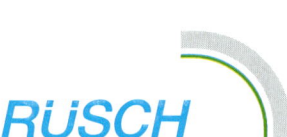

Störungen der Atmung 16

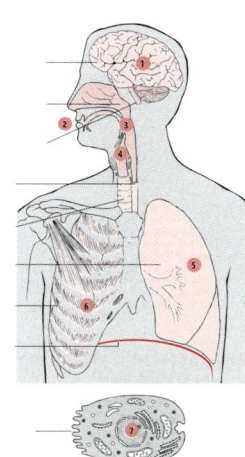

16.1
Schlaganfall

Die Atmung ist indirekt über den Bewußtseinsverlust (Verlegung der Atemwege) und
direkt über Störungen der Atemregulation
infolge Hirndruckerhöhung gefährdet.

Terminologie
Das Wort *Apoplexie* ist griechischen Ursprungs und bedeutet „plötzliches Zusam-
menbrechen, schlagartiges Hinstrecken".
Das Wort *Insult* bezeichnet den häufig
anfallsartigen Charakter: *„apoplektischer
Insult".*
   Definition Schlaganfall: durch verschie-
denartige Formen der akuten zerebralen
Durchblutungsstörung verursachte Hirn-
ausfallerscheinungen.

Pathophysiologie
Je nach Ursache und Form (Übersicht 16.1)
des apoplektischen Insults können während des Eintritts eines Schlaganfalls und
danach auffallend niedrige, normale oder
deutlich erhöhte Blutdruckwerte vorliegen.
   Minderdurchblutungen (*ischämische In-
sulte*) überwiegen mit etwa 85% gegenüber
15% Blutungen und selteneren Ursachen.

Symptomatik
Je nach Ursache und Form:
- Übelkeit,
- schlagartig auftretende Kopfschmerzen,
- Sprachstörungen,
- hängende Mundwinkel,
- einseitiges Fehlen von Abwehrbewegun-
  gen auf Schmerzreize,
- Lähmungen,
- Bewußtseinsverlust.

Therapie
1. *Erste Hilfe*
- Lagerung des Bewußtlosen (stabile Seitenlage),
- Atemspende bei unzureichender Spontanatmung oder Atemstillstand.

2. *Sofortmaßnahmen des Rettungspersonals:*
- Lagerung unter Beachtung des gemessenen Blutdrucks (30° Oberkörperhochlage bei normalem und erhöhtem Blutdruck).
- *Sicherung freier Atemwege.*

Übersicht 16.1. Apoplex

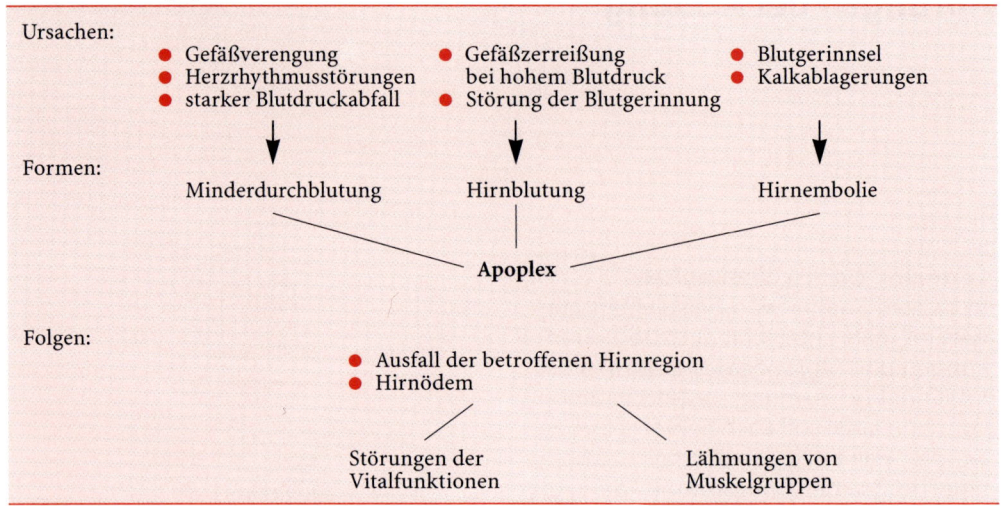

Ursachen:
- Gefäßverengung
- Herzrhythmusstörungen
- starker Blutdruckabfall

- Gefäßzerreißung bei hohem Blutdruck
- Störung der Blutgerinnung

- Blutgerinnsel
- Kalkablagerungen

Formen:

Minderdurchblutung   Hirnblutung   Hirnembolie

Apoplex

Folgen:
- Ausfall der betroffenen Hirnregion
- Hirnödem

Störungen der Vitalfunktionen   Lähmungen von Muskelgruppen

- *Beatmung:* assistiert oder kontrolliert, je nach Notwendigkeit.
- O_2-Gabe.

3. *Notärztliche Therapie:*
- Fortführung von 2.,
- Blutdrucksenkung nur bei anhaltend hohen Werten über 220 mm Hg systolisch und über 100 mm Hg diastolisch,
- bei *Hypotonie* blutdrucksteigernde Substanzen,
- osmotisch wirksame Infusionen und Medikamente zur Behandlung des Hirnödems,
- bei starker Unruhe Sedierung,
- ggf. Beatmung unter pulsoxymetrischer und kapnometrischer Kontrolle, mäßige Hyperventilation (pCO_2 um 30 mm Hg).

Besondere Hinweise

> Die häufig vorliegende tiefe Bewußtlosigkeit mit Ausfall der Schutzreflexe ist für den in der Intubation Erfahrenen – auch bei ausreichender Spontanatmung – ein wichtiger Grund zu intubieren. Nur durch dieses Verfahren ist eine „stumme", d. h. unbemerkte Aspiration sicher auszuschließen.

16.2 CO_2-Erstickung

Die CO_2-Erstickung ist ein Beispiel für Störungen des respiratorischen Systems als Folge einer Veränderung in der Zusammensetzung der Umgebungsluft.

Terminologie
CO_2 ist das Gas Kohlendioxid, das bei Mensch, Tier und Pflanze als ein Stoffwechselendprodukt anfällt.

Erstickung bedeutet bei diesem Krankheitsbild Sauerstoffmangel an den Geweben.

Definition CO_2-Erstickung. Das an sich ungiftige Gas CO_2 verdrängt durch sein hohes spezifisches Gewicht das normale, 21 Vol.-% O_2 enthaltende Luftgemisch nach oben. Durch Einatmen der Umgebungsluft entsteht dann akuter O_2-Mangel (Übersicht 16.2).

Pathophysiologie
Bei Konzentrationen unter 10 Vol.-% CO_2 dauert der Erstickungsvorgang länger. Er geht über die Vertiefung der Atmung, Kopfschmerzen und Schwindelgefühle in eine Bewußtlosigkeit über. Bei hoher Konzentration tritt Bewußtlosigkeit schnell und plötzlich ein.

Übersicht 16.2. CO$_2$-Erstickung

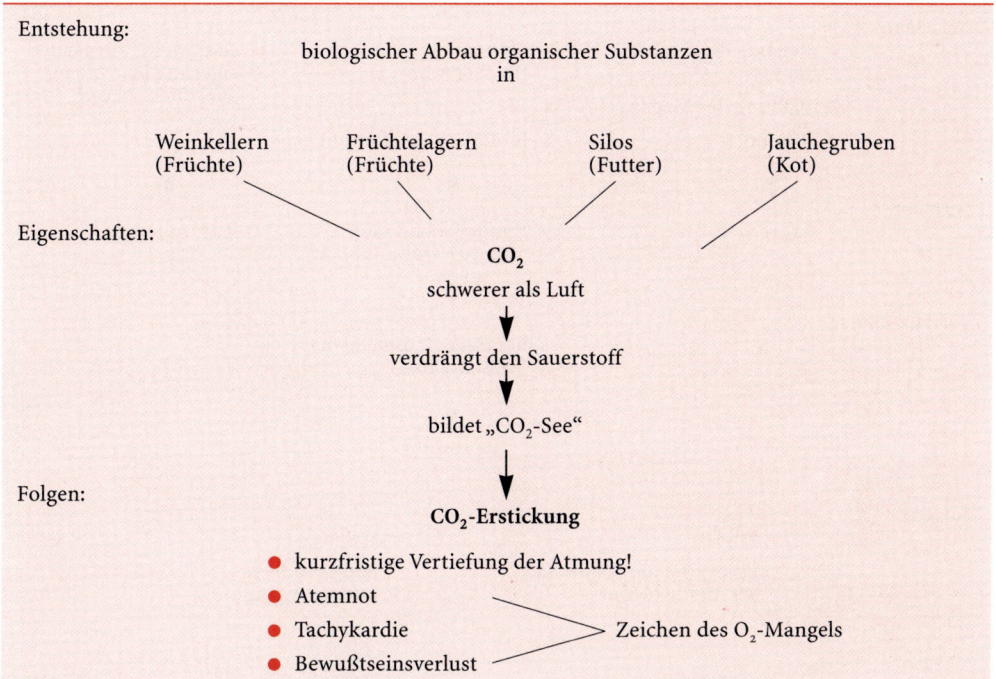

Entstehung:

biologischer Abbau organischer Substanzen
in

Weinkellern (Früchte)	Früchtelagern (Früchte)	Silos (Futter)	Jauchegruben (Kot)

Eigenschaften:

CO$_2$
schwerer als Luft
↓
verdrängt den Sauerstoff
↓
bildet „CO$_2$-See"
↓

Folgen:

CO$_2$-Erstickung

- kurzfristige Vertiefung der Atmung!
- Atemnot
- Tachykardie ⟩ Zeichen des O$_2$-Mangels
- Bewußtseinsverlust

Symptomatik

- Vertiefung der Atmung,
- Tachykardie,
- Schwindel/Kopfschmerzen,
- Zyanose,
- Unruhe, krampfartige Zuckungen,
- Bewußtlosigkeit,
- Atem- und Kreislaufstillstand.

Therapie

Technische Rettung:
Rettung aus dem gefahrenbereich unter Verwendung von schwerem Atemschutz!

1. *Erste Hilfe*
- Atemspende nach Rettung (CO$_2$-Abatmung ungefährlich für den Helfer).

2. *Sofortmaßnahmen des Rettungspersonals:*
- Beatmung (assistiert, kontrolliert) mit hohem O$_2$-Anteil im Gasgemisch (Beatmungsluft mit mindestens 15 l O$_2$-Flow/min im Beatmungsbeutel anreichern),
- *Herzdruckmassage bei Kreislaufstillstand.*

3. *Notärztliche Therapie:*
- Fortführung von 2.,
- vorübergehende Beatmung mit hoher inspiratorischer O$_2$-Konzentration und O$_2$-Reservoir am Beatmungsbeutel (Narkosekreisteil, Beatmungsgerät),
- Herz-Lungen-Wiederbelebung.

Besondere Hinweise

- Beim Eingang von Notfallmeldungen über wahrscheinliche oder mögliche CO$_2$-Erstickungen ist die sofortige (!) Alarmierung der Feuerwehr die zeitlich dringlichste Rettungsmaßnahme.
- Schwerer Atemschutz liefert den für die Atmung der Rettungsmannschaft erforderlichen Sauerstoff.
- ABC-Schutzmasken und sog. Rettungshauben ersetzen nicht den fehlenden Sauerstoff!
- CO$_2$-Erstickung ist nicht zu verwechseln mit CO-Vergiftung!
- Zur Verwendung von Gasspürgeräten s. Abschn. 26.7 (CO-Vergiftung)!

Notfallmedizin

Übersicht 16.3. Aspiration

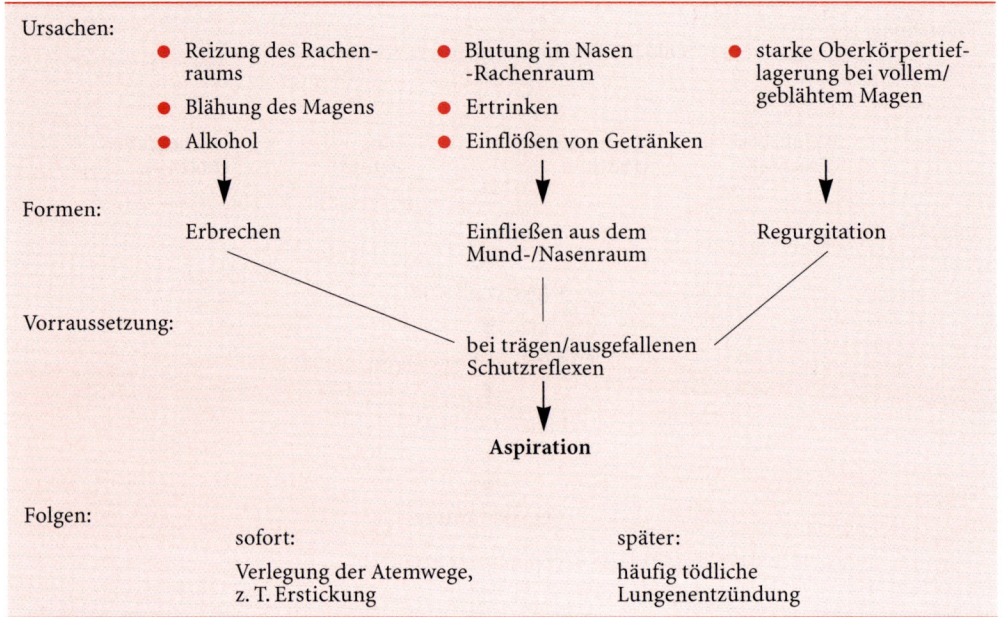

Ursachen:
- Reizung des Rachen-raums
- Blähung des Magens
- Alkohol

- Blutung im Nasen-Rachenraum
- Ertrinken
- Einflößen von Getränken

- starke Oberkörpertief-lagerung bei vollem/geblähtem Magen

Formen:
Erbrechen

Einfließen aus dem Mund-/Nasenraum

Regurgitation

Vorraussetzung:
bei trägen/ausgefallenen Schutzreflexen

Aspiration

Folgen:
sofort:
Verlegung der Atemwege, z. T. Erstickung

später:
häufig tödliche Lungenentzündung

16.3
Aspiration

Die Aspiration ist eine im Rettungsdienst häufig vorkommende Form der Verlegung der Atemwege.

Terminologie
Der lateinische Wortstamm im Begriff *Aspiration* bedeutet Ansaugen, Einatmen. In diesem Zusammenhang ist unter Aspiration das Einatmen/Eindringen von flüssigen oder festen Bestandteilen aus dem Rachen in Trachea und Lunge zu verstehen.
   Definition Aspiration. Flüssige oder feste Bestandteile, die über den Mund oder durch Rückfluß aus dem Magen in den Rachenraum gelangen, werden während der Inspiration in das Bronchialsystem eingesogen oder fließen unabhängig von Atembewegungen in die Trachea ein (Übersicht 16.3).

Pathophysiologie   **6** **8**
(s. Abschn. 28.6 und 28.8)
Mit zunehmender Tiefe der Bewußtlosigkeit fallen die wichtigen Schutzreflexe

Schlucken und Husten aus. Der Brechreflex kann aber noch funktionieren, so daß Mageninhalt in den Rachen gelangt, nicht abgehustet und nicht geschluckt wird. Er dringt dann in die Trachea ein. Erbrechen ist ein aktiver Reflexvorgang. Regurgitation ist ein passives Geschehen. Geformte Bestandteile können je nach Festigkeit und Größe zu einer sofortigen völligen Verlegung der Luftwege führen (Speisebrocken). Gelangen flüssige Bestandteile in die Lunge, so hängt das Ausmaß der sich anschließenden Komplikationen in erster Linie von der Menge und dem pH-Wert der Flüssigkeit ab. Saurer Magensaft (pH-Wert unter 2,5) kann im Anschluß eine tödliche Lungenentzündung verursachen.

Symptomatik
1. *Aspiration nach Erbrechen:*
- Würgevorgang deutet Erbrechen an.
  In Abhängigkeit von der Tiefe der Bewußtlosigkeit: (s. Abschn. 28.6) **6**
  - teilweises Abhusten,
  - danach brodelndes, pfeifendes Atemgeräusch,
  - zunehmende Zyanose,

- evtl. inverse Atmung,
- evtl. Atemstillstand.

2. *Aspiration bei Einfließen von Blut, Schleim, Getränken aus dem Mund-Rachen-Raum*
   - kann bei Bewußtseinsgetrübten „stumm" verlaufen, d. h. sie bleibt unbemerkt;
   - häufig Symptome wie unter 1.

3. *Aspiration nach Regurgitation* (besonders im Rahmen der Reanimation): typischerweise „stumme" Aspiration.

Therapie

1. *Erste Hilfe*
   - Ausräumen des Mundes, z. B. mit einem Tuch auswischen,
   - *stabile Seitenlagerung*,
   - Überprüfung der *Überstreckung des Kopfes*.

2. *Sofortmaßnahmen des Rettungspersonals:*
   - Absaugen/Ausräumen des Rachenraums,
   - möglichst Intubation,
   - Beatmung
   - ggf. endotracheales Absaugen nach Intubation,
   - ggf. Heimlich-Handgriff.

3. *Notärztliche Therapie:*
   - Fortführung von 2.,
   - Intubation obligatorisch,
   - je nach Art des aspirierten Materials Spülung des Bronchialsystems mit physiologischer Kochsalzlösung (0,9% NACL), ggf. mehrfache Wiederholung,
   - Broncholytika und Kortikosteroide,
   - nach Möglichkeit PEEP-Beatmung.

Besondere Hinweise

- Bei einer Beatmung nichtintubierter Patienten kann durch die Anwendung zu hoher Beatmungsdrücke Luft in den Magen einströmen und Regurgitation von Mageninhalt hervorrufen. Die dadurch ausgelöste Aspiration ist eine der im Rettungsdienst häufigsten Komplikationen.

- Bei Notfallpatienten muß grundsätzlich mit einem vollen Magen und schon allein deswegen mit einer deutlich erhöhten Aspirationsgefahr gerechnet werden. Ob sich der Einsatz einer speziellen, als Aspirationsschutz entwickelten und kürzlich in die Klinik eingeführten Magensonde bei allen bewußtlosen und zu beatmenden Patienten auch im Rettungsdienst durchsetzen wird (Kostenfrage!), läßt sich zum gegenwärtigen Zeitpunkt nicht entscheiden.
Über die durch eine Nasenöffnung plazierte, mit einem Magenballon versehene Sonde wird zuerst abgesaugt. Danach wird der Magenballon gebläht. Dieser Ballon legt sich durch Zug dem Mageneingang an und verhindert so das Eindringen flüssiger und fester Bestandteile aus dem Magen in den Ösophagus. Zug ereicht man über einen mit Schaumstoff gepolsterten, verschiebbaren Nasenstopper. Zugspannung und der entsprechende Ballondruck auf den Mageneingang lassen sich durch ein Digitalmanometer kontrollieren (s. Abb. 16.1).

16.4 Asthma bronchiale

Asthma bronchiale und eng verwandte Krankheitsbilder sind die häufigsten Lungenerkrankungen, die zu akut bedrohlichen Störungen des respiratorischen Systems führen.

Terminologie

Im griechischen Stamm des Wortes *Asthma* ist die Bedeutung von Keuchen enthalten; *bronchiale* heißt, daß dieses „Keuchen" von Erkrankungen des Bronchialsystems ausgeht (im Gegensatz zum selteneren Asthma cardiale).
Definition Asthma bronchiale: akuter Anfall von hochgradiger Atemnot mit besonders stark erschwerter und verlänger-

Notfallmedizin

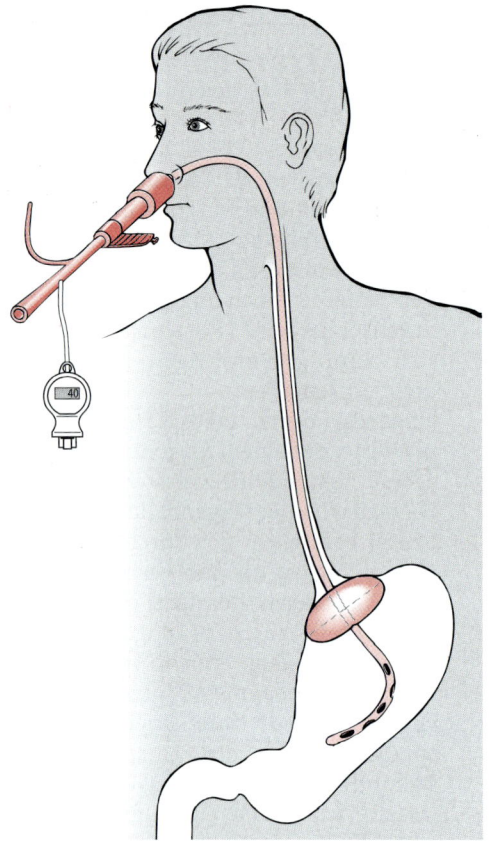

Abb. 16.1. Spezielle Magensonde als Aspirations-schutz

ter Ausatmung durch Engstellung der Bronchialäste, Schleimhautschwellung und Absonderung eines zähen, glasigen Schleims (Übersicht 16.4).

Pathophysiologie
Wegen des erhöhten Strömungswiderstands reicht die Lungen- und Brustkorbelastizität nicht für eine ausreichende Ausatmung aus (Ausatmung normalerweise passive Phase der Atmung). Durch verstärkte Betätigung der Ausatmungsmuskulatur und der Atemhilfsmuskulatur wird der Druck im Brustkorb erhöht. Dies führt zu einer Belastung des rechten Herzens, das nun plötzlich auch höhere Drücke für die Durchströmung der Lungen erzeugen muß. Außerdem kommt es zu einer zusätzlichen Einengung der primär nicht betroffenen größeren Bronchialäste durch den Druck von außen.

Symptomatik (s. Abschn. 28.12)   12
- Unruhe, Angst, aufrechte Haltung des Oberkörpers, Einsatz der Atemhilfsmuskulatur,
- blaugraue Hautfarbe, Haut schweißnaß, kalt,
- Ausatemphase keuchend/pfeifend, zeitlich deutlich verlängert,
- Tachykardie,

Übersicht 16.4. Asthma bronchiale

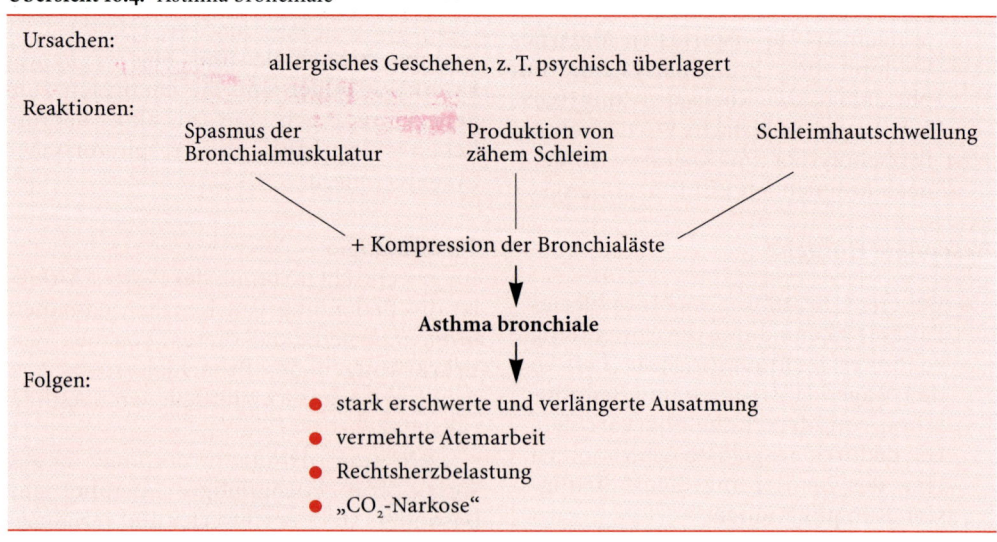

Ursachen: allergisches Geschehen, z. T. psychisch überlagert

Reaktionen: Spasmus der Bronchialmuskulatur — Produktion von zähem Schleim — Schleimhautschwellung

+ Kompression der Bronchialäste

↓

Asthma bronchiale

↓

Folgen:
- stark erschwerte und verlängerte Ausatmung
- vermehrte Atemarbeit
- Rechtsherzbelastung
- „CO_2-Narkose"

- prall gefüllte Halsvenen,
- im Extremfall sind Atemgeräusche nicht mehr auskultierbar („silent lung").

Therapie

1. *Erste Hilfe:*
- Lagerung mit erhöhtem Oberkörper, nach Möglichkeit sitzend,
- Aufstützen der Arme ermöglichen,
- beruhigender Zuspruch.

2. *Sofortmaßnahmen des Rettungspersonals:*
- Fortführung von 1.,
- Unterstützung bei der Anwendung eigener Dosieraerosole,
- Absaugen des Rachenraums,
- O_2-Gabe bei fortlaufender Kontrolle der Atemtätigkeit.

3. *Notärztliche Therapie:*
- Sedativa,
- Broncholytika,
- Kortikosteroide,
- evtl. Alupent,
- notfalls Intubation und Beatmung.

Besondere Hinweise

Besonders schwere, (über Stunden bis Tage) anhaltende Asthmaanfälle bezeichnet man als Status asthmaticus. Akute Lebensgefahr!

16.5
Lungenödem

Das Lungenödem, meist kardialer Ursache, ist eine relativ häufig im Rettungsdienst zu behandelnde bedrohliche Atemstörung.

Das Lungenödem kardialer Ursache ist ein wichtiges Krankheitsbild, das die enge funktionelle Verknüpfung der beiden Vitalfunktionen Atmung und Kreislauf verdeutlicht.

Terminologie

Das griechische Wort *Ödem* bedeutet Schwellung. In der Medizin bezeichnet man i. allg. den Eintritt überreichlicher Flüssigkeitsmengen aus den Gefäßen in Zellen, Gewebsspalten und Körperhöhlen als Ödem.

Definition Lungenödem: Austritt von Flüssigkeit aus der Lungenstrombahn in das Zwischenzellgewebe, dann in die Alveolen der Lunge bei unterschiedlichen Ursachen (Übersicht 16.5).

Pathophysiologie

Das Personal des Rettungsdienstes muß häufig Patienten versorgen, bei denen in den frühen Morgenstunden ein Lungenödem auftritt. Es entwickelt sich über den nächtlichen Einstrom des tagsüber in den Geweben versackten Wassers in die Blutbahn. Das vorgeschädigte linke Herz ist nicht in der Lage, das erhöhte Blutangebot weiterzupumpen (kardiales Lungenödem).

Neben komplizierteren Formen des Lungenödems spielt die durch Reizgase verursachte erhöhte Durchlässigkeit der Wand der Alveolen und der sie umgebenden Lungenkapillaren eine wichtige Rolle. Nach Einatmung von Chlor- oder Nitrosegasen und anderen chemischen Verbindungen entwickelt sich das toxisch-entzündliche Lungenödem z. T. Stunden nach dem Unfallereignis: „sekundäres Ertrinken".

Symptomatik (s. Abschn. 28.14)   **14**
- Unruhe, aufrechte Haltung des Oberkörpers, Einsatz von Atemhilfsmuskulatur,
- Zyanose, Haut schweißnaß, kalt,
- dumpfes Brodeln/Rasseln bei Ein- und Ausatmung,
- Schaum aus den Alveolen sammelt sich in Trachea und Rachen,
- Austritt von „fleischwasserfarbenem Schaum" aus dem Mund (schwerste Form).

Therapie

1. *Erste Hilfe:*
- Lagerung mit erhöhtem Oberkörper, nach Möglichkeit sitzend,
- beruhigender Zuspruch.

Notfallmedizin

Übersicht 16.5. Lungenödem

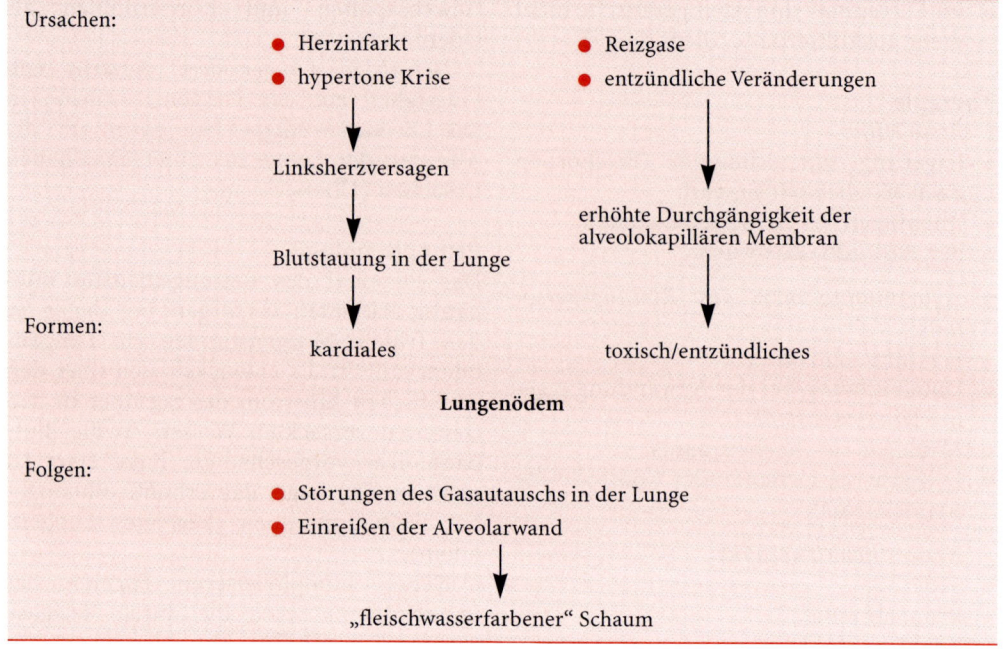

2. *Sofortmaßnahmen des Rettungspersonals:*
- Fortführung von 1.,
- bei erhaltenem Bewußtsein O_2-Überdruckbeatmung mit Beatmungsbeutel und Maske,
- unblutiger Aderlaß.

3. *Notärztliche Therapie:*
- Fortführung von 2.,
- Intubation,
- PEEP-Beatmung,
- Medikamente zur Diurese (hohe Dosierung),
- Kortikosteroide,
- Medikamente zur Sedierung,
- evtl. Medikamente zur Verbesserung der Herzkraft,
- ausnahmsweise blutiger Aderlaß.

16.6
Zwischenfälle bei Patienten mit Tracheostoma

In der Bundesrepublik Deutschland leben mehr als 10 000 Menschen, die dauernd über ein Tracheostoma atmen. Da die Versorgungsmaßnahmen bei diesen sog. „Halsatmern" in einigen wesentlichen Punkten von den allgemein gültigen notfallmedizinischen Regeln abweichen, müssen Rettungsassistenten und Rettungssanitäter mit dieser spezifischen Problematik vertraut sein.

Terminologie
Das Tracheostoma ist eine künstliche Verbindung zwischen Luftröhre und Umgebungsluft an der Vorderseite des Halses. Primär werden nach einem Luftröhrenschnitt stets Trachealkanülen in das Tracheostoma eingeführt.

Definition „Halsatmer": allgemein verständlicher Begriff für Tracheostomaträger, da sie – in Abhängigkeit von der Grunderkrankung – überwiegend oder ausschließlich über diese Öffnung atmen.

Pathophysiologie
Die größte Gruppe der Dauertracheostomaträger besteht aus Patienten, bei denen wegen eines Larynxkarzinoms der Kehl-

kopf operativ entfernt werden mußte. In diesen Fällen stellt das Tracheostoma die einzige Öffnung der Luftröhre nach außen dar.

Seltener wird z. B. wegen doppelseitiger Stimmbandlähmung oder narbiger Kehlkopfveränderungen auf Dauer ein Tracheostoma angelegt. Bei diesen Patienten besteht weiterhin eine Verbindung zu den oberen Luftwegen, dem Nasen-Mund-Rachen-Raum. Zumindest bis zur Stabilisierung des Tracheostomakanals, z. T. aber auch auf Dauer, müssen alle betroffenen Patienten Trachealkanülen tragen. Sicherer sind doppellumige Kanülen, weil dann die innere, notfalls schnell herausnehmbare Kanüle gereinigt werden kann, während die äußere als Platzhalter das Tracheostoma offenhält. Außerdem sollen diese Patienten stets 4 verschiedene Trachealkanülen verfügbar halten.

Die bedeutsamsten akut lebensbedrohlichen Situationen entstehen durch den Ausfall der oberen Luftwege für die Befeuchtung und Reinigung der Atemluft, wenn Schleimpfröpfe, Borkenbildung in Tracheostoma, Trachealkanüle oder Trachea den Atemweg verlegen (Übersicht 16.6).

Da keine (wenig) Atemluft über die Luftröhre durch den Nasen-Rachen-Raum gesogen wird, ist auch die Riechfunktion eingeschränkt. Daraus ergeben sich für die Betroffenen besondere Gefahren bei giftigen Gasen und Dämpfen in der Umgebungsluft.

Laryngektomierte und Patienten mit Ausfall der Stimmbandfunktion können sich über besondere Techniken und apparative Hilfsmittel verständlich machen (Ösophagusstimme, elektromechanisches Sprechgerät, das an den Hals gehalten wird, und Stimmprothese).

Notfallmedizin

Übersicht 16.6. Tracheostoma

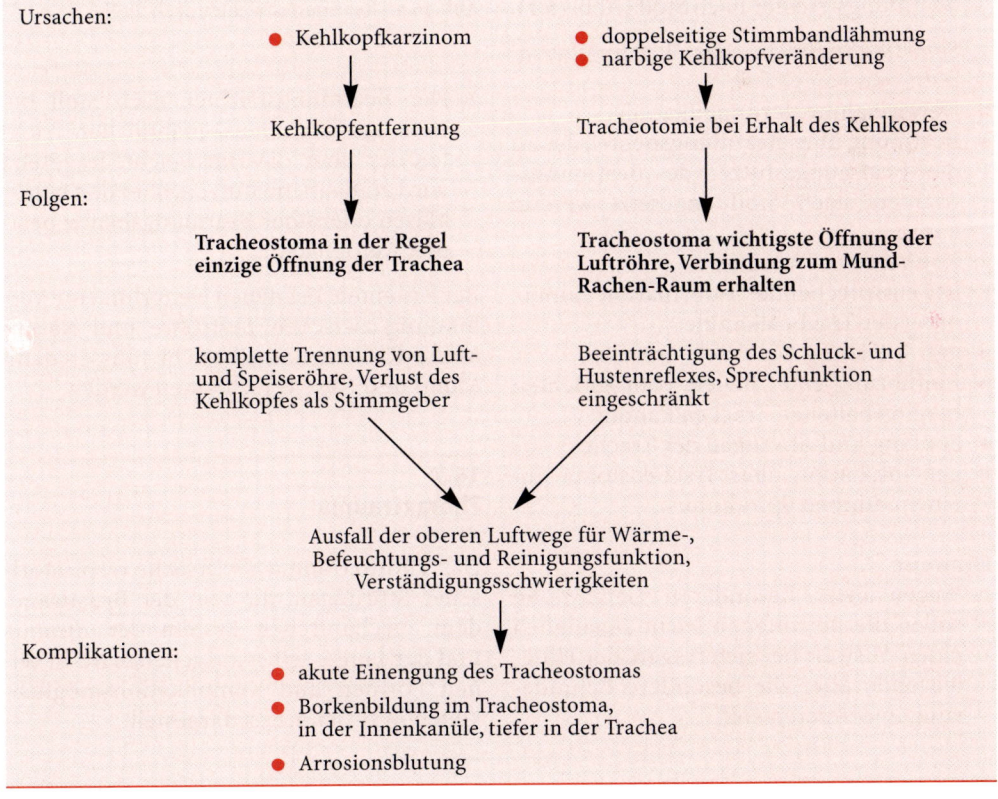

Ursachen:
- Kehlkopfkarzinom
- doppelseitige Stimmbandlähmung
- narbige Kehlkopfveränderung

Kehlkopfentfernung

Tracheotomie bei Erhalt des Kehlkopfes

Folgen:

Tracheostoma in der Regel einzige Öffnung der Trachea

Tracheostoma wichtigste Öffnung der Luftröhre, Verbindung zum Mund-Rachen-Raum erhalten

komplette Trennung von Luft- und Speiseröhre, Verlust des Kehlkopfes als Stimmgeber

Beeinträchtigung des Schluck- und Hustenreflexes, Sprechfunktion eingeschränkt

Ausfall der oberen Luftwege für Wärme-, Befeuchtungs- und Reinigungsfunktion, Verständigungsschwierigkeiten

Komplikationen:
- akute Einengung des Tracheostomas
- Borkenbildung im Tracheostoma, in der Innenkanüle, tiefer in der Trachea
- Arrosionsblutung

Bei anderen Betroffenen, bei denen die Möglichkeit der Stimmgebung erhalten ist, werden spezielle Sprechkanülen eingesetzt. Hierbei kann Luft durch Öffnungen in der Kanüle die normale Stimmbandfunktion in Gang setzen.

Symptomatik (s. Abschn. 28.10)   **10**

1. Erhöhung des Atemwegswiderstands durch Verlegung:
- Stridor und starkes Ziehen nach Luft,
- z. T. schlürfendes Inspirationsgeräusch,
- Einsatz der Atemhilfsmuskulatur,
- Zyanose,
- Angst, Unruhe.

2. Blutung aus dem Tracheostoma.

Therapie

1. *Erste Hilfe:*
- Tracheostoma freilegen und reinigen,
- Lagerung mit erhöhtem Oberkörper, nach Möglichkeit sitzend,
- notfalls unterstützende Beatmung als Mund-zu-Hals-Atemspende oder über Beatmungstrichter nach Stoll (Abb. 16.2).

2. *Sofortmaßnahmen des Rettungspersonals:*
- Herausnahme der Innenkanüle,
- Beatmung über Beatmungsbeutel, der an den Beatmungsstutzen des Beatmungstrichters nach Stoll angesetzt werden kann.

3. *Notärztliche Therapie:*
- bei entsprechender Information Entfernung der Trachealkanüle,
- ggf. Spreizung des Tracheostomas,
- Einführung einer neuen, vom Patienten bereitgehaltenen Trachealkanüle,
- Spülung und Absaugen der Trachea,
- ggf. Intubation über Tracheostoma mit einem dünnen Spiraltubus.

Hinweise

1. Wegen ihrer besonderen Gefährdung sollen die Betroffenen leicht zugänglich einen Ausweis bei sich tragen, der Hilfeleistende über die besondere Behinderung informieren soll.

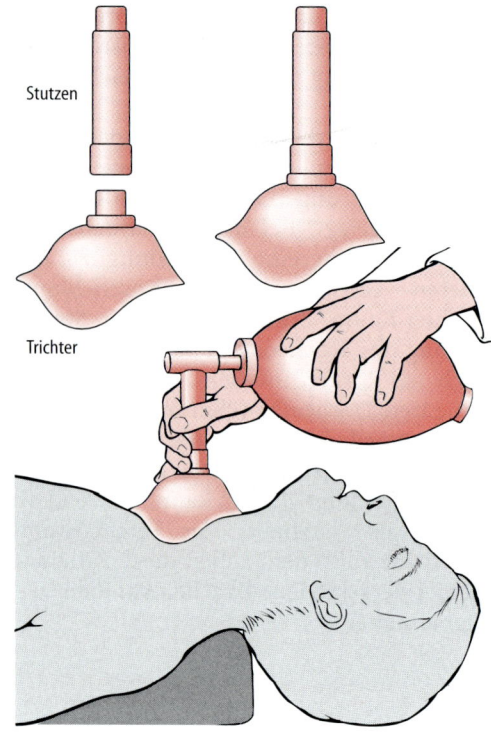

Stutzen

Trichter

Abb. 16.2. Beatmungstrichter nach Stoll

2. Der Beatmungstrichter nach Stoll besteht aus einem maskenähnlichen Trichter, der über die Halsweichteile gesetzt wird, und einem Stutzen, über den eingeblasen oder über Beatmungsbeutel beatmet werden kann.

Bei Patienten, bei denen weiterhin eine Verbindung zwischen Luftröhre und Nasen-Mund-Rachen-Raum besteht, müssen dann Mund und Nase verschlossen werden.

16.7
Thoraxtrauma

Das Thoraxtrauma als Ursache respiratorischer Störungen, die von der Brustwand, dem mechanischen System der Atmung und der Lunge selbst ausgehen, wird in seinen Formen und Komplikationsmöglichkeiten in Abschn. 23.3 dargestellt.

Störungen des Herz-Kreislaufsystems 17

Lern- und Nachschlagkapitel
Störungen des Herz-Kreislauf-Systems gehören zu den häufigsten Notfallsituationen, die eine Alarmierung des Rettungsdienstes zur Folge haben. Das Spektrum reicht von – für den medizinischen Laien nicht erkennbaren – vergleichsweise banalen Anlässen wie der vasovagalen Synkope bis zum Herzinfarkt und Störungen der Schrittmacherfunktion.

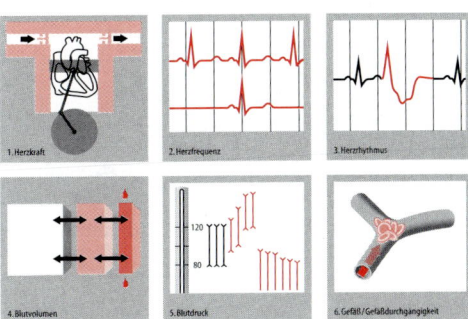

17.1
Vasovagale Synkope

Die vasovagale Synkope ist ein Beispiel für bedrohlich aussehende, in der Regel aber harmlose, kurzfristige Störungen des Herz-Kreislauf-Systems.

Terminologie
Der Stamm des griechischen Wortes *Synkope* beschreibt den Zustand des plötzlichen Zusammenbrechens. *Vasovagal* bedeutet Störung am Gefäßsystem (vas= Gefäß) bei Beteiligung des Vagus. *Vasovagaler Kollaps*, *vasovagaler Schock* und *Vasomotorenkollaps* bezeichnen den gleichen Vorgang.
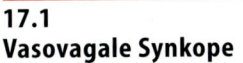 *Definition* vasovagale Synkope. Durch Vagusstimulation hervorgerufene Weitstellung der Blutgefäße und Erniedrigung der Herzfrequenz führen zur Minderdurchblutung des Gehirns und zum kurzfristigen Bewußtseinsverlust.

Pathopyhsiologie
Je nach Schnelligkeit, mit der sich die vasovagale Umstellung des Herz-Kreislauf-Systems entwickelt, werden Übelkeit, Schweißausbruch und Schwarzwerden vor den Augen als Vorboten einer Ohnmacht empfunden, andernfalls tritt die Bewußtlosigkeit schlagartig auf (Übersicht 17.1).

Häufiger kommen die Betroffenen nach dem Umsinken/Umfallen spontan wieder zu Bewußtsein, da in waagrechter Position mehr Blut zum Herzen zurückfließt und danach das Gehirn wieder besser durchblutet wird.

Symptomatik
- Blasse, kaltschweißige Haut,
- Bradykardie von 40–60/min,
- Hypotonie (systolische Blutdruckwerte um 80 mm Hg).

Therapie
1. *Erste Hilfe:*
- Flachlagerung,
- Schocklagerung, falls erforderlich Taschenmesserposition.

2. *Sofortmaßnahmen des Rettungspersonals:*
- Fortführung von 1.,
- selten O_2-Gabe erforderlich.

Übersicht 17.1. Vasovagale Synkope

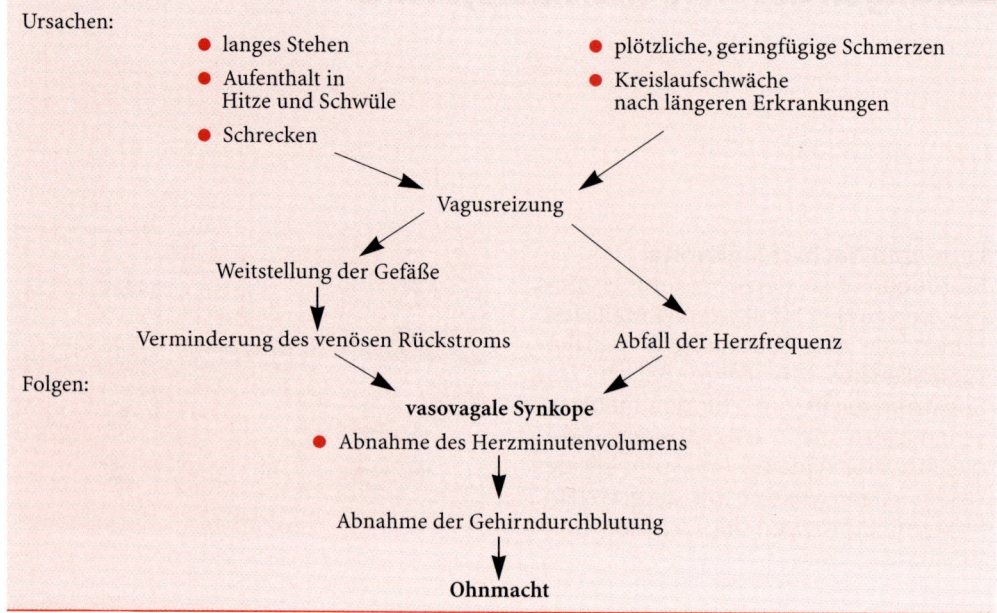

3. Notärztliche Therapie:
- typischerweise Maßnahmen wie unter 2.,
- selten blutdrucksteigernde Substanzen i.v.

Besondere Hinweise

> Auf vielfältige Sekundärverletzungen, die durch Sturz entstehen, z. B. Kopfplatzwunden, unter denen sich auch ein Schädelbruch verbergen kann, ist zu achten.

17.2
Hypertensive Krise

Die hypertensive Krise ist eine relativ seltene, aber lebensbedrohliche Fehlregulation des Herz-Kreislauf-Systems.

Terminologie
Krise bedeutet akute bedrohliche Situation. Das Wort *hyperton* weist darauf hin, daß diese Krise durch extrem hohe Blutdruckwerte ausgelöst wurde.

Definition hypertone Krise: plötzlicher Anstieg des Blutdrucks auf Werte über 250/140 mm Hg, der zu bedrohlichen Folgezuständen an Herz und Gehirn führt (Übersicht 17.2).

Pathophysiologie
Beim anfallartigen Anstieg der systolischen und diastolischen Blutdruckwerte ist neben der Höhe des Blutdrucks, die z. B. 300/150 mm Hg erreichen kann, die Anstiegsgeschwindigkeit von Bedeutung.

Ursachen für die Entstehung einer hypertonen Krise sind in erster Linie akute oder chronische Nierenerkrankungen, Herz- und Gefäßerkrankungen, Geschwülste der Nebenniere (Phäochromzytom), die Überträgersubstanzen des Sympathikus produzieren, Hirntumoren und Hirnblutungen. Meist sind Patienten, die als Hypertoniker bekannt sind, betroffen, seltener Menschen, deren Blutdruck zuvor im Normalbereich lag.

Wegen der akuten Folgen an Herz und Gehirn ist die hypertone Krise lebensgefährlich. Das Herz muß wegen des Blutdrucksanstiegs plötzlich eine erhebliche

Übersicht 17.2. Hypertensive Krise

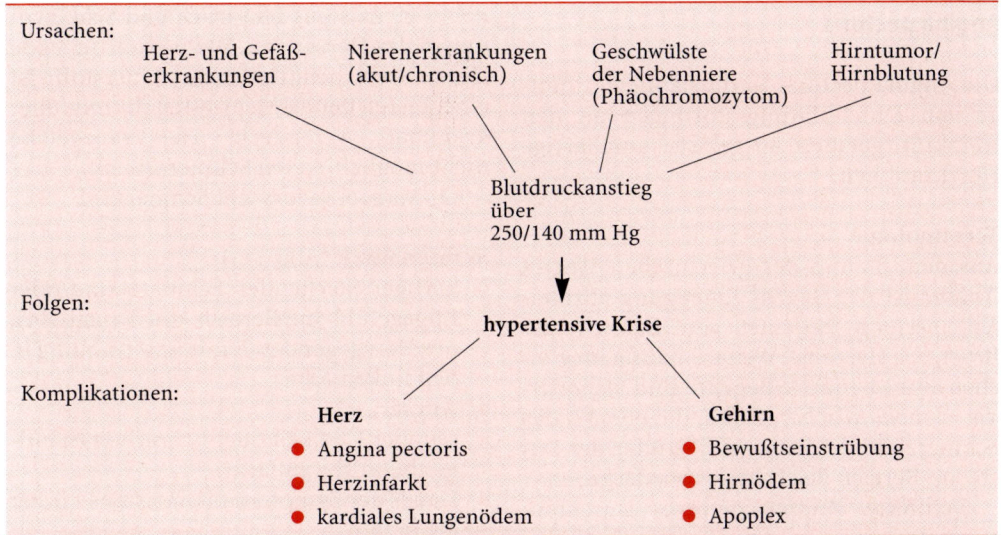

Ursachen:

Herz- und Gefäß-
erkrankungen

Nierenerkrankungen
(akut/chronisch)

Geschwülste
der Nebenniere
(Phäochromozytom)

Hirntumor/
Hirnblutung

Blutdruckanstieg
über
250/140 mm Hg

Folgen:

hypertensive Krise

Komplikationen:

Herz
- Angina pectoris
- Herzinfarkt
- kardiales Lungenödem

Gehirn
- Bewußtseinstrübung
- Hirnödem
- Apoplex

Mehrarbeit leisten (Herzarbeit=$Druck \cdot Vo$-lumen).

Wenn der O_2-Antransport über die Durchblutung der Herzkranzgefäße für diese Mehrleistung nicht mehr ausreicht, macht sich der O_2-Mangel im Muskel durch Herzschmerzen (Angina pectoris) bemerkbar. Ist der O_2-Mangel so schwerwiegend, daß Herzmuskelgewebe untergeht, entwickelt sich ein Herzinfarkt. Zusätzlich droht ein muskuläres Pumpversagen, da das linke Herz („Pumpe des Hochdrucksystems") die vermehrte Arbeit häufig nicht mehr bewältigen kann. Dann entwickelt sich ein kardiales Lungenödem.

Der massive Druckanstieg im Gehirn führt zu schwerwiegenden Störungen, die sich durch starke Kopfschmerzen, Schwindelanfälle, Krämpfe und Bewußtseinsstörungen bemerkbar machen. Bei der Zerreißung eines Gefäßes im Gehirn infolge des hohen Drucks kommt es zur Gehirnblutung (Apoplexie).

Symptomatik
- Kopfschmerz, Sehstörungen, Schwindelanfälle,
- Verwirrtheit, Bewußtseinstrübungen, Krämpfe,
- evtl. Bild der Apoplexie,

- Herzklopfen, Angstgefühle, (s. Abschn. 28.14)
- Angina pectoris,
- Infarktsymptomatik,
- Lungenödem.

14

Therapie
1. *Erste Hilfe:*
- Lagerung mit erhöhtem Oberkörper, bei Bewußtseinsverlust in Seitenlagerung.

2. *Sofortmaßnahmen des Rettungspersonals:*
- Fortführung von 1.

3. *Notärztliche Therapie:*
- Medikamente zur Blutdrucksenkung,
- ggf. Behandlung der Komplikationen.

Besondere Hinweise

Die hypertensive Krise ist ein eindrucksvolles Beispiel dafür, daß die richtige Lagerung von Notfallpatienten bereits vor Transportbeginn von den zuvor bestimmten Blutdruckwerten abhängt, d. h. also grundsätzlich: Die Lagerung und der Transport von Notfallpatienten erfolgen erst nach sorgfältiger, umfassender Überprüfung der Vitalfunktionen und Regelkreise.

17.3
Angina pectoris

Die Angina pectoris ist die häufigste, infolge von Durchblutungsstörungen an den Herzkranzgefäßen ausgelöste, anfallartige Herzkrankheit.

Terminologie
Aus dem Stamm des griechischen Wortes *Angina* ist der Begriff Einengung abzuleiten; *pectoris* bedeutet „im Bereich der Brust, des Herzens". Weitere, häufig im gleichen Sinne benutzte Begriffe sind *Stenokardie, stenokardischer Anfall*, die ebenso das Schmerzbild des Engegefühls oder der Stiche im Bereich des Herzens wiedergeben.

Definition Angina pectoris: Durchblutungsstörungen an den Herzkranzgefäßen lösen anfallartige, durch *vorübergehenden* O_2-Mangel am Herzen bedingte Schmerzen aus. Die Schmerzen dauern selten länger als 10 min und lassen sich durch die Gabe von Nitropräparaten beseitigen (Übersicht 17.3).

Pathophysiologie
Die Arbeit des Herzens läßt sich vereinfacht mit der Formel

$$\text{Arbeit des Herzens} = \text{Druck} \cdot \text{Volumen}$$

beschreiben.

Übersicht 17.3. Angina pectoris

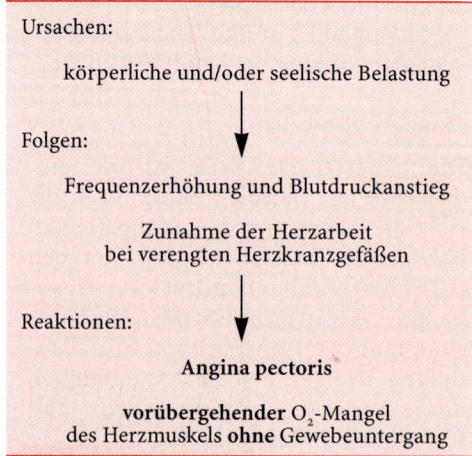

Ursachen:

körperliche und/oder seelische Belastung

Folgen:

Frequenzerhöhung und Blutdruckanstieg

Zunahme der Herzarbeit
bei verengten Herzkranzgefäßen

Reaktionen:

Angina pectoris

vorübergehender O_2-Mangel
des Herzmuskels **ohne** Gewebeuntergang

Bei körperlicher und seelischer Belastung nehmen meistens Blutdruck und Schlagvolumen des Herzens zu. Der mehrarbeitende Herzmuskel benötigt mehr Sauerstoff. Ist eine ausreichende Mehrdurchblutung über krankhaft veränderte Herzkranzgefäße nicht möglich, treten Schmerzen auf.

O_2-Mangel verursacht Schmerzen!

Symptomatik (Abb. 17.1)
- heftiger stechender Schmerz und/oder Engegefühl im Bereich des Brustbeins, der Herzgegend, z. T. mit Ausstrahlung in den linken Arm,
- Angst,
- seltener Übelkeit oder Erbrechen (häufiger beim Herzinfarkt),
- Dauer der Symptomatik meistens kürzer als 10 min,
- Patienten geben häufig an, regelmäßig/häufiger derartige Anfälle zu erleben,
- Anfall geht nach Gabe von Nitropräparaten vorüber,
- EKG (weitgehend) normal.

Therapie
1. *Erste Hilfe*
- Lagerung mit erhöhtem Oberkörper,
- beruhigender Zuspruch.

2. *Sofortmaßnahmen des Rettungspersonals:*
- Fortführung von 1.,
- Unterstützung bei der Einnahme eigener *Nitropräparate* (Kapsel aufstechen bei Beißschwierigkeiten, Sprayapplikation unter die Zunge),
- O_2-Gabe.

3. *Notärztliche Therapie:*
- Fortführung von 2.,
- Sedierung,
- Gabe von Nitropräparaten,
- in Zweifelsfällen Kliniktransport.

Besondere Hinweise

1. Angina pectoris und Herzinfarkt sind eng verwandte Krankheitsbilder; beiden liegt O_2-Mangel am Herzen zugrunde.

Abb. 17.1.
Angina pectoris, Symptome

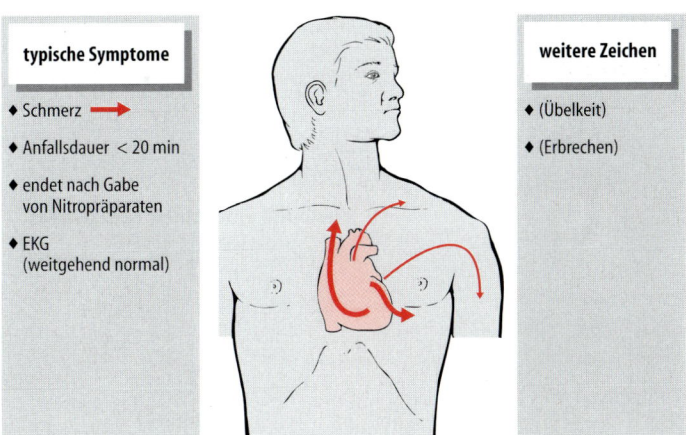

typische Symptome	weitere Zeichen
◆ Schmerz	◆ (Übelkeit)
◆ Anfallsdauer < 20 min	◆ (Erbrechen)
◆ endet nach Gabe von Nitropräparaten	
◆ EKG (weitgehend normal)	

2. Im Einzelfall, besonders beim erstmaligen Auftreten eines schweren Anfalls von Angina pectoris, kann auch der erfahrene Notarzt einen Herzinfarkt nicht mit Sicherheit ausschließen. Daher erfolgt in Zweifelsfällen stets ein Transport zur klinischen Diagnostik, Überwachung und Therapie.

3. Werden Patienten mit Herzinfarkt umgehend in ein geeignetes Krankenhaus eingeliefert, können heute durch moderne Methoden, insbesondere die Lysetherapie, mehr als 90% gerettet werden. Gerade für die Lysetherapie gilt die 6-h-Frist. Jede Minute innerhalb der 6-h-Frist ist kostbar!

17.4
Herzinfarkt

Der Herzinfarkt ist wie in anderen vergleichbaren westlichen Ländern auch in der Bundesrepublik die häufigste Todesursache.

Terminologie
Im Begriff *Infarkt* steckt das lateinische Wort für „hineinstopfen". In der Medizin spricht man von Infarkt, wenn Gefäße (Arterien) durch Blutgerinnsel o. ä. ver-

stopft werden und der durch das betroffene Gefäß versorgte Gewebsbereich abstirbt.

Definition Herzinfarkt: durch O_2-Mangel verursachter Untergang von Herzmuskelgewebe aufgrund eines Verschlusses im Bereich der Herzkranzgefäße (Übersicht 17.4).

Pathophysiologie
Koronarsklerose, thrombotische, seltener embolische Verschlüsse der Herzkranzgefäße verursachen einen O_2-Mangelzustand, der im Gegensatz zur Angina pectoris beim Herzinfarkt zum *Gewebsuntergang* (Myokardnekrose) führt.

Folgende bedrohliche Komplikationen sind zu beachten:

1) Bei fast allen Herzinfarktpatienten kommt es im Anschluß an das Infarktgeschehen zu verschiedenen, z. T. tödlichen *Rhythmusstörungen*.

2) Bei einem Teil der Infarktpatienten entwickelt sich sofort nach dem akuten Ereignis ein *kardiogener Schock*.

3) Gelegentlich tritt ein *kardiales Lungenödem* als Zeichen der schweren akuten Linksherzinsuffizienz auf. (Das linke Herz, die Pumpe des Hochdrucksystems, ist häufiger als das rechte Herz betroffen).

Symptomatik (Abb. 17.2)
● Heftiger stechender Schmerz und/oder Engegefühl in der Brustbein-/Herzgegend, typischerweise mit Ausstrah-

Übersicht 17.4. Herzinfarkt

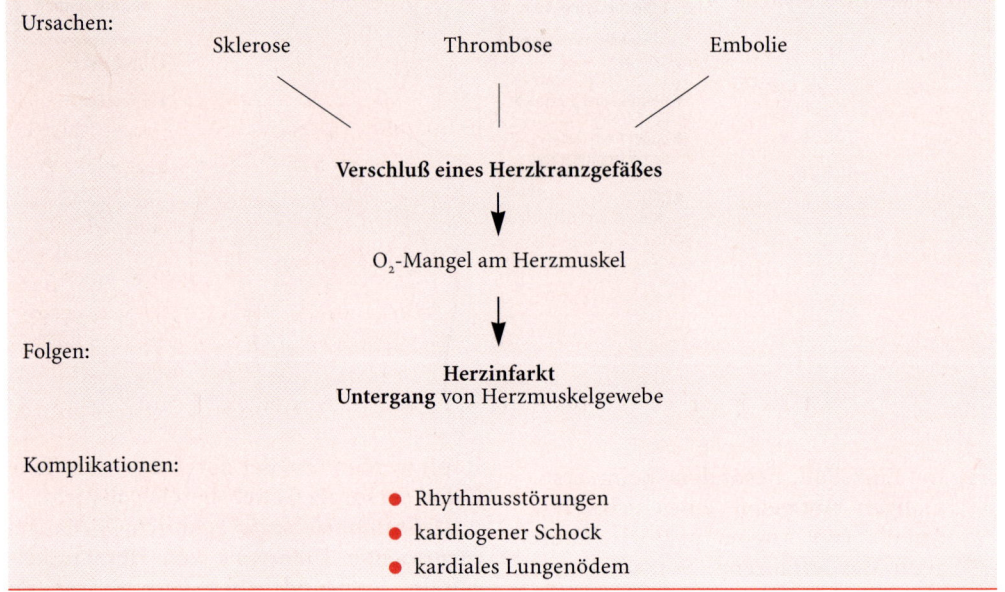

Ursachen:

Sklerose   Thrombose   Embolie

Verschluß eines Herzkranzgefäßes

↓

O_2-Mangel am Herzmuskel

↓

Folgen:

Herzinfarkt
Untergang von Herzmuskelgewebe

Komplikationen:

● Rhythmusstörungen
● kardiogener Schock
● kardiales Lungenödem

lung in den linken Arm über die linke Schulter bis in den kleinen Finger,

● Todesangst, Vernichtungsgefühl, Unruhe,
● fahle, blaue, kühle Haut, kalter Schweiß,
● häufig Übelkeit und Erbrechen,
● häufig arrhythmischer Puls,
● z. T. Blutdruckabfall,
● Infarkt-EKG,
● Schnelltest mit spezifischem Teststreifen.

Frühsterblichkeit bei Herzinfarkt

1) Von den Patienten, die innerhalb von 24 h nach dem Infarkt sterben, kommen

● ca. 50% innerhalb der ersten 15 min
● ca. 30% zwischen 15–60 min
● ca. 19% in der Zeit 1–24 h

nach dem Ereignis zu Tode.

Abb. 17.2.
Herzinfarkt, Symptome

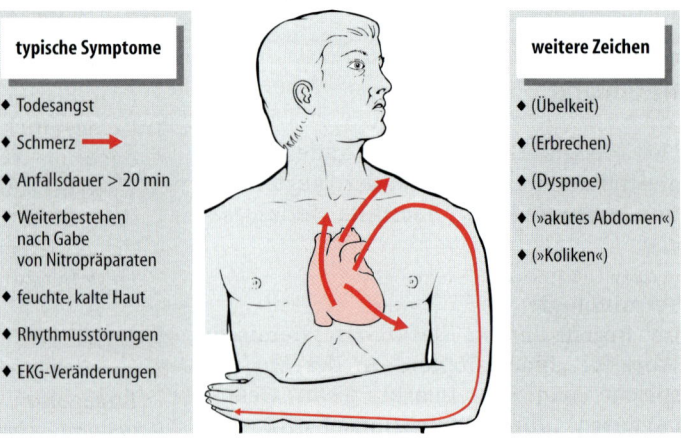

typische Symptome

◆ Todesangst
◆ Schmerz ➡
◆ Anfallsdauer > 20 min
◆ Weiterbestehen nach Gabe von Nitropräparaten
◆ feuchte, kalte Haut
◆ Rhythmusstörungen
◆ EKG-Veränderungen

weitere Zeichen

◆ (Übelkeit)
◆ (Erbrechen)
◆ (Dyspnoe)
◆ (»akutes Abdomen«)
◆ (»Koliken«)

Etwa 80% dieser Patienten erleiden also einen Kreislaufstillstand innerhalb der 1. Stunde nach dem Geschehen. Dies ist der Zeitraum, in dem der Notfallpatient in der Regel durch den Rettungsdienst versorgt und transportiert wird.

2) Der akute Kreislaufstillstand ist in ca. 90% durch ein Kammerflimmern ausgelöst.

Therapie

1. *Erste Hilfe:*
- Lagerung mit mäßig erhöhtem Oberkörper,
- beruhigender Zuspruch.

2. *Sofortmaßnahmen des Rettungspersonals:*
- Fortführung von 1.,
- jede Anstrengung des Patienten vermeiden,
- venöser Zugang (Ringer-Laktatinfusion zum Offenhalten der Venen),
- O_2-Gabe,
- ununterbrochen Puls-/EKG-Monitorkontrolle.

3. *Notärztliche Therapie:*
- Fortführung von 2.,
- Infusion obligatorisch,
- Gabe von Schmerz- und Beruhigungsmitteln,
- bei Bradykardie frequenzerhöhende Medikamente,
- bei Extrasystolie Substanzen gegen Rhythmusstörungen,
- bei niedrigem Blutdruck blutdruckerhöhende Substanzen,
- Dopamin und Dobutrex,
- Injektion von 250–500 mg Acetylsalicylsäure als Thrombozytenaggregationshemmer,
- ggf. Einleitung der Lysetherapie,
- evtl. Kortikosteroide,
- ggf. Behandlung des kardialen Lungenödems und des Kreislaufstillstands,
- sofortiger Transport in die nächstgelegene Klinik, in der eine Lysetherapie durchgeführt werden kann.

Hinweise

!

Unter klinischen Bedingungen werden bei Infarktpatienten in zunehmendem Umfang Fibrinolytika (Streptase, Urokinase oder Gewebe-Plasminogen-Aktivator) zur möglichst schnellen Auflösung des den Gefäßverschluß verursachenden Thrombus (Lysetherapie) infundiert.

Kardiologisch versierte Notärzte greifen in manchen Zentren bereits während des Kliniktransportes ein und beginnen in NAW oder Hubschrauber mit der Lysetherapie, wenn sich durch optimale EKG-Ableitung (möglichst 6-Kanalschreiber) ein Infarkt bestätigen läßt.

Zur Zeit gibt es noch keine generelle Empfehlung zur Fibrinolyse im Rettungsdienst, da andererseits die Auffassung vertreten wird, die Zahl der Lysepatienten könne begrenzt gehalten werden nach entsprechender Aufklärungsarbeit durch Verkürzung der Zeit bis zur Alarmierung des Rettungsdienstes und der Zeit von der Klinikaufnahme bis zur Lyse in der Klinik. Eine schnellere Indikationsstellung und Einengung des Katalogs der Kontraindikationen könne wirkungsvoller erhöht werden. Dann würden während der in der Regel kurzen Transportzeiten zum Krankenhaus letztlich keine irreparablen Schäden entstehen.

17.5
Kardiogener Schock

Der kardiogene Schock ist ein Beispiel für das Pumpversagen des Herzens mit nachfolgenden Regulationsstörungen.

Terminologie

Schock bedeutet im medizinischen Sinne letzlich, daß ein fortschreitender pathologischer Vorgang in Gang gesetzt wird, der zu einer unzureichenden Durchblutung der Gewebe mit O_2-angereichertem Blut führt. *Kardiogen* bedeutet, daß diese Form des

Schocks durch Störungen am Herzen ausgelöst ist.

Definition kardiogener Schock: bedrohliche Abnahme der Förderleistung des Herzens mit nachfolgenden Regulationsstörungen der peripheren Durchblutung, die zu lebensbedrohlichen O_2-Mangelzuständen an den verschiedenen Organsystemen führen (Übersicht 17.5).

Pathophysiologie

Der starke Abfall des Herzzeitvolumens und die Schwere des Schocks sind nicht, wie beim Volumenmangelschock, mit der gleichen Sicherheit nach dem Schema Puls über 100, systolischer Blutdruck unter 100, zu erkennen. Die Gegenregulationsvorgänge, insbesondere die Engstellung der Gefäße in der Peripherie, halten den systolischen Blutdruck noch relativ lang über 100 mm Hg. Alle übrigen allgemeingültigen Schockzeichen, wie Blässe, Kühle der Haut und kalter Schweiß, z. T. Tachykardie, sowie die Hinweise auf den Ursprung der akuten Erkrankung, lassen aber auf die Bedrohlichkeit des Schockgeschehens schließen.

Eine weitere Besonderheit besteht darin, daß die herznahen Venen – wieder im Gegensatz zum Volumenmangelschock – prall gefüllt sind. Das venöse Blut staut sich vor der vermindert arbeitenden Pumpe. Allgemeine Schockfolgen, insbesondere die schwere Azidose, vermindern zusätzlich die Kraft des Herzens, ein Teufelskreis ist in Gang gesetzt!

Symptomatik

1. *Häufig Hinweise auf vom Herzen ausgehende Störung.*

2. *Allgemeine Schockzeichen:*
- Sichtbare Schockzeichen:
  - Blässe (Minderdurchblutung der Peripherie),
  - verminderte Füllung peripherer Venen/Venenkollaps (Zentralisation),
  - Frieren (periphere Minderdurchblutung und Störung des vegetativen Nervensystems),
  - ungewöhnliches Verhalten, Unruhe, Starre (Störung des nervalen und vegetativen Gesamtsystems).
- Fühlbare Schockzeichen:
  - schneller, flacher Puls um 100 (Ausgleichstachykardie),
  - leicht unterdrückbar (indirektes Zeichen für niedrigen Blutdruck und für Zentralisation),
  - kalte Haut (Minderdurchblutung der Peripherie),
  - Zirkulationsverzögerung am Nagelbett (Zentralisation),
  - kalter Schweiß (Störung des vegetativen Systems).

Übersicht 17.5. Kardiogener Schock

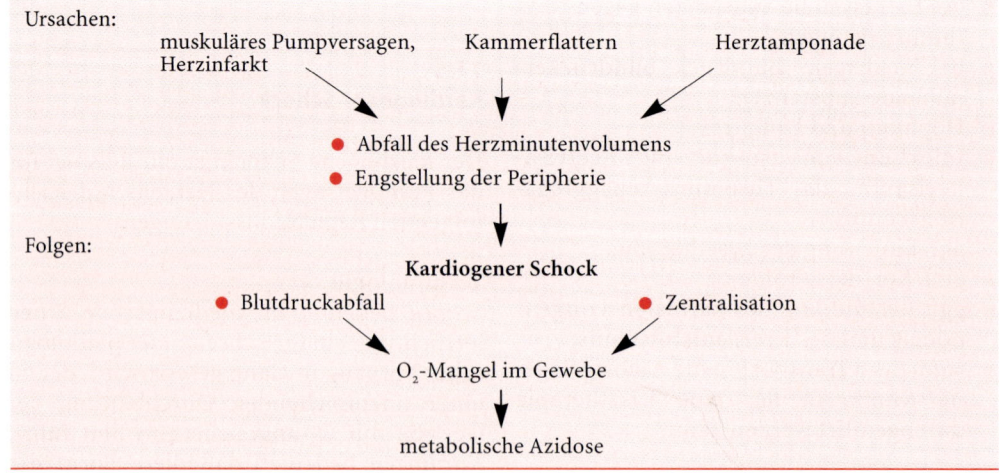

- Meßbare Schockzeichen:
  - arterieller Blutdruck abgefallen.

3. *Besonderheiten:*
- gestaute Halsvenen (meist erhöhter zentralvenöser Druck),
- kein Verlaß auf Schockindex,
- Schwere der Zentralisation entscheidend (z. B. kein fühlbarer Puls an der Arteria radialis, Blutdruck am Oberarm gemessen ergibt Werte um 100 mm Hg systolisch)!

Therapie
1. *Erste Hilfe*
- keine Schocklagerung, sondern eher Lagerung mit erhöhtem Oberkörper,
- beruhigender Zuspruch.

2. *Sofortmaßnahmen des Rettungspersonals:*
- zusätzlich O_2-Gabe,
- venöser Zugang (Ringer-Laktat zum Offenhalten der Vene).

3. *Notärztliche Therapie:*
- entsprechende Behandlung von Tachykardien, Bradykardien, Arrhythmien,
- von Fall zu Fall zusätzlich erforderliche Medikamente,
- Dopamin und Dobutrex,
- Kortikosteroide,
- in der Regel keine Infusion von Volumenersatzmitteln!

Besondere Hinweise

1. Die Durchführung der klassischen Lagerung wie beim Volumenmangelschock wäre falsch, sie würde dem bereits überlasteten Herzen zusätzliches Blut anliefern.
2. Die Schwere der Zentralisationszeichen ist aussagekräftiger als die Hunderterregel.
3. Weit mehr als 60% der Patienten mit kardiogenem Schock sterben trotz aller Bemühungen, auch wenn sie die Klinik noch lebend erreicht haben.

17.6
Adams-Stokes-Anfall

Adams-Stokes-Anfälle treten als häufig lebensbedrohliche Frequenz- und Rhythmusstörungen, besonders bei älteren Leuten mit vorgeschädigtem Herzen auf.

Terminologie
Für die Bezeichnung dieses Krankheitsbildes wurden die Eigennamen von zwei Ärzten verwendet, die diese Störung ausführlich beschrieben.

Definition Adams-Stokes-Anfall: Zustandsbilder, bei denen es über extreme Frequenz- und Rhythmusabweichungen des Herzens zu einer Minderdurchblutung des Gehirns mit nachfolgenden Bewußtseinsstörungen (Krämpfen) kommt. Ursachen sind typischerweise Störungen der Erregungsüberleitungen von den Vorhöfen zu den Kammern (Übersicht 17.6).

Pathophysiologie
AV-Block II. Grades heißt:
einzelne Vorhofaktionen werden nicht mehr zur Kammer weitergeleitet. Die Pulsfrequenz kann unter 40/min abfallen. Der Puls ist rhythmisch oder arrhythmisch.

Beim AV-Block III. Grades werden keine Vorhoferregungen zu den Kammern weitergeleitet. Bis die Kammerfrequenz von 30–40/min einsetzt, tritt eine besonders kritische Phase ein. Es kann zum vorübergehenden völligen Stillstand der Kammer oder zur ersatzweisen Entwicklung von Kammerflattern oder Kammerflimmern kommen. In allen geschilderten Fällen ist die Herzauswurfleistung so gering (fehlend), daß sich als erstes Störungen des für O_2-Mangel besonders empfindlichen Gehirns zeigen. „Sauerstoffmangelkrämpfe" sind besonders häufig, wenn das Gehirn zwar noch durchblutet wird, die antransportierte O_2-Menge aber für eine *normale* Funktion nicht ausreicht.

Symptomatik
- langsamer rhythmischer oder
- langsamer arrhythmischer Puls,

Notfallmedizin

Übersicht 17.6. Adams-Stokes-Anfall

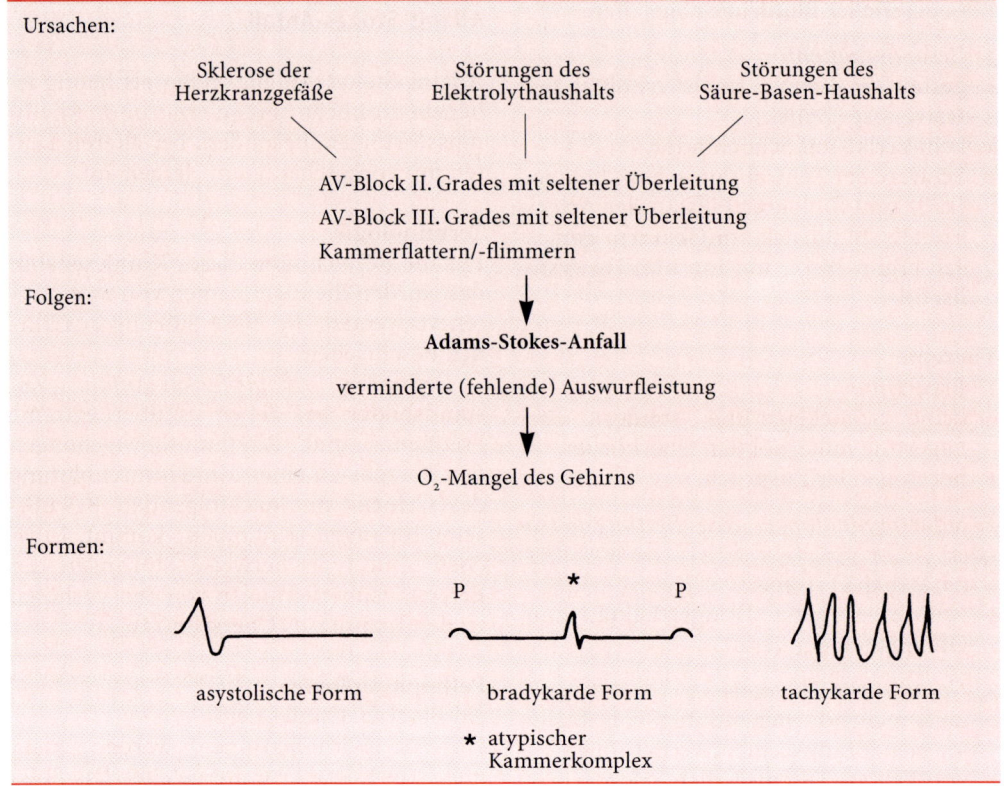

Ursachen:

Sklerose der Herzkranzgefäße | Störungen des Elektrolythaushalts | Störungen des Säure-Basen-Haushalts

AV-Block II. Grades mit seltener Überleitung
AV-Block III. Grades mit seltener Überleitung
Kammerflattern/-flimmern

Folgen:

Adams-Stokes-Anfall

verminderte (fehlende) Auswurfleistung

O_2-Mangel des Gehirns

Formen:

P   *   P

asystolische Form   bradykarde Form   tachykarde Form

* atypischer Kammerkomplex

- schwirrender Puls (Kammerflattern),
- Pulslosigkeit,
- Schwindel, Verwirrtheitszustände,
- Ohnmacht, Krämpfe,
- Blässe,
- je nach Dauer und Art des Anfalls Atemstillstand und Zyanose.

Therapie

1. *Erste Hilfe:*
- Stabile Seitenlagerung, ggf. Atemspende.

2. *Sofortmaßnahmen des Rettungspersonals:*
- präkordialer Schlag,
- O_2-Gabe,
- bei weiterbestehendem Kreislaufstillstand und einsetzendem Atemstillstand Herz-Lungen-Wiederbelebung.

3. *Notärztliche Therapie:*
- Fortführung von 2.,
- *nach EKG-Diagnostik:*

- bei Bradykardie frequenzerhöhende Medikamente,
- ggf. externer Schrittmacher,
- bei Kammerflattern Defibrillation und Medikamente gegen Flimmerneigung,
- bei Asystolie oder Kammerflimmern Herz-Lungen-Wiederbelebung.

Besondere Hinweise

Adams-Stokes-Anfälle sind häufig der Anlaß zur Alarmierung des Rettungsdienstes. Der anrufende Laie hält den Anfallbeginn je nach Symptomatik für den Eintritt des Todes. Wiederbelebungsbemühungen durch das Personal des Rettungsdienstes sollten aber auch dann eingeleitet werden, wenn rein rechnerisch (Zeit: Eingang Notfallmeldung bis Ankunft am Notfallort) bereits der „biologische Tod" eingetreten sein könnte. In vielen Fällen erfolgreicher Wiederbelebung nach einer überraschend langen Zeit des „klinischen Todes" lag wohl ein Adams-Stokes-Anfall mit Kammerflattern/-flimmern vor, bei dem Gehirn und Herz für eine nicht genau bestimmbare Zeit über einen Minimalkreislauf weiter durchblutet wurden.

17.7
Gestörte Herzschrittmacherfunktion

Die Zahl der Patienten, denen ein Herzschrittmacher fest implantiert wurde, liegt in der Bundesrepublik z. Z. bei über 200 000 und nimmt weiterhin zu. Bei Störungen der Schrittmacherfunktion können lebensbedrohliche Zustandsbilder den Einsatz des Rettungsdienstes auslösen.

Terminologie
Nach Störungen des vom Sinusknoten als physiologischem Schrittmacher gesteuerten Erregungsleitungssystems – meist mit einer Adams-Stokes-Symptomatik – werden künstliche Herzschrittmacher unter Haut und Muskulatur implantiert, die über eine transvenöse Elektrode das Herz stimulieren.

Als Stimulationsorte kommen der rechte Vorhof und der rechte Ventrikel oder beide in Frage. Grundsätzlich können Schrittmacherimpulse durch spontane Herzeigenaktionen unterdrückt werden, dann arbeitet der Schrittmacher als Bedarfs- oder *Demand*-Schrittmacher und setzt nur dann mit seinen Stimulationsimpulsen ein, wenn für die Dauer eines vorgegebenen Zeitintervalls keine spontanen Herzaktionen einsetzen.

Eine andere Technik besteht darin, daß die P-Wellen des Vorhofes den Kammerschrittmacher *triggern* und so bei komplettem AV-Block (Abb. 4.45) weiterhin eine indirekte vom Sinusknoten gesteuerte Kammertätigkeit sicherstellen.

Die Vielzahl der heute gebräuchlichen implantierbaren Schrittmacher läßt sich entsprechend ihrem Stimulationsort, dem Ort der Triggerimpulsabnahme und ihrer Betriebsart in mehrere Gruppen einteilen. Ein international gebräuchlicher Code aus 3 Buchstaben gibt über den Schrittmacherimpuls Auskunft.

- Der erste Buchstabe gibt den Ort der Stimulation an:
  V = Ventrikel (Kammer),
  A = Atrium (Vorhof),
  D = Double (Vorhof und Kammer).
- Der zweite Buchstabe bezeichnet den Ort, an dem Spontanaktionen registriert werden („sensing"):
  V = Ventrikel,
  A = Atrium,
  D = Double,
  O = Keine Sensing-Funktionen.
- Der dritte Buchstabe beschreibt die Reaktion des Schrittmachers bei Spontanfrequenzen oberhalb der Schrittmacherfrequenz.
  I = Inhibierung (Schrittmacher gibt keine Impulse ab),
  T = Triggerung (Schrittmacher gibt Impulse während der QRS-Phasen ab),
  O = Schrittmacher triggert mit seiner vorgegebenen Frequenz weiter.

Magnetauflage bei spontaner Fehlprogrammierung des Schrittmachers!

Pathophysiologie
Permanenter oder intermittierender Stimulationsausfall, ineffektive Stimulation, fehlende Wahrnehmung und schrittmacherinduzierte Rhythmusstörungen können 2 lebensbedrohliche Zustandsbilder zur Folge haben, meist eine ausgeprägte Bradykardie, seltener eine bedrohliche Tachykardie. Es kommt also zum Rückfall in die eigene Frequenz des Patienten. Auf seltenere Störungen, wie unzureichende Hemmung des Schrittmachers durch die patienteneigenen Herzaktionen und Schrittmacherrasen, kann hier nicht eingegangen werden.

Übersicht 17.7. Schrittmacherprobleme

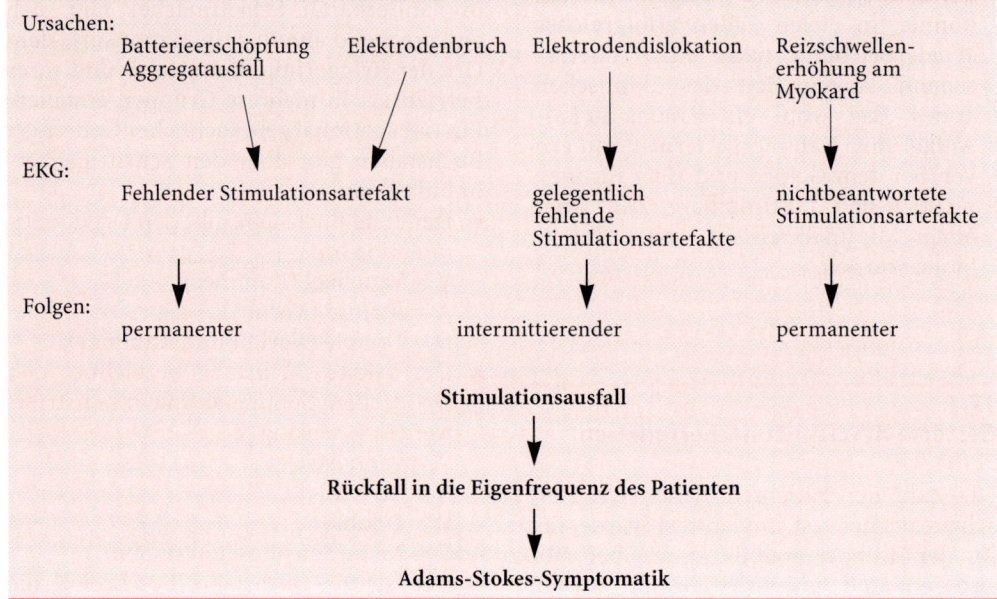

Symptomatik (s. Übersicht 17.7)
(s. Abschn. 28.2)
- Bradykardie,
- Tachykardie,
- EKG-Befund.

Therapie
1. *Erste Hilfe:*
- Reanimation bei Kreislaufstillstand.

2. *Sofortmaßnahmen des Rettungspersonals:*
- O_2-Gabe,
- EKG-Monitor,
- sofortiger Kliniktransport,
- ggf. Reanimation.

3. *Notärztliche Therapie:*
- Magnetauflage bei Bradykardie,
- bei Bradykardie Atropin, bei Nichtansprechen Alupent,

2
- bei Tachykardie Xylocain,
- Herzdruckmassage,
- Reanimation,
- Transport in Klinik mit Schrittmacherambulanz.

Besondere Hinweise
1. Wegen der Vielzahl der Herzschrittmacherfabrikate und unterschiedlicher Programmierungen soll jeder Herzschrittmacherträger einen Ausweis mit entsprechenden technischen Daten mit sich führen.
2. Bei einer Defibrillation müssen die Elektroden in einem Abstand von mindestens 10 cm zum Schrittmacher plaziert werden (s. S. 216).

KAPITEL 18

Störungen des Bewußtseins

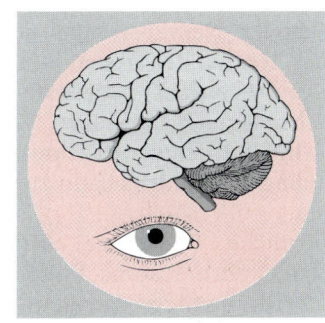

Lern- und Nachschlagkapitel
Häufig wird der Rettungsdienst wegen Bewußtseinsstörungen aus unterschiedlichsten Ursachen alarmiert. Die wesentlichsten Anlässe werden dargestellt.

18.1
Hirnödem

Störungen des Bewußtseins werden bei Notfallpatienten besonders häufig durch die Entwicklung eines Hirnödems hervorgerufen.

Terminologie
Das griechische Wort *Ödem* bedeutet Schwellung. In der Medizin bezeichnet man i. allg. den Eintritt überreichlicher Flüssigkeitsmengen aus den Gefäßen in Zellen, Gewebsspalten und Körperhöhlen als Ödem.

Definition Hirnödem: durch verstärkte Wasseransammlung in den Gehirnzellen und im Zellzwischengewebe verursachte Erhöhung des Hirndrucks (Übersicht 18.1).

Pathophysiologie
Das Hirngewebe reagiert auf verschiedene schädigende Einflüsse relativ einheitlich mit Ödembildung. Das Gehirn ist im Schädel von einem schützenden Flüssigkeitspolster umgeben. Nach Auspressen dieses Polsters stößt es aber mit seiner Oberfläche

Übersicht 18.1. Hirnödem

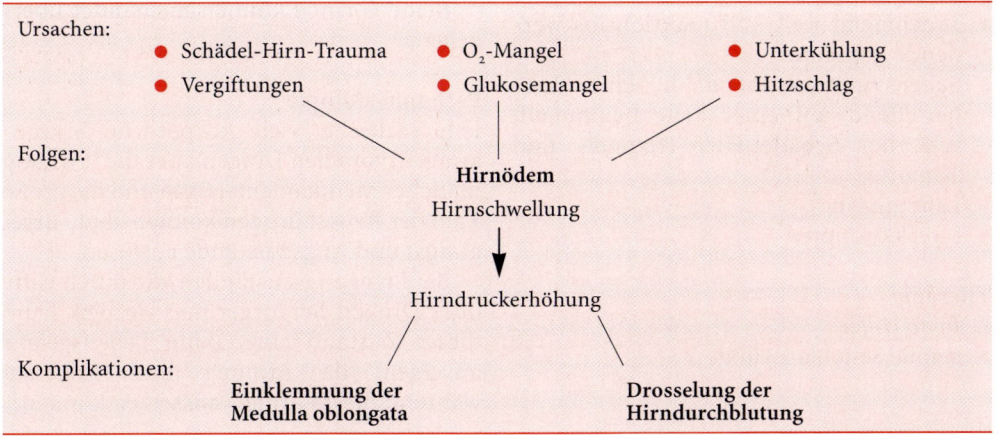

gegen die starre, hohlkugelartige Schädel-
kapsel, die einer Volumenerhöhung engen
Grenzen setzt. Durch den Widerstand des
knöchernen Schädels entwickelt sich ein
gesteigerter Hirndruck mit Bewußtseinsverlust. Teile des Kleinhirns können in die
einzige Öffnung der „Hohlkugel" in das
Hinterhauptloch gepreßt werden und
durch Druck auf die Medulla oblongata
(Sitz wichtiger Nervenstränge und verschiedener Zentren der vitalen Funktionen
Atmung und Kreislauf) schwerste lebensbedrohliche Störungen auslösen. Die durch
erhöhten Innendruck verursachte Minderdurchblutung des Gehirns kann zum Hirn-
tod führen.

Das örtliche (einseitige) Hirnödem
beim Schädel-Hirn-Trauma führt zu einseitigen Verdrängungsvorgängen im Gehirn mit entsprechenden neurologischen
Seitenzeichen an Pupillen und Extremitäten.

Das generalisierte *Hirnödem* nach Vergiftung, schwerstem O_2-Mangel etc. ist
durch tiefe Bewußtlosigkeit und das Auftreten seitengleicher krankhafter Befunde
erkennbar.

Symptomatik
- Bewußtseinsverlust,
- Hyperventilation,
- periodisch an- und abschwellende ver-
  tiefte Atemtätigkeit (Cheyne-Stokes-
  Atmung),
- Atemstillstand,
- Abweichung von normalen Puls- und
  Blutdruckwerten,
- zunehmend weit und reaktionslos wer-
  dende Pupillen,
- Seitensymptomatik, d. h. eine Seite
  betreffend, auf einer Seite beginnend,
  z. B. bei Schädel-Hirn-Traumen und
  Tumoren,
- Lähmungen,
- Streckkrämpfe.

Therapie
1. *Erste Hilfe:*
- stabile Seitenlagerung.

2. *Sofortmaßnahmen des Rettungspersonals:*
- Lagerung unter Mitberücksichtigung
  der Ursache und der Blutdruckwerte,
- assistierte/kontrollierte Beatmung,
  mäßige Hyperventilation,
- Blutzuckerbestimmung durch Teststreifen.

3. *Notärztliche Therapie:*
- Fortführung von 2.,
- Kortikosteroide,
- fallweise osmotisch wirksame Medi-
  kamente und Infusionen,
- Hyperventilation, ggf. kapnometrische
  Kontrolle ($pCO_2 \sim 28$ mm Hg).

18.2
Erregungs- und Angstzustände

Akute Erregungs- und Angstzustände sind
die häufigsten mit einer Veränderung der
normalen Bewußtseinslage verbundenen
psychiatrischen Notfälle im Rettungsdienst.

Terminologie
Krankhaft veränderte Bewußtseinslagen,
bei denen der Patient redet, schreit oder
tobt, z. T. für seine Umgebung und für sich
selbst gefährlich wird, werden als akute
Erregungszustände gekennzeichnet.

Bei akuten *Angstzuständen* überwiegt
bei den Betroffenen das qualvolle Gefühl,
ohnmächtig und ausweglos einer Bedrohung ausgeliefert zu sein.

Beide Formen können ineinander übergehen.

Pathophysiologie
Jede seelische, viele körperliche Erkrankungen, vor allen Dingen aber die Wirkung
mancher Medikamente, Gifte und die große
Zahl der Rauschdrogen können akute Erre-
gungs- und Angstzustände auslösen.

Bei Erregungszuständen, die durch Gifte
oder Drogen hervorgerufen wurden, kann
dieser Zustand eine akute Lebensgefahr
anzeigen, da Atmung und Kreislauf
während dieses Anfalls aussetzen können.

Übersicht 18.2. Erregungs- und Angstzustände

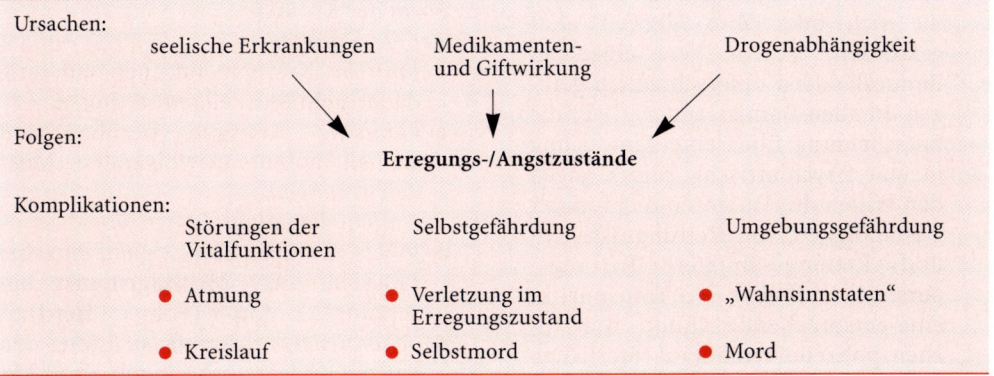

Durch stürmische Bewegungsunruhe oder durch gezielte Selbstschädigung bringt sich der Notfallpatient Verletzungen bei, z. T. besteht Selbstmordabsicht. Schwierig wird das Eingreifen dadurch, daß sich Angst und/oder Erregung des Kranken häufig auch gegen die zur Hilfe Herbeigerufenen richtet (Übersicht 18.2).

Symptomatik
- Veränderung der normalen Bewußtseins- oder Stimmungslage,
- Bewegungsdrang, z. T. wechselnd mit Bewegungslosigkeit,
- Reden, Schreien, Schimpfen,
- Wahnzustände,
- Tobsucht, Zerschlagen aller erreichbaren Gegenstände, Angriff auf andere Personen,
- Selbstverletzungen (die Schmerzempfindung ist herabgesetzt),
- z. T. schwerste körperliche Begleitsymptome wie z. B. Schweißausbrüche, Zittern, Kreislaufversagen.

Therapie
1. *Erste Hilfe:*
- Versuch, mit dem Notfallpatienten ein beruhigendes Gespräch zu führen,
- Wegnahme gefährlicher Gegenstände.

2. *Sofortmaßnahmen des Rettungspersonals:*
- Fortführung von 1.,
- körperliche Auseinandersetzungen vermeiden,

- bei akuter Lebensgefahr für den Patienten oder andere Personen Alarmierung der Polizei,
- Alarmierung des Notarztes.

3. *Notärztliche Therapie:*
- Medikamente zur Beruhigung (Auswahl unter Beachtung der Anfallsursache).

Besondere Hinweise

1. Bereits Rettungsassistenten und Rettungssanitäter können bei Notfallpatienten mit unklaren Bewußtseinsstörungen, Erregungszuständen und Krämpfen – nach Sicherung der Vitalfunktionen –, auch wenn keine diabetische Erkrankung bekannt ist, eine orientierende Blutzuckerbestimmung mit Teststreifen vornehmen, da eine Entgleisung des Zuckerstoffwechsels, insbesondere die häufigere Hypoglykämie, solche Zustandsbilder hervorruft. Der danach eintreffende Notarzt kann dann gezielt reagieren. Bei einer Hypoglykämie wird er sofort Glukose zuführen, um Dauerschäden am Gehirn zu vermeiden.
2. Je nach vermutlicher Ursache (Gift-, Medikamenten-, Drogeneinnahme), sollten die entsprechenden Substanzen oder verdächtigen Gebrauchsgegenstände (Spritzen, Löffel usw.) zur Giftbestimmung in die Klinik mitgenommen werden.

Notfallmedizin

3. Die Zwangseinweisung von Patienten, die sich oder ihre Umwelt akut gefährden, ist in den einzelnen Bundesländern unterschiedlich geregelt. In allen Bundesländern liegt die Entscheidung über eine Einweisung in eine psychiatrische Klinik gegen den Willen des Patienten nicht in der Zuständigkeit von Rettungsassistent und Rettungssanitäter! Rettungspersonal muß aber den Transport in eine entsprechende Klinik im ärztlichen, polizeilichen oder richterlichen Auftrag unter Beachtung der landesspezifischen Bestimmungen durchführen.

18.3
Krampfanfälle

Krampfanfälle sind eine besondere, mit Bewußtseinsveränderungen einhergehende Reaktionsform des Gehirns auf unterschiedliche Störungen.

Terminologie
Krampfanfälle (Übersicht 18.3) sind motorische Reizerscheinungen, die ihren Ursprung in akuten Störungen oder chronischen Erkrankungen des Gehirns haben.

Wichtige Unterscheidungen
1. Form der Krämpfe
a) *Art des Krampfes*
  - *tonische* Krämpfe beruhen auf lang dauernden Muskel*kontraktionen,*
  - *klonische* Krämpfe beruhen auf schnell aufeinanderfolgenden Muskel*zuckungen.*
b) *Betroffene Regionen*
  - *fokale* Krämpfe: einseitig auf einzelne Muskeln oder Muskelgruppen beschränkte Krämpfe (Fokus = Herd),
  - *generalisierte* Krämpfe: sich über den ganzen Körper ausbreitende Krämpfe.

2. Ursachen der Krampfanfälle
a) *Symptomatische Krämpfe:* Krampfanfälle, die als Symptom, als Folge einer selbständigen Erkrankung des Gesamtorganismus oder des Gehirns auftreten, im Gegensatz zur
b) *Epilepsie* im engeren Sinne: eine selbständigen Krankheit des Gehirns, bei der chronisch und sich wiederholend Anfälle auftreten. Das griechische Wort *Epilepsie* bedeutet Fallsucht.

Pathophysiologie
Ähnlich wie das Hirnödem sind Krampfanfälle kein nur für eine Erkrankung spezifisches Symptom, sondern eine unspezifische krisenhafte Reaktion des Gehirns auf Störungen sehr unterschiedlicher Ursachen.

Übersicht 18.3. Krampfanfälle

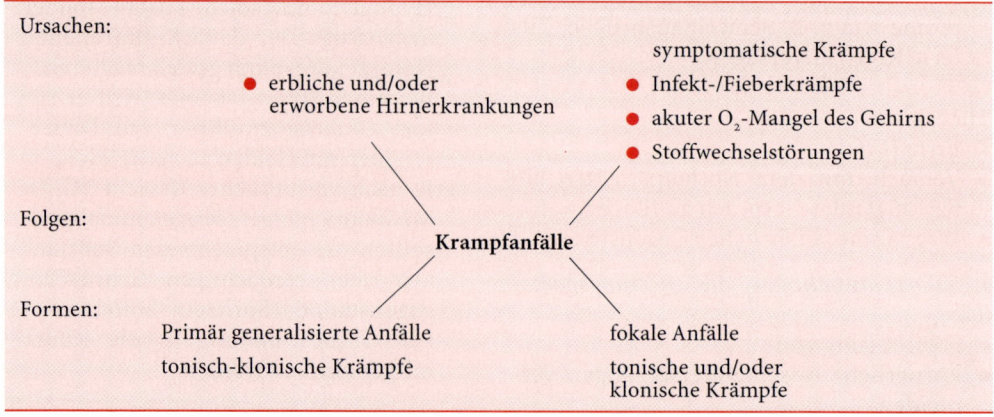

Erbliche und/oder erworbene Erkrankungen können – ebenso wie fieberhafte Infekte bei Kleinkindern, schwere Bilder des akuten O_2-Mangels im Gehirn (Erstickungsvorgänge) oder Stoffwechselstörungen (Hypoglykämie) – Krampfanfälle auslösen.

Für die notärztliche Therapie und die Befundübermittlung in die Klinik ist es wichtig, zwischen generalisierten und fokalen Krämpfen zu unterscheiden.

Der generalisierte Anfall ist durch die Beteiligung der gesamten willkürlichen Muskulatur und an tonisch-klonischen Krämpfen zu erkennen. Die betroffenen Patienten sind während dieser Zeit bewußtlos. Der Krampfanfall geht im Anschluß in der Regel in das Erschöpfungsstadium, einen schlafähnlichen Zustand über. Auch wenn der Patient erweckbar ist, besteht Erinnerungslosigkeit. Es ist daher nicht sinnvoll, während dieser Zeit, z. B. während des Transports in die Klinik, eine gezielte Befragung anzustellen.

Bei jedem Krampfanfall kommt es zur Schädigung von Hirnzellen, letztlich durch O_2-Mangel, da während des Krampfes auch die Funktion der Atemmuskulatur (Zwerchfell) gestört ist.

Symptomatik

1. Generalisierter tonisch-klonischer Anfall
- nach uncharakteristischen Vorzeichen, z. B. Kopfdruck, Schwindel,
- einige Sekunden dauernder, bewußt erlebter Anfallsbeginn mit optischen und akustischen Störungen: Patienten sehen Sterne, hören Brausen oder Dröhnen,
- unter plötzlichem Bewußtseinsverlust und einem Aufschrei stürzen die Patienten auf den Boden,
- tonische Krämpfe,
- Atemstillstand, Zyanose,
- Gesicht verzerrt, Pupillen weit und lichtstarr, oft Blickwendung auf eine Seite,
- nach ca. 30 s Übergang in klonische Krämpfe,
- durch Zungenbewegung bildet sich Schaum im Mund,
- Muskelerschlaffung nach 1–2 min, Erschöpfungsstadium,

- Wiedereinsetzen der Atmung,
- Nachschlafphase.

2. Fokale Anfälle
- beginnen beispielsweise als Krämpfe des Daumens auf einer Seite,
- breiten sich bei erhaltenem Bewußtsein auf andere Partien der gleichen Körperseite aus,
- Übergang in generalisierten Krampfanfall möglich.

3. Status epilepticus:
- Anfälle, die länger als 15 min anhalten oder in dichtem zeitlichem Abstand (weniger als 1 h) folgen, bzw. es wiederholen sich Anfälle, ohne daß der Patient zwischenzeitlich das Bewußtsein wiedererlangt. Der Status epilepticus ist ein lebensbedrohliches Zustandsbild.

Therapie

1. Erste Hilfe
- Lagerung zur Vermeidung von Selbstverletzungen (z. B. Anstoßen des Kopfes an Gegenständen),
- Einschieben eines geeigneten harten Gegenstandes zwischen die Zähne (wenn möglich) als Schutz vor Zungenbiß.

2. Sofortmaßnahmen des Rettungspersonals:
- Fortführung von 1.,
- Absaugen des Rachenraums,
- je nach Schwere der Zyanose O_2-Beatmung.

3. Notärztliche Therapie:
- Fortführung von 2.,
- Medikamente zur Unterbrechung von Krämpfen.

Besondere Hinweise

1. Der Krampfanfall eines Diabetikers im hypoglykämischen Schock unterscheidet sich nicht grundsätzlich vom epileptischen Anfall. Vorsicht mit der „Diagnose" Epilepsie!
2. Auch bei bekannter Epilepsie ist besonders nach einem Anfall mit Sturz auf den Kopf ein Transport in die Kli-

Notfallmedizin

nik oder eine Untersuchung durch einen Arzt notwendig, um Folgeverletzungen auszuschließen. Außerdem sollte die medikamentöse krampfvermeidende Einstellung überprüft werden.

3. Anfälle, die länger als 15 min anhalten oder in dichtem, zeitlichem Abstand (weniger als 1 h) folgen, nennt man Status epilepticus. Dies ist ein lebensgefährlicher Zustand.

18.5
Schlafmittelintoxikation

Die Schlafmittelvergiftung führt typischerweise zu tiefer Bewußtlosigkeit; sie wird in Abschn. 26.6 besprochen.

18.4
Schädel-Hirn-Trauma

Das Schädel-Hirn-Trauma, das am häufigsten im Rettungsdienst vorkommende Verletzungsbild mit Bewußtseinsstörungen, wird in Abschn. 23.1 dargestellt.

KAPITEL 19

Störungen des Wasser- und Elektrolythaushalts

Lern- und Nachschlagkapitel
Dehydratation ist das durch unterschiedliche Ursachen bedingte Bild des Flüssigkeitsmangels. Mit der Überinfusion wird eine mögliche Komplikation der Notfallbehandlung erläutert.

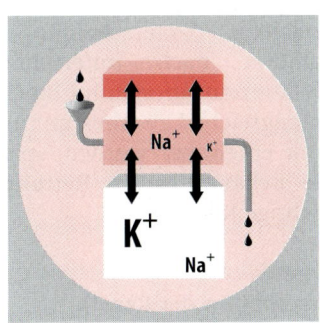

19.1 Dehydratation

Die für das Personal im Rettungsdienst erkennbaren Störungen des Wasser- und Elektrolythaushalts sind überwiegend durch verstärkte Ausscheidung oder verminderte Zufuhr von Flüssigkeiten bedingt.

Terminologie
Der Begriff *Dehydratation* beschreibt den Zustand des Wasserentzugs/Wassermangels.

Definition Dehydratation: durch verstärkte Ausscheidung oder verminderte Zufuhr ausgelöster Wassermangel in den 3 Flüssigkeitsräumen des menschlichen Körpers (Übersicht 19.1).

Pathophysiologie
Aufgrund der Notfallsituation, der Angaben des Patienten selbst und/oder Fremdangaben kann in vielen Fällen auf Flüssigkeitsmangel geschlossen werden. Der

Übersicht 19.1. Dehydratation

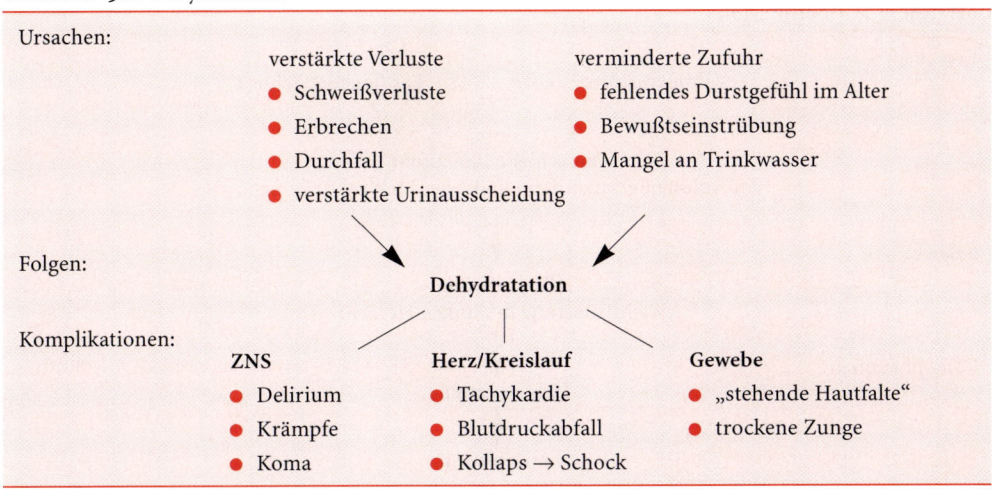

Ursachen:

verstärkte Verluste
- Schweißverluste
- Erbrechen
- Durchfall
- verstärkte Urinausscheidung

verminderte Zufuhr
- fehlendes Durstgefühl im Alter
- Bewußtseinstrübung
- Mangel an Trinkwasser

Folgen:

Dehydratation

Komplikationen:

ZNS	Herz/Kreislauf	Gewebe
• Delirium	• Tachykardie	• „stehende Hautfalte"
• Krämpfe	• Blutdruckabfall	• trockene Zunge
• Koma	• Kollaps → Schock	

Wassermangel in den Zellen selbst, im Zwischenzellgewebe und in den Blutgefäßen führt zu erheblichen Funktionsstörungen des gesamten Organismus. Diese Funktionsstörungen lassen sich in erster Linie an auffallenden Zeichen des Zentralnervensystems, am Kreislaufverhalten und an Veränderungen von Haut, Schleimhäuten und Geweben erkennen.

Komplizierte Unterscheidungen der Dehydratation nach unterschiedlichen Elektrolytkonzentrationen im Blut, die nur über umfangreiche Laborbestimmungen in der Klinik erkennbar werden, spielen für die erste Behandlung im Rettungsdienst keine wichtige Rolle.

Symptomatik
- Durstgefühl (in der Regel),
- allgemeine Schwäche und Abgeschlagenheit,
- „stehende Hautfalte",
- trockene Zunge, erschwertes Schlucken,
- Tachykardie, niedriger Blutdruck (Schocksymptome),
- evtl. heiße, trockene Haut, Fieber,
- Krämpfe, Delirium, Koma.

Therapie
1. *Erste Hilfe:*
- Flachlagerung,
- bei erhaltenem Bewußtsein Flüssigkeit (Elektrolytdrinks) oder selbst hergestellte Salzlösungen (etwa 1 Teelöffel Salz in 1 l Wasser aufgelöst) anbieten.

2. *Sofortmaßnahmen des Rettungspersonals:*
- Fortführung von 1.,
  Infusion von Ringer-Laktatlösung 500 ml sofort, evtl. weitere 500 ml während des Transports.

3. *Notärztliche Therapie:*
- Infusion von Elektrolytlösung, ggf. unter Beachtung der Ursache und der vermutlichen Form der Dehydratation.

19.2
Überinfusion

Bei unkritischer Zufuhr von Volumenersatzmitteln, Elektrolyt- oder Zuckerlösungen, droht eine Überinfusion.

Terminologie
Man verwendet den Begriff *Überinfusion*, wenn eine weit über den Volumen- oder Wasserverlust hinausgehende Flüssigkeitsmenge infundiert wurde (Übersicht 19.2).

Pathophysiologie
Bei einem Volumenmangelschock, der durch Gabe von Volumenersatzmitteln behandelt wird, erfolgt die Normalisierung der Puls- und Blutdruckwerte nach ausrei-

Übersicht 19.2. Überinfusion

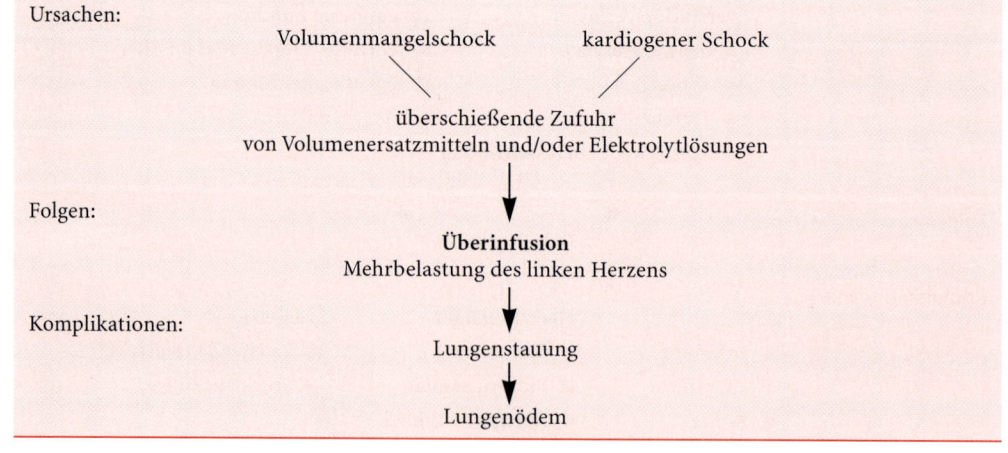

chender Infusionsmenge häufig erst mit einer gewissen Verzögerung. Auch die Zentralisationszeichen bestehen noch für eine bestimmte Zeit weiter. Wenn in dieser Phase – wegen der Dramatik des Geschehens – unkritisch, u. U. sogar mit Druck weiter infundiert wird, entwickelt sich eine Überfüllung des Kreislaufs.

Bei anderen Schockformen, insbesondere dem kardiogenen Schock, reichen oft schon relativ geringe Infusionsvolumina aus, um eine Mehrbelastung des Herzens zu verursachen.

In allen Fällen kann das Herz, besonders das linke Herz als Pumpe des Hochdrucksystems, die intravasale Flüssigkeitsmenge nicht mehr bewältigen. Es entwickelt sich eine Stauung in der Lunge. Je nach Stärke der Stauung kommt es zum Übertritt von Plasma aus den Gefäßen in die Alveolen, zum Lungenödem.

Symptomatik
- Zeichen des Lungenödems,
- Halsvenenstauung.

Therapie
1. *Erste Hilfe:*
- Unterbrechung der Infusion,
- Hochlagerung des Oberkörpers.

2. *Sofortmaßnahmen des Rettungspersonals:*
- Fortführung von 1.,
- O_2-Überdruckbeatmung,
- unblutiger Aderlaß.

3. *Notärztliche Therapie:*
- Fortführung von 2.,
- Gabe von Diuretika.

Notfallmedizin

Störungen des Wärmehaushalts **20**

Lern- und Nachschlagkapitel
Mit jahreszeitlichen Häufigkeitsgipfeln oder abhängig von besonderen Umgebungsbedingungen wird der Rettungsdienst bei Hitzeerschöpfungen und Hitzschlag bzw. wegen unterkühlter Patienten alarmiert.

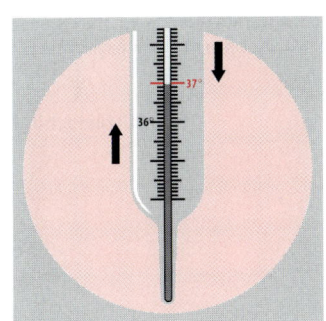

20.1
Hitzeerschöpfung und Hitzschlag

Besonders im Sommer sind relativ häufig Patienten zu versorgen und in die Klinik zu transportieren, deren Zustand sich unter Hitzebelastung aus völligem Wohlbefinden heraus verschlechterte.

Terminologie
Definition Hitzeerschöpfung: erhebliche Wasser- und Salzverluste durch länger anhaltendes Schwitzen – meist bei körperlicher Belastung – führen bei nur mäßig erhöhten Körpertemperaturen zu Erschöpfungszuständen.

Definition Hitzschlag: Anstieg der Körpertemperatur über 41° C nach Zusammenbruch der körpereigenen Ausgleichsreaktionen unter hohen Umgebungstemperaturen (Übersicht 20.1).

Pathophysiologie
Bei der *Hitzeerschöpfung* stehen nach länger anhaltendem Schwitzen unter körperlicher Belastung Wasser- und Salzverluste im Vordergrund.

Der *Hitzschlag* entwickelt sich unter ähnlichen Umständen. Hier versagen aber zu einem früheren Zeitpunkt die Gegenregulationen des Körpers gegen die Temperaturerhöhung (Schwitzen und verstärkte Durchblutung der Haut zur Wärmeabgabe). Die Körpertemperatur steigt über 41° C an. Zu diesem Zeitpunkt wird auch die Schweißproduktion eingestellt. Es bahnt sich ein Kreislaufversagen an. Die Bewußtseinsstörungen sind durch ein sich zusätzlich entwickelndes Hirnödem verursacht.

Symptomatik
Die weitgehend einheitlichen Symptome sind aus der schematischen Darstellung in Übersicht 20.1 zu entnehmen. Als Zusammenfassung gilt:
- Schocksymptome ohne Temperaturanstieg zeigen Hitzeerschöpfung,
- Schocksymptome mit Temperaturanstieg über 41° C zeigen Hitzschlag an.

Therapie
1. *Erste Hilfe:*
- Flachlagerung in Anpassung an den Bewußtseinszustand,
- Entfernung dicht sitzender Kleidungsstücke,
- Kühlung durch Luft und kalte Umschläge,
- Flüssigkeitsangebot bei erhaltenem Bewußtsein (Anreicherung durch Salze).

Übersicht 20.1. Hitzeerschöpfung und Hitzschlag

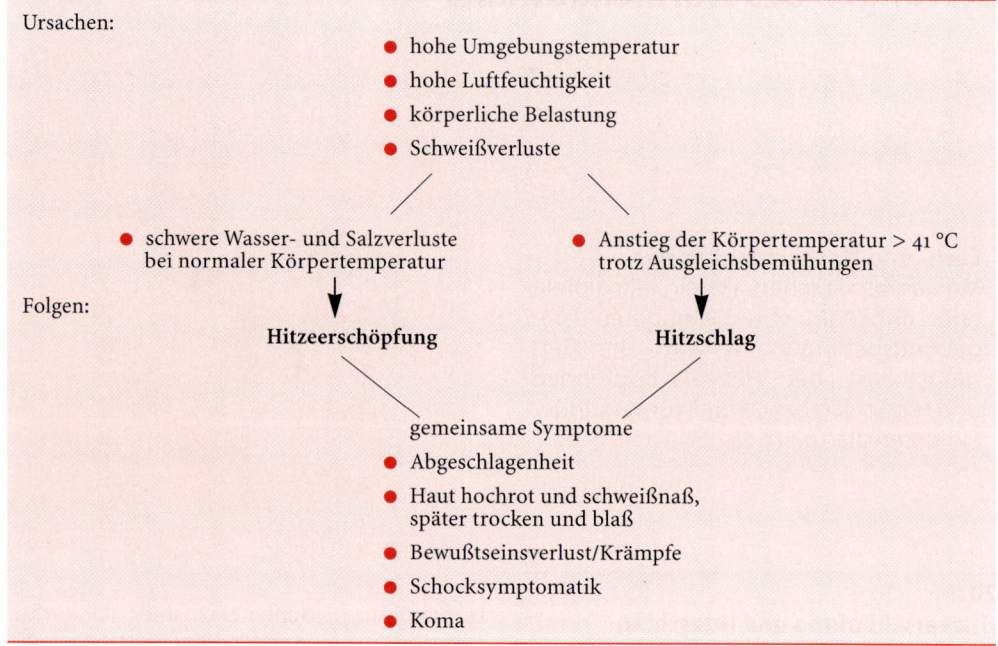

Ursachen:
- hohe Umgebungstemperatur
- hohe Luftfeuchtigkeit
- körperliche Belastung
- Schweißverluste

- schwere Wasser- und Salzverluste bei normaler Körpertemperatur

- Anstieg der Körpertemperatur > 41 °C trotz Ausgleichsbemühungen

Folgen:

Hitzeerschöpfung   **Hitzschlag**

gemeinsame Symptome
- Abgeschlagenheit
- Haut hochrot und schweißnaß, später trocken und blaß
- Bewußtseinsverlust/Krämpfe
- Schocksymptomatik
- Koma

2. *Sofortmaßnahmen des Rettungspersonals:*
- Fortführung von 1.,
- Lagerung in Anpassung an gemessene Blutdruckwerte,
- Infusion von Ringer-Laktat (500 ml sofort, evtl. weitere 500 ml während des Transports),
- in Abhängigkeit vom Atemzugvolumen O_2-Insufflation
- oder O_2-Beatmung.

3. *Notärztliche Therapie:*
- Fortführung von 2.,
- Infusionstherapie mit Elektrolytlösungen.

20.2
Unterkühlung
(s. Abschn. 28.20)

In der kalten Jahreszeit werden häufiger Notfallpatienten aufgefunden, die allein durch Unterkühlung oder durch einen Verletzungen bzw. Erkrankungen begleitenden Abfall der Körperkerntemperatur in einen lebensbedrohlichen Zustand gerieten.

Terminologie
Den Abfall der Körperkerntemperatur unter 36° C bezeichnet man als Unterkühlung. Das griechische Wort *Hypothermie* hat die gleiche Bedeutung (Übersicht 20.2).

Pathophysiologie
Sind die Wärmeverluste größer als die Wärmeerzeugung, sinkt die Körperkerntemperatur unter 36° C. Dies ist der Beginn der Unterkühlungskrankheit. Da die Wärmeleitfähigkeit des Wassers um das 10- bis 15fache größer ist als die der Luft, tritt eine Unterkühlung unter entsprechenden Umständen (Sturz ins Wasser, völlig durchnäßte Kleidung) wesentlich schneller auf als in kalter Luft. Bei Schwimmbewegungen wird die Wärmeabgabe durch Konvektion nochmals verstärkt. Ähnliches gilt für Verletzte und Erkrankte, die mit völlig durchnäßter Kleidung aufgefunden werden.

Der Verlauf der Unterkühlungskrankheit ist in 4 Stadien einzuteilen:
- In der Phase der *Erregungssteigerung* während des Temperaturabfalls von 36,5° C auf 34° C versucht der Körper,

Übersicht 20.2. Unterkühlung

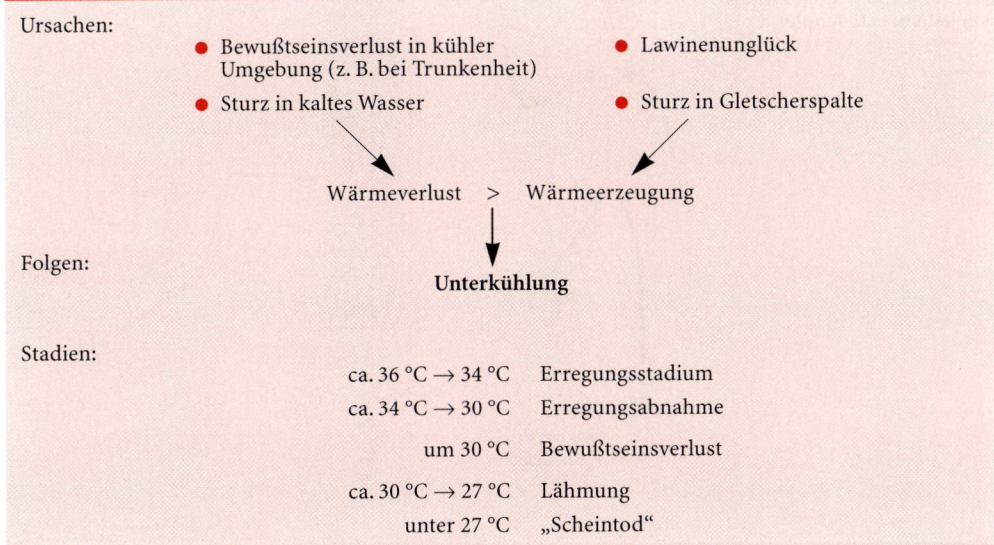

Ursachen:
- Bewußtseinsverlust in kühler Umgebung (z. B. bei Trunkenheit)
- Sturz in kaltes Wasser
- Lawinenunglück
- Sturz in Gletscherspalte

Wärmeverlust > Wärmeerzeugung

Folgen:

Unterkühlung

Stadien:

ca. 36 °C → 34 °C	Erregungsstadium
ca. 34 °C → 30 °C	Erregungsabnahme
um 30 °C	Bewußtseinsverlust
ca. 30 °C → 27 °C	Lähmung
unter 27 °C	„Scheintod"

Notfallmedizin

einen weiteren Temperaturabfall durch verstärkte Muskelarbeit wie Kältezittern zu verhindern. Der Betroffene ist erregt. Äußerlich sind Zeichen – ähnlich wie beim Volumenmangelschock – der Zentralisation zu erkennen. Die Extremitäten schmerzen.

- In der Phase der *Erregungsabnahme* (34–30° C) machen sich Erschöpfungszeichen bemerkbar. Der Betroffene wird teilnahmslos, schläfrig, Herztätigkeit und Atmung werden langsam und unregelmäßig. Die Atemzüge werden flacher, es kommt zur Bildung einer Azidose, der Blutzuckerspiegel fällt ab.
- Bei einer Kerntemperatur um 30° C tritt Bewußtlosigkeit ein. Die Ausfallerscheinungen des Herz- und Kreislaufsystems und der Atmung nehmen zu.
- Unter 27° C findet man das Bild des *„Scheintoten"*.

Auf eine Gefahr muß besonders hingewiesen werden. Aktive und passive Bewegungen können durch den plötzlichen Zufluß von kaltem Blut aus der Körperschale in den Körperkern den „Bergungstod" verursachen. Der Unterkühlte darf sich daher nach Möglichkeit nicht mehr bewegen. Sogar passive Bewegungen, wie über-

flüssiges Umlagern, müssen unterbleiben (Abb. 20.1).

Bei tieferen Temperaturen des Körperkerns sinkt durch Stoffwechseldrosselung der O_2-Bedarf des Körpers deutlich ab. Er beträgt bei 30° C nur noch 50% der Norm. Diese Tatsache wird bei der gezielten Hypothermie in der Klinik, z. B. bei Herzoperationen ausgenützt. Bei der unfallbedingten Unterkühlung aber, bei der die Gegenregulationen der Patienten, wie z. B. das Muskelzittern, nicht gezielt medikamentös ausgeschaltet wurden, ist der O_2-Bedarf deutlich erhöht. Zusätzlich verschlechtert sich die O_2-Abgabe im Gewebe bei Temperaturen um 28° C.

Symptome

1. 36,5°–34° C
- Kältezittern, Erregungszustand,
- Schmerzen an den Extremitäten,
- blaß-bläuliche Verfärbung der Haut,
- Tachykardie,
- tiefe Atemzüge.

2. 34°–30° C
- zunehmende Teilnahmslosigkeit, Somnolenz,
- Muskelstarre,
- Nachlassen der Schmerzempfindung,

Abb. 20.1.
„Bergungstod" durch Zufluß
von kaltem Schalenblut

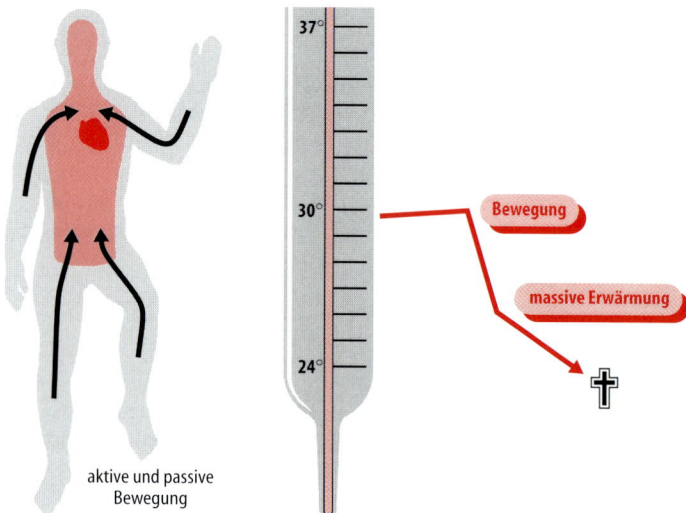

aktive und passive
Bewegung

Bewegung

massive Erwärmung

- Bradykardie, Bradyarrhythmie,
- Atmung unregelmäßig und flach.

3. *30°–27° C*
- tiefe Bewußtlosigkeit, keine Reaktion auf
  Schmerzreize,
- Weitung der Pupillen,
- Puls kaum tastbar, arrhythmisch,
- Atmung unregelmäßig.

4. *27°–24°C*
- Koma,
- Kreislauf- und Atemstillstand,
- klinischer Tod.

Therapie
1. *Erste Hilfe:*
- Bei bewußtseinsklaren Patienten heiße,
  gezuckerte Getränke,
- Verhinderung von aktiven und passiven
  Bewegungen,
- weitere Wärmeverluste verhindern,
- in speziellen Situationen (Berg- und Seerettung) Wärmepackung nach Hibler
  (Abb. 20.2),
- ggf. Beatmung.

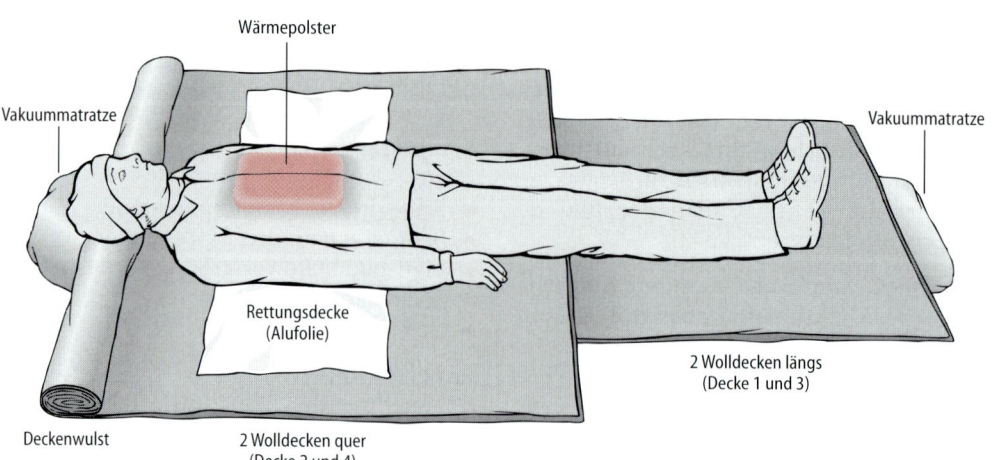

Wärmepolster

Vakuummatratze

Vakuummatratze

Rettungsdecke
(Alufolie)

2 Wolldecken längs
(Decke 1 und 3)

Deckenwulst

2 Wolldecken quer
(Decke 2 und 4)

Abb. 20.2. Hibler-Wärmepackung

2. *Sofortmaßnahmen des Rettungspersonals:*
- Fortführung von 1.,
- wenn möglich *warme* Infusionen (bis zu 1000 ml Ringer-Laktat, gut körperwarm),
- ggf. Herz-Lungen-Wiederbelebung,
- Anwärmung der Beatmungsluft (Atemspende).

3. *Notärztliche Therapie:*
- Fortführung von 2.,
- Infusion
- Gabe von Kortikosteroiden,
- ggf. Herz-Lungen-Wiederbelebung.

Besondere Hinweise

1. *Fieberthermometer*
Normale Fieberthermometer zeigen nur Temperaturen über 34,5° oder 35° C an. Meist ist bei Unterkühlungsverdächtigen eine Temperaturmessung während der Erstversorgung umständlich und überflüssig. Einen groben Anhalt gibt die Regel: bei Körpertemperaturen unter 30° wird der Notfallpatient bewußtlos.

2. *Hibler-Packung*
Bei längeren Transportzeiten, z. B. in der Berg- und Seerettung, wird dem Unterkühlten ein mehrfach gefaltetes, von innen mit heißem Wasser angefeuchtetes Leinentuch auf die Unterwäsche von Brust und Bauch – nicht auf die nackte Haut – gelegt. Darüber wird eine Aluminiumfolie gepackt, die die Abgabe von Wärme nach außen verhindern soll. Arme und Beine bleiben außerhalb der Aluminiumfolie. Eine weitere Auskühlung der Extremitäten soll aber durch Decken verhindert werden (Abb. 20.2).

3. Die früher üblichen Verfahren der schnellen peripheren Aufwärmung durch Reiben und Bürsten der Haut sind heute verlassen worden.

4. Wenn ein Unterkühlter aufgefunden und sofort in eine ausreichend warme Umgebung (deutlich wärmer als die kalte Haut, z. B. in einen gut temperierten Rettungswagen) verbracht werden kann, ist das Einwickeln in Aluminiumfolie nicht nur überflüssig, sondern sogar schädlich. Die Aluminiumfolie ist nur bei weiterbestehenden niedrigen Außentemperaturen notwendig, um eine weitere Unterkühlung der bereits kalten Körperschale zu verhindern. In warmen Räumen stört sie die wünschenswerte *langsame* Erwärmung über Haut und Muskulatur von außen.

5. Bei Unterkühlten, die längere Zeit in Folie eingewickelt waren, hat sich Feuchtigkeit in den Zwischenräumen angesammelt. Diese Feuchtigkeit muß beim Auswickeln in warmer Umgebung unverzüglich von der Körperoberfläche abgewischt werden, um die Auswirkungen der Verdunstungskälte möglichst gering zu halten.

6. Eine Todesfeststellung bei offensichtlich unterkühlten Patienten darf nur nach Wiederbelebungsversuchen in einer Klinik erfolgen. Dabei wird hinsichtlich der Wiederbelebungsdauer die Schutzwirkung der niedrigen Körpertemperatur mit gedrosseltem Stoffwechsel berücksichtigt. In der Klinik wird aktiv intern aufgewärmt u. a. durch
- Zufuhr warmer Infusionslösungen in den Bauchraum (Peritoneallavage),
- Magenspülung und Einläufe mit warmem Wasser,
- ggf. Einsatz der Herz-Lungen-Maschine.

KAPITEL 21

Störungen des Stoffwechsels

Lern- und Nachschlagkapitel

Stoffwechselerkrankungen liegen in der Regel sehr komplizierte Störungen zugrunde. Sie werden daher auch während der relativ kurzen Versorgungsphase im Rettungsdienst häufig nicht erkannt und nicht gezielt behandelt. Eine Ausnahme stellt die Volkskrankheit Diabetes mellitus dar, zum einen, weil sie sehr häufig vorkommt, zum anderen, weil die beiden typischen Entgleisungsformen nach Möglichkeit schon am Notfallort behandelt werden müssen.

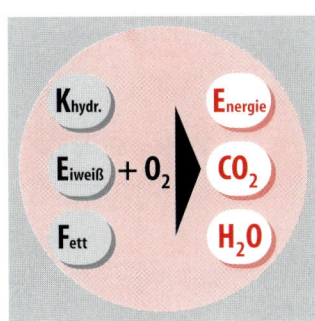

21.1
Diabetes mellitus

Man schätzt, daß bei 10%–25% der gesamten Bevölkerung eine erbliche Anlage zur Entwicklung eines Diabetes mellitus vorliegt.

Terminologie

Das griechische Wort *Diabetes* bezeichnet die starke Harnflut, der Stamm des Wortes *mellitus* bedeutet honigsüß (die Kennzeichnung stammt aus der Zeit, in der zur Erkennung von Krankheiten der Geschmack des Urins geprüft wurde).

Die deutsche Bezeichnung lautet „Zuckerkrankheit".

Definition Diabetes mellitus: langdauernde, mit erhöhten Blutzuckerwerten einhergehende Regulationsstörung des Stoffwechsels, die durch einen Mangel an Insulin, dem Produkt bestimmter Zellen der Bauchspeicheldrüse, hervorgerufen wird. Das Hormon Insulin steuert in erster Linie den Zuckerstoffwechsel des Organismus. Es sichert einen nur gering schwankenden Blutzuckerspiegel (Übersicht 21.1).

Pathophysiologie

Die Zuckerkrankheit kann im Kindesalter als sog. jugendlicher bzw. insulinabhängiger Diabetes mellitus (Typ I) auftreten.

Bei dem sich meist im höheren Lebensalter familiär gehäuft entwickelnden sog. Erwachsenen- oder Altersdiabetes – nicht insulinabhängiger Diabetes mellitus (Typ II) – wird (primär) kein Insulin zugeführt.

Im ersten Fall ist meist ein Funktions*ausfall* bestimmter Zellen der Bauchspeicheldrüse (B-Zellen) die Ursache. Beim Altersdiabetes läßt die Produktions*kraft* dieser Zellen nach, so daß die ausgeschüttete Insulinmenge, besonders bei Überernährung, nicht mehr ausreicht.

Das Hormon Insulin hat die Aufgabe, beim Abbau der Nahrungsstoffe, insbesondere der Kohlenhydrate, einen übermäßigen Anstieg des Blutzuckerspiegels durch den Transport von Glukose in die Muskelzelle und den Aufbau von Stärke (Glykogen) zu verhindern.

Bei unbehandelten Diabetikern kommt es nach jeder Mahlzeit wegen des Mangels an diesem blutzuckersenkenden Hormon zu einem erheblichen Blutzuckeranstieg,

Übersicht 21.1. Diabetes mellitus

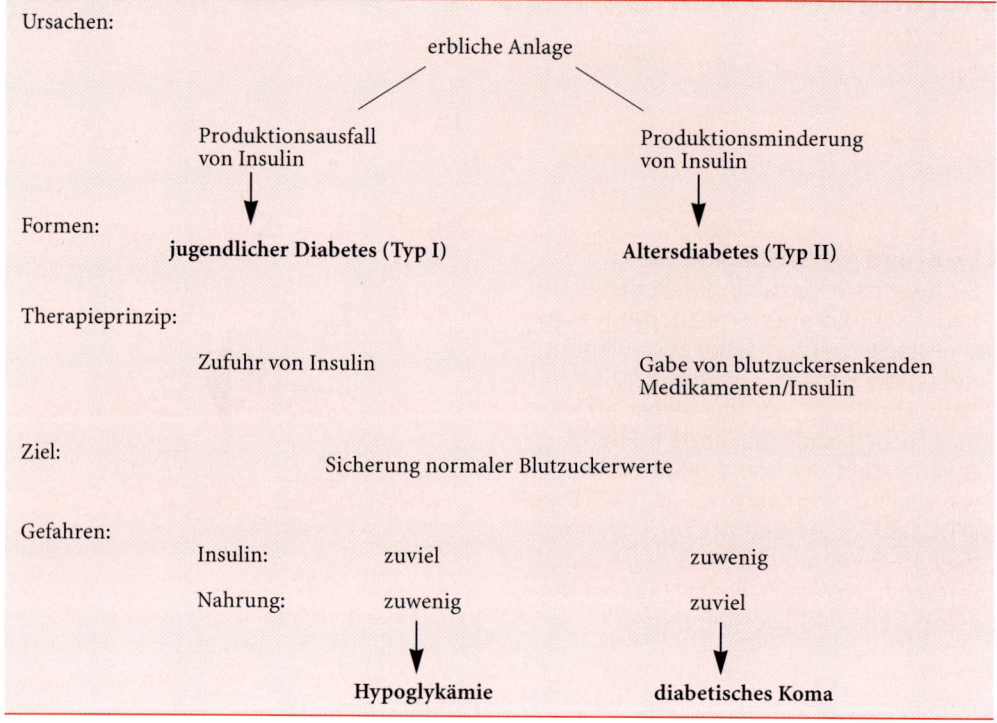

der auch eine Ausscheidung von Zucker in einer deutlich vermehrten Urinmenge verursacht.

Besonders schwerwiegend sind aber die Langzeitfolgen dieser Erkrankung, wie Veränderungen der Netzhaut des Auges, Nierenerkrankungen, Arteriosklerose und Komplikationen bei der Schwangerschaft.

Das Behandlungsprinzip besteht darin, daß sich der Diabetiker neben der Einhaltung einer kohlenhydratarmen Diät die Insulinmenge spritzt, die er benötigt, um seinen Blutzucker im Normalbereich zu halten. Beim Altersdiabetes werden auch – statt des Insulins – spezielle Medikamente mit blutzuckersenkender Wirkung als Dragees eingesetzt.

Es ist verständlich, daß dieses angestrebte Gleichgewicht durch Diätfehler, Erkrankungen, Streß und Arbeitsbelastung relativ leicht gestört wird.

Ein Zuviel an Insulin bzw. blutzuckersenkenden Medikamenten, zuviel körperliche Arbeit, die den Blutzucker insulinunabhängig senkt, oder eine zu geringe Nahrungszufuhr führen zur Unterzuckerung. Zu wenig Insulin, zu wenig körperliche Bewegung und zuviel Nahrung haben eine Überzuckerung zur Folge.

Symptomatik des unbehandelten Diabetes
- Vermehrter Durst,
- vermehrtes Wasserlassen,
- hohe Urinmengen,
- Ermüdbarkeit und Abgeschlagenheit,
- z. T. Heißhunger oder Appetitlosigkeit,
- schleichende Entwicklung tiefer Bewußtlosigkeit,
- Blutzuckerbestimmung mit Teststäbchen ergibt Werte um/über 300 mg %.

Therapie
1. *Erste Hilfe:*
- keine gezielte Behandlung möglich,
- bei Bewußtlosigkeit stabile Seitenlagerung.

2. *Sofortmaßnahmen des Rettungspersonals:*
- Fortführung von 1.,
- Infusion von Ringer-Laktatlösung (500 ml).

3. *Notärztliche Therapie:*
- Fortführung von 2.,
  bei hypoglykämischem Schock oder diabetischem Koma gezielte Therapie (s. dort).

21.2
Diabetisches Koma

Das diabetische Koma ist eine der beiden Entgleisungsformen des Diabetes mellitus.

Terminologie
Definition diabetisches Koma: durch Insulinmangel über einen erheblichen Blutzuckeranstieg hervorgerufene Bewußtlosigkeit eines Diabetikers (Übersicht 21.2).

Pathophysiologie
Infektionskrankheiten, Streßsituationen wie Unfälle, Aufregungen des täglichen Lebens, Diätfehler, eine zu geringe Insulindosis bzw. Verzicht auf Einnahme der blutzuckersenkenden Medikamente verursachen einen erheblichen Blutzuckeranstieg. Die danach einsetzenden komplizierten Stoffwechselstörungen, die häufig mit einer schweren Azidose einhergehen, führen über starke Wasserverluste durch die Nierenausscheidung und die tiefe Kußmaul-Azidoseatmung bis zur Entwicklung eines Komas. Die Bewußtlosigkeit wird in erster Linie durch den Wasserverlust in den Gehirnzellen hervorgerufen.

Symptomatik
Entwicklung über Stunden bis Tage!
- Starke Urinausscheidung (Fremdhinweis)
- Trockenheit von Haut und Schleimhäuten,
- Tachykardie,
- meist Azidoseatmung,
- meist Azetongeruch in der Ausatemluft,
- Somnolenz,
- Koma,
- Blutzuckerbestimmung mit Teststäbchen ergibt Werte um/über 300 mg %.

Therapie
1. *Erste Hilfe:*
- stabile Seitenlagerung.

Notfallmedizin

Übersicht 21.2. Diabetisches Koma

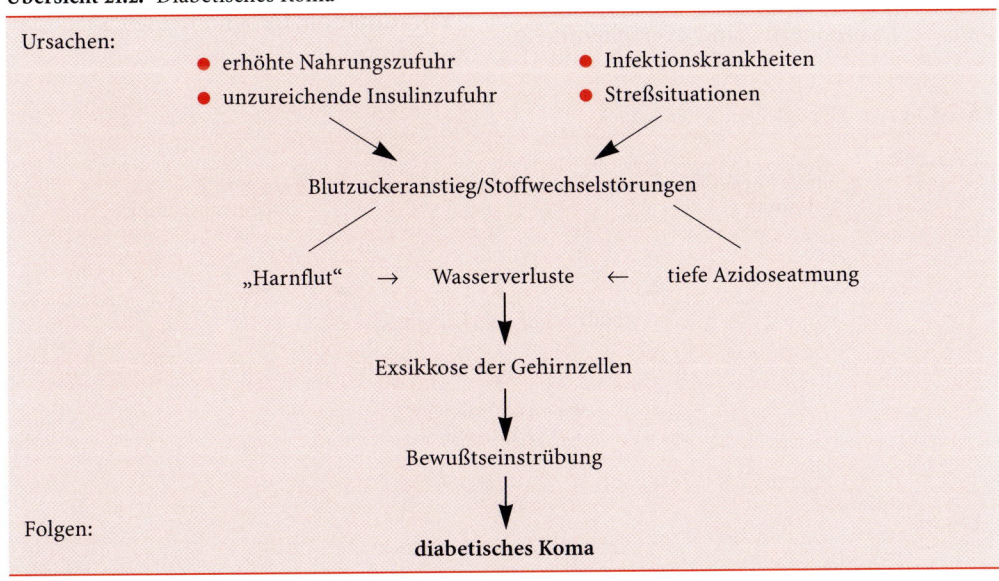

2. *Sofortmaßnahmen des Rettungspersonals:*
- Lagerung in Anpassung an den Blutdruck,
- Infusion von Ringer-Laktatlösung (500 ml).

3. *Notärztliche Therapie:*
- Fortführung von 2.,
- Infusion von NaCl (0,9%) mit 8–12 IE Altinsulin/h,
- Ringer-Laktat (1000 ml).

21.3
Hypoglykämischer Schock

Der hypoglykämische Schock ist im Gegensatz zum Coma diabeticum die sich rasch, meist innerhalb von Minuten entwickelnde Stoffwechselentgleisung des Diabetikers.

Terminologie
Das griechische Wort *Hypoglykämie* bedeutet Unterzuckerung, die Bezeichnung *hypoglykämischer Schock* beschreibt z. T. die Symptomatik, die wegen der kalten, schweißbedeckten Haut dem Erscheinungsbild des Volumenmangelschocks ähnelt (Übersicht 21.3).

Pathophysiologie
Besonders bei älteren – sich selbst spritzenden – Diabetikern sind versehentliche Unter- oder Überdosierungen möglich. Eine Überdosierung von Insulin oder blutzuckersenkenden Medikamenten, eine ausgefallene Mahlzeit oder unvorhersehbare starke körperliche Belastung können schnell eine Unterzuckerung herbeiführen. Insulinbehandelnde Diabetiker erleiden erfahrungsgemäß deutlich häufiger hypoglykämische Schocks als Patienten, die Antidiabetika oral einnehmen.

Erfahrene Diabetiker bemerken diese Entwicklung oft an Vorzeichen wie Heißhunger, Muskelzittern, Schwarzwerden vor den Augen und nehmen dann schnell Würfelzucker zu sich bzw. trinken Zuckerwasser.

Die eindrucksvollsten Symptome des hypoglykämischen Schocks sind durch eine Funktionsstörung des Gehirns zu erklären. Das Gehirn mit seinem besonders hohen Stoffwechsel benötigt normale Blutglukosewerte und eine ausreichende O_2-Zufuhr. Es ist daher verständlich, daß es auch auf Glukosemangel empfindlich und am frühesten reagiert.

Symptomatik
- Allgemeinsymptome: Gesichtsblässe, veränderte Mimik, Benommenheit, Taubheit, Sprachstörungen,
- psychische Symptome: Müdigkeit, Apathie, Angst, Aggressivität,
- motorische Symptome: Unruhe, gestörte Koordination, Unbeholfenheit,

Übersicht 21.3. Hypoglykämischer Schock

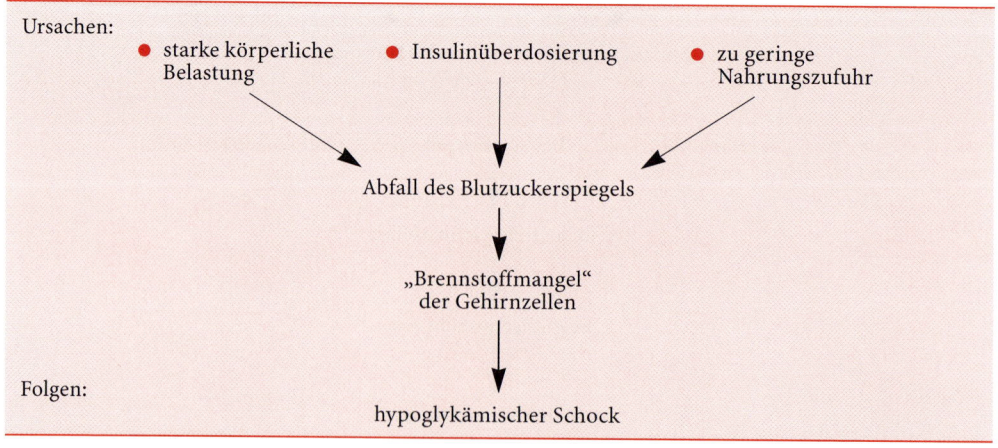

- Wahrnehmung und Denken: Konzentrationsschwäche, Halluzinationen, Verwirrtheit, Doppelbilder,
- Bewußtlosigkeit: Koma.

Therapie

1. *Erste Hilfe:*
- Hilfe bei der Zufuhr von Kohlenhydraten, Zucker, Brot, Zwieback, sofern Ursache bekannt und Bewußtsein des Patienten erhalten,
- bei Unruhe und Verwirrtheit Selbstgefährdung verhindern,
- bei Bewußtseinsverlust stabile Seitenlagerung.

2. *Sofortmaßnahmen des Rettungspersonals:*
- Fortführung von 1.,
- Infusion, 500 ml Glukose 5%.

3. *Notärztliche Therapie:*
- Fortführung von 2.,
- in Abhängigkeit vom Ergebnis der Blutzuckerbestimmung mit Teststäbchen und dem klinischen Bild weitere Injektionen bzw. Infusion höherkonzentrierter Glukoselösung.

Hinweise

1. Hypoglykämien treten gelegentlich auch bei nichtdiabetischen Patienten auf, z. B. nach erheblichem Alkoholgenuß und nach Magenoperationen. Die erforderlichen Maßnahmen entsprechen den beim Diabetiker üblichen.
2. Wegen der „bunten" Symptomatik werden hypoglykämische Patienten häufiger fälschlicherweise als Betrunkene eingestuft. In anderen Fällen wird die hypoglykämiebedingte Aggressivität des Patienten als Zeichen eines „bösen Charakters" fehlgedeutet.

Notfallmedizin

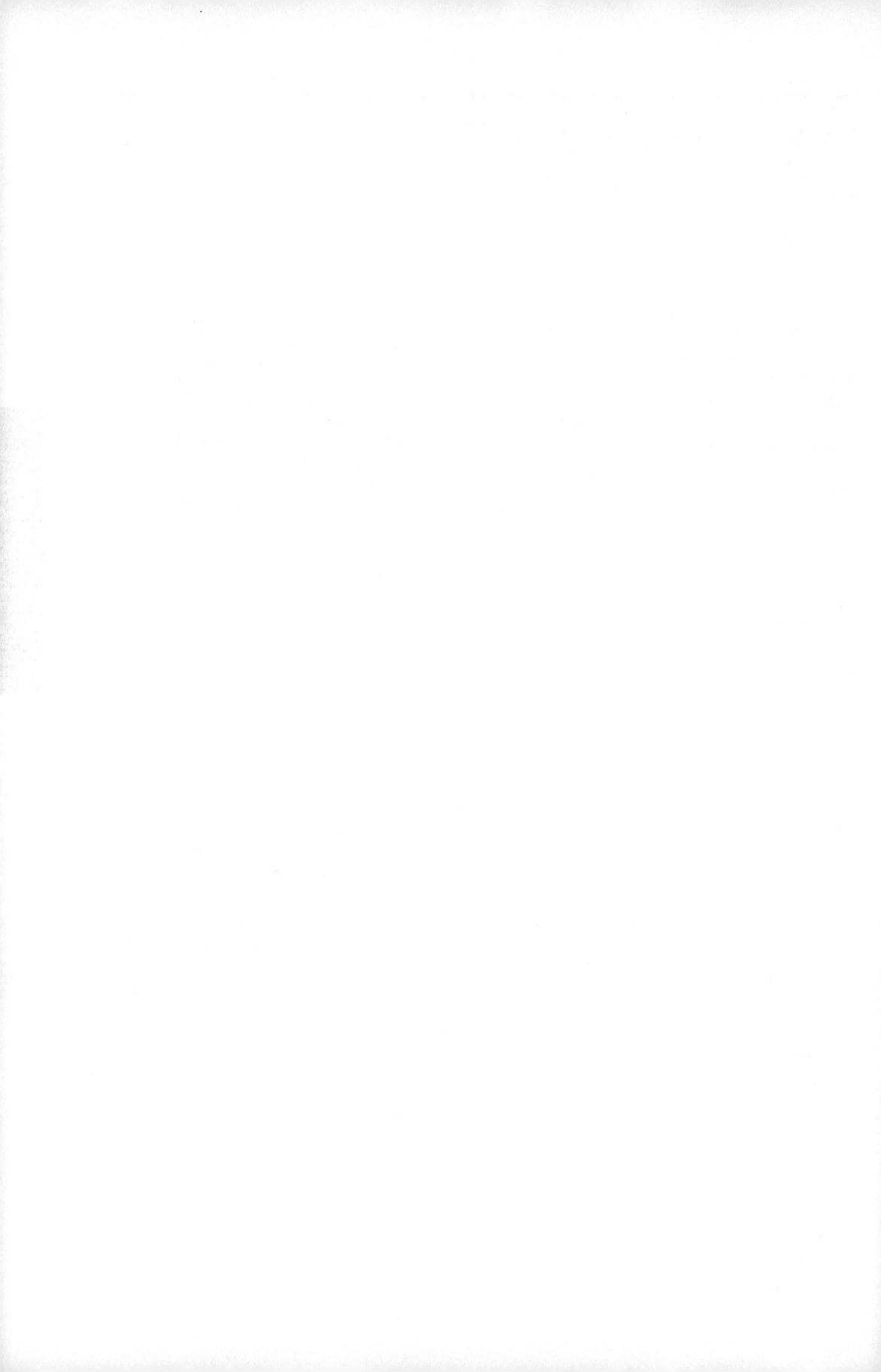

KAPITEL 22

Störungen des Säure-Basen-Haushalts 22

Lern- und Nachschlagkapitel
Bei zwei häufigen respiratorischen Krankheitsbildern werden deren typische Symptomatik und Therapie, aber auch die physiologischen und pathophysiologischen Beziehungen zwischen Säure-Basen-Haushalt und Atmung erläutert.

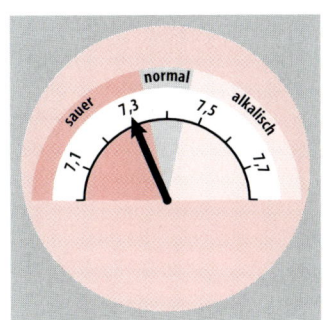

22.1 Hyperventilationssyndrom

Das Hyperventilationssyndrom ist eine häufige, für die Betroffenen selbst und für die Umgebung bedrohlich erscheinende respiratorische Störung, die u. a. Veränderungen im Säure-Basen-Haushalt hervorruft.

Terminologie
Das Wort *Hyperventilation* bedeutet erhebliche Steigerung der Atemtätigkeit, in erster Linie über eine Erhöhung der Atemfrequenz. Das Atemminutenvolumen wird dabei um mehr als das Doppelte erhöht.

Syndrom heißt Zusammenfassung verschiedener Krankheitszeichen.

Definition Hyperventilationssyndrom: in der Regel durch seelische Ursachen ausgelöste Hyperventilation, die weit über den jeweiligen Stoffwechselbedarf hinausgeht und unter Erstickungsgefühl zu Mißempfindungen an Händen und Füßen führt (Übersicht 22.1).

Pathophysiologie
Ein ausreichender Spiegel an Kalzium in nichtgebundener Form ist Voraussetzung für eine normale Nerven- und Muskeltätig-

keit. Bei der durch CO_2-Abatmung verursachten respiratorischen Alkalose wird Kalzium verstärkt an Eiweiß gebunden. Der Kalziummangel führt dann zu den typischen krampfartigen Veränderungen der Muskulatur, die meist an den Händen beginnen.

Der durch Hyperventilation verursachte Spasmus der glatten Muskulatur der Bronchien führt zum Erstickungsgefühl und zu akuten Angstzuständen, so daß viele Patienten von sich aus den Anfall nicht mehr unterbrechen können.

(Progesteron, ein weibliches Hormon, soll das Atemzentrum stimulieren. Dies könnte die Erklärung dafür sein, daß Frauen erheblich häufiger in ein Hyperventilationssyndrom geraten als Männer.)

Symptomatik
- tiefes und besonders schnelles Atmen,
- Erregungszustand, Angst,
- Erstickungsgefühl,
- Pfötchenstellung der Hände,
- Karpfenmund,
- Kribbeln in den Extremitäten, besonders in Finger- und Fußspitzen.

Übersicht 22.1. Hyperventilationssyndrom

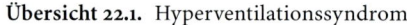

Ursachen:

● Angst
● seelische Verspannung

● hormonale Schwankungen
(Menstruation, Schwangerschaft)

Hyperventilation

↓

gesteigerte Abatmung
von CO_2

↓

Alkalose
pH-Anstieg > 7,44

↓

Folgen:

Hyperventilationssyndrom

verstärkt Bindung von
Kalzium an Eiweiß

↓

Spasmus der glatten
Atmungsmuskulatur

Mangel an freiem Kalzium

↓

↓

● Erstickungsgefühl

● Pfötchenstellung der Hände
● Kribbeln in den Extremitäten

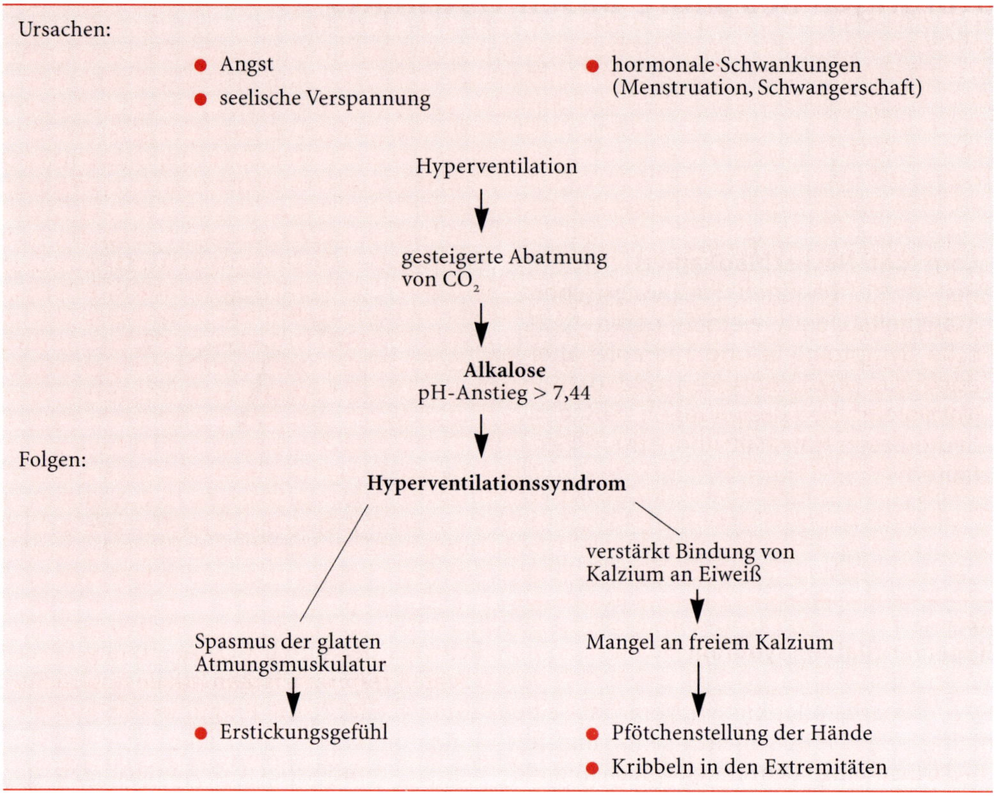

Therapie

1. *Erste Hilfe:*
● Versuch, durch Aufforderung zu ruhigem, langsamem Atmen den Anfall zu durchbrechen,
● bei bekanntem Krankheitsbild Rückatmungsversuch mit Plastikbeutel.

2. *Sofortmaßnahmen des Rettungspersonals:*
● Fortführung von 1.

3. *Notärztliche Therapie:*
● Medikamente zur Beruhigung,
● Kalzium.

Besondere Hinweise

1. Durch Rückatmung von CO_2 steigt der Kohlensäureanteil im Blut wieder an, die Alkalose wird beseitigt. Kalzium löst sich von der Eiweißbindung, die Symptome gehen zurück.

2. Der Rückatmungsversuch durch Vorhalten eines Plastikbeutels vor Mund und Nase darf nicht so lange erzwungen werden, bis der O_2-Anteil im Beutel verbraucht ist und der Patient durch O_2-Mangel gefährdet wird.

22.2
Respiratorische Azidose

Jede Form der Hyperventilation verursacht kurzfristig eine respiratorische Azidose.

Terminologie

Definition respiratorische Azidose: durch CO_2-Anstieg bei unzureichender Atemtätigkeit verursachter Abfall des pH-Werts unter 7,35 (Übersicht 22.2).

Übersicht 22.2. Respiratorische Azidose

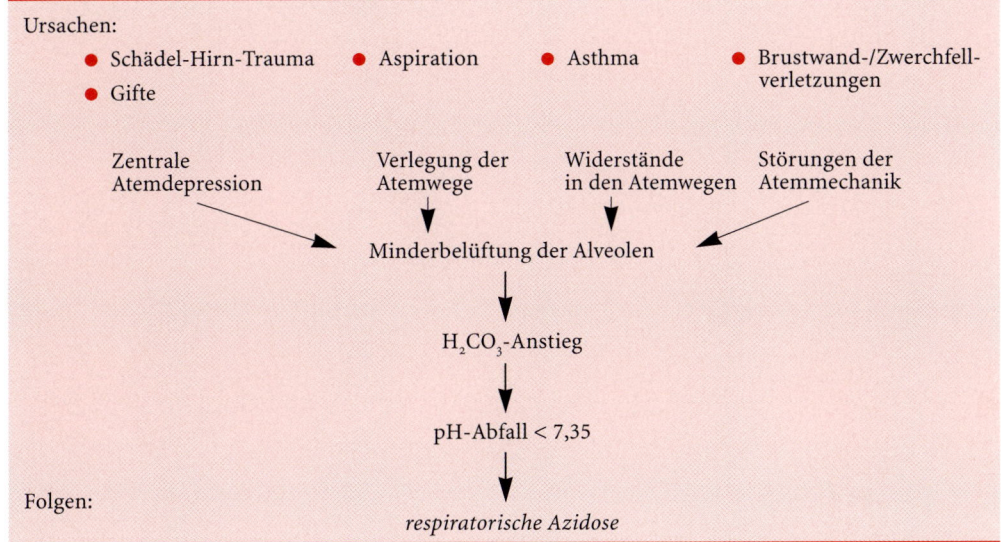

Ursachen:

- Schädel-Hirn-Trauma ● Aspiration ● Asthma ● Brustwand-/Zwerchfell-
- Gifte   verletzungen

Zentrale   Verlegung der   Widerstände   Störungen der
Atemdepression   Atemwege   in den Atemwegen Atemmechanik

Minderbelüftung der Alveolen

H_2CO_3-Anstieg

pH-Abfall < 7,35

Folgen:

respiratorische Azidose

Pathophysiologie

Alle Störungen der Atmung, die eine Minderbelüftung der Alveolen zur Folge haben, führen zum Anstieg des Kohlensäureanteils im Blut ($CO_2 + H_2O \rightleftharpoons H_2CO_3$) und damit zu einer respiratorischen Azidose. H_2CO_3 ist die chemische Bezeichnung für Kohlensäure!

Symptomatik

- Die respiratorische Azidose kann nur durch Wertung der Notfallursachen vermutet werden,
- direkte, am Patienten erkennbare Zeichen für die Azidose gibt es nicht (Laborbestimmungen erforderlich).

Therapie

1. *Erste Hilfe:*
- Beseitigung der Ursache,
- ggf. Atemspende.

2. *Sofortmaßnahmen des Rettungspersonals:*
- Fortführung von 1.,
- Beatmung mit Geräten, ggf. Intubation.

3. *Notärztliche Therapie:*
- Fortführung von 2.,
- auch der Notarzt kann bei dieser Form der Azidose nur durch Beseitigung der Atemstörung und ausreichende Beatmung eingreifen, um die Abatmung der im Organismus vermehrt vorhandenen Kohlensäure zu erreichen.

Besondere Hinweise

1. O_2-*Inhalation* ist *kein* Ersatz für unzureichende Abatmung von CO_2!
2. Nur bei schweren *metabolischen*, nicht bei der *respiratorischen* Azidose ist die Gabe von Pufferlösungen angezeigt.

Traumatologische Notfälle 23

Lern- und Nachschlagkapitel
Der Anteil traumatologischer Notfälle im Rettungsdienst Mitteleuropas liegt bei einem einheitlichen Trend mittlerweile unter 40% aller Einsätze. Eine Versorgung traumatisierter Patienten wird häufig unter besonders schwierigen Bedingungen am Notfallort eingeleitet. Auf diesem Sektor müssen Rettungsassistenten und Rettungssanitäter in besonderem Umfang bei vielen wichtigen Sofortmaßnahmen ihre Erfahrungen für eine sachgerechte Notfalltherapie eigenständig oder in der Assistenz des Notarztes einbringen.

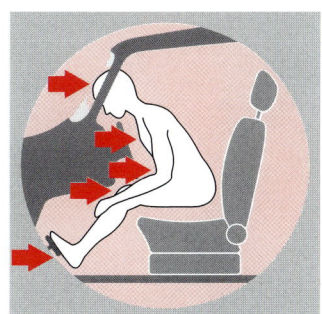

23.1
Schädel-Hirn-Trauma

Über 60% der im Straßenverkehr verletzten Notfallpatienten erleiden ein Schädel-Hirn-Trauma (SHT).

Terminologie
Definition Schädel-Hirn-Trauma: Gewalteinwirkungen auf den Kopf, die zusätzlich zu den nicht immer vorhandenen Hautwunden und zu den Frakturen des knöchernen Schädels Funktionsstörungen und Verletzungen des Gehirns hervorrufen (Abb. 23.1).

Pathophysiologie
Die Schwere eines Schädel-Hirn-Traumas läßt sich meist nicht an den äußerlich sichtbaren Verletzungen der Kopfschwarte oder des Gesichts ableiten. Oft werden in der Klinik Frakturen des knöchernen Schädels festgestellt, ohne daß entsprechende Weichteilwunden vorliegen. Die Schädigung des Gehirns und der sich hieraus ergebende

Zustand des Patienten für die nachfolgende Zeit lassen sich nur ausnahmsweise über äußere Merkmale erkennen (Übersicht 23.1).

Neben den zum Zeitpunkt der Erstversorgung im Rettungsdienst bereits vorhandenen Verletzungen, den sog. *Primärschäden*, muß mit *Sekundärschäden*, der Entwicklung eines Hirnödems und einer Blutung im Schädel gerechnet werden (Abb. 23.1).

Symptomatik (s. Abschn. 28.7)
- „Beule" (Hämatom der Haut oder der Kopfschwarte),
- Kopfplatzwunde, „Delle" im Schädeldach (Impressionsfraktur),
- Austritt von Hirnmasse,
- Erbrechen,
- z. T. Bewußtsein erhalten, ansprechbar (trotzdem tödlicher Verlauf möglich),
- Erinnerungslücke (Amnesie),
- Bewußtseinsverlust,
- Lähmungen an Extremitäten,
- Pupillendifferenz,
- einseitige → beidseitige Pupillenstarre,
- Krämpfe,
- unregelmäßige Atmung → Atemstillstand.

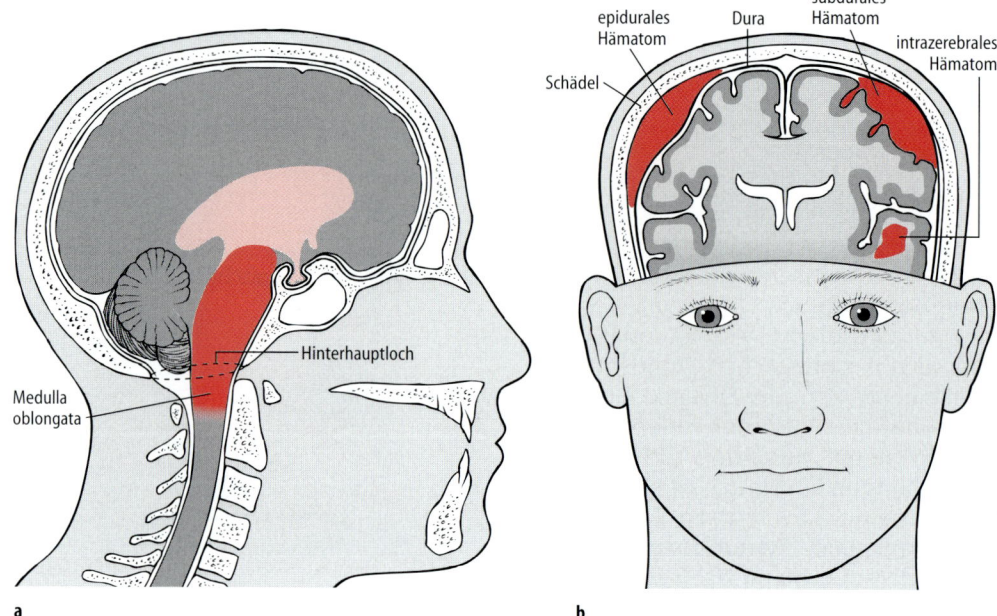

Abb. 23.1. a, b Schädel-Hirn-Trauma: a Anatomie des Schädels, b intrakranielle Blutungen

Wenn nach vorübergehender Aufklarung erneut Bewußtlosigkeit auftritt, können ein epidurales Hämatom und/oder ein sich entwickelndes Hirnödem die Ursache sein.
Akute Lebensgefahr!

Therapie
1. *Erste Hilfe*
● vorsichtshalber Seitenlage mit erhöhtem Oberkörper, auch bei noch erhaltenem Bewußtsein,
● bei unzureichender Spontanatmung und Atemstillstand: Atemspende.

2. *Sofortmaßnahmen des Rettungspersonals:*
● Fortführung von 1.,
● korrekte Oberkörperhochlage von 30°,
● Absaugen des Rachenraums (häufig Blutung in den Rachenraum),
● O_2-Insufflation bei ausreichender Spontanatmung,
● Hyperventilation mit O_2-Anreicherung,
● Infusion von Ringer-Laktatlösung 500 ml.

3. *Notärztliche Therapie:*
● Fortführung von 2.,
● ausreichende Sedierung,
● Intubation,
● gezielte Hyperventilation, möglichst mit kapnometrischer Kontrolle (Zielgröße pCO_2 30 mm Hg),
● angemessene Volumenzufuhr, insbesondere bei Mehrfachverletzten,
● (Kortikosteroide in hohen Dosen),
● bei schwersten Hirndruckerscheinungen bereits auf dem Weg zur klinischen Versorgung osmotisch wirksame Substanzen zur Druckentlastung.

Besondere Hinweise

1. Das schnelle Erkennen und die gezielte Versorgung von Notfallpatienten mit Schädel-Hirn-Trauma wird dadurch erschwert, daß bei rund 50% der Betroffenen Verletzungen anderer Körperregionen vorliegen.
2. Bei bewußtlosen Zweiradfahrern muß in jedem Fall der Schutzhelm abgenommen werden, um Atmung und Bewußtseinslage überprüfen und

Übersicht 23.1. Schädel-Hirn-Trauma

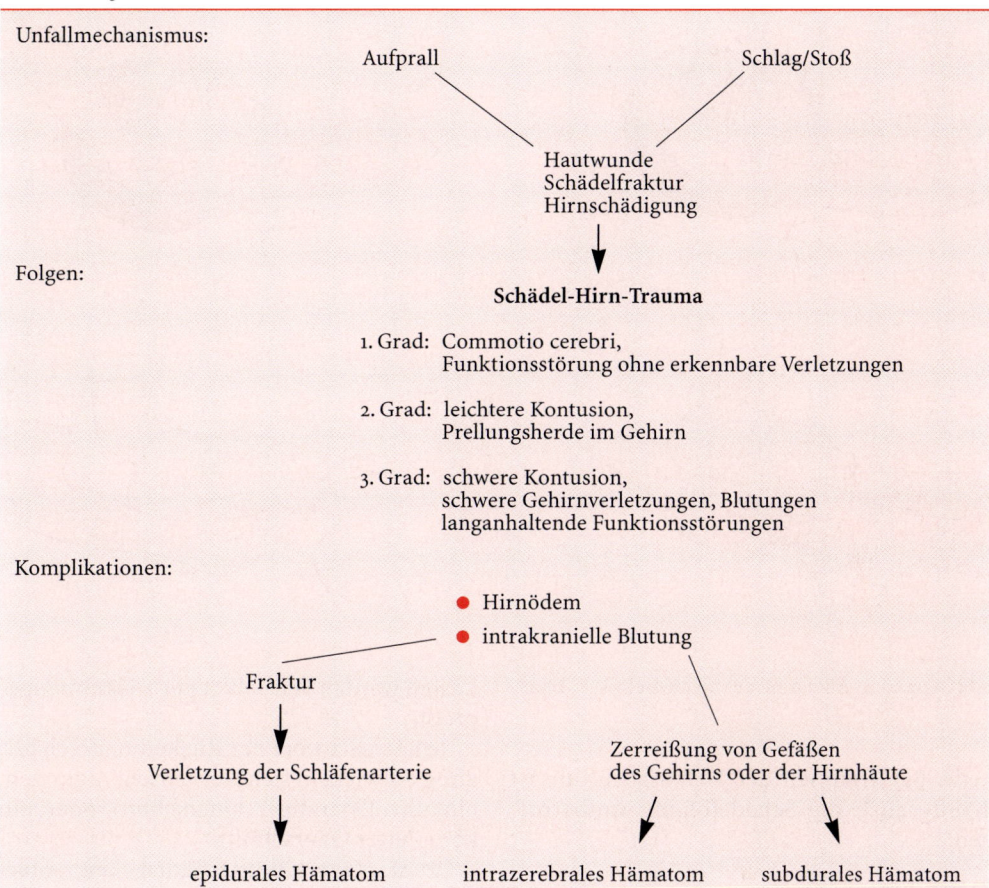

bei respiratorischen Störungen ggf. gezielte Maßnahmen einleiten zu können.

Das Entfernen des Schutzhelms in Teamarbeit mit weiteren Helfern muß schrittweise und schonend erfolgen. Dabei ist stets davon auszugehen, daß auch eine Wirbelsäulen-, insbesondere eine Halswirbelsäulenverletzung vorliegen könnte (Abb. 23.2).

Helfer 1:
- Kniet neben dem Brustkorb des Patienten, greift mit beiden Händen seitlich am Hals zum Hinterkopf und hält den Kopf unter Zug in Mittelstellung ohne seitliche Drehung, Beugung oder Überstreckung.

Helfer 2:
- Gesichtsschutz hochklappen und Helmverschlußriemen öffnen.
- Umgreifen der seitlichen Helmkante und Dehnung nach außen (Abb. 23.2a).
- Abziehen des Helms ohne Drehbewegung (Abb. 23.2b).
- Extension des Kopfes durch Zug an Nacken und Unterkiefer (Abb. 23.2d).

23.2
Wirbelsäulentrauma

Verletzungen der Wirbelsäule findet man bei ca. 5% aller Unfallpatienten. Häufig bestehen Mitverletzungen anderer Körper-

Notfallmedizin

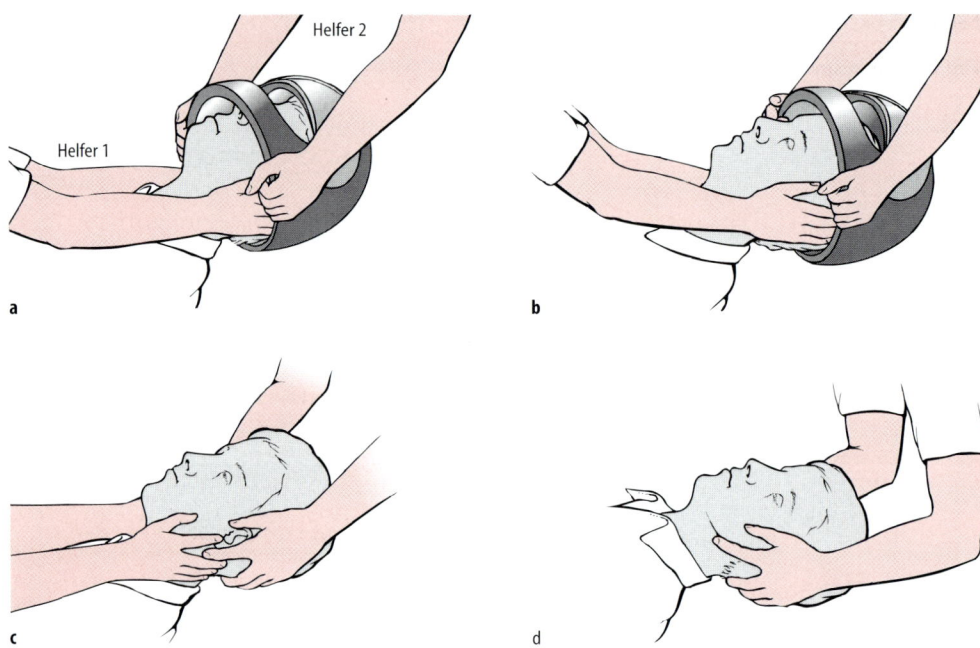

Abb. 23.2. a–d Abnahme des Schutzhelms (s. Text)

teile. Bei Traumen der Halswirbelsäule ist häufig auch die Schädelregion mitbetroffen.

Terminologie
Definition Wirbelsäulentrauma: Gewalteinwirkungen auf die Wirbelsäule, die zur Verschiebung oder zur Fraktur von Wirbeln mit oder ohne Rückenmarkschädigung führen (Übersicht 23.2).

Pathophysiologie
Bestimmte Unfallmechanismen sind typisch für Wirbelsäulenschädigung. Peitschenhiebartige Schleuderbewegungen von Teilen der Wirbelsäule, insbesondere von Kopf und Hals, können beispielsweise bei einem Zusammenprall von Fahrzeugen zu einem Katapultmechanismus führen. Im Moment der Gewalteinwirkung kommt es durch die Verschiebung eines Wirbels zu einer Kompression des Rückenmarks (Abb. 23.3b).

Bei Achsenstauchung nach Sturz aus großer Höhe oder durch herabfallende Lasten werden Wirbelkörper zusammengepreßt.

Je nach Schwere der Rückenmarkschädigung entwickeln sich Nervenschädigungen, ein unvollständiger Querschnitt oder ein kompletter Querschnitt.

Totale Querschnittschäden, die sofort nach dem Unfall auftreten, sind in der Regel auch in der Klinik nicht mehr zu beseitigen. Entwickelt sich das Querschnittsbild zunehmend nach dem Unfall, kann dies durch eine Blutung oder ein Ödem im Rückenmarkkanal verursacht sein. In diesen Fällen kann eine frühzeitige Operation möglicherweise eine Dauerschädigung verhindern.

Querschnittslähmungen sind in jedem Fall außerordentlich schwerwiegende Verletzungsfolgen. Akut lebensgefährlich ist aber der *hohe* Querschnitt. Je nach Höhe der Rückenmarkschädigung kann sich durch Druck auf das Atemzentrum eine zentrale Atemlähmung und durch Schädigung des Nervs, der das Zwerchfell (wichtigster Atemmuskel) stimuliert, eine periphere Atemlähmung entwickeln. (Der das Zwerchfell stimulierende Nerv, der Nervus prenicus, kommt im Halsbereich aus dem

Übersicht 23.2. Wirbelsäulentrauma

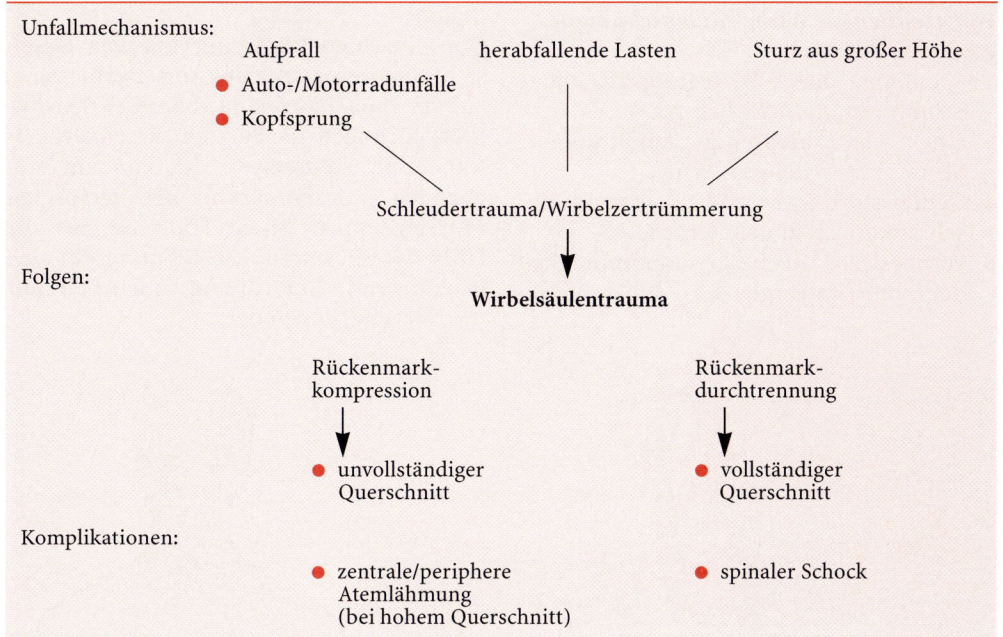

Unfallmechanismus:

Aufprall   herabfallende Lasten   Sturz aus großer Höhe

• Auto-/Motorradunfälle
• Kopfsprung

Schleudertrauma/Wirbelzertrümmerung

Folgen: **Wirbelsäulentrauma**

Rückenmark-   Rückenmark-
kompression   durchtrennung

• unvollständiger   • vollständiger
  Querschnitt   Querschnitt

Komplikationen:

• zentrale/periphere   • spinaler Schock
  Atemlähmung
  (bei hohem Querschnitt)

Notfallmedizin

Wirbelkanal und läuft durch das Mediastinum zum Zwerchfell.)

Beim hohen Querschnitt werden auch die Bahnen des Sympathikus unterbrochen, die die normale Engstellung der Gefäße sichern. Der plötzliche Ausfall des peripheren Widerstands führt ohne Volumenverlust zu einem teilweise bedrohlichen Blutdruckabfall (spinaler Schock).

Abb. 23.3.
a Anatomie der Wirbelsäule
b Rückenmarkschädigung

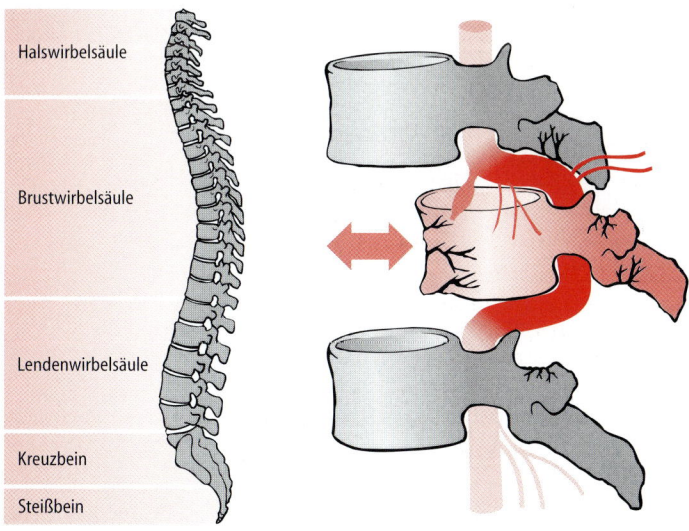

Halswirbelsäule

Brustwirbelsäule

Lendenwirbelsäule

Kreuzbein

Steißbein

a   b

Symptomatik (s. Abschn. 28.7)
Warnzeichen für Wirbelsäulenschädigungen

- Spontane oder bewegungsabhängige Schmerzen im HWS-Bereich,
- ein- oder beidseitig ausstrahlende Schmerzen in den/die Arme,
- Gefühlsstörungen und Bewegungseinschränkungen in den Beinen,
- verminderte Schmerzempfindlichkeit der Beine (im Vergleich zu den Armen).

Groblokalisation einer Rückenmarkschädigung

Den einzelnen Rückenmarknerven lassen sich Versorgungsgebiete, sog. Dermatome, auf der Haut zuordnen (Abb. 23.4). Sensibilitätsstörungen im Bereich dieser Dermatome und Lähmungen der von entsprechenden Rückenmarknerven versorgten Muskelgruppen geben Hinweise auf die Höhe der Rückenmarkschädigung. Für eine orientierende Einordnung sollen hier nur die Nervengruppen der

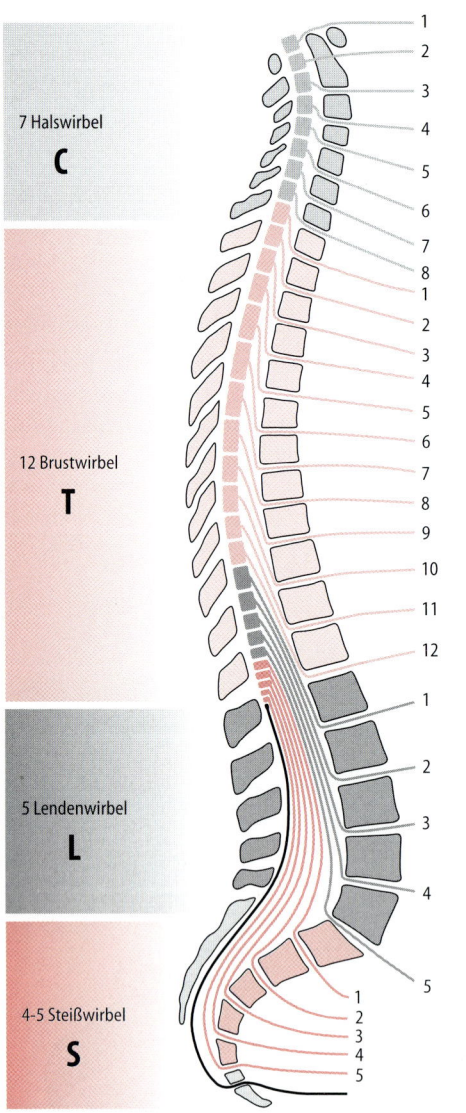
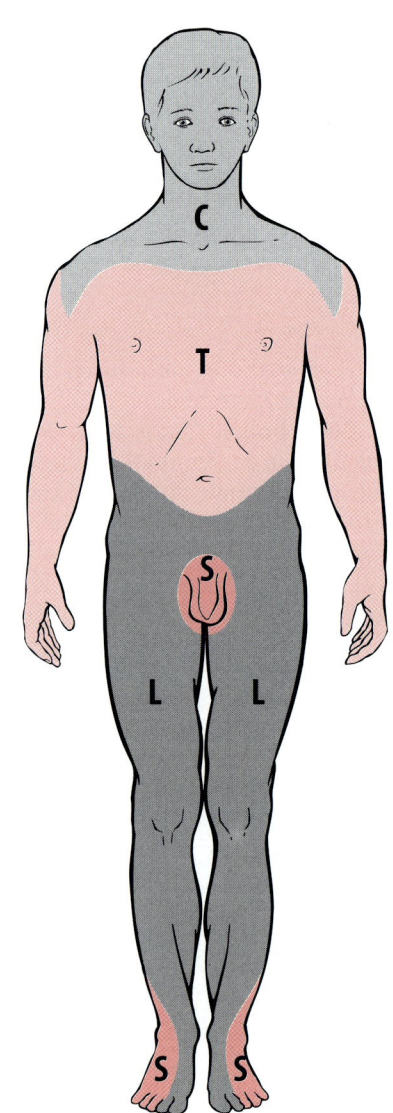

Abb. 23.4. Austritte der Rückenmarknerven und ihre Verbreitungsgebiete in der Haut

Halswirbelsäule	C (C Abkürzung für cervikal),
Brustwirbelsäule	T (T Abkürzung für thorakal),
Lendenwirbelsäule	L (L Abkürzung für lumbal),
und des Steißbeins	S (S Abkürzung für sakral)

abgegrenzt werden.

Rückenmarkschädigung und entsprechende Symptome

- **Obere HWS**
  - je nach Höhe vollständige Atemlähmung,
  - Lähmung und Reflexlosigkeit aller 4 Extremitäten,
- **mittlere HWS**
  - Sensibilitätsstörungen/Ausfälle im Armbereich,
  - unvollständige Lähmung aller 4 Extremitäten,
- **BWS**
  - Reaktionslosigkeit auf Schmerzen an der Haut des Rumpfs je nach Höhe,
  - Lähmung beider Beine,
  - Blasen und Mastdarmstörungen,
- **LWS**
  - sensible und motorische Ausfallerscheinungen im Bereich der Beine,
  - Blasen- und Mastdarmstörungen,
  - beim Mann Priapismus (plötzlich einsetzende Dauererektion).

Therapie

1. *Erste Hilfe:*
- wenn keine akuten Störungen der Vitalfunktion vorliegen, kein unnötiger Lagerungswechsel,
- bei Störungen/Ausfall der Atmung: Atemspende.

2. *Sofortmaßnahmen des Rettungspersonals:*
- in jedem Fall Notarztalarmierung,
- Halskrawatte bei HWS-Beteiligung (Abb. 23.5),
- nach Möglichkeit sofort das Rettungsfahrzeug anfordern, das den Transport in die nächste geeignete Klinik (RTH, NAW) durchführen kann,
- Verwendung der Schaufeltrage (s. Abb. 23.6), andernfalls mit geeigneten Helfern Lagerung auf Vakuummatratze in Streckstellung (Abb. 23.7),
- im Bedarfsfall assistierte oder kontrollierte Beatmung.

3. *Notärztliche Therapie:*
- venöser Zugang,
- hochdosierte Kortikoide.

Notfallmedizin

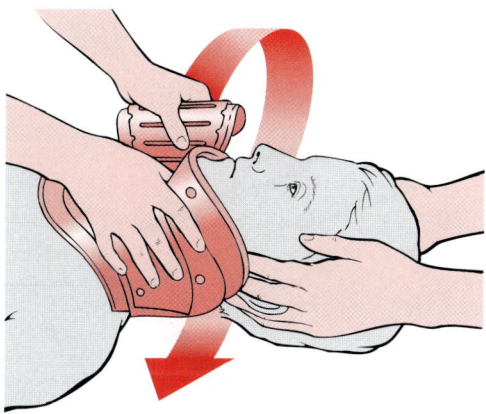
a

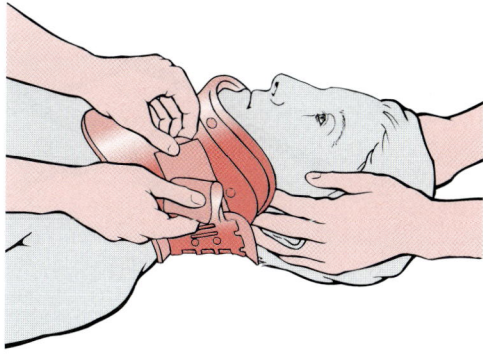
b

Abb. 23.5. Stiff-neck-Halskrawatte

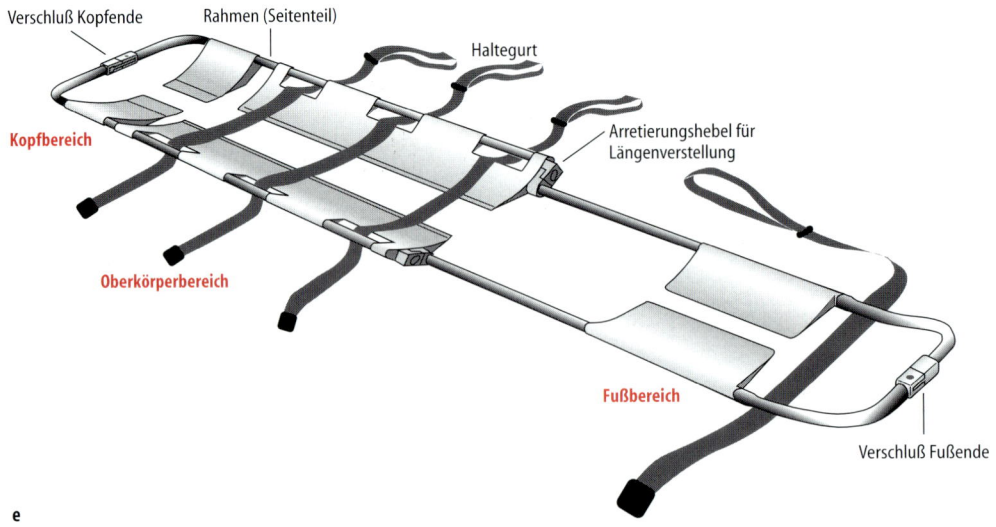

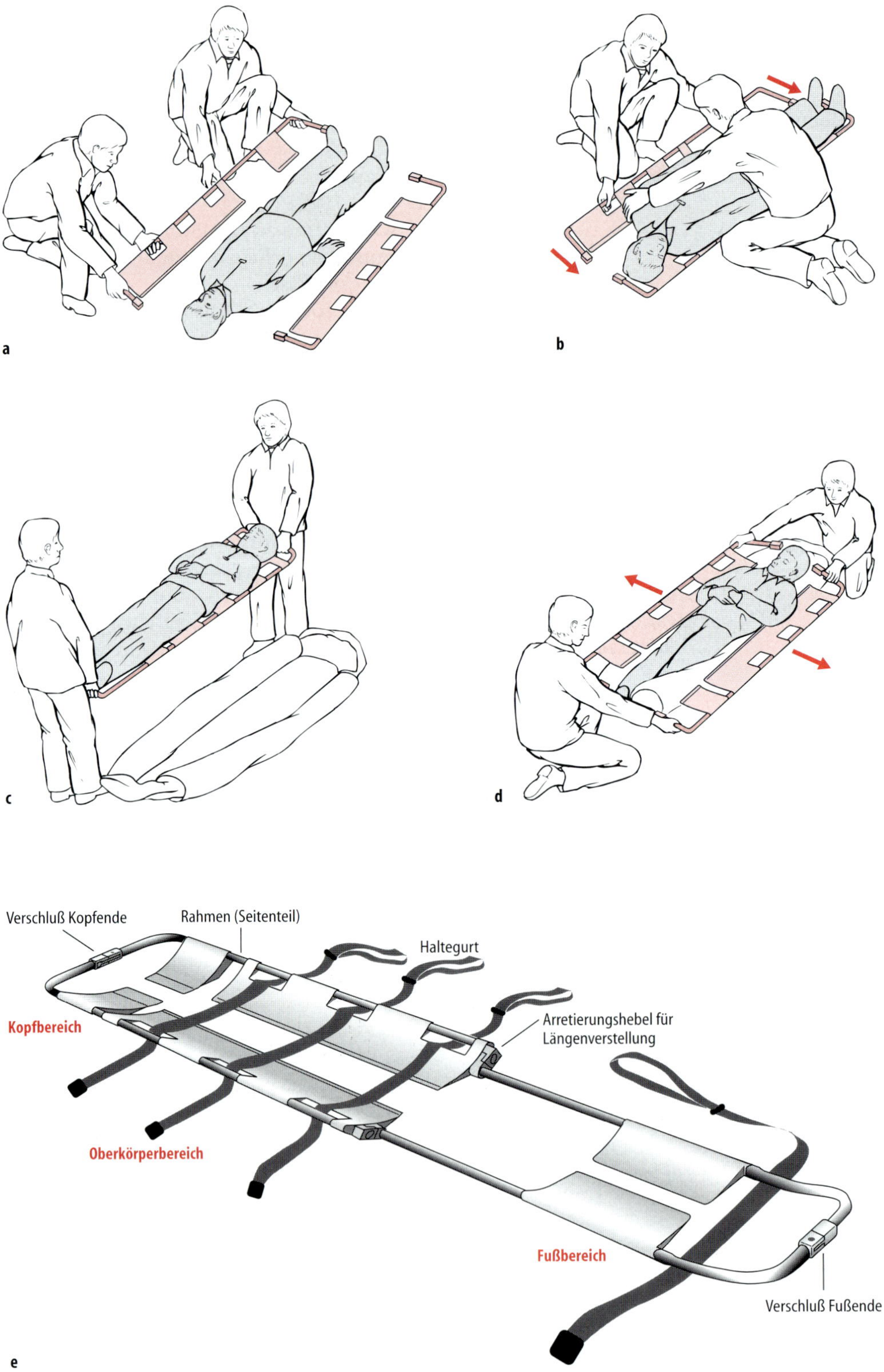

a

b

c

d

Verschluß Kopfende   Rahmen (Seitenteil)

Haltegurt

Kopfbereich

Arretierungshebel für
Längenverstellung

Oberkörperbereich

Fußbereich

Verschluß Fußende

e

Abb. 23.6. a–e Schaufeltrage; **a–d** Technik, **e** Detail

Abb. 23.7.
Heben und Lagern bei
Rückenmarkverletzungen

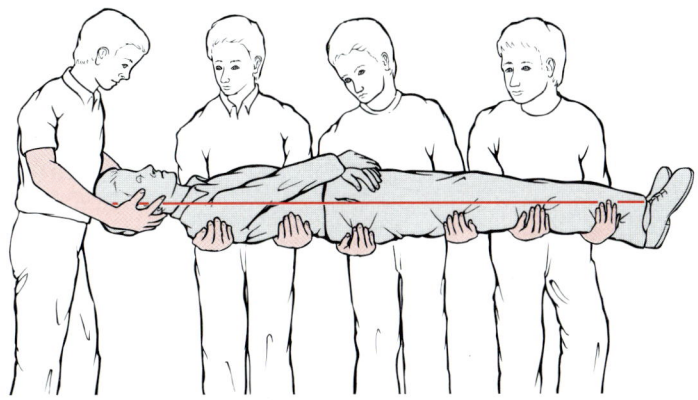

Besondere Hinweise

1. In Zweifelsfällen, in denen ein Wirbelbruch und ein Querschnitt aufgrund des Unfallhergangs zu befürchten sind, insbesondere bei jedem Sturz aus großer Höhe, sollte im Rahmen der Erstüberprüfung stets – auch bei Bewußtlosen – vor der Lagerung auf die Trage festgestellt werden, ob Schmerzempfindungen und Abwehrreflexe erhalten sind.
2. Vorteile und Anwendungsmöglichkeiten der Schaufeltrage s. Abschn. 8.2.4.1.
3. Wenn keine Schaufeltrage verfügbar ist, werden zum Heben und Lagern Wirbelsäulenverletzter 4 Helfer benötigt. Der erfahrenste (Notarzt oder Rettungsassistent) gibt die Kommandos, hebt den Kopf des Patienten und stabilisiert dabei die Halswirbelsäule; 3 weitere Helfer heben auf Anweisung gleichzeitig den Patienten an Oberkörper und Hüfte, Oberschenkeln und Unterschenkeln an.
4. Bei Querschnittschäden im Halsbereich, die nicht sofort das Atemzentrum betroffen haben, muß noch Stunden bis Tage nach dem Verletzungsgeschehen mit der Entwicklung eines aufsteigenden Ödems des Rückenmarks gerechnet werden. Da es dann zur Atemlähmung kommen kann, müssen beim Transport von Notfallpatienten mit hohem Querschnitt ständig alle Vorkehrungen zur Beatmung getroffen sein.

23.3
Thoraxtrauma

Nahezu jeder 2. Verkehrstote ist Opfer eines Thoraxtraumas. In über 50% aller Thoraxtraumen liegen weitere Verletzungen vor.

Terminologie
Definition Thoraxtrauma: Gewalteinwirkung auf den Thorax, die Verletzungen des Brustkorbs und direkt oder als Folge der Brustkorbverletzung Traumen innerer Organe hervorruft.

Pathophysiologie
Der Aufprall des Brustkorbs gegen das Steuerrad eines Fahrzeugs als typisches Beispiel für ein stumpfes Thoraxtrauma verursacht meistens Prellmarken, die schwere Verletzungen vermuten lassen. Besonders bei Kindern und Jugendlichen mit elastischem Brustkorb treten aber gelegentlich ohne äußerlich sichtbare Zeichen schwere innere Verletzungen auf. Bei Pfählungsverletzungen, Messerstichen und Schüssen wird in der Regel sofort auf eine Mitbeteiligung innerer Organe geschlossen. Schußverletzungen, insbesondere bei Steckschüssen, dürfen wegen ihres meist kleinen Einschußkanals nicht übersehen werden (Übersicht 23.3).

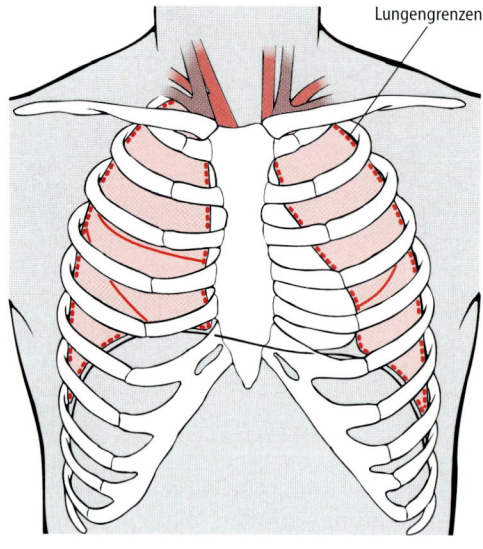

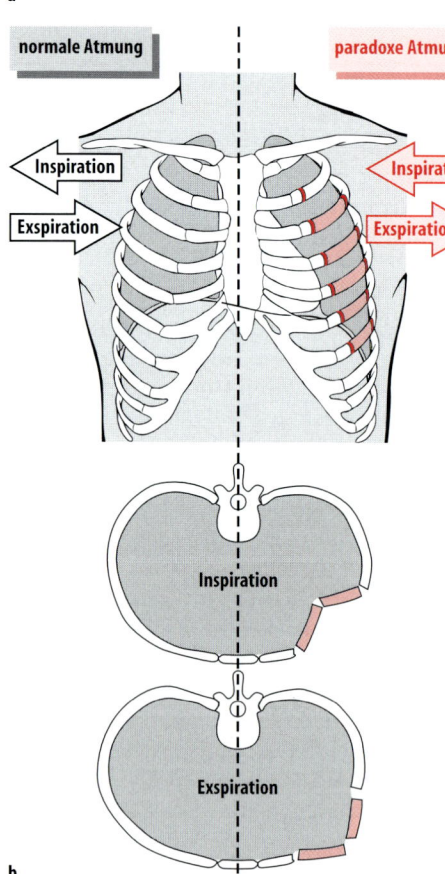

Abb. 23.8 a, b. Geschlossene Brustkorbverletzung; **a** Anatomie, **b** normale (*links*) und paradoxe (*rechts*) Atmung

Geschlossene Brustkorbverletzungen

Besonders bei stumpfen Thoraxtraumen liegen häufig Rippenserienfrakturen, gelegentlich Rippenstückbrüche und eine Sternumfraktur vor. Je nach Umfang entwickelt sich eine *paradoxe* Atmung (Abb. 23.8). In Abhängigkeit von der Schwere des Traumas sind innere Organe direkt verletzt worden (Lungenabriß, Bronchialabriß, Aortenruptur, Herzkontusion etc.). Häufig verursachen aber Rippenbruchstücke, die die Brustwand nach innen durchspießen, Verletzungen der Pleura, der Lunge und des Herzens.

Offene Brustkorbverletzungen

Offene Brustkorbverletzungen sind vergleichsweise selten. Ihre Gefährlichkeit wird neben der Beeinträchtigung der respiratorischen Funktion durch den Umfang der Mitbeteiligung innerer Organe, v. a. der Lunge, der großen Gefäße und des Herzens, bestimmt.

Die wichtigsten Folgeschäden bei Thoraxtraumen sind Hämatothorax, Pneumothorax, Spannungspneumothorax und Herzbeuteltamponade.

1. *Hämatothorax* (Abb. 23.9)
Definition: Blutansammlung im Pleuraraum.

Ursachen: Direkte Verletzung oder Anspießung von Lunge und Herz durch Rippenbruchstücke,

Blutung aus der Brustkorbwand (Zwischenrippenarterie) und aus den verletzten Organen.

Folgen: Je nach Umfang direkte Beeinträchtigung der Atmung durch Ausfall der betroffenen Lunge, Volumenmangelschock.

2. *Herzbeuteltamponade* (Abb. 23.10)
Definition: Blutung in den das Herz umhüllenden Herzbeutel mit nachfolgender Kompression des Herzens.

Ursachen: Verletzung (Einriß) der Herzwand.

Folgen: Durch zunehmendes Einbluten in den Herzbeutel nimmt der äußere Druck auf das Herz selbst zu. Das Herz füllt sich nicht mehr ausreichend. Die Auswurf-

Übersicht 23.3. Thoraxtrauma

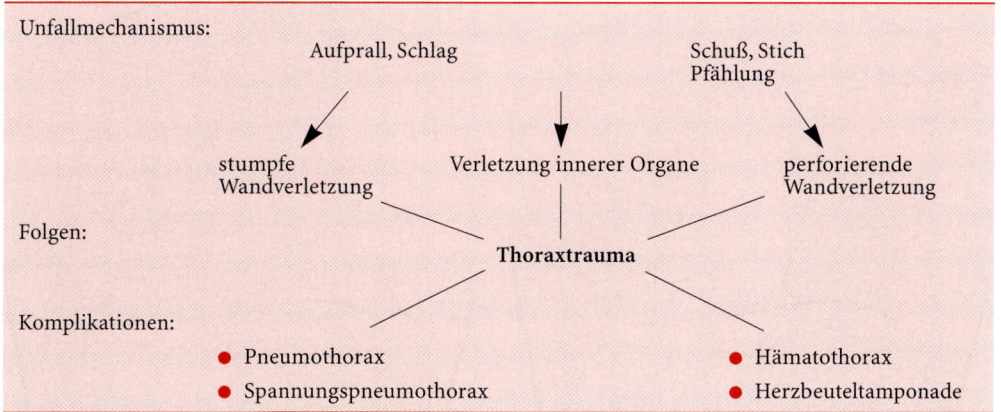

Unfallmechanismus:

Aufprall, Schlag

Schuß, Stich
Pfählung

stumpfe
Wandverletzung

Verletzung innerer Organe

perforierende
Wandverletzung

Folgen:

Thoraxtrauma

Komplikationen:

- Pneumothorax
- Spannungspneumothorax

- Hämatothorax
- Herzbeuteltamponade

leistung geht zurück. Im Vollbild finden sich ein kardiogener Schock, eine obere Einflußstauung – sofern bereits im Rettungsdienst ein zentralvenöser Zugang gelegt wird – bei normalem oder erhöhtem zentralvenösen Druck.

3. Pneumothorax (Abb. 23.11)
Definition: Luftansammlung im Pleuraraum.

Ursachen: Zwischen Lungenoberfläche und innerer Thoraxwand, genauer zwischen den beiden Pleurablättern, besteht keine feste Verbindung. Der leere Spalt ist vielmehr mit einem Flüssigkeitsfilm ausgekleidet, der wohl Verschiebungen der Pleurablätter gegeneinander, aber kein Ablösen zuläßt.

Durch Dehnung der elastischen Gewebeanteile und die Oberflächenspannung der Alveolen hat die Lunge das permanente Bestreben, ihr Volumen zu verkleinern. Durch diese Zugspannung entsteht im Pleuraspalt gegenüber der Atmosphäre ein negativer Druck mit einem Maximum am Ende der Inspiration von 6–8 cm H_2O und

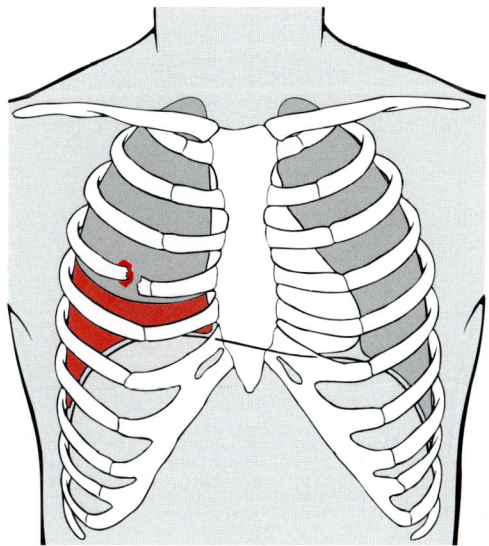

Abb. 23.9. Hämatothorax

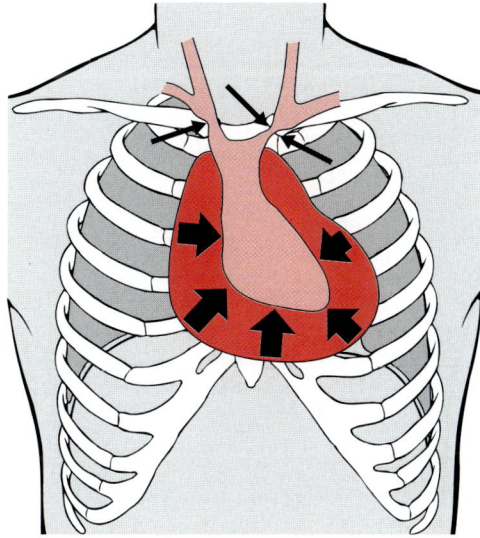

Abb. 23.10. Herzbeuteltamponade

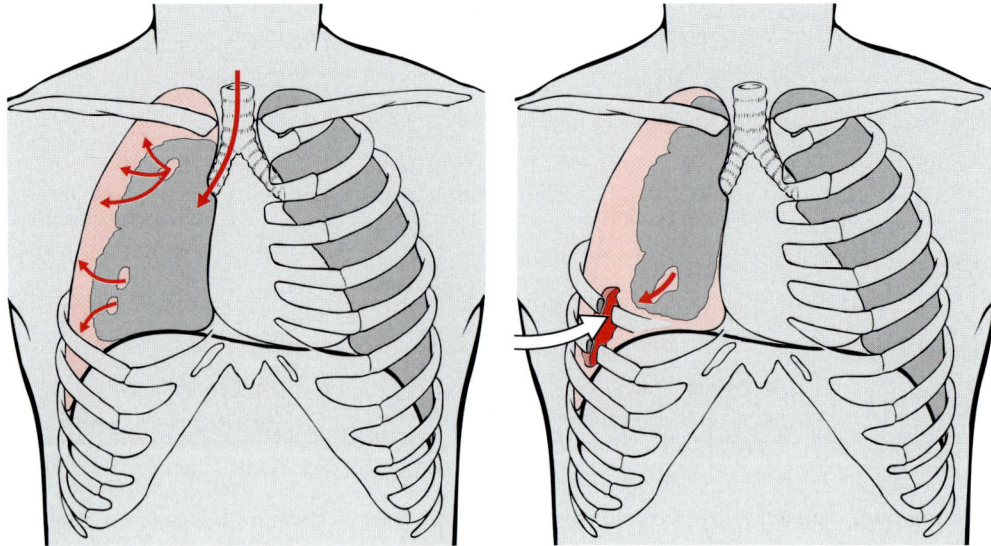

Abb. 23.11 a, b. Pneumothorax; **a** geschlossen, **b** offen

von 3–5 cm H_2O am Ende der Exspiration (Abb. 23.13). Bei Verletzungen der Brustwand strömt von außen Luft in den Pleuraspalt (offener Pneumothorax), bei Verlet-

zungen der Lungenoberfläche, z. B. nach einer Durchspießung durch Rippenbruchstücke, *über das Bronchialsystem* (geschlossener Pneumothorax).

Folgen: Der die Lunge normalerweise im Brustkorb aufspannende Unterdruck ist aufgehoben, die Lunge zieht sich zusammen; dadurch erhebliche Verminderung

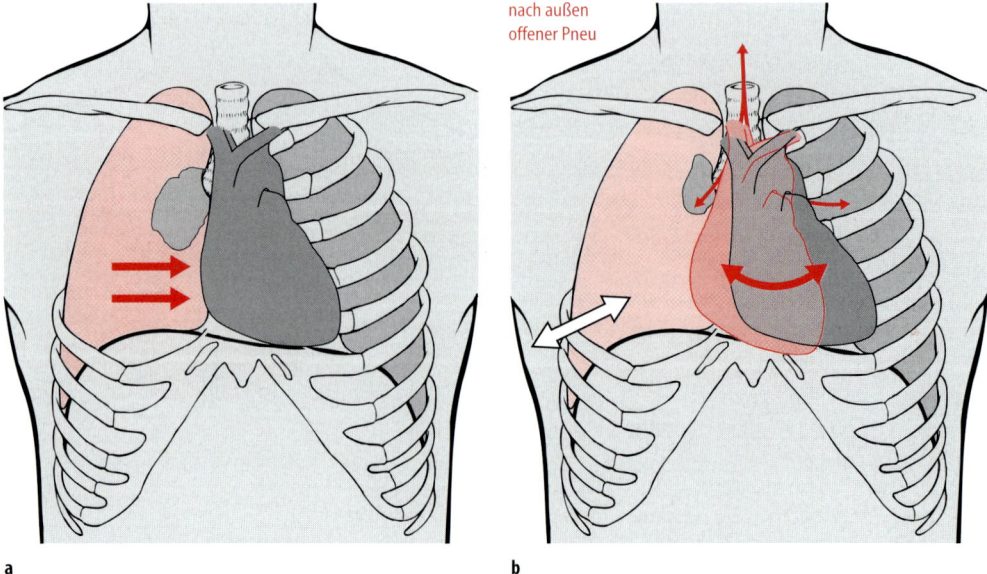

a   b

Abb. 23.12 a, b. Komplikationen des Pneumothorax; **a** Spannungspneumothorax, **b** Mediastinalflattern

des Gasaustauschs in der betroffenen Lunge. Häufig sind Kombinationen von Hämatothorax und Pneumothorax zu finden.

4. Spannungs- bzw. Ventilpneumothorax (Abb. 23.12a) (s. Abschn. 28.1)

1

Definition: Durch einen Ventilmechanismus bei einem nach außen oder nach innen offenen Pneumothorax entsteht ein Überdruck im Pleuraraum, der zur Verdrängung des Mediastinums zur gesunden Seite und zu einer Kompression der anderen Lunge führt.

Ursachen: Bei der Einatmung öffnet sich die Verbindung durch die Brustkorbwand (Fleischwunde) oder zum Bronchialsystem (Lungenverletzung), und es wird Luft in den Pleuraspalt gesogen. Bei der Ausatmung schließt sich die Öffnung (Ventilmechanismus), dabei füllt sich der Pleuraspalt der betroffenen Seite mehr und mehr mit Luft. Der Druck nimmt zu, das Mediastinum wird nach der anderen Seite gedrängt und die gesunde Lunge zusätzlich komprimiert.

Spannungspneumothorax bei Spontanatmung

Unter Spontanatmung ist die Entstehung eines Spannungspneumothorax in erster Linie über Druckerhöhung bei Hustenstößen zu erklären. Lebensbedrohlich wird ein Spannungspneumothorax bei Spontanatmung durch die Hypoxie, die über eine Kompression auch der primär unverletzten Lunge zu erklären ist.

Spannungspneumothorax bei Beatmung

Bei der Beatmung (IPPB: „intermittent positive pressure breathing") steigen intrathorakaler und intrapleuraler Druck an. Am Ende der Beatmung werden Werte über Null erreicht (Abb. 23.13). Diese Unterschiede in den Drücken bei Spontanatmung und Beatmung haben bei Verletzungen des Lungenfells zwangsläufig Konsequenzen für die Wahrscheinlichkeit der Ausbildung eines Spannungspneumothorax. Das Folgebild wird im Vergleich zu dem beim Spontanatmenden noch bedrohlicher. In Abhängigkeit von zwangsläufig ansteigenden Beatmungsdrücken werden intrapleural positive Drücke von 50 cm H_2O und mehr erreicht, also Werte, die weit über dem zentralen Venendruck liegen. Hier ist die Behinderung des venösen Rückstroms durch Überdruck und Mediastinalverlagerung von noch größerer Bedeutung als die Hypoxie, bzw. beide lebensbedrohlichen Erscheinungen überlagern sich.

5. Mediastinalflattern (Abb. 23.12b)

Definitionen: Atemsynchrone Pendelbewegungen des Mediastinums.

Ursachen: Bei nach außen offenem Pneumothorax wird das Mediastinum während der Inspiration durch den negativen Druck im unverletzten Pleuraraum zur gesunden Seite gezogen, während der Exspiration treten gegensinnige Bewegungen auf. Das Mediastinum „flattert". Entgegen früher üblichen Vorstellungen tritt keine starke Beeinträchtigung des Herzzeitvolumens oder der venösen Füllung des rechten Herzens auf. Der offene Pneumothorax führt jedoch erwartungsgemäß zu einer Er-

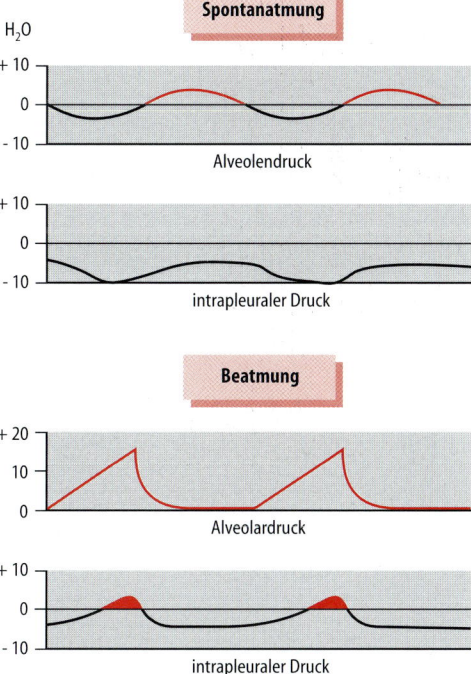

Abb. 23.13. Druckverhältnisse bei Spontanatmung und Beatmung

Notfallmedizin

höhung des pulmonalen Gefäßwiderstands und über andere Mechanismen zur lebensbedrohlichen Hypoxie. Im modernen Rettungsdienst ist daher die Beatmung unter Beachtung der anschließend dargestellten Sicherheitsvorkehrungen die adäquate Therapie des Mediastinalflatterns.

Therapie

1. *Erste Hilfe:*
- Lagerung mit erhöhtem Oberkörper,
- nach Möglichkeit Lagerung auf die verletzte Thoraxseite,
- bei offener Verletzung lockeres, keimfreies Abdecken der Wunde.

2. *Sofortmaßnahmen des Rettungspersonals:*
a) Zu vermutender geschlossener Pneumothorax
  - Lagerung,
  - Transport in Spontanatmung unter O_2-Inhalation,
  - Beatmung nur bei schwerer Hypoxie. Gefahr → Spannungspneumothorax!
b) Offener Pneumothorax
  - Lagerung,
  - Transport in Spontanatmung unter O_2-Inhalation,
  - Beatmung bei schwerer Hypoxie. Wunde *nicht* luftdicht verschließen. Gefahr → Spannungspneumothorax!

3. *Notärztliche Therapie:*
a) Zu vermutender geschlossener Pneumothorax (Abb. 23.14)
  - zum sicheren Ausschluß eines Spannungspneumothorax auch bei Spontanatmenden (Hustenstoß!) Anlegen einer großkalibrigen Ventilnadel (Heimlich-Ventil, Abb. 23.14c) wünschenswert.
  - Beatmung bei bedrohlicher Verschlechterung sinnvollerweise über Trachealtubus.

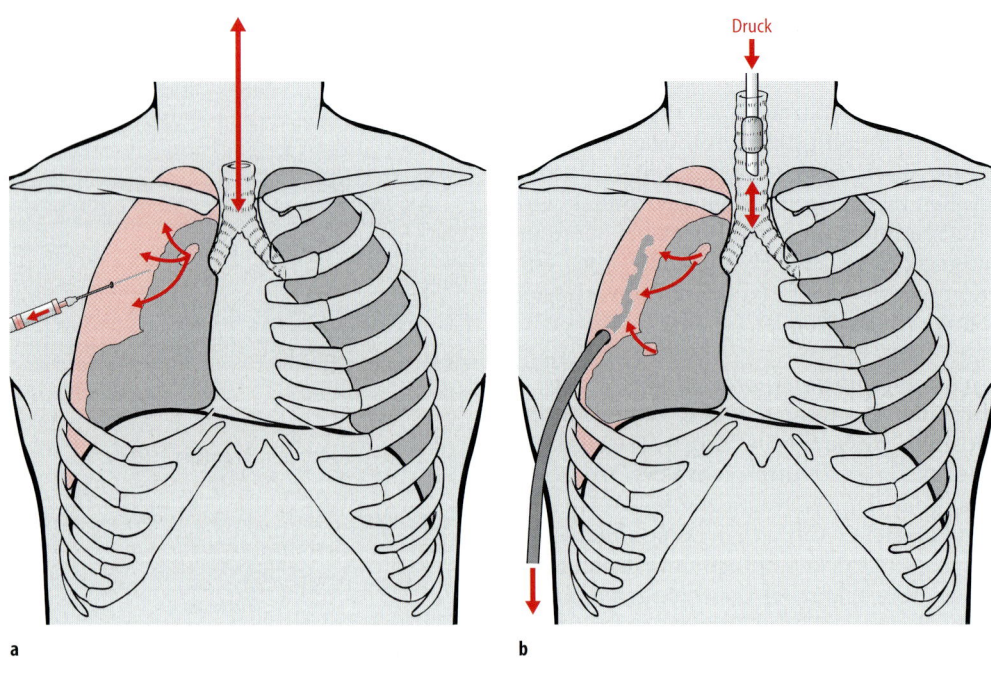

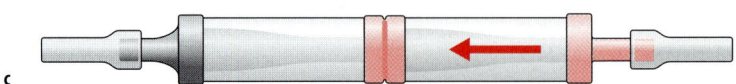

Abb. 23.14 a–c. Geschlossener Pneumothorax: **a** Spontanatmung, **b** Beatmung, **c** Heimlich-Ventil

- Bei Beatmung muß das Einlegen einer großkalibrigen Punktionsnadel für den Fall einer weiteren respiratorischen Verschlechterung oder einer eindeutigen Spannungspneusymptomatik einkalkuliert werden.
- Bei Beatmung ist ein Ventil zur Vermeidung einer weiteren Zunahme des Pneus nicht erforderlich!

b) Offener Pneumothorax (Abb. 23.15)
- Luftdichter Verband kann ggf. angelegt werden, wenn der Notarzt bei der Entwicklung eines Spannungspneumothorax oder einer schweren Hypoxie sofort gezielt reagiert.
- Beatmung: sinnvollerweise über Trachealtubus bei bedrohlicher Verschlechterung. Wunde ist dann in jedem Fall offenzulassen, bzw. der luftdichte Verband ist zu entfernen.
- Bei nicht permanent klaffender Wunde ist das Einlegen einer großkalibrigen Punktionsnadel in Erwägung zu ziehen.

Besondere Hinweise

1. Die alte, nicht differenzierende Regel, den nach außen offenen Pneumothorax sofort luftdicht zu verbinden, ist zumindest für die Belange des Rettungsdienstes und für die klinische Initialtherapie zu korrigieren. Die Gefahr, durch das adäquate therapeutische Standardkonzept der Beatmung einen Spannungspneumothorax zu verursachen, wird bei unkritischer Übernahme alter Regeln nicht genügend bedacht. Die zirkulatorischen Effekte des Mediastinalflatterns, das durch den luftdichten Verband verhindert werden soll, wurden überschätzt. Hypoxie ist das entscheidende Problem. Die sachgerechte Therapie des offenen Pneumothorax besteht daher in Intubation und Beatmung. Die Wunde ist dann keimfrei und locker abzudecken.

Notfallmedizin

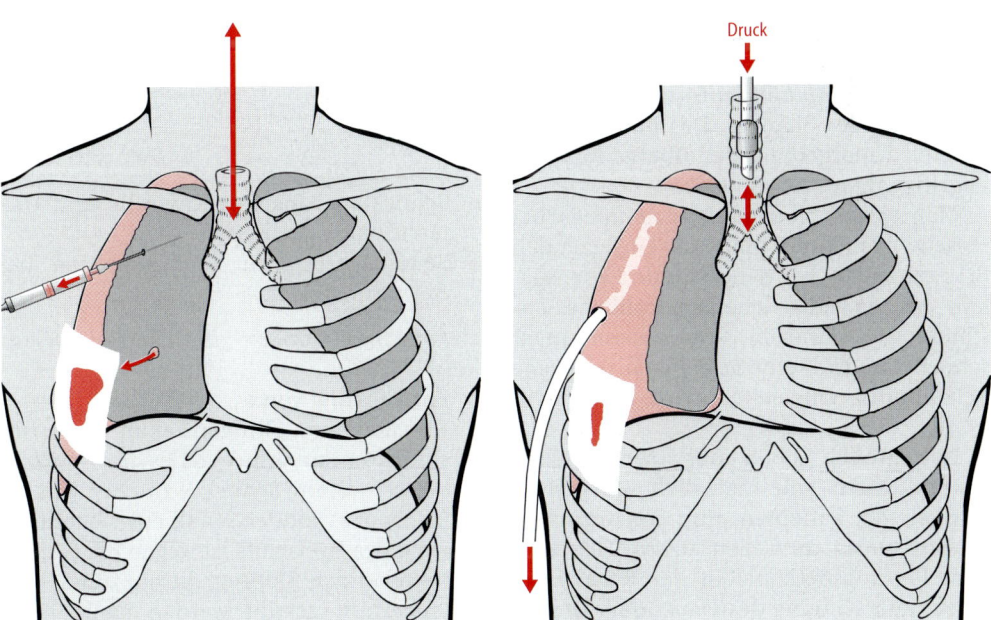

Abb. 23.15 a, b. Offener Pneumothorax: **a** Spontanatmung, **b** Beatmung

2. Durch eine relativ dünne Nadel, wie beispielsweise die Tiegel-Kanüle, kann nicht immer soviel Luft aus dem Pleuraraum entweichen, wie mit der Beatmung über das Leck der Lunge erneut zugeführt wird. So kann der Spannungspneumothorax häufig nicht behoben werden. Das Kaliber des Heimlich-Ventils und entsprechender Drainagen ist realistischer.

3. Bei Pfählungs- und Stichverletzungen sollten die eingedrungenen Gegenstände in der Lunge belassen werden, da sie häufig den Umfang der Blutung gering halten und außerdem dem Chirurgen einen Anhalt über Richtung und Tiefe der Wunde geben.

4. Bei stumpfen Thoraxtraumen entstehen häufig Verletzungen am Herzen, die weitestgehend dem Herzinfarkt ähnlich sind (Herzkontusion).

23.4 Abdominaltrauma

Bei ca. 12% aller Unfallpatienten liegt ein Abdominaltrauma vor.

Terminologie
Der Begriff *Abdominaltrauma* bedeutet Verletzung des Bauches. Das Bauchtrauma ist eine Untergruppe des übergeordneten Begriffs „akutes Abdomen".

Man spricht vom *akuten Abdomen* bei Verletzungen oder plötzlich einsetzenden Erkrankungen, bei denen akute Lebensgefahr besteht oder lebensbedrohliche Zustände zu erwarten sind, wenn nicht schnellstmöglich eine gezielte chirurgische Behandlung eingeleitet wird (Übersicht 23.4).

Das große Gebiet der chirurgischen Erkrankungen soll hier nicht dargestellt werden, da Patienten mit chirurgischen Erkrankungen im Gegensatz zu Verletzten dem Rettungspersonal in der Regel *nach* einer Untersuchung des Haus- oder Bereitschaftsarztes, nach Stellung einer Verdachtsdiagnose und überbrückenden ärzt-

lichen Maßnahmen zum Kliniktransport übergeben werden.

Pathophysiologie
Während stumpfe Bauchtraumen häufig vorkommen, sind perforierende Verletzungen des Bauches vergleichsweise selten. Prellmarken, z. B. Gurtmarken, können ein wichtiger Hinweis sein, sie sind aber nicht immer vorhanden. Wenn Schmerzen, Schockzeichen und eine auf bestimmte Felder der Bauchdecke begrenzte oder komplette Abwehrspannung feststellbar sind, liegt ein akutes Abdomen vor (Abb. 23.16). Die Schmerzen sind typischerweise nicht genau dem verletzten Organ zuzuordnen, sie strahlen z. T. in die Schultern aus. Häufig sind die Zeichen eines schweren Schocks zu finden, da der Blutverlust, z. B. bei Milz- oder Leberverletzungen, über 4000 ml ausmachen kann. Der Volumenmangelschock wird zusätzlich durch eine Reizung des Bauchfells (peritoneale Reizung) verstärkt.

Symptome　1　3
- Bauchschmerz
- Schockzeichen,
- Schonung der Bauchwand → Brustkorbatmung,
- brettharte Bauchdecken,
- Abwehrspannung lokal oder diffus.

Therapie
1. *Erste Hilfe:*
- Schocklagerung mit Knierolle und Unterstützung des Kopfes,
- Seitenlagerung in Schockposition bei Bewußtlosigkeit.

2. *Sofortmaßnahmen des Rettungspersonals:*
- Fortführung von 1.,
- Infusion von Ringer-Laktat (500 ml sofort, 500 ml während des Transports),
- bei schwerem Schock schneller Kliniktransport (Sondersignal; eine Stabilisierung des Kreislaufs ist wegen der weiterbestehenden Blutung, die nur durch eine Operation gestillt werden kann, nicht möglich!),
- Vorinformation der Klinik.

Übersicht 23.4. Akutes Abdomen

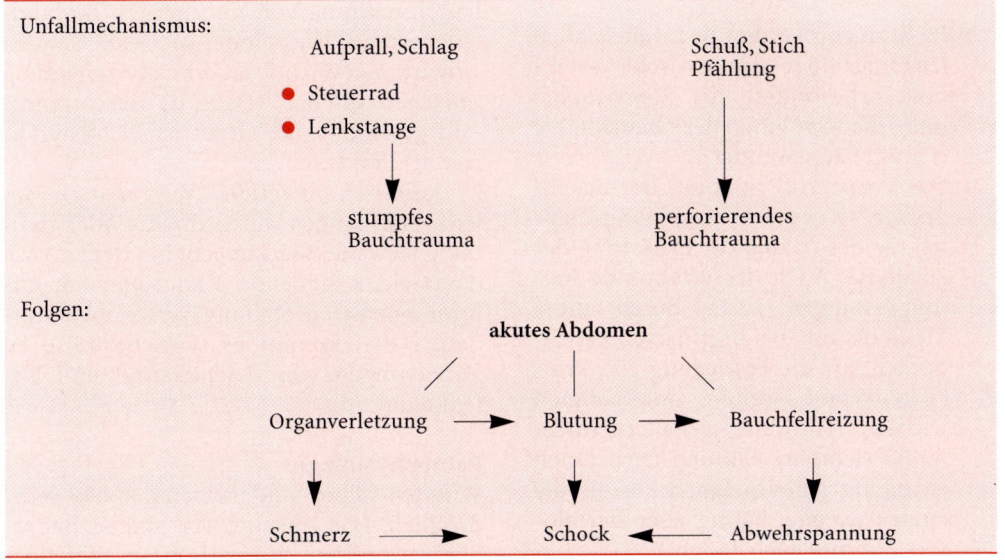

3. *Notärztliche Therapie:*
- Fortführung von 2.,
- Druckinfusion von Volumenersatzmitteln,

- Abnahme von Kreuzblut,
- bei schwersten Schmerzen – nach genauer Befunderhebung – Schmerzmittel!

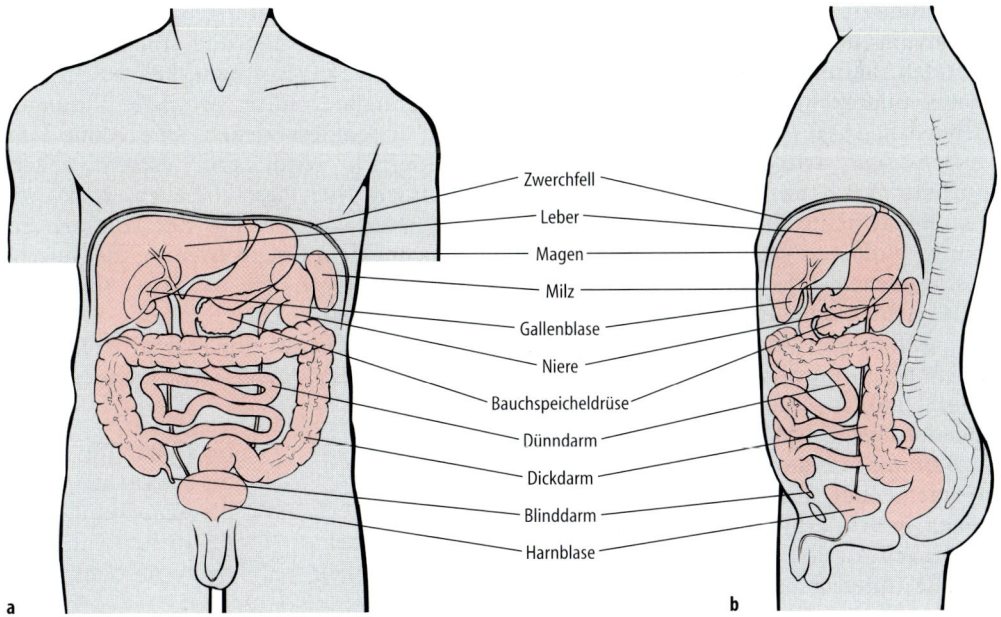

Abb. 23.16 a, b. Anatomie der Bauchorgane von vorn (**a**) von der Seite (**b**)

Besondere Hinweise

1. In Kliniken werden in Zweifelsfällen leistungsfähige diagnostische Verfahren, insbesondere die Sonographie und die Spülung der Bauchhöhle (Lavage) angewendet.
2. Das Betasten (Palpation) der Bauchdecken ist eine Überprüfungsmaßnahme des Arztes zur Erhärtung der Diagnose. Auch der erfahrende Rettungssanitäter kann durch diese Methode, z. B. bei brettharten Bauchdecken, für die Festlegung von Prioritäten und weitere Maßnahmen wichtige Hinweise erhalten (nicht direkt sichtbare Blutung nach innen ist häufig lebensgefährlicher als die eindrucksvolle, häufig aber harmlosere Blutung nach außen!)

23.5
Extremitätentrauma

Bei Unfallpatienten liegen in über 50% Verletzungen der Extremitäten vor.

Terminologie

Verletzungen der Extremitäten umfassen Wunden, Blutungen unterschiedlichen Ausmaßes und Frakturen (sowie Luxationen) (Übersicht 23.5).

Definition Wunde: Verletzungen des Körpers durch äußere Gewalteinwirkungen. Bei Durchtrennung der Haut spricht man von offenen Wunden, andernfalls von geschlossenen.

Je nach Ursache und Art der Verletzung der Haut und der darunterliegenden Weichteile werden Quetsch-, Platz-, Schnitt-, Stich-, Riß-, Schürf-, Schuß- und Ablederungswunden unterschieden.

Definition Blutung: Austritt von strömendem Blut aus der Gefäßbahn nach außen, in Körperhöhlen oder in Weichteile.

Je nach Art der überwiegend verletzten Gefäße unterscheidet man arterielle Blutungen, venöse Blutungen und Mischblutungen (am häufigsten).

Definition Fraktur (Knochenbruch): Durchtrennung von knöchernen Bestandteilen durch direkte oder indirekte Gewalteinwirkung. Wichtig ist die Unterscheidung zwischen offenen (Haut ist durchtrennt) und geschlossenen (Haut ist nicht durchtrennt) Frakturen.

Definition Luxation (Verrenkung): Gelenkverletzungen durch direkte oder indirekte Gewalteinwirkungen, bei denen zwei das Gelenk bildende Knochenenden aus ihrer normalen Stellung verschoben werden. Dabei kommt es typischerweise zu Verletzungen von Gelenkkapsel und Gelenkbändern.

Pathophysiologie

Wunden allein sind nicht *akut* lebensbedrohlich. Das Ausmaß der akuten Bedrohung hängt bei traumatisierten Notfallpatienten von der Schwere der Blutung ab. Unsachgemäß oder nicht behandelte Wunden können zu einem späteren Zeitpunkt u. U. das betroffene Glied (Organ) oder sogar den Gesamtorganismus durch eine Infektion und deren Folgen erheblich schädigen, ja sogar zum Tod des Patienten führen.

Blutungen aus offenen Wunden sind meistens Mischblutungen, deren Stärke durch Hochlagerung und einen normalen oder einen Druckverband beherrscht werden kann. Bedrohliche arterielle Blutungen nach außen, bei denen eine Abbindung erforderlich wird, sind extrem selten. Besonders bei geschlossenen Frakturen wird aber das Ausmaß des Volumenverlustes aus dem Gefäßsystem in die Gewebe häufig unterschätzt, da kein Blut nach außen abfließt.

Bei Verdacht auf eine Fraktur ist letztlich mit folgendem Blutverlust zu rechnen (Abb. 23.17):

Oberarm:	bis zu 800 ml,
Unterarm:	bis zu 400 ml,
Becken:	bis zu 5000 ml,
Oberschenkel:	bis zu 2000 ml,
Unterschenkel:	bis zu 1000 ml.

Diese Angaben verdeutlichen, daß bei Patienten, bei denen auf den ersten Blick

Übersicht 23.5. Extremitätentrauma

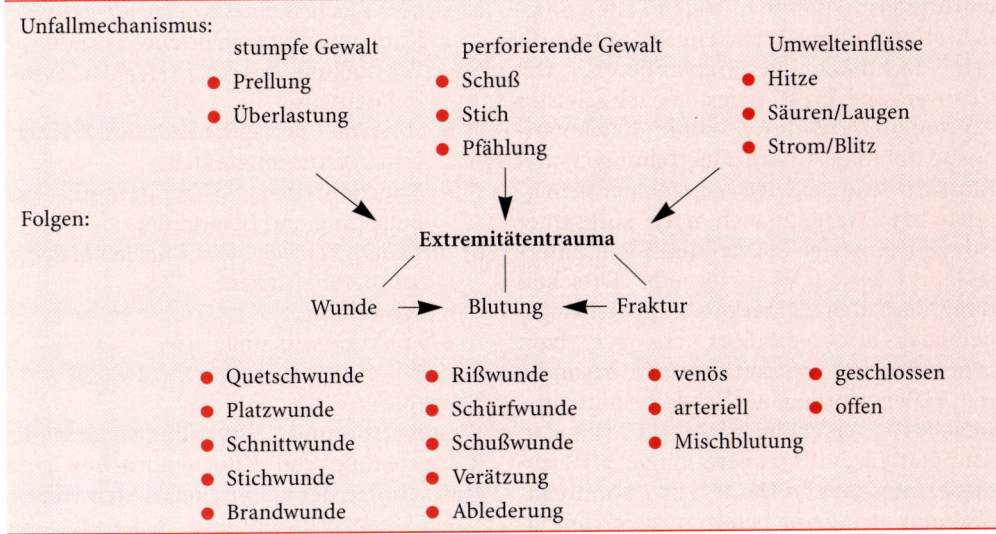

Unfallmechanismus:

stumpfe Gewalt	perforierende Gewalt	Umwelteinflüsse
● Prellung	● Schuß	● Hitze
● Überlastung	● Stich	● Säuren/Laugen
	● Pfählung	● Strom/Blitz

Folgen:

Extremitätentrauma

Wunde → Blutung ← Fraktur

● Quetschwunde	● Rißwunde	● venös	● geschlossen
● Platzwunde	● Schürfwunde	● arteriell	● offen
● Schnittwunde	● Schußwunde	● Mischblutung	
● Stichwunde	● Verätzung		
● Brandwunde	● Ablederung		

keine Blutung feststellbar ist, in Wirklichkeit wegen der Entstehung von Hämatomen im Frakturbereich eine erhebliche Schockgefahr besteht. Bei offenen Brüchen kann der Blutverlust auch höher sein, wenn nicht schnell und sachgerecht verbunden und damit die Blutung gestillt wird.

Von den sicheren Zeichen eines Knochenbruchs (s. Symptomatik) abgesehen, ähneln sich die Zeichen eines Bruchs, einer Luxation oder einer Weichteilverletzung in vieler Hinsicht. Eine Unterscheidung dieser 3 Verletzungen setzt z. T. erhebliche Erfahrung und Zeit voraus. Sie ist aber unter den Bedingungen des Notfallortes in vielen Fällen überflüssig. In Zweifelsfällen muß die betroffene Extremität vorsichtshalber so behandelt werden, als ob eine Fraktur vorläge.

In jedem Fall ist aber nach der D-M-S-Regel zu prüfen,
● *Durchblutung:*
  – Ist die Extremität noch durchblutet? Farbe? Temperatur? Puls? (Unsichtbare Gefäßkompression oder Verletzung?)
● *Motorik:*
  – Ist die Beweglichkeit erhalten? (Nervenkompression oder Nervenverletzungen?)

● Sensibilität:
  – Ist die Sensibilität erhalten? (Nervenkompression oder Nervenverletzung?)

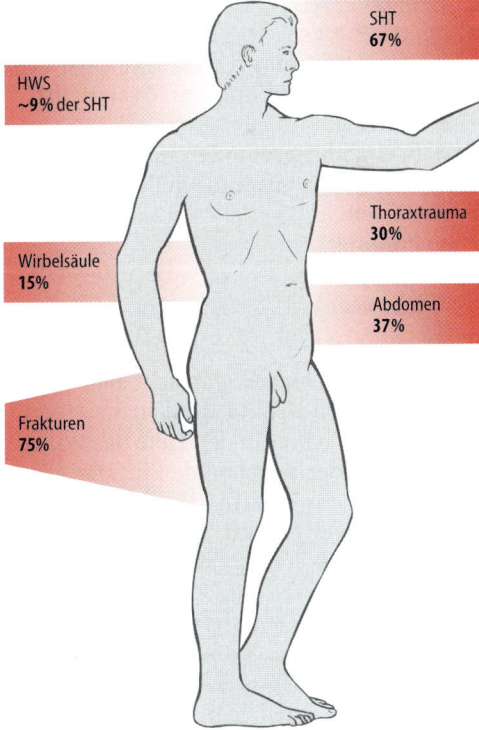

Abb. 23.17. Blutverlust bei Frakturen

Nach großen Fortschritten der Mikrochirurgie ist es heute in vielen Fällen möglich, abgetrennte Körperteile mit aufwendigen Techniken zu replantieren. Die Chancen sind am günstigsten nach scharfer Abtrennung, z. B. durch Schnitt; Replantationsbemühungen nach Quetschungen und Abrissen sind schwieriger, weniger erfolgreich bzw. werden auch nach sorgsamer Abwägung in der Spezialklinik ggf. unterlassen. Diese schwerwiegende Entscheidung darf aber keinesfalls vom Rettungspersonal am Notfallort erwogen bzw. „vorvollzogen" werden, denn in besonderen Fällen werden auch bei primär aussichtslos erscheinenden Umständen Amputatteile, z. B. andere Finger als Daumenersatz oder Haut zur Stumpfabdeckung, dringend benötigt. Jeder amputierte Körperteil muß daher am Notfallort gesucht und nach sachgerechter Amputatversorgung in Replantatbeuteln in die Klinik transportiert werden.

Symptomatik

1. *Wunden*
a) *offene Wunde:*
   - Durchtrennung der Haut, je nach Tiefe der Unterhaut und der Muskulatur,
   - Blutung,
   - bei Pfählungswunden stecken entsprechende Gegenstände in der Wunde;
b) *geschlossene Wunde:*
   - Prellmarken,
   - Schwellung,
   - Schmerz.

2. *Blutungen*
a) Bei der *Mischblutung* mischt sich hellrotes (arterielles) und dunkelrotes (venöses) Kapillarblut in der Tiefe der Wunde, so daß in der Regel beide Blutungsanteile nicht mehr einzeln erkennbar sind.
b) Bei der weitgehend isolierten *venösen* Blutung, z. B. Krampfaderblutung, ist die Farbe des Blutes dunkelrot.
c) Bei der arteriellen Blutung *spritzt* hellrotes Blut pulssynchron aus der Gefäßverletzung. Im schweren Schock *strömt* es wegen des niedrigen Blutdrucks nur noch hellrot aus der Tiefe der Wunde.

3. *Frakturen*
a) *sichere Zeichen eines Knochenbruchs:*
   - Knochensplitter in offener Wunde,
   - Fehlstellung des körperfernen Extremitätenteils,
   - abnorme Beweglichkeit des körperfernen Extremitätenteils,
   - Knochenreiben (Krepitation) bei Betastung und Bewegung;
b) *unsichere Zeichen eines Knochenbruchs:*
   - Schmerzhaftigkeit,
   - Schwellung,
   - Funktionsstörung.

Therapie

Wundversorgung, Blutstillung und die Ruhigstellung von Knochenbrüchen sind Maßnahmen der klassischen Ersten Hilfe.

Die Überprüfung und Sicherung der Vitalfunktionen hat Vorrang vor der Durchführung der im Anschluß dargestellten Verfahren der örtlichen Behandlung von Extremitätenverletzungen.

Bei akuter Lebensbedrohung des Notfallpatienten kommen diese Maßnahmen im Rettungsdienst häufig nicht bzw. nur teilweise zur Anwendung (Stillung schwerer Blutungen nach außen), da für die Erhaltung des Lebens Maßnahmen zur Sicherung der Vitalfunktionen wie Schockbekämpfung und Beatmung wichtiger sind.

1. Grundsätzliche Verfahren
a) *Wundverband* (Abb. 23.18):
   - keimfreie Wundauflage durch Verwendung geeigneter Verbandpäckchen,
   - bei starker Durchblutung Druckverband durch Auflegen eines Polsters über dem 1. Verband im Wundbereich und Überwickeln mit einer Binde,
   - ggf. nochmalige Wiederholung eines Druckverbands.
b) *Stillung von Blutungen:*
   - Nach dem Anlegen eines Druckverbands und Hochlagerung der Extremitäten kommt die Blutung in der Regel in ausreichender Weise zum Stehen.
   - Bei seltenen, stark spritzenden arteriellen Blutungen ist sofort, vor und während des Verbindes abzudrücken.

Die wichtigsten Abdruckstellen (Abb. 23.19):
- A. carotis,
- A. brachialis,
- A. femoralis,
- Abbindungen, die viel zu häufig angewendet werden, sind meist überflüssig, da Druckverbände in der Regel zur Blutstillung ausreichen.
- In den extrem seltenen Fällen, in denen eine Abbindung erforderlich ist, werden Rettungsassistent und Rettungssanitäter bei Blutungen am Oberarm, am Unterschenkel und je nach Dicke auch am Oberschenkel eine Blutdruckmanschette als schonendes Hilfsmittel statt der sonst üblichen Verfahren (Abbindung mit Dreiecktuch) anwenden. Das Aufpumpen der Manschette 20–30 mm Hg über den systolischen Blutdruck hinaus erzeugt eine weitgehend schmerzfreie und kontrollierbare Abbindung (Abb. 23.20).

c) Ruhigstellung von Frakturen (Abb. 23.21): Repositionsbemühungen, d. h. Versuche, gegeneinander verschobene Röhrenknochen wieder auseinanderzuziehen und achsengerecht zu stellen, dürfen besonders nach einer Durchspießung nicht zur Anwendung kommen.

Ausnahmen:
- völlige Abwinklung, die eine komplette Lagerung der Extremitäten auf der Vakuummatratze unmöglich machen würde,
- drohende Durchspießung durch das körperferne Knochenbruchstück (Beseitigung dieser Gefahr),
- Pulslosigkeit (Abb. 23.22) und/oder fehlende Schmerzempfindung der Extremität unterhalb der Bruchstelle (Versuch, eingeklemmte Gefäße und Nerven wieder zu entlasten),
- Luftkammerschienen und die Bergwachtstreckschiene, die eine Schienung und eine Extension ermöglicht, sind in der Regel nur zu verwenden, wenn Vakuummatratzen nicht verfügbar sind und wenn längere Transportwege und ein erhebliches Transporttrauma zu erwarten sind.

Dies gilt besonders für die Berg- und Seerettung und für die Versorgung Verletzter unter Katastrophen- oder Kriegsbedingungen.

Notfallmedizin

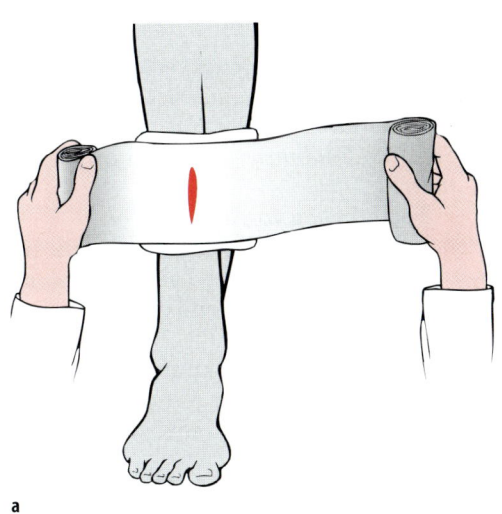

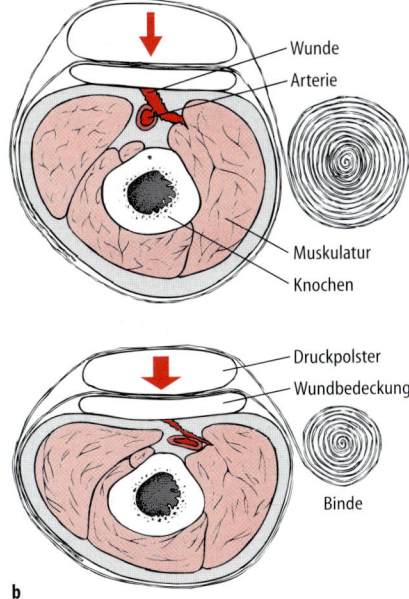

Abb. 23.18 a Verband, **b** Druckverband am Oberarm

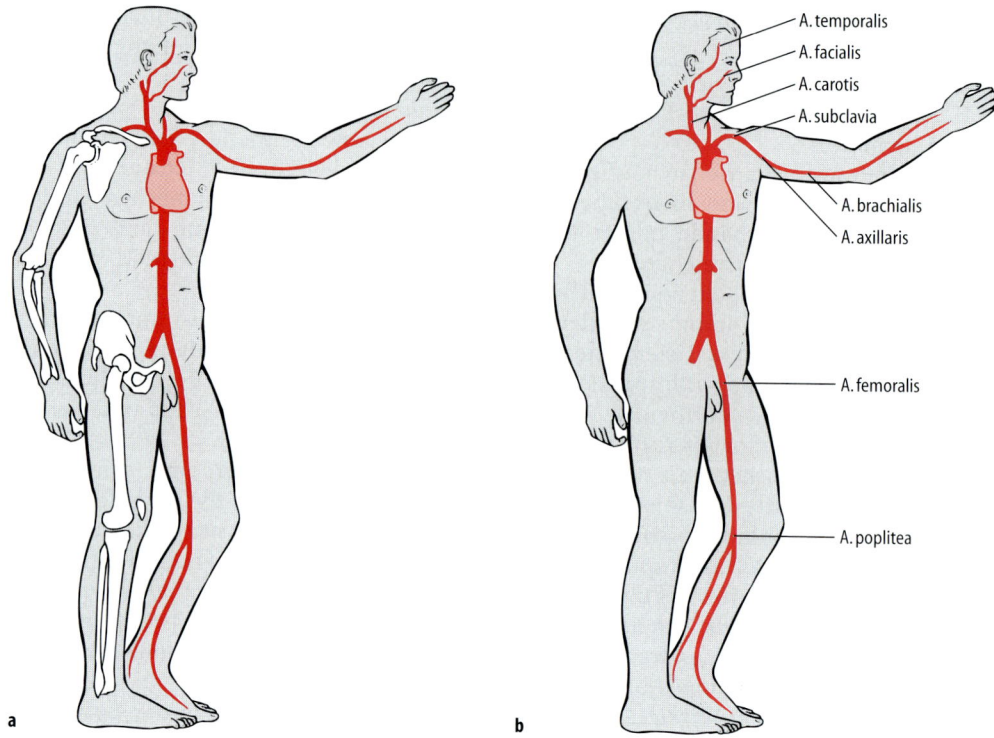

Abb. 23.19 a,b. Die wichtigsten Abdruckstellen: **a** Anatomie, **b** Abdruckstellen

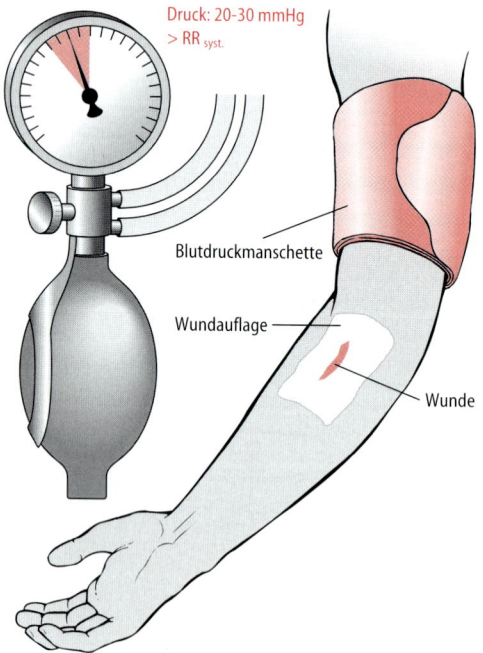

Abb. 23.20 Abbindung mit der Blutdruckmanschette

2. *Abgestufte Versorgungsmaßnahmen*
a) *Erste Hilfe:*
- Überprüfung und Sicherung der Vitalfunktionen,
- Wundverband/Druckverband
- in der Regel keine Schienung von Frakturen.
b) *Sofortmaßnahmen des Rettungspersonals:*
- Fortführung von a),
- bei schwerer Schocksymptomatik Infusion von Ringer-Laktat (500 ml sofort, 500 ml während des Transports als Minimum),
- Ruhigstellung in Vakuummatratze.
c) *Sofortmaßnahmen des Notarztes:*
- Schockbehandlung mit Volumenersatzmitteln,
- Gabe von Schmerzmitteln,
d) *Amputationsverletzungen:*
- Wundversorgung des blutenden Stumpfes durch Druckverband und Hochlagerung,

- Abbindung mit Blutdruckmanschette selten erforderlich,
- bei Extremitätenabrissen in der Schulter oder Leistenregion Druck mit der Faust auf spritzende Blutung in der Wundhöhle,
- Suche des Amputats und sachgerechte Versorgung im Replantatbeutel (Inhalt der DIN 75 080 RTW und KTW),
- Kliniktransport des Patienten mit Amputat.

Besondere Hinweise

1. *Erste-Hilfe-Maßnahmen bei Amputationsverletzungen*
   Primär muß die Hauptaufmerksamkeit auf die Versorgung des Verletzten gerichtet sein. Improvisationen bei der Amputatversorgung mit nicht sterilen oder nicht wasserdichten Plastikbeuteln, bei denen Keimbesiedlung und ein direkter Kontakt des Gewebes mit Schmelzwasser oder Eis das Amputat schädigen, sind ebenso zu unterlassen wie direkte Kühlung, z. B. mit Tiefkühlkost, da eine Vereisung des Amputats unbedingt vermieden werden muß.
   Die sterile Amputatversorgung mit geeigneten Replantatbeuteln (künstliches Eis, Wasser) muß dem Personal des Rettungsdienstes – sinnvollerweise dem Notarzt – vorbehalten bleiben.

2. *Abbindungen*
   Abbindungen werden in vielen Fällen angelegt, in denen ein Druckverband ausreichend ist. Nicht richtig angelegte Abbindungen sind meistens Stauungen, d. h. der Schnürdruck ist niedriger als der arterielle Blutdruck, Blut fließt daher in die Wunde, kann aber nicht auf normalem Weg zum Herzen zurückfließen, da die Venen zusammengepreßt sind. Dadurch können bei relativ harmlosen Wunden lebensbedrohliche Blutungen hervorgerufen werden!

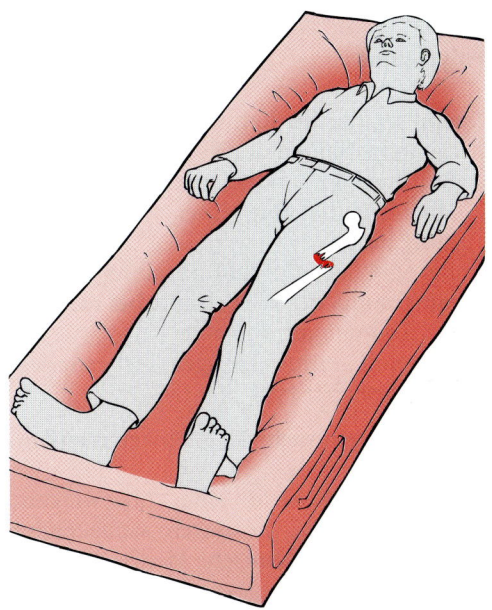

Abb. 23.21 Ruhigstellung in der Vakuummatratze

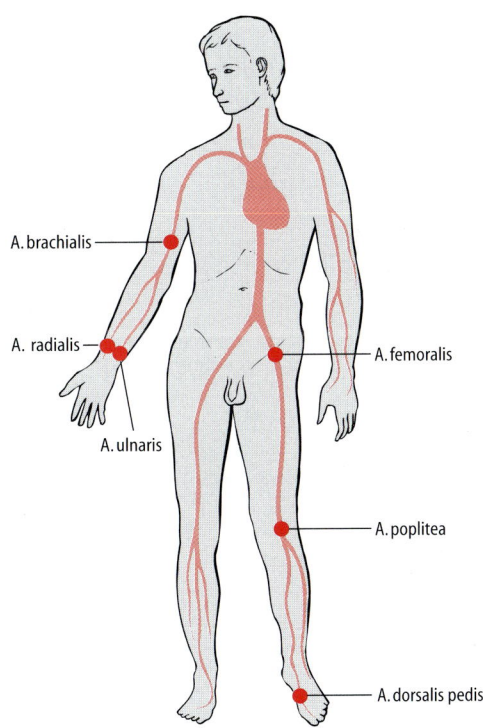

A. brachialis

A. radialis

A. ulnaris

A. femoralis

A. poplitea

A. dorsalis pedis

Abb. 23.22 Überprüfen peripherer Pulse

Notfallmedizin

23.6
Polytrauma

Knapp 1/3 der im Rettungsdienst versorgten Unfallpatienten sind Polytraumatisierte.
- Bei über 60% findet man ein Schädel-Hirn-Trauma mit einer HWS-Beteiligung bis zu 9%.
- Bei 30% liegt ein Thoraxtrauma vor,
- ein Trauma der Wirbelsäule bei ca. 15%,
- ein Abdominaltrauma bei ca. 37%,
- Extremitätenverletzungen, insbesondere Frakturen bei 75%.

Es überwiegen mehr als 5 Einzelverletzungen.

Polytraumatisierte sind überwiegend junge Menschen, die durch sachgerechte präklinische und klinische Medizin noch in ein in der Regel mehrere Jahrzehnte dauerndes produktives und kreatives Leben zurückgeführt werden müssen.

Terminologie
Die Übersetzung des griechischen Begriffs „Polytrauma" bedeutet Mehrfachverletzungen (Abb. 23.23).

Definition Polytrauma: gleichzeitige Verletzungen mehrerer Körperregionen oder Organsysteme, die einzeln oder in Kombination durch direkte traumatische Schädigung und über den Volumenmangelschock und seine Folgen lebensgefährlich sind (Übersicht 23.6).

Pathophysiologie
Die Vitalfunktionen Atmung und Kreislauf werden bei Polytraumatisierten durch direkte traumatische Organschädigung an Lunge, Herz und Gefäßen, beim Schädel-Hirn-Trauma durch zusätzliche Schädigung der Steuerzentralen und bei jedem Verletzungsmuster durch den Volumenmangelschock und seine Folgen gestört.

Vor allem Schädel-Hirn-, Thorax- und Abdominalverletzungen, also Verletzungen der *Körperhöhlen*, bestimmen Schweregrad und Prognose der Mehrfachverletzungen. Körperhöhlenverletzungen sind aber hinsichtlich ihrer Bedeutung im Rettungsdienst schwerer – häufig nur durch indirekte Hinweise – zu bewerten als nach außen offene Blutungen oder offensichtliche Extremitätenverletzungen.

Übersicht 23.6. Polytrauma

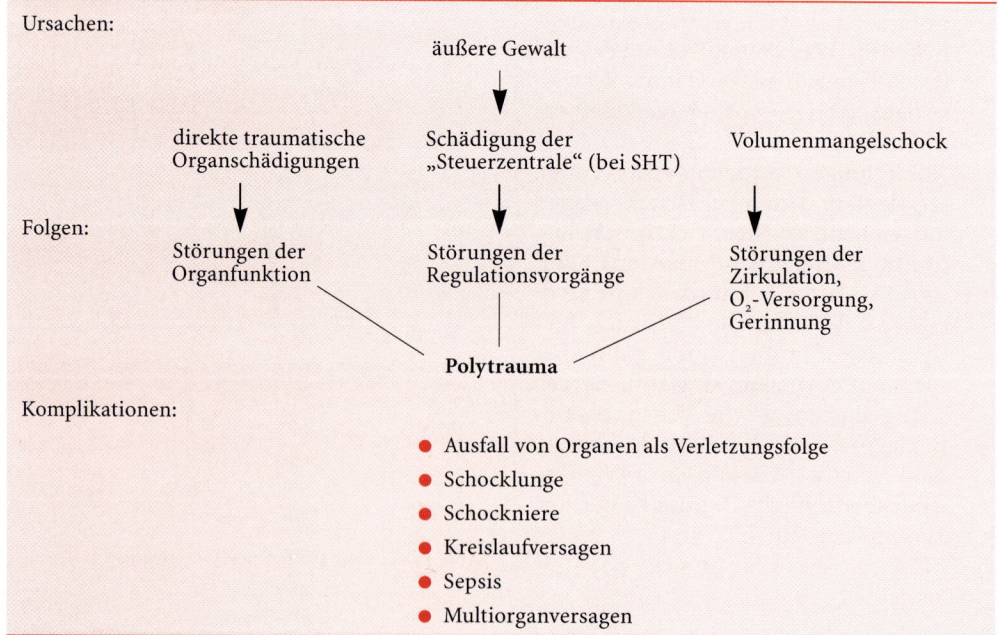

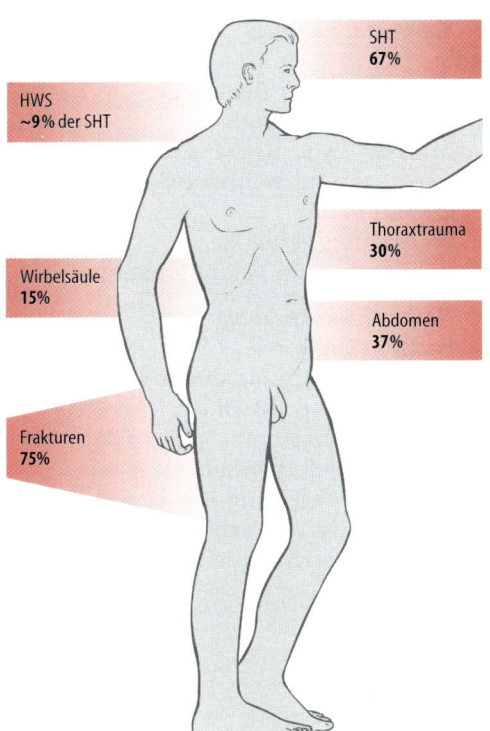

SHT
67%

HWS
~9% der SHT

Thoraxtrauma
30%

Wirbelsäule
15%

Abdomen
37%

Frakturen
75%

Abb. 23.23. Verletzungshäufigkeiten bei Polytraumatisierten

Zeichen einzelner Verletzungen. Bei der Vielzahl der Verletzungen ist es aber besonders wichtig, sich nicht in Einzelheiten zu verlieren, während sich der Funktionszustand von Atmung und Kreislauf weiter verschlechtern könnte.

Es soll daher an dieser Stelle schematisch das Vorgehen bei der Erstuntersuchung eines Traumatisierten dargestellt werden.

1. Überprüfung der respiratorischen Funktion:
Sehen ⎫
Fühlen ⎬ – sofortige Durchführung der erforderlichen Maßnahmen.
Hören ⎭

2. Überprüfung des Kreislaufs:
sichtbare ⎫
fühlbare ⎬ – Schockzeichen → sofortige Durchführung geeigneter
meßbare ⎭ Maßnahmen.

3. Feststellung schwerwiegender örtlicher Verletzungen
(nach Möglichkeit nach dem Aufschneiden aller Kleidungsstücke, besonders im Bereich Brustkorb und Bauch; s. Tabelle 23.1).

Das Überleben Polytraumatisierter auf Intensivstationen hängt heute im wesentlichen von der Beherrschbarkeit der Veränderungen an der Lunge, der Sepsis und des Multiorganversagens ab, während sich eine „Schockniere" in der Frühphase nach der aggressiven Volumengabe bereits am Notfallort nur noch vergleichsweise selten entwickelt.

Diese Zusammenhänge begründen nochmals das Versorgungsprinzip des modernen Rettungsdienstes:

> „Stabilisierung der Vitalfunktionen hat Vorrang vor der Behandlung einzelner Verletzungen".

Symptomatik (s. Abschn. 28.11) **11**
Die Symptomatik des Polytraumatisierten entspricht in der frühen Versorgungsphase der Gesamtheit der bereits dargestellten

Tabelle 23.1 Schwerwiegende örtliche Verletzung

Symptome	Mögliche Diagnose
Pupillen seitengleich, rund, Augenmotorik	Schädel-Hirn-Trauma?
Abwehrbewegungen auf Schmerzreize an Armen und Beinen	Schädigung des Rückenmarks?
Prellmarken, Schmerz, Krepitation nach beidseitigem Druck auf Brustkorb	Thoraxtrauma?
Prellmarken, Schmerzen, Abwehrspannung bei Betastung der Bauchdecke	Abdominaltrauma?
Blutung nach innen, nach außen	Offene Wunden?
Achsengerechte Stellung der Extremitäten	Frakturen?

4. Abschätzung der akuten Lebensgefähr-dung:

- Bei Anfall einer größeren Zahl von Verletzten, sofern kein Notarzt verfügbar, angepaßte Entscheidung über die Reihenfolge der zu Transportierenden festlegen.
- Schnelligkeit des Kliniktransports bestimmen; z. B. bei wahrscheinlicher Blutung in den Bauchraum: Verzicht auf Verbände etc., keine Zuladung eines weiteren Leichverletzten, Kliniktransport mit Sondersignal.
- Die geeignete Klinik auswählen (gilt nur bei mehreren Kliniken in annähernd gleicher Entfernung).

Zeitbedarf für diese Schnellinformation maximal 3 min pro Patient!

Therapie

1. *Erste Hilfe:*
- bei Bewußtseinstrübung Seitenlagerung unter Beachtung der Verletzungen,
- Schocklagerung.

2. *Sofortmaßnahmen des Rettungspersonals:*
- Sicherung freier Atemwege,
- O_2-gabe, Beatmung,
- Infusion von Ringer-Laktat (500 ml sofort, 500 ml während des Transports als Minimum),
- Blutstillung/Verbände,
- Ruhigstellung in Vakuummatratze.

3. *Notärztliche Therapie:*
- Fortführung von 2.,
- Schockbekämpfung durch Infusion von Volumenersatzmitteln,
- Schmerztherapie,
- in der Regel Intubation,
- ggf. PEEP-Beatmung,
- Abnahme von Kreuzblut,
- fallweise Kortikosteroide,
- Narkose.

KAPITEL 24

Pädiatrische Notfälle

Notfallmedizin

Lern- und Nachschlagkapitel

Kinder sind keine kleinen Erwachsenen! Es gibt grundsätzliche Unterschiede in der Anatomie und in der Physiologie, die für die Erstversorgung von besonderer Bedeutung sind. Bei akuten Erkrankungen und bei Verletzungen dekompensieren Kinder – in erster Linie wegen ihres höheren Stoffwechsels, ihrer relativ großen Körperoberfläche und des größeren Extrazellulärraums – körperlich schneller als Erwachsene. Pädiatrische Notfälle werden typischerweise aber auch von psychologischen Besonderheiten überlagert. Die in Kap. 6 beschriebenen Bedürfnisse des Patienten nach Sicherheit, Anteilnahme und menschlicher Zuwendung sind bei Kindern noch stärker ausgeprägt. Gleichzeitig muß die starke emotionale Betroffenheit der Angehörigen besonders berücksichtigt werden. Sie kann hilfreich genutzt werden, sie kann aber auch überschießende (Fehl-)Reaktionen auslösen. Zusätzlich zu den zu beachtenden physiologisch-pathophysiologischen Besonderheiten des Kleinkindes und der Notwendigkeit, auf intensive psychische Bedürfnisse des kleinen Patienten und seiner Angehörigen einzugehen, muß das Rettungsteam eine – die übliche Einsatzroutine erheblich übertreffende – Verantwortlichkeit tragen. Es geht um die Rettung eines kleinen Menschen mit langer Lebenserwartung! Aus diesem Grund werden in diesem Kapitel beispielhaft die wichtigsten pädiatrischen Notfälle behandelt, auf psychologische Erfordernisse wird besonders hingewiesen.

24.1
Trauma im Kindesalter

Unfälle sind die häufigsten und bedrohlichsten Notfälle im Kindesalter, sie stehen an erster Stelle der Todesursachenstatistik. Stürze und andere häusliche Unfälle überwiegen bei Säuglingen und Kleinkindern, ältere Kinder erleiden in Deutschland – bei einem internationalen Vergleich – besonders häufig Verletzungen im Straßenverkehr. Dabei finden sich dem Unfallmechanismus entsprechend zu einem hohen Anteil Polytraumen mit einem Anteil von ca. 75% Schädel-Hirn-Traumen (ähnlich wie bei polytraumatisierten Erwachsenen; s. Abschn. „Polytrauma" sowie Übersicht 24.1).

Terminologie
Die Begriffe
- Schädel-Hirn-Trauma,
- Wirbelsäulentrauma,
- Thoraxtrauma,
- Abdominaltrauma,
- Extremitätentrauma,
- Polytrauma
sind in Kap. 23 bereits ausführlich definiert.

Pathophysiologie
Auch die Pathophysiologie der einzelnen Krankheitsbilder bei Kindern unterscheidet sich nicht grundsätzlich von der der Erwachsenen. Einige Besonderheiten sollen aber hervorgehoben werden:
- Bei einem *Schädel-Hirn-Trauma* des Kindes entwickelt sich bei scheinbar ungestörter Bewußtseinslage häufig besonders schnell ein massiver Hirndruckanstieg mit seinen Folgen: zunehmende tiefe Bewußtlosigkeit, Störungen

Übersicht 24.1. Polytrauma des Kindes

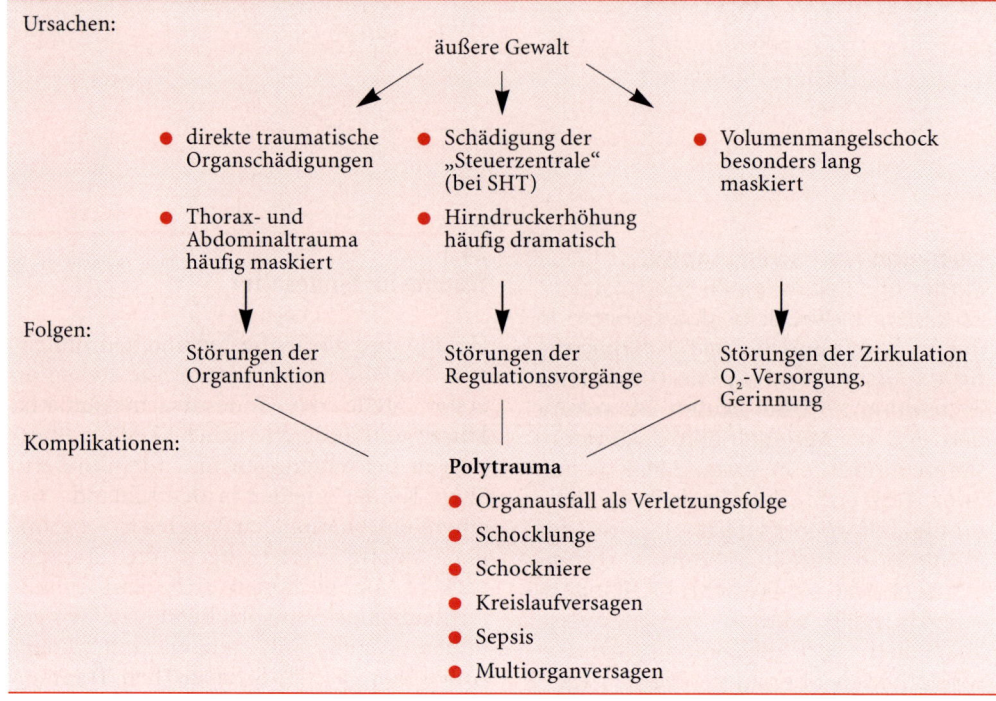

Ursachen:

äußere Gewalt

- direkte traumatische Organschädigungen
- Schädigung der „Steuerzentrale" (bei SHT)
- Volumenmangelschock besonders lang maskiert
- Thorax- und Abdominaltrauma häufig maskiert
- Hirndruckerhöhung häufig dramatisch

Folgen:

Störungen der Organfunktion

Störungen der Regulationsvorgänge

Störungen der Zirkulation O_2-Versorgung, Gerinnung

Komplikationen:

Polytrauma
- Organausfall als Verletzungsfolge
- Schocklunge
- Schockniere
- Kreislaufversagen
- Sepsis
- Multiorganversagen

der Atmung, Beuge- und Streckmechanismen, Krämpfe.

- Auch schwere *Thoraxtraumen* können primär übersehen werden, da die hohe Elastizität des kindlichen Brustkorbs beträchtliche Verformungen ohne eindeutige Prellmarken und knöcherne Verletzungen zuläßt, während an der Lunge erhebliche Kontusionen und andere Verletzungen, z. B. des Bronchialbaums eingetreten sind.

- Bei *Abdominaltraumen* sind die im Vergleich zu Erwachsenen relativ großen inneren Organe durch die ebenfalls im Vergleich dünneren Bauchdecken weniger vor Gewalteinwirkung geschützt. Auch bei Abdominaltraumen werden Prellmarken nicht mit der gleichen Häufigkeit wie bei Erwachsenen gefunden.

- Die *Kompensationsmöglichkeiten des Kindes für Blutverluste* (Umverteilung der Durchblutung, Engstellung der Blutgefäße) sind in einer ersten Phase sehr wirkungsvoll, so daß aus den üblichen Parametern (Puls und ggf. Blutdruck)

häufig falsche Schlüsse gezogen werden. Bei 20–30%igem Blutverlust dekompensieren verletzte Kinder dann allerdings plötzlich und ohne vorherige Warnzeichen.

- Durch die vergleichsweise *große Körperoberfläche* sind Kinder nach Unfällen zusätzlich – auch bei gut erträglichen Außentemperaturen – sehr stark durch Unterkühlung gefährdet.

Therapie
Auch für die Versorgung verletzter Kinder gelten grundsätzlich die gleichen Prinzipien wie für traumatisierte Erwachsene.

Wegen des psychischen Drucks der besonderen Verantwortung bei der Versorgung von Kindern im Rettungsdienst (s. Einleitung dieses Kapitels), in erster Linie aber wegen mangelnden Trainings von Rettungsassistent, Rettungssanitäter, aber auch der meisten Notärzte, werden Einsätze mit Kindern allgemein als besonders belastend empfunden (s. Kap. 6). Hinzu kommen die relative „Kleinheit" der Anatomie und einige physiologische Besonderheiten bei Kindern. Dies alles sind Gründe, warum notfallmedizinische Maßnahmen bei Kindern – dies zeigen Erfahrungen aus dem rettungsdienstlichen Alltag – häufig besonders schwierig sind.

Spezielle „Kindernotarztdienste", die personell von intensivmedizinisch erfahrenen Pädiatern betreut werden, gibt es typischerweise nur in einigen deutschen Großstädten.

Aus diesem Grund sollen hier – abweichend von der sonstigen Systematik in Teil II dieses Lehrbuches

1) physiologische Daten des Kindes aufgelistet werden, damit alters- bzw. gewichtsbezogene Maßnahmen abgeleitet werden können;
2) die besonderen bei (Klein-)Kindern erforderlichen Techniken zur Sicherung der Vitalfunktionen beschrieben werden.

Diese komprimierte Darstellung soll die Voraussetzungen dafür schaffen, daß Rettungssanitäter und Rettungsassistenten auch in einem weniger routinierten Team trotz der besonderen psychischen Belastungen mit einem vertieften Grundwissen gezielt vorbereiten und sachgerecht assistieren können.

24.2 Vitalparameter im Kindesalter

Ungefähres Körpergewicht

Neugeborenes	3–4 kg,
Säugling	5–7 kg,
1jähriges Kind	10–12 kg,
2- bis 5jähriges Kind	16–20 kg,
6jähriges Kind	20–30 kg,
12jähriges Kind	36–40 kg.

Tabelle 24.1 Das respiratorische System bei Neugeborenen im Vergleich zu Erwachsenen

Alters-gruppe	O2-Bedarf/min [ml/kg KG]	alveoläre Ventilation/min [ml/kg KG]
Neugeborenes	7	125
Erwachsene	3,5	60

Aus den Gewichtsangaben läßt sich überschlagsmäßig die Dosis von Medikamenten und Infusionen und das Atemzugvolumen kalkulieren.

Respiratorisches System (Tabelle 24.1)

Beatmung (Tabelle 24.2)

Kehlkopf- und Trachealanatomie
Kehlkopflage: Der Kehlkopf liegt bei Säuglingen und Kleinkindern weiter vorn und steht höher.

Kehlkopfengstelle: Die engste Stelle des kindlichen Kehlkopfes und damit der oberen Atemwege liegt in der Höhe des Ringknorpels.

Länge der Trachea: Die Länge der Trachea vom Kehlkopf bis zur Teilung der Trachea in die Hauptbronchien beträgt beim 2 Jahre alten Kind beispielsweise nur 5 cm.

Abgang der Hauptbronchien: Die Bronchusabgänge sind gleichwinklig, so daß es aufgrund dieser alterstypischen Anatomie sowohl zu rechts- wie auch linksseitigen endobronchialen Intubationen kommen kann.

Normalwerte für das Blutvolumen
75 – 85 ml/kg KG.
Beispiel: 10 kg schweres Kind:
Gesamtblutvolumen: *750 – 850 ml, also weniger als 1 l!*

Tabelle 24.2 Beatmungsparameter bei Kindern

Parameter	Neugeborenes	Säugling	Kleinkind	Schulkind
Atemfrequenz (Schläge pro min)	40–60	30–40	25–30	12–20
Atemhubvolumen [ml/kg KG]	8–10 gleichbleibend für alle kindlichen Altersgruppen			

Notfallmedizin

Schockzeichen

Auf die Auflistung der alterstypischen Blut-druckwerte wird hier bewußt verzichtet, da im regulären Rettungsdienst die verschiedenen Manschetten mit altersentsprechender Breite in der Regel nicht verfügbar sind. *Schockzeichen* sind:

- reduzierte bis ausbleibende kapilläre Füllungszeit,
- Tachykardie (ein bei Kindern unsicheres Schockzeichen),
- fahl-graues Hautkolorit,
- reduzierte/fehlende Tastbarkeit peripherer Pulse.

24.2.1
Verfahren zur Sicherung der Vitalfunktionen

Respiratorisches System
1. Maskenbeatmung

Der Kopf darf bei kleinen Patienten nicht ausgeprägt überstreckt werden, da es dadurch – anders als bei Erwachsenen – sogar zu einer Atemwegsverlegung kommen kann. Der Kopf bleibt wegen des höher liegenden Kehlkopfes in Neutralposition, der sog. Schnüffelstellung.

2. Endotracheale Intubation

- Indikationen:
  - absolut indiziert bei schwerem Schädel-Hirn-Trauma, Glasgow Coma Scale < als 7,
  - lebensbedrohliche Schocksituation mit Eintrübung,
  - respiratorische Insuffizienz,
- *relative Indikation:*
  - jede Form der Bewußtseinseinschränkung bei nicht nüchternem Kind.

3. Tubusauswahl

- Breite des Fingernagels des kleinen Fingers oder Größe des Nasenlochs des Kindes,
- Verwendung ungeblockter Tuben bis zum 8. Lebensjahr, um eine Schädigung der Trachealschleimhaut und der Ringknorpelregion zu vermeiden.

4. Beatmungsziel

- O_2-Sättigung über 95% (Pulsoxymetrie),
- pCO_2 35–45 mm Hg (Kapnometrie).

Zirkulatorisches System
1. Zugänge zum Gefäßsystem

- Übliche periphere Venen
- bei Kleinkindern auch Vena saphena an der Innenseite des Fußknöchels (s. Abb. 10.19b),
- bei Säuglingen Punktion der Kopfvenen (s. Abb. 10.19a).
- Wenn keine peripheren Venen mehr auffindbar sind:
  intraossäre Infusion und Medikamentenapplikation (s. Abb. 10.17).
- Zentrale Venenpunktion nur ausnahmsweise durch den in der Punktion von Kindern erfahrenen Notarzt.

2. Infusionsmengen bei Blutverlusten

- *Mäßig ausgeprägte Schocksymptomatik*
  Blässe, Tachykardie, periphere Pulse noch tastbar, Vermutungsbefund, Blutverlust > als 15% des Gesamtvolumens:
  30 ml/kg KG Ringer-Laktat i.v., bei Wirkungslosigkeit Wiederholung in dieser Dosierung.
- *Ausgeprägte Schocksymptomatik*
  grau-blasses fahles Hautkolorit, periphere Pulse nicht tastbar, Bewußtseinstrübung:
  10 ml/kg KG Kolloid, z. B. Hydroxäthylstärke
  +
  30 ml/kg KG Ringer-Laktat
  als Bolus.

Bei weiterbestehender ausgeprägter Schocksymptomatik: Wiederholung des Flüssigkeitsbolus.

24.2.2
Psychologische Begleitprobleme

Ein solides Grundwissen von den Besonderheiten der rettungsdienstlichen Versorgung von Kindern ist eine wichtige Basis für ein ruhiges gezieltes Vorgehen des nichtärztlichen Personals im Rettungsdienst.

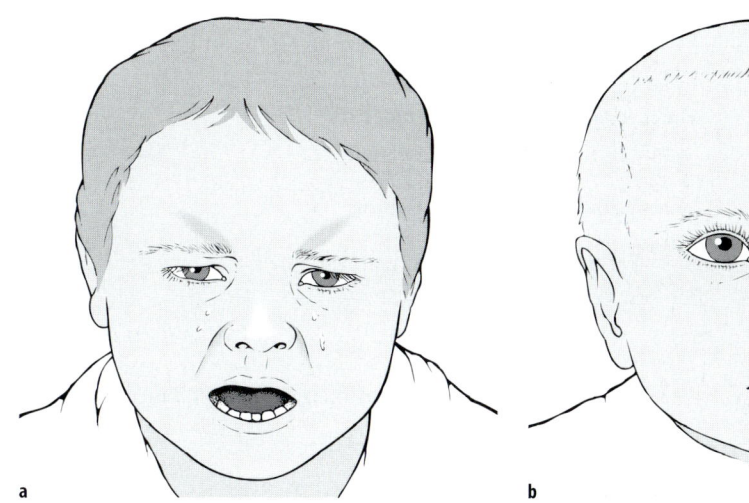

Abb. 24.1. a, b Kindlicher Gesichtsausdruck:
a Schmerz! **b** Angst!

Nicht nur das verletzte Kind bedarf während aller diagnostischer und therapeutischer Maßnahmen intensiver emotionaler Zuwendung, des beruhigenden Zuspruchs und vorsichtiger körperlicher Berührung, sondern auch die ggf. anwesende Mutter und andere Angehörige des Kindes müssen beruhigt und nach Möglichkeit in die Versorgung integriert werden. Insbesondere die Angst der Mutter wird übertragen und verstärkt ggf. die des Kindes.

Besonders kleinere Kinder sind u. U. nicht in der Lage, die Art ihrer Beschwerden mitzuteilen. Deshalb ist es im Umgang mit Kleinkindern ganz besonders wichtig, nonverbale Hinweise wie z. B. den Gesichtsausdruck (s. Abb. 24.1) zu beachten.

24.3
Fieberkrampf

Ungefähr 5% aller Kinder erleiden einen zerebralen Anfall (Abb. 24.2), bevor sie das Erwachsenenalter erreichen. Grundsätzlich können – wie bei Erwachsenen – Erkrankungen des zentralen Nervensystems, in erster Linie Epilepsie, Verletzungsfolgen und Stoffwechselentgleisungen auch beim

Kleinkind Krampfanfälle auslösen. Am häufigsten handelt es sich aber um Fieberkrämpfe, die Kinder mit deutlicher Häufung im Alter zwischen dem 6. Monat und dem 5. Lebensjahr erleiden.

Terminologie
Definition Fieberkrampf: Tonisch-klonische Krämpfe (s. Abschn. 18.3) von meist wenigen Minuten Dauer mit Bewußtseinsverlust, typischerweise in der Anfangsphase eines fieberhaften Infektes, wenn die Körpertemperatur innerhalb kurzer Zeit stark ansteigt (Übersicht 24.2).

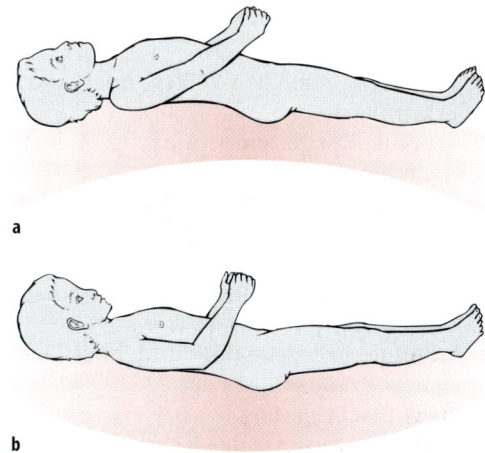

Abb. 24.2. a, b Generalisierter Krampfanfall eines Kleinkindes: **a** tonisches **b** klonisches Stadium

Übersicht 24.2. Fieberkrampf

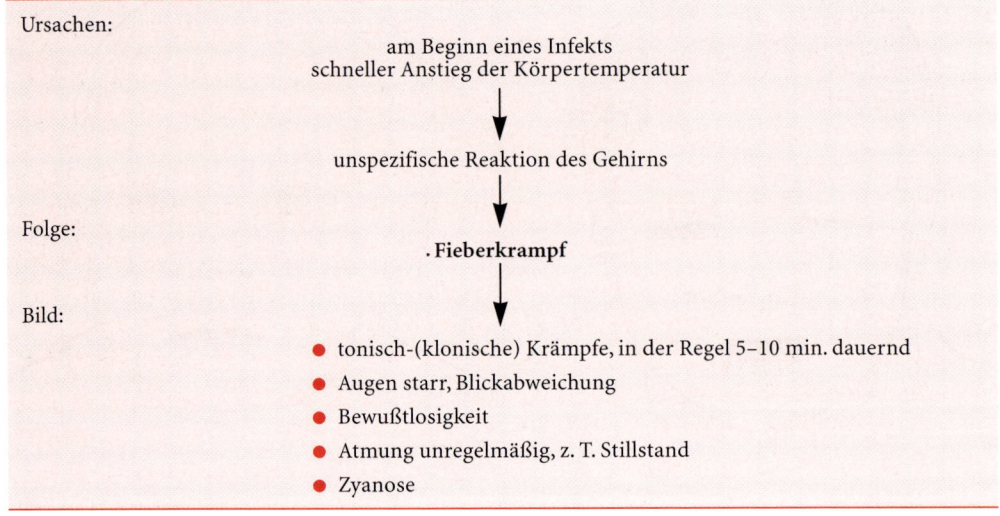

Ursachen:

am Beginn eines Infekts
schneller Anstieg der Körpertemperatur

↓

unspezifische Reaktion des Gehirns

↓

Folge:

. **Fieberkrampf**

↓

Bild:

- tonisch-(klonische) Krämpfe, in der Regel 5–10 min. dauernd
- Augen starr, Blickabweichung
- Bewußtlosigkeit
- Atmung unregelmäßig, z. T. Stillstand
- Zyanose

Vor dem klinischen Ausschluß anderer Ursachen kann im Rettungsdienst nur von einer *Verdachtsdiagnose* ausgegangen werden.

Pathophysiologie
Krämpfe sind kein für eine Erkrankung spezifisches Symptom, sondern eine uncharakteristische, krisenhafte Reaktion des zentralen Nervensystems auf Störungen unterschiedlichster Ursachen. Ein möglicher – und bei kleinen Kindern – häufiger Auslöser ist der rasche Fieberanstieg im Rahmen eines banalen Infekts.

Symptomatik
- Infekt (in manchen Fällen noch nicht erkennbar),
- erhöhte Körpertemperatur (z. T. noch nicht bemerkt),
- generalisierte tonisch-klonische Krämpfe typischerweise von 5 bis 10minütiger Dauer (selten länger anhaltend),
- starrer Blick, z. T. Blickabweichung nach einer Seite,
- Atmung unregelmäßig und oberflächlich → Zyanose,
- Bewußtseinsverlust,
- typischerweise ist der Krampfanfall bei Eintreffen des Rettungsteams bereits vorüber. Dann ist

- das Kind wach, aber müde und desorientiert,
- die Atmung wieder regelmäßig,
- die aufgeregte und verängstigte Mutter (Eltern, sonstige Anwesende) berichtet über das Anfallsgeschehen.

Therapie
1. *Erste Hilfe:*
- während des Anfalls flache Seitenlagerung,
- Verhinderung von Stürzen (z. B. vom Wickeltisch) und sonstigen Verletzungen durch Anstoßen (Bettkante, Bettgestell, Wand),
- genaue Beobachtung des Anfallsbildes.

2. *Sofortmaßnahmen des Rettungspersonals:*
- Fortführung von 1.,
- während des Anfalls O_2-Applikation über Maske,
- Verhinderung eines Zungenbisses,
- in jedem Fall Notarzt(nach)alarmierung,
- Fiebermessung,
- Vorbereitung einer Diazepam-Rektiole oder
- Vorbereitung von Dormicum (Midazolam) für die nasale Applikation.

3. *Notärztliche Therapie:*
- Fortführung von 2.,
- Benzodiazepinapplikation rektal, ggf. auch nasal oder i.v.,
- Einleitung fiebersenkender Maßnahmen (Wadenwickel, Paracetamolzäpfchen),
- in jedem Fall Klinikeinweisung zur Bestätigung der Verdachtsdiagnose durch den Ausschluß anderer Krampfursachen.

4. *Psychologische Begleitprobleme:*
Während des plötzlich einsetzenden Krampfanfalls sind beide Eltern oder die allein anwesende Mutter auf sich gestellt, zumindest beim erstmaligen Auftreten von Fieberkrämpfen sind sie außerordentlich verängstigt und überfordert. Gefühle der Hilflosigkeit sind erkennbar. Die Eltern müssen beruhigt werden, ihre Angaben über das Geschehen sind ernsthaft zu erfragen, das weitere Vorgehen ist mit ihnen abzustimmen, die elterliche Verantwortlichkeit ist zu respektieren. Den Eltern (der Mutter) ist in Ruhe zu erklären, warum das Kind in jedem Fall in die Klinik transportiert werden muß. Mutter und/oder Vater können das Kind während des Transportes im RTW begleiten.

Hinweis

Falls – aus welchen Gründen auch immer – ein Notarzt nicht hinzugezogen werden kann, sollten Rettungsassistenten und Rettungssanitäter bei der Mutter (bei den Eltern) oder sonstigen Angehörigen auf eine Klinikeinweisung zum Ausschluß eines Schädel-Hirn-Traumas, einer zerebralen Hypoxie, einer Hypoglykämie (Teststreifen) oder eines epileptischen Krampfleidens drängen. Notfalls ist zumindest ein – im Idealfall der behandelnde – Kinderarzt zu verständigen.

24.4 Pseudokrupp

„Atemnot eines Kindes" ist ein relativ häufiger Anlaß, den Rettungsdienst zu alarmieren. Meist ist diese Atemnot Folge anderer Krankheitsbilder, z. B. im Rahmen eines Krampfanfalls. Bei primären Störungen des respiratorischen Systems im Kindesalter überwiegt aber eine durch einen akuten Infekt ausgelöste Schwellung am Übergang des Kehlkopfes zur Luftröhre. Das Krankheitsbild wird als Pseudokrupp bezeichnet (Übersicht 24.3).

Terminologie
Als sog. „echten Krupp" (französisch Croup) bezeichnet man die früher – vor der Möglichkeit der Schutzimpfung gegen *Diphtheriebakterien* – häufiger auftretende Kehlkopfentzündung im Rahmen einer Diphtherieerkrankung. Heute sieht man in erster Linie durch *virale Infekte* ausgelöste Schwellungszustände an der Übergangsstelle unterer Kehlkopf/oberer Trachea und nennt dieses Syndrom „falscher Krupp" oder „Pseudokrupp" (Pseudocroup).

Definition Pseudokrupp: Bevorzugt in einem Alter vom 6. Lebensmonat bis zum 3. Lebensjahr auftretende, durch virale Infekte ausgelöste obstruktive Laryngotracheobronchitis.

Pathophysiologie
Die Schleimhautschwellung wird durch einen – typischerweise witterungsbedingten – Virusinfekt ausgelöst und betrifft die untere Kehlkopfregion und den oberen Trachealanteil, insbesondere im Bereich des Ringknorpels (s. Abschn. 4.1.1, Anatomie Kehlkopf), der engsten Stelle der kindlichen unteren Atemwege. Sie führt bei der beim Kleinkind primär schon engen Röhre sehr schnell zu einer erheblichen Wiederstandserhöhung und damit zu einer massiven, ggf. lebensbedrohlichen Beeinträchtigung des Atemgasstroms, die zu Beginn vorrangig die Inspiration beeinträchtigt.

Übersicht 24.3. Pseudokrupp

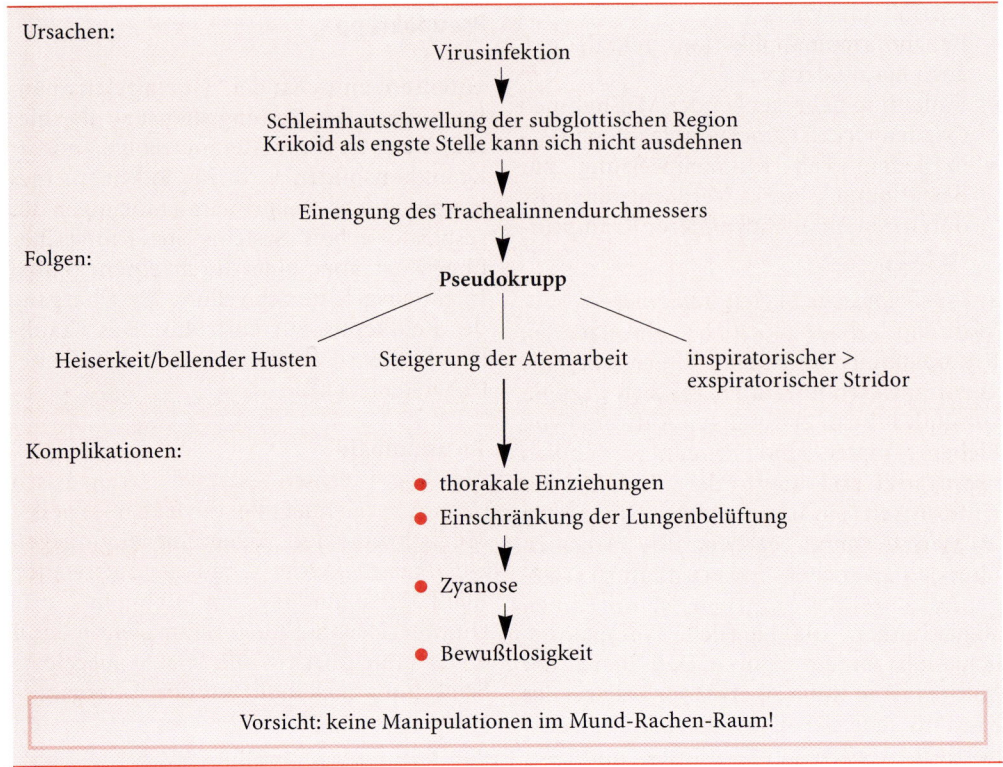

Ursachen:

Virusinfektion

Schleimhautschwellung der subglottischen Region
Krikoid als engste Stelle kann sich nicht ausdehnen

Einengung des Trachealinnendurchmessers

Folgen:

Pseudokrupp

Heiserkeit/bellender Husten   Steigerung der Atemarbeit   inspiratorischer >
                                                                  exspiratorischer Stridor

Komplikationen:

● thorakale Einziehungen
● Einschränkung der Lungenbelüftung

● Zyanose

● Bewußtlosigkeit

Vorsicht: keine Manipulationen im Mund-Rachen-Raum!

Symptomatik
● Vorausgehender Infekt der Atemwege mit Temperaturerhöhung,
● vorwiegend in den Abend- oder Nachtstunden einsetzender bellender Husten,
● Heiserkeit bis hin zum Stimmverlust,
● Stridor vorrangig inspiratorisch,
● deutliche Erhöhung der Atemfrequenz (Tachypnoe),
● inspiratorische Einziehung des Brustkorbs,
● ängstliches, schwitzendes, grau-fahles zyanotisches Kind,
● typischerweise sitzend im Arm oder auf dem Schoß der Mutter.

Therapie
1. *Erste Hilfe:*
● Versuch der Beruhigung von Mutter und Kind,
● Verbringung aus trockener Raumluft in ein feuchtes, kühleres Milieu (Badezim-

mer mit laufender Dusche, Balkon; Aufhängen feuchter Tücher im Raum).

2. *Sofortmaßnahmen des Rettungspersonals:*
● Fortführung von 1.,
● vorsichtige O_2-Applikation, O_2-Sonde vor Mund und Nase halten, evtl. über Maske ohne „Gewaltanwendung" und ohne das Kind dadurch zusätzlich zu verängstigen,
● Vorbereitung von Kortisonsuppositorien bzw. i.v.-applizierbarem Kortison.

3. *Notärztliche Therapie:*
● Fortführung von 1.,
● Verabreichung von Kortison,
● Kliniktransport, sofern das Krankheitsbild den Eltern von vorherigen Episoden nicht bekannt und/oder akut vitalbedrohlich ist,
● Intubation *nur* bei
  – völliger Erschöpfung des Kindes,

– in- und *exspiratorischem Stridor*,
– kaum hörbaren Atemgeräuschen,
– massiver Zyanose und Bewußtseinsverlust.

4. *Psychologische Begleitprobleme:*
Mutter und Kind bedürfen beruhigender Zuwendung. Jede zusätzliche Verunsicherung und Verängstigung des Kindes erhöht den Streß, den O_2-Bedarf und damit die Vitalgefährdung.

Bei der Untersuchung bleibt das Kind in der Regel auf dem Arm/Schoß der Mutter. Es werden zuerst sichtbare und ohne Stethoskop hörbare Befunde sorgfältig erfaßt. Körperlicher Kontakt zum Kind wird ggf. vorsichtig und nach „Schaffung einer Vertrauensbasis" gesucht.

Fast immer hat die körperliche Nähe vertrauter Personen, in erster Linie der Mutter, eine emotional stabilisierende Funktion für das Kind. In manchen Fällen sind aber auch Mutter und Angehörige völlig überfordert und verstärken mit ihrer überzogenen panischen Angst die des Kindes. Unter solchen Bedingungen kann es daher sinnvoll sein, die Mutter zu fragen, ob sie den Raum verlassen möchte, und dann ggf. zu prüfen, ob das Weggehen der Angehörigen durch verständnis- und liebevollen Umgang des Notarztes, des Rettungsassistenten oder des Rettungssanitäters mit dem kleinen Patienten kompensiert werden kann.

Hinweis

Rettungsassistent und Rettungssanitäter sind nicht befugt, sich insbesondere beim erstmaligen Auftreten einer Pseudokruppsymptomatik mit den Eltern auf „ diese Diagnose zu einigen" und von einer Notarztalarmierung, der Information eines Pädiaters oder dem Kliniktransport abzusehen.

In der Regel können nur in der Klinik andere Ursachen des Symptombildes, wie akute Epiglottitis Fremdkörperaspiration, Mundbodenabszesse u. a. ausgeschlossen werden.

24.5 Epiglottitis

Erheblich seltener als der Pseudokrupp, aber noch bedrohlicher ist eine schwerwiegende Infektion der oberen Atemwege, die Epiglottitis. Die Unterscheidung beider Krankheitsbilder kann auch für den Erfahrenen schwierig sein. Überwiegend sind Kinder zwischen dem 2. und 7. Lebensjahr betroffen.

Terminologie
Definition Epiglottitis: Entzündung der Epiglottis, des Kehldeckels. Bakteriell entzündliche, z. T. septische Prozesse führen im Bereich des Kehlkopfeingangs und ganz besonders am Kehldeckel, der Epiglottis, zu erheblichen Schwellungen mit Schluckstörungen und inspiratorischem Stridor (Übersicht 24.4).

Symptomatik
- Seit mehreren Stunden bestehendes Krankheitsbild,
- hohes Fieber über 39° C,
- Halsschmerzen, Schluckbeschwerden, Speichelfluß,
- inspiratorischer Stridor,
- Tachypnoe, Atemnot,
- grau-fahle bis zyanotische Hautfarbe,
- schwerkrankes, stark verängstigtes Kind,
- sitzend auf dem Arm oder dem Schoß der Mutter.

Therapie
1. *Erste Hilfe:*
- beruhigender Zuspruch,
- jede weitere Aufregung des Kindes – mit erhöhtem O_2-Bedarf als Folge – ist zu vermeiden,
- Kind keinesfalls flach lagern.

2. *Sofortmaßnahmen des Rettungspersonals:*
- Fortführung von 1.,
- O_2-*Inhalation* über vorgehaltene Maske (nur in Extremfällen Masken*beatmung*),
- keinesfalls überflüssige Manipulationen am kleinen Patienten oder gar Inspektion des Rachenraums,

Übersicht 24.4. Epiglottitis

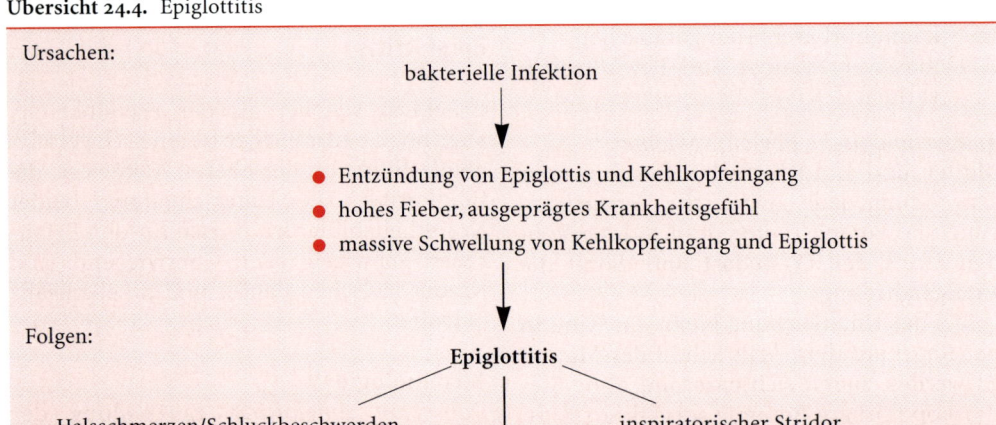

Ursachen:

bakterielle Infektion

- Entzündung von Epiglottis und Kehlkopfeingang
- hohes Fieber, ausgeprägtes Krankheitsgefühl
- massive Schwellung von Kehlkopfeingang und Epiglottis

Folgen:

Epiglottitis

Halsschmerzen/Schluckbeschwerden   inspiratorischer Stridor

Komplikationen:

- thorakale Einziehungen
- Einschränkung der Lungenbelüftung
- Zyanose
- Bewußtlosigkeit

Vorsicht: keine Manipulationen im Mund-Rachen-Raum!

- in jedem Fall Notarzt(nach)alarmierung.

3. *Notärztliche Therapie:*
- Fortführung von 2.,
- Weiterführung der O_2-Inhalation über Maske,
- Masken*beatmung* mit O_2-Anreicherung nur bei lebensbedrohlicher Ateminsuffizienz,
- keine Sedierung, da schon geringe Sedierung einen mechanischen Atemstillstand auslösen kann,
- Intubation bei extremer Ateminsuffizienz *nur durch den besonders erfahrenen Notarzt* (pädiatrischer Intensivmediziner), da die Strukturen des Kehlkopfes wegen erheblicher rötlicher Schwellungen, insbesondere der Epiglottis, kaum/nicht mehr zu erkennen sind,
- in verzweifelten Fällen Koniotomie.

Psychologische Begleitprobleme
Die Beachtung der bei der Darstellung des Pseudokrupps hervorgehobenen psychologischen Gesichtspunkte (Beziehung Mutter und Kind, Vermeidung zusätzlicher psychischer Stressoren für das Kind) ist noch wichtiger beim Verdacht auf Epiglottitis, da bei diesem Krankheitsbild die Atmung des Kindes durch zusätzliche Beeinträchtigung, z. B. auch durch eine mäßige Sedierung, sehr schnell völlig dekompensieren kann.

24.6
Fremdkörperaspiration

Kleinere Nahrungsbestandteile, bereits reduzierte Bonbons oder Erdnüsse, aber auch Gegenstände, die spielerisch in den Mund genommen werden, wie Perlen, demontierte Räder kleiner Spielzeugautos etc., können gerade bei laufenden, tobenden Kindern plötzlich aus dem Mund in die unteren Atemwege gelangen.

80–90% aller aspirierten kleineren Fremdkörper gelangen in den Bronchialbaum, nur wenige größere Fremdkörper,

Übersicht 24.5. Fremdkörperaspiration

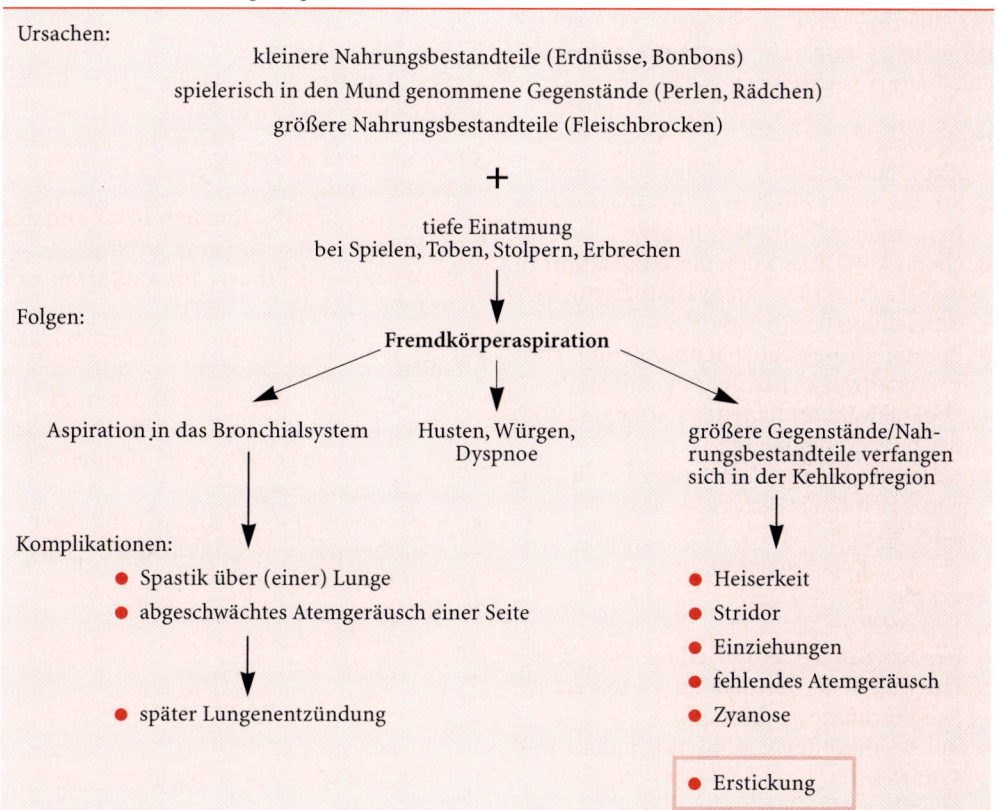

Ursachen:

kleinere Nahrungsbestandteile (Erdnüsse, Bonbons)

spielerisch in den Mund genommene Gegenstände (Perlen, Rädchen)

größere Nahrungsbestandteile (Fleischbrocken)

+

tiefe Einatmung
bei Spielen, Toben, Stolpern, Erbrechen

Folgen:

Fremdkörperaspiration

Aspiration in das Bronchialsystem   Husten, Würgen, Dyspnoe   größere Gegenstände/Nahrungsbestandteile verfangen sich in der Kehlkopfregion

Komplikationen:

● Spastik über (einer) Lunge

● abgeschwächtes Atemgeräusch einer Seite

● später Lungenentzündung

● Heiserkeit

● Stridor

● Einziehungen

● fehlendes Atemgeräusch

● Zyanose

● Erstickung

z. B. Fleischbrocken, bleiben vor, im oder unterhalb des Kehlkopfes stecken (Übersicht 24.5). Die kindliche Fremdkörperaspiration ist nach dem Pseudokrupp der häufigste primär respiratorische Notfall dieser Altersgruppe und kann akut lebensgefährlich sein!

Terminologie
Der lateinische Wortstamm im Begriff *Aspiration* bedeutet Ansaugen, Einatmen. Allgemein wird unter Aspiration das Einatmen/Eindringen von flüssigen oder festen Bestandteilen aus dem Rachen in Trachea und Lunge verstanden (s. auch Abschn. 16.3).

Definition Fremdkörperaspiration: Eindringen kleinerer, fester Nahrungsbestandteile oder anderer Gegenstände in die tieferen Atemwege. Dabei gelangen bei Kleinkindern die Fremdkörper weit überwiegend in das Bronchialsystem.

Pathophysiologie
Spielende, laufende, tobende Kinder, die dabei essen oder Gegenstände im Mund haben, holen tief Luft. Dabei können Fremdkörper über Rachen, Kehlkopf und Trachea – begleitet von einem kräftigen Hustenanfall – in das Bronchialsystem gelangen und sich dort festsetzen. Meist wird der Gegenstand durch den *Schutzreflex Husten* aus der Trachea und von der Kehlkopfregion weg wieder in den Mund zurückgetrieben und dann ausgespuckt. Das Nachlassen des Hustens und das Wieder-rosig-werden schließen aber eine Aspiration in das Bronchialsystem nicht aus!

Nicht beobachtete Aspirationsereignisse werden häufig erst Stunden oder Tage später durch zu Beginn unspezifische Zeichen und im Anschluß daran meist durch eine Lungenentzündung der betroffenen Seite entdeckt.

Lokalisation der bronchialen Fremdkörper: häufig, aber nicht generell rechtes Bronchialsystem (zur Anatomie des Bronchialbaums s. Abschn. 4.1.1.2).

Symptome
- Akut: Hustenanfall, Atemnot, Zyanose,
- Stridor bei Fremdkörperlokalisation im bzw. unterhalb des Kehlkopfs,
- Giemen bei Fremdkörperlokalisation in der Trachea oder einem Hauptbronchus,
- Einziehung des Brustkorbs,
- bei der Inspektion nachhängende Thoraxseite (rechts häufiger als links),
- abgeschwächtes fehlendes Atemgeräusch der betroffenen Seite,
- fehlendes Atemgeräusch über beide Lungen bei totaler Verlegung von Kehlkopf oder Trachea.

Therapie
1. *Erste Hilfe:*
- bei Säuglingen: Kopftieflage und Klopfen mit dem Handballen zwischen die Schulterblätter (Abb. 24.3),
- bei Kleinkindern: Kopf tief halten und schütteln,
- Heimlich-Handgriff nur bei akuter Erstickungssymptomatik (Abb. 24.4).

2. *Sofortmaßnahmen des Rettungspersonals:*
- Fortführung von 1.,
- O_2-Inhalation über Maske,
- Beatmung im Extremfall.

3. *Notärztliche Therapie:*
- Fortführung von 2.,
- ggf. Einstellen des Rachenraums und des Kehlkopfs mit dem Laryngoskop,
- Entfernung sichtbarer Fremdkörper mit Magill-Zange,
- bei extremer Atemnot: endotracheale Intubation und Beatmung mit hohen Drücken, um den Fremdkörper in die „Peripherie", d. h. aus der Trachea oder einem Hauptbronchus in kleinere Abschnitte zu verlagern,
- Koniotomie nur erfolgreich bei hoch – d. h. oberhalb des Ringknorpels – sitzendem Fremdkörper,
- Kliniktransport.

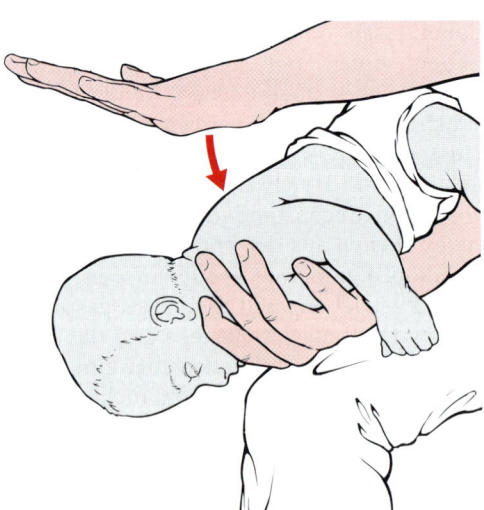

Abb. 24.3. Klopfen zwischen die Schulterblätter bei Fremdkörperaspiration eines Säuglings

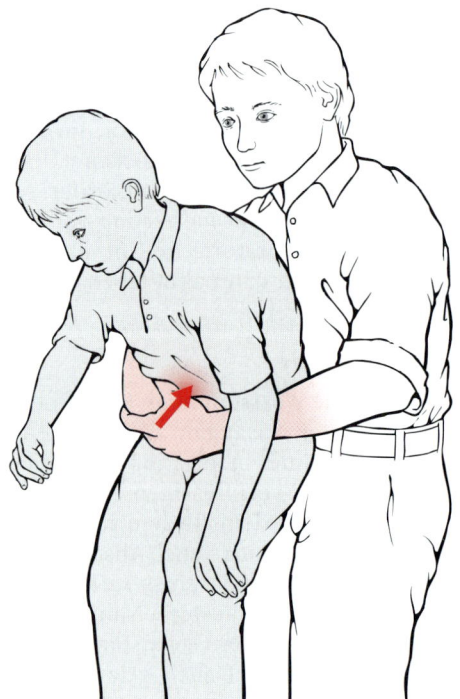

Abb. 24.4. Heimlich-Handgriff bei stehendem Kind

Hinweise

> Der Schlag zwischen die Schulterblätter, das Schütteln größerer Kinder, v. a. der Heimlich-Handgriff sind keine ungefährlichen Methoden. Schlagen und Schütteln können Fremdkörper in die Tiefe treiben, die Anwendung des Heimlich-Handgriffs kann Verletzungen innerer Organe zur Folge haben.

24.7
Offensichtlich lebensbedrohliches Ereignis („near miss SIDS") und plötzlicher Kindstod („SIDS")

Vitalbedrohliche Ereignisse bei Säuglingen, die nicht ansprechbar und mit Zeichen des drohenden Todes aufgefunden und durch maximale Stimulation – fallweise auch durch Atemspende und Herzdruckmassage – von Anwesenden, in der Regel den Eltern, am Leben gehalten werden können, werden vergleichsweise selten erlebt.

Meist wird das dramatische, schicksalhafte Geschehen erst entdeckt, wenn bereits der plötzliche Kindstod eingetreten ist (Übersicht 24.6).

Über 50% aller Säuglingstodesfälle (jenseits des 28. Lebenstags) in Deutschland sind Folge des plötzlichen Kindstodes. Häufigstes Vorkommen im 2.–4. Lebensmonat. Es muß mit mehr als 2000 Fällen pro Jahr in Deutschland gerechnet werden. Knaben sind häufiger betroffen als Mädchen, eine Häufung wird in den Wintermonaten festgestellt.

Terminologie

„SIDS" ist die Abkürzung der angloamerikanischen Bezeichnung „sudden infant death syndrome": plötzliches Kindstodssyndrom.

„Near miss SIDS" bedeutet: beinahe eingetretener plötzlicher Kindstod.

Definition plötzlicher Kindstod: Tod eines Säuglings oder eines Kleinkindes, der unerwartet oder während einer unbeobachteten Zeitspanne eintritt, wobei sich auch nach dem Tod bei der obligatorischen Obduktion keine eindeutigen Todesursachen feststellen lassen.

Notfallmedizin

Übersicht 24.6. Plötzlicher Kindstod („sudden infant death syndrome"; „SIDS") und beinahe eingetretener plötzlicher Kindstod („near miss SIDS")

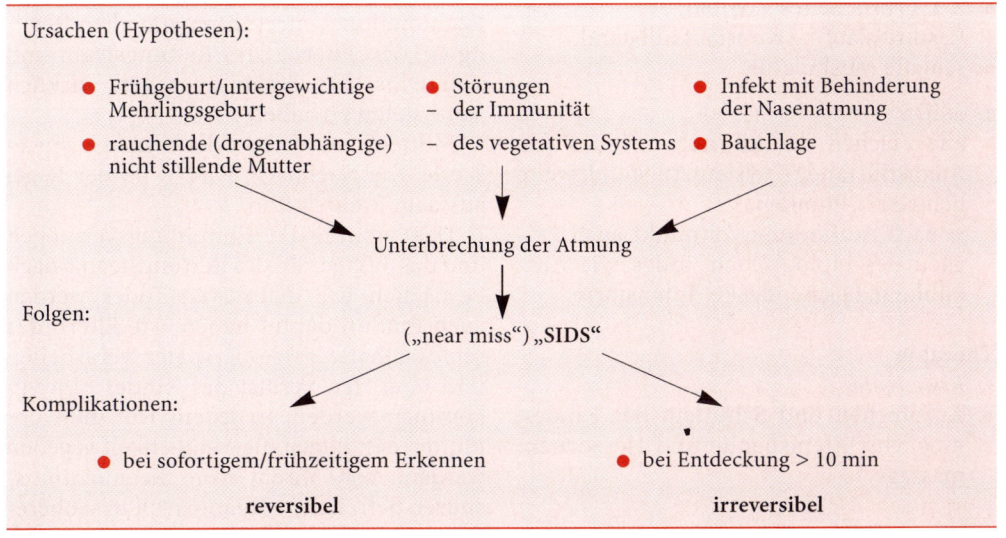

Ursachen (Hypothesen):

● Frühgeburt/untergewichtige Mehrlingsgeburt
● rauchende (drogenabhängige) nicht stillende Mutter

● Störungen
– der Immunität
– des vegetativen Systems

● Infekt mit Behinderung der Nasenatmung
● Bauchlage

Unterbrechung der Atmung

Folgen:

(„near miss") „SIDS"

Komplikationen:

● bei sofortigem/frühzeitigem Erkennen
reversibel

● bei Entdeckung > 10 min
irreversibel

Pathophysiologie

Die Ursachen für „offensichtlich lebensbedrohliche Ereignisse" und den plötzlichen Kindstod sind nach wie vor unklar. Letztlich liegt beiden eine Unterbrechung der regulären Atmung zugrunde. Ob Störungen des Gleichgewichts im vegetativen Nervensystem oder/und mechanische Verlegung der Atemwege bei Bauchlage des Säuglings durch Erbrechen oder durch Ersticken unter der Bettdecke wirklich die entscheidenden, auslösenden Ursachen sind, kann z. Z. nur vermutet, aber nicht wissenschaftlich bewiesen werden.

Soziale Komponenten scheinen eine bedeutsame Rolle zu spielen: Niedriger Sozialstatus, in der Schwangerschaft rauchende und/oder drogenmißbrauchende, junge Mutter, lückenhafte Schwangerschaftsvorsorge etc.

Andere Risikofaktoren des Kindes sind schicksalhaft, wie Fieber bei besonderen Infekten, Frühgeburt, Mehrlingskind, niedriges Geburtsgewicht.

Symptome

1. „Near miss SIDS":
- blasse oder blaue Säuglinge meist in Bauchlage,
- unregelmäßige Atmung → Atemstillstand,
- schlaffer Muskeltonus,
- schweißgebadet, feucht,
- z. T. Erbrochenes sichtbar,
- Restkreislauf → Kreislaufstillstand,
- schlaffe Muskulatur,

2. „SIDS"
- alle Zeichen des klinischen Todes wie Atemstillstand, Kreislaufstillstand, weite lichtstarre Pupillen,
- je nach Auffindungszeitpunkt auch Zeichen des biologischen Todes wie Auskühlung, Leichenflecke, Totenstarre.

Therapie

1. *Erste Hilfe:*
- Ansprechen und Schütteln des Kindes, möglichst Atemspende und Herzdruckmassage.

2. *Sofortmaßnahmen des Rettungspersonals:*
- Fortführung von 1.,
- in jedem Fall Notarzt(nach)alarmierung,
- Eltern bzw. Mutter bitten, den Raum zu verlassen,
- Maskenbeatmung mit O_2-Anreicherung,
- bei Bradykardie und fehlenden Herzaktionen Herzdruckmassage.

3. *Notärztliche Therapie:*
- in der Regel Fortführung von 2., auch wenn definitiver Tod hochwahrscheinlich/sicher,
- Intubation und Reanimation nach Standardregeln,
- Kliniktransport bei primärem Reanimationserfolg,
- Bestimmung der Körpertemperatur mit üblichem Thermometer,
- letztendlich Abbruch aller Maßnahmen bei Rektaltemperatur unter 34° C,
- einfühlsame Vermittlung der Todesnachricht.

Psychologische Begleitprobleme

Nichtärztliches Rettungspersonal, das vor dem Notarzt eintrifft, sollte wohl in jedem Fall bereits eingeleitete Erste-Hilfe-Maßnahmen der Mutter/der Eltern – seien sie auch noch so fragwürdig – zumindest so lange sachgerecht fortsetzen, bis der Notarzt die Gesamtverantwortung übernimmt.

Auch er wird in den meisten Fällen die Reanimation weiterführen, um allen Beteiligten, den Eltern, dem Rettungsteam und sich selbst das Gefühl zu geben, wirklich „alles getan zu haben".

Mutter bzw. Eltern oder sonstige Anwesende, wie Nachbarn, wird er in der Regel aus dem Raum bitten.

Das emotionale Einfühlungsvermögen und das Taktgefühl des Rettungsteams nach Feststellen des definitiven Todes werden auch Einfluß darauf haben, wie Eltern das schicksalhafte Ereignis später verarbeiten und über den Verlust des Kindes hinwegkommen werden. In jedem Fall muß der Mutter/den Eltern die Möglichkeit gegeben werden, von ihrem von Reanimationsspuren befreiten, teilnahmsvoll in sauberer

Umgebung gelagerten Kind Abschied zu nehmen, es streicheln und auf den Arm nehmen zu können.

Dies ist bei einem solch dramatischen Ereignis besonders wichtig, denn als zusätzliches, extrem belastendes Moment kommt hinzu: bei plötzlichem Kindstod ist die Ursache „ungeklärt". Es werden daher im öffentlichen Interesse, aber auch letztlich im Sinne unschuldiger Eltern kriminalpolizeiliche Ermittlungen und eine Obduktion notwendig.

Notfallmedizin

Besondere lebensbedrohliche Situationen **25**

Lern- und Nachschlagkapitel
In diesem Kapitel werden besondere, völlig unterschiedliche lebensbedrohliche Situationen zusammengefaßt, da sie sich nicht dem Schema der Vitalfunktionen und Regelkreise direkt zuordnen lassen, aber ungeachtet dessen für das Personal des Rettungsdienstes schwierigste Fragen aufwerfen und typischerweise zusätzlich zur notfallmedizinischen Problematik im engeren Sinne sorgsame einsatztaktische Überlegungen erfordern.

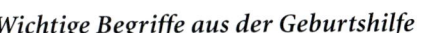

25.1 Notgeburt

Gelegentlich werden Rettungsassistenten und Rettungssanitäter zu Frauen gerufen, die gerade entbunden haben, weil sich Mutter und/oder Kind in einem schlechten Zustand befinden und in eine Klinik transportiert werden müssen. Außerdem kann sich die Geburt während des Transports Schwangerer in die Klinik im Rettungs- oder Notarztwagen vollziehen.

Terminologie
Definition Notgeburt: Für die Belange des Rettungsdienstes sollen mit diesem Begriff alle Normalgeburten, die ohne ärztliche Hilfe oder die Unterstützung einer Hebamme außerhalb der Klinik ablaufen, sowie die krankhaften Geburtsverläufe, die zu einer Lebensbedrohung für Kind und/oder Mutter führen, zusammengefaßt werden (Übersicht 25.1).

Wichtige Begriffe aus der Geburtshilfe
1. *Beginn der Geburt*
- regelmäßige Wehen alle 10 min,
- Fruchtwasserabgang (auch ohne regelmäßige Wehentätigkeit),
- „erstes Zeichen": Abgang von blutigem Schleim aus der Scheide;

2. *Eröffnungswehen:*
regelmäßige Wehen zur Eröffnung des Muttermundes (2–3 Wehen in 30 min);

3. *Preßwehen:*
durch den Einsatz der Bauchmuskulatur werden die Wehen der Gebärmutter zur Austreibung des Kindes reflektorisch verstärkt;

4. *Dammschutz:*
spezielle Handhaltung zur Verlangsamung des Kopfdurchtritts, Schutz des Dammes vor einem Einreißen (Abb. 25.5);

5. *Schulterentwicklung:*
Befreiung der Schultern des Neugeborenen nach der Entwicklung des Kopfes; man unterscheidet die Entwicklung der vorderen und der hinteren Schulter (Abb. 25.6);

6. *Abnabelung:*
Abklemmen und anschließende (sterile) Durchtrennung der Nabelschnur (Abb. 25.8);

Übersicht 25.1. Notgeburt

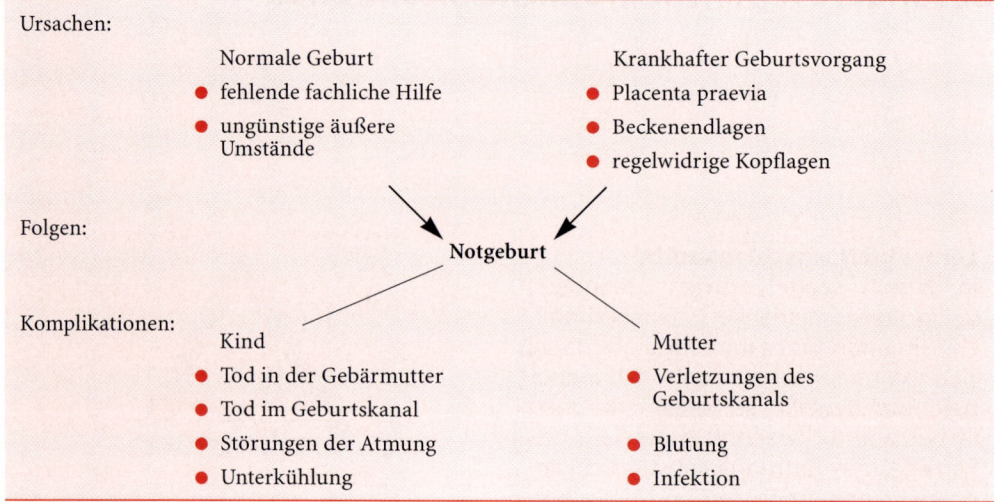

Ursachen:

Normale Geburt
- fehlende fachliche Hilfe
- ungünstige äußere Umstände

Krankhafter Geburtsvorgang
- Placenta praevia
- Beckenendlagen
- regelwidrige Kopflagen

Folgen: **Notgeburt**

Komplikationen:
Kind
- Tod in der Gebärmutter
- Tod im Geburtskanal
- Störungen der Atmung
- Unterkühlung

Mutter
- Verletzungen des Geburtskanals
- Blutung
- Infektion

7. Nachgeburt (Plazenta, Mutterkuchen): die Plazenta ist vor der Geburt das an der Gebärmutterwand sitzende Ernährungsorgan des Kindes (Abb. 25.1).

Pathophysiologie
Auch bei einer *normal ablaufenden Geburt* ist ohne fachkundige Hilfe unter ungünstigen äußeren Umständen das *Kind* in erster Linie gefährdet durch
- Störungen der Atemtätigkeit und
- Unterkühlung,

die *Mutter* durch
- Verletzung des Geburtskanals (Scheiden- oder Dammriß),
- Blutung und
- Infektion.

Bei der großen Zahl von Ursachen und Verläufen einer *krankhaften* Geburt, z.B. bei regelwidrigen Kopflagen im Geburtskanal, bei Beckenendlagen oder bei einem Nabelschnurvorfall (Abb. 25.2), ist das Leben des Kindes in besonderer Weise durch Erstickung unter der Geburt und durch Gehirnblutung als Folge des Geburtstraumas bedroht.

Akute Lebensgefahr für die Mutter (und das ungeborene Kind) entwickelt sich bei schweren Blutungen unter der Geburt, z.B. bei der Placenta praevia (Abb. 25.3). Die Nachgeburt, die Plazenta, sitzt normalerweise über dem Kind in der Gebärmutter und wird nach dessen Geburt „nachgeboren". Die Placenta praevia sitzt vor dem Kind, so daß sie sich spätestens beim Beginn der Geburt ablöst.

Diese vorzeitige Ablösung führt meist zu schweren Blutungen aus dem Geburtskanal.

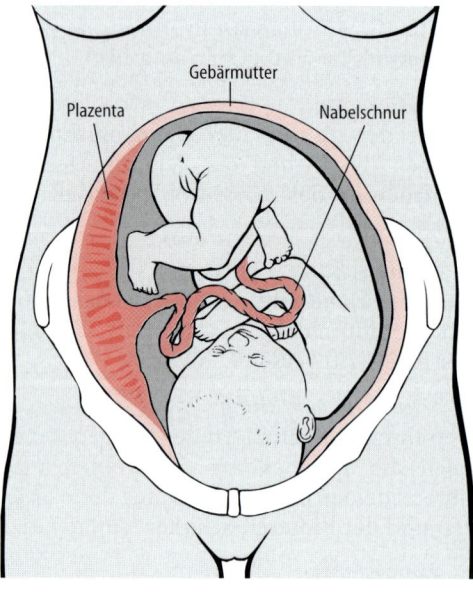

Gebärmutter

Plazenta   Nabelschnur

Abb. 25.1. Normalhaltung des Kindes in der Gebärmutter gegen Ende der Schwangerschaft

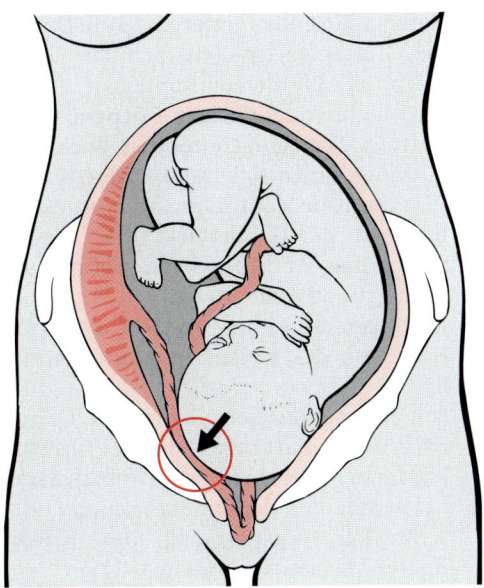

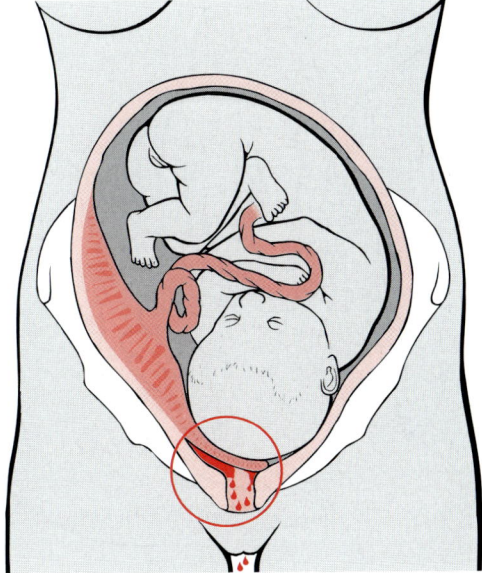

Abb. 25.2. Nabelschnurvorfall

Abb. 25.3. Placenta praevia

Symptomatik

1. Plötzliche, aber normale Spontangeburt:
- Austreibungswehen mit Preßdrang,
- Blasensprung (wenn die Blase nicht schon zuvor gesprungen war),
- Kopf des Kindes wird in der Tiefe der Scheide sichtbar.

2. Beckenendlage:
- Austreibungswehen mit Preßdrang,
- Blasensprung (wenn die Blase nicht schon zuvor gesprungen war),
- Heraustreten des Steißes und/oder der Füße.

Therapie

1. Erste Hilfe beim Transport Schwangerer mit starken Wehen:
- Lagerung der Gebärenden in linker Seitenlage (Abb. 25.4),
- beruhigender Zuspruch.

2. Sofortmaßnahmen des Rettungspersonals:
- Fortführung von 1.,
- Bereithalten des Notgeburtenbestecks,
- Bereithalten des Neugeborenenbeatmungsbeutels mit O_2-Anschluß.

a) Plötzliche, aber normale Spontangeburt:

> sofortige Anforderung einer Hebamme, eines Geburtshelfers oder eines Notarztes auf dem Funkweg,

- Lagerung der Gebärenden auf steriler Unterlage,
- Dammschutz, sobald der Kopf in der Wehenpause nicht mehr zurückweicht (Abb. 25.5),
- Entwicklung der vorderen (zur Symphyse der Mutter gerichteten) Schulter durch Senken des kindlichen Kopfes (Abb. 25.6),

Abb. 25.4.
Lagerung Schwangerer

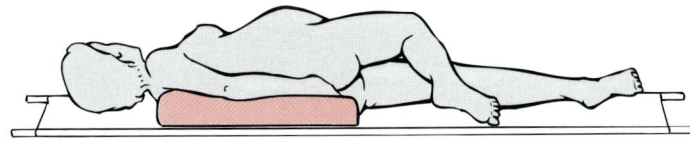

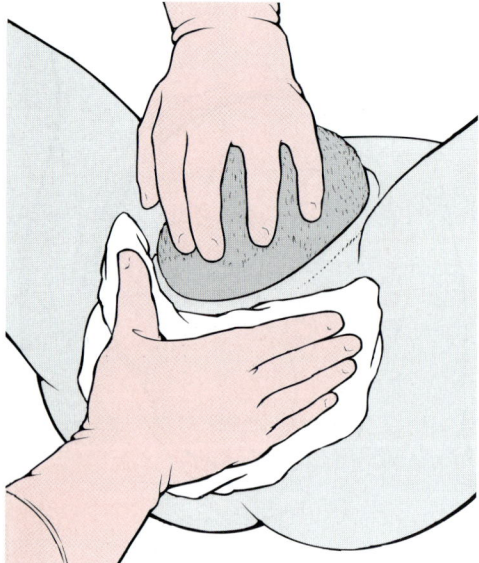

Abb. 25.5. Dammschutz

- Entwicklung der hinteren (zum Damm der Mutter gerichteten) Schulter durch Heben des kindlichen Kopfes,
- Entwicklung des übrigen Körpers.
- *Vorsicht:* Das Neugeborene ist feucht und glitschig. Einen sicheren Handgriff zeigt Abb. 25.7. Die Kopftiefposition unmittelbar nach der Geburt erleichtert gleichzeitig das Abfließen von Sekret aus Mund- und Rachenraum.
- Absaugen des Mund- und Rachenraums,
- Einhüllen des Kindes in Aluminiumfolie,
- Setzen einer sterilen Klemme ca. 1,5 min nach der Geburt mindestens 20 cm vom kindlichen Nabel entfernt (Abb. 25.8),
- bei Ausbleiben der Spontanatmung oder schwacher Eigenatmung des Kindes Beutel-Masken-Beatmung,
- Fortführung bis zum Einsetzen ausreichender Spontanatmung,
- Lagerung der Mutter mit steriler Vorlage (Abb. 25.9),
- Setzen einer weiteren Klemme an die Nabelschnur (zwischen Klemme 1 und Mutter ca. 2 cm Abstand),

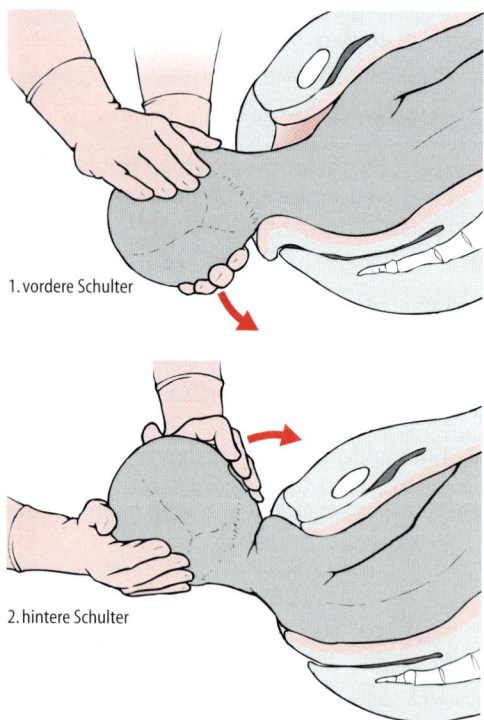

1. vordere Schulter

2. hintere Schulter

Abb. 25.6. Schulterentwicklung

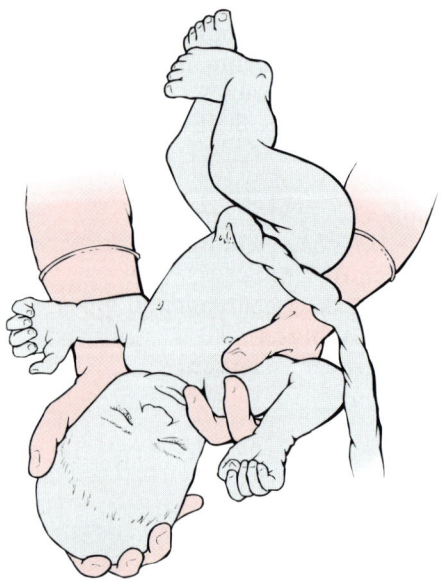

Abb. 25.7. Sicheres Halten eines Neugeborenen

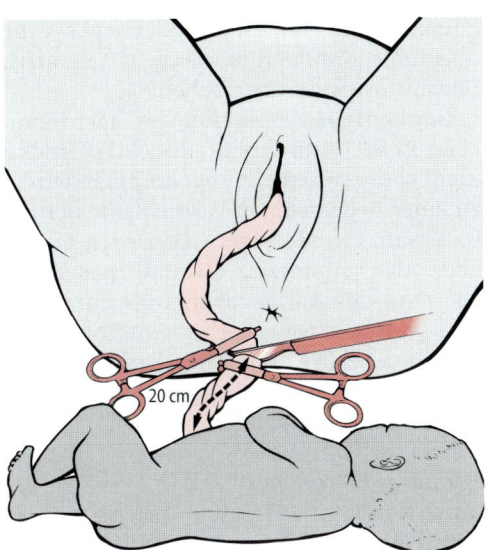

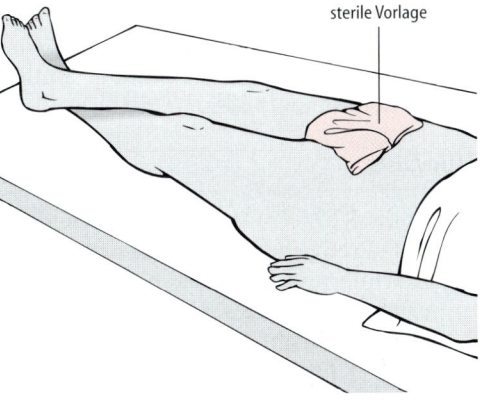

Abb. 25.9. Lagerung nach der Geburt

Abb. 25.8. Abnabelung

- Durchschneiden der Nabelschnur (sterile Schere oder Skalpell aus dem Notgeburtenbesteck).

b) Beckenendlage
- Nach der Geburt des Steißes besteht akute Erstickungsgefahr für das Kind!
- Dringende Anforderung eines Geburtshelfers auf dem Funkweg!

- Notfalls, wenn Geburtshelfer (Hebamme) nicht rechtzeitig zur Stelle ist, drückt ein zweiter Rettungsassistent den kindlichen Kopf durch die Bauchdecke kräftig in das Becken;
- der erste Rettungsassistent umfaßt den Steiß gürtelförmig mit beiden Händen (Abb. 25.10; Bracht-Handgriff I);
- er hebt langsam an, ohne zu ziehen (Bracht-Handgriff II), während der kindliche Kopf von oben durchgedrückt wird;
- der Steiß wird langsam an die Symphyse herangeführt und auf den Unterbauch der Mutter gedrückt (Bracht-Handgriff III).

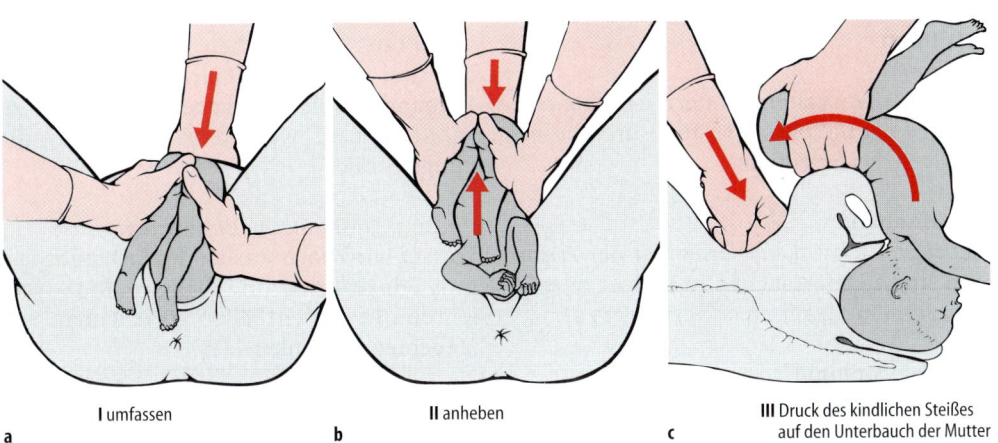

Abb. 25.10 a-c. Bracht-Handgriff I: umfassen (**a**), II anheben (**b**), III Druck des kindlichen Steißes auf den Unterbauch der Mutter (**c**)

Notfallmedizin

3. Notärztliche Therapie:
- Fortführen von 2.,
- bei Beckenendlage evtl. andere Methoden der Manualhilfe.

Hinweise

1. Zum RTW-Transport Gebärender mit Preßwehen muß die parallele Alarmierung eines in Geburtshilfe erfahrenen Arztes unbedingt angestrebt werden. Der mit Alarmfahrzeug (KTW, Streifenwagen der Polizei) beförderte Arzt führt dann ggf. die Geburt im Rettungswagen zu Ende (Rendez-vous-System).
2. Nach dem Blasensprung darf eine Gebärende nicht mehr laufen, damit es nicht zum Nabelschnurvorfall kommt.
3. Bei sichtbarem Vorfall der Nabelschnur oder eines Armes ist die Gebärende in Beckenhochlage zu transportieren, um den Druck auf die Nabelschnur (Unterbrechung der O_2-Zufuhr des Kindes!) zu vermindern.
4. Der erhöhte O_2-Anteil im Neugeboreneninkubator ist kein Ersatz für eine ausreichende Spontanatmung des Kindes!

25.2 Ertrinken

In hochentwickelten Ländern ist die zweithäufigste unfallbedingte Todesursache bei Kindern das Ertrinken.

Terminologie
Definition Ertrinken: Verlegung der Atemwege nach Untertauchen in Wasser oder in anderen Flüssigkeiten (Übersicht 25.2).

Pathophysiologie
Primäres Versinken
Das *primäre Versinken* im Wasser kann auch gute Schwimmer ereilen. Mögliche Ursachen sind reflektorische Herzfrequenz- und Rhythmusänderungen, die über eine Minderversorgung des Gehirns Bewußtlosigkeit verursachen.

Starke Hyperventilation vor Tauchversuchen führt zum Abfall des CO_2-Drucks, nicht aber – wie meist angenommen wird – zu einer bedeutsamen Vermehrung der O_2-Reserven. Ein niedriger CO_2-Druck nimmt aber den Atemreiz, so daß besonders während des Auftauchvorgangs durch O_2-Mangel Bewußtseinsverlust eintreten kann. Weitere, relativ typische Ursachen des primären Versinkens: Alkoholrausch, epileptische Krampfanfälle.

Primäres Ertrinken
Vom *primären Ertrinken* spricht man in den Fällen, in denen die Verlegung der Atemwege durch Flüssigkeiten (Süß-, Brack- und Salzwasser, Jauche, Öl, Benzin) als primäres Geschehen die pathophysiologischen Abläufe einleitet.

Phase 1: Abwehrphase
Der Ertrinkende schlägt in panischer Angst um sich, gerät mit dem Kopf unter und über Wasser, schluckt Wasser;
Bewußtseinsverlust durch O_2-Mangel.

Phase 2: Atemanhaltephase
Wasser erreicht statt Luft den Kehlkopfeingang, es wird ein Laryngospasmus ausgelöst. Der Laryngospasmus verhindert das Eindringen von Wasser in die Lunge. Er kann ca. 30 s andauern, z.T. bis zum klinischen oder biologischen Tod bestehenbleiben (bei 10-40% der Ertrunkenen). Dieser Vorgang ist als „trockenes Ertrinken" zu kennzeichnen, weil kein Wasser in die Lunge gerät.

Phase 3: Dyspnöische Erstickungsphase
Wasser wird nach Ausfall des Laryngospasmus „eingeatmet" und dringt in die Alveolen ein. In diesen Fällen spricht man von „feuchtem Ertrinken".

Phase 4: Generalisiertes Krampfstadium
Durch O_2-Mangel im Gehirn bedingt können Krämpfe der quergestreiften Muskulatur auftreten.

Übersicht 25.2. Ertrinken

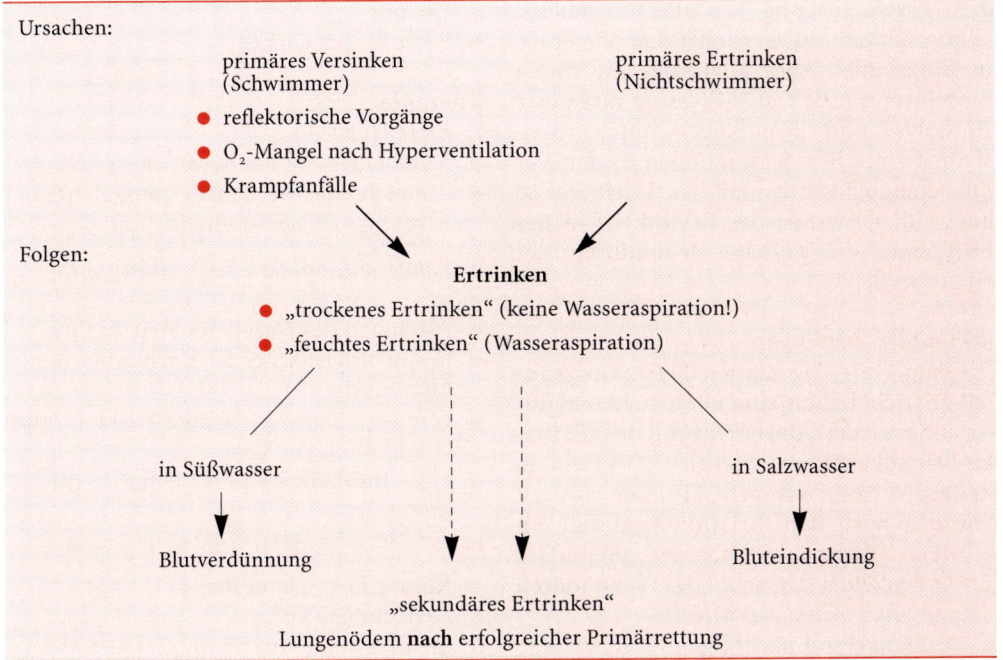

Ursachen:

primäres Versinken (Schwimmer)

primäres Ertrinken (Nichtschwimmer)

- reflektorische Vorgänge
- O$_2$-Mangel nach Hyperventilation
- Krampfanfälle

Folgen:

Ertrinken

- „trockenes Ertrinken" (keine Wasseraspiration!)
- „feuchtes Ertrinken" (Wasseraspiration)

in Süßwasser

in Salzwasser

Blutverdünnung

Bluteindickung

„sekundäres Ertrinken"
Lungenödem **nach** erfolgreicher Primärrettung

Phase 5: Atemstillstand
Zeitpunkt des Atem- und Kreislaufstillstandes durch O$_2$-Mangel.

Phase 6: Finale Schnappatmung
Diese Form der Atmung ist aus der Symptomfolge des Kreislaufstillstands bekannt.

Phase 1 wird beim primären Versinken übersprungen, Phase 2 wird von jedem Ertrunkenen durchlaufen, die Phasen 3–6 sind nicht obligatorisch.

Während des Ertrinkungsvorgangs wird z.T. sehr viel Wasser geschluckt, so daß der Magen prall gefüllt ist.

Die Resorptionsfähigkeit der Alveolarwand für Wasser ist ganz erheblich. Wenn Wassermengen von 20-40 ml/kg Körpergewicht, also Mengen von mehr als 1 l beim Erwachsenen, aspiriert wurden, kommt es bei Süß- bzw. Salzwasserertrinkenden zu unterschiedlichen Schädigungsmechanismen.

Süßwasser. Hypotones Süßwasser wird in der Lunge sehr schnell resorbiert, gelangt in den Kreislauf und verdünnt das Blut. Elektrolyt- und Eiweißkonzentration fallen ab, der Natrium-Kalium-Quotient verändert sich. Dieser Vorgang und der O$_2$-Mangel lösen meist Kammerflimmern aus. Das Eindringen von hypotonem Süßwasser in den Blutkreislauf verursacht eine Hypervolämie. Bei starker Blutverdünnung nehmen die Erythrozyten Wasser auf und platzen. Man nennt diesen Vorgang Hämolyse. Süßwasser ist bei Rettungsmaßnahmen aus der Lunge praktisch nicht mehr abzusaugen.

Salzwasser. Salzwasser ist hyperton. Es zieht daher Plasma in die Alveolen, NaCl wandert durch die Alveolarwand ins Blut. Es kommt zu Hämokonzentration und Hypovolämie. Salzwasseraspiration führt zu einer weiteren Verstärkung des bereits bestehenden Lungenödems.

Sind Unterschiede des Süßwasser- und Salzwasserertrinkens von Bedeutung?

Die grundsätzlich in verschiedene Richtungen tendierenden Hämatokrit- und Elektrolytveränderungen beim Ertrinken in Süß- oder Salzwasser spielen während der Erstversorgung im Rettungsdienst keine oder eine zu vernachlässigende Rolle. In Einzelfällen wird allerdings die durch Einschwemmung von Süßwasser ausgelöste Hämolyse und ihre Folgen unter intensivmedizinischen Bedingungen in der Klinik behandelt werden müssen. Wichtiger ist bei beiden Formen des Ertrinkens in der Frühphase die gezielte Behandlung der Hypoxie.

Sekundäres Ertrinken
Patienten, die den akuten Ertrinkungsunfall überlebt haben, sind noch nicht endgültig außer Gefahr. Bei einem Teil der „Beinahe-Ertrunkenen" entwickelt sich in einem Zeitraum von wenigen Minuten bis zu Stunden nach dem Ertrinkungsunfall ein schweres Lungenödem, das sog. „sekundäre Ertrinken". Als Ursache des sekundären Ertrinkens werden diskutiert:
- O_2-Mangel mit nachfolgender Azidose,
- Schädigung des Flüssigkeitsfilms, der die Alveolen auskleidet und deren Zusammenfallen verhindert,
- Störungen in der Durchblutung der Lunge,
- Partikel und Mikroorganismen im aspirierten Wasser und/oder aspirierter Magensaft bewirken eine chemische Reizung und eine entzündliche Reaktion der Lunge,
- gesteigerte Durchlässigkeit der Blutgefäße in der Lunge.

Symptome
1. *Beinahe-Ertrinken:*
- Bewußtlosigkeit,
- kalte blaß-graue Haut,
- stöhnende, röchelnde Atmung,
- Tachykardie.

2. *Ertrinken:*
- Zeichen des klinischen Todes.

3. *Sekundäres Ertrinken:*
- nach vorhergehender Besserung plötzliche Verschlechterung des Allgemeinzustands,
- atemabhängige Schmerzen im Thorax,
- Atemnot,

- Zyanose,
- Unruhe,
- Bewußtseinsverlust.

Therapie
1. *Erste Hilfe:*
- Seitenlagerung bei Bewußtlosigkeit,
- Atemspende bei nicht ausreichender Atmung und bei Atemstillstand.

2. *Sofortmaßnahmen des Rettungspersonals:*
- Absaugen des Nasen-Rachen-Raums,
- O_2-Insufflation bei ausreichender Spontanatmung,
- venöser Zugang, Ringer-Laktat zum Offenhalten der Vene,
- ggf. Intubation und Überdruckbeatmung,
- ggf. Herz-Lungen-Wiederbelebung.

3. *Notärztliche Therapie:*
- Fortführung von 2.,
- Medikamente zur Diurese bei Süßwasserertrinken,
- Kortikosteroide,
- NaCl und Humanalbumin beim feuchten Süßwasserertrinken,
- Herz-Lungen-Wiederbelebung,
- je nach Reanimationsdauer Gabe von Pufferlösung.

Hinweise
1. Ertrinkungsunfälle erleiden besonders häufig Kleinkinder, Kinder und Jugendliche. Sie unterkühlen wegen ihrer vergleichsweise großen Körperoberfläche besonders schnell auch bei sommerlichen Temperaturen, ganz besonders aber bei Unfällen in der kalten Jahreszeit (Gartenteich, Hochwasser, Einbrechen in Eis). Die bessere „Wiederbelebbarkeit" des kindlichen Organismus, insbesondere wenn eine massive Hypothermie vorliegt, macht auch in anscheinend aussichtslosen Fällen einen Kliniktransport unter Reanimationsbedingungen erforderlich. Erst in der Klinik darf nach aktiver Wiedererwärmung (Magenspülung mit war-

mem Wasser, Beatmung mit gewärmtem, angefeuchtetem Sauerstoff, ggf. Herz-Lungen-Maschine) und dann eingeleiteter medikamentöser Maximaltherapie eine Wiederbelebung abgebrochen werden.

2. Wegen der stets drohenden Gefahr eines sekundären Ertrinkens sind alle „Beinahe-Ertrunkenen" auch nach überraschend schnell einsetzender Besserung stets in eine Klinik mit Möglichkeiten zur Beatmungs- und umfassenden Intensivtherapie zu transportieren.

3. Da während des Ertrinkungsvorgangs häufig Wasser getrunken wird und der Magen danach prall gefüllt ist, Vorsicht bei der Lagerung und bei der Herzdruckmassage (genauer Druckpunkt), da sich Wasser mit Mageninhalt entleeren kann → Aspiration!

25.3
Stromunfall

In der Bundesrepublik Deutschland ereignen sich jährlich ca. 350-450 tödliche Unfälle durch elektrischen Strom. Ungefähr 30% aller Hochspannungsunfälle und 10% aller Niederspannungsunfälle verlaufen tödlich. Die Gesamtzahl der Blitzunfälle liegt zwischen 80 und 100 pro Jahr, ungefähr 40% der Patienten sterben an den Folgen der Einwirkung atmosphärischer Elektrizität.

Terminologie
Technische Elektrizität: für den Gebrauch in Industrie und Haushalt erzeugter Strom.

Atmosphärische Elektrizität: Blitze sind elektrische Entladungsvorgänge in der Atmosphäre.

Dauer: Mikrosekundenbereich (µs),
Spannung: mehrere 100000 Volt (10^5 V),
Stromstärke: ~ 100 000 Ampère (10^5 A),
„Blitzkanal": Durchmesser der Entladung ~ 1 cm,

Druck: mehrere 10000 Kilopascal (10^5 kPa) im „Blitzkanal",
Temperatur: mehrere 10000°C.

Definition Stromunfall: durch elektrische Ströme verursachte Störungen der Herztätigkeit und des Nervensystems sowie Haut- und Gewebsschädigungen (Übersicht 25.3).

Pathophysiologie
Der *Stärke* des Stroms, der den menschlichen Körper nach Schluß zweier unter Spannung stehender Teile durchströmt, kommt für die Störungen bestimmter Organe und Gewebe die entscheidende Bedeutung zu.

Bei einem Stromunfall wird der Mensch zum Teil eines Stromkreises, kurzfristig fungiert die durchlaufene Körperpartie als elektrischer Leiter.

Bei *Niederspannungsunfällen* überwiegen die elektrischen, bei *Hochspannungsunfällen* die thermischen Wirkungen.

Nach Berührung zweier Punkte mit unterschiedlichem elektrischem Potential ist für die Größe des dann fließenden Stroms neben dem Spannungsunterschied der *Widerstand* von entscheidender Bedeutung. Stromkreise mit minimalem Widerstand liegen beispielsweise dem akut tödlichen Ausgang von Elektrounfällen in der Badewanne oder bei gleichzeitiger Berührung einer Wasserleitung und eines defekten elektrischen Gerätes zugrunde.

Die Gefahren des Wechselstroms sind besonders bei den *Frequenzen* der öffentlichen Energieversorgungsnetze (50 Hz) im Hinblick auf Herzrhythmusstörungen 4- bis 5mal größer als bei Gleichstrom.

Die *Kontaktdauer* steht in engem Zusammenhang mit der Stromstärke. Bei großen Stromstößen genügen wenige Millisekunden, um tödliche Verletzungen hervorzurufen. Bei nicht eingebauter Ausschaltautomatik beträgt die Einwirkdauer oft mehrere Sekunden bis Minuten, weil der Verletzte infolge von Muskelkrämpfen an spannungsführenden Teilen „klebt" und damit der Stromkreis geschlossen bleibt.

Übersicht 25.3. Stromunfall

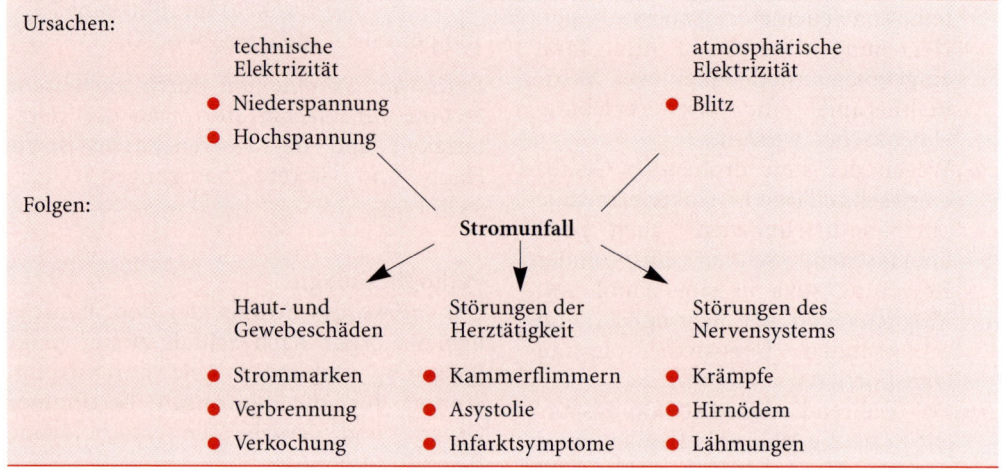

Im Normalfall nimmt der Strom den kürzesten *Weg* zwischen den Kontaktstellen durch das Körpergewebe. Durch die räumliche Ausbreitung des Stroms können aber auch nicht unmittelbar im Stromweg liegende Organe, z.B. das Gehirn, in Mitleidenschaft gezogen werden.

Letztlich bestimmt beim Elektrounfall die *Stromdichte*, d.h. Stromstärke pro Flächeninhalt an der Kontaktstelle bzw. bei der Durchströmung der Organe, das Ausmaß der Schädigungen.

Folgen

Haut- und Gewebsschäden
Die Folgen des Elektrounfalls hängen von den Widerstandsverhältnissen von Kleidern, Schuhwerk, Unterlagen, Fußböden etc., entscheidend aber vom Hautwiderstand ab. Trockene Haut hat einen Widerstand von einigen 10 000 Ohm, bei feuchter Haut dagegen beträgt er nur einige 100 Ohm. Wenn an den Kontaktstellen die Wärmeschwelle für das Gewebe überschritten wird, bilden sich charakteristische Strommarken. Bei großflächiger Berührung, festem Kontakt und geringem Übergangswiderstand kann allerdings ein tödlicher Strom einwirken, ohne daß sich Strommarken ausbilden.

Blitzschlagverletzungen ähneln vielfach den thermischen Verletzungen bei Hoch-spannungsunfällen. Charakteristisch ist das sog. „Tannenbaummuster" der Blitzfiguren auf der Haut.

Zu unterscheiden ist zwischen den äußeren Verbrennungen durch Hitzewirkung des Lichtbogens und den Verbrennungen und Verkochungen, v.a. der Muskulatur, durch die bei der Durchströmung auftretende Wärme. Schon bei Spannungen von 100 V kann der Hautwiderstand „durchschlagen" werden. Dadurch kommt es zu tiefgreifenden Gewebszerstörungen. Diese Gewebszerstörungen führen zu einer Überflutung des Körpers mit Verbrennungsprodukten, zerstörten Eiweißstoffen, Myoglobin und Kalium. Das Ausmaß dieser Gewebsschäden ist äußerlich nicht sofort erkennbar, die sich entwickelnden schweren toxischen Schäden mit der Gefahr des Nierenversagens werden in der Frühphase häufig unterschätzt.

Störungen der Herztätigkeit
Beim Stromunfall treten durch Spasmen der Koronararterien am Herzen Reizbildungs- und Reizleitungsstörungen bis zum Vorhofflattern und Vorhofflimmern auf. Durch das Elektrotrauma kann es am Myokard zu Muskelfasernekrosen kommen. In diesen Fällen sieht der Notarzt im EKG häufig das Bild eines Infarktes. **9** (s. Abschn. 28.9)

Störungen des Nervensystems

Bei direkter Stromeinwirkung auf das Gehirn kann durch die erzeugte Wärme der Schädelknochen verbrennen, das Gehirngewebe veraschen oder verkochen.

Beim Kontakt des Kopfes mit Spannungsträgern oder bei Blitzeinschlägen kann der Strom von oben nach unten den gesamten Körper durchfließen, so daß neben zerebralen Schädigungen auch das Rückenmark in seiner ganzen Ausdehnung betroffen sein kann. Die dadurch ausgelösten plötzlichen unkoordinierten Verkrampfungen der entsprechenden Muskelgruppen verursachen Knochenbrüche, Sehnen-, Kapsel- und Muskelrisse.

Therapie

1. Erste Hilfe:

Rettung bei Niederspannungsunfällen
- Entfernung der Sicherung,
- Abschalten des Geräts,
- Herausziehen des Netzsteckers,
- Wahl eines isolierenden Standortes (Gummiplatten, Glasplatten, Porzellanteller etc.) *durch Laien.*

Rettung bei Hochspannungsunfällen
- Freischalten
- gegen Wiedereinschalten sichern,
- Spannungsfreiheit feststellen,
- Erden und Kurzschließen,
- benachbarte Spannungsträger abdecken oder abschranken *durch Fachmann nach VDE-Bestimmungen.*

(s. Abschn. 28.9 und 28.19)

- Danach stabile Seitenlagerung bei Bewußtlosigkeit,
- Atemspende bei Atemstillstand und unzureichender Spontanatmung.

2. Sofortmaßnahmen des Rettungspersonals:
- Fortführung von 1.,
- beim plötzlichen Auftreten von Rhythmusstörungen und auffälligen Fre-

quenzänderungen Versorgung wie beim Herzinfarkt,
- ggf. Herz-Lungen-Wiederbelebung,
- Versorgung von Wunden und Frakturen.

3. Notärztliche Therapie:
- Fortführung von 2.,

Besondere Hinweise

---

1. Beim Eingang einer Notfallmeldung über einen Unfall im Hochspannungsbereich ist die sofortige Information des zuständigen Elektrizitätswerkes und die Alarmierung technischer Rettungsdienste (Feuerwehr) die zeitlich dringlichste Rettungsmaßnahme!
2. Bei Blitzunfällen treten zusätzlich zu den Folgen des Hochspannungsunfalls Schäden durch die Druckwelle auf (Trommelfellzerreißungen, Absturz aus großer Höhe etc.).

25.4 Verbrennung

In der Bundesrepublik müssen ca. 8000 Patienten pro Jahr wegen Verbrennungen klinisch behandelt werden.

Zu einem Teil sind es Unfälle im häuslichen Bereich, insbesondere Verbrühungen bei Kleinkindern durch Herunterziehen von Kannen und Töpfen, Berührung mit dem Bügeleisen, Herdplatten, sommerliche Grillunfälle.

Eine andere große Gruppe bilden Unfälle in der Industrie (Explosionen, flüssige Erze) und Unfälle im Straßenverkehr beim Zusammenprall von Fahrzeugen.

Terminologie

Definition Verbrennung: durch thermische Einflüsse ausgelöste schwere Schädigungen der Haut und z.T. tieferliegender Gewebe mit nachhaltigen Auswirkungen auf den gesamten Organismus (Übersicht 25.4).

Notfallmedizin

Übersicht 25.4. Verbrennung

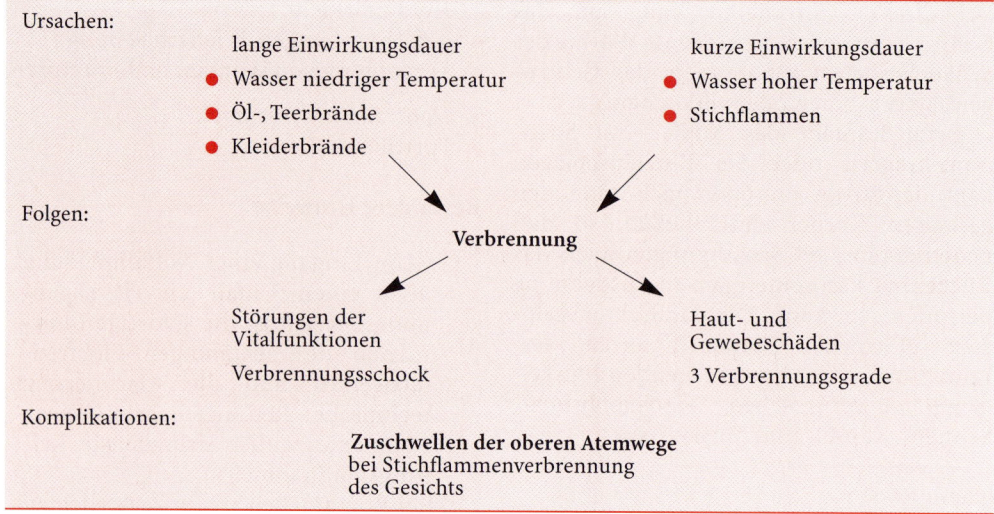

Ursachen:

lange Einwirkungsdauer
- Wasser niedriger Temperatur
- Öl-, Teerbrände
- Kleiderbrände

kurze Einwirkungsdauer
- Wasser hoher Temperatur
- Stichflammen

Folgen:

Verbrennung

Störungen der
Vitalfunktionen

Verbrennungsschock

Haut- und
Gewebeschäden

3 Verbrennungsgrade

Komplikationen:

Zuschwellen der oberen Atemwege
bei Stichflammenverbrennung
des Gesichts

Pathophysiologie

Verbrennungen können nicht nur durch auf die Haut einwirkende hohe Temperaturen ausgelöst werden, sondern auch bei längerer Einwirkdauer durch relativ niedrige Temperaturen (z.B. Wärmflasche an schlecht durchbluteten Hautgebieten). Zu Störungen der Vitalfunktionen kommt es durch den Verbrennungsschock, der sich bei Kleinkindern bei einer Verbrennungsfläche von 10%, bei Erwachsenen von ca. 15% der Körperoberfläche ausbildet. Das durch eine vermehrte Durchlässigkeit der Kapillaren ausgelöste Ödem und die Blasenbildung sowie das Abfließen von Flüssigkeit aus der Verbrennungswunde führen letztlich zu einer Verminderung der intravasalen Blutmenge. Damit ist das Schockgeschehen in Gang gesetzt.

Akute lebensbedrohliche Störungen des respiratorischen Systems drohen nach Explosions- oder Stichflammenverbrennungen, wenn der Verletzte im Moment der Hitzeeinwirkung eingeatmet hat und sich dadurch Verbrennungen im Mund-, Rachen-, Kehlkopf- und Trachealbereich zugezogen hat.

Neben der Tiefe der Verbrennung, die in 3 Grade eingeteilt wird, ist der prozentuale Anteil der betroffenen Körperoberfläche von entscheidender Bedeutung für das wei-

tere Vorgehen und für die Überlebensaussichten des Patienten.

Die Heilungs- und Überlebensaussichten Verbrannter werden entscheidend bestimmt von
- dem *Ausmaß* der Verbrennungen,
- der Verbrennungs*tiefe*,
- dem *Alter* der Betroffenen.

Heute haben Patienten mit 70% verbrannter Körperoberfläche, die in Brandverletztenzentren behandelt werden, gute Überlebenschancen, sofern die Addition Lebensalter + % verbrannte Körperoberfläche nicht deutlich über 100 liegt. Dagegen haben alte Menschen ab 50% verbrannter Körperoberfläche deutlich schlechtere Aussichten, die Verbrennungskrankheit zu überleben.

Von maßgeblicher Bedeutung sind aber auch die Qualität der präklinischen Versorgung und der Weiterbehandlung in spezialisierten Zentren.

Ein Verbrennungsschock entwickelt sich bei Verbrennungen, die bei Kindern 8-10% und bei Erwachsenen mehr als 15 % der Körperoberfläche ausmachen.

Jeder Patient mit einem Verbrennungsausmaß von über 10% der Körperoberfläche muß im Anschluß zur klinischen Therapie transportiert werden.

Symptomatik
(s. Abschn. 28.16 und 28.19)

16 19

- Brandwunde,
- Wertung des Verbrennungsgrades,
- Übergänge von erstgradigen zu zweitgradigen Verbrennungen sind möglich,
- verbindliche Unterscheidungen von zweitgradigen und drittgradigen Verbrennungen sind am Unfallort nicht mit Sicherheit möglich und in dieser Phase auch nicht erforderlich.

Therapie

1. Erste Hilfe:

- Löschen von Kleiderbränden durch Übergießen mit Wasser, Einwickeln in Decken oder durch Rollen der Verbrannten am Boden,
- Entfernen aller nicht mit der Brandwunde verklebten Kleidungsstücke,
- Kaltwasseranwendung bei Extremitätenverbrennungen für 10–15 min bzw. bis zum Nachlassen der Schmerzen (Duschen, Übergießen, Eintauchen, je nach Möglichkeit),
- Kaltwasseranwendung bei Verbrennungen am Stamm durch Übergießen oder Abduschen mit kaltem Wasser,
- unter Katastrophenbedingungen ggf. orale Flüssigkeitszufuhr, 500–1000 ml innerhalb der 1. Stunde nach der Verbrennung (Elektrolytdrinks oder 1 Teelöffel Kochsalz auf 1 l Wasser).

2. Sofortmaßnahmen des Rettungspersonals:

- Fortführung von 1.,
- O_2-Gabe über Nasensonde oder Maske,
- Verband mit Brandwundenverbandpäckchen bzw. Tüchern,
- Infusion von Ringer-Laktatlösung (500 ml sofort, 500 ml während des Transports).

3. Notärztliche Therapie:

- Fortführung von 2.,
- ausreichende Gabe hochwirksamer Schmerzmittel (Morphin, Ketanest),
- Infusionstherapie unter Berücksichtigung moderner Therapieschemata,
- Intubation – unter den Bedingungen des Rettungsdienstes nur bei

– offensichtlichem Inhalationstrauma,
– schwerer Dyspnoe,
– schweren Begleitverletzungen,
– Bewußtseinsverlust
(*Gefahr:* Tubus als frühgebahnter Infektionsweg für die Keimbesiedelung der Lunge!),

- Auswahl einer geeigneten Klinik.

Besondere Hinweise

1. Das Ausmaß der Verbrennungsfläche wird nach der sog. Neunerregel (Abb. 25.11) abgeschätzt:
   - der Kopf entspricht   9 %,
   - ein Arm   9 %,
   - die Rumpfvorderseite   18%,
   - die Rumpfrückseite   18%,
   - ein Bein   18%,
   - das Genital   1%
     der Körperoberfläche.

   - Eine weitere Schätzregel lautet: Handteller des Patienten entspricht ~1% seiner Körperoberfläche.
   - Bei Kleinkindern nimmt
     der Kopf   18%,
     der Arm   9%,
     Vorder- und Rückseite
     des Rumpfes je   18%,
     ein Bein   14%,
     das Genital   1%
     der Körperoberfläche ein.

2. Durch den Verbrennungsschock wird die den ganzen Organismus erfassende Verbrennungskrankheit ausgelöst. Sie bleibt über Tage bis Wochen bestehen und kann noch lange nach dem Unfallereignis lebensbedrohliche Krisen auslösen.

3. Die Schwere der Verbrennungskrankheit wird in den ersten Stunden und Tagen mitentscheidend vom Zeitpunkt und der Qualität der Erstversorgung bestimmt.

4. Kritische Beurteilung pulsoxymetrischer Sättigungswerte bei allen Verbrennungspatientn, bei denen eine Rauchinhalation mit Kohlenmonoxid-(CO)-Beteiligung vorliegen

Notfallmedizin

könnte! Es muß berücksichtigt werden, daß die *gemessene* funktionelle Sättigung höher ist als der echte Anteil an Oxyhämoglobin, denn CO-Hämoglobin wird vom Pulsoxymeter miterfaßt, d.h. es wird ein falsch-hoher Wert ermittelt. Daher muß unter solchen Umständen auch bei scheinbar normalen Sättigungswerten Sauerstoff verabreicht und ggf. beatmet werden.

5. Faustregeln für die frühe Infusionstherapie bei Verbrennungen:

   Erwachsene: bei 40% und mehr verbrannter Körperoberfläche 1000 ml Ringer-Laktat in der 1. Stunde,

   Kinder: 20–40 ml/kg KG Ringer-Laktat in der 1. Stunde.

6. Aktuelle Telefonnummern der zentralen Vermittlungsstelle für Schwerbrandverletzte:

   040/8282-3998 oder
   040/8282-3999.

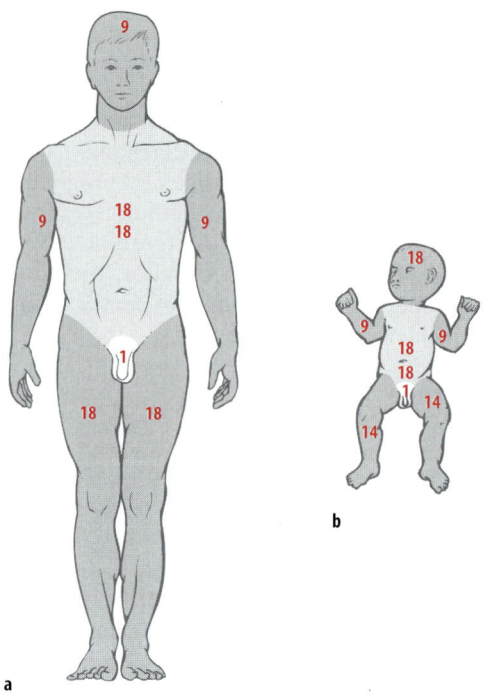

Abb. 25.11 a, b. Schema zur Beurteilung der Verbrennungsausdehnung (Neunerregel): **a** beim Erwachsenen, **b** beim Kleinkind

25.5
Strahlenunfall[1]

Mit der zunehmenden Verbreitung radioaktiver Stoffe und ihrer ionisierenden Strahlen in technischen Anlagen, in Medizin, Industrie und Forschung ist – trotz hoher Sicherheitsauflagen – auch das Risiko eines Strahlenunfalls verbunden.

Bei kleineren Strahlenunfällen bleiben die radiologischen Folgen meist gering, werden typischerweise aber – wegen eines erheblichen Defizits an sachlichem Grundwissen – in ihrer Wirkung überschätzt.

Strahlenunfälle sind für Betroffene und Helfer grundsätzlich gefährlich, wenn sie nicht als solche erkannt werden, da sich ionisierende Strahlen der menschlichen Sinneswahrnehmung entziehen.

Terminologie
Ein Ereignisablauf, der bei Betroffenen eine 50 mSv übersteigende Strahlenexposition zur Folge hat, gilt als Strahlenunfall.

Physikalische Grundlagen
Radioaktivität und ionisierende Strahlen
Die Eigenschaft von Atomkernen, sich unter Aussendung von Strahlung in andere Kerne umzuwandeln, nennt man Radioaktivität. Da die dabei entstehende Strahlung Atome und Moleküle zu zerstören, d.h. zu ionisieren vermag, bezeichnet man sie als ionisierende Strahlung (Abb. 25.12).

Radioaktivität ist eine physikalische Eigenschaft bestimmter Nuklide, z.B.: ^{131}Jod ist radioaktiv, ^{127}Jod aber nicht.

---

[1] Für die wissenschaftliche Beratung beim Thema „Strahlenunfall" danken wir Herrn Dr. Miska im Ministerium des Inneren und für Sport des Landes Rheinland-Pfalz.

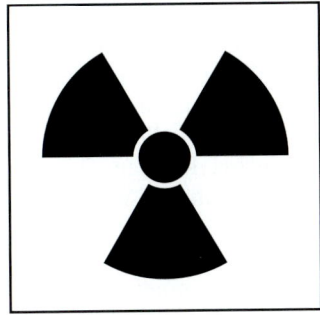

Abb. 25.12.
Universelles Zeichen für ionisierende Strahlen

Der Mensch ist seit jeher *natürlicher* Radioaktivität ausgesetzt.

In Sonne und Sternen wird Kernenergie durch Verschmelzen leichterer Kerne (Kernfusion) in Wärmeenergie umgewandelt; dabei entstehen extrem energiereiche Teilchen und Strahlung, die bis zur Erdoberfläche durchdringen, die sog. *kosmische Strahlung*.

Man unterscheidet die in Tabelle 25.1 genannten aus dem Atomkern stammenden Strahlungsarten.

Die ausschließliche Verwendung der Maßeinheiten des internationalen Einheitensystems (SI-System) im Strahlenschutz ist in der Bundesrepublik gesetzlich vorgeschrieben.

Aktivität und Halbwertszeit
Die Aktivität ist ein Maß für die Menge eines Radionuklides und gibt an, wieviele Atomkerne des Nuklids pro Zeiteinheit zerfallen und dabei ionisierende Strahlung aussenden. Die Maßeinheit für die Aktivität [A] ist das Becquerel [Bq]; dies entspricht einem Zerfall pro Sekunde [s]:

Größe:

$$\text{Aktivität A} = \frac{\text{Zerfälle}}{\text{Zeit}} ,$$

Einheit: 1 Becquerel [Bq] = 1 Zerfall/s.

In vielen Fällen ist die Anhabe einer spezifischen Aktivität, d.h. Aktivität pro Masse [Bq/kg] oder einer Aktivitätskonzentration, d.h. Aktivität pro Volumen [Bq/m³, Bq/l] wichtig.

Die Halbwertszeit gibt an, in welcher Zeit die ursprüngliche Aktivität eines Radionuklids durch Zerfall auf die Hälfte abgenommen hat. Nach einer Halbwertszeit geht die ursprüngliche Aktivität also auf die Hälfte zurück, nach 2 Halbwertszeiten ist noch 1/4 vorhanden usw.; nach 10 Halbwertszeiten nur noch etwa 1/1000.

Äquivalentdosis
Die Wirkung von Strahlung auf den Organismus hängt von der Art der Strahlung und der an das Gewebe abgegebenen Energie ab. Bei Angabe der Dosis als Äquivalentdosis ist beides berücksichtigt. Die Einheit der Äquivalentdosis ist das Sievert [Sv]; 1 Sv entspricht einer Energieabgabe von 1 Joule an 1 kg Gewebe. Die Dosis von 1 Sv ist sehr hoch; gebräuchlich im Strahlenschutz sind daher die Einheiten Millisievert (1 mSv = 0,001 Sv) und Mikrosievert (1 μSv = 0,000 001 Sv). Ebenso wird die Dosisleistung meist in mSv/h oder μSv/h angegeben.

Bei der Angabe der Dosis als Äquivalentdosis (z.B. in mSv) ist die unterschiedliche Wirkung verschiedener Arten von Strahlung berücksichtigt; dabei ist es unbedeu-

Tabelle 25.1 Strahlungen aus dem Atomkern

Strahlen		Eigenschaften
Alphastrahlen (α-Strahlen)	Positiv geladene Heliumkerne	Reichweite: cm-Bereich in Luft
Betastrahlen (β-Strahlen)	Elektronen	Reichweite: m-Bereich in Luft
Gammastrahlen (γ-Strahlen)	Energiereiche elektromagnetische Strahlen	Starkes Durchdringungsvermögen
Neutronenstrahlen	Neutronen	Verursachen bei verschiedenen Materialien künstliche Aktivität

Notfallmedizin

tend, ob die Strahlung natürlichen Ursprungs ist oder von künstlich erzeugten Radionukliden.

Natürliche Radionuklide

Die in den Körper durch Nahrung und Atmung aufgenommenen natürlichen Radionuklide bewirken eine jährliche Dosis von etwa 1,7 mSv/Jahr; hinzu kommen etwa 0,3 mSv/Jahr durch kosmische Strahlung und 0,4 mSv/Jahr durch terrestrische Strahlung (= Strahlung von Radionukliden in Umgebung und Baumaterial). Insgesamt beträgt daher die effektive Dosis aus natürlichen Quellen im Mittel 2,4 mSv/Jahr.

Zivilisatorische Strahlenexposition

Die zivilisatorische Strahlenexposition, d.h. durch künstlich erzeugte Radionuklide und durch Röntgenstrahlung, führt zu einer effektiven Dosis von etwa 1,5 mSv/Jahr, wobei nahezu der gesamte Beitrag auf medizinischen Anwendungen beruht.

Biologische Wirkung ionisierender Strahlung

Die direkte Wirkung ionisierender Strahlung beruht auf der Zerstörung von Atomen und Molekülen und der damit verbundenen Freisetzung von Ionen (daher der Name) und Radikalen. Dadurch können Zellen im Organismus geschädigt werden oder absterben. Da es im Körper jedoch einen Reparaturmechanismus gibt und dauernd Zellen erneuert werden, hängt es stark von der Dosis ab, ob die Bestrahlung zu einem Schaden führt.

Nur bei hohen Dosen – etwa ab 0,5 Sv – treten akute Schäden kurze Zeit (nach einigen Minuten bei sehr hohen Dosen, spätestens nach etwa 30 Tagen) nach der Bestrahlung auf, während für niedrige Dosen nur eine Wahrscheinlichkeit angegeben werden kann, daß später (bis zu Jahrzehnten nach der Bestrahlung) daraus eine Schädigung resultiert; daher spricht man hier von latenten, d. h. versteckten, Schäden.

Typische Unfälle

In Medizin und Forschung

- Teilkörperbestrahlungen durch Röntgenstrahlen bei fokussiertem Strahl oder durch Quellen in geringem Abstand; hierbei können Organdosen auftreten, die zu akuten Schäden führen.
- Ganzkörperbestrahlungen durch Quellen in großem Abstand oder durch Beschleuniger (γ- oder Neutronenbestrahlung); akute Strahlenschäden sind dabei unwahrscheinlich.
- Kontamination durch Radionuklide, evtl. auch deren Inkorporation über Inhalation oder Wunden, z.B. durch zerbrochene Gefäße im Labor.

In Industrie und Technik ereignen sich ähnliche Unfälle, wobei z.B. die hohen Dosisleistungen bei Geräten zur Durchstrahlungsprüfung auch zu Organdosen mit akuten Schäden führen können.

Beim Transport sind bisher aufgrund der strengen Vorschriften zu Verpackung und Handhabung (GGVS, GGVE etc.) trotz mehrerer Unfälle keine schweren radiologischen Auswirkungen beobachtet worden; da aber am Unfallort meist kein Strahlenschutzbeauftragter bzw. keine fachkundige Person verfügbar ist und meist Polizei, Rettungsdienst oder Feuerwehr die ersten Maßnahmen ergreifen müssen, kann es dabei zu nichtangemessenen Reaktionen kommen.

Unfälle in kerntechnischen Anlagen

Kerntechnische Anlagen (Kernkraftwerke) sind mit zahlreichen Sicherheitseinrichtungen zur Zurückhaltung der bei der Kernspaltung entstehenden radioaktiven Stoffe versehen. Trotzdem trifft der Staat zusätzliche Vorbereitungen für den Fall, daß trotz aller innerbetrieblichen Vorsorge- und Sicherheitsvorkehrungen ein Schadensereignis eintreten könnte, dessen Auswirkungen auch die Umgebung der Anlage gefährden könnten („Rahmenempfehlungen für den Katastrophenschutz in der Umgebung kerntechnischer Anlagen").

Pathophysiologie

Mit der Freisetzung radioaktiver Stoffe sind folgende Gefahren verbunden (s. auch Übersicht 25.5).

- Bestrahlung:
  Der Patient wird von Strahlung getroffen, ohne selbst zu strahlen.
- Kontamination:
  Strahlende Partikel haften an Kleidung und/oder an der Körperoberfläche; Patient kann strahlen.
- Inkorporation:
  Aufnahme radioaktiver Stoffe durch Einatmen oder Verzehr kontaminierter Nahrung; in der Regel gilt: Patient kann strahlen.

- Komplizierter Strahlenunfall:
  Zusätzlich zur möglichen Strahlenexposition sind konventionelle Verletzungen entstanden (deren Behandlung wegen einer evtl. Kontamination aber nicht unterbleiben darf).

Akute Schäden

- Unterhalb einer Schwelle von etwa 0,5 Sv treten keine akuten Schäden auf.
- Bei Dosen von 0,5–1 Sv zeigen sich bei den Betroffenen Übelkeit und Benommenheit („Röntgenkater"), die nach einigen Tagen jedoch wieder verschwinden.
- Bei noch höheren Belastungen werden die Verdauungsorgane und das blut-

Notfallmedizin

Übersicht 25.5. Strahlenunfall

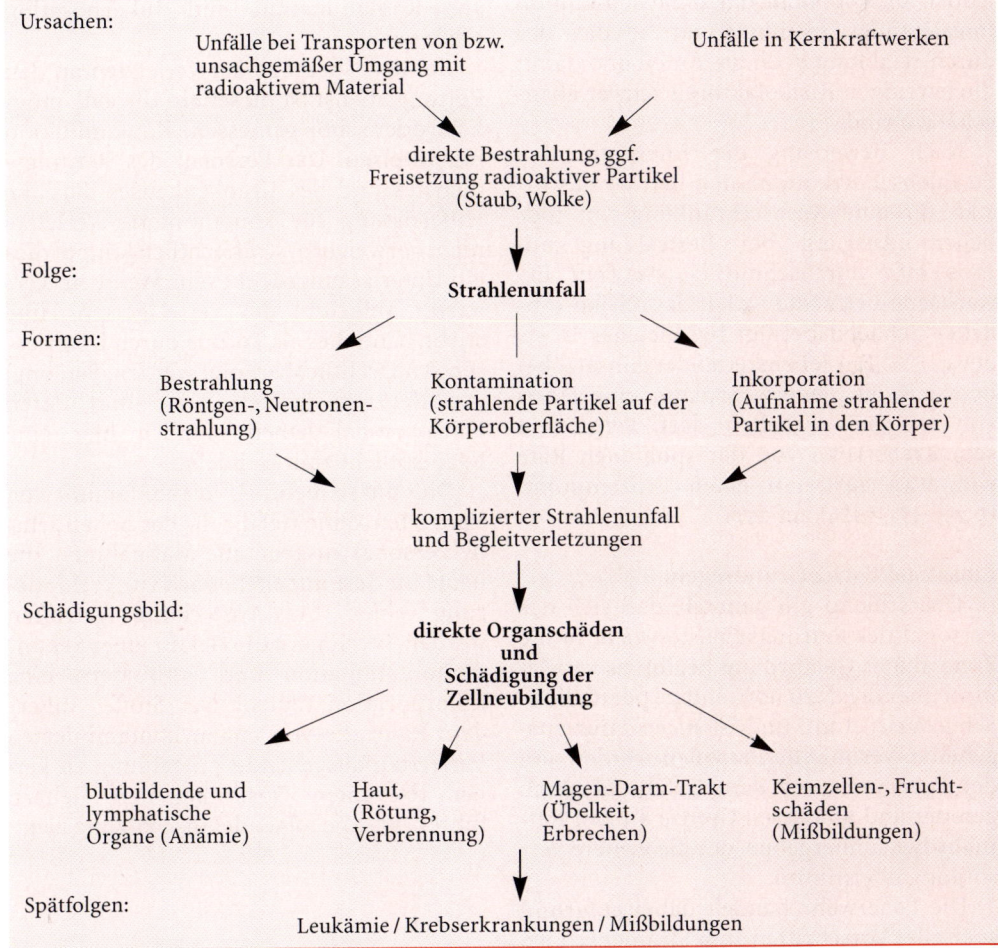

bildende Knochenmark geschädigt sowie das Immunsystem geschwächt, so daß eine stationäre Behandlung notwendig wird.

- Bei Ganzkörperdosen über 3 Sv treten schon vereinzelt Todesfälle auf; bei Dosen über 6 Sv besteht Lebensgefahr, und nur die Betreuung auf einer Intensivstation bietet die Aussicht auf Genesung.

Latente Schäden

Latente Schäden treten spät und stochastisch, d.h. statistisch verteilt, auf. Sie erhöhen das Krebsrisiko der bestrahlten Person (man bezeichnet dies auch als somatischen Schaden) und können zu Erbschäden der Nachkommen (genetische Schäden) führen. Beide Schäden treten jedoch auch spontan, d.h. ohne den Einfluß ionisierender Strahlung auf, so daß der durch Strahlung bedingte Anteil und damit die jeweiligen Risikofaktoren schwer abzuschätzen sind.

Nach Bewertung der Internationalen Strahlenschutzkommission beträgt das Risiko für eine Krebserkrankung mit tödlichem Ausgang bei Bestrahlung mit 1000 mSv durchschnittlich 5% (nur Erwachsene betrachtet: 4%); das Risiko erblicher Schäden beträgt bei gleicher Dosis etwa 1,3%. Ein lebensrettender Einsatz, bei dem z.B. ein Feuerwehrmann eine Dosis von 250 mSv erhalten darf, vergrößert sein Krebsrisiko von der spontanen Rate von etwa 24% um einen Prozentpunkt ($0{,}25 \cdot 4\% = 1\%$) auf 25%.

Einsatztaktische Grundregeln

In Deutschland gilt generell, daß sich das Personal des Rettungsdienstes *nicht* in die Zone akuter Gefährdung begibt; es verfügt *nicht* über die dazu notwendige persönliche Schutzausrüstung und ist *nicht* dafür ausgebildet. Verunfallte Personen werden von der Feuerwehr aus dem Gefahrenbereich gerettet und an dessen Grenze an den Rettungsdienst übergeben, der die weitere Versorgung übernimmt.

Die Feuerwehr handelt dabei aufgrund spezieller Vorschriften zum Strahlenschutz.

Die Polizei, die – anders als die Feuerwehr – auch geplante Einsätze in Verbindung mit radioaktiven Stoffen durchführt, richtet sich dabei nach einem entsprechenden Polizeileitfaden. In diesen Vorschriften sind die Anforderungen zur Sicherstellung des Strahlenschutzes auch in Unfallsituationen festgelegt, grundsätzlich gilt aber (Abb. 25.13):

> **Maßnahmen zur Rettung von Menschenleben sind notfalls ohne Schutzausrüstung durchzuführen!**

Provisorische Schutzmaßnahmen wie die Verwendung von Einweghandschuhen (aus dem Fahrzeugverbandkasten) und Atemfiltern, sofern verfügbar, können dabei vor Kontamination und Inkorporation schützen.

Bei der Übergabe der Verletzten an den Rettungsdienst ist dieser auf die evtl. mögliche oder schon gemessene Kontamination hinzuweisen. Das Personal des Rettungsdienstes und des Krankenhauses darf die Hilfeleistung für kontaminierte Verletzte nicht verweigern: strafrechtlich könnte dies ein Unterlassungsdelikt sein. Wenn ein Verletzter aufgrund der verweigerten Hilfe stirbt, kann dies als Tötung durch Unterlassen strafrechtlich verfolgt werden. Personal des Rettungsdienstes, Ärzte und deren Hilfspersonal haben nämlich hier eine Rechtspflicht zum Handeln.

Dies um so mehr, als von kontaminierten Verletzten keine Gefahr für das behandelnde Personal ausgeht: alle Maßnahmen, die heute im Gesundheitsbereich zur Verhinderung einer Aids-Ansteckung getroffen werden, verringern die Gefahr einer Sekundärkontamination und verhindern eine Inkorporation radioaktiver Stoffe. Außerdem kann die von einem kontaminierten Verletzten ausgehende γ-Strahlung zu keiner relevanten Dosis bei den Helfern führen, wie die folgende Abschätzung zeigt.

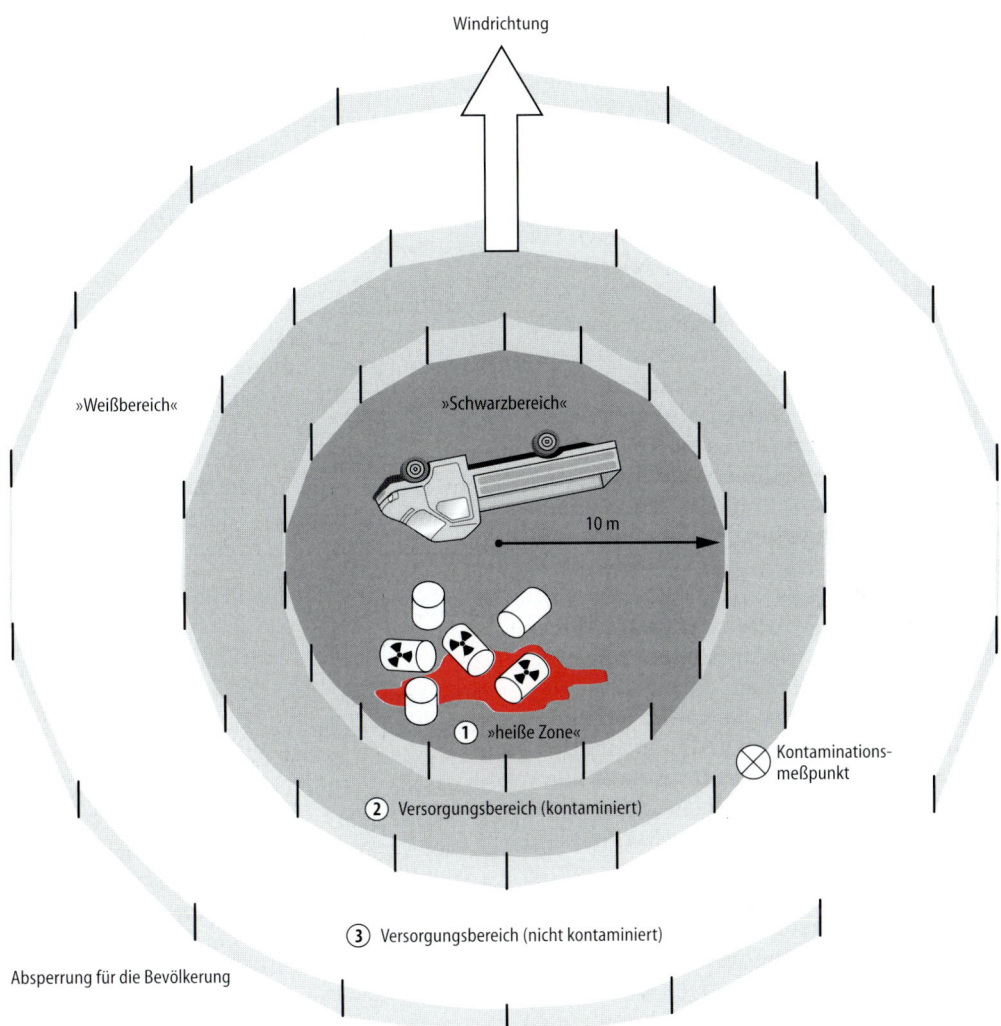

Windrichtung

»Weißbereich«

»Schwarzbereich«

10 m

① »heiße Zone«

⊗ Kontaminations-
meßpunkt

② Versorgungsbereich (kontaminiert)

③ Versorgungsbereich (nicht kontaminiert)

Absperrung für die Bevölkerung

In 1 m Abstand von einer mit 1 kBq/cm² mit Spaltprodukten kontaminierten Person beträgt die Dosisleistung etwa 1 µSv/h.

Die Abschätzung wurde für ein typisches Spaltproduktgemisch durchgeführt, kann als grobe Näherung aber auch für andere β-/γ-Strahlen verwendet werden. Dabei wird davon ausgegangen, daß die gesamte Körperoberfläche kontaminiert ist; eine grobe Dekontamination durch Entfernen der Kleidung kann diesen Wert reduzieren.

Abb. 25.13. Sperrzonen beim Strahlenunfall. Patienten müssen unverzüglich aus der „heißen"-Zone (1) des „Schwarzbereichs" herausgeholt und dann entgegen der Windrichtung in einer Mindestdistanz von 10 m gelagert werden. In den weniger gefährlichen, aber dennoch evtl. strahlenbelasteten Versorgungsbereich (2) sollten sich – nur wenn dringend erforderlich – möglichst wenige Personen begeben. Alle kontaminierten Gegenstände müssen dort im Versorgungsbereich (2) zurückbleiben.

Rettungsfahrzeuge und die übrige nicht direkt vor Ort benötigte Ausstattung sollten in dem nicht kontaminierten Versorgungsbereich (3) „Weißbereich" vorgehalten werden.

An der Übergangsstelle von Bereich 2 nach 3, am Kontaminationsmeßpunkt, müssen Personen und Gegenstände einer Kontaminationsmessung unterzogen werden

Grundsätzlich aber gilt:

> Konventionelle medizinische Hilfe hat Vorrang vor Dekontaminationsmaßnahmen!

Diese Kontamination führt auch bei dem Betroffenen selbst nur zu Dosen, deren Folgen im Vergleich zu denen aus Verletzungen gering bleiben.

Da diese Zusammenhänge und Dosisabschätzungen allgemein zuwenig bekannt sind, kommt es häufig bei Unfällen in Verbindung mit radioaktiven Stoffen zu nicht angemessenen Reaktionen, und häufig werden Rettungsmaßnahmen aus übertriebener Furcht vor ionisierenden Strahlen nicht so effektiv durchgeführt wie bei konventionellen Unfällen.

Effektiver Ablauf von Rettungsmaßnahmen
Unter optimalen Bedingungen sollte ein Rettungseinsatz wie folgt ablaufen:
- Bei einem Brand oder Unfall bei einem Genehmigungsinhaber, d.h. in einer stationären Anlage, sollte der Notruf schon mit dem Hinweis erfolgen: „radioaktive Stoffe betroffen"; bei einem Verkehrsunfall mit Beteiligung radioaktiver Stoffe sollte der entsprechende Hinweis von der Polizei gegeben werden.
- Die Feuerwehr übernimmt neben ihren sonst üblichen Aufgaben die Rettung von Personen aus dem Gefahrenbereich sowie die Messung von Dosisleistung und eventueller Kontamination.
- Der Rettungsdienst übernimmt die Verletzten am Rand des Gefahrenbereichs (Abb. 25.13) und sorgt für den Transport in ein Krankenhaus; dieses wird möglichst vorab über die eventuelle Kontamination der Verletzten informiert.
- Die zuständige Fachbehörde (Gewerbeaufsicht, Landesamt für Umweltschutz o.ä.) übernimmt die Brand- oder Unfallstelle nach dem Einsatz und entscheidet über evtl. notwendige Dekontaminationsmaßnahmen; die Unfallstelle darf nur von der Fachbehörde freigegeben werden (Verzeichnis der regionalen Strahlenschutzzentren s. Anhang E, S. 559).

25.6
Notfälle am Auge

Isolierte Notfälle am Auge sind zwar in der Regel nicht lebensbedrohlich, sie können aber den Verlust der Sehkraft und damit den Ausfall einer wichtigen Organfunktion verursachen.

Terminologie
Für die Belange des Rettungsdienstes sollen Verletzungen und Verätzungen mit dem Begriff Notfälle am Auge zusammengefaßt werden (die Zahl der Notfälle am Auge ist größer, einzelne Krankheitsbilder sind aber schwerer erkennbar und haben für die Versorgungsmöglichkeit des Rettungspersonals keine Konsequenzen).

Pathophysiologie
Siehe Übersicht 25.6.

Symptomatik
Siehe Übersicht 25.6.

Therapie
1. *Erste Hilfe:*
- Bei Verätzungen: ca. 30 min lang reichlich spülen mit mindestens 2 l Spülflüssigkeit (s. Abb. 25.14) am liegenden Patienten,

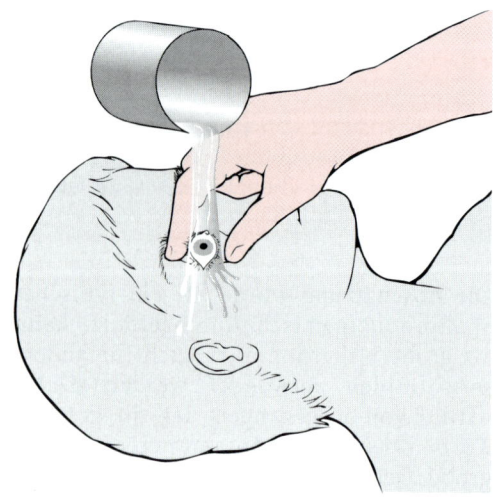

Abb. 25.14. Augenspülung

Übersicht 25.6. Perforation des Auges

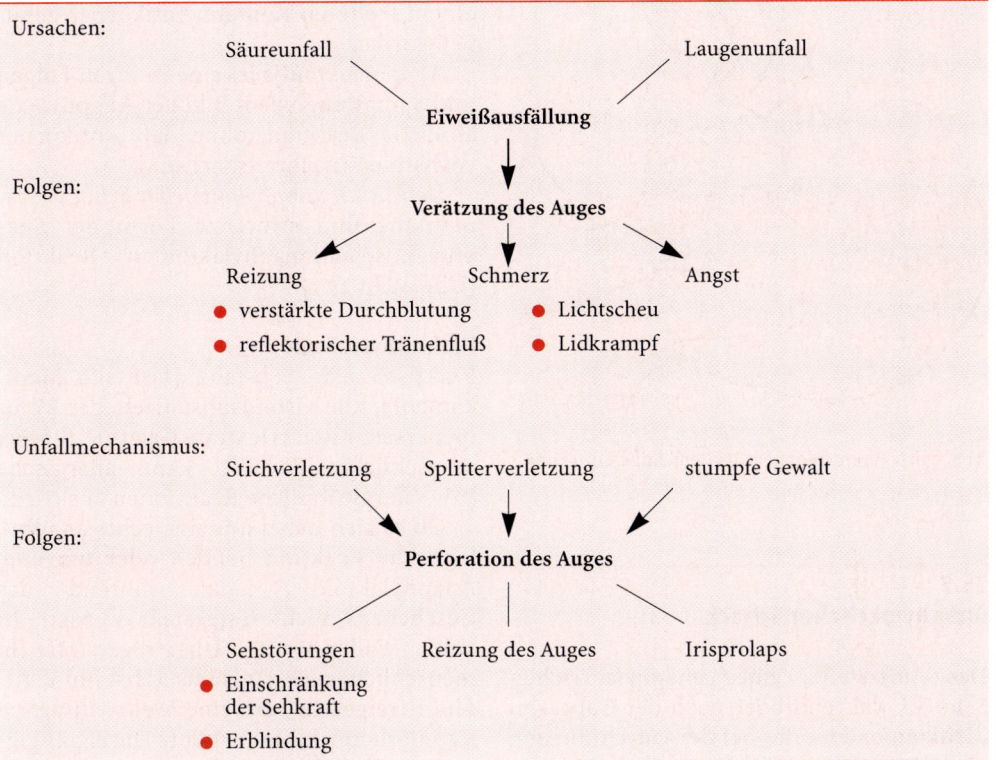

Ursachen:

Säureunfall   Laugenunfall

Eiweißausfällung

Folgen:

Verätzung des Auges

Reizung   Schmerz   Angst

- verstärkte Durchblutung   • Lichtscheu
- reflektorischer Tränenfluß   • Lidkrampf

Unfallmechanismus:

Stichverletzung   Splitterverletzung   stumpfe Gewalt

Folgen:

Perforation des Auges

Sehstörungen   Reizung des Auges   Irisprolaps

- Einschränkung der Sehkraft
- Erblindung

- Versuch, unlösliche Partikel aus den Bindehautsäcken mit Tupfern zu entfernen,
- bei Perforationen nur lockere Fremdkörper aus dem Auge entfernen,
- anschließend steriler Augenverband ohne Druck auf den Augapfel,
- nach Möglichkeit das nichtbetroffene Auge mit abdecken, um Sehbewegungen beider Augen zu unterdrücken.

2. Sofortmaßnahmen des Rettungspersonals:
- Fortführung von 1.,
- Transport in halbsitzender Position zum Augenfacharzt bzw. in eine geeignete Klinik.

3. Notärztliche Therapie:
- genauere Untersuchung und Reinigung des Auges,
- Gabe von Schmerzmitteln,
- Transport in fachärztliche Behandlung.

Hinweise

1. Bei Notfällen am Auge sind in der Regel alle – unsachgemäßen – Manipulationen zu unterlassen.
2. Bei Spülungen am liegenden Patienten muß die Flüssigkeit von der nasalen Seite des Auges – entgegen dem physiologischen Tränenfluß – nach außen laufen, um Tränenkanal, Mundschleimhaut und das andere Auge nicht zusätzlich zu belasten.
3. Verätzungen mit ungelöschtem Kalk dürfen nicht gespült werden, um weitere Verätzungen und thermische Schäden zu vermeiden. In einem solchen Fall muß eine mechanische Reinigung, z.B. mit der Ecke eines Tupfers, erfolgen (s. Abb. 25.15).

Notfallmedizin

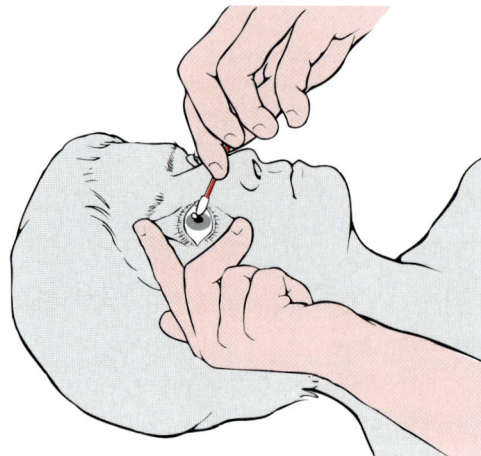

Abb. 25.15. Fremdkörper aus dem Auge entfernen

25.7
Anaphylaktischer Schock

Das Auftreten eines anaphylaktischen Schocks während oder nach der Gabe von Medikamenten oder bei der Durchführung einer Infusion ist ein besonders dramatisches Ereignis, da z.T. Patienten aus völligem Wohlbefinden heraus betroffen sind.

Sehr häufig setzen nach intravenöser Gabe von Medikamenten, z.B. Penizillinen, oder zu Beginn der Infusion – nachdem nur wenige Milliliter eingelaufen sind – Symptome ein, die je nach Schwere der Reaktion allein Veränderungen der Haut auslösen oder über Mitbeteiligung aller wichtigen Organe in den Kreislaufstillstand einmünden können.

Terminologie
Der anaphylaktische Schock gehört in den großen Komplex der Allergie. *Allergie* bedeutet: Veränderte Reaktionslage des Organismus nach einer Antigen-Antikörper-Reaktion. *Antigene* sind Fremdstoffe, die den Körper zur Bildung von Reaktionsprodukten veranlassen. *Antikörper* sind Reaktionsprodukte des Körpers auf Fremdstoffe.

Anaphylaxie bedeutet: übersteigerte Reaktion des Organismus gegen geringste Mengen eines Fremdstoffes, gegen den nach einem früheren Kontakt Antikörper gebildet wurden.

Anaphylaktoidie ist eine in ihren Folgen und Symptomen dem Bild der Anaphylaxie ähnliche Reaktion, ohne daß Antikörper vorhanden (nachweisbar) sind.

Definition anaphylaktischer Schock: dramatische und schwerste Form der anaphylaktischen/anaphylaktoiden Reaktion (Übersicht 25.7).

Pathophysiologie
Praktisch jede Substanz [fast alle Medikamente, alle Grundsubstanzen der Volumenersatzmittel (Dextran, Gelatine, Stärke, menschliches Eiweiß)] kann allergische bzw. allergieähnliche Reaktionen auslösen.

Ob es sich dabei um eine echte anaphylaktische Reaktion handelt oder um eine Anaphylaktoidie, kann während des Geschehens nicht festgestellt werden. In beiden Fällen werden Überträgerstoffe im menschlichen Organismus (Histamin, Kinine) freigesetzt, die eine Weitstellung im Kapillarbereich, eine erhöhte Durchgängigkeit der Kapillaren und Spasmen der glatten Muskulatur auslösen. In der Folge entwickelt sich, je nach Schwere des Bildes, ein anaphylaktischer Schock.

Reaktionen auf Volumenersatzmittel sind bisher nur während der klinischen Behandlung nach deren Gabe an Nichtschockierte, z.B. zur Verhütung von Thrombosen, bekannt geworden. Anscheinend bieten der bestehende Schock (und eine Narkose) einen Schutz vor der Entwicklung oder Ausprägung schwerster allergischer Reaktionen dieser Art. Dies ist ein wichtiger Faktor für die Verwendung von Volumenersatzmitteln im Rettungsdienst.

Symptomatik
Sofort nach intravenöser Gabe von Medikamenten und zu Beginn der Infusion – nachdem wenige Milliliter eingelaufen sind:
- *Haut:* Juckreiz, Brennen, Flush, Urtikaria,
- *Gastrointestinaltrakt:* Übelkeit, Erbrechen, abdominale Schmerzen, Diarrhö,

Übersicht 25.7. Anaphylaktischer Schock

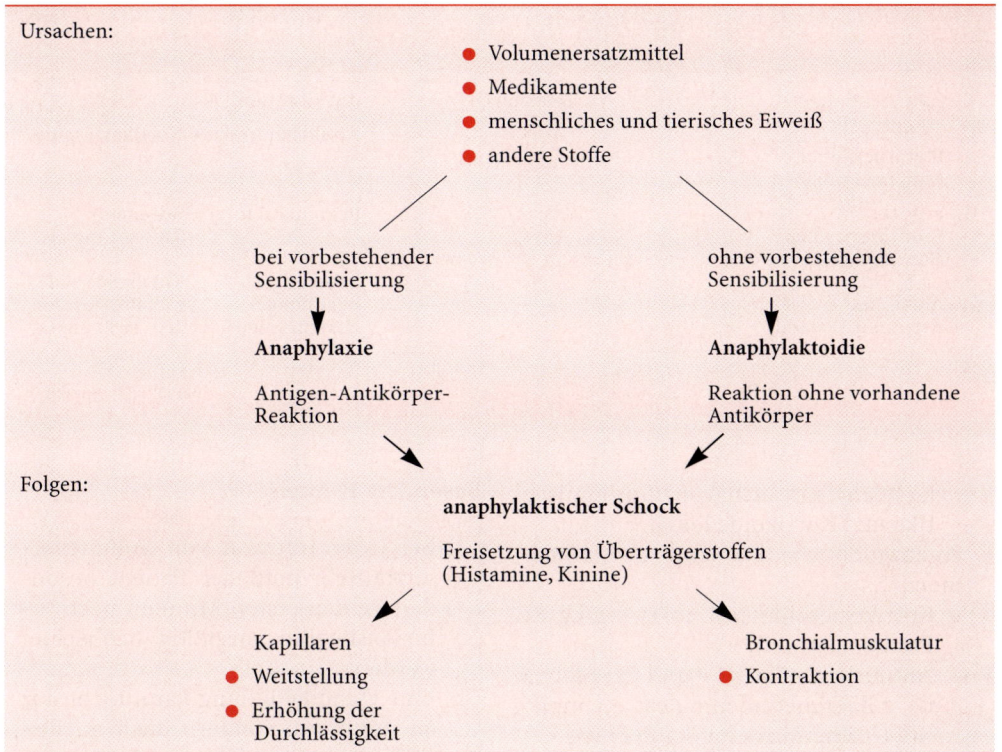

Ursachen:

- Volumenersatzmittel
- Medikamente
- menschliches und tierisches Eiweiß
- andere Stoffe

bei vorbestehender
Sensibilisierung

Anaphylaxie

Antigen-Antikörper-
Reaktion

ohne vorbestehende
Sensibilisierung

Anaphylaktoidie

Reaktion ohne vorhandene
Antikörper

Folgen:

anaphylaktischer Schock

Freisetzung von Überträgerstoffen
(Histamine, Kinine)

Kapillaren
- Weitstellung
- Erhöhung der
  Durchlässigkeit

Bronchialmuskulatur
- Kontraktion

Notfallmedizin

- *Zentralnervensystem:* Unruhe, Kopf-schmerzen, Bewußtseinstrübung, Krämpfe,
- *respiratorisches System:* Schleimhaut-schwellung, Bronchokonstriktion,
- *Herz-Kreislauf-System:* Hypotonie durch relativen und absoluten Volumenmangel (Vasodilatation, Plasmaverlust), Vermin-derung der koronaren Durchblutung, verminderte Herzauswurfleistung.

Therapie (Tabelle 25.2)

1. Erste Hilfe:
- Abstellen der Infusion bei sich andeu-tenden Nebenreaktionen,
- gezielte Meldung an die Rettungsleitstel-le.

2. Sofortmaßnahmen des Rettungsperso-nals:
- Allergenzufuhr stoppen, evtl. Resorption verhindern,
- Sicherung freier Atemwege, O_2-Zufuhr,

- venöser Zugang, Infusion,
- engmaschige Überwachung von Bewußtseinslage, Atmung und Kreislauf,
- bei respiratorischer Insuffizienz: Beat-mung mit 100% Sauerstoff (nach endo-trachealer Intubation),
- bei Kreislaufstillstand: übliche Maß-nahmen der kardiopulmonalen Reani-mation.

3. Notärztliche Therapie:
- Fortführung von 2.,
- erweiterte Maßnahmen, medikamentöse Therapie (bei beginnender Schocksym-ptomatik):
  - Adrenalin (initial 0,05–0,1 mg = 0,5–1 ml der auf 10 ml verdünnten Supra-renin-Ampulle i.v.), ggf. alle 3–5 min wiederholen,
  - Volumenzufuhr (initial 500–1000 ml, z.B. HÄS 6%),
  - bei Bronchospasmus: Theophyllin (initial 5 mg/kg KG i.v., dann 0,5 mg/

Tabelle 25.2 Notfalltherapie anaphylaktoider Reaktionen

Klinische Symptome und Schweregrad	1. Hilfe	Maßnahmen von Rettungspersonal und Notarzt	
I. Hautreaktionen	Infusion	Antihistaminika	
II. Tachykardie, Blutdruckabfall, Nausea, Erbrechen	STOP	Antihistaminika + Kortikosteroide	
III. Schock, Bronchospasmus, Uterusspasmus	Alarm!	Reanimation:	1. Adrenalin 0,05–0,1 mg i.v.
IV. Atem- und Kreislaufstillstand		Lagerung, Beatmung + Herzmassage	2. Kortikosteroide, z. B. Prednisolon 250–1000 mg i.v.
			3. Infusion, z. B. Albumin 5 %

kg KG/h), ggf. auch β_2-Sympthomimetika und Kortikoide lokal,

- ergänzende medikamentöse Maßnahmen:
  - Kortikosteroide (z.B. 10-15 mg/kg KG Prednisolon i.v.),
  - Antihistaminika (H_1- und H_2-Blockade, z.B. Dimetindenmaleat 0,1 mg/kg KG + Cimetidin 5 mg/kg KG i.v.),
  - bei Patienten unter β-Blockertherapie: Glukagon (initial 10 mg i.v., dann 2 mg/h).

Besondere Hinweise

1. Bei jeder Infusion von Volumenersatzmitteln muß der Patient besonders in den ersten Minuten nach Infusionsbeginn sorgfältig beobachtet werden.
2. Eine Quaddelbildung kann nicht nur an der Haut, sondern auch an den Schleimhäuten eintreten. Dann entwickelt sich häufig ein Ödem im Kehlkopfbereich. Je nach Ausmaß kommt es zum Verschluß der Stimmritze. *Vorgehen:* Überdruckbeatmung, Intubation (notfalls Koniotomie).

KAPITEL 26

Vergiftungen 26

Lern- und Nachschlagkapitel
Überwiegend in suizidaler Absicht werden die klassischen Substanzen, die Schlaf- und Beruhigungsmittel allein oder in Kombination mit der gesellschaftlich akzeptierten Droge Alkohol eingenommen. Vergiftungen als Folge von Selbstmorden bzw. Selbstmordversuchen überwiegen deutlich die Zahl der unfallbedingten Vergiftungen.

Benzodiazepine sind auch in dieser Hinsicht auf dem Vormarsch! In unserer heutigen Gesellschaft nimmt der Drogenmißbrauch bedrohlich zu. Hier folgen den „Klassikern" Heroin, Kokain und Amphetamin neuere Designerdrogen, deren chemische Zusammensetzung und Gefährlichkeit im konkreten Einzelfall nicht bekannt sind.

Aus diesem Grund werden in diesem Kapitel die allen Vergiftungen grundsätzlich gemeinsamen oder ähnlichen Probleme und die Grundprinzipien der Behandlung bei Vergiftungen ausführlich erläutert, einzelne Vergiftungsbilder und ihre spezifische, meist symptomorientierte Therapie werden in geraffter Form dargestellt.

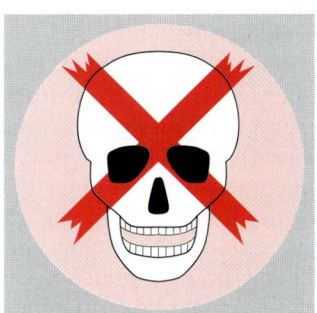

26.1
Allgemeine Grundsätze für die Behandlung Vergifteter

In der Bundesrepublik Deutschland ereignen sich pro Jahr weit mehr als 100000 Vergiftungen, bei denen mehr als 4000 Menschen sterben. Im Patientengut von Krankentransport und Rettungsdienst machen diese Notfälle einen Anteil von über 10% aus (Verzeichnis der Giftinformationszentren s. Anhang D).

Giftaufnahme
Vergiftungsursache und Art des Giftes bestimmen typischerweise auch den Weg, auf dem das Gift in den Körper gelangt.

1. Vergiftungsursachen: Rund 2/3 aller Vergiftungen Erwachsener sind auf Suizidversuche zurückzuführen. Gleichzeitig ist davon auszugehen, daß in unserem Land 40000-60000 Drogensüchtige leben. Bei Kindern überwiegen allerdings die unbeabsichtigten Vergiftungen.

2. Art des Giftes: Zwischen der Vergiftungsursache und der Art des aufgenommenen Giftes besteht ein enger Zusammenhang. Erwachsene mit Selbstmordabsichten nehmen typischerweise Medikamente, wie Benzodiazepine, Barbiturate und andere Schlafmittel, häufig kombiniert mit Alkohol ein. Gas und Säure-Laugen-Vergiftung machen einen vergleichsweise geringen Anteil aus. Auch bei Kindern spielen Vergiftungen durch aufgefundene Medikamente, die als vermeintliche Süßigkeiten aufgenommen werden, eine Rolle. Hier ist allerdings der Anteil an Vergiftungen durch andere gefährliche Substanzen wie Waschmittel, Reinigungsmittel, Pflanzenschutzmittel etc. höher.

Bei *Vergiftungsunfällen* (Nahrungsmittelvergiftung, Unfälle in Industrieanlagen und beim Transport gefährlicher Güter) sind die Gifte mannigfaltig, z.B. verdorbene Nahrung, Gase, Dämpfe, Pflanzenschutzmittel, tierische Gifte etc.

Heute stehen – zumindest in Großstädten und Ballungsgebieten – Drogennotfälle im Vordergrund. Die Rauschgiftbilanz der Bundesrepublik Deutschland für 1995 geht von 1565 Drogentoten aus bei einer deutlichen Zunahme des Konsums von sog. Designerdrogen. 1995 sind 15 Menschen im Zusammenhang mit Ecstasy-Konsum gestorben. Es gibt zwar weniger Erstkonsumenten von Kokain und Heroin, aber Amphetamine und LSD sind auf dem Vormarsch.

3. Typisches Anwendermilieu: Die Örtlichkeit und das Milieu lassen bei Drogen- und Giftgebrauch – neben der spezifischen Symptomatik – in einem gewissen Umfang Schlüsse auf die Art der Droge bzw. des Giftes zu (Tabelle 26.1).

4. Vergiftungswege: Die meisten Stoffe wirken nur als Gifte, wenn sie auf jeweils eine typische Weise in/an den Körper gelangen.
a) Orale Giftaufnahme:
Die Giftaufnahme durch Schlucken (Trinken) der Substanzen ist der häufigste Vergiftungsweg.

Hier bietet sich in der Regel als Entgiftungsverfahren die Entleerung von Magen und Darm an.
b) Inhalation:
Gase, Dämpfe und Nebel werden eingeatmet, wirken z.T. schon in den Atemwegen und/oder gelangen über die Lunge in den Organismus. Beispiele: Kohlenmonoxid, Kohlenwasserstoffe, Nitrosegase. Neben der sofortigen Rettung des Vergifteten aus dem gefährlichen Bereich (unter Beachtung der eigenen Sicherheit) und dem Versuch, durch Hyperventilation noch nicht aufgenommene Gase, Dämpfe und Nebel aus Atemwegen und Lungen zu entfernen, ist die Entgiftung schwieriger.
c) Giftaufnahme über die Haut:
Vor allem fettlösliche Gifte, wie Benzol und bestimmte Pflanzenschutzgifte, werden über die Haut resorbiert. Die Gefährlichkeit dieses Vergiftungsweges wird häufig unterschätzt.
Neben einer sofortigen Beseitigung noch an der Körperoberfläche befindlicher Gifte (Entfernen der Kleidung, Abwaschen der Haut unter Beachtung der eigenen Sicherheit) sind jeweils spezifische Entgiftungsmaßnahmen erforderlich.
d) Giftaufnahme durch intravenöse, intramuskuläre und subkutane Injektion:
Dieser früher selten und nur von entsprechend vorgebildeten Personen (Ärzten und ärztlichem Assistenzpersonal) gewählte Vergiftungsweg für Narkosemittel, Insulin u.a. spielt heute zahlen-

Tabelle 26.1 Zusammenhang zwischen Art der Droge und Umgebung/Milieu

Umgebung/Milieu	Droge/Gift z. Z. vorwiegend
Bahnhöfe, öffentliche Toiletten, leerstehende Gebäude, soziale Randbereiche	Heroin
Diskos, Jugendfeten, Open-air-Festivals	Designerdrogen als „Fitmacher", „wake ups", „Speed", Ecstasy
Flughäfen, Bahnhöfe („Body-packer-Syndrom")	Heroin, Kokain (Andauung/Zerreißen von verschluckten Kondomen zum Drogenschmuggel)
Häusliche Umgebung	Benzodiazepine, Hypnotika, Alkohol
Asoziales Milieu	Alle denkbaren Drogen, Mischintoxikationen!
Im Einzugsgebiet von Gaststätten, häuslicher Rahmen, Arbeitsplatz	Grenzüberschreitender Alkoholmißbrauch

mäßig eine größere Rolle, da viele Rauschgifte per Injektion zugeführt werden (s. Abschn. 28.4).   **4**

e) Giftaufnahme durch Schnupfen und Rauchen:

Im Rahmen des Drogenmißbrauchs wird häufig Kokain geschnupft und über die Nasenschleimhäute resorbiert. Cannabis (Haschisch) und spezielle Kokainzubereitungen werden auch als Joint geraucht.

Da die gerauchten und geschnupften sowie die i.m. und i.v. injizierten Substanzen innerhalb weniger Minuten in den Kreislauf gelangen, sind keine von außen anwendbaren Entgiftungsmöglichkeiten gegeben. Lediglich bei subkutaner Injektion besteht die Möglichkeit, durch eine Stauung (Verhinderung des venösen Rückflusses) die Giftaufnahme in den Organismus zu verhindern oder zu verzögern.

Pathophysiologie

Gifte und Drogen gefährden den Organismus grundsätzlich auf 3 Wegen.

- *direkte* Giftwirkung auf Vitalfunktionen und Regelkreise, z.B. Heroinüberdosierung → Atemstillstand,
- *indirekte* Beeinträchtigung der Vitalfunktionen durch Giftwirkung auf andere Organsysteme, z.B. Alkoholvergiftung → tiefe Bewußtlosigkeit → Erbrechen bei Verlust der Schutzreflexe → Aspiration,
- *direkte Organschädigung* z.B. Alkohol → Leberzirrhose und alkoholbedingte Hirnschädigung.

Bei Drogensüchtigen lassen sich 3 unterschiedliche Notfallsituationen unterscheiden:

- Überdosierung,
- pathologische Rauschzustände mit Selbst- und Fremdgefährdung,
- Entzugssymptomatik.

Behandlungsgrundsätze

1. Elementarhilfe

Die ursächliche Vergiftungsbehandlung erfordert in der Regel eine genauere Diagnostik und nimmt häufig einen größeren Zeitraum in Anspruch. Die meisten schweren Vergiftungen führen zu Störungen der Vitalfunktionen, Atmung und Kreislauf, die im Rettungsdienst – unabhängig von der Ursache – zu behandeln sind.

Typische Beispiele für Störungen der Vitalfunktion:

a) respiratorisches System:

- Verlegung der Atemwege → Freimachen/Freihalten der Atemwege, Seitenlagerung,
- Atemdepression → Beatmung,
- Zyanose → O_2-Gabe und Beatmung,
- Lungenödem → Lagerung, Überdruckbeatmung und unblutiger Aderlaß;

b) zirkulatorisches System:

- Schock → Lagerung, Infusion;

c) sonstige vergiftungsbedingte Beeinträchtigungen:

- äußere Veränderungen: enge, stecknadelkopfgroße Pupillen (Opiate), Blässe, Gesichtsrötung, Drucknekrosen und Blasenbildung der Haut an aufliegenden Körperstellen,
- gastrointestinale Vergiftungsfolgen (Übelkeit, Erbrechen, Durchfälle).

2. Ursächliche Vergiftungsbehandlung

a) Giftentfernung:

- Erbrechen durch Salzwasser, Apomorphin, Ipecacuanhasirup,
- Magenspülung (bei Bewußtlosen nach Intubation),
- Beschleunigung der Darmpassage durch Glaubersalz,
- *nach Resorption über Magen und Darm, Haut, Lungen und Blutgefäße:*
  - forcierte Diurese (Erhöhung der Urinausscheidung) bei nierengängigen Giften,
  - Dialyse (Blutwäsche an künstlicher Niere),
  - Blutaustausch.

b) Antidote (Gegengifte):

- Adsorptiva (Mittel, die das Gift an sich binden): Kohle und Paraffinöl,
- Giftumwandlung; Umwandlung schäumender Gifte in nichtschäumende Gifte durch Antischäummittel,

Notfallmedizin

- spezifische Antidote:
  - z.B. Naloxon zur Behandlung der durch Opiatintoxikation hervorgerufenen Ateminsuffizienz,
  - Atropin bei Vergiftung durch Alkylphosphate,
  - S-Hydril bei Zyanid-, Thallium- und Jodvergiftung,
  - Kalziumedetat bei Vergiftung durch Schwermetalle,
  - Dimethylaminophennol bei Blausäurevergiftung.

Besondere Hinweise

1. Achtung Selbstschutz des Rettungsteams!
   Intoxikationen, beispielsweise die CO-Vergiftung, erfordern die Beachtung bestimmter Sicherheitsregeln (s. S. 431).
   Bei Drogenkranken ist stets zu berücksichtigen, daß sie nicht nur an allgemeiner Verwahrlosung und lokalen Infekten (häufig im Bereich der Einstichstelle Abszesse, Furunkel, Thrombosen), sondern auch an
   - Hepatitis B und C,
   - HIV-Infektion,
   - einer offenen Lungentuberkulose leiden können.
     Strenge Beachtung der Hygieneregeln (s. Kap. 12)!

2. Die frühe Bestimmung der Blutglukosekonzentration durch Teststreifen ist bei jedem Vergiftungsnotfall erforderlich, um eine ursächliche oder die Vergiftung begleitende Hypoglykämie erkennen und sofort behandeln zu können.

3. Nach Möglichkeit sollte schon am Ort des Geschehens durch Befragung der Umgebung (Angehörige, Nachbarn, Zeugen) geklärt werden, *welches Gift* und *welche Menge* zu welcher Zeit eingenommen wurde.

4. In jedem Fall müssen Medikamentenpackungen, verdächtige Flüssigkeiten, verdächtige Gegenstände (Rauschmittelgenuß), ggf. Erbrochenes sichergestellt und in die Klinik mitgenommen werden (Giftasservierung).

5. Bei seltenen und unklaren Vergiftungsbildern vor Ort wird der Notarzt ggf. unter Einschaltung der Rettungsleitstelle eine der rund um die Uhr besetzten Giftinformationszentren kontaktieren (s. Anhang D).

26.2 Alkoholintoxikation

Bei ca. 2,5 Mio. Alkoholkranken in Deutschland ist der Mißbrauch dieser gesellschaftlich akzeptierten Droge ohne Zweifel die häufigste Vergiftungsform überhaupt. Überwiegend wird der „Rausch" mehr oder weniger unbemerkt „ausgeschlafen". Ein erkennbarer Anteil der Alkoholvergiftungen führt aber zu einer Alarmierung des Rettungsdienstes.

Terminologie
Zustände, die nach Alkoholgenuß über ein euphorisches Stadium und einen beschwingten Rauschzustand hinausgehend schwere Vergiftungserscheinungen zur Folge haben, bezeichnet man als Alkoholvergiftung oder Alkoholintoxikation (Übersicht 26.1).

Als *pathologischen Rausch* bezeichnet man den Zustand extremen Realitätsverlustes verbunden mit massiver Erregung, erheblicher Aggressivität und sonstigen völlig unangemessenen Reaktionen bereits nach der Aufnahme geringer Alkoholmengen.

Pathophysiologie
Alkohol wird in der Mundschleimhaut beginnend in erster Linie im oberen Dünndarm resorbiert und erreicht als gut fettlösliche Substanz sehr schnell das Gehirn.

Alkoholaufnahme, Alkoholwirkung und Alkoholabbau hängen von Geschlecht,

Übersicht 26.1. Alkoholintoxikation

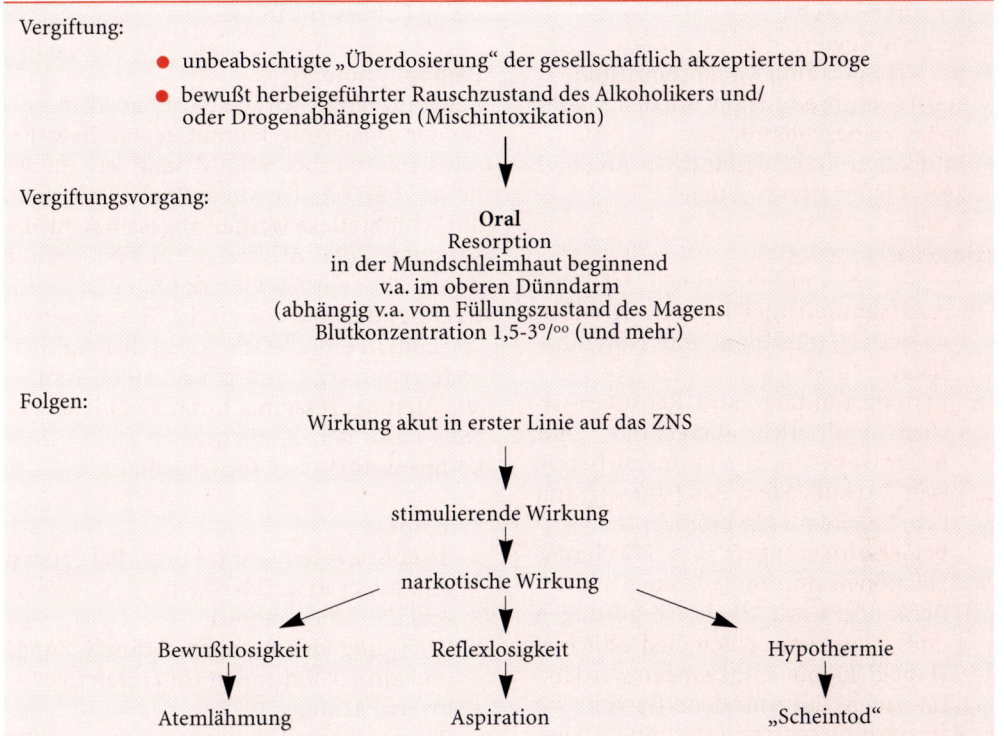

Alter, Konstitution, Füllungszustand des Magens und Gewöhnung ab.

Symptome

Die vorrangig zentralnervösen Wirkungen in Abhängigkeit vom Blutalkoholgehalt [°/°°] spiegeln sich in folgenden Symptomen wieder:

0,25–1,0°/°°:	geistige Anregung, Beschleunigung des Denkens und Fühlens, Euphorie, ggf. pathologischer Rausch;
1,0–2,0°/°°:	eingeschränkte geistige Aufnahmefähigkeit, Sprachstörungen, Enthemmung, Gangunsicherheit;
2,0–3,0°/°°:	Bewußtseinstrübung, Kraftverlust, Gangunfähigkeit, reduzierte Schmerzempfindlichkeit, Inkontinenz, Störung der Temperaturregulation;
> 3,0 (-5,0) °/°°:	tiefe Bewußtlosigkeit, Narkose, Atemdepression, Ausfall der Schutzreflexe, Verlegung der Atemwege, Aspiration, Unterkühlung.

Therapie

1. Erste Hilfe:
- Überprüfung der Vitalfunktionen und Seitenlage bei Bewußtlosigkeit.

2. Sofortmaßnahmen des Rettungspersonals:
- Fortführung von 1.,
- Sicherung freier Atemwege,
- O_2-Gabe per Sonde,
- besondere Vorsicht beim Einlegen von Pharyngealtuben,
- besondere Vorsicht bei der Beutel-Masken-Beatmung wegen der Erbrechen provozierenden (emetischen) Wirkung des Alkohols,
- Blutzuckerbestimmung mit Teststreifen.

Notfallmedizin

3. Notärztliche Therapie:
– Fortführung von 2.,
– venöser Zugang,
– bei Hypoglykämie Glukoseinfusion,
– sonst Fruktoseinfusion, um den Alkoholabbau zu beschleunigen,
– Intubation und Beatmung in Abhängigkeit von der „Narkosetiefe".

Hinweise

1. Auch der Betrunkene ist ein Kranker,
   je nach Gefährdung ein Notfallpatient.
   Rettungssanitäter und Rettungsassistent sind nicht berechtigt, „nur
   Betrunkene" nicht zu transportieren,
   weil sie „außerdem das Fahrzeug mit
   Erbrochenem verschmutzen".
2. Begleitverletzungen und Mischintoxikationen sind zu bedenken!
3. Bei Kindern mit Alkoholvergiftungen
   muß stets von einer bedrohlichen
   Hypoglykämie ausgegangen werden.
4. Im Freien aufgefundene Betrunkene
   sind häufig massiv unterkühlt. Daher
   sind eine Temperaturmessung und
   der Schutz vor weiterer Auskühlung
   obligate Verfahren.

26.3
Benzodiazeptinintoxikation

Benzodiazepine, früher in erster Linie Valium (Diazepam), Dormicum (Midazolam)
und heute an erster Stelle Rohypnol (Flu-
nitrazepam) werden wegen ihrer therapeutischen Breite in großem Umfang als Beru-
higungs- und Schlafmittel verschrieben.
Dem rückläufigen Barbituratgebrauch entsprechend nimmt aber auch der Mißbrauch
der Benzodiazepine erheblich zu.

Terminologie
Benzodiazepinvergiftung/-intoxikation:
Einnahme hoher Dosen von Benzodiazepi-
nen in suizidaler Absicht oder im Rahmen
des Drogenkonsums mit nachfolgender
Bewußtseinstrübung, Blutdruckabfall und

mäßiger Einschränkung der Spontanatmung (Übersicht 26.2).

Pathophysiologie
Benzodiazepine wirken beruhigend, in steigender Dosierung kommt es zur Bewußtseinstrübung bei relativ lang erhaltener
Erweckbarkeit; der Muskeltonus läßt nach,
die Schutzreflexe werden abgeschwächt, die
Verlegung der Atemwege, in erster Linie
durch die zurückfallende Zunge, beeinträchtigt das respiratorische System bereits
vor Eintritt einer letztlich auch bei der Ben-
zodiazepinvergiftung eintretenden zentralen Atemdepression. Durch Gefäßerweiterung fällt der Blutdruck ab bei primär
kompensatorischer Tachykardie.

Symptome
- Bewußtseinseinschränkung bei zuerst
  erhaltener Erweckbarkeit,
- schlaffer Muskeltonus,
- Verlegung der Atemwege durch Zunge
  und zurücksinkenden Unterkiefer,
- inverse Atmung,
- Blutdruckabfall,
- Tachykardie,
- tiefe Narkose,
- Atemstillstand → Kreislaufstillstand.

Therapie
1. Erste Hilfe:
- Anwendung allgemeiner Regeln für das
  Verhalten bei Bewußtlosigkeit.

*2. Sofortmaßnahmen des Rettungsperso-
nals:*
- Fortführung von 1.,
- Blutzuckerbestimmung mit Teststreifen,
- O_2-Insufflation bei funktionierender
  Spontanatmung,
- ggf. Beatmung,
- venöser Zugang,
- Infusion mit Ringer-Laktat.

3. Notärztliche Therapie:
- Fortführung von 2.,
- Intubation,
- ggf. Injektion von Anexate (Flumazenil)
  zum Ausschluß anderer Ursachen des
  pathologischen Zustands.

Übersicht 26.2. Benzodiazepinintoxikation

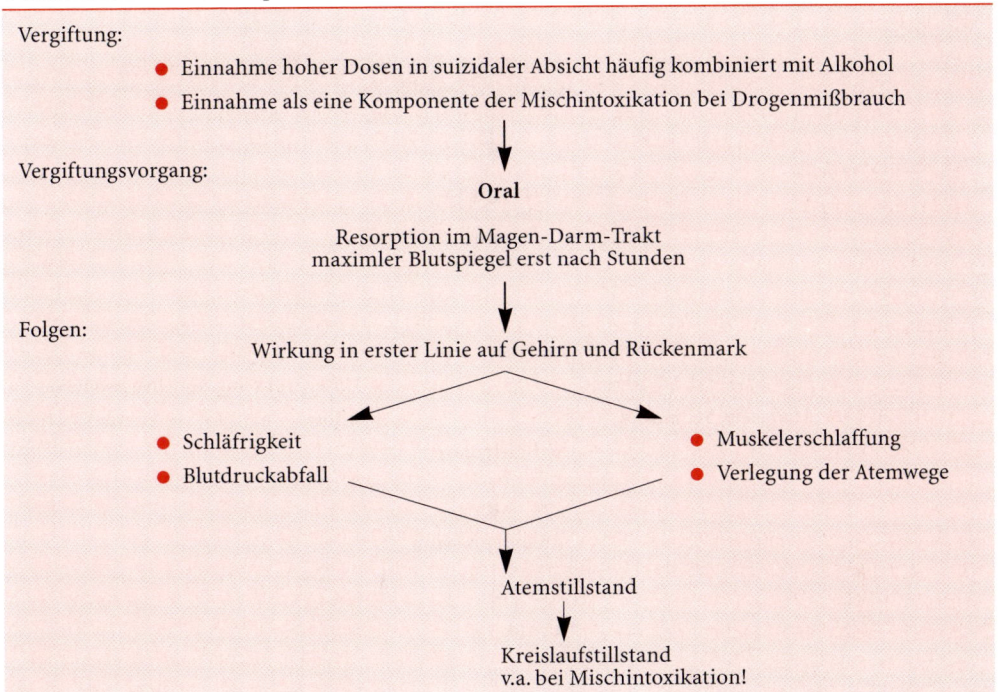

Vergiftung:
- Einnahme hoher Dosen in suizidaler Absicht häufig kombiniert mit Alkohol
- Einnahme als eine Komponente der Mischintoxikation bei Drogenmißbrauch

Vergiftungsvorgang:

Oral

Resorption im Magen-Darm-Trakt
maximaler Blutspiegel erst nach Stunden

Folgen:

Wirkung in erster Linie auf Gehirn und Rückenmark

- Schläfrigkeit
- Blutdruckabfall

- Muskelerschlaffung
- Verlegung der Atemwege

Atemstillstand

Kreislaufstillstand
v.a. bei Mischintoxikation!

Notfallmedizin

26.4 Heroinintoxikation

Heroin ist z.Z. die am weitesten verbreitete Droge bei Opiatabhängigen. Opium ist der getrocknete Milchsaft der Schlafmohnkapsel. Als Opiate bezeichnet man neben dem Opium Morphin und das Kodein, natürlich vorkommende Substanzen. Heroin ist eine halbsynthetische Veränderung des Morphins mit mindestens 3facher Wirkungsstärke und hoher Suchtgefahr. Daher wird Heroin therapeutisch auch nicht genutzt. Vollsynthetisch hergestellte und klinisch genutzte Opiate sind u.a. Fentanyl, Alfentanyl und Pethidin.

Auch sie werden – soweit illegal verfügbar – von Opiatabhängigen mißbraucht.

Terminologie
Heroinintoxikation: In der Regel unbeabsichtigte (Konzentration und Zusammensetzung des illegal erworbenen „Schusses" unbekannt), gelegentlich gezielte lebensbe-

drohliche Überdosierung von Heroin (Übersicht 26.3).

Opiatintoxikation: Überdosierung durch Opiate (Morphin und seine halb- und vollsynthetischen Modifikationen).

Pathophysiologie
Opiate wirken über spezifische Rezeptoren im Zentralnervensystem. Von Drogensüchtigen gesucht wird in erster Linie
- die Euphorie,
begleitet wird die gewünschte Wirkung von
- Analgesie, d.h. verminderter Schmerzempfindung,
- einer gewissen Sedierung,
- einer Unterdrückung des Hustenreflexes,
- einer Engstellung der Pupillen (Miosis).
Akut vitalbedrohlich ist aber die dosisabhängige *Atemdepression*.

Symptome
„Leichte Heroin-/Opiatintoxikation":
- Bewußtseinstrübung,
- Miosis,
- Bradypnoe → mäßige Zyanose,

Übersicht 26.3. Heroinintoxikation

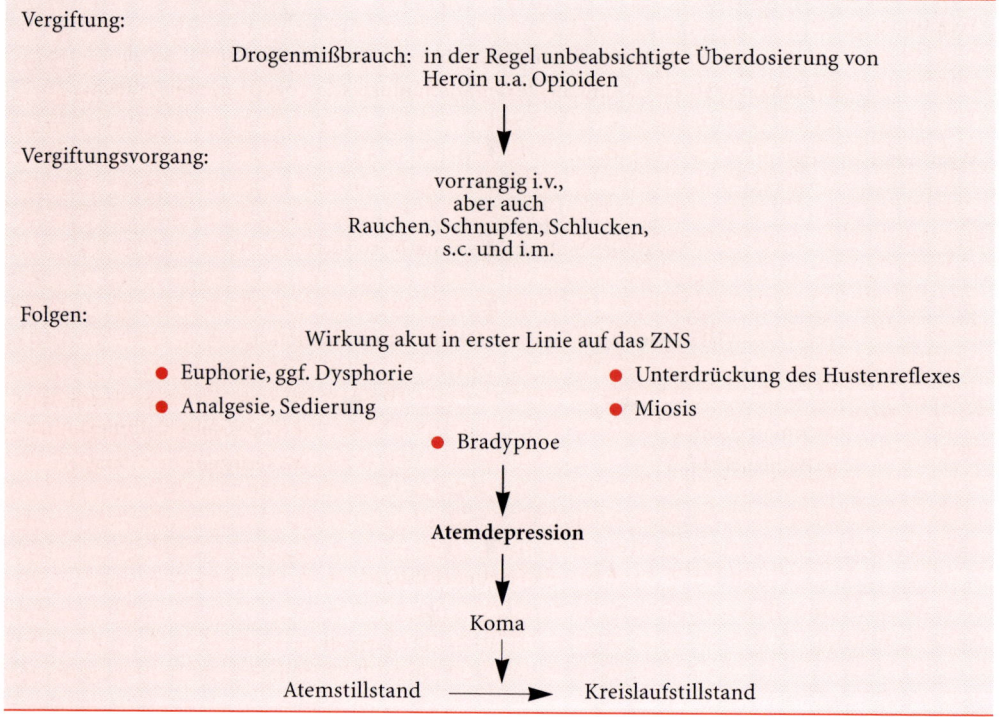

- Tachykardie,
- Hypotonie.

„Schwere Heroin-/Opiatintoxikation":
- tiefe Bewußtlosigkeit,
- Wegfall der Schutzreflexe,
- Atemfrequenz unter 6 min → Atemstillstand,
- Bradykardie unter 60 min,
- Hypertonie.

Therapie
1. Erste Hilfe:
- Anwendung allgemeiner Regeln für das Verhalten bei Bewußtlosigkeit.

2. Sofortmaßnahmen des Rettungspersonals:
- Fortsetzung von 1.,
- O_2-Applikation über Sonde,
- ggf. Beatmung.

3. Notärztliche Therapie:
- Intubation und Beatmung,
- venöser Zugang, Infusion,
- Narcanti (Naloxon) titriert.

Hinweise

1. Narcanti (Naloxon) ist angesichts der Vielfalt der „am Markt" befindlichen Opioide z.Z. der am besten geeignete Opiatantagonist. Narcanti sollte in der Regel i.v., ggf. aber auch i.m. injiziert werden. Im Bedarfsfall kann es aber auch endotracheal appliziert werden.
2. Auf Entzugssyndrome, die auch bei zu schneller/hoher Dosierung des Antagonisten Naloxon ausgelöst werden können, soll hier nicht ausführlich eingegangen werden.
3. Das zur Resozialisierung von Drogenabhängigen unter ärztlicher Kontrolle abgegebene Methadon (L-Polamidon) gehört zwar zur Gruppe der Opioide, sein atemdepressorischer Effekt ist aber relativ schwach. Bei Mischintoxikationen kann es aber dennoch zu schweren lebensbedrohlichen Vergiftungsbildern beitragen.

26.5
Amphetaminintoxikation

Amphetamine werden auch als Weckamine bezeichnet. Sie sind in ihrer Wirkung mit Adrenalin verwandt, dem Wirkstoff des Sympathikus. Aus dieser Beziehung lassen sich die erwünschten Wirkungen, aber auch die Nebenwirkungen der Droge ableiten (Übersicht 26.4).

Die in der Szene „speed", „sweeties" oder „wake ups" genannten Drogen bewirken
– einen anregenden psychischen Effekt,
– ein gesteigertes Selbstvertrauen bis zur Selbstüberschätzung,
– eine intensive Kommunikationsneigung,
– und ein deutlich vermindertes Schlafbedürfnis.

Im weitesten Sinne lassen sich diesem Drogenbereich auch die modernen Designerdrogen der Ecstasy-Gruppe zuordnen. Hinsichtlich ihrer unkalkulierbaren Wirkungen und Gefahren ist zu berücksichtigen, daß diese Underground-Präparate häufig mit Opioiden kombiniert werden. Diese Zumischungen entsprechen hinsichtlich ihres chemischen Grundgerüsts z.T. dem von Fentanyl, Petidin u.a. Opioiden, die bis zu 10000mal stärker wirken als Heroin!

Pathophysiologie
Substanzen, die die Wirkung des Sympathikus verstärken, führen bei unbekannter Droge, in unbekannter Zusammensetzung, in unbekannter Wirksamkeit und Toxizität zur weit überschießenden körperlichen Belastbarkeit: stunden-, tage- und nächtelanges Tanzen ohne Pausen, Überhitzung, Exsikkose bei reduzierter Flüssigkeitszufuhr wegen des fehlenden Durstgefühls und andere Erschöpfungserscheinungen, die in ein kardiozirkulatorisches Versagen und letztlich in Asystolie einmünden können.

Symptome
● Herz:
  Tachykardie und Rhythmusstörungen,
● Kreislauf:
  Hypertension, Gefahr der Hirnblutung,
● Atmung:
  primär verstärkt, später Abnahme von Atemfrequenz und Atemvolumen,
● Haut/Schleimhaut:
  „flash", Effloreszenzen, gerötete Bindehaut,

Notfallmedizin

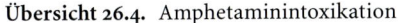

Übersicht 26.4. Amphetaminintoxikation

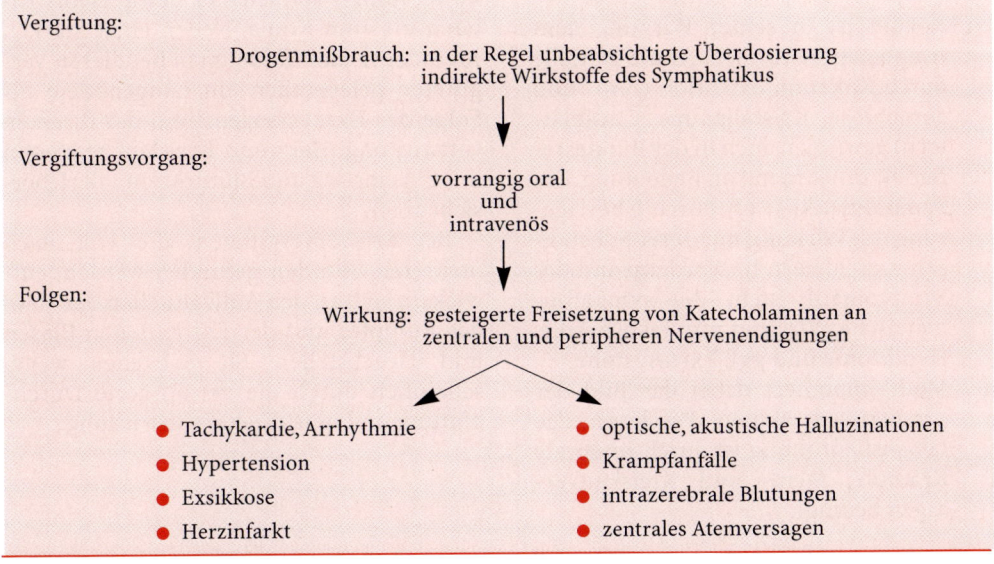

Vergiftung:

Drogenmißbrauch: in der Regel unbeabsichtigte Überdosierung
indirekte Wirkstoffe des Sympathikus

Vergiftungsvorgang:

vorrangig oral
und
intravenös

Folgen:

Wirkung: gesteigerte Freisetzung von Katecholaminen an
zentralen und peripheren Nervenendigungen

● Tachykardie, Arrhythmie
● Hypertension
● Exsikkose
● Herzinfarkt

● optische, akustische Halluzinationen
● Krampfanfälle
● intrazerebrale Blutungen
● zentrales Atemversagen

- Magen/Darm:
  Übelkeit, Erbrechen,
- Drüsen:
  extrem trockene Mundschleimhaut,
- Neurologie:
  motorische Unruhe, taumelnder, schleppender Gang, erhebliche Pupillenerweiterung,
- Psyche:
  Aggressivität, optische und akustische Halluzinationen, verminderte Kritikfähigkeit, gesteigerter Sexualtrieb, Wahnvorstellungen.

Therapie

1. Erste Hilfe:
- Beruhigung,
- in erster Linie Notarztalarmierung.

2. Sofortmaßnahmen des Rettungspersonals:
- symptomorientierte Behandlung,
- Beruhigung,
- O$_2$-Zufuhr,
- Temperaturmessung,
- intravenöser Zugang.

3. Notärztliche Therapie:
- symptomorientiertes Vorgehen,
- ggf. Sedierung,
- Durchbrechen von Krämpfen.

Hinweise

1. Kokain ist in seiner Wirkung dem Amphetamin ähnlich. Akute Notfälle durch Kokainintoxikation (farb- und geruchlose Kristalle aus Cocablättern) gewinnen auch in der Bundesrepublik zunehmend an Bedeutung. Die Symptomatik ist oft durch Überlagerung der Wirkung mehrerer Substanzen verschleiert. Im Vordergrund der Symptomatik steht die sympathometrische Wirkung mit Tachykardie, Hypertonie und ggf. Extrasystolie. Meist imponiert dabei das Bild der produktiven akuten Psychose. Die Lebensbedrohung ist durch zerebrale Krämpfe, Atem- und Kreislaufversagen bedingt.

2. Während Opioide, Amphetamine und verwandte Substanzen häufiger zu lebensbedrohlichen Situationen führen, verlaufen Vergiftungen durch Halluzinogene (Haschisch, Marihuana, LSD) wesentlich milder. Nur in Ausnahmesituationen, wie Verwirrtheit und Erregungszuständen, führen sie zur Alarmierung des Rettungsdienstes.

26.6
Schlafmittelintoxikation

Immer noch werden bei einem hohen Anteil aller Selbstmordversuche Schlafmittel eingenommen.

Terminologie
Schlafmittel sind Medikamente unterschiedlicher Zusammensetzung, die bei Einschlaf- und/oder Durchschlafstörungen eingenommen werden können. Eine typische Gruppe sind die Barbiturate.

Vergiftungsfolgen
In Abhängigkeit von der Dosis werden verschiedene Schweregrade der Vergiftung unterschieden. Vergiftungen durch Schlafmittel führen von leichter Bewußtseinstrübung bis zum Koma. Neben einer starken Atemdepression findet man bei diesen Vergifteten gelegentlich ein Lungenödem als Folge des Herzversagens und der direkten Giftwirkung. Herz und Kreislauf reagieren mit Pulsanstieg und Blutdruckabfall (Übersicht 26.5).

Bei Schwervergifteten, die erst nach mehreren Stunden gefunden werden, entwickeln sich an den Auflagestellen der Haut des Rumpfes und der Extremitäten Blasen und Druckstellen. Sie entstehen wahrscheinlich durch die verminderte Durchblutung und eine direkte Giftwirkung.

Übersicht 26.5. Schlafmittelintoxikation

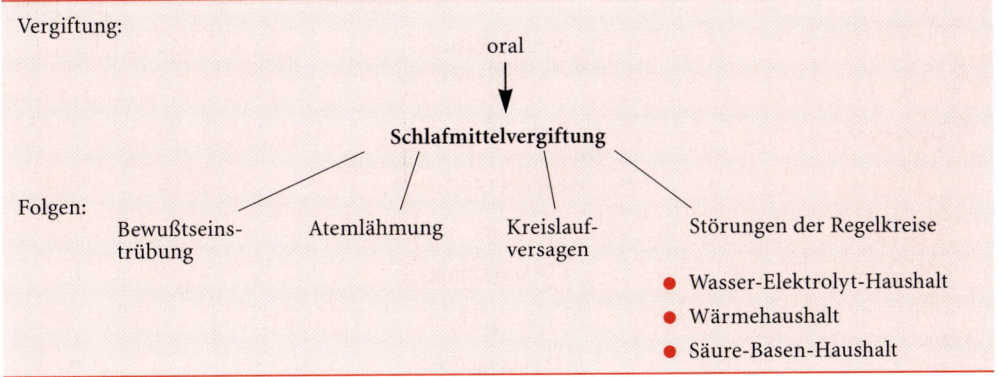

Vergiftung:

oral

Schlafmittelvergiftung

Folgen:

Bewußtseins-
trübung

Atemlähmung

Kreislauf-
versagen

Störungen der Regelkreise

- Wasser-Elektrolyt-Haushalt
- Wärmehaushalt
- Säure-Basen-Haushalt

Symptome

Je nach Schwere (s. Abschn. 28.6)

- Bewußtlosigkeit,
- Atemdepression,
- Kreislaufdepression,
- Ausfall der Abwehrreaktion auf Schmerz,
- häufig Seitendifferenz der Pupillen,
- Blasen/Druckstellen an aufliegenden Hautpartien,
- Koma.

Therapie

1. *Erste Hilfe:*
- Seitenlagerung in Schockposition bei ausreichender Spontanatmung,
- häufig assistierende Atemspende erforderlich.

2. *Sofortmaßnahmen des Rettungspersonals:*
- Fortführung von 1.,
- O_2-Applikation,
- Infusion von Ringer-Laktatlösung 500 ml.

3. *Notärztliche Therapie:*
- Fortführung von 2.,
- Intubation,
- Medikamente zur Diurese und zur Beschleunigung der Darmpassage,
- ggf. Magenspülung am Notfallort.

26.7 CO-Intoxikation

Nach Bereinigung des Leuchtgases kommen CO-Vergiftungen in erster Linie bei Bränden, in Garagen und nach unbeabsichtigtem Eindringen oder nach Einleitung von Auspuffgasen in das Wageninnere vor. Kohlenmonoxid ist farb- und geruchlos, leichter als Luft.

Terminologie

CO ist das Gas *Kohlenmonoxid*. Es entsteht durch die Verbrennung organischer Substanzen bei unzureichender O_2-Zufuhr. Es hat im Gegensatz zu CO_2, dem Kohlen*di*oxid, eine echte Giftwirkung.

Vergiftungsfolgen

CO wird in gleicher Weise an das Hämoglobin, den O_2-Transporteur gebunden, wie Sauerstoff. Es lagert sich aber 300mal leichter als der Sauerstoff an das Hämoglobin an und ist auch fester als Sauerstoff mit ihm verbunden. CO-beladenes Hämoglobin fällt für den O_2-Transport aus. In der Folge entwickelt sich O_2-Mangel in den Geweben (Übersicht 26.6).

Die starke Neigung zur Anlagerung von Kohlenmonoxid an Hämoglobin erklärt auch, warum vergleichsweise geringe Konzentrationen, schon 1 Vol.-% bei 21 Vol.-% Sauerstoff, Vergiftungen verursachen. Eine Besonderheit liegt darin, daß sich trotz des O_2-Mangels, zumindest in der frühen Ver-

Notfallmedizin

Übersicht 26.6. CO-Vergiftung

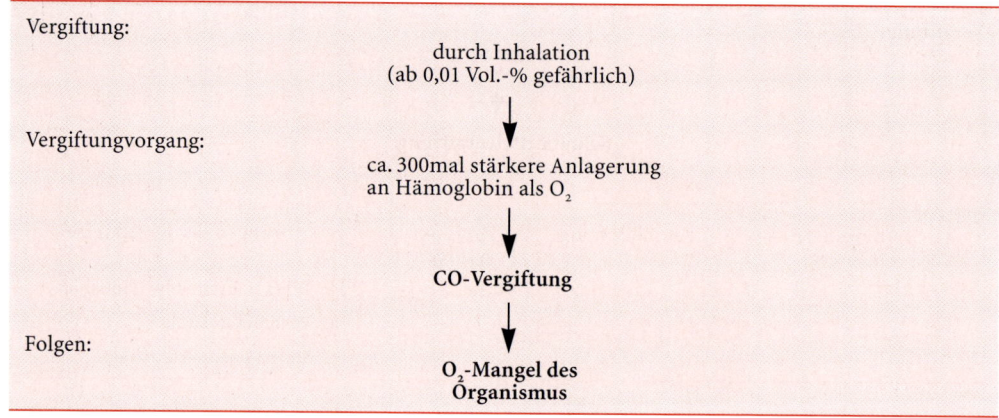

Vergiftung:

durch Inhalation
(ab 0,01 Vol.-% gefährlich)

Vergiftungvorgang:

ca. 300mal stärkere Anlagerung
an Hämoglobin als O_2

CO-Vergiftung

Folgen:

O_2-**Mangel des
Organismus**

giftungsphase, meist keine Zyanose ent-wickelt. CO-Hämoglobin hat eine ähnliche Farbwirkung wie O_2-Hämoglobin.

Symptome
- Kopfschmerzen, Übelkeit, Abgeschlagen-heit,
- Schwindel, Unruhe, Erbrechen,
- Bewußtlosigkeit, Krämpfe,
- Koma,
- Ausbleiben einer Zyanose.

Therapie
1. *Erste Hilfe:*
- Rettung unter Beachtung der Selbstge-fährdung (Rautek-Rettungsgriff; Abb. 26.1) und/oder Alarmierung der Feuer-wehr,
- Seitenlagerung in Schockposition bei ausreichender Atmung,
- Atemspende bei Ateminsuffizienz (außerhalb des gasverseuchten Raums ungefährlich für Helfer).

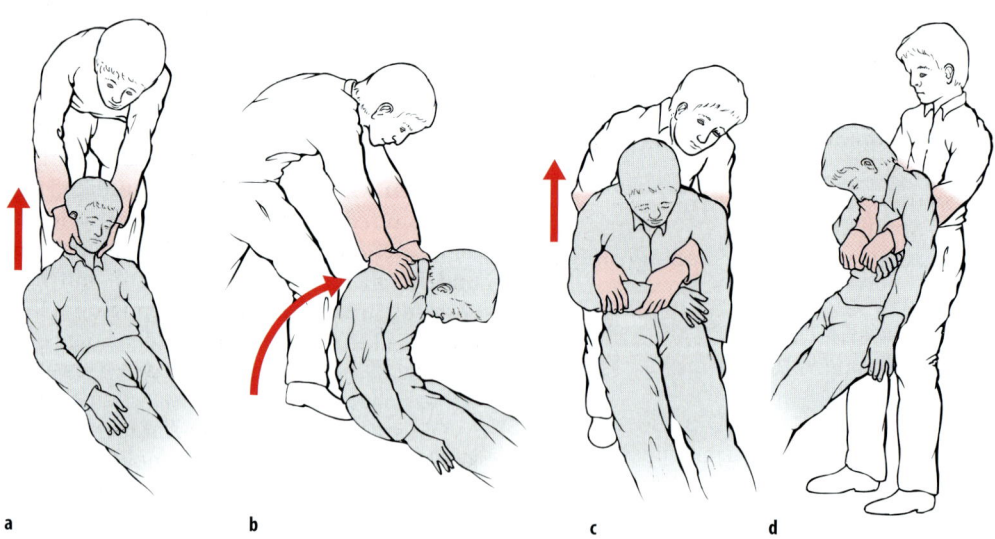

a   b   c   d

Abb. 26.1 a–d. Rautek-Rettungsgriff: **a** Anheben des Kopfes und der Schultern, **b** Abstützen des Oberkör-pers, Kopf darf nicht unkontrolliert nach vorn fallen, **c** Helfer greift Unterarm durch die Achseln, **d** Gewicht ruht auf den Oberschenkeln

*2. Sofortmaßnahmen des Rettungsperso-
nals:*
- Fortführung von 1.,
- Intubation,
- O_2-Hyperventilation (4 l O_2-Flow/min zum Beatmungsbeutel) zur Verdrängung des Kohlenmonoxids am Hämoglobin.

3. Notärztliche Therapie:
- Fortführung von 2.,
- ggf. hyperbare O_2-Therapie.

Besondere Hinweise

1. Kohlenmonoxid durchbricht normale Filter der ABC-Schutzmasken!
2. Sogenannte Rettungshauben (Fluchtfiltergeräte), die z.T. auch im Rettungsdienst verwendet werden, schützen dagegen für einen Zeitraum von 15 min vor Rauch, Brandgasen und *Kohlenmonoxid!*
3. Bei Brandgasvergiftungen handelt es sich häufig um die Wirkungen einer Kombination von Gasen, die beim Verbrennen verschiedener Materialien entstehen. Beim Brand stickstoffhaltiger organischer Substanzen wie Wolle und Kunststoff werden neben Kohlenmonoxid auch Dioxine, Blausäure und Lungenreizstoffe wie Ammoniak, Schwefeldioxid, Chlor, Chlorwasserstoffe u.a. frei.
4. Durch den Einsatz eines einfach zu handhabenden Gasspürgerätes kann die Gefährdung des Rettungspersonals definiert, besonders aber auch in Abhängigkeit vom Ergebnis der Analyse sofort eine gezielte (Antidot)therapie der betroffenen Patienten eingeleitet werden. Berufsfeuerwehren verfügen in der Regel über Gasspürsätze. In Regionen ohne entsprechend ausgestattete Feuerwehren sollte in Notarztwagen/Notarzteinsatzfahrzeugen ein Gasspürgerät mitgeführt werden.
5. Bei der CO-Vergiftung läßt die Pulsoxymetrie keine Schlüsse auf die O_2-Versorgung des Organismus zu, da CO-Hämoglobin pulsoxymetrisch wie Oxy-Hämoglobin miterfaßt wird. Es ergeben sich also falsch-hohe, vermeintlich normale Werte!
6. Im Idealfall werden zumindest schwerer Vergiftete in geeigneten Druckkammern einer hyperbaren O_2-Therapie unterzogen. Der Nutzen der hyperbaren O_2-Therapie besteht in der sofortigen Sicherung eines ausreichenden O_2-Transports trotz erhöhten CO-Hb-Spiegels, der Verdrängung des CO aus der Hämoglobinbindung und einer schnelleren Beseitigung des O_2-Mangels in Zellen und Gewebe.
Neben einer Reduzierung des die CO-Vergiftungen begleitenden Hirnödems lassen sich durch diese Therapieform auch neurologische Spätschäden vermeiden (Verzeichnis der Druckkammern s. Anhang F).

26.8 E-605-Intoxikation

E605, ein Alkylphosphat, wird wie verwandte Substanzen zur Bekämpfung von Insekten in Landwirtschaft und Gartenbau eingesetzt.

Terminologie
E605 und ähnliche Substanzen wirken als Kontakt-, Fraß- und Inhalationsgift.

Vergiftungswirkungen
Alkylphosphate greifen als Cholinesterasehemmer in das Zusammenspiel der Wirksubstanzen des vegetativen Nervensystems ein. Es kommt dadurch zu einer Vergiftung mit Azetylcholin, der Überträgersubstanz des Parasympathikus. Die Wirkungen sind weitgehend als Folgen einer Übererregung des Parasympathikus und als Störungen an der motorischen Endplatte zu verstehen. Das Gift ist besonders gefährlich, da es über den Magen-Darm-Trakt, über die Haut und über die Lungen aufgenommen werden kann (Übersicht 26.7).

Übersicht 26.7. Alkylphosphatintoxikation

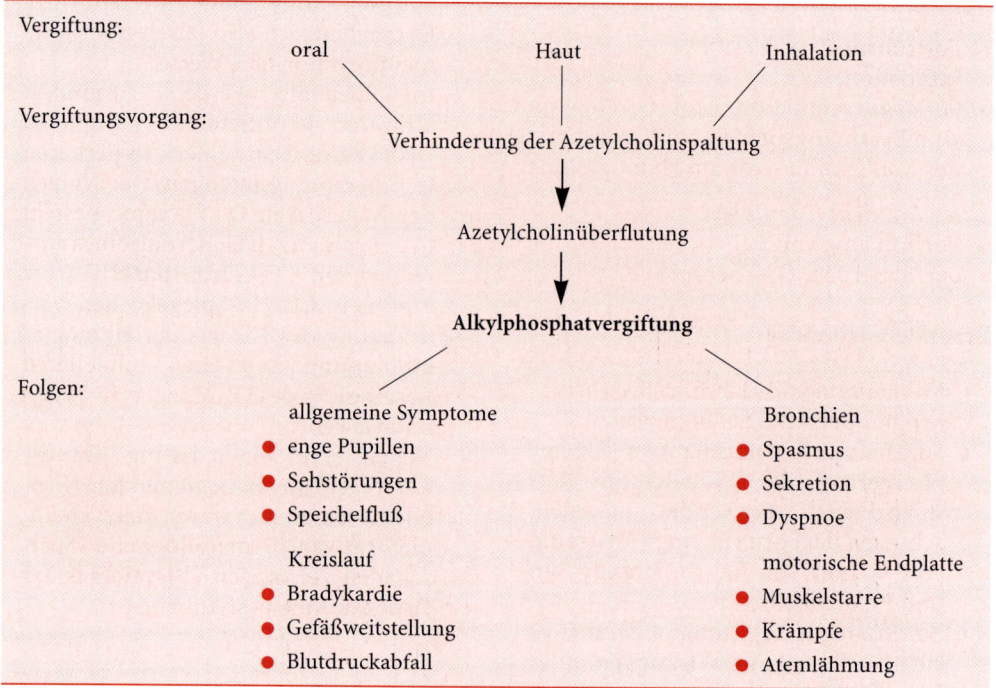

Symptome
Siehe Übersicht 26.7.

Therapie
1. Erste Hilfe:
- je nach Vergiftungsvorgang Entfernung der Kleidung des Patienten,
- Atemspende nur über Beatmungshilfen,
- Schutz vor Selbstvergiftung, Handschuhe etc.

2. Sofortmaßnahmen des Rettungspersonals:
- Beatmung über Maske mit Beatmungsbeutel,
- venöser Zugang,
- Notarzt alarmieren.

3. Notärztliche Therapie:
- Fortführung von 2.,
- Intubation,
- Gabe von Atropin, Obidoxin,
- Magenspülung je nach Vergiftungsweg,
- Sedierung bei Krämpfen.

KAPITEL 27

Medikamente zur präklinischen Versorgung von Notfallpatienten

Nachschlagkapitel

Diese Zusammenstellung von Medikamenten, die im notärztlichen Rettungsdienst zur Therapie lebensbedrohlicher Zustände angewendet werden, soll dem Rettungspersonal als Nachschlagemöglichkeit dienen.

Eine Gruppenbildung und die Darstellung der Einzelsubstanzen nach einem einheitlichen Schema wird das Verständnis für die Wirkungsabläufe erleichtern. Damit soll eine wichtige Voraussetzung für die schnelle und gezielte Assistenz im Notarztdienst geschaffen werden.

27.1
Einleitung

27.1.1
Terminologie

Medikament
Substanz, die zur Verhütung, Heilung oder Linderung von Krankheiten und Beschwerden geeignet ist.

Indikation
Verletzungen, Erkrankungen, Störungen der Vitalfunktionen, bei denen die Verabreichung der jeweiligen Medikamente und/oder die Durchführung anderer medizinischer Maßnahmen erforderlich ist.

Kontraindikation
Verletzungen, Erkrankungen, Störungen der Vitalfunktionen, bei denen die Verabreichung der jeweiligen Medikamente und/oder die Durchführung bestimmter medizinischer Maßnahmen nicht sinnvoll oder sogar schädlich ist.

Wirkung
Biophysikalische und/oder biochemische Vorgänge, die dem jeweils erwünschten Wirkungs- bzw. Heilungsvorgang zugrunde liegen.

Nebenwirkung
Bei den nicht erwünschten Wirkungen nach der Zufuhr von Medikamenten lassen sich

- substanztypische Wirkungen an nicht erkrankten Organsystemen,
- indivduelle Überempfindlichkeiten des einzelnen Patienten und
- allergische Reaktionen

unterscheiden.

Dosierung
Die Menge der zugeführten Medikamente muß so gewählt werden, daß am erkrankten Organ ein Spiegel erreicht wird, der Voraussetzung für die gewünschte Wirkung ist.

Viele Dosierangaben beziehen sich auf den „normalen" Erwachsenen, dessen Gewicht mit ca. 70 kg angenommen wird. Korrekter ist die genaue Angabe in Gramm bzw. Milligramm einer Substanz pro Kilogramm Körpergewicht (g bzw. mg/kg KG).

27.1.2
Anwendungsformen

In der Notfallmedizin werden Medikamente typischerweise intravenös verabreicht, in seltenen Ausnahmen werden andere Anwendungstechniken gewählt. Grundsätzlich bestehen folgende Möglichkeiten:

Parenterale Anwendung

In diesem Fall gelangen Medikamente unter Umgehung des Verdauungstraktes in den Körper. Einzelne Techniken:

Intravenöse (i.v.-)Injektion

In der Regel vergehen 2–5 min, bis das Medikament über den Blutstrom zum Wirkungsort transportiert wird. Dieser Zeitraum wird auch durch Störeinflüsse, wie z.B. die Zentralisation, nicht oder nur unwesentlich beeinflußt. Die intravenöse Injektion ist daher die geeignetste Applikationstechnik für die schnelle Behandlung von Notfallpatienten.

Endobronchiale Applikation

Unter Reanimationsbedingungen können einige in dieser Phase besonders wichtige Medikamente in im Vergleich zur i.v.-Gabe 2- bis 3fach erhöhter Dosis über den Trachealtubus endobronchial appliziert werden. Die Wirkung setzt wegen der großen Resorptionsfläche nahezu ebenso schnell ein wie bei intravenöser Gabe. Routinemäßig werden die Dosieraerosole endobronchial verabreicht (Abb. 15.8).

Intramuskuläre (i.m.-)Injektion

Die Resorption des Medikamentes hängt bei dieser Technik wesentlich von der Stärke der Durchblutung im Injektionsgebiet ab. Schon bei Gesunden vergehen 10–30 min bis zum Antransport der Substanz zum Wirkungsort.

Subkutane (s.c.-)Injektion

Noch mehr Zeit vergeht bei der subkutanen Injektion. Unter Normalbedingungen dauert es 30-60 min bis zum Antransport zum Wirkungsort.

Intranasale Applikation

Bei unruhigen oder krampfenden Kleinkindern kann Dormicum (Midazolam) aus der Ampulle unverdünnt in beide Nasenöffnungen instilliert werden. Die Resorption erfolgt über die gut durchblutete Nasenschleimhaut.

Enterale Anwendung

Bei der enteralen Zufuhr werden Medikamente über den Verdauungstrakt resorbiert.

Perlinguale Anwendung

Da die Zunge – auch bei Zentralisation – stark durchblutet wird, können Substanzen, die hier gut resorbiert werden, auch in der Notfalltherapie verabreicht werden.

Orale Anwendung

Die orale Aufnahme von Medikamenten (Tabletten, Pillen, Pulver, Säfte etc.) ist unter *Nichtnotfallbedingungen* die einfachste und am häufigsten angewandte Technik.

Rektale Anwendung

Bei vielen Kranken bietet sich der rektale Zugang in Form von Suppositorien an.

Die orale und rektale Gabe von Medikamenten scheidet aber unter Notfallbedingungen wegen der vergleichsweise langsamen und unsicheren Resorption aus (Sonderfall: Chloralhydrat rektal bei Kleinkindern).

Lokale Anwendung

Von lokaler Anwendung spricht man, wenn durch Verwendung von Tropfen, Sprays, Salben oder Injektionslösungen eine umschriebene örtliche Wirkung an der Haut oder an anderen zugänglichen Stellen des Körpers erzielt werden soll. Die lokale Anwendung ist kein typisches Verfahren der Akutversorgung Lebensbedrohter.

27.1.3
Vorbereitung von Injektionslösungen

Sicherheitsregel

> Jede Injektionslösung muß 3mal kontrolliert werden!
> 1mal beim Bereitlegen,
> 1mal vor dem Aufziehen,
> 1mal vor der Verabreichung.

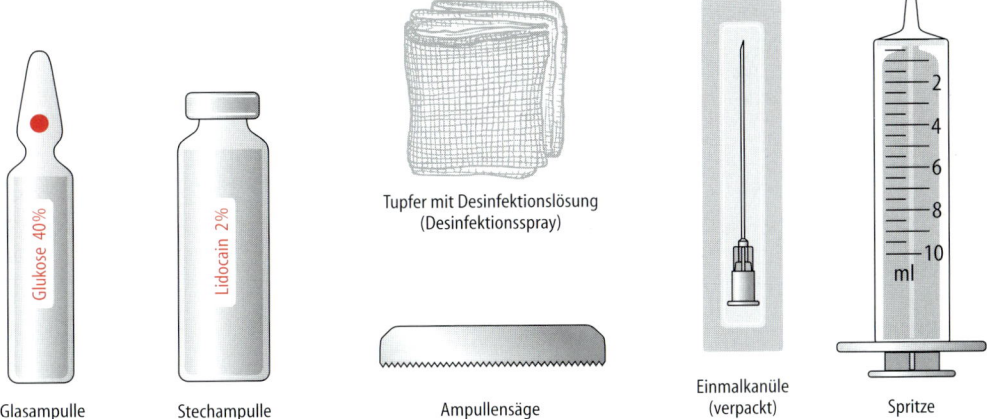

Tupfer mit Desinfektionslösung
(Desinfektionsspray)

Glasampulle   Stechampulle   Ampullensäge   Einmalkanüle   Spritze
                                                          (verpackt)

Abb. 27.1. Material zur Vorbereitung von Injektionen

Notfallmedizin

Erforderliches Material
1) Ampulle,
2) Spritze,
3) Kanüle,
4) Tupfer mit Desinfektionslösung/Desinfektionsspray (Abb. 27.1),
5) Ampullensäge.

Zu 1) Ampullen
Injektionslösungen stehen in *Glasampullen* und *Stechampullen* (Glasfläschchen mit Gummiverschluß) zur Verfügung. In der Regel werden heute Brechampullen eingesetzt, bei denen ein Anfeilen nicht mehr erforderlich ist.
Gebrauchsfertige Spritzen mit Injektionslösungen zur Notfallbehandlung sind besonders zweckmäßig (Abb. 27.5).

Zu 2) Spritzen
Glas-Metall-Spritzen sind zum mehrmaligen Gebrauch bestimmt. Sie müssen nach jeder Injektion gereinigt und sterilisiert werden. Wegen dieses Arbeitsaufwands sind sie in der Klinik von *Plastikeinwegspritzen* verdrängt worden. Im Rettungsdienst kommen nur zur einmaligen Verwendung vorgesehene Spritzentypen zum Einsatz.

Bestandteile:
- *Zylinder* mit *Graduierung* und
- zentralem oder seitlichem *Konus*,
- *Stempel* mit *Kolben* und *Griff*.

Die Ansatzkonusse für die Kanülen unterscheiden sich je nach System in ihrer Dicke und in der Befestigungstechnik. Es gibt Spritzen mit Konus nach dem
- *Rekordsystem*,
- *Luer-System*,
- *Luer-Lock-System*.

Mittlerweile haben alle Krankenhäuser in der BRD ihre Geräte auf das Luer-System umgestellt, und der Rettungsdienst hat sich dieser Umstellung angepaßt.

Zu 3) Kanüle
Die Ansätze der Kanülen müssen mit dem entsprechenden System des Spritzenkonus übereinstimmen. Heutzutage werden fast nur noch Einmalkanülen verwendet, deren Nadeldicke durch unterschiedliche Farben erkennbar ist.

zu 4) Tupfer mit Desinfektionslösung/Desinfektionsspray
Zumindest Stechampullen müssen nach dem Entfernen der Metallkappe mit hochprozentiger Alkohollösung oder einem geeigneten Spray desinfiziert werden.

zu 5) Ampullensäge
Nur bei wenigen Medikamenten, die nicht in Brechampullen geliefert werden, muß die

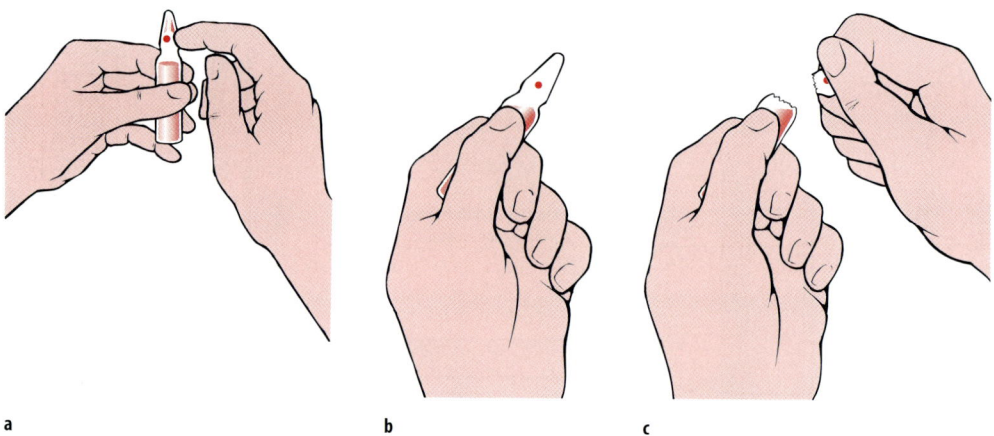

a   b   c

Abb. 27.2 a-c. Öffnen einer Ampulle: **a** Leeren des Ampullenkopfes, **b** Farbpunkt nach oben, **c** Abbrechen

Ampulle mit einer Ampullensäge angefeilt werden.

Öffnen der Ampulle (Abb. 27.2)
1. Durch Beklopfen des Ampullenhalses läuft das Medikament bei senkrechter Haltung der Ampulle in den Ampullenkörper.

2. Nach dem Anfeilen der Glasampulle wird der Ampullenhals abgebrochen.
3. Mit einem sichtbaren Brechring gekennzeichnete Ampullen können ohne vorheriges Anfeilen aufgebrochen werden.
4. Bei Stechampullen muß die Metallkappe entfernt werden. Danach wird die Gummikappe desinfiziert (Abb. 27.3).

Aufziehen der Injektionslösung (Abb. 27.4)
Glasampulle
Ohne Berührung der Außenseite des Ampullenhalses wird die auf die Spritze

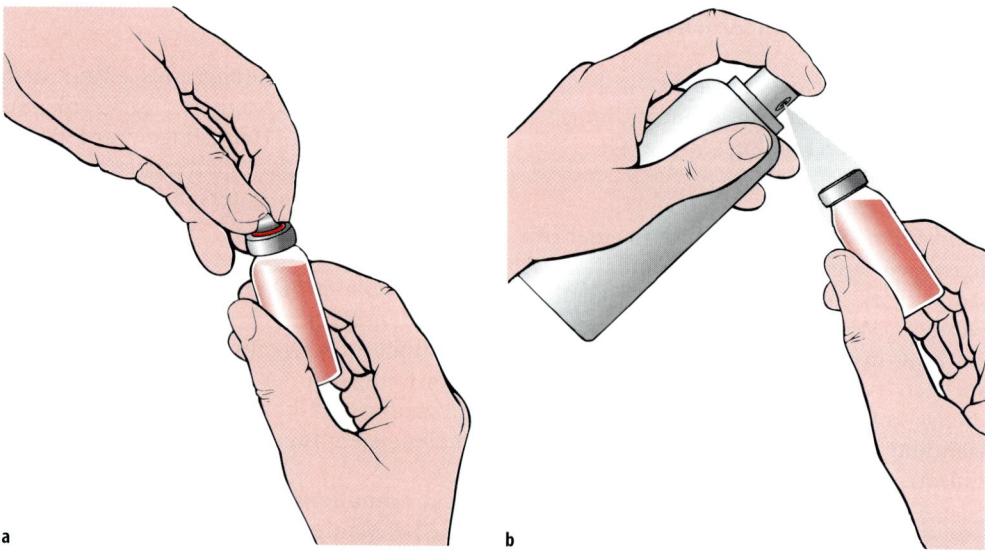

a   b

Abb. 27.3 a, b. Stechampulle: **a** Abreißen des Verschlusses, **b** Desinfektion

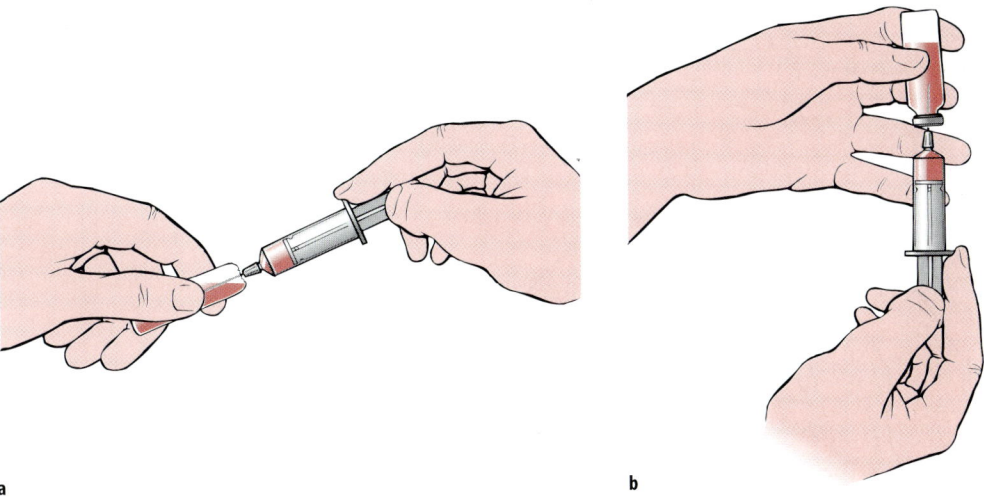

a   b

Abb. 27.4 a, b. Aufziehen der Lösung bei Glasampullen (**a**) und Stechampullen (**b**)

aufgesetzte Kanüle in die Lösung eingeführt. Danach wird aspiriert. Dabei soll die Kanülenspitze nicht auf den Ampullenboden aufstoßen.

Stechampulle

Zuerst wird soviel Luft in die Spritze aspiriert, wie im Anschluß als Lösungsmenge aufgezogen werden soll. Danach wird die Gummikappe durchstochen, die in der Spritze befindliche Luft eingespritzt und das Medikament aufgezogen.

Die Handhabung von Fertigspritzen ist aus Abb. 27.5 zu ersehen.

Umgang mit der gebrauchsfertigen Spritze
(Abb. 27.6)

Sofortige Injektion. Zur sofortigen Injektion wird die Ampulle über die Nadel gestülpt und ggf. so übergeben.

Prophylaktische Vorbereitung. Gelegentlich werden Notfallmedikamente auch im Rettungsdienst für zu befürchtende Zwischenfälle während des Transportes vorbereitet und bereitgelegt. Um Verwechslungen auszuschließen, müssen in diesen Fällen die Ampullen so an der jeweiligen Spritze befestigt werden, daß das Etikett lesbar bleibt (durchsichtiges Pflaster). Die Schutz-

hülle der Einmalkanüle wird nach der Aspiration der Injektionslösung wieder über den Kanülenansatz geschoben.

Vorsichtsmaßregeln

Entnahme der Ampulle; Überprüfung:
- Etikett lesbar?
- Richtiges Medikament?
- Ampulle unbeschädigt?
- Lösung klar, unverfärbt und frei von Ausflockungen?

Ausschluß von Verwechslungen; Kontrolle:
- beim Bereitlegen,
- vor dem Aufziehen,
- vor der Verabreichung.

Ausreichende Kenntnisse
- besonders über Wirkungen und
- Nebenwirkungen

geben Rettungsassistent und Rettungssanitäter die Möglichkeit, auf durch das Medikament verursachte Veränderungen des Patienten schnell und richtig zu reagieren.

27.1.4
Infusionspumpen und Infusionsspritzenpumpen

Der zunehmende Einsatz besonders hochwirksamer Medikamente, der neuen Katecholamine und Nitropräparate, macht bei

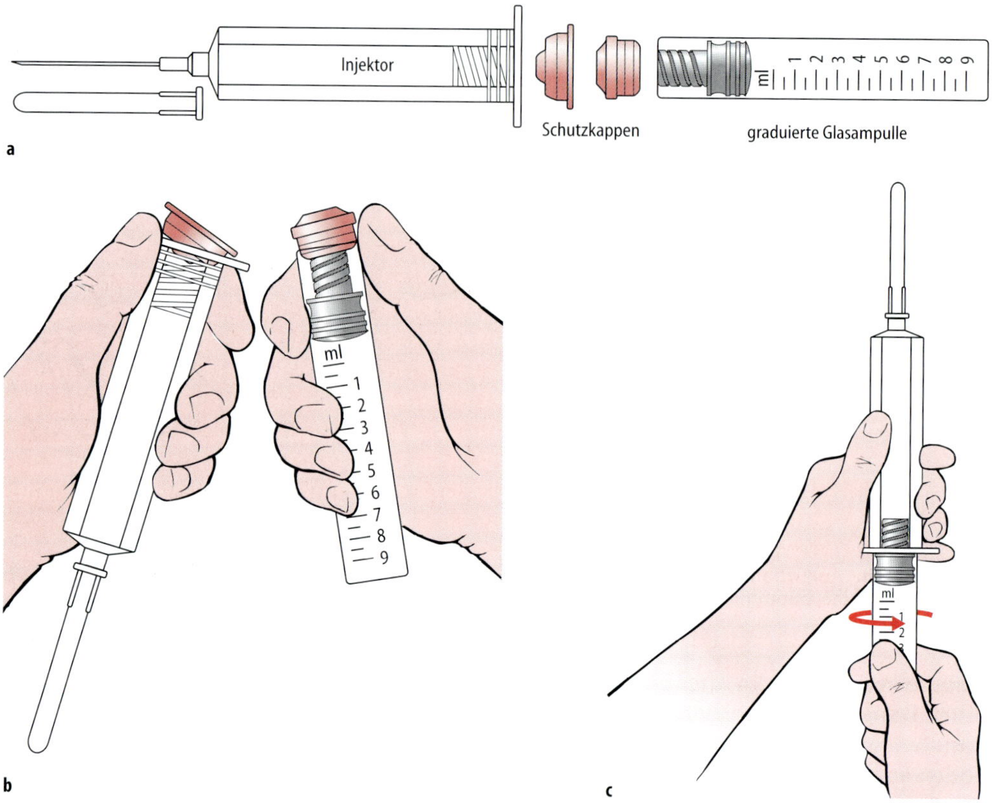

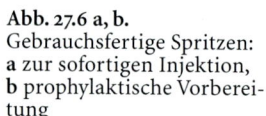

Abb. 27.5 a–c. Fertigspritze (**a**): Entfernung der Schutzkappen (**b**), Einschrauben der Glasampulle (**c**)

Abb. 27.6 a, b.
Gebrauchsfertige Spritzen:
a zur sofortigen Injektion,
b prophylaktische Vorbereitung

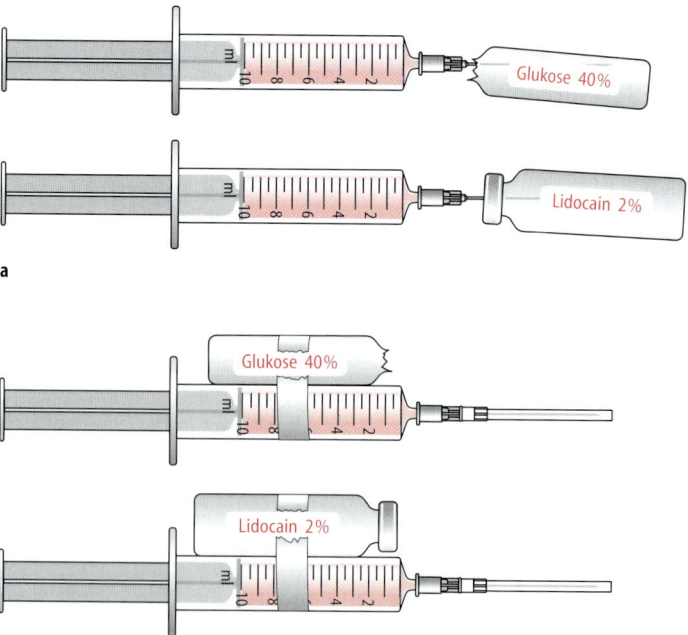

Abb. 27.7.
Infusionspumpe

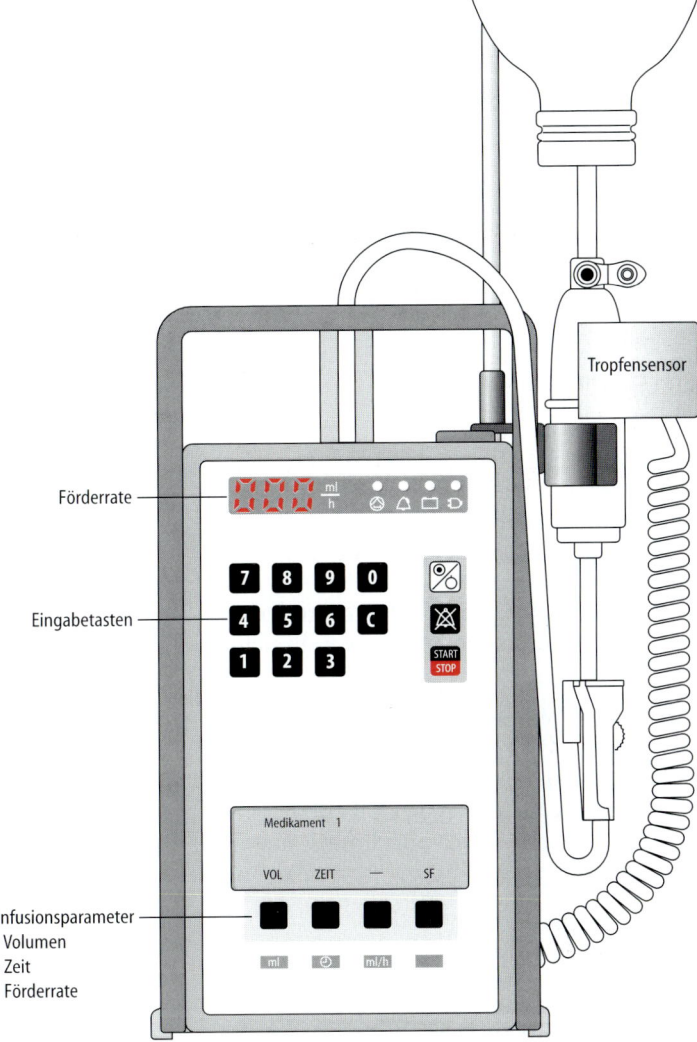

Förderrate

Tropfensensor

Eingabetasten

7	8	9	0
4	5	6	C
1	2	3

Medikament 1

VOL   ZEIT   —   SF

Infusionsparameter
· Volumen
· Zeit
· Förderrate

ml   ml/h

Notfallmedizin

intravenöser Applikation eine sehr genaue Dosierung erforderlich. Zu diesem Zweck werden zunehmend Infusionspumpen (Abb. 27.7) oder Infusionsspritzenpumpen (Abb. 27.8) auch im Rettungsdienst eingesetzt.

Diese Geräte mit feinstufiger Einstellung der Fördergeschwindigkeit sind Voraussetzung für die Zufuhr kleiner Medikamentenmengen mit großer Genauigkeit. Bei einer großen Typenvielfalt lassen sich für diese Geräte doch gewisse Gemeinsamkeiten beschreiben. Sie verfügen in der Regel über

- einen Netzschalter,
- z.T. Batteriebetrieb (wählbar),
- eine Start/Stopp-Einrichtung,
- Sensortasten oder Vorwahlschalter zur Einstellung der Förderrate,
- Betriebskontrolleuchten,
- Warneinrichtungen für optische und akustische Alarme,
- eine Spritzenhalterung bzw. eine Infusionsschlauchführung,
- einen Antriebs- bzw. Pumpenmechanismus.

Infusionspumpen und Infusionsspritzenpumpen gehören zur Gruppe 1 nach

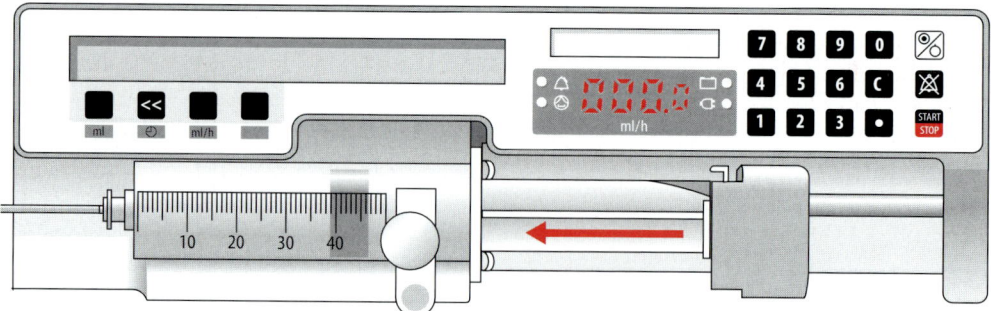

Abb. 27.8. Infusionsspritzenpumpe

MedGV. Solche Geräte darf nur derjenige anwenden, der aufgrund seiner Ausbildung oder seiner Kenntnisse und praktischen Erfahrungen eine sachgerechte Handhabung sicherstellt.

Katecholamine und Nitroinfusionen werden nur durch den Notarzt verabreicht.

> Jeder im Notarztdienst tätige Rettungsassistent und Rettungssanitäter muß für die Geräte seines Bereiches eingewiesen werden, um sie im Bedarfsfall auf ärztliche Anordnung sicher und funktionsgerecht einsetzen zu können.

27.1.5
Erläuterungen zur Darstellung der einzelnen Medikamente

Um die Empfehlungen praxisnah zu halten, wird in diesem Lehrbuch bewußt darauf verzichtet, die Arzneistoffe (Wirksubstanzen) – wie sonst pharmakologisch üblich – an *erster* und die Präparatenamen an *zweiter* Stelle oder gar nicht aufzuführen, da häufig nur die Namen der Präparate allgemein gekannt oder geläufig sind.

Die Zusammenstellung von Medikamenten umfaßt nur die *wesentlichsten Substanzen.* Entsprechende Präparate anderer Hersteller sind in gleicher Weise indiziert.

Die Erläuterungen zu *Indikation, Dosierung, Wirkung, Nebenwirkung* und *Kontraindikationen* der Substanzen in den Tabellen

dieses Kapitels beziehen sich in vollem Umfang auf die akute Anwendung bei Notfallsituationen mit drohenden oder bereits bestehenden Störungen der Vitalfunktionen.

27.2
Medikamente mit vorwiegender Wirkung auf das respiratorische System

27.2.1
Broncholytika (Euphyllin, Berotec)

Broncholytika reduzieren den Ausatemwiderstand, sie sind z.T. mit Wirkstoffen des Sympathikus verwandt.

27.3
Medikamente mit vorwiegender Wirkung auf das zirkulatorische System

27.3.1
Substanzen, die die Kraft und Erregbarkeit des Herzmuskels verbessern (Alupent, Suprarenin, Dopamin, Dobutrex, Novodigal)

In der modernen Notfallmedizin werden im Gegensatz zu früheren Therapieansätzen, als man auf die Akutwirkung der Glykoside vertraute, in erster Linie die Katecholamine Dopamin und Dobutrex verabreicht. In Abhängigkeit von der Konzentration werden für eine exakte Dosierung auch im Notarztdienst Infusionspumpen oder Infusionsspritzenpumpen eingesetzt.

Tabelle 27.1 Medikamente mit vorwiegender Wirkung auf das respiratorische System

Substanz	Indikationen	Dosierung	Wirkung	Neben-wirkungen	Kontra-indikationen
Euphyllin 200 mg/10ml	• Asthma bronchiale, • bronchospastische Zustände, • spastische Emphysembronchitis	5 mg/kg KG	• Broncholyse, • Stimulation des Atemzentrums	• Zentrale Erregung • Unruhe	• Frischer Herzinfarkt, • Schock
Berotec-Spray Fenoterol 0,2 mg/Aerosolstoß	• Bronchospastik, • Asthma bronchiale	2–3 Hübe	ß-Sympathikomimetikum	Tachykardie	Beginnende Geburt

27.3.2
Substanzen gegen Rhythmusstörungen und Flimmerneigung (Xylocain, Gilurytmal, Isoptin)

Bei Vorhofflattern, Vorhofflimmern, Kammertachykardien, Kammerextrasystolen und Kammerflimmern werden unterschiedliche Substanzen eingesetzt. Für akute Notfälle typisch ist die intravenöse Gabe von Lidocain, Ajmalin und Isoptin.

27.3.3
Substanzen gegen Stenokardien (Nitrolingual, Adalat)

Substanzen, die sich bei der Behandlung von Angina pectoris bewährt haben, sollen durch eine Erweiterung der Herzkranzgefäße die Durchblutung des Myokards steigern. Wahrscheinlich spielt aber eine leichte Blutdrucksenkung, die zu einer Verringerung der Herzleistung und damit des

Tabelle 27.3 Dosierung von Dopamin
1) Wird 1 Amp. Dopamin 200 auf 50 ml Infusionslösung verdünnt, so enthält 1 ml dieser Lösung 4000 µg Dopaminhydrochlorid

Dosierung [µg/kg KG/min]	50 kg KG [ml/h]	70 kg KG [ml/h]	90 kg KG [ml/h]
2	1,5	2,1	2,7
5	3,75	5,25	6,75
10	7,5	10,5	13,5
20	15	21	27
50	37,5	52,5	67,5

2) Wird 1 Amp. Dopamin 200 auf 500 ml Infusionslösung verdünnt, so enthält 1 ml dieser Lösung 400 µg Dopaminhydrochlorid

Dosierung [µg/kg KG/min]	50 kg KG	70 kg KG	90 kg KG
2	15 ml/h (5 Trpf./min)	21 ml/h (7 Trpf./min)	27 ml/h (9 Trpf./min)
5	37,5 ml/h (12 1/2 Trpf./min)	52,5 ml/h (17 1/2 Trpf./min)	67,5 ml/h (22 1/2 Trpf./min)
10	75 ml/h (25 Trpf./min)	105 ml/h (35 Trpf./min)	135 ml/h (45 Trpf./min)
20	150 ml/h (50 Trpf./min)	210 ml/h (70 Trpf./min)	270 ml/h (90 Trpf./min)
50	375 ml/h	525 ml/h	675 ml/h

Notfallmedizin

Tabelle 27.2 Medikamente mit vorwiegender Wirkung auf das zirkulatorische System

Substanz	Indikationen	Dosierung	Wirkung	Nebenwirkungen	Kontraindikationen
Alupent Orciprenalin 0,5 mg/1 ml Amp.	Bradykarde Rhythmusstörungen	0,5 ml auf 5 ml verdünnen, 1 ml der verdünnten Lösung (0,1 mg) i.v.	β-Rezeptorenerregung • Verstärkung der Reizbildung • Herzkraftverbesserung • Frequenzerhöhung • Senkung des peripheren Widerstandes • Bronchospasmolyse	• Tachykardie, • Kammerflimmern, • Blutdruckabfall	In Notfällen keine
Suprarenin Adrenalin 1 mg/1 ml Amp.	• Anaphylaktischer Schock, • Kreislaufstillstand	1 ml mit 9 ml NaCl 0,9 % verdünnen (1 ml ≙ 0,1 mg) 5–10 min fraktioniert i.v., 2 mg mit 8 ml NaCl 0,9 % endobronchial	α- und β-Rezeptorenerregung • Verstärkung der Reizbildung • Herzkraftverbesserung • Frequenzerhöhung • Erhöhung des peripheren Widerstands • Bronchospasmolyse	• Tachykardie, • Extrasystolie, • Kammerflimmern	In Notfällen keine
Dopamin 200 mg/50 ml	Kardiogener Schock	100 mg auf 500 ml Ringer-Laktatlösung, 60–120 Trpf./min (1 Trpf. ≙ 10 μg); s. Tabelle 27.3	Stimulierung von α- und β-Rezeptoren	• Tachykardie, • Verschlechterung der peripheren Gewebsdurchblutung. Dopamin soll nicht über einen längere Zeit über einen peripheren Zugang infundiert werden	In Notfällen keine
Dobutrex Dobutamin 250 mg Trockensubstanz in Stechampulle	Kardiogener Schock ggf. als Zweitsubstanz	100 mg auf 500 ml Ringer-Laktatlösung, 60–120 Trpf./min (1 Trpf. ≙ 10 μg)	β-sympathomimetisch: positiv-inotrop, Vasodilatation und α-Effekt heben sich auf	• Geringe Tachykardie, • kein Anstieg des peripheren Widerstands	In Notfällen keine
Novodigal 0,4 mg/2 ml Glykosid	Absolute Tachyarrhythmie bei Vorhofflimmern	0,4 mg i.v.	Förderung der Kontraktionskraft des Herzens	Akut: Kammerflimmern bei Hypokaliämie	• Vollsättigung, • Hypokaliämie

Tabelle 27.2 (Fortsetzung)

Substanz	Indikationen	Dosierung	Wirkung	Nebenwirkungen	Kontraindikationen
Xylocain 2% 100 mg/5 ml Lidocain	• Kammerarrhythmien, • salvenartige Extrasystolen, • Kammerflimmern	*Initial* 1 mg/kg KG, Wiederholung nach 10–30 min; *Prophylaxe:* 500 mg/500 ml (1 mg ≙ 1 ml), 2–5 mg/min, 1,5 mg/kg KG verdünnt endobronchial	Verlangsamung des Ionenaustausches durch die Zellmembran, damit Verzögerung der Bildung und Fortleitung von Reizen	• Myokarddepression, • Bradykardie, • Asystolie	• AV-Block II. und III. Grades
Gilurytmal 50 mg/10 ml Ajmalin	• Paroxysmale Tachykardien, • Tachyarrhythmien, • Extrasystolie	~ 1 mg/kg KG langsam über 5 min i.v.	Membranstabilisierung an den Herzmuskelfasern	Bradykardie	• Bradykardie, • AV-Block II. und III. Grades
Isoptin Verapamil 5 mg/2 ml Amp.	• Supraventrikuläre Tachykardie, • absolute Tachyarrhythmie	2,5–5 mg langsam i.v.	• Kalziumantagonismus: antiarrhythmisch, • Verlängerung der AV-Refraktärzeit, • Gefäßerweiterung	• AV-Block, • Asystolie, • Blutdruckabfall	• Manifeste Herzinsuffizienz, • kardiogener Schock (Ausnahme: Vorhoftachykardie), • AV-Block, • gleichzeitig Gabe von β-Blockern
Nitrolingual Nitroglycerin-Spray 0,4 mg/Spraystoß	• Angina pectoris, • kardiales Lungenödem, • hypertensiver Notfall, • Dialysepatient	2–3 Hübe, Wiederholung bis 5minütlich	• Gefäßerweiterung der Koronarien, • Blutdrucksenkung besonders im Kopf- und Halsbereich, dadurch Entlastung der linken Herzkammer	• Blutdruckabfall • Pulsbeschleunigung, • Kopfschmerzen, • Übelkeit	• Glaukom, • akute Hypotonie, • Volumenmangelschock
Adalat Nifedipin 10 mg/Kaps.	• Hypertensiver Notfall, • Angina pectoris	10–20 mg sublingual, evtl. Kapsel anstechen und im Mund ausdrücken	• Blutdrucksenkung durch periphere Gefäßerweiterung, • Senkung des koronaren Gefäßwiderstands	Blutdruckabfall	• Vorbehandlung mit β-Blockern

Notfallmedizin

Tabelle 27.2 (Fortsetzung)

Substanz	Indikationen	Dosierung	Wirkung	Nebenwirkungen	Kontraindikationen
Akrinor 2 ml Theophyllin-abkömmlinge	Schwere Hypotonie	0,5–2 ml i.v.	• Tonisierung des Venensystems, • keine periphere Widerstandserhöhung	Selten Bradykardie	In Notfällen keine
Ebrantil Urapidil 50 mg/10 ml Amp.	Hypertensiver Notfall	25–50 mg langsam i.v.	• Zentral bedingte Sympatholyse, • peripheres Alphasympatholytikum	Folgen der Blutdrucksenkung	In Notfällen keine
Catapresan 0,15 mg/1 ml Clonidin	Hypertone Krise	0,15 mg verdünnt langsam i.v.	• Beeinflußt das Vasmotorenzentrum im Stammhirn, • bewirkt eine Verminderung der sympathischen Impulse	• Vereinzelt passagere systolische Blutdruckerhöhung, • Kollapsgefahr	In Notfällen keine

O_2-Bedarfs führt, die entscheidende Rolle. Nitropräparate stehen als Zerbeißkapseln und in Form von Sprays zur Verfügung. Die Wirksubstanz wird sehr schnell über die Zungen- und Mundschleimhaut resorbiert und wirksam.

Zunehmend werden aber auch Kalziumantagonisten zur Behandlung der Angina pectoris angewendet.

27.3.4
Blutdrucksteigernde Substanzen (Akrinor)

Die Gruppe der Medikamente, die zur Anhebung des Blutdrucks eingesetzt werden können, ist besonders umfangreich. Es gibt Substanzen, die vorwiegend peripher, d.h. im Bereich der Gefäße, angreifen, Substanzen mit vorwiegender Wirkung auf das Kreislaufzentrum, Kombinationen von beiden u.a. Früher wurden sehr häufig Medikamente eingesetzt, die durch eine Engstellung der Arteriolen in der Peripherie den Blutdruck erhöhen, aber auch die Zentralisation mit ihren Nachteilen verstärken.

Für die kurzfristige Behandlung nicht durch Volumenmangel ausgelöster Blutdruckabfälle haben sich auch im praktischen Bereich zentral und peripher angreifende Theophyllinabkömmlinge bewährt. Bei kardialer Ursache werden Katecholamine (23 A III und A IV) verabreicht.

27.3.5
Blutdrucksenkende Substanzen (Ebrantil, Catapresan)

Zur Blutdrucksenkung werden verschiedene Substanzen mit unterschiedlichen Angriffspunkten eingesetzt. Meist wird die Wirksamkeit des Sympathikus vermindert. Neuere Präparate wirken direkt auf die Gefäße, ohne das vegetative Nervensystem zu beeinflussen.

27.4
Infusionen mit vorwiegender Kreislaufwirkung

Stärke-, Gelatine-, Dextran- und Plasmaproteinlösungen werden als *kolloidale* Volumenersatzmittel verwendet. Kolloide sind onkotisch wirksam, sie übernehmen während ihrer intravasalen Verweildauer die Funktion der Albumine. Je nach Grundsubstanz, Molekulargewicht und Konzentration haben sie ein unterschiedliches Wasserbindungsvermögen und damit eine unterschiedliche Volumenwirkung.

27.4.1
Dextrane

Dextrane sind Kohlenhydrate, die von bestimmten Bakterien in Zuckersaft gebildet werden. Obwohl Rheomacrodex nicht als primäres Volumenersatzmittel eingesetzt werden sollte, ist es an dieser Stelle aufgeführt, da es in der Schocktherapie gezielt zur Verbesserung der Mikrozirkulation verwendet wird.

Durch die Vorgabe von Promit, einer Dextranzubereitung mit dem niedrigen Molekulargewicht von 1000, werden präformierte, mit höhermolekularen Dextranen reagierende Antikörper blockiert und so Komplexbildungen mit den klinischen Zeichen einer Anaphylaxie verhindert (vermindert?).

27.4.2
Gelatinelösungen (Gelifundol)

Gelatine wird durch spezielle Verfahren aus den Gerüsteiweißkörpern in tierischem Bindegewebe und in Knochen hergestellt.

27.4.3
Stärkelösungen (Expafusin)

Stärkelösungen werden aus pflanzlicher Stärke gewonnen.

27.4.4
Ringer-Lösung (Ringer-Laktat)

Kristalloide Lösungen mit den Elektrolyten des Blutserums in physiologischem Mengenverhältnis können bei erheblichen Wasser- und Salzverlusten aus dem Extrazellulärraum, aber auch bei Blutverlusten zur überbrückenden Therapie eingesetzt werden. Dabei besteht im Gegensatz zu den Kolloiden keine Gefahr anaphylaktischer/anaphylaktoider Reaktionen.

27.5
Infusionen und Medikamente mit Wirkung auf den Wasser-Elektrolyt- und Säure-Basen-Haushalt

27.5.1
Elektrolytlösungen und Elektrolytkonzentrate (Kalziumglukonat, Kaliumchlorid, Elektrolytbasislösungen, Natriumchlorid)

Elektrolytlösungen und Elektrolytkonzentrate werden bei Störungen des Wasser- und Elektrolythaushalts gegeben. Wenn der Flüssigkeitsverlust im Vordergrund der pathophysiologischen Abläufe steht, werden Elektrolytinfusionen erforderlich. Die vergleichsweise seltene Injektion von Elektrolytkonzentraten bleibt ganz akuten schwerwiegenden Störungen im Elektrolythaushalt vorbehalten.

27.5.2
Zuckerlösungen (Glukose, Lävulose)

Zuckerlösungen werden im Rettungsdienst zur Unterstützung wichtiger Funktionen des Gehirns, des Herzens und der Leber infundiert, wenn es nach schwersten Belastungen oder einer Hypoglykämie zur Erschöpfung der Energiereserven gekommen ist.

27.5.3
Osmotisch wirksame Infusionen und Medikamente zur Diurese (Lasis, Mannit)

Zur Ausschwemmung von Ödemen und/oder zur Verstärkung der Ausscheidungsfunktion der Nieren können osmotisch wirksame Infusionen und spezielle Medikamente eingesetzt werden.

27.5.4
Pufferlösungen (Natriumbikarbonat)

Zur Beseitigung einer metabolischen Azidose wurden früher routinemäßig Pufferlösungen eingesetzt. Nachdem bereits in den zurückliegenden Jahren in internationalen Empfehlungen und Richtlinien die Pufferdosis bei der Reanimation reduziert und die Repetitionsintervalle verlängert wurden, wird nun die Frage gestellt, ob eine Puffertherapie im Rahmen der präklinischen Wiederbelebung überhaupt gerechtfertigt ist. Man geht davon aus, daß die Nachteile/Nebenwirkungen bedeutsamer sind als die erwünschte Wirkung.

27.6
Analgetika und Spasmolytika

27.6.1
Butylscopolamin (Buscopan)

Spasmen der glatten Muskulatur werden letztlich durch eine Reizung des Parasympathikus hervorgerufen. Butylscopolamin ist eine der Substanzen, die eine dämpfende Wirkung auf den Parasympathikus haben.

27.6.2
Hypnoanalgetika (Morphin, Dolantin)

Alle Opiate und synthetischen Opiatabkömmlinge haben neben einem analgetischen Effekt Einfluß auf den Bewußtseinszustand und die Stimmungslage. In ihren Nebenwirkungen auf das respiratorische

Tabelle 27.4 Infusionen mit vorwiegender Kreislaufwirkung

Substanz	Indikationen	Dosierung	Wirkung	Nebenwirkungen	Kontraindikationen
Macrodex Dextran 6%, MG 60000	Intravasaler Volumen- mangel	Nach Möglichkeit 1,5 g/kg KG nicht überschrei- ten (ca. 1,5 l beim Erwachsenen)	• Übernahme der onko- tischen Funktion der Albumine, • Wasserbindungsvermö- gen Dextran MG 60 000: ca. 25,6 ml/g, • intravasale Verweildauer: 6–8 h	• Anaphylaktoide Reaktio- nen, • Beeinflussung der Gerin- nung, • Verlust extra- und intra- zellulärer Flüssigkeit	• Akute Linksherz- insuffizienz, • Lungenödem
Promit Dextran 1 1,5 g/20 ml Flasche	• Vor Dextraninfusionen, • bei schweren Schock- zuständen verzichtbar	20 ml langsam i.v.	Bindung zirkulierender Dextranantikörper	Anaphylaktoide Reaktio- nen?	In Notfällen keine
Gelifundol Gelatine 5,5%, MG um 30000	Intravasaler Volumen- mangel	Je nach Symptomatik	• Übernahme der onko- tischen Funktion des Albumins, • Wasserbindungsvermö- gen: ca. 14 ml/g, • intravasale Verweildauer: 3 h	• Anaphylaktoide Reaktio- nen, • Beeinflussung der Gerin- nung?, • Verlust extra- und intra- zellulärer Flüssigkeit	• Akute Linksherz- insuffizienz, • Lungenödem
Hemohes Hydroxyäthylstärke 6%, MG 200000	Intravasaler Volumen- mangel	Nach Möglichkeit 1500 ml nicht überschreiten	• Übernahme der onko- tischen Funktion des Albumins, • Wasserbindungsvermö- gen 12-14 ml/g, • intravasale Verweildauer: 3-4 h	• Beeinflussung der Gerin- nung, anaphylaktoide Reaktio- nen	• Akute Linksherz- insuffizienz, • Lungenödem, • Stärkeallergie
Ringer-Laktat 500 ml	• Basislösung im Ret- tungsdienst, • Medikamententräger- lösung, • Dehydratation, • Volumenverlust	• 100-500 ml, • 500-1000 ml je nach Kreislaufsituation	• Rehydratation des Extra- zellulärraums, • Volumenersatz	• Überwässerung, • Linksherzinsuffizienz	In Notfällen keine

Notfallmedizin

Tabelle 27.5 Infusionen und Medikamente mit Wirkung auf den Wasser-Elektrolyt- und Säure-Basen-Haushalt

Substanz	Indikationen	Dosierung	Wirkung	Nebenwirkungen	Kontraindikationen
Kalziumglukonat 10 % (4,5 %)[a], 10 ml	• Tetanie, • allergische Reaktionen	10 ml langsam i.v.	• Entzündungshemmung, • Gefäßabdichtung	• Reduziert die Reizbildung am Sinusknoten, • Asystolie	Vorsicht bei Volldigitalisierung
Kaliumchlorid 1 molar (7,45 %), 10 ml	Hypokaliämisches Kammerflimmern nach Erbrechen, Durchfall, Laxanzienabusus (Kaliummangel erhöht die Reizbildungsfähigkeit des Herzens)	20 mval[b] langsam i.v.	• Rhythmusstabilisierung, • Verhütung heterotoper Reizbildung	Hyperkaliämie unterdrückt Schrittmacherfunktion des Sinusknotens -> AV-Rhythmus, -> Asystolie	Hyperkaliämie
Elektrolytbasislösungen (Na[+] 45 mval/l, K[+] 25 mval/l)[b]	Verlust von mehr Wasser als Salzen, z.B. bei Fieber, starkem Schwitzen, Polyurie	Nach Bedarf	Ersatz des fehlenden „freien Wassers"	Keine	Hyperkaliämie
Natriumchlorid 1 molar (5,85%)	Akute Wassereinschwemmung	20 mval[b] langsam i.v.	• Abschwächung der Überwässerung, • Verbesserung des Verhältnisses Na[+]/K[+]	Keine	In Notfällen keine
Glukose 5–40 %	• Hypoglykämie, • Alkoholvergiftung	Nach Bedarf	• Anhebung des Blutzuckerspiegels • Aufklarung bei Alkoholvergiftung?	In hoher Konzentration Venenreizung	Normoglykämie bei Diabetikern
Lävulose 5 %	Behandlung normoglykämischer Diabetiker	Nach Bedarf	Weitgehend insulinunabhängige Verwertung im Kohlenhydratstoffwechsel, Blutzucker steigt nur wenig an	Keine	Methylalkoholvergiftung
Lasix 20 mg/2 ml Furosemid	• Lungenödem, besonders kardialer Ursache, • Niereninsuffizienz, • Hirnödem, • Förderung der Giftausscheidung über die Niere	20–250 mg je nach Indikation i.v.	Verhindert die Rückresorption von Natrium in der Niere, dadurch Wasserausschwemmung	Hypokaliämie?	In Notfällen keine

Tabelle 27.5 (Fortsetzung)

Substanz	Indikationen	Wirkung	Dosierung	Nebenwirkungen	Kontraindikationen
Mannit 10%, 15% oder 20%, 250 und 500 ml	• Hirnödem, • Gefahr des Nierenversagens, • Förderung der Giftausscheidung über die Nieren	• Erhöht osmotischen Druck im Blut, durchdringt wegen seiner Teilchengröße nur langsam die Gefäßwände, erzwingt dadurch Einstrom von Gewebsflüssigkeit in die Gefäße, • intravasale Volumenerhöhung verstärkt die Ausscheidung über die Nieren	Je nach Indikation	Linksherzbelastung	• Akute Herzinsuffizienz, • Lungeödem • Anurie
Natriumbikarbonat 1 molar (8,4%)	Ansammlung von Säuren, besonders Milchsäuren, durch O$_2$-Mangel im Gewebe (metabolische Azidose)	• H$^+$-Ionen werden abgefangen und als Wasser gebunden, • CO$_2$ entweicht gasförmig	Unter klinischen Bedingungen nach Säure-Basen-Status; wenn ausnahmsweise bei Reanimation: nach 10 min initial 1 mval/kg KG, nach 10 min erneut 0,5 mval/kg KG i.v.	• Vermehrte CO$_2$-Bildung, • hyperosmolare Zustände, • durch Abschwächung der Azidose Verminderung der O$_2$-Verfügbarkeit	• Respiratorische Azidose, • nichtbehebbare Ateminsuffizienz, • hyperventilationsbedingte respiratorische Alkalose!

[a] 1 mval $\triangleq$ 2 mmol.
[b] 1 mval $\triangleq$ 1 mmol

Notfallmedizin

und zirkulatorische System scheinen sie sich bei gleicher schmerzlindernder Dosis nicht bzw. nur unwesentlich zu unterscheiden. Allerdings besitzt Dolantin gegenüber Morphin eine gewisse spasmolytische Komponente.

Die aktuelle Fassung der Betäubungsmittel-Verschreibungsverordnung (BtMVV) von 1993 regelt in § 8 a die Ausrüstung der Rettungsmittel mit Betäubungsmitteln (s. Abschn. 29.10.2 und Anhang G).

27.6.3
Ketanest (Ketamin)

Ketanest in analgetischer, subnarkotischer Dosierung hebt sich im Vergleich zu den Hypnoanalgetika durch folgende Eigenschaften positiv ab:

Es löst bei ungestörter Hirnfunktion keine klinisch relevante Atemdepression und keine Kreislaufdepression, eher eine sympathomimetische Reaktion aus. Außerdem hat Ketamin keine emetischen◇ Eigenschaften.

27.7
Medikamente zur Beruhigung, Mittel gegen allergische Reaktionen

27.7.1
Benzodiazepine (Diazepam, Midazolam)

Benzodiazepine gehören in die große Gruppe der Medikamente, die bei seelischen Störungen zur Beseitigung von Angst, Unruhe und innerer Spannung verordnet werden (Tranquilanzien).

In der Notfallmedizin werden Benzodiazepine zur sofortigen Behandlung schwerer Unruhe- und Angstzustände, zur Unterbrechung von Krämpfen und zur Narkoseeinleitung eingesetzt. Benzodiazepine haben aber keine analgetische Wirkung. (Daher ist in der Regel zur Narkoseeinleitung die zusätzliche Gabe von Opioiden erforderlich.) Neben Valium (Diazepam) werden auch neuere Benzodiazepine, wie Rohypnol

und Dormicum, bei ähnlichen Indikationen angewandt.

27.7.2
Triflupromazin (Psyquil)

Auch Triflupromazin gehört in die Gruppe der Psychopharmaka, der Medikamente mit Einfluß auf die Psyche. Bei der Anwendung dieser Substanz unter Notfallbedingungen ist in der Regel der dämpfende Effekt auf das Brechzentrum besonders erwünscht.

27.7.3
Diazepam Desitin rectal tube

Diazepam in der speziellen Mikroklistierzubereitung wird schnell über die Darmschleimhaut resorbiert und kann daher bei unruhigen oder krampfenden Kleinkindern rektal verabreicht werden (Ausnahme von der Regel: Medikamentenapplikation in akuten Notfällen intravenös).

27.7.4
Antihistaminika (Tavegil)

Antihistaminika hemmen die Wirkung von Histamin, das bei allergischen Reaktionen freigesetzt wird und viele der bedrohlichen Reaktionen auslöst. Außerdem haben sie eine gefäßabdichtende und zellmembranstabilisierende Wirkung.

27.8
Hormonpräparate

27.8.1 Kortikoide
(Fortecortin, Rectodelt)

Glukokortikoide, synthetische Substanzen mit der Wirkung von Nebennierenrindenhormonen, werden bei manchen Formen des Schocks, bei allergischen Reaktionen und bei der Behandlung des Hirnödems eingesetzt.

Tabelle 27.6 Analgetika und Spasmolytika

Substanz	Indikationen	Dosierung	Wirkung	Nebenwirkungen	Kontraindikationen
Buscopan 20 mg/1 ml Butyl-scopolamin	• Koliken, • spastische Schmerzzu-stände	20 mg langsam i.v.	Hemmt die Wirkung des Parasympathikus, senkt dadurch Motilität der glat-ten Muskulatur	Geringe atropinartige Nebenwirkungen	In Notfällen keine
Morphin 10 mg/1 ml	Schwere Schmerzzustän-de	2,5–10 mg i.v.	• Schmerzhemmung durch Wirkung auf das ZNS, euphorisierende Wir-kung, • Tonuserhöhung der glat-ten Muskulatur, • Hemmung des Hustenre-flexes	• Hemmende Einflüsse auf – Atemzentrum, – Hustenzentrum, – Kreislaufzentrum, • Vagusreizung, • Reizung des Brechzen-trums	• Insuffizienz des respi-ratorischen und zirku-latorischen Systems, • Koma, • spastische Schmerzzu-stände
Fentanyl 0,157 mg/2 ml	• Schmerzzustände, • Schmerzausschaltung bei Kombinationsnar-kosen	• 0,05–0,1 mg i.v. • 0,2–0,5 mg i.v.	Zentrale Schmerzausschal-tung	• Atemdepression, • Atemstillstand, • Blutdruckabfall	Fehlen von Beatmungs- und Intubationsmöglich-keiten
Rapifen 1,088 mg/2 ml	• Schmerzzustände, • Schmerzausschaltung bei Kombinationsnar-kosen	• 0,5–1,0 mg i.v. • 1,0–2,0 mg i.v.	• Zentrale Schmerzaus-schaltung, • kürzer wirksam als Fen-tanyl	• Atemdepression, • Atemstillstand, • Blutdruckabfall	Fehlen von Beatmungs- und Intubationsmöglich-keiten
Dolantin 100 mg/2 ml Pethidin	Schwere, auch spastische Schmerzzustände	50–100 mg i.v.	• Schmerzhemmung durch Wirkung auf das ZNS, euphorisierende Wir-kung, • geringe Tonuserhöhung der glatten Muskulatur	• Hemmende Einflüsse auf – Atemzentrum, – Hustenzentrum, – Kreislaufzentrum, • Vagusreizung, • Reizung des Brechzen-trums	• Insuffizienzen des re-spiratorischen und zir-kulatorischen Systems, • Koma
Ketanest Ketamin 50 mg/5 ml	Starke Schmerzzustände	0,25–0,5 mg/kg KG i.v.	Zentral analgetisch	• Tachykardie, • Blutdruckanstieg, • Salivation, • Träume	• Hypertonie, • Herzinfarkt, • Schädel-Hirn-Trauma ohne Beatmung

Notfallmedizin

Tabelle 27.7 Medikamente zur Beruhigung, Mittel gegen allergische Reaktionen

Substanz	Indikationen	Dosierung	Wirkung	Nebenwirkungen	Kontraindikationen
Valium Diazepam 10 mg/2 ml	• Krampfanfälle, • Unruhezustände, • Sedierung zur Intubation	• Zur Sedierung bei gleichzeitiger Schmerzbehandlung 5–10 mg i.v., • bei anderen Indikationen 10–60 mg i.v.	• Greift am ZNS an: – Sedierung, – Schlafförderung, – Muskelrelaxierung, • keine eigenständige analgetische Wirkung!	Gelegentlich Ateminsuffizienz und Blutdruckabfall	Myasthenia gravis
Dormicum Midazolam 5 mg/1 ml, 5 mg/5 ml, 15 mg/3 ml	• Krampfanfälle, • Unruhezustände, • Sedierung zur Intubation	0,15 mg/kg KG	Kürzere Wirkungsdauer als Diazepam; wie bei allen Benzodiazepinen gibt es keine feste Dosis-Wirkungs-Beziehung	Gelegentlich Ateminsuffizienz und Blutdruckabfall	Myasthenia gravis
Psyquil Triflupromazin 10 mg/1 ml	• Erbrechen, • Unruhezustände, • Schmerzen	0,1 mg/kg KG, maximal 10 mg i.v.	Greift in den Zellstoffwechsel des Gehirns ein	Blutdruckabfall möglich	• Komatöse Zustände, • Leberschaden
Diazepam Desitin rectal tube 5 mg, 2,5 ml	• Fieberkrampf, • epileptischer Anfall, • Sedierung bei Kindern	1 Rectiole/10 kg	Zentral sedierend und krampflösend	Atemdepression	Leberschaden
Tavegil Meclastin 2 mg/5 ml	• Anaphylaktische Reaktionen, • Urtikaria	2 mg/5 ml langsam i.v.	• Hemmt die Wirkung des verstärkt ausgeschütteten Histamins, • gefäßabdichtende und zellmembranstabilisierende Effekte	Bei schneller Injektion Venenreizung	In Notfällen keine

Tabelle 27.8 Hormonpräparate

Substanz	Indikationen	Dosierung	Wirkung	Nebenwirkungen	Kontraindikationen
Fortecortin Mono-Ampullen Dexamethason ● 40 mg/5 ml	● Anaphylaktoide Reaktionen Grad II, Status asthmaticus;	● 40 mg i.v.	● Hemmt die Freisetzung von Entzündungsstoffen, stabilisiert die Zellmembran	Bei Notfallbehandlung bedeutungslos	In Notfällen keine
● 100 mg/10ml	● Prophylaxe des fokalen Hirnödems: – Apoplex, – Schädel-Hirn-Trauma	● 100 mg i.v.			
Rectodelt-Supp. Dexamethason (100 mg) für Kinder	● Asthma, ● Kruppsyndrom	● Supp. rektal			
Insulin 400 IE/10 ml	● Hyperglykämie, ● diabetisches Koma	8–12 IE in 0,9% NaCl-Lösung	● Senkt den Blutzuckerspiegel, ● fördert die Synthese von Glykogen	Hypoglykämie bei Überdosierung	In Notfällen keine

Notfallmedizin

β- und Dexamethason sind die Kortisonpräparate mit der stärksten Wirkung pro Substanzmenge. Die Zubereitungsform als Phosphat garantiert schnellste Wirksamkeit innerhalb weniger Minuten. Rectodelt-Suppositorien werden über die Darmschleimhaut resorbiert (Ausnahme von der Regel: Medikamentenapplikation in akuten Notfällen *intravenös*).

27.8.2
Insulin (Altinsulin)

Die in der Dauerbehandlung insulinpflichtiger Diabetiker eingesetzten Altinsuline (Schwein, Rind) werden bei der Notfalltherapie des diabetischen Komas intravenös injiziert/infundiert.

27.9
Substanzen zur Entgiftung. Gegengifte

27.9.1
Silikonentschäumer (sab-simplex)

Nach einer Vergiftung mit Waschmitteln sind auf alle Fälle Entschäumungsmittel oral zu verabreichen (Ausnahme von der Regel: Medikamentenapplikation in akuten Notfällen *intravenös*). Dadurch wird die Gefahr einer Schaumaspiration bei spontanem Erbrechen oder bei der Magenspülung am intubierten Patienten vermindert.

27.9.2
Emetika (Sirupus ipecacuanhae, Apomorphin)

Bei der oralen Giftaufnahme ist die Entleerung des Magens zum frühestmöglichen Zeitpunkt vor bzw. während der Resorptionsphase in der Regel das sinnvollste Verfahren. Solange die Schutzreflexe des Patienten und sein Bewußtsein erhalten sind, sollte Erbrechen ausgelöst werden (Ausnahme: Vergiftung mit ätzenden Substanzen, Vergiftung mit Schaumbildnern, Vergiftung mit organischen Lösungsmitteln).

Sirupus ipecacuanhae wird bei Kleinkindern verwendet. Apomorphin, das wirksamste, aber auch mit Nebenwirkungen behaftete Medikament, kann bei Jugendlichen und Erwachsenen injiziert werden.

27.9.3
Laxanzien (Natriumsulfat = Glaubersalz)

Zur Verhinderung einer Resorption der bereits in die tiefen Darmabschnitte gelangten Gifte werden Durchfälle ausgelöst.

27.9.4
Paraffinöle (Paraffinum perliquidum)

Nach oraler Aufnahme fettlöslicher Gifte (Kohlenwasserstoffe, Benzin, Petroleum etc.) wird im Anschluß an die Magenspülung (zusammen mit Kohle und Glaubersalz) Paraffinöl gegeben.

27.9.5
Carbo medicinalis (Kohlepulver)

Kohle ist bei allen oralen Vergiftungen als Adsorptionsmittel zu verabreichen.

27.9.6
Antidote (Atropin, Toxoginin, 4-DMAP, Natriumthiosulphat, S-Hydril, Kalzium-edetat-Natrium, Auxiloson, Narcanti, Toluidinblau, Anexate)

Die sofortige Gabe von Gegengiften schon im präklinischen Bereich, nach Möglichkeit am Ort des Geschehens, ist nur bei ganz wenigen, vergleichsweise seltenen Vergiftungen unbedingt erforderlich und möglich.
   Im wesentlichen handelt es sich um
- Vergiftungen mit Alkylphosphat (E 605),
- Blausäurevergiftungen,
- Opiatintoxikationen.

Alle Antidote, auch seltener benötigte wie die nachfolgend aufgeführten Substanzen, sollten ggf. zusammen mit diagnostischen

Notfallmedizin

Tabelle 27.9 Substanzen zur Entgiftung; Gegengifte

Substanz	Indikationen	Wirkung	Dosierung	Nebenwirkungen	Kontraindikationen
sab-simplex Simethicon 30 ml Trpf.	Vorgabe zur Magenspülung wegen oraler Vergiftung mit schaumbildenden Substanzen	Wirkt durch Oberflächenaktivität als „Antischaummittel"	10–30 ml in Tropfenform oral	Keine	In Notfällen keine
Sirupus ipecacuhanae	Orale Giftelimination durch Erbrechen bei Kleinkindern (bei Erwachsenen unzuverlässig)	Reizung des Brechzentrums	2- bis 3jähriges Kind 15–20 ml mit reichlich Wasser trinken lassen	Keine bei üblicher Dosierung	● Schock, ● Bewußtlosigkeit, ● Ausfall der Schutzreflexe, ● orale Säure- und Laugenvergiftung, ● schaumbildende Substanzen, ● organische Lösungsmittel
Apomorphin 10 mg/1 ml	Orale Giftelimination bei Jugendlichen und Erwachsenen	Zentrale Wirkung auf das Brechzentrum	0,1 mg/kg KG i.m.!	Atem- und kreislaufdepressorische Wirkung, evtl. Mischspritze mit 10 mg Novadral, Antagonisierung durch Naloxon 0,4 mg i.v., bei Kindern und Jugendlichen 0,01 mg/kg KG	● Atem- und Kreislaufinsuffizienz, ● Alter unter 4 Jahren, ● Ausfall der Schutzreflexe, ● orale Säure- und Laugenvergiftung, ● schaumbildende Substanzen, ● organische Lösungsmittel
Natriumsulfat 3,2%ig (Glaubersalz)	Elimination oral aufgenommener Gifte über den Darm	Erhöhung des Innendrucks im Darm bewirkt Dehnung der Darmmuskulatur und steigert die Peristaltik	20–30 g der isotonen Lösungen durch die Magensonde	Keine	In Notfällen keine
Paraffinum perliquidum	Giftbindung nach oraler Vergiftung durch lipoidlösliche Substanzen, Kohlenwasserstoffe, Benzin etc.	Löst fettlösliche Gifte und entzieht sie der Resorption im Darm; Gift wird in unresorbierbarer Bindung aus dem Darm ausgeschieden	● Bei Kindern: 3 ml/kg KG, ● bei Erwachsenen: 150–200 ml oral oder durch Magenschlauch	Keine	In Notfällen keine

Tabelle 27.9 (Fortsetzung)

Substanz	Indikationen	Dosierung	Wirkung	Nebenwirkungen	Kontraindikationen
Kohlepulver	Orale Vergiftungen	20–50 g in ca. 10%iger Wasseraufschwemmung	Wirkt als Antidot und Adsorptivum, es bindet Gifte aller Art an seine große „aktive" Oberfläche	Tachykardie	In Notfällen keine
Atropin 100 mg/10 ml	Vergiftung durch Alkylphosphat, z.B. E 605	Sofort 2 mg i.v. je nach Zustand, Wiederholung nach 10–15 min	Hemmung von • Asthma, • Darmkoliken (muskarinähnliche Wirkung), • z.T auch der zentralnervösen Erscheinungen (Krämpfe)	Keine	In Notfällen keine
Toxogonin Obidoxinchlorid 250 mg/1 ml	Vergiftung durch Cholinesterasehemmer	250 mg (1 Amp.) i.v., Wiederholung nach ca. 1–2 h	• Cholinesterasereaktivierung, • wirkt auch gegen nikotinartige Symptome der Vergiftung, z.B. auf die Paresen der Atemmuskulatur	Keine	In Notfällen keine
4-DMAP 4-Dimethyl-p-aminophenol 250 mg/5 ml	Vergiftung durch • Blausäure, • Zyanide, • Nitrite, • Schwefelwasserstoff, • Rauchgase bei Kunststoffbränden	Sofort 3–4 mg/kg KG i.v. (sofort danach Natriumthiosulfat)	Ferrihämoglobinbildung	Entwicklung einer Zyanose	In Notfällen keine
Na-Thiosulfat 10% 1g/10 ml Amp.	• Zyanide, • Blausäure	50–100 ml 10%ige Lösung i.v.	Umwandlung von Zyanid in Rhodanid, langsame Wirkung	• Brechreiz, • Durchfall, • Asthmaanfall	In Notfällen keine
S-Hydril Natriumthiosulfat 1000 mg/10 ml	• Zyanid-Thallium- und Jodvergiftung, • CO, • Lost, • Schwermetalle	10 ml 10%ige Lösung i.v.	Katalysiert die enzymatische Umwandlung von Zyanid und Rhodanid	Keine	In Notfällen keine

Tabelle 27.9 (Fortsetzung)

Substanz	Indikationen	Dosierung	Wirkung	Nebenwirkungen	Kontraindikationen
Kalziumedetat-Natrium 400 mg/2 ml	Schwermetallvergiftungen	Maximal 20 mg/kg KG i.v. (0,1 ml 20%ige Lösung/kg KG/in Glukose)	Chelatbildung	Toxische Nephrose	In Notfällen keine
Auxiloson Dexamethason Aerosol 0,125 mg/Sprühstoß	Inhalation von Reizgasen	2–3 Hübe, Wiederholung alle 5–10 min	Prophylaxe von Bronchospastik und toxischem Lungenödem	Keine	In Notfällen keine
Narcanti Naloxon 0,4 mg 1 ml Amp.	Schwere Intoxikation durch Heroin und andere Morphinderivate	Initial 0,1 mg, kann mehrmals wiederholt werden	Spezifischer Opiatantagonist	Ggf. akute Entzugssymptomatik	In Notfällen keine
Toluidinblau Tolonium 300 mg/10 ml	Methämoglobinbildner (Nitrate, Nitrite, Anilin)	2 mg/kg i.v.	Komplexbildung	Blaufärbung der Haut	In Notfällen keine
Anexate Flumazenil 1 mg/10 ml	Aufhebung der zentral dämpfenden Wirkung von Benzodiazepinen	Je nach Wirkung 0,2–1 mg i.v.	Antagonisierung von Substanzen, die über den Benzodiazepinrezeptor wirken, durch kompetitive Hemmung	• Entzugserscheinungen bei Benzodiazepinabhängigen, • selten Übelkeit/Erbrechen	In Notfällen keine

Notfallmedizin

Hilfsmitteln (Gasspürgerät) für den Notarztdienst in einem eigenständigen Behältnis (Vergiftungskoffer/-kiste) mitgeführt werden.

27.10
Medikamente zur Intubation und Narkoseeinleitung

27.10.1
Atropin (Atroinum sulfuricum)

Für die Narkoseeinleitung und die Intubation gelten im Rettungsdienst die gleichen Grundsätze wie in der Klinik. Nach Möglichkeit, d.h. wenn es die Bedrohlichkeit der Störung der Vitalfunktion zuläßt und entsprechende Zeit verfügbar ist, sollte Atropin vorgegeben werden.

27.10.2
Ketamin (Ketanest)

Die Durchführung einer Narkose ist im Rettungsdienst ein relativ seltenes Verfahren, da viele Notfallpatienten bereits bewußtlos angetroffen werden. Bei eingeklemmten Patienten, deren Bewußtsein erhalten ist, oder beim Vorliegen sehr schmerzhafter Verletzungen sollte aber nach Möglichkeit bereits am Notfallort eine Intubationsnarkose eingeleitet werden.

Ketamin ist z.Z. als das geeignetste Narkotikum für Notfälle anzusehen, da es über eine starke analgetische Wirkung verfügt, weder das zirkulatorische noch das respiratorische System dämpft und die Schutzreflexe im Rachen (lange) erhalten bleiben.

Auch beim Schädel-Hirn-Trauma ist Ketamin in den Situationen indiziert, in denen niedriger Blutdruck und bei Narkoseeinleitung mit anderen Substanzen ein zu befürchtender weiterer Druckabfall die Hirndurchblutung gefährden, da potentiell den intrakraniellen Druck erhöhende Effekte der Ketaminanwendung durch sofortige Intubation, Hyperventilation und ggf. Nachinjektion von Benzodiazepinen abgefangen werden.

27.10.3
Etomidat (Hyponmidate)

Etomidat, ein Einleitungsnarkotikum ohne negativ-inotrope Eigenschaften, kann sehr gut unter Notfallbedingungen verwendet werden. Voraussetzung ist aber die Kombination mit einem stark wirksamen Hypnoanalgetikum, beispielsweise Fentanyl, um unerwünschte Schmerzreaktionen des vegetativen Systems sicher auszuschalten.

27.10.4
Fentanyl, Rapifen (Fentanyl)

Vor und während einer (Intubations)beatmung können Rapifen und Fentanyl, hochwirksame Hypnoanalgetika (synthetische Opiate), zur Schmerzausschaltung verwendet werden.

27.10.5
Barbiturate (Trapanal)

Barbiturate sind die klassischen Substanzen zur Narkoseeinleitung.

27.10.6
Relaxanzien (Pantolax, Alloferin)

Muskelerschlaffende Mittel (Relaxanzien) werden im Rettungsdienst zur Durchführung der Intubation eingesetzt. Meist wird Succinylcholin als Kurzrelaxans injiziert. Zur langanhaltenden Muskelerschlaffung wird seltener Alloferin verwendet.

27.11
Medikamentöse Reanimation (Suprarenin, Xylocain, Natriumbikarbonat, Kaliumchlorid)

In der Tabelle 27.11 sollen nochmals die Wirkungen, Nebenwirkungen und Wechselbeziehungen der Basissubstanzen aufgezeigt werden, die bei einer Wiederbelebung typischerweise appliziert werden.

Tabelle 27.10 Medikamente zur Intubation und Narkoseeinleitung

Substanz	Indikationen	Dosierung	Wirkung	Nebenwirkungen	Kontraindikationen
Atropinum Sulfuricum 0,5 mg/1 ml	Vagusdämpfung vor der Intubation und dem Legen einer Magensonde etc.	*Kinder:* 0,02 mg/kg KG *Erwachsene:* 0,5–0,75 mg i.v.	• Dämpfung unerwünschter vagaler Kreislaufreflexe, • Verringerung der Sekretion im Mund-Rachen-Raum	Tachykardie	In Notfällen keine
Ketanest Ketamine Stechampullen 10 mg/1 ml und 50 mg/1 ml	• Schmerzausschaltung, • Narkoseeinleitung	0,5–2 mg/kg KG i.v. (Kombination mit Diazepam sinnvoll)	Analgetische und narkotische Effekte durch Hemmwirkung am ZNS	• Tachykardie, • Blutdruckanstieg, • Salivation, • Träume in der Aufwachphase bei Mononarkose	• Hypertonie, • dekompensierte Herzinsuffizienz, • Herzinfarkt, • Lungenödem, • Schädel-Hirn-Trauma, wenn nicht beatmet wird!
Hypnomidate Etomidat 10 ml/20 mg	Narkoseeinleitung	0,15–0,3 mg/kg KG i.v.	Hypnotische und narkotische Effekte	• Zuckungen einzelner Muskeln (Myokloni), • Venenreizung	Keine
Rapifen 1,088 mg/2 ml	• Schmerzzustände, • Schmerzausschaltung bei Kombinationsnarkose	• 0,5–1,0 mg i.v., • 1,0–2,0 mg i.v.	Zentrale Schmerzausschaltung (kürzer wirksam als Fentanyl)	• Atemdepression, • Atemstillstand, • Blutdruckabfall	Fehlen von Beatmungs- und Intubationsmöglichkeiten
Fentanyl 0,157 mg/2 ml	• Schmerzzustände, • Schmerzausschaltung bei Kombinationsnarkose	• 0,05–0,1 mg i.v. • 0,2–0,5 mg i.v.	Zentrale Schmerzausschaltung	• Atemdepression, • Atemstillstand, • Blutdruckabfall	Fehlen von Beatmungs- und Intubationsmöglichkeiten
Trapanal Thiobarbiturat (500 mg Trockensubstanz + 20 ml Aqua bidest. pro Injektion)	• Erzeugung tiefer Bewußtlosigkeit, • Narkoseeinleitung, • Unterbrechung schwerster Krampfanfälle, • Hirndrucksenkung	Richtdosis für Erwachsene: 250 mg i.v.	• Sedative, hypnotische und narkotische Effekte durch Hemmwirkung am ZNS, • zerebrale Durchblutungsminderung	• Blutdruckabfall, • Atemdepression, • Auslösung von Erbrechen	• Drohendes Kreislaufversagen bei Hypovolämie, • komatöse Zustände, • Leber- und Nierenschäden

Notfallmedizin

Tabelle 27.10 (Fortsetzung)

Substanz	Indikationen	Dosierung	Wirkung	Nebenwirkungen	Kontraindikationen
Pantolax Succinylcholin 100 mg/5 ml	Muskelerschlaffung zur Intubation	1 mg/kg KG	Blockiert die Erregungsübertragung vom motorischen Nerv auf die Endplatte der Skelettmuskelfasern nach Kontraktion der quergestreiften Muskulatur	• Bradykardie, • Bradyarrhythmie, • kurzfristige Asystolie	• Atemwegswiderstand im Kiefer- und Kehlkopfbereich, • Fehlen des entsprechenden Gerätes zur Intubation und Beatmung, • mangelnde Befähigung in der endotrachealen Intubation
Alloferin Alcuroniumchlorid 10 mg/10 ml	Kontrollierte Beatmung unter Ausschaltung der Atemmuskulatur des Patienten	1,5 mg/10 kg KG	Blockierung der Erregungsübertragung vom motorischen Nerv auf die Endplatte der Skelettmuskulatur ohne vorangehende Kontraktion	Selten Blutdruckabfall	• Atemwegswiderstand im Kiefer- und Kehlkopfbereich, • Fehlen des entsprechenden Geräts für Intubation und Beatmung, • mangelnde Befähigung in der endotrachealen Intubation

Tabelle 27.11 Medikamentöse Reanimation

Substanz	Wirkung	Wechselbeziehungen respiratorisches System	Wechselbeziehungen zirkulatorisches System	Nebenwirkung
Suprarenin i.v. oder endobronchial	α- und β-Rezeptorenerregung: • Verstärkung der Reizbildung, • Herzkraftverbesserung, • Frequenzerhöhung, • Erhöhung des peripheren Widerstands, • Erhöhung des O_2-Verbrauchs des Herzens	• Erhöhter Bedarf des Herzens setzt ausreichende O_2-Beatmung voraus	• Erhöht Flimmerneigung, • Suprarenin $\leftrightarrow$ Lidocain	Verstärkung der metabolischen Azidose?
Xylocain 2% 100 mg/5 ml Lidocain i.v. oder endobronchial	Verlangsamung des Ionenaustausches durch die Zellmembran und damit der Bildung und Fortleitung von Reizen	Keine	• Dämpft Ventrikelerregbarkeit, • vermindert Herzkraft (in hohen Dosen), • vermindert Wirkung von Suprarenin	AV-Block II. und III. Grades
Natriumbikarbonat 1 molar (8,4%)	• Bei metabolischer Azidose werden die H^+-Ionen abgefangen und als Wasser gebunden, • CO_2 entweicht gasförmig	• Vermehrte CO_2-Entstehung setzt ausreichende Beatmung voraus, • häufig besteht bereits eine respiratorische Alkalose! • Durch Abschwächung der Azidose Verminderung der O_2-Verfügbarkeit infolge ansteigender Hb-Affinität für O_2	• Beseitigung der metabolischen Azidose, • normalisiert Kontraktilität des Herzmuskels, • verbessert Ansprechbarkeit auf – Katecholamine, – Suprarenin	Bei Überdosierung: • Alkalose, • ventrikuläre Rhythmusstörungen, → Kontraktur des Herzens, → hyperosmolare Zustände
Kaliumchlorid 1 molar (7,6%)	• Stabilisiert Reizbildungsfähigkeit, • Membranstabilisierung	Keine	• Reduziert Flimmerneigung bei Hypokaliämie, • medikamentöse Defibrillation bei Hypokaliämie, • Kalzium $\leftrightarrow$ Kalium	Hyperkaliämie unterdrückt Schrittmacherfunktion des Sinusknotens → AV-Rhythmus → Asystolie

Notfallmedizin

Nachschlagteil

KAPITEL 28

Fallbeispiele

Informations- Nachschlagkapitel
Anhand 20 typischer Fallbeispiele sollen Rettungsassistenten und Rettungssanitäter das Zusammenspiel organisatorischer, einsatztaktischer und medizinischer Maßnahmen sowie die Abläufe des Rettungseinsatzes kennenlernen. In den vorangehenden Teilen des Lehrbuchs wird im entsprechenden Sachzusammenhang auf die Kasuistiken verwiesen. Außerdem sollen Rettungsassistenten und Rettungssanitäter ihre eigenen Einsatzerfahrungen bei ähnlichen Notfallsituationen mit den hier geschilderten vergleichen.

Beginnend mit der zwangsläufig nicht immer umfassenden und korrekten Notfallmeldung über die Einsatzentscheidung der Rettungsleitstelle, die Versorgung am Notfallort und während des Transports sowie die Klinikübergabe erfolgt am Ende eine epikritische Wertung des gesamten Einsatzes. Den Gegebenheiten des Rettungsdienstes und den medizinischen Abläufen entsprechend steht erst am Schluß die exakte medizinische Diagnose.

Tabelle 28.1 zeigt die behandelten Fälle sowie die Diagnose(n).

28.1
Geiselnahme

Fall 1

1. Notfallmeldung

Die Einsatzzentrale der Polizei fordert bei der Rettungsleitstelle wegen Geiselnahme in einer Bank vorsorglich einen NAW an. Der Polizeibeamte weist ausdrücklich dar-auf hin, daß die Anfahrt zum Meldeort ohne Sondersignal erfolgen solle.

2. Entscheidungen der Leitstelle

Bei Rücksprache mit dem leitenden Notarzt entscheidet dieser, den regulären Notarztdienst entsprechend dem Dienstplan aufrechtzuerhalten, einen besonders erfahrenen Notfallmediziner aus dem klinischen Dienst zu lösen und zum Ort des Geschehens zu delegieren.

Leitstelle setzt ein: Vollständig für den Notarzteinsatz ausgestatteten RTW; 2 langjährig im Rettungsdienst tätige Sanitäter.

3. Situation an den Notfallorten
Notfallort I:

Nach dem Eintreffen vor Ort erfährt das Rettungsteam, daß telefonische Verhandlungen zwischen Polizeieinsatzleitung und 2 schwerbewaffneten Geiselnehmern anlaufen. Mindestens 5 Geiseln befänden sich in der Gewalt der Gangster. Nach mehrstündigem Warten wird dem Rettungsteam mitgeteilt, die Einsatzleitung wolle auf Forderungen der Gangster eingehen und gegen Freilassung aller Geiseln bis auf 2 Personen nach Einbruch der Dunkelheit ein Fluchtfahrzeug mit einer größeren Geldsumme stellen. Ein Eingreifen der Polizei während Fahrzeugübergabe und Geiselfreilassung, insbesondere der Einsatz von Schußwaffen, sei nicht vorgesehen. Das Fluchtfahrzeug werde aber im Anschluß mit dem Ziel der Festnahme der Geiselnehmer – notfalls auch unter Schußwaffengebrauch – verfolgt.

Der Notarzt fordert für die Übergabezeit vorsorglich einen weiteren NAW mit kompletter Besatzung und 2 KTW, v.a. für eine ggf. notwendige Versorgung der Geiseln, an.

Tabelle 28.11 Art des Notfalls und Diagnose(n)

Abschnitt	Art des Notfalls	Diagnose(n)
28.1	Geiselnahme	Patient A: Schußverletzung des Abdomens, Patient B: tödliche Schußverletzung des Herzens und der Lunge
28.2	Bewußtlosigkeit bei Bradykardie	Schrittmacherausfall mit Bradykardie, Hypotonie und Bewußtseinsverlust
28.3	Starke Unterleibsschmerzen	Tubarruptur bei Extrauteringravidität
28.4	Bewußtlosigkeit mit Störung der Atmung	Hypoventilation durch akute Heroinintoxikation
28.5	Lkw-Unfall	Drohende Erstickung im Stickstoffnebel (Gefahrguttransport)
28.6	Bewußtseinsgetrübte Frau	Suizidale Tablettenintoxikation, Aspiration von erbrochenem Mageninhalt, Tod durch Ersticken
28.7	Verkehrsunfall mit Motorrad	Frakturen zweier Brustwirbelkörper, leichtes Schädel-Hirn-Trauma
28.8	Blutsturz	Schwere Ösophagusvarizenblutung mit massiver Blutaspiration
28.9	Starkstromunfall	Kammerflimmern nach Starkstromunfall
28.10	Drohende Erstickung eines Trachealkanülenträgers	Inkomplette Trachealverlegung durch Borkenbildung bei Tracheostoma
28.11	Unfall mehrerer Fahrzeuge	Patient A: Polytrauma, Patient B: schweres Schädel-Hirn-Trauma und Unterschenkelfraktur
28.12	Hochgradige Atemnot	Schwerer Asthmaanfall
28.13	Bewußtlose Person	Hypoglykämischer Schock
28.14	Lungenödem	Kardiales Lungenödem nach akuter Linksherzüberlastung
28.15	Bewußtlosigkeit mit Atemstillstand	Kammerflimmern nach Herzinfarkt
28.16	Flugzeugabsturz auf der Autobahn	Mehrere z.T. schwer Verbrennungsverletzte und Patienten mit nicht lebensbedrohlichen Verletzungen und Erkrankungen
28.17	Atemnot und Schluckbeschwerden	Retropharyngealabszeß mit akuter lebensbedrohlicher Verlegung der Atemwege
28.18	Zwischenfall in zahnärztlicher Praxis	Kammerflimmern als toxische Reaktion auf Lokalanästhetikum oder Adrenalin
28.19	Brennender Panzer auf Bundesbahngelände	Hochspannungsunfall: Patient A: tödliche Verbrennungen, Patient B: schwere, überwiegend drittgradige Verbrennungen
28.20	Segler gekentert	Unterkühlung und Bergungskollaps

Auf Bitten der Polizei erklären sich Notarzt und ein Rettungssanitäter bereit, in einem normal aussehenden Pkw des Sonderkommandos am Ende der Verfolgergruppe mitzufahren. Der NAW solle bis auf weiteres mit größerem Abstand nachgeführt werden.

Die Notarztkoffer „Atmung" und „Kreislauf" und das Kombinationsgerät EKG/ Defibrillator werden nochmals überprüft und umgeladen.

Fahrzeugübergabe und Geiselfreilassung verlaufen ohne zusätzliche Zwischenfälle. Das Fahrzeug des Sonderkommandos mit Notarzt und Rettungssanitäter nimmt – unter Beachtung einer Sicherheitsdistanz – ebenfalls die Verfolgung auf.

Nach einstündiger Fahrt über Bundesstraßen, Autobahnen und Landstraßen wird plötzlich über Funk durchgegeben, daß es nach Absetzen der beiden letzten Geiseln in einem Waldstück zu einem Schußwechsel zwischen den Kriminellen und den Verfolgern gekommen sei. Ein Geiselnehmer und ein Polizeibeamter seien verletzt, der Notarzt dringend erforderlich. Die nächstgelegene Rettungswache einer Kleinstadt wird ebenfalls informiert und schickt einen Rettungswagen.

Notfallort II:
Das Sondereinsatzfahrzeug mit dem medizinischen Rettungsteam erreicht ca. 10 min später den Ort des Geschehens. Dunkelheit und Hektik erschweren die Übersicht. Neben einem Fahrzeug liegt ein Beamter des Sonderkommandos (Patient A) mit angezogenen Beinen. Kollegen weisen auf eine Einschußstelle unterhalb des rechten Rippenbogens hin. In 30 m Entfernung soll neben dem Fluchtfahrzeug ein angeschossener Geiselnehmer (Patient B) liegen.

Diagnostische Maßnahmen
Patient A: Erstuntersuchung durch den Notarzt ergibt: Patient blaß, kaltschweißig, schmerzverspannt, Puls: ca. 130/min.

Patient B: Akutbefund des Rettungssanitäters, der sofort zum Fluchtfahrzeug weitergelaufen ist: Patient in stabiler Seitenlage; aschfahle Gesichtsfarbe, peripher pulslos, kein Karotispuls tastbar, Atemstillstand, Pupillen weit, mäßig blutende Einschußstelle am Thorax unterhalb der rechten Achselhöhle.

Patient A: Blutdruckmessung durch Rettungssanitäter, der vom Notarzt zum Anlegen eines peripheren Zugangs herbeigerufen wurde: systolisch palpatorischer Wert um 80 mm Hg.

Patient B: EKG-Befund des Notarztes, der im Rahmen der Sichtung zum Fluchtfahrzeug weitergelaufen ist und den Patienten in Rückenlage bringt: Nullinie.

4. Erstmaßnahmen

NA: fordert Polizeibeamte auf, bei Patient B sofort mit Mund-zu-Mund-Beatmung über Taschentuch und Herz-Druck-Massage zu beginnen. Nach der Versorgung ihres Kollegen übernähme das medizinische Team die Fortführung der Reanimation;

punktiert die V. basilica des Polizeibeamten (Patient A), schließt die mittlerweise vom Rettungssanitäter vorbereitete Druckinfusion mit Hydroxyäthylstärke an, palpiert das druckschmerzhafte brettharte Abdomen, die Untersuchung des Rückens ergibt keine Ausschußwunde.

Die Druckinfusion wird einem Polizeibeamten übergeben mit der Aufforderung, zu rufen, wenn die ersten 500 ml durchgelaufen seien.

RS: hat mittlerweile Patient B trotz des Austritts von schaumigem Blut aus dem Kehlkopf erfolgreich intubiert, beatmet mit Beatmungsbeutel und korrigiert die Herzdruckmassagetechnik der sich abwechselnden Polizeibeamten.

NA: übernimmt die Beatmung, perkutiert und auskultiert den Thorax, deutlich hypersonorer Klopfschall, aufgehobenes Atemgeräusch rechts, während der Rettungssanitäter die Druckinfusion vorbereitet. Wechsel zur schwierigen Venenpunktion.

RS: EKG-Ableitung über Klebeelektroden: weiterbestehende Nullinie auch nach Injektion von 0,5 mg Suprarenin.

NA: übernimmt erneut die Beatmung, punktiert gleichzeitig mit einer großlumigen Venenverweilkanüle die rechte Thoraxseite im 2. Interkostalraum parasternal zur Beseitigung des zu vermutenden Spannungspneumothorax. Es entweicht zischend Luft.

Erneute Injektion von 0,5 mg Suprarenin, läßt Notarztkoffer „Atmung" zur O$_2$-Anreicherung des Atemgases herbeibringen.

RS: wechselt zwischenzeitlich die mittlerweile leere Infusionsflasche bei Patient A.

NA: beendet nach ca. 15 min die Reanimation des Patienten B wegen fortbestehender Nullinie bei weiterhin lichtstarren Pupillen

Nachschlagteil

auch nach Beseitigung des Spannungspneumothorax und erneuter erfolgloser
Injektion von Suprarenin;

danach intensive Weiterversorgung von
Patient A, zweiter venöser Zugang, Injektion von 30 mg Ketamin zur Schmerzbe-
handlung, Insufflation von 4 l O_2.

5. Maßnahmen während des Transports
Im mittlerweile eingetroffenen RTW wird
der angeschossene Polizeibeamte gründlich untersucht. Puls 120, Blutdruck (RR)
mittlerweile 100/60 mm Hg, Thorax auskultatorisch ohne pathologischen Befund.
Abdomen weiterhin bretthart.

Zügige Abnahme von Blut zur Hb-/Hkt-
Diagnostik, zur Blutgruppenbestimmung
und zur Kreuzprobe von Konserven.

Ein Polizeifahrzeug transportiert unter
Inanspruchnahme von Sonderrechten die
Röhrchen in die für die Aufnahme vorgese-
hene Klinik der naheliegenden Kleinstadt.

Funkvorinformation der chirurgischen
Abteilung des Krankenhauses über die
zuständige Rettungsleitstelle.

Fortführung der Volumensubstitution,
nun mit Vollelektrolytlösungen, O_2-In-
sufflation, Schmerzbekämpfung mit frak-
tionierten kleinen Dosen von Ketamin
und nach Kreislaufstabilisierung mit 2 mg
Morphin i.v.

6. Klinikübergabe
Bei Eintreffen des Patienten im Aufnahme-
krankenhaus sind dem bereitstehenden
Anästhesieteam und der Chirurgengruppe
bereits ein Hb-Wert von 5,5 g% und ein Hkt
von 17% sowie die Blutgruppe bekannt.
Kreuzproben für 8 Konserven laufen.

7. Epikrise
Mit diesem Fallbeispiel sollen zum einen
die klugen einsatztaktischen Entscheidungen von Polizei, leitendem Notarzt, Notarzt
vor Ort und Rettungsleitstelle im Sinne
einer sachgerechten medizinischen Versorgung Gefährdeter herausgestellt werden.

Zum anderen wird aufgezeigt, wie Notarzt und Rettungssanitäter trotz aller Dramatik des Geschehens bei der Sichtung und
Versorgung von 2 Notfallpatienten, eines

schwer schockierten und eines bereits klinisch toten Patienten, situationsangepaßt
agieren. Dabei waren Reanimationsver-
suche bei einem Patienten mit Thorax-
schußverletzung und Nullinien-EKG nur in
dem Maße vertretbar, wie sich die angemessene Versorgung des angeschossenen Polizeibeamten sicherstellen ließ.

Während der operativen Versorgung des
verwundeten Polizeibeamten fanden sich
ca. 3 l Blut in der Bauchhöhle. Ursache war
ein Lebersteckschuß. Nicht zuletzt wegen
der früh einsetzenden wirksamen Behandlung des Volumenmangelschocks überlebte
er das Geschehen ohne Dauerfolgen.

Die gerichtsmedizinische Sektion von
Patient B ergab einen Hämatopneumo-
thorax rechts und ein Hämoperikard, da
das Projektil neben der rechten Lunge auch
die rechte Ventrikelwand durchschlagen
hatte. Reanimationsbemühungen am Einsatzort wären bei dieser Verletzungskombi-
nation auch unter günstigeren Umständen
erfolglos geblieben.

8. Diagnosen
Patient A: Schußverletzungen des Abdomens,

Patient B: tödliche Schußverletzung des
Herzens und der Lunge.

28.2
Bewußtlosigkeit bei Bradykardie

Fall 2

1. Notfallmeldung
Aus einem Altenheim wird gemeldet, ein
Heimbewohner sei bewußtlos aufgefunden
worden, der Puls ginge sehr langsam. Der
telefonisch informierte, die Altenheimbe-
wohner betreuende Hausarzt habe die Anforderung eines Rettungswagens angeordnet. Er selbst komme unverzüglich zum
Patienten.

2. Entscheidungen der Leitstelle
Leitstelle setzt ein: RTW mit der Anweisung,
ggf. den Notarzt nachzualarmieren.

3. Situation am Notfallort

Die zuerst eintreffenden beiden Rettungssanitäter sehen einen älteren Herrn, der
offensichtlich bewußtlos auf seiner Couch
liegt. Eine Altenpflegerin hält seine Beine
in Taschenmesserposition. Ausreichende
Spontanatmung. Puls sehr langsam, Pupillen mittelweit starr, schaumiger Speichel
läuft aus dem Mund.

Diagnostische Maßnahmen

Blutdruckmessung: 90:60 mm Hg, EKG-
Ableitung, Puls 28/min: Verdacht auf AV-
Block III. Grades. Gleichzeitig wird im
Bereich des rechten Brustmuskels eine
Schrittmacherimplantationsnarbe sichtbar.
Schrittmacheraggregat tastbar.

4. Erstmaßnahmen

RS I: Sofortiger präkordialer Faustschlag→
kein Effekt; Weiterbestehen der Bradykardie, saugt den Mund-Rachen-Raum ab,
insuffliert 4 l O$_2$/min über Nasensonde.

RS II: richtet eine Infusion mit Ringer-
Lösung her, punktiert eine Vene, schließt
die Infusion mit langsamer Tropfgeschwin-
digkeit an. Übergibt die Infusion an eine
Altenpflegerin mit der Aufforderung, einen
Infusionsständer besorgen zu lassen.

RS I und RS II diskutieren, ob es vertretbar ist, auf den Hausarzt zu warten, oder ob
der Notarzt alarmiert werden soll, da sich
im Notarztwagen ein Schrittmachergerät
befindet, mit dem über großflächige Klebeelektroden das Herz stimuliert werden
kann. Gleichzeitig ziehen sie zur Vorbereitung der ärztlichen Therapie auf:

– 2mal 0,5 mg Atropin,
– 2mal 0,5 mg Alupent.

Eintreffen des Hausarztes:

- Hausarzt kennt den Patienten als Schritt-
  macherträger, vermutet Batterieer-
  schöpfung, da Schrittmacherimpulse als
  sog. Stimulationsartefakte im EKG-
  Monitorbild nicht erkennbar sind;
- versucht mehrmals vergeblich eine
  Frequenzsteigerung durch mehrfache
  Anwendung des präkordialen Faustschlags;

- injiziert 2mal 0,5 mg Atropin, ebenso
  ohne erkennbaren Erfolg;
- injiziert daraufhin 0,5 mg Alupent.

Danach steigen die Herzfrequenz auf über
60/min und der Blutdruck auf 120:80 mm
Hg.

Der Hausarzt bedankt sich ausdrücklich
für die überbrückenden Maßnahmen der
Rettungssanitäter und für die vorausschau-
ende Vorbereitung der notwendigen Medikamente.

5. Maßnahmen während des Transports

Lagerung des aufklarenden Patienten mit
leicht erhöhtem Oberkörper, Fortführung
der O$_2$-Insufflation, fortlaufende EKG- und
Blutdruckkontrolle. Nach Abfall der Herzfrequenz auf Werte unter 50/min injiziert
der begleitende Hausarzt erneut 0,2 mg
Alupent.

6. Klinikübergabe

Übergabe des Patienten in gutem Befinden
auf der inneren Intensivstation.

7. Epikrise

Die Batterie des 3 Jahre zuvor wegen eines
AV-Blocks III. Grades implantierten
Schrittmachers war wohl plötzlich ausge-
fallen.

Unter dem Bild eines AV-Blocks III. Grades mit einer Frequenz von nur 28/min
wurden offensichtlich das Gehirn – wahrscheinlich auch das Herz – nur unzureichend mit Sauerstoff versorgt.

O$_2$-Insufflation und Schaffung eines venösen Zugangs waren notwendige, ausgewogene Maßnahmen der Rettungssanitäter.
Ein Effekt des präkordialen Faustschlags
war bei diesem Krankheitsbild, einem seit
Jahren bestehenden AV-Block III. Grades,
nicht zu erwarten. Nachdem die Vagusdämp-
fung mit Atropin erfolglos blieb, brachte die
Stimulation des Sympathikus mit Alupent
den erwünschten passageren Erfolg.

Anderenfalls hätte nur die Stimulation
mit einer neu applizierten Schrittmacher-
einheit weitergeholfen.

In der Klinik wurde das Schrittmacheraggregat ausgewechselt.

Nachschlagteil

8. Diagnose
Schrittmacherausfall mit Bradykardie, Hypotonie und Bewußtseinsverlust.

28.3
Starke Unterleibsschmerzen

Fall 3

1. Notfallmeldung
Eine Anruferin fordert telefonisch bei der Rettungswache einen Krankenwagen an. Bei ihrer Freundin, einer 30jährigen Frau, seien plötzlich stärkste Unterleibschmerzen aufgetreten. Sie blute aus der Scheide.

2. Entscheidungen der Leitstelle
Leitstelle setzt ein: 1 RTW (ein Notarztdienst existiert nicht, Bereitschaftsarzt ist auf Krankenbesuch und über Funk nicht erreichbar).

3. Situation am Notfallort
Die Rettungssanitäter finden eine junge, schwer leidende Frau, die mit angezogenen Beinen im Bett liegt. Sie ist auffallend blaß, klagt über starke Schmerzen, blutet etwas aus der Scheide, allgemeine Schockzeichen. Die Patientin weist auf eine mögliche Schwangerschaft hin, da ihre Regel seit 8 Wochen ausgeblieben sei.

Diagnostische Maßnahmen
Blutdruckmessung 90:60 mm Hg, Puls 136/min.

Verdachtsbefund
Akutes Abdomen, möglicherweise Eileiterschwangerschaft.

4. Erstmaßnahmen
Schocklagerung, Knierolle, Schaffung eines peripheren venösen Zugangs,
Schnellinfusion von 500 ml Ringer-Laktatlösung während des Transports zum Rettungswagen.

5. Maßnahmen während des Transports
Schneller Transport mit Sondersignal in das Kreiskrankenhaus, Überwachung des

Kreislaufs; Vorinformation des diensthabenden Gynäkologen über die Leitstelle.
    Infusion von weiteren 500 ml Ringer-Laktatlösung, O$_2$-Inhalation.

6. Klinikübergabe
Bei relativ stabilen Kreislaufverhältnissen, aber weiterhin starken Unterleibschmerzen, wird die Patientin in die gynäkologische Abteilung gebracht. Dort wird die Vermutung der Rettungssanitäter bestätigt und anschließend eine operative Versorgung durchgeführt.

7. Epikrise
Die plötzlich einsetzenden starken Unterleibschmerzen (Zerreißungsschmerz), die leichte Blutung aus der Vagina sowie der Hinweis auf die ausgebliebene Monatsblutung (Amenorrhö) ergeben den Verdacht auf eine Extrauteringravidität. Die schwere Schocksymptomatik machte das Anlegen einer Infusion bereits am Notfallort dringend notwendig.

8. Diagnose
Ruptur◇ eines Eileiters bei Extrauteringravidität.

28.4
Bewußtlosigkeit mit Störungen der Atmung

Fall 4

1. Notfallmeldung
Bewußtlose Person in einer Wohnung vorgefunden, blau verfärbt, atmet kaum noch.

2. Entscheidungen der Leitstelle
Leitstelle setzt ein: NAW, der sich in der Nähe auf der Rückfahrt von einem Fehleinsatz befindet.

3. Situation am Notfallort
Ungefähr 20jähriger Mann im Bett in Rückenlage liegend, grau-zyanotisch, bewußtlos, kaum sichtbare Atembewegungen mit Frequenzen um 5/min, allgemeine Zeichen der Verwahrlosung.

Diagnostische Maßnahmen
Radialispuls tastbar, Frequenz im Normal-bereich, regelmäßig; Pupillen beidseits auf-fallend eng, keine Reaktion auf starke Schmerzreize, frische Einstichstellen in einer Ellenbeuge.

Verdachtsbefund
Unklare Bewußtlosigkeit, Verdacht auf Dro-geninjektion.

4. Erstmaßnahmen
RS I: intubiert im Auftrag des Notarztes, danach assistierte Betreuung.

RS II: punktiert Vene.

NA: findet in der Jackentasche des Patienten Zitronenscheiben und mehrere Briefchen eines grauweißen Pulvers, wahrscheinlich Heroin.

Daraufhin fraktionierte Injektion von Narcanti 2mal 0,2 mg i.v., Anschluß von Ringer-Laktatlösung.

Mitnahme der Briefchen mit dem grau-weißen Pulver in die Klinik.

5. Maßnahmen während des Transports
Extubation des Patienten nach Wiederein-setzen ausreichender Spontanatmung und Wacherwerden des Patienten.

6. Klinikübergabe
Übergabe an die internistische Notfallauf-nahme. Patient entweicht dort 3 h später.

7. Epikrise
Notarzt und Rettungssanitäter fanden zunächst eine Situation vor, aus der keine sicheren Schlüsse auf die Ursache der Vital-gefährdung des Patienten zu ziehen waren. Im Vordergrund der Bemühungen standen die Aufrechterhaltung der Atmung und der Ausgleich der Azidose. Die danach folgende nähere Untersuchung ließ auf die Einstich-stellen entlang aller Venen der Unterarme und Ellenbeuge aufmerksam werden. Gezieltes Suchen förderte dann Heroin zutage.

8. Diagnose
Hypoventilation durch akute Heroinintoxi-kation.

28.5
Lkw-Unfall

Fall 5

1. Notfallmeldung
Polizei informiert Leitstelle der Feuerwehr von einer Meldung über Notrufsäule bei Kilometer XY:

Ein Lkw in Fahrtrichtung von … nach … sei von der Fahrbahn abgekommen, gegen eine Böschung gerast und umgekippt. Der Fahrer sei wahrscheinlich eingeklemmt. Genaueres nicht bekannt, Streifenwagen sei auf dem Weg zur Unfallstelle.

2. Entscheidungen der Leitstelle
Leitstelle setzt ein:
- Notarzteinsatzfahrzeug,
- RTW, der sich – auf der Rückfahrt von einer Verlegung – zufällig ca. 10 km hin-ter der Unfallstelle bereits auf der Auto-bahn befindet,
- Rüstzug,
- ELW (Einsatzleitwagen) mit Einsatzleiter Feuerwehr.

3. Situation am Notfallort
Die Rettungssanitäter des durch den Fahr-zeugstau anfahrenden, nach wenigen Minu-ten eintreffenden RTW erkennen bereits während der Annäherung an die Unfallstel-le, daß ein Tankwagen umgekippt ist. Das hintere orangefarbene Schild zeigt, daß der Tankwagen gefährliche Ladung trans-portiert. Das Führerhaus hat sich in die seitliche Böschung gerammt, der Tankwa-genfahrer wurde bereits aus der gestauch-ten Fahrzeugkabine befreit und liegt, umringt von anderen Verkehrsteilneh-mern, offensichtlich bewußtlos auf der Fahrbahn. Aus dem zur Fahrbahnseite hin umgekippten Tank entweicht zischend Gas unter Bildung von Dampf- oder Nebel-schwaden.

Nachschlagteil

Diagnostische Maßnahmen

RS I: fordert nachdrücklich alle Umstehenden auf, den Gefahrenbereich zu verlassen und schleift gleichzeitig den bewußtlosen, krampfartig zuckenden, schwer zyanotischen Lkw-Fahrer unter Anwendung des Rautek-Rettungsgriffs unverzüglich ca. 30 m weiter, der Windrichtung entgegen, auf die Böschung, um einen auseichenden Sicherheitsabstand vom austretenden Gas zu schaffen.

Während des Schleifvorgangs ist deutlich die Instabilität der Beine erkennbar. Danach Pulskontrolle: ca. 140/min, Kontrolle der Pupillen: mittelweit, prompte Reaktion; nach Eintreffen des RTW Blutdruckmessung: 160:80 mm Hg, später kontinuierliche EKG-Ableitung.

Bis auf den Verdacht auf Frakturen der Beine keine weiteren sichtbaren Verletzungen, insbesondere kein Hinweis auf ein Schädel-Hirn-Trauma.

RS II: Da die vordere Warntafel wegen des Aufpralls gegen die Böschung nicht zugänglich ist, läuft er schnell zurück zur Rückseite des Fahrzeugs, entnimmt die Unfallmerkblätter, fährt mit dem RTW sofort weiter in Fahrtrichtung in Höhe des aus der engeren Gefahrenzone gebrachten verletzten Fahrers und gibt über Funk unverzüglich die U.N.-Nr. (untere Ziffer) 1977 an die Leitstelle durch. Aufgrund der Kemmler-Zahl (obere Ziffer) 22 kennt er die Hauptgefahr (tiefgekühltes Gas) und schätzt sein Risiko bei seiner Aktion richtig ein.

4. Erstmaßnahmen

Nachdem über Rückfragen bekannt ist, daß die Unfallstelle in einer auf beiden Seiten von Böschungen umgebenen Senke liegt, informiert die Leitstelle die Autobahnpolizei: „Aus Sicherheitsgründen Vollsperrung der Autobahn."

Weiteres Vorgehen entsprechend den Funkanweisungen der Leitstelle an alle am Unfallort befindlichen bzw. anrückenden Einsatzkräfte.

Tankwagen transportierte flüssigen, tiefgekühlten Stickstoff als farb- und geruchloses verflüssigtes Gas, beim Entspannen des Gases bilden sich schnell große Mengen kalten Nebels, der sich weithin ausbreitet. Das Gas selbst ist zwar leichter als Luft, Stickstoffnebel sind aber schwerer, verdrängen die Umgebungsluft und damit auch den Sauerstoff.

Erstickungsgefahr! Kontakt mit Flüssigkeit verursacht Erfrierungen.

RS I und RS II: sofortige Beutel-Masken-Beatmung des Lkw-Fahrers mit 4 l O$_2$-Anreicherung bei zunehmender Normalisierung der Hautfarbe.

NA (mittlerweile eingetroffen): venöser Zugang, Infusion, Palpation des Thorax, des Abdomens, beider Beine, Oberschenkelfraktur links, offene Unterschenkelfraktur rechts.

Patient klart auf, Puls weiterhin schnell (über 130/min), Blutdruckabfall auf 90 mm Hg systolisch, daher Druckinfusion.

Einsatzleiter Feuerwehr: Versuch der provisorischen Leckabdichtung unter umluftunabhängigem Atemschutz und Kälteschutz. Da Leckstelle ohne verfügbaren Hebekranwagen nicht zugänglich ist, später Anweisung: „Abströmen des Gases unter kontrollierten Bedingungen."

5. Maßnahmen während des Transports

Assistierte Maskenbeatmung mit reinem Sauerstoff über Narkosekreisteil, Behandlung des Volumenmangelschocks, EKG- und Blutdruckkontrolle, Wundverband der offenen Unterschenkelfraktur rechts, 0,5 mg Ketamin/kg geschätztes Körpergewicht wegen heftiger Schmerzäußerungen des Patienten.

6. Klinikübergabe

Bewußtseinsklarer Patient, Puls 100/min, Blutdruck 110:60 mm Hg, Einlieferung in die chirurgische Ambulanz.

7. Epikrise

Wie so häufig, war aufgrund der unzureichenden Erstmeldung von einem Alltagsunfall eines Lkw auszugehen. In Wirklichkeit war das primäre Unfallereignis aber überlagert durch entweichendes Gas des Gefahrguttransporters. Nur durch sachkundiges Vorgehen der beiden Rettungssanitäter, gezielte Nachinformation der Leitstelle, Beachtung allgemeiner Sicherheitsregeln, genaue Anweisungen der Leitstelle und des Einsatzleiters Feuerwehr konnte eine zusätzliche Gefährdung anderer Verkehrsteilnehmer und der Einsatzkräfte vermieden werden.

Entweichender flüssiger Stickstoff bildet sehr schnell große Nebelschwaden, die schwerer als Luft sind und auch den für die Atmung erforderlichen Sauerstoff verdrängen. In der von hohen Böschungen umgebenen Talsenke waren also neben dem verletzten Lkw-Fahrer alle Verkehrsteilnehmer und die Einsatzkräfte durch Erstickung bedroht.

Der zuvor eingeklemmte Lkw-Fahrer, der sich Frakturen an beiden Beinen zugezogen hatte, drohte auf der Fahrbahn liegend im Stickstoffnebel zu ersticken. Umstehende konnten dessen Gefährdung nicht erkennen, da sie *noch* oberhalb des die Luft und damit auch den Luftsauerstoff verdrängenden Gases atmeten, zumal dieses Gas geruchlos ist. Durch die anschließende O_2-Beatmung des Patienten wurde die akute Lebensbedrohung beseitigt.

Bereits bei diesem vergleichsweise unproblematischen Gefahrenstoff waren umfangreiche Sicherheitsmaßnahmen erforderlich. Bei Unfällen, bei denen Gefahrgut austritt, muß daher stets eine gut ausgebildete und ausgestattete Feuerwehr (z.B. Berufsfeuerwehr oder Werkfeuerwehr) eingeschaltet werden, die in komplizierten Fällen, z.B. bei unzureichender Deklaration des oder der Stoffe ggf. auf nachgeschaltete Informationssysteme (Gefahrgutdatenbank, TUIS) zurückgreift und/oder direkt beim Hersteller nachfragt (s. Anhang C).

8. Diagnose
Drohende Erstickung im Stickstoffnebel (Gefahrguttransport).

28.6
Bewußtseinsgetrübte Frau

Fall 6

1. Notfallmeldung
Ohne Dringlichkeit wird ein KTW angefordert, bewußtseinsgetrübte Frau bereits vom Hausarzt versorgt.

2. Entscheidungen der Leitstelle
Leitstelle setzt ein: Zuerst KTW, der 15 min nach dem Anruf eintrifft, dann Nachalarmierung und sofortiger Einsatz des NAW.

3. Situation am Notfallort
Die Sanitäter des KTW finden ein ca. 17jähriges Mädchen im Bett auf dem Rücken liegend vor, Hautfarbe blaß-grau, keine Atembewegungen sichtbar, Karotispuls nicht tastbar. Etwa 1 1/2 h vorher hatte der von den Eltern um einen Hausbesuch gebetene Arzt des ärztlichen Bereitschaftsdienstes bei dem Mädchen träge Abwehrreaktion auf Schmerzreize festgestellt, die Pupillen waren mittelweit, verzögert Lichtreaktion.

Unter der Diagnose „Tablettenabusus" wurde ein Transportschein für einen KTW ausgeschrieben. Man ließ das Mädchen in Rückenlage! Die Sanitäter des KTW alarmieren sofort den Notarztwagen.

Diagnostische Maßnahmen
Pulskontrolle, Kontrolle der Pupillenreaktion, EKG.

Verdachtsbefund
Tablettenintoxikation, Aspiration von erbrochenem Mageninhalt.

4. Erstmaßnahmen
Die Rettungssanitäter des KTW beginnen sofort mit der Herz-Lungen-Wiederbelebung, die bis zum Eintreffen des Notarztes durchgeführt wird. Der Notarzt findet das Mädchen klinisch tot vor. Flüssigkeitssee im Rachenraum. Nach der Intubation kann während der Reanimation aus der Trachea eine säuerlich riechende, trübe Flüssigkeit

abgesaugt werden. EKG: Nullinie. Die komplette Herz-Lungen-Wiederbelebung unter Einsatz entsprechender Medikamente blieb erfolglos. Information der Kriminalpolizei.

5. Maßnahmen während des Transports
Entfallen.

6. Klinikübergabe
Entfällt.

7. Psychologische Begleitprobleme
Der erfahrene Rettungssanitäter hatte die anwesende, fassungslose Mutter des Mädchens bei Beginn der Herz-Lungen-Wiederbelebung gebeten, den Raum zu verlassen, bei Nachbarn zu klingeln und den alarmierten Notarzt zu erwarten.

Nach Abbruch der Reanimation geht der Notarzt ins Nebenzimmer zur von einer Nachbarin betreuten Mutter. Er faßt ihre Hand und teilt ihr mit, man habe alles Erdenkliche der heute möglichen medizinischen Maßnahmen unternommen, könne den schon zuvor eingetretenen Tod aber nicht mehr rückgängig machen. Die Mutter schreit auf und bittet „versucht es nochmal, versucht es nochmal". Der Notarzt geht zurück in das Zimmer des Mädchens und läßt die Reanimationsspuren beseitigen, Material und Gerät aufräumen. Danach begibt er sich erneut zur Mutter, die immer wieder schluchzend fragt „ist sie wirklich tot?" Danach geht sie vom Notarzt begleitet ins Sterbezimmer, setzt sich auf die Bettkante und streichelt die tote Tochter.

Von der Arbeitsstätte wurde der Vater herbeigeholt. Er hatte am Vorabend eine schwere Auseinandersetzung mit der Tochter, verhält sich nun dumpf und apathisch, will – jetzt – seine Tocher nicht sehen, murmelt nur „den Doktor bringe ich um, den Doktor bringe ich um".

Rettungssanitäter und Rettungsassistenten laden ihre Fahrzeuge KTW und NEF. Der Notarzt und Nachbarn bleiben in der Wohnung, bis eine Polizeistreife eintrifft.

Vor allem die beiden Rettungssanitäter der KTW-Besatzung, die bei ihrer Routinetätigkeit selten mit Toten, insbesondere jungen Menschen zu tun haben, denken noch monatelang an den tragischen Einsatz, den Schmerz der Mutter und das für sie schwer verständliche Verhalten des Vaters.

8. Epikrise
Später stellt sich heraus: Nach einer psychischen Streßsituation nahm das Mädchen in suizidaler Absicht eine an sich nichttödliche Dosis eines frei verkäuflichen Schlafmittels. Der zuerst hinzugezogene Bereitschaftsarzt verkannte offensichtlich den Schweregrad der Intoxikation und das Ausmaß der Reflexverlangsamung bzw. der Reflexausfälle. Die Patientin wurde nicht sachgerecht gelagert, die dringliche Einweisung in die Klinik mit NAW oder RTW unterblieb. Der Notarzt wurde nicht primär alarmiert. Stabile Seitenlagerung und ein rascher Kliniktransport, zweckmäßigerweise die sofortige Alarmierung des Notarztes und die dadurch gewährleistete Versorgung mit Intubation und Beatmung als Aspirationsschutz wären unbedingt erforderlich gewesen.

9. Diagnose
Suizidale Tablettenintoxikation, Aspiration von erbrochenem Mageninhalt. Tod durch Ersticken.

28.7
Verkehrsunfall mit Motorrad

Fall 7

1. Notfallmeldung
Motorradfahrer ist auf einer ca. 8 km entfernten Landstraße verunglückt.

2. Entscheidungen der Leitstelle
Leitstelle setzt ein:
- NEF,
- RTW.

3. Situation am Notfallort
Dunkelheit, unwegsames Gelände neben der Straße; der Verletzte, ein junger Mann, liegt ca. 10 m neben der Fahrbahn auf hart gefrorenem Ackerboden. Er trägt eine

Lederkombination und einen Vollvisier-helm, Visier ist zersplittert, Schürfspuren am Helm.

Nach seinen Angaben ist er bei ca. 90 km/h von der Fahrbahn abgekommen. Bei dem Sturz sei er mit Kopf und Körper auf eine hervorragende Bodenwelle aufge-schlagen. Er ist zeitlich und örtlich orien-tiert, klagt über starke Rückenschmerzen, kann beide Arme und Beine voll bewegen.

Diagnostische Maßnahmen
Vorsichtige Lagerung unter Mithilfe von 3 Personen auf der Vakuummatratze (eine Schaufeltrage steht bedauerlicherweise nicht zur Verfügung); im RTW nach Abnah-me des Schutzhelms und Entkleidung des Rumpfes genaue Untersuchung; sie ergibt einen Stauchungsschmerz der WS, eine starke Druckschmerzhaftigkeit im Bereich der mittleren Brustwirbelsäule sowie einen atemabhängigen und durch Kompression des Thorax auslösbaren Schmerz. Blut-druck 130:80 mm Hg, Puls 80/min, Pupillen beidseits eng und auf Licht reagierend.

Verdachtsbefund
Verdacht auf BWS-Fraktur, fragliches Schä-del-Hirn-Trauma.

4. Erstmaßnahmen
Gleichzeitiges vorsichtiges Anheben des gestreckten Patienten (Mithilfe von herum-stehenden Verkehrsteilnehmern) und Lage-rung auf die Vakuummatratze.

Legen eines venösen Zugangs, Infusion von Ringer-Laktat zum Offenhalten der Venen, Initialinjektion von 40 mg Forte-cortin i.v. durch den zwischenzeitlich ein-getroffenen Notarzt. Zur Schmerzbekämp-fung Gabe von 5 mg Morphin nach ausführlicher Untersuchung des Patienten.

5. Maßnahmen während des Transports
Lamgsamer, schonender Transport auf der Vakuummatratze mit Sondersignal unter Kreislaufüberwachung, Beachtung des Pu-pillenverhaltens und Kontrolle des Bewußt-seins.

6. Klinikübergabe
Gleiche klinische Symptomatik wie bei der Erstuntersuchung. Die Röntgenuntersu-chung der Wirbelsäule und des knöchernen Thorax ergibt: Kompressionsfrakturen der Brustwirbelkörper 6 und 8, kein Anhalt auf knöcherne Schädelverletzungen.

7. Epikrise
Bei dem geschilderten Unfallmechanismus und den Schmerzangaben des Patienten war eine Wirbelsäulenschädigung nicht auszuschließen. Entsprechend schonende Helmabnahme und Umlagerung auf die Vakuummatratze. Bei erhaltenem Bewußt-sein, ungestörter Atmung und stabilen Kreislaufverhältnissen erfolgte ein langsa-mer und schonender Transport.

8. Diagnose
Frakturen zweier Brustwirbelkörper, leich-tes Schädel-Hirn-Trauma.

28.8
Blutsturz

Fall 8

1. Notfallmeldung
In einem Obdachlosenasyl habe ein Mann einen Blutsturz erlitten.

2. Entscheidungen der Leitstelle
Leitstelle setzt ein: NAW.

3. Situation am Notfallort
In einem schlecht beleuchteten, schlecht belüfteten großen Raum stehen mehrere Männer um eine Schlafstätte, andere liegen wach oder dösend auf ihren Betten.

Ein älterer, offensichtlich bewußtseins-getrübter Mann, im Gesicht, am Oberkör-per und an den Armen blutüberströmt, befindet sich noch in Rückenlage. Gurgeln-des Atemgeräusch, Blut fließt aus dem Mund, wird z.T. ausgehustet. Die Ausatem-luft riecht nach Alkohol und altem Blut. Patient reagiert nicht auf Anruf, aber mit Stöhnen auf grobe Schmerzreize.

Notarzt und Rettungssanitäter benutzen wie stets Einmalhandschuhe!

Diagnostische Maßnahmen
Nach dem Verbringen in stabile Seitenlage:
- Puls ca. 135/min,
- Blutdruck von 60 mm Hg systolisch,
- Mund-Rachen-Raum voller Blut,
- grobblasige Rasselgeräusche über der gesamten Lunge.

4. Erstmaßnahmen
Der Notarzt versucht im Rahmen der Intubationsvorbereitungen vergeblich, den Nasen-Mund-Rachen-Raum von Blut freizusaugen. Bei Absaugung unter laryngoskopischer Sicht fließt Blut aus dem Kehlkopf, aus dem Ösophagus und aus dem oberen Nasen-Rachen-Raum.

RS I: assistiert dem Notarzt zur vorgesehenen Intubation.

RS II: hat auftragsgemäß Druckinfusion mit Hydroxyäthylstärke vorbereitet, punktiert nach „Blickabsprache" mit dem Notarzt die V. basilica und schließt die Druckinfusion an.

Während des Intubationsversuchs bei dem nicht weiter sedierten oder relaxierten Patienten entleert sich erneut im Schwall Blut aus dem Ösophagus. Der Notarzt intubiert deswegen mit dem angereichten Magill-Tubus bewußt den Ösophagus, läßt den Tubus blocken und intubiert danach mit einem weiteren Trachealtubus die Trachea.

Nun werden Trachea, Nasen-Rachen-Raum und der im Ösophagus befindliche Tubus im Wechsel abgesaugt. Trachea und Nasen-Mund-Rachen-Raum lassen sich zunehmend trockensaugen. Aus dem „Ösophagustubus" fließt weiterhin Blut. Zügiger Transport zum Notarztwagen.

5. Maßnahmen während des Transports
- Abnahme von Blut für Diagnostik und Kreuzproben,
- Funkvorinformation der Intensivstation der inneren Abteilung über die Einlieferung eines Patienten im schweren Blutungsschock, Verdacht auf Blutung aus dem oberen Gastrointestinaltrakt,

- Beatmung mit 100% Sauerstoff über Narkosekreisteil,
- EKG-Kontrolle,
- Blutdruckkontrolle,
- Analgosedierung mit Ketamin (0,5 mg/kg geschätztes Körpergewicht) bei zunehmender Unruhe.

6. Klinikübergabe
Patient unruhig, Puls 130/min, Blutdruck 90:60 mm Hg, weiterhin Blutung aus dem den Ösophagus zum Rachenraum abdichtenden Tubus.

7. Epikrise
Der nichtseßhafte Mann litt an einer wahrscheinlich durch chronischen Alkoholmißbrauch verursachten Leberzirrhose. Bei dieser Erkrankung entwickeln sich stauungsbedingt in der Spätphase Ösophagusvarizen, aus denen es massiv bluten kann.

Bei der Erstuntersuchung am Notfallort konnte der Notarzt diese Diagnose allerdings nicht stellen, denn der Blutfluß aus Nasen-Rachen-Raum, Luftröhre und Ösophagus hätte durch Blutungen aus jeder dieser Regionen verursacht sein können.

Durch sorgfältiges Absaugen nach Intubation von Luftröhre und Ösophagus ließ sich die Blutung auf den oberen Gastrointestinaltrakt einengen. Das aus der Lunge des durch Volumenmangelschock und Alkohol bewußtseinsgetrübten Mannes zurückfließende Blut war aspiriert.

Er kam mit einem Hb-Wert von 6 g% und einem Hkt-Wert von 18 mit erheblichen Gerinnungsstörungen zur Aufnahme auf die Intensivstation. Dort wurden parallel zur Transfusion von Erythrozytenkonzentraten und tiefgefrorenem gerinnungsaktivem Frischplasma Ösophagusvarizen unter Sicht sklerosiert (verödet).

8. Diagnose
Schwere Ösophagusvarizenblutung mit massiver Blutaspiration.

28.9
Starkstromunfall

Fall 9

1. Notfallmeldung
Anruf bei der Rettungswache: An einer Baustelle habe ein Baggerfahrer einen elektrischen Schlag bekommen, da die Baggerschaufel das Starkstromkabel beschädigt habe. Der Mann sei im Bagger umgekippt, er gebe keine Lebenszeichen mehr von sich.

2. Entscheidungen der Leitstelle
Leitstelle setzt ein: 1 Rettungswagen (ein Notarztdienst existiert nicht, Rettungshubschrauber wegen Nebels am Standort nicht einsetzbar).

3. Situation am Notfallort
Die Leitstelle des medizinischen Rettungsdienstes hatte bereits den Hinweis auf die sofortige Freischaltung der Starkstromleitung gegeben. Beim Eintreffen des Rettungswagens ist der Strom abgeschaltet und gegen Wiedereinschaltung gesichert. Kollegen des Verunglückten führen bereits Atemspende und Herzdruckmassage durch. Der Patient ist klinisch tot.

Diagnostische Maßnahmen
Feststellen der Pulslosigkeit der Karotiden.

Verdachtsbefund
Kreislaufstillstand durch Starkstromunfall.

4. Erstmaßnahmen
Fortführung der Herzdruckmassage, endotracheale Intubation durch einen der erfahrenen Rettungssanitäter, Beutelbeatmung unter O_2-Zufuhr, Schaffung eines peripheren venösen Zugangs, Infusion von Ringer-Laktatlösung.

5. Maßnahmen während des Transports
RS I als Fahrer: Schneller Transport unter Einsatz von Sondersignal in das nächste Krankenhaus, Benachrichtigung der zentralen Notaufnahme über die Leitstelle.

RS II als Kabinensanitäter: Ein-Mann-Reanimation. Beatmungsbeutel bleibt während der Herzdruckmassage am Tubus. Nur so ist ein verzögerungsloser Wechsel der Maßnahmen möglich.

6. Klinikübergabe
Der Patient gelangt in unverändertem Zustand in die Klinik. Die Pupillen sind mittelweit und reagieren. In der Klinik wird die Reanimation durch Defibrillation und Gabe von Xylocain sowie Azidoseausgleich nach Bestimmung der Astrup-Werte erfolgreich weitergeführt. Aufnahme auf der Intensivstation. Nach 12 Tagen wird der Patient ohne bleibende Schäden entlassen.

7. Epikrise
Der sonst – wegen des noch nicht etablierten bodengebundenen Notarztdienstes – übliche RTH-Einsatz unterblieb in diesem Fall, da der Hubschrauber wegen schlechter Sicht nicht starten konnte.

Voraussetzung für die „Bergung" (technische Rettung) des Patienten waren die umgehende Ausschaltung des Starkstroms und die Sicherung gegen Wiedereinschalten. Erst nach Herausheben aus dem Bagger konnte mit der Erstversorgung begonnen werden, die hier bereits von entsprechend ausgebildeten Arbeitskollegen eingeleitet wurde. Diese Primärmaßnahmen wurden von den Rettungssanitätern durch erweiterte lebensrettende Sofortmaßnahmen (Intubation und Infusion) fortgesetzt.

8. Diagnose
Kammerflimmern nach Starkstromunfall.

28.10
Drohende Erstickung eines Trachealkanülenträgers

Fall 10

1. Notfallmeldung
Die Ehefrau eines Patienten meldet: ihr Mann sei Trachealkanülenträger, er drohe zu ersticken, obwohl sie die Innenkanüle

bereits entfernt habe und Mund-zu-Hals-Atemspende durchführe.

2. Entscheidungen der Leitstelle
Leitstelle setzt ein: Notarztwagen.

3. Situation am Unfallort
Der schwer zyanotische Patient sitzt kaltschweißig im Sessel, die Arme auf die Lehnen gestützt, ringt nach Luft; hörbar ist ein starker in- und exspiratorischer Stridor. Die Ehefrau versucht eine unterstützende Beatmung im Atemrhythmus ihres Mannes als Mund-zu-Hals-Atemspende. Sie informiert den Notarzt, vor 6 Monaten sei bei ihrem Ehemann der Kehlkopf wegen eines Karzinoms operativ entfernt worden.

Eine Kunststoffreservekanüle, der Ausweis für Kehlkopflose und die entnommene Innenkanüle liegen auf dem Tisch.

Diagnostische Maßnahmen
Der Notarzt inspiziert die stark verkrustete Innenkanüle.

4. Erstmaßnahmen
RS I: sofortige O_2-Inhalation, Pulskontrolle, Venenpunktion und Anlegen einer Infusion.

RS II: bereitet auf Anweisung des Notarztes Magill-Tuben der Größe 4,5, 5 und 6 Charr mit Gleitgel vor.

Notarzt: entfernt vorsichtig auch die Außenkanüle. Die Außenkanüle ist borkenfrei, daher erscheint ein Intubationsversuch mit der gleich dicken Reservekanüle nicht sinnvoll. Wegen des unverändert weiterbestehenden Stridors versucht er eine Intubation mit dem Magill-Tubus 6. Dieser Tubus stößt auf Widerstand. Ein gefühlvoller Intubationsversuch mit Magill-Tubus 5 gelingt. Patient atmet freier, leichte Blockung des Tubus, assistierte Beutelbeatmung bei O_2-Anschluß. Schlagartige Besserung der Gesamtsymptomatik. Transport zum NAW im Tragestuhl unter Fortführung der assistierten Beatmung.

5. Maßnahmen während des Transports
Tragenlagerung mit erhöhtem Oberkörper; Fortführung aller bereits eingeleiteten Maßnahmen. Leichte Sedierung mit 5 mg Valium i.v.

6. Klinikübergabe
Der Patient wird in befriedigendem Zustand in die Ambulanz der HNO-Klinik eingeliefert.

7. Epikrise
Wegen eines Kehlkopfkarzinoms war der Patient laryngektomiert worden. Bei einer solchen Operation werden die oberen Luft- und Speisewege vollständig voneinander getrennt, das Tracheostoma stellt die einzige Öffnung der Luftröhre nach außen dar. Da die Anwärm-, Befeuchtungs- und Reinigungsfunktion des Nasen-Rachen-Raums für die Atemluft fehlt, sind Luftröhre und Bronchien durch Entzündungen mit starker Schleimbildung besonders gefährdet.

Der Patient hatte zuvor an einer solchen Entzündung gelitten. Durch zähen, trockenen Schleim hatten sich nicht nur Krusten in der Innenkanüle, sondern auch unterhalb der Kanüle an der Trachealwand gebildet. Der Notarzt hat durch das Restlumen mit einem dünnen Trachealtubus überbrückend intubiert, ohne die Krusten in die tieferen Trachealabschnitte zu verschieben.

In der HNO-Klinik wurden die Borken durch Tracheoskopie (spezielle optische Technik) mit einer Fremdkörperzange entfernt.

8. Diagnose
Inkomplette Trachealverlegung durch Borkenbildung bei Tracheostoma.

28.11
Unfall mehrerer Fahrzeuge

Fall 11

1. Notfallmeldung
Gegen 22.00 Uhr Verkehrsunfall auf einer Bundesstraße, mehrere Fahrzeuge beteiligt, nähere Einzelheiten nicht bekannt.

2. Entscheidungen der Leitstelle
Leitstelle setzt ein:
1 NAW, 1 RTW, 1 KTW.

3. Situation am Notfallort
Der Rettungswagen trifft zuerst am Notfallort ein. Dunkelheit erschwert den Überblick; 3 Pkw sind von der Straße abgekommen. In 2 Fahrzeugen ist jeweils der Fahrer eingeklemmt.

Ein Betroffener (Patient A) ist ansprechbar, stöhnt wegen Schmerzen am linken Fuß, gibt weiterhin Schmerz der Brust-Bauch-Region an. Der 2. Pkw-Fahrer (Patient B) liegt mit dem Kopf über dem Steuerrad, ist nicht ansprechbar, Prellmarken und Schnittwunden im Kopf- und Gesichtsbereich, Atmung unregelmäßig.

RS I: überstreckt sofort den Kopf dieses Verletzten im Nacken und hält ihn in dieser Position.

RS II: überprüft 3 weitere Patienten, die von anderen Verkehrsteilnehmern betreut im Feld liegen. Anscheinend keine schweren Verletzungen.

Kurzinformation des eintreffenden Notarztes. RS II alarmiert daraufhin – über Leitstelle – Schnellrettungsfahrzeuge der Feuerwehr, einen 2. Rettungswagen und einen weiteren KTW.

Diagnostische Maßnahmen
Patient A: Blutdruck 130 mm Hg systolisch, Pupillen seitengleich rund, Puls 120/min, Druckschmerz im Brustbereich.

Patient B: Blutdruck 90 mm Hg systolisch, Puls 130/min, Pupillendifferenz rechts> links. Atmung ausreichend bei überstrecktem Kopf.

Leichtverletzte: Rettungssanitäter und Sanitäter des KTW prüfen nochmals Brust- und Bauchregion der im Feld Liegenden auf Druckschmerzhaftigkeit sowie die Beweglichkeit der Extremitäten und melden per Zuruf Puls- und Blutdruckwerte an den Notarzt.

Verdachtsbefund
Patient A: Thoraxtrauma.

Patient B: schweres Schädel-Hirn-Trauma, Verdacht auf schwere innere Blutungen.

3 Leichtverletzte.

4. Erstmaßnahmen
RS I: assistiert dem Notarzt bei der Notintubation des eingeklemmten Bewußtlosen; bereitet die Druckinfusion eines Volumenersatzmittels vor; punktiert eine Handrückenvene des heraushängenden Arms und schließt die Infusion an; danach übernimmt er die assistierte Beatmung.

Feuerwehr: technische Rettung durch Einsatz hydraulischer Speizer.

RS II: punktiert zwischenzeitlich die Armvene des 2. Eingeklemmten und schließt eine Hydroxyäthylstärkeinfusion an; Injektion von 45 mg Ketanest im Auftrag und im Beisein des Notarztes, während die Feuerwehr den Patienten durch den Einsatz hydraulischer Spreizer befreit.

5. Maßnahmen während des Transports
Patient A: Nach Befreiung aus dem Fahrzeugwrack gründliche Untersuchung in RTW II.
Instabiler Thorax → Verdacht auf Rippenserienfraktur. Auskultatorische Seitendifferenz → Pneumo-/Hämatothorax. Bauchdecke bretthart und druckschmerzhaft → intraabdominale Blutung. Funkvorinformation der Klinik. Kontinuierliche Blutdruckmessung → Blutdruckabfall auf 80 mm Hg.
Druckinfusion von 1000 ml Hydroxyäthylstärke und 1000 ml Ringer-Lösung im Wechsel. Abnahme von Kreuzblut.

Patient B: Injektion von 100 mg Fortecortin zur Hirnödembehandlung im Auftrag des Notarztes.
Mäßige Hyperventilation über Beatmungs- und Narkosekreisteil.
Transport im RTW I unter Einsatz von Sondersignal in eine Schwerpunktklinik, da

der Notarzt Patient A begleitet. Vorinformation der Klinik über Funk.

6. Klinikübergabe
Während bei Patient B eine Computertomographie zur Sicherung der Verdachtsdiagnose intrakranielle Blutung läuft, trifft Patient A ein. Nach Sonographie◇ Bestätigung eines Hämatothorax links und freier Flüssigkeit in der Bauchhöhle, sofortige Weiterleitung in den Operationssaal.

7. Epikrise
Bei diesem schweren Verkehrsunfall war es erforderlich, nach schneller Sichtung *aller* Verletzten sofort mit der Betreuung des akut Lebensbedrohten zu beginnen. Gezielte Nachalarmierung weiterer Fahrzeuge des medizinischen Rettungsdienstes und der Feuerwehr. An sich wäre bereits trotz oder gerade wegen der ungenauen Notfallmeldung eine Mitalarmierung der Feuerwehr erforderlich gewesen. Zusammenarbeit eines eingespielten medizinischen Teams, bestehend aus Rettungssanitätern und Notarzt, mit den Männern der Feuerwehr. Bei Patient A mußte in der Klinik der Hämatothorax drainiert und die rupturierte Milz entfernt werden. Durch massive Zufuhr von Volumenersatzmitteln wurde in einer frühen Phase die Entstehung eines schweren Schocks abgefangen.

Bei Patient B wurde in der Klinik eine subdurale Blutung operiert und ein offener Unterschenkelbruch versorgt. Durch die Gabe von Fortecortin bereits am Unfallort wurde möglicherweise die Ausbildung eines schweren Hirnödems unterdrückt.

Die 3 Leichtverletzten wurden mit KTW in 2 kleinere Krankenhäuser transportiert (Entlastung der Schwerpunktklinik).

8. Diagnosen
Patient A: Polytrauma.
Patient B: schweres Schädel-Hirn-Trauma.

28.12
Hochgradige Atemnot

Fall 12

1. Notfallmeldung
Privatperson forderte nachts den Notarzt wegen eines hochgradigen Asthmaanfalls an.

2. Entscheidungen der Leitstelle
Leitstelle setzt ein: NAW.

3. Situation am Notfallort
In der Dunkelheit wird das nicht durch eine beleuchtete Hausnummer gekennzeichnete Haus erst nach längerem Suchen gefunden. Bei dem Patienten handelte es sich um einen 65jährigen Mann, dessen Ehefrau den Notarzt alarmiert hatte. Der Patient leidet unter einer hochgradigen Dyspnoe, er stützt sich verzweifelt mit beiden Armen am Waschbecken im Bad auf, um die Atemhilfsmuskulatur mit einzusetzen. Deutliche Zyanose, das giemende, pfeifende, verlängerte exspiratorische Atemgeräusch ist ohne Stethoskop hörbar. Derartige Anfälle sind aus der Vergangenheit bekannt.

Diagnostische Maßnahmen
Puls- und Blutdruckmessung, Auskultation.

Verdachtsbefund
Schwerer Asthmaanfall.

4. Erstmaßnahmen
RS: Insufflation von 4 l O_2 per Nasensonde. Unterstützung bei der Verwendung des eigenen Dosieraerosols (Berotec-Spray). Venöser Zugang.

NA: 100 ml Euphyllin 400 als Kurzinfusion unter Monitorkontrolle; Fortecortin 20 mg i.v.; Dormicum 2mal 1 mg i.v.

5. Maßnahmen während des Transports
Transport mit erhöhtem Oberkörper, O_2-Inhalation, langsame Tropfinfusion.

6. Klinikübergabe
Bei Eintreffen des Patienten auf der inneren Intensivstation hat sich der Zustand

wesentlich gebessert, keine Atemnot, mittlerweile hustet der Patient Schleim ab.

7. Epikrise

Der Patient leidet seit 15 Jahren an Asthmaanfällen, er war schon mehrfach in klinischer Behandlung. Typisch für dieses schwere Krankheitsbild ist die Haltung des Patienten während des Anfalls. Die schnelle, gezielte medikamentöse Therapie verhindert schlimmere Folgezustände.

In diesem Fall ist auf einen praktischen Aspekt hinzuweisen. Bei derart ernsten Notfällen muß die Rettungsleitstelle den Anrufer auffordern, eine deutliche Markierung des Notfallortes zu garantieren, z.B. eine winkende Person, beleuchtetes Fenster o.ä.

8. Diagnose

Schwerer Asthmaanfall.

28.13
Bewußtlose Person

Fall 13

1. Notfallmeldung

Polizei meldet über Funk: eine bewußtlose Person, weiblich, man habe sie seit 8 Stunden nicht mehr gesehen, sie wohne allein in ihrer Wohnung, Wohnung sei mittlerweile aufgebrochen worden.

2. Entscheidungen der Leitstelle

Leitstelle setzt ein: Notarzt, der mit NAW kurze Zeit danach ausrückt.

3. Situation am Notfallort

Etwa 60jährige Patientin wird im Bett liegend aufgefunden, bewußtlos, tonisch-klonische Krämpfe, Blutdruck 140:80 mm Hg, Puls 140/min, Pupillen seitengleich, Haut warm, schweißig. Nachbarn sagen aus, die Frau sei insulinpflichtige Diabetikerin.

Diagnostische Maßnahmen

Überprüfung der Atmung, Puls- und Blutdruckmessung, Entnahme eines Bluttropfens zur Feststellung des Blutzuckerwertes mit Dextrostic-Teststreifen.

Blutzucker unter 45 mg%.

Verdachtsbefund

Hypoglykämischer Schock.

4. Erstmaßnahmen

Die Rettungssanitäter assistieren dem Notarzt bei der Punktion einer peripheren Vene, zuerst Blutabnahme, Injektion von 40 ml 40%iger Glukose, danach Infusion 5%iger Glukose.

5. Maßnahmen während des Transports

Liegender Transport der mittlerweile bewußtseinsklaren Patientin.

6. Klinikübergabe

Patientin voll orientiert und wach. Neueinstellung der Insulintherapie.

7. Epikrise

In diesem Fall ergab die bei jedem bewußtlosen und jedem krampfenden Patienten notwendige orientierende Blutzuckerbestimmung sofort die eindeutige Erklärung für das Systembild.

Eine versehentlich zu hohe Insulindosis oder ausgefallene Mahlzeiten führten zu einer schweren Hypoglykämie.

8. Diagnose

Hypoglykämischer Schock.

28.14
Lungenödem

Fall 14

1. Notfallmeldung

Aus einer betriebsärztlichen Praxis wird der Verdacht auf ein Lungenödem bei einem 63jährigen Patienten gemeldet und ein Rettungswagen zum Kliniktransport angefordert.

2. Entscheidungen der Leitstelle

Leitstelle setzt ein: 1 RTW (ein Notarztdienst existiert nicht).

3. Situation am Notfallort
In der betriebsärztlichen Praxis ist der ältere Mann halb sitzend auf dem Untersuchungstisch gelagert. Er leidet unter schwerster Atemnot, hustet fleischwasserfarbenes, schaumiges Sekret aus. Dumpf brodelnde Rasselgeräusche sind hörbar. Haut feucht, grau-zyanotisch. Sauerstoff wird über eine Nasensonde insuffliert.

Diagnostische Maßnahmen
Angaben des Betriebsarztes: Blutdruck 130:80 mm Hg, Puls 140/min, Hypertonus aus der Anamnese bekannt. Während anstrengender körperlicher Arbeit im Betrieb entwickelte sich zunehmend Atemnot.

Verdachtsbefund
Kardiales Lungenödem.

4. Erstmaßnahmen
Die Rettungssanitäter berichten dem Betriebsarzt, sie hätten im Rettungswagen geeignete Blutdruckmanschetten zur Durchführung eines unblutigen Aderlasses. Während RS I die Manschetten anlegt, beginnt RS II mit der O_2-Überdruckbeatmung mit Beatmungsbeutel und Maske ($6\,l\,O_2$/min).

Nach Anlegen der Stauung legt RS I im Auftrag des Arztes eine Venenverweilnadel. Der Betriebsarzt injiziert
- 10 mg Valium zur Beruhigung,
- 40 mg Lasix zur verstärkten Ausscheidung von Wasser,
- 0,2 mg Novodigal zur Verbesserung der Herzkraft und verabreicht 2 Kaps. Nitrolingual.

5. Maßnahmen während des Transports
Lagerung auf der Trage sitzend mit herabhängenden Beinen. Fortführung der Überdruckbeatmung und des unblutigen Aderlasses. In Intervallen schnelles Absaugen des Rachenraums.

6. Klinikübergabe
Deutliche Besserung bei Eintreffen in der Klinik, ohne Stethoskop ist kein Rasselgeräusch mehr hörbar.

Eintrag der injizierten Medikamente und der durchgeführten Maßnahmen auf Klinikübergabebogen als Ergänzung der Angaben auf dem ärztlichen Einweisungsschein.

7. Epikrise
In Regionen, in denen kein Notarztdienst eingerichtet ist, müssen Rettungssanitäter auch akut Lebensbedrohte ohne ärztliche Transportbegleitung transportieren.

In diesem Fall wurde durch eine gezielte medikamentöse Therapie und physikalische Maßnahmen am Notfallort das Transportrisiko reduziert.

Der Patient konnte 12 Tage später nach Digitalisierung und medikamentöser Blutdrucksenkung auf Normalwerte die Klinik wieder verlassen.

8. Diagnose
Kardiales Lungenödem nach akuter Linksherzüberlastung.

28.15
Bewußtlosigkeit mit Atemstillstand

Fall 15

1. Notfallmeldung
Passanten melden, ein Mann sei auf der Straße umgefallen: „ …er atmet nicht mehr, verdreht die Augen, wird blau."

2. Entscheidungen der Leitstelle
Leitstelle setzt ein: RTW; Notarzt wird benachrichtigt, folgt kurz darauf mit NEF.

3. Situation am Notfallort
Die Rettungssanitäter finden einen ca. 65jährigen Mann in Seitenlage auf dem Gehsteig liegend. Hautfarbe grau-blau, Schnappatmung.

Diagnostische Maßnahmen
- Karotispuls nicht tastbar,
- Pupillen mittelweit, rund.

Verdachtsbefund
Kreislaufstillstand.

4. Erstmaßnahmen
- Beutel-Masken-Beatmung,
- Herzdruckmassage.

Eintreffen des Notarztes
- Intubation,
- gleichzeitig EKG-Diagnostik: Kammerflimmern,
- sofortige Defibrillation 200, 200, 360 J durchbricht nicht das Kammerflimmern,
- endobronchiale Applikation von Suprarenin,
- endobronchiale Applikation von Xylocain 2%,
- parallel zu Punktionsversuchen peripherer Venen:
- erneut Defibrillation mit 360 J Sinusrhythmus,
- Punktion der V. basilica,
- Ringer-Laktatinfusion.

5. Maßnahmen während des Transports
Liegender Transport des weiterhin bewußtlosen Patienten; nach Einsetzen der Spontanatmung assistierte Beatmung, EKG-Überwachung.

6. Klinikübergabe
Patient weiterhin bewußtlos, peripherer Puls tastbar, Blutdruck um 110:70 mm Hg, Spontanatmung. Klinische Diagnose nach EKG-Ableitung: Hinterwandinfarkt.

In der Folgezeit keine weiteren Komplikationen, Entlassung nach 6 Wochen in eine Rehabilitationsklinik.

7. Epikrise
Die Rettungssanitäter haben richtig gehandelt, da sie sich bis zum Eintreffen des mitalarmierten Notarztes auf die korrekte Durchführung der Herz-Lungen-Wiederbelebung Stufe I (Beatmung und Herzdruckmassage) beschränkt haben. Der Notarzt intubierte und führte nach Identifikation von Kammerflimmern sofort einen Defibrillationsdreierblock durch. Das Flimmern ließ sich allerdings erst nach endobronchialer Instillation von Suprarenin und Xylocain durchbrechen. Danach erst definitive Venenpunktion.

8. Diagnose
Kammerflimmern nach Herzinfarkt.

28.16 Flugzeugabsturz auf der Autobahn

Fall 16

1. Notfallmeldung
Polizei informiert Rettungsleitstelle einer ländlichen Kleinstadt: Auf der Autobahn solle ein Flugzeug abgestürzt sein. Während dieser Meldung schaltet ein mittlerweile an der Unfallstelle eingetroffenes Polizeifahrzeug auf die Frequenz des Rettungsdienstes und meldet:

„Flugzeugabsturz bei Kilometer XY, brennender Bus auf Fahrbahn in Richtung von … nach …; alle Insassen mittlerweile außerhalb des Fahrzeugs; mehrere Verletzte, z.T. mit Verbrennungen. In den Trümmern des verunglückten brennenden Kleinflugzeugs wahrscheinlich mehrere tote Personen."

2. Entscheidungen der Leitstelle
Leitstelle setzt ein:
- NAW,
- RTW, der gerade einen Patienten ins örtliche Krankenhaus einliefert,
- KTW, der auf der Anfahrt zu einem Krankentransport (keine vitale Indikation) umdirigiert wird.

Leitstelle überzeugt sich durch Rückruf bei der Feuerwehr, daß die Meldung der Polizei auch dort angekommen ist.

Der relativ unerfahrene Notarzt bittet während der Anfahrt zum Notfallort die Rettungsleitstelle, seinen Chef, den Leiter der chirurgischen Abteilung, der gleichzeitig auch Ärztlicher Direktor des örtlichen Krankenhauses (120 Planbetten) ist, telefonisch zu informieren und nachzufragen, wieviele Patienten ggf. aufgenommen werden könnten.

Antwort über Funk: „20 Verletzte."

Nachschlagteil

3. Situation am Notfallort

Stau bereits 4 km vor der Unfallstelle, Anfahrt mit Sondersignal durch die „Rettungsgasse", mehrfach muß die Fahrspur gewechselt werden, da Verkehrsteilnehmer ihre Fahrzeuge verlassen haben und nun nicht schnell genug starten und ausweichen können.

In der engeren Unfallzone stehen nur vereinzelt Fahrzeuge, Trümmerteile liegen auf der Fahrbahn. In Sichtweite des brennenden Busses deuten Umherstehende auf große Wrackteile im freien Feld: dort läge die Flugzeugkabine. Der Notarzt läuft zur ca. 40 m entfernten Aufschlagstelle und findet im aufgerissenen, noch qualmenden Rumpf des kleinen, im übrigen völlig zerfetzten Flugzeugs 5 völlig verkohlte, offensichtlich tote Personen noch angeschnallt in ihren Sitzen.

Sodann unverzügliche Weiterfahrt zu den verletzten Insassen des Reisebusses, der mittlerweile in ganzer Länge brennt.

Viele Menschen, offensichtlich unter dem Eindruck des Unfallgeschehens wild gestikulierend, noch von Panik gezeichnet oder apathisch, rennen bzw. stehen um insgesamt 10 Verletzte z.T. mit Verbrennungen. Diese liegen in sicherer Entfernung am Fahrbahnrand. Andere Verkehrsteilnehmer knien neben ihnen, sprechen Trost zu und verbinden Wunden.

Businsassen geben an, ein Flugzeug habe wohl bei dem Versuch einer Notlandung auf der Autobahn eine die Fahrbahn überquerende Brücke gestreift und sei explodiert. Brennende Trümmerteile seien gegen die Frontseite des Busses geflogen und hätten dessen Vorderfront sofort in Brand gesetzt. Der Fahrer habe, bereits in Flammen eingehüllt, den Bus noch zum Stehen gebracht. Man sei z.T. mit brennenden Kleidern und in Panik über die hintere Seitentür und nach Herausschlagen der Scheibe durch die Hecköffnung geflüchtet.

Zwei junge Männer mit Lederjacken seien anschließend nochmals in das brennende Fahrzeug eingedrungen, hätten den brennenden Busfahrer und einen anderen Mitreisenden herausgezogen.

Während der Sichtung erreicht die Feuerwehr die Unfallstelle und beginnt die Löscharbeiten.

Danach trifft der RTW ein, die Besatzung meldet dem Notarzt, über Funk habe ein SAR-Hubschrauber mitgeteilt, daß er sich mit Notarzt an Bord im Anflug an die Unfallstelle befände.

Diagnostische Maßnahmen

- Erste Sichtung des Notarztes, während Rettungsassistenten und Rettungssanitäter beider Fahrzeuge die mobile Ausstattung zu den Verletzten bringen und Infusionen vorbereiten;
- 2 ältere Männer mit Verbrennungen der gesamten Körperoberfläche, bewußtlos stöhnend;
- 1 Frau mit Verbrennungen der gesamten Körpervorderseite, ansprechbar (starker Schmerz);
- 1 junger Mann mit Verbrennungen an Gesicht, Hals, Armen und Händen (starke Schmerzen);
- 1 junger Mann mit Verbrennungen an Gesicht, Hals und Händen (starker Schmerz);
- 1 Mann mit Kopfplatzwunde, Erbrechen, ansprechbar, aber nicht orientiert, keine Pupillendifferenz (Mitreisende erzählen, er sei aus der Heckscheibenöffnung gestürzt und mit dem Kopf aufgeschlagen);
- 2 ältere Frauen, die angeben, durch das Rückfenster des Busses gestoßen worden zu sein, und nun nicht mehr laufen können;
- 1 älterer Mann mit schwerer stenokardischer Symptomatik;
- 1 junger Mann, der angibt, ein Arm sei beim Sturz aus der Heckscheibenöffnung gebrochen.

Der Notarzt des SAR-Hubschraubers hat die Absturzstelle des Flugzeugs tief überfliegen lassen, dabei erkannt, daß an dieser Stelle weitere Bemühungen zwecklos sind und in der Nähe der verletzten Businsassen aufsetzen lassen.

Er stellt sich dem anwesenden Notarzt vor, erfährt das Ergebnis der ersten Sichtung und fragt nach der Alarmierung weiterer Rettungsfahrzeuge. Der örtliche Notarzt bietet dem offensichtlich Erfahreneren die Leitung aller Maßnahmen vor Ort an.

Der nun leitende Notarzt veranlaßt danach unverzüglich die Hinzuziehung des Rettungshubschraubers seines Nachbarstützpunkts, dessen Besatzung sich bereits über Funk angeboten hatte, und eines weiteren Notarztes aus der örtlichen Region, der später mit NEF und einem weiteren RTW eintrifft.

4. Erstmaßnahmen
2 NA
- Venenpunktion einer Knöchelvene des nichtverbrannten Fußes bei der Patientin mit Verbrennungen der gesamten Körpervorderseite; später zusätzlich am Handrücken durch die verbrannte Haut, Druckinfusion mit Ringer-Lösung 5 mg Morphin i.v., mehrmals 5 Auxiloson-Sprayhübe;
- 10 mg Morphin i.m. bei beiden praktisch zu 100 % verbrannten Patienten, später nach Aufschneiden der Schuhe Venenpunktion mit dünner Nadel an den Fußrücken möglich, 25 mg Ketamin i.v. bei erneuter schwerer Schmerzsymptomatik, später bei offensichtlicher thermischer Schädigung des Rachen-Kehlkopf-Bereichs Intubation des einen und Koniotomie (mit Einlegen eines Trachealtubus) des anderen Patienten wegen Entwicklung eines schweren Stridors, mehrfach 5 Auxiloson-Sprayhübe;
- Punktion der V. jugularis externa und der V. cephalica mit großlumiger Nadel bei den beiden jungen Männern mit Verbrennungen an Kopf, Gesicht, Hals, Armen und Händen; mehrfach 5 Auxiloson-Sprayhübe;
- Anordnung von Nitro-Sprayhüben bei dem alten Herrn mit stenokardischer Symptomatik.

RAss/RS
- Anschluß bzw. Wechsel von Ringer-Laktatinfusionsbehältern, Injektion von Morphin und Ketamin im Auftrag der Notärzte;
- Venenpunktion, Einleitung der Infusionsbehandlung bei nichtverbrannten Patienten;
- Verabreichung von Auxiloson-Spray bzw. Nitro-Spray auf notärztliche Anweisung;
- Lagerung und Schienung auf Vakuummatratze, Schienung der Unterarmfraktur mit Kammerschiene.

Transportsteuerung durch den leitenden Notarzt nach ausreichender Versorgung vor Ort
- Transport der zu ca. 50 % der Körperoberfläche verbrannten Frau im nachalarmierten RTH in ein Verbrennungszentrum;
- Transport des schwerverbrannten jungen Mannes mit Verbrennungen des gesamten Kopfes, des Halses, der Arme und der Hände in das gleiche Verbrennungszentrum mit dem SAR-Hubschrauber;
- Transport eines jungen Mannes mit Verbrennungen über 20 % der Körperoberfläche und des Patienten mit Verdacht auf Kommotio im nachalarmierten RTW/NAW in eine 30 km entfernte Schwerpunktklinik;
- Transport beider praktisch zu 100 % schwerverbrannten Männer in das kleinere Krankenhaus im NAW des örtlich zuständigen Notarztes;
- Transport der beiden Patientinnen mit Schenkelhals- bzw. Oberschenkelfraktur per Rettungswagen in das gleiche örtliche Krankenhaus;
- liegender Transport des Patienten, dessen stenokardische Symptomatik nach Nitrogabe verschwand, sitzender Transport des jungen Mannes mit Oberarmfraktur im KTW in das nahegelegene Krankenhaus.

5. Maßnahmen während des Transports
- O_2-Insufflation bzw. Beatmung; zügige Infusionsbehandlung mit Ringer-Laktatlösung, entsprechend den üblichen Dosierungsschemata, Gabe von Analgetika (Morphin und/oder Ketamin) bei allen Patienten mit Verbrennungen;

- Blutdrucküberwachung und EKG-Kontrolle im Rahmen der Möglichkeiten;
- situationsangepaßte Betreuung der übrigen Patienten.

6. Klinikübergabe

- Die Verbrennungspatienten werden in befriedigendem Zustand bei ausreichender Flüssigkeitssubstitution, Analgesierung und O_2-Insufflation ins nächste Verbrennungszentrum eingeliefert;
- ebenso der auf dem Landweg in die nächstgelegene Schwerpunktklinik eingelieferte Patient mit Verbrennungen;
- die beiden bedauernswerten Patienten mit Verbrennungen am ganzen Körper erreichen ausreichend analgesiert, mit nicht meßbaren Blutdrücken das örtliche Krankenhaus.

Der Zustand der übrigen Patienten ist bei Klinikeinlieferung vergleichsweise unproblematisch.

7. Psychologische Begleitprobleme

Während der akuten Sichtungs- und Rettungsphase können sich Notärzte, Rettungsassistenten und Rettungssanitäter nur den körperlich verletzten Unfallopfern zuwenden.

Der Geistliche der später eintreffenden Notfallseelsorge und ein Diakon kümmern sich zuerst um die noch nicht abtransportierten beiden Schwerstverbrannten. Neben den Patienten hockend versichern sie ihnen, daß sie bei wiedereinsetzenden Schmerzen erneut Schmerzmittel bekämen, daß sie bald in ein Krankenhaus gebracht würden, daß sie bis zum Abtransport bei ihnen blieben.

Letztlich alle unverletzten Businsassen und ein Teil der engagierten Laienhelfer werden in den folgenden 2 h bis zum Eintreffen eines Ersatzbusses zusätzlich von Sanitätern der nachalarmierten SEG-Betreuung versorgt. Zuhören, trösten, mit sachlichen Informationen weiterhelfen („der Ersatzbus soll in 2 Stunden eintreffen") sowie das Lob bzw. der Dank an die Laienhelfer sind entscheidend für ein erstes Entspannen der Betroffenen und für eine gewisse Beruhigung der Lage, unterstützt von schlichten Gesten wie dem Anbieten von warmen und heißen Getränken und dem Einhüllen in Decken.

In der Folgewoche bei einer gemeinsamen Einsatznachbesprechung, an der das Leitstellenpresonal, Feuerwehrleute, Rettungsassistenten/Rettungssanitäter und Notärzte teilnehmen, werden im offiziellen Teil alle organisatorischen, einsatztaktischen sowie medizinischen Fragen ausführlich diskutiert. Es werden Vorschläge zur Verbesserung der Kooperation erarbeitet. Erst beim anschließenden „geselligen Beisammensein" und nach dem Genuß einiger Biere erzählen Rettungsassistenten, Rettungssanitäter und einige Feuerwehrleute zuerst sehr verhalten und zögernd, daß sie während des Einsatzes die schrecklichen Eindrücke nicht richtig wahrgenommen oder „ganz gut weggedrängt" hätten. Nun träten ihnen aber während der täglichen Arbeit, aber auch abends im Halbschlaf und nachts in Träumen Bilder des Unfalls „die angeschnallten Toten im Flugzeugrumpf", „die Schwerverbrannten und Verletzten" vor Augen.

Die Betroffenen beschließen, ihre jeweiligen Leitungen zu bitten, ein gemeinsames, ausführliches Gespräch mit psychologisch geschulten Kennern der rettungsdienstlichen Problematik zu organisieren. Nach anfänglichem Unverständnis und Zögern gehen der Leiter der örtlichen freiwilligen Feuerwehr und der Geschäftsführer der Rettungsorganisation auf das Drängen des Personals ein. Unter Supervision des am Einsatz beteiligten Notfallseelsorgers findet kurz darauf ein Wochenendseminar statt. In der Gruppe und in Einzelgesprächen werden Empfindungen, Gefühle und Ängste während des Einsatzes und danach offenbart, erklärt und sachlich nichtbegründete Schuldgefühle ausgeräumt. Die beiden „Kriseninterventionstage" haben sich sehr positiv auf das persönliche Befinden der am Einsatz Beteiligten, auf Motivation, Arbeitsmoral und Teamgeist bei Rettungspersonal und Feuerwehrleuten ausgewirkt.

8. Epikrise

Der Pilot der verunglückten Maschine hatte die Flugsicherung über Triebwerkprobleme informiert und eine Notlandung auf der Autobahn angekündigt.

Bei einem solch schweren Unglücksfall kommt es entscheidend darauf an, frühzeitig Hilfe von „außen" hinzuzuziehen. Bereits die Primärmeldung hätte den Rettungssanitäter in der Rettungsleitstelle veranlassen müssen, überregional zu alarmieren.

Dieses Versäumnis konnte letztlich durch den erfahrenen Notarzt des über die Flugsicherung alarmierten SAR-Hubschraubers teilweise kompensiert werden. Er übernahm die zusätzliche Funktion des leitenden Notarztes und veranlaßte eine situationsangepaßte Nachalarmierung bodengebundener Fahrzeuge und eines weiteren Rettungshubschraubers.

Seine Transportanweisungen waren ausgewogen, denn alle Patienten mit Verbrennungen, die in das Verbrennungszentrum bzw. die Schwerpunktklinik eingeliefert wurden, überlebten nach z.T. langwieriger und schwieriger Behandlung.

Überlebenschancen für die beiden älteren Patienten mit schwersten, fast durchgehend drittgradigen Verbrennungen der gesamten Körperoberfläche waren nicht mehr gegeben, sie starben am folgenden Tag im örtlichen Krankenhaus.

Die klinische Versorgung der übrigen Patienten entsprach dem üblichen Vorgehen.

Das örtliche Krankenhaus, dessen Ärztlicher Direktor bei einer völlig unbeeinträchtigten Organisation und Infrastruktur aller übrigen Kliniken der Region 20 Verletzte aufnehmen konnte, wäre zweifellos schon nach der Einlieferung dieser 10 Patienten erheblich überfordert gewesen. In solchen Fällen muß bereits am Notfallort versucht werden, Patienten in möglichst viele verschiedene Kliniken zu transportieren, um für alle eine individuell optimale klinische Versorgung sicherzustellen. Es ist eine eigenständige Aufgabe jedes Krankenhauses, realistische Pläne für die Aufnahme einer größeren Zahl von Verletzten zu ent-

wickeln. Andererseits steht das Krankenhaus als letztes Glied der Rettungskette in engster Beziehung zu den Einrichtungen des Rettungsdienstes.

8. Diagnosen

Mehrere z.T. schwer Verbrennungsverletzte und Patienten mit nicht lebensbedrohlichen Verletzungen und Erkrankungen.

28.17
Atemnot und Schluckbeschwerden

Fall 17

1. Notfallmeldung

Über die zuständige Bergwacht geht bei der Rettungsleitstelle die Information ein, der Hüttenwirt einer hochgelegenen Alm habe seit 3 Tagen Zahnschmerzen, könne nicht mehr schlucken, und nun habe er Schwierigkeiten beim Atmen.

2. Entscheidungen der Leitstelle

Alarmierung des Rettungshubschraubers wegen möglicher Lebensbedrohung. Außerdem ist die Alm mit bodengebundenen Fahrzeugen nicht erreichbar. Landeempfehlung der Bergwacht: eine für Rettungseinsätze festgelegte, in der Nähe der Hütte liegende Almwiese.

3. Situation am Notfallort

Der ca. 50jährige korpulente Patient mit verquollenem Gesicht sitzt in einem Sessel, gibt mit verwaschener Sprache an, er habe häufig Zahnschmerzen, vor einigen Tagen seien die Schmerzen in den Hals gezogen. Da er den Mund nicht mehr richtig öffnen und nicht essen könne, habe er Bier und Obstler als Heil- und Nahrungsmittel eingesetzt. Dies hätte aber auch nicht geholfen, er könne nicht mehr gut atmen. Seine Frau hätte die Kameraden der Bergwacht informiert. Der Einsatz von Rettungshubschrauber und Notarzt sei aber völlig übertrieben.

Diagnostische Maßnahmen

Die Erstuntersuchung durch den Notarzt ergibt: Dyspnoe, Patient schwitzig, Atem-

Nachschlagteil

geräusch schlürfend, offensichtlich Sekretansammlung in den oberen Luftwegen, keine Zyanose. Maximale Mundöffnung 1 Querfinger; sichtbare Zähne braun, stummelig; Mundgeruch jauchig, Alkoholfahne; dreckige, gelbliche Speichel-/Sekretansammlung im Mund.

4. Erstmaßnahmen
Der Notarzt entscheidet, zur Sicherung freier Atemwege während des Fluges prophylaktisch zu intubieren und ordnet die Vorbereitungen zur Einleitung einer Narkose an.

Lagerung auf einer Couch mit erhöhtem Oberkörper, venöser Zugang, Überprüfung des Beatmungsbeutels mit O_2-Anschluß und der Absaugvorrichtung im Notarztkoffer „Atmung". Medikamente: 0,5 mg Atropin, 2mal 20 mg Hypnomidate, 0,4 mg Fentanyl, 2mal 100 mg Succinyl.

Der RTH-Pilot kümmert sich um die Einstellung des Sauerstoffgerätes und die Bedienung der Absaugeinrichtung auf Anweisung.

Nach Injektion von Atropin, 0,2 mg Fentanyl und 30 mg Hypnomidate ist der Patient noch wach, die Verlegung im Rachenraum nimmt aber zu. Beutel-Masken-Beatmung bringt keine Besserung. Nach Gabe weiterer 10 mg Hypnomidate tritt Bewußtlosigkeit ein. Wegen inverser Atmung ohne Strömungsgeräusch entwickelt sich sehr schnell eine massive Zyanose. Ein Guedel-Tubus läßt sich bei weiterbestehender Kieferklemme nicht einlegen. Auch nach Plazierung eines Wendl-Tubus ist die Beutel-Masken-Beatmung selbst bei hohen Drücken unwirksam.

Der Notarzt versucht, mit dem Laryngoskop die Kieferklemme zu durchbrechen. Durch hebelnde Bewegungen mit dem Laryngoskopspatel kann er die Mundöffnung etwas verbessern, dabei brechen Zahnstummel im Oberkieferschneidezahnbereich ab. Nach Anheben des Zungengrundes wird wieder das schlürfende Spontanatemgeräusch hörbar. Sofort wird der O_2-Schlauch vom Beutel dekonnektiert und in den Mundwinkel eingelegt. Leichte Besserung der Zyanose. Nach Absaugen des

Speichelsees im Rachen wird eine hühnereigroße glasig-ödematöse, von der rechten Rachenseiten- und Hinterwand ausgehende Vorwölbung sichtbar. Ein tieferliegendes sulzig-rot verquollenes Gebilde entspricht möglicherweise der Epiglottis. Kehlkopfeingang und Stimmbänder sind nicht sichtbar. Bei weniger starker Betonung der Laryngoskopspitze ist die Spontanatmung sofort wieder unterbrochen.

Der Notarzt beschließt in höchster Bedrängnis wegen akuter Vitalbedrohung des Patienten, kein Succinyl verabreichen zu lassen, auf Intubationsversuche zu verzichten und statt dessen eine Koniotomie durchzuführen.

Er weist den Rettungssanitäter an, mit dem Laryngoskopspatel weiterhin den Zungengrund anzuheben. Ehefrau und Hubschrauberpilot halten die Arme des sich wieder bewegenden Patienten fest. Dann nimmt der Notarzt ein Skalpell, tastet trotz der atemabhängigen Bewegungen des Kehlkopfes im richtigen Moment die Region des Ligamentum conicum, eröffnet mit zwei schnellen Querschnitten die Haut und das Band zwischen Schild- und Ringknorpel. Sofort setzt tiefe Atmung über die klaffende Öffnung ein. Geringfügige Blutung aus einer durchtrennten längsverlaufenden Hautvene. Einlegen eines Trachealtubus (7,5 mm) und Blockung der Manschette. Spontanatmung ausreichend.

Injektion von 5 mg Dormicum und 0,2 mg Fentanyl. Beatmung mit Beatmungsbeutel über den in der Koniotomieöffnung liegenden Tubus auf dem Weg zum Rettungshubschrauber.

5. Maßnahmen während des Transports
Massive Sedierung/Narkose mit Benzodiazepinen, Fentanyl, Ketanest, weil der Patient offensichtlich „sehr viel verträgt. Leichte Blutung aus der Koniotomiewunde nach außen. Leicht blutiger Speichel im Mund des Patienten, keine Hinweise für Blutung in Trachea und Bronchialsystem. Kontrollierte Beatmung mit Kleinrespirator nach Relaxierung. Übliche Überwachungsmaßnahmen.

6. Klinikübergabe

Einlieferung des tief sedierten und relaxierten gut ventilierten Patienten in ein Großklinikum mit mund-kiefer-gesichtschirurgischer und hals-nasen-ohrenärztlicher Abteilung.

7. Epikrise

Bei einem dem Alkohol zugeneigten Wirt mit sehr schlechten, sanierungsbedürftigen Zähnen hatte sich, ausgehend von einem vereiterten Weisheitszahn im rechten Oberkiefer, ein Abszeß mit massiver Schwellungsbeteiligung der rechten Rachenseiten- und Hinterwand entwickelt.

Die bestehende Kieferklemme mit deutlich eingeschränkter Mundöffnung, Schluckbeschwerden und die vergleichsweise harmlos aussehende Schwellung der rechten Gesichtsseite wurden vom Notarzt zu Recht als Warnhinweise für eine möglicherweise schlagartig einsetzende Verschlechterung der Atmung während des Rettungshubschraubertransportes gedeutet.

Die Einleitung einer Narkose bei einem so „alkoholtrainierten" adipösen Patienten unter solchen Bedingungen ist stets schwierig. Das Ausmaß der bereits vorliegenden Einengung durch Abszeß und Schwellung der seitlichen und der Rachenhinterwand (Retropharyngealabszeß) war nicht voraussehbar. Durch Verzicht auf Relaxierung, passageres Freihalten der Atemwege durch Einsatz des Laryngoskops und die gute Assistenz durch Rettungssanitäter und Pilot konnte die akutbedrohliche Situation gemeistert werden.

Die Koniotomie ist kein Verfahren des Rettungsassistenten oder Rettungssanitäters, sie darf auch kein notärztliches Routineverfahren werden, denn die Intubation der Trachea auf regulärem Weg ist auch im Rettungsdienst das Verfahren der Wahl. Der akut drohende Erstickungstod ist aber eine seltene Ausnahmesituation, die diesen Eingriff erforderlich macht.

In der Klinik wurde von einem besonders erfahrenen Anästhesisten mit geübter Assistenz sofort nasalbronchoskopisch intubiert. Im Anschluß konnte die Konioto-

miewunde durch Hals-Nasen-Ohren-Ärzte nach sorgfältiger Inspektion auf Knorpelschäden (es fanden sich keine) vernäht werden. Die Kieferchirurgen spalteten den Abszeß. Keine bleibende Schädigung des Patienten.

8. Diagnose

Retropharyngealabszeß mit akut lebensbedrohlicher Verlegung der Atemwege.

28.18 Zwischenfall in zahnärztlicher Praxis

Fall 18

1. Notfallmeldung

Anruf aus einer zahnärztlichen Praxis: „Dringend Notarzt für einen Zwischenfall nach Lokalanästhesie, Zahnarzt macht Wiederbelebung."

2. Entscheidungen der Leitstelle

Leitstelle setzt ein: Notarzteinsatzfahrzeug und RTW, der sich in einem Krankenhaus im Stadtgebiet frei gemeldet hat.

3. Situation am Notfallort

Reanimation eines ca. 40jährigen Mannes im flachgefahrenen Zahnarztstuhl. Eine Helferin bemüht sich um eine Beutel-Masken-Beatmung vom Kopfende her, die zweite führt eine korrekte Herzdruckmassage durch. Der Zahnarzt versucht , eine periphere Vene zu punktieren.

Er berichtet: Direkt nach Injektion des Lokalanästhetikums mit Adrenalinzusatz 1:200 000 zur operativen Entfernung mehrerer Wurzelreste habe der Patient, der sich zuvor als völlig gesund bezeichnet hätte, Unruhe, Angst, Schweißausbruch entwickelt und sofort Herzklopfen angegeben. Der Puls sei sehr schnell, kaum fühlbar gewesen, danach sei Bewußtlosigkeit eingetreten. Dann habe er den Puls nicht mehr tasten können, der Patient habe aber noch ca. 1 min geatmet.

Der Zahnarzt hatte alle Helferinnen herbeigerufen, relativ schnell Adrenalin 0,5 mg in die Zunge gespritzt und Herzdruckmassage und Beutel-Masken-Beatmung angeordnet. Die Venenpunktion habe er wegen mangelnden Trainings noch nicht geschafft.

Diagnostische Maßnahmen
Patient zyanotisch, Pulslosigkeit der Karotiden, Pupillen mittelweit, reagieren aber auf Licht.
Monitorbefund: Kammerflimmern.

4. Erstmaßnahmen
Nach Intubation und entsprechender Kontrolle der Tubuslage Beatmung mit Kleinrespirator auf Trageplatte bei 100% O_2. Nach Eintreffen der RTW-Besatzung Ablösung des erschöpften Personals der zahnärztlichen Praxis. Defibrillation mit 2mal 200, dann 360 J. Asystolie $\rightarrow$ Bradykardie $\rightarrow$ Tachykardie $\rightarrow$ Kammerflattern $\rightarrow$ Kammerflimmern.

Gabe von 100 mg Xylocain, erneute Defibrillation mit 360 J. Sinusrhythmus, Wiedereinsetzen von Schnappatmung, zunehmend meßbarer Blutdruck. Nach Normalisierung der Atemfrequenz wird der moderne Kleinrespirator auf assistierte Beatmung mit einem Sicherheitsatemminutenvolumen von 8 l/min umgestellt. Vor der Lagerung des Patienten auf die Trage Gabe von 2mal 1,25 mg Dormicum i.v.

5. Maßnahmen während des Transports
Fortführung der eingeleiteten Maßnahmen; pulsoxymetrische Kontrolle der apparativen Beatmung ergibt eine Sättigung von über 95 %.
Zunehmender Sedierungsbedarf.

6. Klinikübergabe
Einlieferung des stabilisierten sedierten Patienten auf die Intensivstation.

7. Epikrise
Bei einem zuvor gesunden Mann traten direkt im Anschluß an die Injektionen eines Lokalanästhetikums mit Adrenalinzusatz bedrohliche Symptome mit dem Endbild eines Kreislaufstillstands auf. Eine unerkannte direkte intravasale Injektion des Lokalanästhetikums läßt sich im zahnärzt-

lichen Bereich nicht mit absoluter Sicherheit ausschließen. Im Nachhinein kann über Symptombild und Verlauf nicht verbindlich gesagt werden, ob die offensichtlich toxische Reaktion durch eine relative Überdosierung des Lokalanästhetikums selbst oder des zur Gefäßverengung zugesetzten Adrenalins ausgelöst wurde. Daher verzichtet der Notarzt vor der definitiven Defibrillation auch auf die sonst übliche Verabreichung von Adrenalin. Außerdem hatte der Zahnarzt mit den ihm zugänglichen Möglichkeiten Adrenalin in die Zunge, also intralingual injiziert, ein in Sonderfällen zu bedenkender Applikationsweg.

Die gezielte Notfallmeldung aus der Praxis löste die richtige einsatztaktische Entscheidung der Leitstelle aus. Die vorhandene Notfallausrüstung in der zahnärztlichen Praxis ermöglichte eine Beutel-Masken-Beatmung, dabei bleibt dahingestellt, ob die beatmungstechnisch nicht trainierte Zahnarzthelferin mit einer Mund-zu-Nase- oder Mund-zu-Mund-Beatmung eine noch höhere Wirksamkeit erzielt hätte.

Ein Infarkt konnte klinisch ausgeschlossen werden. Der Patient überlebte die bedrohliche Situation ohne nachteilige Folgen. Eine spätere spezielle Austestung ergab keinen Hinweis für eine echte Allergie gegen das Lokalanästhetikum, das Lösungsmittel oder Adrenalin. Seit dieser Zeit führt der Patient stets eine Bescheinigung mit sich, in der auf die toxische Reaktion auf Lokalanästhetikum oder Adrenalin hingewiesen wird.

8. Diagnose
Kammerflimmern als toxische Reaktion auf Lokalanästhetikum oder Adrenalin.

28.19 Brennender Panzer auf Bundesbahngelände

Fall 19

1. Notfallmeldung

Die Leitstelle der Feuerwehr erhält die Meldung: Auf Bundesbahngelände im Stadtgebiet brenne ein auf einem Waggon verladener Panzer.

2. Entscheidungen der Leitstelle

Leitstelle setzt ein: Löschgruppenfahrzeug und Tanklöschfahrzeug.

Verständigt: Bahnpolizei und örtliche Schutzpolizei.

3. Situation am Notfallort

Während der Anfahrt sehen die Feuerwehrleute im Gleisbereich einen Feuerschein und Rauchentwicklung auf einem verladenen Panzer. Polizei und eintreffende Feuerwehrkräfte erkennen am Notfallort, daß zwei brennende Personen oben neben dem Panzerturm liegen.

Vermutungsbefund

Berührung der Fahrdrähte bei einer Spannung von 15 000 V.

Nachalarmierung des Notarztes und zweier Rettungswagen, später des Rettungshubschraubers.

Sofortiges Eingreifen der Feuerwehr ist *nicht* möglich, da noch nicht eindeutig klar ist, ob die Oberleitung bereits abgeschaltet ist.

Nach ca. 2 min informiert die eintreffende Bahnpolizei: „Oberleitung abgeschaltet und bahngeerdet."

Die beiden Opfer können nun vom Panzer geborgen werden:

- Ein Toter mit Verkohlung der gesamten Körperoberfläche, Rumpf und Extremitäten geschrumpft und starr.
- Das zweite Opfer, ein ca. 13jähriger Junge, stöhnt, weist großflächige Verbrennungen auf.

4. Erstmaßnahmen

Lagerung des überlebenden Jungen mit Verbrennungen aller Extremitäten und im Gesicht in mitgeführtem Burn-pack-Material.

Der mittlerweile eingetroffene Notarzt

- verzichtet auf aussichtslose Reanimationsbemühungen bei dem völlig Verbrannten,
- leitet bei dem überlebenden Jungen mit schweren Verbrennungen nach Punktion der V. femoralis als einzigem möglichem Zugangsweg die Schocktherapie mit 500 ml HÄS und 500 ml Ringer-Laktat ein, injiziert Ketanest 50 mg und 2,5 mg Dormicum.

Im Rahmen der orientierenden Erstuntersuchung hatte die Inspektion des Mundes verrußte Schleimhautfetzen und beginnende Schwellungen gezeigt. Daher orale Intubation nach Vertiefung der Sedierung durch fraktionierte Gabe von insgesamt 7,5 mg Dormicum und 0,2 mg Fentanyl.

Parallel dazu

- Alarmierung des Rettungshubschraubers,
- Voranfrage über Leitstelle, ob die Verbrennungsklinik im Einzugsbereich einen Jungen mit schweren Verbrennungen (ca. 70% der Körperoberfläche, drittgradig) aufnehmen könne.

5. Maßnahmen während des Transports

Im RTH Fortführung der eingeleiteten Maßnahmen.

EKG-Monitor: Tachykardie, Puls bei 160; auf Blutdruckmessung wird wegen der Verbrennungen beider Arme und Beine und der kurzen Transportzeit verzichtet. Beatmung mit 100% O_2.

6. Klinikübergabe

Information des Klinikpersonals im Aufnahmebereich der Verbrennungsklinik.

7. Epikrise

Spielende Jugendliche waren auf einen auf Flachwaggon verladenen Panzer geklettert. Dabei gerieten sie an der oberen Turmkante, die nur 60 cm vom Bundesbahnfahrdraht entfernt war, in den kritischen Bereich.

Möglicherweise direkte Berührung des Oberleitungsnetzes, mit Sicherheit aber auch Lichtbogeneinwirkung mit Kerntemperaturen von 4000–10 000 °C hatten den schweren Strom- und Verbrennungsunfall ausgelöst. Ein Jugendlicher, der in geringer Entfernung von den Fahrdrähten lag und bei dem wohl mehrfach Lichtbögen übersprangen (Feuerwehrleute sehen „Lichtschein" während der Anfahrt), konnte nur noch tot geborgen werden.

Ein 13jähriger Junge überlebte letztlich diesen schweren Unfall.

Nach mehrmonatiger Intensivtherapie, Tracheotomie, Beatmung, mehrfachen Hauttransplantationen, sind noch viele plastische Operationen erforderlich.

Zur Vermeidung von Folgeunfällen des Rettungspersonals bei Einsätzen in Hochspannungsanlagen werden hier beispielhaft auch die Vorgänge und Sicherheitsregeln im Bereich der Bundesbahn dargestellt.

Bei Fehlern in der Außenanlage
- *passager*, z.B. durch Vogelflug, Gewitter, aber auch durch das vorübergehende Berühren der Fahrleitung durch Personen oder
- *anhaltend* durch Dauererdschluß (leitende Gegenstände haben Berührung mit Erde und Teilen der Oberleitungsanlage, z.B. geknickter Metallmast)

wird ein Leitungsschalter in einer Schaltanlage ausgelöst.

Danach wird über eine Oberleitungsprüfanlage automatisch oder per Hand geprüft, ob die Ursache der Auslösung noch besteht, z.B. Dauererdschluß, oder nicht mehr vorhanden ist, so daß die Auslösungsursache nur kurzfristig bestand und nun beseitigt ist.

Bei Dauererdschluß wird der Leistungsschalter nicht wieder aktiviert, im anderen Fall wird die Spannung von 15 000 V nach wenigen Sekunden wieder zugeschaltet!

Das Oberleitungsnetz steht in der Regel unter einer Spannung von 15 000 V. Die hohe Spannung hat zur Folge, daß nicht nur die unmittelbare Berührung unter Spannung stehender Teile, sondern auch die mittelbare über Gegenstände (z.B. Holzstangen, Wasserstrahl) oder aber die Annäherung tödlich wirken kann. Sicherheitsabstand mindestens 1,50 m.

Herabhängende Leitungen, auch wenn sie den Boden berühren, sind besonders gefährlich. Das Erdreich im Umkreis von etwa 10 m darf daher solange nicht berührt oder betreten werden, bis die gerissene Leitung ausgeschaltet und geerdet ist.

Es muß stets angenommen werden, daß alle Leitungen von elektrotechnischen Anlagen für Bahnstrom unter Spannung stehen, solange nicht einwandfrei festgestellt ist, daß sie ausgeschaltet und vor und hinter der Fehlerstelle bahngeerdet sind.

---

8. Diagnosen

Hochspannungsunfall: Patient A tödliche Verbrennungen; Patient B schwere, überwiegend drittgradige Verbrennungen zu ca. 70% der Körperoberfläche.

28.20
Segler gekentert

Fall 20

1. Notfallmeldung

Ein SAR-Kommando der Luftwaffe in Küstennähe erhält vom Rescue Coordination Centre (RCC) den Seenoteinsatz: „Segler querab einer Nordseeinsel gekentert..." Es folgt eine relativ genaue Positionsbeschreibung. Zwei Boote der Deutschen Gesellschaft zur Rettung Schiffbrüchiger (DGzRS) seien laut Seenotleitung RCC Bremen bereits ausgelaufen.

Bei Sturmflut und Windgeschwindigkeiten über 45 Knoten wird dem verantwortlichen Hubschrauberführer freigestellt zu starten.

2. Entscheidungen der Crew

Der Hubschrauberführer der BELL UH 1 D ist bereit, den Einsatz zu übernehmen, Bordmechaniker und Luftrettungsmeister/ Rettungssanitäter stimmen zu.

3. Situation am Notfallort

Sturmböen, Regenschauer, Lufttemperatur um 8° C, Wassertemperatur wahrscheinlich um 10° C.

Nach ca. 12 min Flugzeit wird das in der hohen See treibende, gekenterte Segelboot gesichtet. Der Segler in Schwimmweste ist mit einem Life-Belt am Boot gesichert. Bei hohen Windgeschwindigkeiten, zeitweise prasselndem Regen und hochgehender See ist großes fliegerisches Können und eine gute Zusammenarbeit der gesamten Besatzung erforderlich, um die Rettungsschlinge per Winde über dem verunglückten Segler herabzulassen. Nach mehreren Versuchen kann der Segler die Schlinge fassen, sich aber offensichtlich nicht mehr festhalten.

Vermutungsbefund

Unterkühlung und Entkräftung.

Entscheidung

Rettungsversuch im Doppelwinschverfahren, d.h. der Luftrettungsmeister (u.a. Rettungssanitäterausbildung) wird mit Rettungswinde herabgelassen, um den Patienten anzugurten. Der im Normalfall neben dem Piloten sitzende Bordmechaniker steigt nun nach hinten und übernimmt die Windenbedienung, der Luftrettungsmeister/Rettungssanitäter legt die Rettungshose an und wird abgelassen. Wegen der 3–4 m hohen Wellen gelingt es erst nach mehreren Versuchen, den Luftretter unmittelbar neben den ca. 50jährigen Mann ins Wasser zu lassen und diesen mit der Rettungsschlinge zu fixieren. Nach Lösen des Life-Belt werden beide gemeinsam im Doppelwinschverfahren in den Hubschrauber hochgehievt, dabei verliert der Gerettete das Bewußtsein.

4. Erstbefunde an Bord

Bewußtloser, offensichtlich unterkühlter Patient, Puls bei ca. 100/min nur schwach tastbar, Bergungskollaps.

5. Erstmaßnahmen

Bei kurzer Transportzeit
- Verzicht auf unnötige weitere passive Bewegungen des Patienten,
- Verzicht auf Entfernung der nassen Kleidung,
- Verzicht auf Venenpunktionsversuche bei starker Zentralisation des Patienten.

Statt dessen
- Lagerung und Einhüllen auf vorbereitete Wolldecken, umgeben von einer alubeschichteten Rettungsdecke;
- Auflegen einer chemischen Wärmepackung – eingewickelt in ein feuchtes Handtuch – auf das obere Abdomen;
- assistierte O_2-Maskenbeatmung.

Funk-/Drahtvorinformationen des aufnehmenden Krankenhauses über die Einlieferung eines bewußtlosen Unterkühlten in ca. 15 min.

6. Klinikübergabe

Sofortige Intubation im Notaufnahmebereich und Beatmung mit 100 % O_2.

Direkte Weiterleitung zur Intensivstation, dort Beatmung mit warmem, befeuchtetem Sauerstoff; Punktion einer zentralen Vene, u.a. Magenspülung mit warmer Lösung; umfassende Intensivtherapie.

7. Epikrise

Ein 50jähriger Mann hatte – trotz Sturmflutwarnung – als „Einhandsegler" eine Segeltour unternommen und war vor dem rechtzeitigen Segelreffen gekentert.

Zusätzlich zur Unterkühlung (Körperkerntemperatur im Krankenhaus gemessen 29,8° C) und Entkräftung trat während des Rettungsmanövers mit der Winde ein „Bergungskollaps" auf, der besonders gefürchtet ist, wenn wie hier aus technischen Gründen eine horizontale Rettung aus dem Wasser nicht möglich ist.

Neben der fliegerischen und rettungstechnischen Leistung der Crew ist beson-

ders hervorzuheben, daß der Luftrettungsmeister in dieser Situation
- auf jede unnötige passive Bewegung des
  Patienten bzw.
- massive Aufwärmungsverfahren ver-
  zichtete,
um eine zusätzliche Schädigung durch
plötzlichen Zufluß von kaltem Blut aus den
Extremitäten zum Körperkern im Sinne
eines Wiedererwärmungskollaps zu vermeiden.

Nach 3stündiger Intensivtherapie stieg
die Körperkerntemperatur auf 32° C. Der
Patient wurde sediert und bis zum Erreichen von 35,5° weiter beatmet. Nach 4 Tagen
verließ er gesund das Krankenhaus.

8. Diagnose
Unterkühlung und Bergungskollaps.

KAPITEL 29

Rechtsfragen

> **Informations- und Nachschlagkapitel**
> In diesem Kapitel geht es um einige der wichtigsten Rechtsfragen (nicht um alle), über die der im Rettungs- und Notarztdienst Eingesetzte Bescheid wissen sollte.

29.1
Einleitung

1989 ist das Gesetz über den Beruf der Rettungsassistentin und des Rettungsassistenten in Kraft getreten. Der Beruf des Rettungsassistenten gehört damit zu den Heilhilfsberufen. Bei der Berufsausübung hat der Rettungsassistent eine Fülle von Gesetzen zu beachten, darunter auch spezifische Gesetze für seine Tätigkeit in Zusammenarbeit mit dem Notarzt.

Im folgenden sollen die mit der Berufsausübung zusammenhängenden, wesentlichen rechtlichen Fragen angesprochen werden. Aus Platzmangel können sowohl die vielfältigen Rechtsfragen aus dem Status des Rettungsassistenten zu seinem Arbeitgeber bzw. Dienstherrn ebensowenig abgehandelt werden als auch diejenigen, die sich aus dem Zusammenwirkung von Rettungs- und Notarztdienst und aus der Organisation des Rettungswesens insgesamt ergeben. Sie sind ausführlich bei Lippert u. Weißauer (1984)[1] bzw. Lippert[2] (1990; Umsetzung des Rettungsassistentengesetzes) abgehandelt; Interessenten sie die ergänzende Lektüre anempfohlen[1].

---

[1] Lippert H-D, Weißauer W (1984) Das Rettungswesen, Springer, Berlin Heidelberg New York.
[2] Lippert H-D (1990) Rettungsassistentengesetz – TettAssG, Springer, Berlin Heidelberg New York.

29.2
Rechtsgrundlagen

Das Rettungswesen umfaßt 2 Organisationen: den Rettungs- und den Notarztdienst. Während die Organisation des Rettungsdienstes in den Rettungsdienst- und Feuerwehrgesetzen der Bundesländer geregelt ist, fehlen in diesen Gesetzen aus kompetenzrechtlichen Gründen Vorschriften für die Organisation des Notarztdienstes.

Die erforderliche Kooperation beider Dienste wird meist gesetzlich in der Weise sichergestellt, daß Träger geeigneter Krankenhäuser Ärzte für den Notarztdienst zur Verfügung stellen sollen oder niedergelassene Ärzte im Rahmen des Sicherstellungsauftrages hieran teilnehmen. Einheitlich gehen die gesetzlichen Vorschriften davon aus, daß die eingesetzten Ärzte über die Kenntnisse und Fähigkeiten des Fachkundenachweises „Rettungsdienst" verfügen. Dem Einsatz von Ärzten im Praktikum durch besonders kostenbewußte Krankenhausträger hat die Bundesärztekammer eindeutig eine Absage erteilt.

Das Zusammenwirken der Organisationen des Rettungs- und des Notarztdienstes ist vom Vertrauensgrundsatz geprägt. Die beteiligten Organisationen können also bei Erfüllung ihrer jeweiligen Aufgaben davon ausgehen, daß jede Organisation ihren Verantwortungsbereich ordnungsgemäß wahrnimmt. Eine gegenseitige Überprüfung der jeweiligen Leistungen erfolgt nicht, solange nicht schwerwiegende Qualifikations- und Sorgfaltsmängel erkennbar werden.

Die Unterrepräsentation des ärztlichen Elements v.a. im Bereich der mit der Durchführung des Rettungsdienstes beauftragten Organisation wurde seit langem beklagt. In den neuen Bundesländern haben die Gesetzgeber aus dem System der ehemaligen SMH die Position des für ärztliche Belange des Rettungsdienstes zuständigen Arztes (Ärztlicher Leiter Rettungsdienst) in die neuen Rettungsdienstgesetze übernommen. Er ist hauptberuflich für die Probleme des Dienstes zuständig, soll aber zugleich in diesem Dienst zur Hälfte seiner Arbeitszeit tätig sein. Die Überwachung der Aus-, Fort- und Weiterbildung des nichtärztlichen Personals ist ihm als wichtigste Aufgabe übertragen. Ansonsten ist das Aufgabengebiet noch nicht definitiv festgelegt.

29.3
Ausbildung und Qualifikation des hauptamtlichen Rettungsassistenten

Ziel der Ausbildung ist es, den Rettungsassistenten zu befähigen, mit nichtärztlichen Maßnahmen die Wiederbelebung von Atmung und Kreislauf ohne Anwendung von Medikamenten selbst durchzuführen und bei weitergehenden ärztlichen Maßnahmen assistierend tätig sein zu können. Darüber hinaus muß er die technischen Maßnahmen zur Rettung des Notfallpatienten beherrschen. Längere Berufserfahrung soll ihn in den Stand versetzen, die Leitung einer Rettungsleitstelle zu übernehmen oder als Lehrrettungssanitäter/-assistent tätig zu sein.
Durch das Rettungsassistentengesetz soll dem Rettungsassistenten keine eigenständige Kompetenz zur Durchführung ärztlicher Maßnahmen eingeräumt werden, die er nicht bereits jetzt aufgrund der Notkompetenz besitzt. Voraussetzung für die Anwendung derartiger ärztlicher Maßnahmen (etwa Intubation und Infusion, aber auch Defibrillation) ist, daß sie beherrscht werden. Dies setzt wiederum voraus, daß diese Maßnahmen auch in der Ausbildung vermittelt wurden, und dies setzt wiederum voraus, daß ihre Vermittlung in der Prüfungsordnung verankert sein muß – und dies alles unter ärztlicher Kontrolle.
Einer der Webfehler von Rettungsassistentengesetz und zugehöriger Ausbil-

dungs- und Prüfungsordnung ist es, nur einen Stoffkatalog und kein Curriculum vorgesehen zu haben. Die zuständigen Behörden, die die Schulen für Rettungsassistenten staatlich anerkannt haben, haben dies von den Trägern leider auch nicht eingefordert. So bildet nun von Land zu Land und von Organisation zu Organisation jeder seine Rettungsassistenten anders aus und legt dabei auf andere Schwerpunkte Wert (letztlich sind es wohl die Teilzeitlehrkräfte, die die Schwerpunktbildung nach Gusto betreiben). So kommt es, daß die Rettungsassistenten wieder nicht für die Durchführung delegierter ärztlicher Maßnahmen ausgebildet werden. Dies wäre in der Praxis viel wichtiger als das Starren auf die Maßnahmen, die der Rettungsassistent in Ausübung der Notkompetenz anwenden darf und anwenden können soll. Ihr Umfang reduziert sich dann nämlich auf ein Mindestmaß.
Der ehrenamtliche Rettungsassistent hat rechtlich denselben Status wie der hauptamtliche. Folglich muß auch er über dieselbe Qualifikation verfügen. Der unterschiedliche berufliche Status darf zu keiner Klasseneinteilung, v.a. aber nicht zu einem „Abschlag" im Bereich der anzuwendenden Sorgfalt und des Leistungsspektrums führen. Wollen die Hilfsorganisationen auch in Zukunft nicht auf die Mitwirkung qualifizierter ehrenamtlicher Rettungsassistenten verzichten (so es sie wegen des Ausbildungsumfangs überhaupt geben wird), werden sie nicht umhin können, einschneidende Änderungen im Bereich der Aus-, Fort- und Weiterbildung vorzunehmen. Eine Absenkung des Standards unter die gesetzliche Regelung verbietet sich. Die Hilfsorganisationen haben in der Bevölkerung die Auffassung genährt, einen potenten Rettungsdienst anbieten zu können. Sie sollten dies auch tun.

29.4
Verhältnis Rettungsassistent – Notarzt

29.4.1
Aufgabenverteilung

Der Rettungsdienst hat die Aufgabe, mit dem vom Träger bereitgestellten Personal, den Fahrzeugen und Geräten Notfallpatienten (Patienten mit lebensbedrohlichen Erkrankungen) am Notfallort nach notfallmedizinischen Grundsätzen zu versorgen, sie transportfähig zu machen und sie unter sachgerechter Betreuung während des Transports in ein für die weitere Versorgung geeignetes Krankenhaus zu befördern.

Aufgabe des Notarztdienstes – nicht des kassenärztlichen Notfall- und/oder Bereitschaftsdienstes – ist es, Notfallpatienten im Zusammenwirken mit Personal, Fahrzeugen und Geräten des Rettungsdienstes durch notfallmedizinisch ausgebildete Ärzte ärztliche Hilfe am Notfallort und auf dem Transport zukommen zu lassen. Notarzt, Rettungsassistent und sonstiges nichtärztliches Personal bilden bei Behandlung und Transport des Notfallpatienten am Notfallort ein Team, einerlei, in welchem System Notarzt- und Rettungsdienst vor Ort organisiert sind. Nach der dem Rettungsassistentengesetz zugrundeliegenden Konzeption ist der Rettungsassistent der qualifizierte Assistent und Helfer des Notarztes. Folglich soll bei Notfallpatienten der gemeinsame Einsatz des Rettungsassistenten mit dem Notarzt der Regelfall, der alleinige Einsatz des Rettungsassistenten die Ausnahme darstellen. Dies hat aber zur unabdingbaren Voraussetzung, daß der Notarztdienst flächendeckend organisiert wird und die Rettungsassistenten eine qualifizierte Ausbildung als Helfer des Notarztes erfahren und durch Fortbildung dieser Ausbildungsstandard auch aufrechterhalten und erweitert wird.

29.4.2
Delegation ärztlicher Aufgaben zur Durchführung an den Rettungsassistenten

Es entspricht einem Bedürfnis moderner Medizin, die Durchführung einer Reihe von Verrichtungen, die dem Arzt vorbehalten waren und/oder sind und mangels entsprechend vorgebildeten Personals auch vorbehalten bleiben mußten, auf entsprechendes aus- oder fortgebildetes nichtärztliches Personal zur Durchführung zu übertragen. Im Krankenhaus gehören hierzu z.B. die individuelle und apparative Überwachung vital bedrohter Schwerstkranker und Beatmungspatienten sowie andere Maßnahmen der erweiterten Behandlungspflege in der Intensivtherapie. Hier wie im Rettungsdienst kommt der Applikation von Medikamenten aufgrund ärztlicher Anordnung durch subkutane, intramuskuläre und intravenöse Injektion, die intravenöse Infusion und die Blutentnahme aus der Vene hinzu.

Dem Arzt bleiben prinzipiell sämtliche diagnostischen und therapeutischen Entscheidungen vorbehalten. Übertragen werden darf nur die Durchführung ärztlich angeordneter Maßnahmen. Insoweit bestehen keine grundsätzlichen Unterschiede zur Situation im Krankenhaus, auch nicht bezüglich der Verantwortlichkeit. Der Arzt trägt die Verantwortung für die Anordnung, der Rettungsassistent diejenige für die ordnungsgemäße Durchführung.

Grundsätzlich erfordert die Delegation ärztlicher Maßnahmen auf nachgeordnetes (ärztliches und nichtärztliches) Personal vom Delegierenden ein Tätigwerden in 3facher Weise: zum einen muß er entscheiden, ob sich die Maßnahme überhaupt zur Delegation eignet, zum anderen ob sich der Mitarbeiter zur Übertragung eignet, und zum dritten muß eine ordnungsgemäße Überwachung sichergestellt sein. Weitere Voraussetzung für eine Delegation ist, daß diejenige Person, auf die delegiert werden soll, die Maßnahme auch durchführen kann, im Einzelfall oder auch auf Dauer.

Nachschlagteil

Auf Rettungsassistenten können Maßnahmen zur Durchführung nur dann delegiert werden, wenn durch eine ständige ärztliche Kontrolle sichergestellt ist, daß eine Übernahme auch tatsächlich erfolgen kann. Der Rettungsassistent darf sich durch eine Übernahme nicht dem Vorwurf des Übernahmeverschuldens aussetzen, wenn er aufgrund mangelnder Kenntnisse oder Befähigung den Notfallpatienten schädigt. Die Träger der Rettungsdienste müssen sicherstellen, daß ein weisungsbefugter Ärztlicher Leiter des Rettungsdienstes die individuelle Qualifikation der Rettungsassistenten fortlaufend überprüft. Nur so können auch sie dem Vorwurf des Organisationsverschuldens vorbeugen, wenn ihre Rettungsassistenten unter Berufung auf die Notkompetenz Patienten schädigen.

Die Umsetzung der rechtlichen Vorgabe in die Praxis erfordert eine sorgfältige Ausbildung der Rettungsassistenten in die für eine Delegation zur Durchführung vorgesehenen Aufgaben. Hier liegt eines der wesentlichen Defizite der Umsetzung der Ausbildungs- und Prüfungsverordnung für Rettungsassistenten in und für die Praxis.

29.4.3
Auswahl und Überwachung des Rettungsassistenten

Dieser Komplex schließt eng an das soeben Gesagte an. Will der Notarzt im Notfalleinsatz einmalig oder generell ärztliche Maßnahmen zur Durchführung auf den/die mit ihm zusammenarbeitenden Rettungsassistenten delegieren, so kann er sich nach dem Vertrauensgrundsatz darauf verlassen, daß der Rettungsassistent alle für den Einsatz erforderlichen Kenntnisse und Fähigkeiten besitzt, solange sich aus dem Verhalten des Rettungsassistenten nichts Gegenteiliges ergibt.

Gleichwohl bleibt der Notarzt, der eine ärztliche Aufgabe zur Durchführung auf den Rettungsassistenten überträgt, verpflichtet, sich vom Vorhandensein dieser Kenntnisse und Fähigkeiten stichprobenhaft zu überzeugen und den Rettungsassi-

stenten zu kontrollieren. Dies um so mehr, als in der derzeitigen Ausbildung der Rettungsassistenten kein einheitlicher Standard erkennbar ist. Die Einzelüberprüfung vor Ort relativiert leider den Vertrauensgrundsatz.

Auswahl und Überwachung der Rettungsassistenten bereiten allerdings insoweit Probleme, als der Notarzt – anders als etwa ein leitender Krankenhausarzt – bezüglich der Mitarbeiter seiner Abteilung auf die Auswahl und Überwachung der Rettungsassistenten keinen Einfluß hat, es sei denn, der Träger des Rettungsdienstes bzw. der für die Erstellung der Dienstpläne und der Einsätze der Rettungsassistenten Zuständige spräche mit dem Notarzt den Einsatz unter dem Gesichtspunkt der Qualifikation ab.

Vieles spricht in der Paxis daher dafür, feste Teams aus Rettungsassistenten und/oder Notärzten zu bilden, weil dann der Vorteil des arbeitsteilig Tätigwerdens voll zum Tragen kommen kann. Am besten wäre eine möglichst standardisierte Ausbildung der Rettungsassistenten auf der Grundlage eines bundeseinheitlich anerkannten Curriculums aller in der Ausbildung der Rettungsassistenten Tätigen, weil dies – jedenfalls theoretisch – einen annähernd einheitlichen Standard gewährleisten könnte.

29.4.4
Weisungsrecht

Notarzt- und Rettungsdienst werden in der Praxis überwiegend getrennt organisiert, selbst dann, wenn der jeweilige Träger des Krankenhauses und des Rettungsdienstes etwa eine Gebietskörperschaft (z.B. Feuerwehr) sein sollte. Der Notarzt wird durch seinen Einsatz nicht zum Arbeitnehmer der den Rettungsdienst durchführenden Organisation, wäre also dem Rettungsassistenten gegenüber zu arbeitsrechtlichen Weisungen nicht befugt. Da derartige Weisungen aber für das Funktionieren des Rettungsdienstes unabdingbar sind, ist davon auszugehen, daß die Arbeitgeber der Rettungsassistenten unter anderem durch ihre Teilnahme am Rettungsdienst dem Notarzt ein Weisungsrecht gegenüber diesen einräumen.

In medizinischen Fragen, zu denen auch die Beurteilung der Notfallmeldung unter medizinischen Gesichtspunkten gehört, unterliegt der Notarzt selbst keinen Weisungen. Er ist aber befugt, in diesem Bereich den Rettungsassistenten medizinische Anweisungen zu erteilen. Dies wird inzwischen von den Rettungsdienstgesetzen auch ausdrücklich so festgeschrieben.

29.4.5
Verhältnis Rettungsassistent – niedergelassener Arzt

Nicht immer kommen Rettungsassistenten im Rettungsdienst zusammen mit dem Notarzt zum Einsatz. Denkbar ist etwa im Rahmen von Rettungsdienst und Krankentransport eine Zusammenarbeit mit niedergelassenen Ärzten unterschiedlicher Fachgebiete und Qualifikation. Bei der Anforderung von Transportmitteln ist der niedergelassene Arzt an die Krankentransportrichtlinien gebunden und hat unter Berücksichtigung der medizinischen Sachverhalte das kostengünstigste Transportmittel anzufordern (Notfälle ausgenommen).

Grundsätzlich gilt auch im Verhältnis niedergelassener Arzt-Rettungsassistent das oben (Abschn. 29.4.4) zum Weisungsrecht Gesagte. Einschränkend ist allerdings festzustellen, daß der Rettungsassistent wieder die volle Verantwortung für den Patienten trägt, sofern der die Weisung erteilende Arzt die Begleitung des Patienten nicht übernimmt und sofern sich der Zustand des Patienten auf dem Transport verändert. Auf derartige Veränderungen und Verschlechterungen des Zustands des Patienten hat der Rettungsassistent im Rahmen seiner Notkompetenz unter Beachtung des Grundsatzes der Verhältnismäßigkeit zu reagieren und ggf. einen Notarzt hinzuzuziehen, auch wenn der niedergelassene Arzt eine gegenteilige Weisung erteilt hat.

Auch der niedergelassene Arzt kann an den Rettungsassistenten ärztliche Maßnahmen zur Durchführung delegieren und nach dem Vertrauensgrundsatz von der Befähigung des nach dem Rettungsassistentengesetz ausgebildeten Rettungsassistenten ausgehen. Die Ausbildungs- und Prüfungsverordnung gibt dabei den generellen Prüfungsmaßstab ab. Auf die derzeit damit zusammenhängenden Probleme ist vorstehend bereits hingewiesen worden.

29.5
Selbständige Tätigkeit des Rettungsassistenten im Rahmen der Notkompetenz

Von der Delegation ärztlicher Aufgaben zur Durchführung deutlich abzugrenzen ist der Bereich der Notkompetenz. Kann sich der Rettungsassistent auf das Vorliegen der Voraussetzungen der Notkompetenz berufen, so ist er im Ausnahmefall befugt, auch ohne ausdrückliche Delegation durch den Notarzt ärztliche Maßnahmen in voller eigener Verantwortung durchzuführen. Die Notkompetenz liefert ihm hierfür die rechtliche Legitimation. Es kann sich bei den durchzuführenden Maßnahmen nur um überbrückende Maßnahmen handeln, die der Lebensrettung und der Abwendung schwerer gesundheitlicher Schäden beim Notfallpatienten dienen sollen. Für den objektiv gegebenen Verstoß gegen den Arztvorbehalt bei der Ausübung der Heilkunde kann sich der Rettungsassistent auf den rechtfertigenden Notstand berufen. Damit entfällt die Rechtswidrigkeit des Eingriffs und auch die Strafbarkeit des korrekt durchgeführten Eingriffs. Diese Rechtfertigung wirkt auch ins Zivilrecht hinein, so daß eine zivilrechtliche Haftung ausscheidet, weil der Eingriff in die körperliche Integrität des Patienten (Körperverletzung) eben nicht rechtswidrig ist. Die Rechtfertigung gilt selbstverständlich nur für den vom Rettungsassistenten nach den Regeln der Kunst durchgeführten Eingriff. Verstößt er hiergegen, so ist er straf- und zivilrechtlich (mit Einschränkungen beim Maß des Verschuldens) wieder voll verantwortlich.

Nachschlagteil

Ein Handeln unter Berufung auf die Notkompetenz setzt voraus, daß

- der Rettungsassistent am Notfallort auf sich allein gestellt ist und rechtzeitige ärztliche Hilfe, etwa durch An- oder Nachforderung des Notarztes, nicht erreichbar ist,
- die Maßnahmen, die er aufgrund eigener Diagnosestellung und therapeutischer Entscheidung durchführt, zur unmittelbaren Abwehr von Gefahren für das Leben oder die Gesundheit des Notfallpatienten dringend erforderlich sind,
- das gleiche Ziel durch weniger eingreifende Maßnahmen nicht erreicht werden kann (Prinzip der Verhältnismäßigkeit bei der Wahl der Mittel),
- die Hilfeleistung nach den besonderen Umständen des Einzelfalls für den Rettungsassistenten zumutbar ist.

Nach dem wissenschaftlichen Stand der Notfallmedizin kommen zur Abwehr von Gefahren für das Leben oder die Gesundheit des Notfallpatienten folgende spezifisch ärztliche Maßnahmen zur Durchführung für den Rettungsassistenten im Rahmen einer Notkompetenz in Betracht

- Intubation ohne Relaxanzien,
- Venenpunktion,
- Applikation kristaloider Infusionen,
- Applikation ausgewählter Medikamente,
- Frühdefibrillation.

Die Ausübung der Notkompetenz durch den Rettungsassistenten richtet sich nach dem Grunsatz der Verhältnismäßigkeit. Das am wenigsten eingreifende Mittel, das zum Erfolg führt, ist anzuwenden. Ist beispielsweise die Beatmung mit einem Beatmungsbeutel effektiv, ist eine Intubation mit ihren höheren Gefahren unzulässig, weil nicht mehr verhältnismäßig. Bei entstehenden Schäden für den Notfallpatienten kann sich der Rettungsassistent nicht mehr auf einen rechtfertigenden Notstand berufen. Der Rettungsassistent darf daher nur solche Maßnahmen übernehmen, die er gelernt hat und deren sichere Ausführung er zum Zeitpunkt der Durchführung der Maßnahme gewährleisten kann.

Dies ist erforderlich, da alle für den Rettungsassistenten im Rahmen der Notkompetenz in Betracht kommenden Maßnahmen risikobehaftet sind und die individuelle Beherrschung dieser Maßnahmen nicht allein durch das Erreichen des Ausbildungsziels als Rettungsassistent gewährleistet ist, zumal alle genannten Maßnahmen der fortlaufenden und nachweisbaren Übung bedürfen, da sie auch manuelle Fertigkeiten erfordern.

Die individuelle Überprüfung, welche Maßnahmen im Rahmen der Notkompetenz der einzelne Rettungsassistent unter dem Aspekt der sicheren Durchführung übernehmen kann, muß der fortlaufenden ärztlichen Kontrolle unterliegen, da nur ein Arzt Feststellungen hinsichtlich der sicheren Beherrschung der Maßnahmen treffen kann. Der dies kontrollierende Arzt kann sicher nicht das ärztliche Mitglied des Vorstands einer der Hilfsorganisationen sein.

In der Praxis wird gelegentlich argumentiert, die Defibrillation sei eine Maßnahme, die der Rettungsassistent im Rahmen der Notkompetenz anwenden dürfe und müsse, weil in ca. 40% aller Notfälle akut kein Notarzt zur Stelle sei oder hinzukomme. Diese Auffassung verkennt, daß Mängel der Organisation nicht dazu führen können, die Maßnahmen entweder der Durchführung in Delegation oder in Notkompetenz zuzuweisen. Die Defibrillation ist eine zur Durchführung auf den Rettungsassistenten delegierte ärztliche Maßnahme. Es kann daher nur fraglich sein, wie denn die organisatorischen Maßnahmen aussehen müssen, damit die Delegation erfolgen und eine wirksame Kontrolle der delegierten Maßnahmen durchgeführt werden kann. Auch wer dem Begriff der Delegation eine permanente persönliche Kontrolle zuordnet, verkennt das Wesen der Delegation als Bestandteil arbeitsteiliger Aufgabenerledigung, die von der grundsätzlichen Befähigung desjenigen ausgehen muß, auf den delegiert wird.

Breiten Raum hat in der Vergangenheit die Diskussion um das Bestehen und den Umfang der Notkompetenz des Rettungsassistenten und der daraus folgenden Pflicht eingenommen, sofern ärztliche Hilfe (durch den Notarzt oder einen anderen Arzt) nicht oder nicht rechtzeitig zu erlangen ist. Vordergründig drehte sich die Diskussion über Jahre hinweg darum, ob der Rettungsassistent gegenüber dem zu betreuenden Notfallpatienten eine Garantenstellung habe oder nicht. Diese Diskussion hat mehr zur Verwirrung als zur Klärung des Problems beigetragen. Es besteht nämlich kein Grund, zwar dem Arzt im Notarztdienst eine Garantenstellung gegenüber dem betreuten Notfallpatienten aufzuerlegen, nicht aber dem Rettungsassistenten. Die viel interessantere Frage nach Inhalt und Umfang der sich aus der Garantenstellung ergebenden Garantenpflicht muß natürlich beim Notarzt anders beantwortet werden als beim Rettungsassistenten.

Bei Fehlen notärztlicher oder überhaupt ärztlicher Hilfe muß der Rettungsassistent die beste und wirksamste Hilfe leisten, zu der er nach seiner Ausbildung und seinen Kenntnissen und Fähigkeiten imstande ist. Dies bedeutet, daß der Rettungsassistent nicht wahllos Maßnahmen und Methoden ergreifen darf, die ihm geeignet erscheinen mögen, weil er sie etwa besonders gut beherrscht und gern einsetzt. Vielmehr hat er streng nach dem Grundsatz der Verhältnismäßigkeit diejenigen Maßnahmen zu treffen, die zur Abwendung der akuten Lebensgefahr beim Notfallpatienten erforderlich, geeignet und notwendig sind und bei denen die Intensität des Eingriffes in vertretbarem Verhältnis zum Erfolg steht.

Von mehreren zur Verfügung stehenden Maßnahmen hat er die am wenigsten invasive zu ergreifen. Ehe er Maßnahmen ergreift, die dem Arzt vorbehalten sind, müssen sich seiner Auffassung nach sämtliche nichtärztlichen Maßnahmen als ungeeignet oder als nutzlos erwiesen haben. Die im Rahmen der originären Notkompetenz zu ergreifenden Maßnahmen können somit, müssen aber keine ärztlichen Maßnahmen sein. Einerlei, welche Maßnahmen ergriffen werden: Der Rettungsassistent muß sie beherrschen. Die Kontrolle dessen, was der Rettungsassistent im Rahmen seiner Notkompetenz ausüben kann und darf, bedarf durchgängiger ärztlicher Kontrolle, die bisher in der Praxis nicht in erforderlichem Umfang ausgeübt wird. Die verbandliche Kontrolle der den Rettungsassistenten einsetzenden Organisation reicht hierzu nicht aus. Eine unabhängige ärztliche Kontrolle ist erforderlich.

Die Pflicht zu helfen hat Vorrang vor dem Verbot aus dem unergiebigen und doch immer wieder herangezogenen Heilpraktikergesetz. Den am Notfallort völlig untätigen Rettungsassistenten, aber auch den untätigen Rettungssanitäter darf es nicht geben. Hierüber dürfte bei allen Unterschieden im Detail Einigkeit bestehen.

29.6
Der Rettungsassistent als Anwender medizinisch-technischer Geräte

Seit dem 1.1.1986 dürfen medizinisch-technische Geräte, die in der Heilkunde oder Zahnheilkunde oder bei der Behandlung und Untersuchung verwendet werden sollen, nur noch nach den Vorschriften des MedGV, den anerkannten Regeln der Technik sowie den Arbeitsschutz- und Unfallverhütungsvorschriften errichtet und betrieben werden. Für den Betrieb medizinisch-technischer Geräte gilt seit dem 1.1.1995 das Medizinproduktegesetz (MPG) und hier die §§ 22 ff. MPG. Sie sind an die Stelle der MedGV getreten und setzen die EG-Richtlinie für Medizinprodukte in deutsches Recht um. Die Anforderungen sind geringfügig anders, halten aber den Standard der MedGV.

Ungeachtet des Umstandes, daß die aus der MedGV resultierenden Pflichten zunächst den Betreiber (regelmäßig den Eigentümer) treffen, hat der Rettungsassistent als Anwender medizinisch-technischer Geräte ebenfalls gewisse Pflichten zu beachten, die ihm u.a. durch betriebsorganisatorische Maßnahmen (Dienstanweisungen, Einzelanweisungen) übertragen werden können und auf die er hinzuweisen ist.

Nachschlagteil

Hierzu gehört insbesondere die Pflicht, Geräte vor Anwendung im Einsatz einer Funktionsprüfung zu unterziehen, v.a. aber die Pflicht, sich über die Funktionsweise der eingesetzten Geräte die erforderlichen Kenntnisse zu verschaffen. Für die hierzu erforderliche Einweisung, die in Zeitabständen zu wiederholen ist, trägt der Gerätebetreiber die Verantwortung. Hinsichtlich derjenigen Geräte, die im Notarztwagen vorhanden sind, deren Betreiber der Träger des Rettungsdienstes ist und die ausschließlich oder doch überwiegend vom Notarzt angewendet werden, müssen bezüglich der Pflichten aus der MedGV zwischen Trägern des Notarzt- und des Rettungsdienstes unbedingt klare und eindeutige Absprachen getroffen werden, um die durch den Geräteeinsatz fortbestehenden Gefahren für den Notfallpatienten soweit wie möglich zu mindern. Bereits verwendete, ordnungsgemäß gewartete, funktionsfähige Geräte dürfen auch nach dem 1.1.1986 weiter verwendet werden.

29.7
Strafrechtliche Verantwortlichkeit

29.7.1
Strafbarkeit durch aktives Tun

Nach Auffassung der Rechtsprechung, die das Bundesverfassungsgericht in seiner Arzthaftungsentscheidung bestätigt hat, erfüllt der ärztliche Heileingriff objektiv den Tatbestand der Körperverletzung. Seine Rechtswidrigkeit wird aber durch die ausdrückliche oder die mutmaßliche Einwilligung des Patienten beseitigt.

Der entgegen den Regeln der ärztlichen Kunst durchgeführte Heileingriff, der zur Schädigung des Patienten führt, ist von dieser Einwilligung/mutmaßlichen Einwilligung des Patienten nicht gedeckt. Er kann daher, sofern dem Arzt und/oder seinen Helfern hieraus ein persönlicher Vorwurf fahrlässigen Handelns gemacht werden kann (pflichtwidrige Tatbestandsverwirklichung und Vorhersehbarkeit der Rechtsverletzung), zu einer Strafbarkeit wegen

fahrlässiger Körperverletzung oder fahrlässiger Tötung (je nach eingetretenem Erfolg) führen.

29.7.2
Strafbarkeit durch Unterlassen

Der Tatbestand des Begehungsdeliktes kann regelmäßig auch durch ein Unterlassen verwirklicht werden. Allerdings kann dieses Unterlassen einem aktiven Tun erst dann gleichgestellt werden, wenn den Unterlassenden rechtlich eine Pflicht trifft, dafür zu sorgen, daß ein bestimmter Erfolg nicht eintritt. Es ist dies die Garantenstellung. Mit der tatsächlichen Übernahme des Einsatzes entsteht die Garantenstellung des Rettungsassistenten, aber auch des Notarztes gegenüber dem Notfallpatienten. Sie verpflichtet beide zur Vornahme aller zur Abwendung der lebensbedrohlichen Situation notwendigen, erforderlichen und geeigneten Maßnahmen.

An diesem Grundsatz ändert sich auch dann nichts, wenn der Rettungsassistent auf sich allein gestellt im Rahmen der Notkompetenz tätig wird. Die aus der Garantenstellung resultierende Pflicht verpflichtet ihn in jedem Fall, diejenigen erforderlichen nichtärztlichen Maßnahmen vorzunehmen, die er in seiner Ausbildung vermittelt bekommen hat. Beherrscht er darüber hinaus ärztliche Maßnahmen, so ist er verpflichtet, diese unter Beachtung des Grundsatzes der Verhältnismäßigkeit anzuwenden. Generelle Anweisungen des Arbeitgebers, derartige ärztliche Maßnahmen, die der Rettungsassistent beherrscht, zu unterlassen, sind rechtswidrig.

29.7.3
Übernahmeverschulden

Im Rettungsdienst kann sich der Vorwurf, pflichtwidrig gehandelt zu haben, auch dadurch ergeben, daß der Rettungsassistent den Dienst übernimmt, obwohl der die damit verbundenen Pflichten mangels entsprechender Kenntnisse und Fähigkeiten nicht ordnungsgemäß erfüllen kann. Der Rettungsassistent handelt fahrlässig unter dem Gesichtspunkt des Übernahmeverschuldens, sofern er diesen Mangel hätte erkennen können.

Fahrlässig handelt im übrigen auch derjenige, der den Rettungsassistenten zum Dienst einteilt, ohne geprüft zu haben, ob dieser über die erforderlichen Kenntnisse und Fähigkeiten verfügt. Diese Prüfung muß derzeit trotz einheitlicher Rechtsvorschriften aber mangels einheitlicher Umsetzung streng individuell erfolgen. Erst wenn eine generell anerkannte Ausbildung durchgeführt wird, könnte sie generell erfolgen.

29.7.4
Verschuldensmaßstab

Im Strafrecht gilt ein subjektiver Verschuldensmaßstab. Trifft der Rettungsassistent am Notfallort Maßnahmen, die sich im Nachhinein als falsch herausstellen, so ist bei der Prüfung, ob ihm hieraus ein Verschuldensvorwurf gemacht werden kann, auf den Zeitpunkt des Handelns bezogen zu fragen, ob der eingetretene Erfolg nach seinen Kenntnissen und Fähigkeiten unter Berücksichtigung der aktuellen Gegebenheiten am Notfallort hätte vermieden werden können. Nur wenn diese Frage bejaht werden kann, kommt eine Strafbarkeit wegen fahrlässiger Körperverletzung oder fahrlässiger Tötung in Betracht.

29.8
Zivilrechtliche Haftung

29.8.1
Sorgfaltspflichtverletzung

Das Zivilrecht stellt – anders als das Strafrecht – bei der Beurteilung fahrlässigen Handelns einen objektiven Maßstab auf. Danach kommt es nicht darauf an, zu welcher Sorgfalt der Handelnde in der konkreten Situation seinen individuellen Fähigkeiten entsprechend in der Lage war,

sondern darauf, welche Sorgfalt ein gewissenhafter Angehöriger einer bestimmten Berufsgruppe – also etwa die Rettungsassistenten – unter den gegebenen Umständen anwenden würde. Beachtet er die Sorgfaltsregeln seines Berufsstandes, so kann er regelmäßig davon ausgehen, wegen seines Handelns keinen Schadenersatzanspruch befürchten zu müssen. Bereits hieraus folgt, daß ehrenamtlich Tätige und hauptamtliche Rettungsassistenten in diesem Bereich gleich zu behandeln sind. Neben dieser primären Sorgfaltspflicht gibt es sekundäre Sorgfaltspflichten, etwa die Organisationspflichten, deren Verletzung Behandlungsschäden verursachen und Schadenersatzansprüche der Notfallpatienten nach sich ziehen können.

29.8.2
Haftung aus Vertrag

Eine Haftung des Rettungsassistenten auf Schadenersatz aus dem Behandlungs- und/oder Transportvertrag scheidet aus, da der Rettungsassistent nicht Vertragspartner des ansprechbaren Notfallpatienten, sondern lediglich Erfüllungsgehilfe des Vertragspartners Hilfsorganisation/Feuerwehr ist.

29.8.3
Haftung aus Geschäftsführung ohne Auftrag und unerlaubter Handlung

Ist der Notfallpatient nicht willensfähig oder nicht bei Bewußtsein, so gelten die Regeln der berechtigten Geschäftsführung ohne Auftrag. Auch bei ihr muß der Rettungsassistent die vorzunehmenden Maßnahmen mit der im Verkehr erforderlichen Sorgfalt durchführen. Eine Haftung tritt, sofern eine außergewöhnliche Notfallsituation vorliegt, allerdings nur bei grober Fahrlässigkeit ein. Schließlich kann der Notfallpatient seinen Schadenersatzanspruch auch auf unerlaubte Handlung (§ 823 Abs. 1 oder 2 BGB i. V. m. mit einem Schutzgesetz, z.B. dem Gerätesicherheitsgesetz oder der MedGV) stützen, sofern die vorgenommenen Maßnahmen nicht nach den Regeln der Kunst durchgeführt und deshalb nicht von der Einwilligung oder mutmaßlichen Einwilligung des Notfallpatienten gedeckt den Tatbestand der Körperverletzung erfüllen.

29.8.4
Rückgriff und Freistellungsanspruch

Leistet der Arbeitgeber eines Rettungsassistenten für einen von diesem verursachten Schaden einem Notfallpatienten Ersatz, so wird er sich diesen Betrag ganz oder teilweise beim Rettungsassistenten wieder holen wollen. Rechtsgrundlage für den Rückgriff ist dabei der zwischen Rettungsassistent und Hilfsorganisation bestehende Arbeitsvertrag.

Bei normalen Tätigkeiten ohne besondere Schwierigkeiten und Gefährdung konnte der Arbeitgeber bisher bei jedem Verschulden Rückgriff nehmen. Bei gefahrgeneigter Tätigkeit war nach der ständigen Rechtsprechung des Bundesarbeitsgerichts der Rückgriff nur bei grober Fahrlässigkeit und Vorsatz möglich, ein teilweiser bei mittlerer Fahrlässigkeit. Darauf kommt es nach der neuesten Rechtsprechung nicht mehr an: ein Rückgriff ist bei jeglicher Tätigkeit nur bei Vorsatz und grober Fahrlässigkeit möglich.

Wird der Rettungsassistent vom Notfallpatienten aus Verletzung der Pflichten eines Geschäftsführers ohne Auftrag oder gar aus unerlaubter Handlung unmittelbar in Anspruch genommen, so kann er bei Vorliegen gefahrgeneigter Tätigkeit bis zum Vorliegen leichter Fahrlässigkeit gegen seinen Arbeitgeber einen Anspruch auf Freistellung von Schadenersatzansprüchen Dritter, bei mittlerer Fahrlässigkeit einen teilweisen haben.

Bei ehrenamtlichen Rettungsassistenten haftet dem geschädigten Notfallpatienten aus Vertrag zunächst ebenfalls die ihn einsetzende Hilfsorganisation auf Ersatz des eingetretenen Schadens. Bei Direktansprüchen aus Geschäftsführung ohne Auftrag bzw. unerlaubter Handlung sollte der Verein in analoger Anwendung der o. g. Grundsätze des Bundesarbeitsgerichts zur Haftung bei gefahrgeneigter Tätigkeit einen ehrenamtlichen Rettungsassistenten von Ansprüchen eines Notfallpatienten freistellen. Die Haftungsfragen spielen in der Praxis insoweit offenbar eine geringe Rolle, als die entsprechenden Risiken über Versicherungen abgedeckt werden.

29.9
Schweigepflicht

29.9.1
Abgeleitete Schweigepflicht

Der Notarzt hat – unabhängig von der Organisationsform von Notarzt- und Rettungsdienst – aufgrund der Berufsordnung über Tatsachen zu schweigen, die ihm im Rahmen seiner Berufsausübung anvertraut werden oder zur Kenntnis kommen. Verstößt er hiergegen, macht er sich nach § 203 StGB strafbar und kann – was selten geschieht – auch berufsgerichtlich belangt werden.

Rettungsassistenten bzw. -sanitäter sind als berufsmäßige Gehilfen des Notarztes anzusehen. Auch sie unterliegen daher der Schweigepflicht, allerdings einer von der des Arztes abgeleiteten. Sie müssen etwa auch gegenüber Polizeibehörden schweigen, solange der Notarzt nicht von der Schweigepflicht entbunden ist oder aufgrund einer mutmaßlichen Einwilligung des Patienten oder einer Güterabwägung zugunsten eines höherwertigen Rechtsguts zu Lasten der Schweigepflicht ihm bekanntgewordene Tatsachen offenbart. Die Schweigepflicht gilt auch für das Personal der Rettungsleitstellen. Transportieren Rettungsassistenten bzw. -sanitäter einen Notfallpatienten zum Notarzt, so sind sie als Gehilfen des Notarztes anzusehen. Der Schweigepflicht korrespondiert ein Schweigerecht vor Gericht und Behörden.

29.9.2
Originäre Schweigepflicht

Darüber hinaus kann auch der Fall eintreten, daß Rettungsassistenten bzw. -sanitäter, die einen Notfallpatienten behandeln, sei es gemeinsam mit dem Notarzt, sei es etwa in Ausübung ihrer Notkompetenz, Geheimnisse erfahren, von denen der Notarzt keine Kenntnis erhält. In diesem Fall haben Rettungsassistenten bzw. -sanitäter eine eigene originäre Schweigepflicht, von der sie nur der Notfallpatient entbinden kann oder über die sie sich nur aufgrund einer mutmaßlichen Einwilligung oder einer Güterabwägung zugunsten eines höherwertigen Rechtsgutes hinwegsetzen dürfen.

Neben strafrechtlichen Sanktionen kann die Verletzung der Schweigepflicht auch zivilrechtliche Schadenersatzansprüche nach sich ziehen, weil ihre Einhaltung zu den Pflichten eines Geschäftsführers ohne Auftrag bzw. des Erfüllungsgehilfen beim Vertrag gehört.

29.9.3
Schweigepflicht, Dokumentation und Datenschutz

Wird ein Notfallpatient – etwa im Rahmen der Notkompetenz – ohne ärztliche Hilfe primär versorgt oder stößt der Notarzt später hinzu, so hat der Rettungsassistent im Rahmen des Möglichen als Geschäftsführer ohne Auftrag oder Erfüllungsgehilfe aus dem Transportvertrag die Pflicht, die wesentlichen vorgenommenen Maßnahmen zu dokumentieren. Mit der Weitergabe dieser Dokumentation an den übernehmenden Arzt begeht der Rettungsassistent keine Verletzung der Schweigepflicht, weil der Patient mit der Weitergabe der zu seiner Weiterbehandlung erforderlichen Informationen mutmaßlich sein Einverständnis gegeben haben würde bzw. als ansprechbarer Patient auch geben wird. Mit der EDV-mäßigen Speicherung seiner Daten wird der Patient nur zu Abrechnungs-zwecken einverstanden sein. Eine Verwendung der Daten zu statistischen und wissenschaftlichen Zwecken ohne Verstoß gegen datenschutzrechtliche Vorschriften kommt nur in vollständig anonymisierter Form in Betracht.

Die Rettungsdienstgesetze der neueren Generation sehen inzwischen fast durchgängig bereichsspezifische Datenschutzvorschriften vor. Sie sollen dem Schutz der Patientendaten einerseits, aber auch der Zweckbestimmung, deretwegen die Daten erhoben wurden (Abwicklung der Behandlung, Abrechnung des Einsatzes, Qualitätskontrolle) andererseits Rechnung tragen.

29.10
Arznei- und betäubungsmittelrechtliche Fragen

29.10.1
Arzneimittelrechtliche Fragen

Wegen der Gefahren eines unkontrollierten Handelns mit Arzneimitteln für die Volksgesundheit dürfen Arzneimittel im Sinne von § 2 AMG – mit Ausnahmen – nur von Apotheken in Verkehr gebracht werden. Die meisten im Rettungs- und Notarztdienst verwendeten Arzneimittel fallen unter diese Vorschriften. Der Rettungsassistent, der als Assistent des Notarztes Arzneimittel unter Aufsicht und Anleitung des Notarztes oder auf Weisung des Notarztes appliziert oder im Rahmen seiner Notkompetenz selbständig appliziert, bringt diese Arzneimittel nicht in Verkehr, sondern verwendet sie bestimmungsgemäß.

Nach langem Ringen mit den Fachleuten hat der Gesetzgeber wenigstens für die Bevorratung der im Rettungsdienst erforderlichen Betäubungsmittel eine eindeutige gesetzliche Vorschrift geschaffen. Ob die Bevorratungspraxis der Hilfsorganisationen in den Fahrzeugen des Rettungsdienstes mit sonstigen Arzneimitteln den gesetzlichen Vorschriften immer entspricht, ist wohl nicht ganz unumstritten. Die gesetzlichen Vorschriften stammen noch aus einer Zeit, als das organisierte

Rettungswesen nicht so entwickelt war wie heute. Eine Anpassung wäre, sofern sich nicht durch Auslegung der einschlägigen Vorschriften das jetzige Vorgehen legalisieren läßt, sicher nach wie vor wünschenswert, nachdem der Gesetzgeber sich nur in einem Teilbereich zu einer klarstellenden Regelung bereitgefunden hat.

29.10.2
Betäubungsmittelrechtliche Fragen

Praktisch alle im Rettungsdienst verwendeten schmerzlindernden Medikamente unterfallen dem Betäubungsmittelgesetz. Nach dessen Vorschriften sind die Hilfsorganisationen und Feuerwehren als Träger des Rettungsdienstes ohne entsprechende Erlaubnis nach dem Betäubungsmittelgesetz nicht zur Teilnahme am Verkehr mit betäubungsmittelgesetzpflichtigen Substanzen zugelassen. Unter die Ausnahmevorschriften fielen bisher weder Feuerwehren noch Hilfsorganisationen. Nach der Änderung der Betäubungsmittelverschreibungsverordnung ist wenigstens dasjenige Verfahren legalisiert worden, mit welchem sich die Betroffenen bisher bereits mehr schlecht als recht über die Runden zu retten versuchten.

Die Fahrzeuge des Rettungsdienstes werden als Teileinheiten des Krankenhauses angesehen. Für diese kann ein damit beauftragter Arzt die dem Betäubungsmittelgesetz unterliegenden Substanzen verschreiben. Über den Verbrauch ist ein monatlicher Nachweis zu führen. Der Träger oder der Durchführende des Rettungsdienstes hat einen Apotheker damit zu beauftragen, die Bevorratung der Betäubungsmittel zumindest halbjährlich auf einwandfreie Beschaffenheit und ordnungsgemäße und sichere Aufbewahrung zu überprüfen (s. § 8 a der Betäubungsmittel-Verschreibungsverordnung, Anhang G).

29.11
Fragen des Unterbringungsrechts

Die Unterbringung psychisch Kranker stürzt auch den Arzt regelmäßig in tiefe Ratlosigkeit darüber, wie denn zu verfahren sei. Gleiches gilt im Grundsatz auch für das Rettungsteam, welches eine sofortige, vorläufige Unterbringung eines psychiatrischen Patienten in eine psychiatrische Einrichtung veranlassen will. Dies rechtlich korrekt zu bewerkstelligen ist wegen der jeweils zu beachtenden, von Land zu Land geringfügig differierenden Landesgesetze alles andere als einfach und sollte daher dem Fachmann und/oder den Polizeibehörden überlassen werden. Dies als Rat zum Schluß.

KAPITEL 30

Gesetzestext und Ausbildungsrichtlinien; Stellungnahmen der Autoren

30.1
Gesetz über den Beruf der Rettungs-assistentin und des Rettungsassistenten (Rettungsassistentengesetz – RettAssG) vom 10.07.1989

Auszug aus dem Bundesgesetzblatt, Jahrgang 1989, Teil I

Der Bundestag hat mit Zustimmung des Bundesrates das folgende Gesetz beschlossen:

I. Abschnitt
Erlaubnis
§ 1

Wer die Berufsbezeichnung „Rettungsassistentin" oder „Rettungsassistent" führen will, bedarf der Erlaubnis.

§ 2

(1) Die Erlaubnis nach § 1 ist auf Antrag zu erteilen, wenn der Antragsteller
1. a) an dem Lehrgang nach § 4 oder an dem Ergänzungslehrgang nach § 8 Abs. 3 teilgenommen und die staatliche Prüfung bestanden hat sowie
   b) die praktische Tätigkeit nach § 7 erfolgreich abgeleistet hat,
2. sich nicht eines Verhaltens schuldig gemacht hat, aus dem sich die Unzuverlässigkeit zur Ausübung des Berufs ergibt und
3. nicht wegen eines körperlichen Gebrechens, wegen Schwäche seiner geistigen oder körperlichen Kräfte oder wegen einer Sucht zur Ausübung des Berufs unfähig oder ungeeignet ist.

(2) Eine außerhalb des Geltungsbereichs dieses Gesetzes erworbene abgeschlossene Ausbildung erfüllt die Voraussetzung nach Absatz 1 Nr. 1, wenn die Gleichwertigkeit des Ausbildungsstandes anerkannt wird.

II. Abschnitt
Ausbildung
§ 3

Die Ausbildung soll entsprechend der Aufgabenstellung des Berufs als Helfer des Arztes insbesondere dazu befähigen, am Notfallort bis zur Übernahme der Behandlung durch den Arzt lebensrettende Maßnahmen bei Notfallpatienten durchzuführen, die Transportfähigkeit solcher Patienten herzustellen, die lebenswichtigen Körperfunktionen während des Transports zum Krankenhaus zu beobachten und aufrechtzuerhalten sowie kranke, verletzte und sonstige hilfsbedürftige Personen, auch soweit sie nicht Nofallpatienten sind, unter sachgerechter Betreuung zu befördern (Ausbildungsziel).

§ 4

Der Lehrgang besteht aus mindestens 1200 Stunden theoretischer und praktischer Ausbildung und dauert, sofern er in Vollzeitform durchgeführt wird, zwölf Monate. Er wird von staatlich anerkannten Schulen für Rettungsassistenten durchgeführt und schließt mit der staatlichen Prüfung ab.

§ 5

Voraussetzung für den Zugang zum Lehrgang nach § 4 ist
1. die Vollendung des 18. Lebensjahres und die gesundheitliche Eignung zur Ausübung des Berufs und
2. der Hauptschulabschluß oder eine gleichwertige Schulbildung oder eine abgeschlossene Berufsausbildung.

Nachschlagteil

§ 6

Auf die Dauer des Lehrgangs nach § 4 werden angerechnet

1. Ferien,
2. Unterbrechungen durch Schwangerschaft, Krankheit oder aus anderen, von der Schülerin oder vom Schüler nicht zu vertretenden Gründen bis zur Gesamtdauer von 120 Stunden oder, sofern der Lehrgang in Vollzeitform durchgeführt wird, von vier Wochen, bei einem verkürzten Lehrgang nach § 8 Abs. 1 Satz 1, Abs. 2 Satz 1 oder Abs. 4 bis zu höchstens 60 Stunden oder, sofern der Lehrgang in Vollzeitform durchgeführt wird, von zwei Wochen.

Auf Antrag können auch darüber hinausgehende Fehlzeiten berücksichtigt werden, soweit eine besondere Härte vorliegt und das Ausbildungsziel durch die Anrechnung nicht gefährdet wird.

§ 7

(1) Die praktische Tätigkeit umfaßt mindestens 1600 Stunden und dauert, sofern sie in Vollzeitform abgeleistet wird, zwölf Monate. Sie ist nach bestandener staatlicher Prüfung in einer von der zuständigen Behörde zur Annahme von Praktikanten ermächtigten Einrichtung des Rettungsdienstes abzuleisten.

(2) Die Ermächtigung zur Annahme von Praktikanten nach Absatz 1 setzt voraus, daß die Einrichtung auf Grund ihres Einsatzbereiches, ihrer personellen Besetzung und ihrer der medizinischen Entwicklung entsprechenden technischen Ausstattung geeignet ist, eine dem Ausbildungsziel (§ 3) und der Ausbildungs- und Prüfungsverordnung (§ 10) gemäße praktische Tätigkeit unter Aufsicht einer Rettungsassistentin oder eines Rettungsassistenten zu ermöglichen. Rettungswachen sind nur dann geeignet im Sinne des Satzes 1, wenn in ihrem Einsatzbereich ein Notarztdienst eingerichtet ist oder sie sonst mit einem Notarztdienst verbunden sind.

(3) Wird die praktische Tätigkeit nach Absatz 1 außer durch Urlaub um mehr als 160 Stunden oder, sofern sie in Vollzeitform abgeleistet wird, von mehr als vier Wochen, unterbrochen, ist die über diese Frist hinausgehende Zeit nachzuholen. Dies gilt entsprechend, wenn eine nach § 8 Abs. 1 Satz 2 oder Abs. 5 verkürzte praktische Tätigkeit um mehr als 80 Stunden oder mehr als zwei Wochen unterbrochen wird. § 6 letzter Satz gilt entsprechend.

§ 8

(1) Die zuständige Behörde kann auf Antrag eine andere Ausbildung im Umfang ihrer Gleichwertigkeit auf die Dauer des Lehrgangs nach § 4 anrechnen, wenn die Durchführung des Lehrgangs und die Erreichung des Ausbildungsziels dadurch nicht gefährdet werden. Eine außerhalb des Geltungsbereichs dieses Gesetzes abgeleistete praktische Tätigkeit kann im Umfang ihrer Gleichwertigkeit ganz oder teilweise auf die praktische Tätigkeit nach § 7 angerechnet werden.

(2) Die zuständige Behörde hat auf Antrag eine nach den vom Bund/Länderausschuß „Rettungswesen" am 20. September 1977 beschlossenen „Grundsätzen zur Ausbildung des Personals im Rettungsdienst" (520-Stunden-Programm) erfolgreich abgeschlossene Ausbildung als Rettungssanitäter in vollem Umfang auf den Lehrgang nach § 4 anzurechnen. Eine nach Abschluß der in Satz 1 genannten Ausbildung abgeleistete Tätigkeit im Rettungsdienst ist im Umfang ihrer Gleichwertigkeit auf die praktische Tätigkeit nach § 7 anzurechnen.

(3) Krankenschwestern, Krankenpfleger, Kinderkrankenschwestern und Kinderkrankenpfleger mit einer Erlaubnis nach § 1 Abs. 1 Nr. 1 oder 2 des Krankenpflegegesetzes vom 4. Juni 1985 (BGBl. I S. 893) sind auch ohne Teilnahme an einem Lehrgang nach § 4 zur staatlichen Prüfung zuzulassen, wenn sie an einem Ergänzungslehrgang von mindestens 300 Stunden teilgenommen haben.

(4) Für Soldaten der Bundeswehr, Polizeivollzugsbeamte des Bundesgrenzschutzes oder der Polizei eines Landes, die

1. die Sanitätsprüfung und den fachlichen Teil der Unteroffizierprüfung für Unteroffiziere im Sanitätsdienst der Bundeswehr,
2. die Fachprüfung für die Verwendung als Sanitätsbeamter im Bundesgrenzschutz oder
3. eine vergleichbare Fachprüfung für die Verwendung im Sanitätsdienst der Polizei eines Landes

bestanden haben, wird der Lehrgang nach § 4 auf Antrag um 600 Stunden, sofern er in Vollzeitform durchgeführt wird, um sechs Monate verkürzt.

(5) Bei Personen nach Absatz 3 und 4 können Zeiten einer Tätigkeit in der Intensivpflege, in der Anaesthesie oder im Operationsdienst bis zu drei Monaten auf die praktische Tätigkeit nach § 7 Abs. 1 angerechnet werden.

§ 9

Die zuständige Behörde hat auf Antrag eine Ausbildung in den in § 3 genannten Aufgaben und Tätigkeiten, die bei der Feuerwehr erworben worden ist, im Umfang ihrer Gleichwertigkeit auf den Lehrgang nach § 4 und auf die praktische Tätigkeit nach § 7 Abs. 1 entsprechend anzurechnen. Die staatliche Prüfung ist auch in diesen Fällen Voraussetzung für die Erteilung der Erlaubnis nach § 1.

§ 10

Der Bundesminister für Jugend, Familie, Frauen und Gesundheit wird ermächtigt, im Benehmen mit dem Bundesminister für Bildung und Wissenschaft durch Rechtsverordnung mit Zustimmung des Bundesrates in einer Ausbildungs- und Prüfungsverordnung für Rettungsassistentinnen und Rettungsassistenten die Mindestanforderungen an den Lehrgang nach § 4, das Nähere über die staatliche Prüfung, über die praktische Tätigkeit nach § 7 und deren erfolgreichen

Abschluß, die Voraussetzungen für die Gleichwertigkeit einer Tätigkeit nach § 8 Abs. 2 Satz 2, den Ergänzungslehrgang nach § 8 Abs. 3 sowie über die Urkunde für die Erlaubnis nach § 1 zu regeln.

III. Abschnitt
Zuständigkeiten
§ 11

(1) Die Entscheidung nach § 2 Abs. 1, § 8 Abs. 3 und § 9 trifft die zuständige Behörde des Landes, in dem der Antragsteller die Prüfung nach § 2 Abs. 1 Nr. 1 Buchstabe a abgelegt hat oder ablegen will.

(2) Die Entscheidung über die Anrechnung einer Ausbildung nach § 8 Abs. 1 Satz 1 und Abs. 2 Satz 1 und über die Verkürzung des Lehrgangs nach § 8 Abs. 4 trifft die zuständige Behörde des Landes, in dem der Antragsteller an einem Lehrgang nach § 4 teilnehmen will oder teilnimmt.

(3) Die Entscheidung über die Anrechnung einer praktischen Tätigkeit nach § 8 Abs. 1 Satz 2, Abs. 2 Satz 2 und Abs. 5 trifft die zuständige Behörde des Landes, in dem der Antragsteller die Prüfung nach § 2 Abs. 1 Nr. 1 Buchstabe a bestanden hat.

IV. Abschnitt
Bußgeldvorschrift
§ 12

Ordnungswidrig handelt, wer ohne Erlaubnis nach § 1 die Berufsbezeichnung „Rettungsassistentin" oder „Rettungsassistent" führt. Die Ordnungswidrigkeit kann mit einer Geldbuße bis zu fünftausend Deutsche Mark geahndet werden.

V. Abschnitt
Übergangsvorschriften
§ 13

(1) Antragsteller, die vor Inkrafttreten dieses Gesetzes eine Ausbildung als Rettungssanitäter nach dem 520-Stunden-Programm erfolgreich abgeschlossen oder mit einer solchen Ausbildung begonnen und diese nach Inkrafttreten des Gesetzes erfolgreich abgeschlossen haben, erhalten

Nachschlagteil

eine Erlaubnis nach § 1, wenn sie eine mindestens 2000 Stunden umfassende Tätigkeit im Rettungsdienst abgeleistet haben und die Voraussetzungen nach § 2 Abs. 1 Nr. 2 und 3 vorliegen. Bei der Berechnung der Stundenzahl sind alle Zeiten zu berücksichtigen, in denen der Antragsteller bei einer mit der Durchführung des Rettungsdienstes beauftragten Organisation oder in Einrichtungen des Rettungsdienstes bei der Feuerwehr im praktischen Einsatz tätig war.

(2) Absatz 1 gilt entsprechend für Antragsteller, die vor Inkrafttreten dieses Gesetzes nach landesrechtlichen Vorschriften den Absolventen einer Ausbildung nach dem 520-Stunden-Programm gleichgestellt worden sind.

VI. Abschnitt
Schlußvorschriften
§ 14

Dieses Gesetz gilt nach Maßgabe des § 13 des Dritten Überleitungsgesetzes auch im Land Berlin. Rechtsverordnungen, die auf Grund dieses Gesetzes erlassen werden, gelten im Land Berlin nach § 14 des Dritten Überleitungsgesetzes.

§ 15

Dieses Gesetz tritt mit Ausnahme des § 10 am 1. September 1989 in Kraft, § 10 tritt am Tage nach der Verkündung in Kraft.
Das vorstehende Gesetz wird hiermit ausgefertigt und wird im Bundesgesetzblatt verkündet.

Bonn, den 10. Juli 1989

DER BUNDESPRÄSIDENT
WEIZSÄCKER

DER BUNDESKANZLER
DR. HELMUT KOHL

DER BUNDESMINISTER
FÜR JUGEND, FAMILIE, FRAUEN
UND GESUNDHEIT
URSULA LEHR

30.2
Ausbildungs- und Prüfungsverordnung für Rettungsassistentinnen und Rettungsassistenten (RettAssAPrV) – Stand: August 1989

Auf Grund des § 10 des Rettungsassistentengesetzes vom 10. Juli 1989 (BGBl. I S. 1384) wird im Benehmen mit dem Bundesminister für Bildung und Wissenschaft verordnet:

§ 1 Lehrgang

(1) Der Lehrgang nach § 4 des Gesetzes umfaßt die in Anlage 1 aufgeführte theoretische und praktische Ausbildung.

(2) Der Ergänzungslehrgang nach § 8 Abs. 3 des Gesetzes wird von Schulen nach § 4 des Gesetzes durchgeführt und umfaßt die in Anlage 2 aufgeführte theoretische und praktische Ausbildung.

(3) Die regelmäßige und erfolgreiche Teilnahme an der theoretischen und praktischen Ausbildung nach Absatz 1 oder 2 ist durch eine Bescheinigung nach dem Muster der Anlage 3 nachzuweisen.

§ 2 Praktische Tätigkeit

(1) Während der praktischen Tätigkeit nach § 7 des Gesetzes sind die für die Berufsausübung wesentlichen Kenntnisse und Fertigkeiten durch praktischen Einsatz zu vermitteln. Durch Teilnahme an mindestens 50 Unterrichtsstunden sind die in der theoretischen und praktischen Ausbildung nach § 1 erworbenen Kenntnisse zu vertiefen und zu lernen, sie bei der praktischen Arbeit anzuwenden. In den Fällen einer Verkürzung der praktischen Tätigkeit nach § 8 Abs. 1 letzter Satz und Abs. 2 letzter Satz des Gesetzes verringert sich die in Satz 2 genannte Zahl von Unterrichtsstunden entsprechend.

(2) Die erfolgreiche Ableistung der praktischen Tätigkeit ist durch eine Bescheinigung nach dem Muster der Anlage 4 nach-

zuweisen. Die Bescheinigung wird erteilt, wenn

1. der Praktikant ein Berichtsheft vorlegt, das er in Form eines Ausbildungsnachweises geführt hat, und
2. im Rahmen eines Abschlußgespräches festgestellt worden ist, daß der Praktikant die in Absatz 1 genannten Kenntnisse und Fertigkeiten erworben hat.

(3) Das Abschlußgespräch nach Absatz 2 Satz 2 Nr. 2 wird von einem von der zuständigen Behörde beauftragten Arzt gemeinsam mit der Rettungsassistentin oder dem Rettungsassistenten, die den Praktikanten angeleitet haben, geführt. Ergibt sich in dem Abschlußgespräch, daß der Praktikant die praktische Tätigkeit nicht erfolgreich abgeleistet hat, entscheidet der Arzt im Benehmen mit der am Gespräch teilnehmenden Rettungsassistentin oder dem teilnehmenden Rettungsassistenten über eine angemessene Verlängerung der praktischen Tätigkeit. Eine Verlängerung ist nur einmal zulässig. Der Verlängerung folgt ein weiteres Abschlußgespräch. Kann auch nach dem Ergebnis dieses Gesprächs die Bescheinigung nach Absatz 2 nicht erteilt werden, darf die praktische Tätigkeit nur einmal wiederholt werden.

§ 3 Gleichwertige Tätigkeit

Voraussetzung für die Anerkennung einer Tätigkeit nach § 8 Abs. 2 Satz 2 des Gesetzes als gleichwertig mit der praktischen Tätigkeit nach § 7 des Gesetzes ist, daß der Antragsteller während dieser Tätigkeit überwiegend auf Rettungs- und Notarztwagen eingesetzt war.

§ 4 Staatliche Prüfung

(1) Die staatliche Prüfung umfaßt einen schriftlichen, einen mündlichen und einen praktischen Teil.

(2) Der Prüfling legt die Prüfung bei der Schule ab, an der er den Lehrgang abschließt. Die zuständige Behörde, in deren Bereich die Prüfung abgelegt werden soll, kann aus wichtigem Grund Ausnahmen

zulassen. Die Vorsitzenden der beteiligten Prüfungsausschüsse sind vorher zu hören.

§ 5 Prüfungsausschuß

(1) Bei den Schulen werden Prüfungsausschüsse gebildet, die jeweils aus folgenden Mitgliedern bestehen:

1. einem Medizinalbeamten der zuständigen Behörde oder einem von der zuständigen Behörde mit der Wahrnehmung dieser Aufgabe beauftragten Arzt als Vorsitzenden,
2. einem Beauftragten der Schulverwaltung, wenn die Schule nach den Schulgesetzen eines Landes der staatlichen Aufsicht durch die Schulverwaltung untersteht,
3. einem Beauftragten der Feuerwehr, wenn die Ausbildung bei der Feuerwehr erfolgt und nach § 9 des Gesetzes auf den Lehrgang nach § 1 Abs. 1 angerechnet worden ist,
4. folgenden Fachprüfern:
   a) mindestens einem im Rettungsdienst erfahrenen Arzt,
   b) mindestens einer an der Schule unterrichtenden Rettungsassistentin oder einem entsprechend tätigen Rettungsassistenten,
   c) weiteren an der Schule tätigen Unterrichtskräften entsprechend den zu prüfenden Fächern;

dem Prüfungsausschuß sollen diejenigen Fachprüfer angehören, die den Prüfling in dem Prüfungsfach überwiegend ausgebildet haben.

(2) Jedes Mitglied des Prüfungsausschusses hat einen oder mehrere Stellvertreter. Die zuständige Behörde bestellt den Vorsitzenden des Prüfungsausschusses und nach Anhörung der Schulleitung die Fachprüfer und deren Stellvertreter. Der Vorsitzende bestimmt auf Vorschlag der Schulleitung die Fachprüfer und deren Stellvertreter für die einzelnen Fächer.

(3) Die zuständige Behörde kann Sachverständige und Beobachter zur Teilnahme an allen Prüfungsvorgängen entsenden.

Nachschlagteil

§ 6 Zulassung zur Prüfung

(1) Der Vorsitzende entscheidet auf Antrag des Prüflings über die Zulassung zur Prüfung und setzt die Prüfungstermine im Benehmen mit der Schulleitung fest.

(2) Die Zulassung zur Prüfung wird erteilt, wenn folgende Nachweise vorliegen:
1. die Geburtsurkunde oder ein Auszug aus dem Familienbuch der Eltern, bei Verheirateten auch die Heiratsurkunde oder ein Auszug aus dem für die Ehe geführten Familienbuch,
2. die Bescheinigung nach § 1 Abs. 3,
3. im Falle einer Anrechnung nach § 9 des Gesetzes der Nachweis über die Anerkennung der bei der Feuerwehr erworbenen Ausbildung.

(3) Die Zulassung sowie die Prüfungstermine sollen dem Prüfling spätestens vier Wochen vor Prüfungsbeginn schriftlich mitgeteilt werden.

§ 7 Schriftlicher Teil der Prüfung

(1) Der schriftliche Teil der Prüfung erstreckt sich auf die in Anlage 1 Abschnitt A Nr. 1 bis 5 genannten Stoffgebiete. Der Prüfling hat aus diesen Stoffgebieten in einer Aufsichtsarbeit schriftlich gestellte Fragen zu beantworten. Die Aufsichtsarbeit dauert drei Stunden. Die Aufsichtsführenden werden von der Schulleitung bestellt.

(2) Die Aufgaben für die Aufsichtsarbeit werden von dem Vorsitzenden des Prüfungsausschusses bestimmt. Die Aufsichtsarbeit ist von mindestens zwei Fachprüfern zu benoten. Aus den Noten der Fachprüfer bildet der Vorsitzende des Prüfungsausschusses im Benehmen mit den Fachprüfern die Prüfungsnote für die Aufsichtsarbeit.

§ 8 Mündlicher Teil der Prüfung

(1) Im mündlichen Teil der Prüfung hat der Prüfling Fragen aus den Stoffgebieten der Anlage 1 Abschnitt A zu beantworten. Die Prüflinge werden einzeln oder in Gruppen bis zu fünf geprüft. Die Prüfung soll für den einzelnen Prüfling mindestens zehn und nicht länger als 20 Minuten dauern.

(2) Die Prüfung wird von mindestens zwei Fachprüfern abgenommen und benotet. Der Vorsitzende ist berechtigt, sich in allen Gebieten an der Prüfung zu beteiligen; er kann auch selbst prüfen. Aus den Noten der Fachprüfer bildet der Vorsitzende des Prüfungsausschusses im Benehmen mit den Fachprüfern die Prüfungsnote für den mündlichen Teil der Prüfung.

(3) Der Vorsitzende des Prüfungsausschusses kann auf begründeten Antrag die Anwesenheit von Zuhörern beim mündlichen Teil der Prüfung gestatten.

§ 9 Praktischer Teil der Prüfung

(1) Im praktischen Teil der Prüfung hat der Prüfling am Beispiel von drei ausgewählten Fällen zu demonstrieren, daß er die in § 3 des Gesetzes beschriebenen Kenntnisse und Fertigkeiten beherrscht. Auf Verlangen der Prüfer hat er seine Maßnahmen zu erläutern. Die Prüflinge werden einzeln oder in Gruppen zu zweit geprüft. Die Demonstration soll nicht länger als 15 Minuten je Fall dauern.

(2) § 8 Abs. 2 und 3 gilt entsprechend.

§ 10 Niederschrift

Über die Prüfung ist eine Niederschrift zu fertigen, aus der Gegenstand, Ablauf und Ergebnisse der Prüfung und etwa vorkommende Unregelmäßigkeiten hervorgehen.

§ 11 Benotung

Die schriftliche Aufsichtsarbeit sowie die Leistungen in der mündlichen und in der praktischen Prüfung werden wie folgt benotet:

„sehr gut" (1), wenn die Leistung den Anforderungen in besonderem Maße entspricht,

„gut" (2), wenn die Leistung den Anforderungen voll entspricht,

„befriedigend" (3), wenn die Leistung im allgemeinen den Anforderungen entspricht,

„ausreichend" (4), wenn die Leistung zwar Mängel aufweist, aber im ganzen den Anforderungen noch entspricht,

„mangelhaft" (5), wenn die Leistung den Anforderungen nicht entspricht, jedoch erkennen läßt, daß die notwendigen Grundkenntnisse vorhanden sind und die Mängel in absehbarer Zeit behoben werden können,

„ungenügend" (6), wenn die Leistung den Anforderungen nicht entspricht und selbst die Grundkenntnisse so lückenhaft sind, daß die Mängel in absehbarer Zeit nicht behoben werden können.

§ 12 Bestehen und Wiederholung der Prüfung

(1) Die Prüfung ist bestanden, wenn jeder der nach § 4 Abs. 1 vorgeschriebenen Prüfungsteile mit mindestens „ausreichend" benotet wird.

(2) Über die bestandene staatliche Prüfung wird ein Zeugnis nach dem Muster der Anlage 5 erteilt. Über das Nichtbestehen erhält der Prüfling vom Vorsitzenden des Prüfungsausschusses eine schriftliche Mitteilung, in der die Prüfungsnoten anzugeben sind.

(3) Jeder Teil der Prüfung kann einmal wiederholt werden, wenn der Prüfling die Note „mangelhaft" oder „ungenügend" erhalten hat.

(4) Hat der Prüfling den praktischen Teil der Prüfung zu wiederholen, so darf er zur Prüfung nur zugelassen werden, wenn er an einer weiteren Ausbildung teilgenommen hat, deren Dauer und Inhalt vom Vorsitzenden des Prüfungsausschusses bestimmt werden.

Ein entsprechender Nachweis hierüber ist dem Antrag des Prüflings auf Zulassung zur Wiederholungsprüfung beizufügen. Die Wiederholungsprüfung muß spätestens zwölf Monate nach der letzten Prüfung abgeschlossen sein; Ausnahmen

kann die zuständige Behörde in begündeten Fällen zulassen.

§ 13 Rücktritt von der Prüfung

(1) Tritt ein Prüfling nach seiner Zulassung von der Prüfung zurück, so hat er die Gründe für seinen Rücktritt unverzüglich dem Vorsitzenden des Prüfungsausschusses schriftlich mitzuteilen. Genehmigt der Vorsitzende den Rücktritt, so gilt die Prüfung als nicht unternommen. Die Genehmigung ist zu erteilen, wenn wichtige Gründe vorliegen. Im Falle einer Krankheit kann die Vorlage einer ärztlichen Bescheinigung verlangt werden.

(2) Wird die Genehmigung für den Rücktritt nicht erteilt oder unterläßt es der Prüfling, die Gründe für seinen Rücktritt unverzüglich mitzuteilen, so gilt die Prüfung als nicht bestanden. § 12 Abs. 3 gilt entsprechend.

§ 14 Versäumnisfolgen

(1) Versäumt ein Prüfling einen Prüfungstermin oder gibt er die Aufsichtsarbeit nicht oder nicht rechtzeitig ab oder unterbricht er die Prüfung, so gilt die Prüfung als nicht bestanden, wenn nicht ein wichtiger Grund vorliegt; § 12 Abs. 3 gilt entsprechend. Liegt ein wichtiger Grund vor, so gilt die Prüfung als nicht unternommen.

(2) Die Entscheidung darüber, ob ein wichtiger Grund vorliegt, trifft der Vorsitzende des Prüfungsausschusses. § 13 Abs. 1 Satz 1 und 4 gilt entsprechend.

§ 15 Ordnungsverstöße und Täuschungsversuche

Der Vorsitzende des Prüfungsausschusses kann bei Prüflingen, die die ordnungsgemäße Durchführung der Prüfung in erheblichem Maße gestört oder sich eines Täuschungsversuches schuldig gemacht haben, den betreffenden Teil der Prüfung für „nicht bestanden" erklären; § 12 Abs. 3 gilt entsprechend. Eine solche Entscheidung ist im Falle der Störung der Prüfung

Nachschlagteil

nur bis zum Abschluß der gesamten Prüfung, im Falle eines Täuschungsversuches nur innerhalb von drei Jahren nach Abschluß der Prüfung zulässig.

§ 16 Prüfungsunterlagen

Auf Antrag ist dem Prüfungsteilnehmer nach Abschluß der Prüfung Einsicht in seine Prüfungsunterlagen zu gewähren. Schriftliche Aufsichtsarbeiten sind drei, Anträge auf Zulassung zur Prüfung und Prüfungsniederschriften zehn Jahre aufzubewahren.

§ 17 Erlaubnisurkunde

Liegen die Voraussetzungen für die Erteilung der Erlaubnis zur Führung der Berufsbezeichnung nach § 1 des Gesetzes vor, so stellt die zuständige Behörde die Erlaubnisurkunde nach dem Muster der Anlage 6 aus.

§ 18 Berlin-Klausel

Diese Verordnung gilt nach § 14 des Dritten Überleitungsgesetzes in Verbindung mit § 14 des Rettungsassistentengesetzes auch im Land Berlin.

§ 19 Inkrafttreten

Diese Verordnung tritt am Tage nach der Verkündung in Kraft.

Der Bundesrat hat zugestimmt.

DER BUNDESMINISTER
FÜR JUGEND, FAMILIE, FRAUEN
UND GESUNDHEIT
URSULA LEHR

Anlage 1 (zu § 1 Abs. 1)

Theoretische und praktische Ausbildung

A Theoretischer und praktischer Unterricht in der Schule (26 Wochen), Einführungspraktikum

1. *Allgemeine medizinische Grundlagen (200 Std.)*
1.1 Anatomie und Physiologie
1.1.1 Atmungssystem
1.1.2 Kreislaufsystem
1.1.3 Blut und Lymphe
1.1.4 Stütz- und Bewegungsapparat
1.1.5 Verdauungsorgane, Harnorgane, Geschlechtsorgane
1.1.6 Haut und Hautanhangsorgane, Sinnesorgane
1.1.7 Nervensystem
1.1.8 Regulationssysteme
1.2 Naturwissenschaftliche Grundlagen
1.2.1 Fachphysik
1.2.2 Fachchemie
1.2.3 Fachbiologie
1.3 Krankheitslehre
1.3.1 Allgemeine Krankheitslehre
1.3.2 Innere Medizin
1.3.3 Chirurgie, Orthopädie
1.3.4 Geburtshilfe
1.3.5 Kinderheilkunde
1.3.6 Augenkrankheiten
1.3.7 Grundlagen der Anaesthesie
1.3.8 Psychiatrie
1.4 Arzneimittel
1.4.1 Arzneiformen und ihre Verabreichung
1.4.2 Gesetzliche Vorschriften über den Verkehr mit Arzneimitteln
1.4.3 Wirkung, Abbau
1.5 Hygiene
1.5.1 Allgemeine und persönliche Hygiene
1.5.2 Schutzimpfung
1.5.3 Desinfektion

2. *Allgemeine Notfallmedizin (200 Std.)*
2.1 Beurteilung von Verletzten und Erkrankten
2.2 Störungen vitaler Funktionen
2.2.1 Bewußtsein

2.2.2   Atmung

2.2.3   Herz-Kreislauf

2.2.4   Wasser-, Elektrolythaushalt, insbesondere Säure-Basen-Gleichgewicht

2.2.5   Schock

2.3   Pflegerische Betreuung von Verletzten und Erkrankten

2.4   Begleitung Sterbender

3.   *Spezielle Notfallmedizin (170 Std.)*

3.1   Internistische Notfälle einschließlich Intoxikationen

3.2   Traumatologische Notfälle

3.3   Thermische Notfälle

3.4   Strahlennotfälle

3.5   Neurologische Notfälle

3.6   Pädiatrische Notfälle

3.7   Gynäkologisch-geburtshilfliche Notfälle

3.8   Psychiatrische Notfälle

3.9   Sonstige Notfälle

4.   Organisation und Einsatztaktik (140 Std.)

4.1   Rettungsdienst – Organisation

4.1.1   Rettungsmittel/Rettungssysteme

4.1.2   Ablauf von Notfalleinsätzen und Krankentransporten
Leitstelle
Übergabe/Übernahme
Transport von Nichtnotfallpatienten
Transport von Notfallpatienten
Transport in besonderen Fällen
Zusammenarbeit mit Dritten

4.2   Kommunikationsmittel

4.2.1   Meldewege und -mittel

4.2.2   Sprechfunk

4.3   Führungsaufgaben im Rettungsdienst

4.3.1   Führungsstile

4.3.2   Führungsvorgang

4.3.3   Führungsverhalten

4.4   Gefahren an der Einsatzstelle

4.4.1   Gefahrenstellen, Gefährdung, Selbstschutz

4.4.2   Gefahrengutunfälle

4.4.3   Retten unter erschwerten Bedingungen

4.5   Massenanfall von Verletzten und Kranken

4.5.1   Ursachen

4.5.2   Alarmierung

4.5.3   Ablauf des rettungsdienstlichen Notfalleinsatzes

4.5.4   Einbindung des Rettungsdienstes in den Katastrophenschutz

5.   *Berufs-, Gesetzes- und Staatsbürgerkunde (60 Std.)*

5.1   Berufskunde und Ethik

5.2   Das Gesundheitswesen in der Bundesrepublik Deutschland

5.3   Aktuelle Berufsfragen

5.4   Rettungsassistentengesetz, gesetzliche Regelungen für die sonstigen Berufe des Gesundheitswesens

5.5   Arbeits- und berufsrechtliche Regelungen, soweit sie für die Berufsausübung wichtig sind

5.6   Unfallverhütung, Mutterschutz, Arbeitsschutz

5.7   Medizingeräteverordnung

5.8   Straßenverkehrsrecht, insbesondere Sonderrechte im Straßenverkehr

5.9   Strafrechtliche und bürgerlich-rechtliche Vorschriften, die bei der Berufsausübung von Bedeutung sind; Rechtsstellung des Patienten oder seiner Sorgeberechtigten

5.10   Einführung in das Krankenhausrecht

5.11   Die Grundlagen der staatlichen Ordnung in der Bundesrepublik Deutschland

6.   *Einführung in die theoretische und praktische Ausbildung im Krankenhaus (10 Std.)*

Mindeststunden insgesamt: 780 Std.

Innerhalb der ersten sechs Monate ist zusätzlich ein dreiwöchiges Einführungspraktikum im Rettungsdienst abzuleisten.

B Theoretische und praktische Ausbildung im Krankenhaus (14 Wochen)

1.   *Allgemeine Pflegestation (60 Std.)*

2.   *Notaufnahmebereich (60 Std.)*

3   Operationsbereich – Anästhesie – (180 Std.)

4.   Intensiv- oder Wachstation (120 Std.)

Mindeststunden insgesamt: 420 Std.

Anlage 2 (zu § 1 Abs. 2)

Ergänzungslehrgang für
Krankenschwestern, Krankenpfleger,
Kinderkrankenschwestern,
Kinderkrankenpfleger

A Theoretischer und praktischer
Unterricht in der Schule

1.   Allgemeine Notfallmedizin (20 Std.)
1.1   Beurteilung von Verletzten und
      Erkrankten
1.2   Störungen vitaler Funktionen

2.   Spezielle Notfallmedizin (60 Std.)
2.1   Internistische Notfälle einschließ-
      lich Intoxikationen
2.2   Traumatologische Notfälle
2.3   Thermische Notfälle
2.4   Strahlennotfälle
2.5   Neurologische Notfälle
2.6   Pädiatrische Notfälle
2.7   Gynäkologisch-geburtshilfliche
      Notfälle
2.8   Psychiatrische Notfälle
2.9   Sonstige Notfälle

*3.   Organisation und Einsatztaktik
       (120 Std.)*
3.1   Rettungsdienst – Organisation
3.1.1 Rettungsmittel/Rettungssysteme
3.1.2 Ablauf von Notfalleinsätzen und
      Krankentransporten
      Leitstelle
      Übergabe/Übernahme
      Transport von Nichtnotfallpatienten
      Transport von Notfallpatienten
      Transport in besonderen Fällen
      Zusammenarbeit mit Dritten

3.2   Kommunikationsmittel
3.2.1 Meldewege und -mittel
3.2.2 Sprechfunk
3.3   Führungsaufgaben im Rettungs-
      dienst
3.3.1 Führungsstile
3.3.2 Führungsvorgang
3.3.3 Führungsverhalten
4.4   Gefahren an der Einsatzstelle
3.4.1 Gefahrenstellen, Gefährdung,
      Selbstschutz
3.4.2 Gefahrengutunfälle
3.4.3 Retten unter erschwerten
      Bedingungen
3.5   Massenanfall von Verletzten und
      Kranken
3.5.1 Ursachen
3.5.2 Alarmierung
3.5.3 Ablauf des rettungsdienstlichen
      Notfalleinsatzes
3.5.4 Einbindung des Rettungsdienstes
      in den Katastrophenschutz
3.6   Berufs- und Gesetzeskunde
3.6.1 Rettungsassistentengesetz
3.6.2 Arbeits- und berufsrechtliche
      Regelungen, die für die Berufsaus-
      bildung wichtig sind
3.6.3 Straßenverkehrsrecht, insbesonde-
      re Sonderrecht im Straßenverkehr

Mindeststunden insgesamt: 200 Std.

B Theoretische und praktische
Ausbildung im Krankenhaus

1.   Notaufnahmebereich (50 Std.)

*2.   Operationsbereich – Anästhesie –
       (20 Std.)*

3.   Intensiv- oder Wachstation (30 Std.)

Mindeststunden insgesamt: 100 Std.

Anlage 3 (zu § 1 Abs. 3)

_____
(Bezeichnung der Schule)

Bescheinigung über die Teilnahme an der theoretischen und praktischen Ausbildung

_____
Familienname, Vorname

_____
Tag der Geburt   Ort der Geburt

_____
hat in der Zeit   vom   bis
_____

regelmäßig und mit Erfolg am Lehrgang/ Ergänzungslehrgang* für Rettungsassistentinnen und Rettungsassistenten teilgenommen.

_____
* Nichtzutreffendes streichen

Ort, Datum

_____ Stempel

_____
Unterschrift(en) der Schulleitung

Anlage 4 (zu § 2 Abs. 2)

_____
(Bezeichnung der Einrichtung)

Bescheinigung über die Ableistung der praktischen Tätigkeit

_____
Familienname, Vorname

_____
Tag der Geburt   Ort der Geburt

_____
ist in der Zeit   vom   bis
_____

im Rahmen der Ausbildung zur Rettungsassistentin/zum Rettungsassistenten erfolgreich als Praktikantin/Praktikant tätig gewesen und hat an den vorgeschriebenen Unterrichtsstunden regelmäßig und mit Erfolg teilgenommen.

Die erfolgreiche Ableistung der praktischen Tätigkeit hat sie/er in einem Abschlußgespräch nachgewiesen.

Ort, Datum

_____ Stempel

_____
Unterschrift(en) der Leitung

Anlage 5 (zu § 12 Abs. 2)

Der Vorsitzende des Prüfungsausschusses

Zeugnis über die staatliche Prüfung für Rettungsassistentinnen und Rettungsassistenten

_____
Familienname, Vorname

_____
Tag der Geburt   Ort der Geburt

_____
hat am _____ die staatliche Prüfung für Rettungsassistentinnen und Rettungsassistenten vor dem staatliche Prüfungsausschuß bei der _____ in _____ bestanden.

Er/Sie hat folgende Prüfungsnoten erhalten:
1. im schriftlichen Teil der Prüfung „___“
2. im mündlichen Teil der Prüfung „___“
3. im praktischen Teil der Prüfung „___“

Ort, Datum

_____ Siegel

_____
Unterschrift des Vorsitzenden des Prüfungsausschusses

Nachschlagteil

Anlage 6 (zu § 17)

Urkunde über die Erlaubnis
zur Führung der Berufsbezeichnung
Rettungsassistentin/ Rettungsassistent

Familienname, Vorname

Tag der Geburt   Ort der Geburt

---

erhält auf Grund des Rettungsassistentengesetzes mit Wirkung vom heutigen Tage
die Erlaubnis, die Berufsbezeichnung

„ —————————————— „

zu führen.

Ort, Datum

———————————————— Siegel

Unterschrift

30.3
Stellungnahmen

Es ist zu begrüßen, daß nun ein Gesetz Gültigkeit erlangt, das als Voraussetzung für die Führung der Berufsbezeichnung Rettungsassistentin oder Rettungsassistent die erfolgreiche Ableistung eines einjährigen Lehrgangs und einer anschließenden einjährigen praktischen Tätigkeit definiert. Der Lehrgang mit einer Mindestdauer von 1200 h theoretischer und praktischer Ausbildung und die mindestens 1600 h umfassende praktische Tätigkeit des 2. Jahres lösen damit für Rettungsassistentinnen und Rettungsassistenten das z.T. unverbindlich gehandhabte 520-h-Minimalprogramm ab.

Auf der anderen Seite kann dieses Gesetz nur als ein Kompromiß zwischen dem Notwendigen und dem unter den gegenwärtigen Umständen Durchsetzbaren gesehen werden. Es sollen hier nur die wichtigsten Aspekte herausgestellt werden, die zu Bedenken Anlaß geben.

30.3.1
Dauer

Ohne die Tradition des ehrenamtlichen Engagements in Krankentransport und Rettungsdienst hätte der Gesetzgeber bei einer Gestaltung der Ausbildung, die einen Vergleich mit anderen Heilhilfsberufen einbezieht, im spannungsfreien Raum sicherlich eine Dauer von 3 Jahren festgeschrieben.

30.3.2
Gliederung

Unzweifelhaft wäre es im Hinblick auf die Effizienz einer vergleichsweise kurzen Gesamtausbildungzeit von 2 Jahren zweckmäßig gewesen, sie nicht in 2 starre Blöcke zu gliedern. Durch einen abgestuften Lernprozeß im Wechsel zwischen Schule, Klinik und Rettungsdienstpraktikum über den gesamten Zweijahreszeitraum hätte eine noch bessere Verzahnung von Theorie und Praxis herbeigeführt werden können.

30.3.3
Staatliche Prüfung

Die Aussagekraft der staatlichen Prüfung hätte sicherlich eine größere Bedeutung, wenn diese Prüfung an das Ende der nur 2jährigen Gesamtausbildung plaziert worden wäre und neben Kenntnissen in Theorie und Praxis auch die Eignung im eigentlichen Tätigkeitsbereich des Rettungsassistenten – im Rettungsdienst – geprüft und bewertet werden könnte. Außerdem bestünde dann für die zur Annahme von Praktikanten ermächtigten Einrichtungen des Rettungsdienstes eine stärkere Notwendigkeit, diese Praktikanten auch im 2. Jahr weiterhin kontinuierlich auszubilden und nicht nur als Teil der Stammbesatzung in Rettungsfahrzeugen einzusetzen. Diese Bedenken werden auch durch das vorgeschriebene Abschlußgespräch am Ende der praktischen Tätigkeit nicht ausgeräumt.

30.3.4
Ausbildungsinhalte

Die reine Assistenzfunktion des Rettungsassistenten während der Teamarbeit mit dem Notarzt ist zwar der unbedingt anzustrebende notfallmedizinische Idealfall, Rettungsassistenten sollten trotzdem nach unserer Auffassung sinnvollerweise auch die Techniken
- der Punktion peripherer Venen,
- des Anlegens einer Infusion kristalloider Lösungen und
- der Notintubation

beherrschen, um beim Massenanfall von Verletzten oder Erkrankten, im Katastrophenfall oder bei akut lebensbedrohlichen Situationen ohne sofortige Erreichbarkeit eines Arztes im vorgezogenen notärztlichen Auftrag auch solche lebensrettenden Maßnahmen durchführen zu können.

Voraussetzung ist allerdings, daß diese Verfahren zuvor unter klinischen Bedingungen sicher erlernt wurden. Zum gegenwärtigen Zeitpunkt kann nicht vorausgesagt werden, ob sich ein Curriculum erarbeiten läßt, das bei 14 Wochen klinischer Ausbildung, davon 180 h *„Operationsbereich – Anästhesie"* auch das Erlernen der Notintubation einbezieht.

Ungeachtet unserer – auch während des Gesetzgebungsverfahrens stets klar formulierten – Bedenken muß es aber nun für die überschaubare Zukunft darum gehen, das Notarztsystem flächendeckend weiterzuentwickeln und mit Optimismus und Sachkenntnis innerhalb des vorgegebenen gesetzlichen Rahmens Ausbildung und praktische Tätigkeit des nichtärztlichen Personals im Rettungsdienst so zu gestalten, daß Rettungsassistentinnen und Rettungsassistenten hinsichtlich ihres Tätigkeitsbereiches und ihrer Qualifikation allen unseren notfallmedizinischen Vorstellungen möglichst nahe kommen.

Aktuelle Situation – 1996, 7 Jahre nach der Umsetzung des Rettungsassistentengesetzes

Die sich bereits vor der Verabschiedung des kompromißbeladenen Rettungsassistentengesetzes 1979 während der Anhörung des Entwurfs entwickelnde Kritik, vielfache Mängelbeschreibungen wie auch die Stellungnahme der Autoren in diesem Lehrbuch, vor allem aber auch die halbherzige und in wichtigen Komponenten weitgehend unkontrollierte, uneinheitliche Umsetzung der gesetzlichen Vorgabe waren Anlaß, im Oktober 1996 einen Workshop zum Thema:

7 Jahre Rettungsassistentengesetz 1979 – Kritische Bestandsaufnahme

auszurichten.

Veranstalter war das Kuratorium zur Verbesserung der Ausbildung des Personals im Rettungsdienst.

Die von der Stiftung BINZ getragene und von der Fa. WEINMANN, Hamburg, unterstützte Veranstaltung fand auf Schloß Reisensburg im Raum Ulm statt.

Nachschlagteil

Eingeladen waren Vertreter aller für Fragen des nichtärztlichen Personals im Rettungsdienst zuständigen Organisationen, Gewerkschaften, Fachverbände, Wissenschaftler, Vertreter der Bundesärztekammer, Notfallmediziner und die Spitzen der Hilfsorgansationen Deutsches Rotes Kreuz, Arbeiter-Samariter-Bund, Malteser-Hilfsdienst und die Johanniter-Unfallhilfe sowie die Feuerwehren und nicht zuletzt kompetente Vertreter des Bundes und der Länder.

Unter Federführung der Autoren wurde auf diesem Workshop die weitgehend berechtigte, z. T. aber auch diffuse und nur gegen den Gesetzgeber gerichtete Kritik gebündelt, systematisiert und in konkrete Änderungsvorschläge eingebunden. Die Ergebnisse der Arbeitstagung sind im **Reisensburger Memorandum** zusammengefaßt.

Die gemeinsam formulierte und gemeinsam getragene Analyse und die sich daraus ergebenden Forderungen beruhen auf einem breiten Konsens. Sie spiegeln keinesfalls Einzelmeinungen wider, da die Teilnehmer als repräsentative Expertengruppe zu betrachten sind.

Da Vertreter der Gremien an der Formulierung des **Reisensburger Memorandums** aktiv mitwirkten, die auch für die Umsetzung wichtiger Forderungen zuständig sind, darf davon ausgegangen werden, daß zumindest die Verbesserungen in absehbarer Zeit greifen werden, die sich unterhalb der Schwelle einer Gesetzesnovellierung realisieren lassen.

Reisensburger Memorandum zum Gesetz über den Beruf der Rettungsassistentin und des Rettungsassistenten (Rettungsassistentengesetz RettAssG 1989)

1. Dauer und Strukturierung der Ausbildung

Dauer und Strukturierung der Ausbildung nach dem Rettungsassistentengesetz von 1989 entsprechen nicht den Erfordernissen!

In Anpassung an andere Medizinalberufe mit dreijähriger Ausbildung und im Hinblick auf die Möglichkeit einer Anerkennung innerhalb der europäischen Gemeinschaft muß die zweijährige Ausbildung um ein Jahr erweitert werden. Es sollte geprüft werden, ob die Zugangsvoraussetzung nach § 5, Abs. 2 angehoben wird.

Um den notwendigen Wechsel und die Verzahnung zwischen theoretischer und praktischer Ausbildung zu gewährleisten, ist anstelle der derzeitigen Struktur
- zwölfmonatiger Lehrgang mit anschließender staatlicher Prüfung
und danach
- zwölfmonatiger praktischer Einsatz im Rettungsdienst mit einem Abschlußgespräch

ein integrierter Lehrgang zu schaffen, an dessen *Ende* die staatliche Prüfung stattfindet.

Solange eine solche staatliche Abschlußprüfung noch nicht am Ende der Ausbildung erfolgt, ist durch die Länder im Rahmen ihrer Aufsichtspflicht sicherzustellen, daß das Abschlußgespräch nach § 2, Abs. 3 der Ausbildungs- und Prüfungsverordnung für Rettungsassistentinnen und Rettungsassistenten von Form und Inhalt her einer tatsächlichen Feststellung der Eignung zur Ausübung des Berufs eines Rettungsassistenten entspricht.

2. Einheitlichkeit der Ausbildung

Der Gesetzgeber hat mit dem Rettungsassistentengesetz eine *bundeseinheitliche* Ausbildung vorgeschrieben. 7 Jahre nach Inkrafttreten des Gesetzes ist noch immer kein *bundeseinheitlicher Mindeststandard* umgesetzt.

Die ausbildenden Hilfsorganisationen ASB, DRK, JUH und MHD werden bis Ende Februar 1997 einen gemeinsamen Inhalts- und Lernzielkatalog zur Rettungsassistentenausbildung vorlegen.

Die Bundesländer werden aufgefordert, diese definierten Standards dann als verbindlich festzuschreiben.

3. Zu hoher Anteil verkürzt ausgebildeter Rettungsassistenten

7 Jahre nach Inkrafttreten wird das Rettungsassistentengesetz immer noch unzureichend umgesetzt. Die im Gesetz definierte *Regelausbildung* wird überwiegend umgangen. Ein erheblicher Teil der Rettungsassistenten durchläuft nur eine *verkürzte* Ausbildung nach § 8, Abs. 2.

Nach § 8, Abs. 2 wird die Ausbildung zum Rettungssanitäter (520-Stunden-Ausbildung) auf den Lehrgang angerechnet. Der Umfang der darüberhinaus erforderlichen praktischen Tätigkeit im Rettungsdienst ist bisher nicht definiert.

Die Teilnehmer des Workshops empfehlen einheitlich und nachdrücklich, daß der Antrag auf Anrechnung in Zukunft erst dann gestellt werden kann, wenn der Bewerber mindestens 2 Jahre als Rettungssanitäter eingesetzt war und in dieser Zeit an mindestens 600 Einsätzen im Rettungsdienst teilgenommen hat.

Dies setzt voraus, daß Satz 2 in § 8, Abs. 2 gestrichen und durch einen der voranstehenden Forderung entsprechenden Satz ersetzt wird.

Zuständig für die Umsetzung auf Antrag des Berufeausschusses der Arbeitsgemeinschaft der leitenden Medizinalbeamten durch Gesetzesänderung ist der Bund, für die Durchführung des entsprechenden Rechtstextes sind die Länder verantwortlich.

4.
Probleme der Qualitätssicherung in Schule, Klinik und Lehrrettungswache

Die Zahl der Schulen ist angesichts des auf dem Workshop errechneten Jahresbedarfs von ca. 100 Lehrgängen für Rettungsassistenten zu hoch. Kalkulationsgrundlage:
- ca. 8 % der 25.000 hauptberuflich im Rettungsdienst tätigen Arbeitskräfte müssen jährlich ersetzt werden
- maximale Teilnehmerzahl eines Lehrgangs: 20
- aus ökonomischen Gründen sind mehrzügige Schulen anzustreben.

Es muß sichergestellt werden, daß die Zahl der Schulen reduziert und deren Leistungsfähigkeit erhöht wird. Anzustreben ist eine bundeseinheitliche Strukturqualität, die ggfs. durch ein Zertifikat zu bestätigen ist.

Folgende Standards sind festzuschreiben, die auch andere Rettungsdienstlehrgänge (z. B. Ausbildung von Rettungssanitätern) anbieten.
- bauliche Voraussetzungen
- Qualifikation des Lehrpersonals
- Art und Umfang des Lehrmaterials
- Ausbildung nach einheitlichen Lernzielkatalogen

Für die Gestaltung des Unterrichts sind als Berater im besonderen Maße Ärzte mit fundierten notfallmedizinischen Kenntnissen und Erfahrungen und zusätzlich

kompetente Vertreter aller im Gesetz genannten Fachbereiche erforderlich.

Die Schule ist verpflichtet, die Durchführung der Praktika in Krankenhaus und Lehrrettungswache zu überprüfen sowie Konsequenzen aus einem wechselseitigen Erfahrungsaustausch zu ziehen.

Jede Schule hat nachzuweisen, daß für jeden Auszubildenden ein Praktikantenplatz im Lehrkrankenhaus und auf einer Lehrrettungswache (praktische Tätigkeit § 7 RettAssG) zur Verfügung steht.

Praktikantenplätze sind mit Lehrkrankenhäusern und Lehrrettungswachen *vertraglich* abzusichern.

Die ausbildenden Hilfsorganisationen ASB, DRK, JUH und MHD werden bis Ende Februar 1997 Standards hinsichtlich der
- räumlichen und materiellen Anforderungen an eine Rettungsdienstschule
- der Qualifikation der Lehrkräfte
- der Lehr- und Lernmaterialien entwickeln.

Zur Qualifikation der Lehrrettungsassistenten, unter deren Aufsicht der Praktikant auf Lehrrettungswachen tätig ist, sind in gleicher Weise die gemeinsam getragenen *Grundsätze* der ausbildenden Hilfsorganisationen *zur Ausbildung* von *Lehrrettungsassistenten* einzuhalten.

5.
Unzureichende Finanzierung der Rettungsassistentenausbildung

Die bisherige Finanzierungssituation der Entgeltzahlung für Auszubildende ist völlig unzureichend!

Die Ausbildungskosten sind Kosten des Rettungsdienstes, sofern die Ausbildungsstelle auf den Stellenplan angerechnet wird. Unter dieser Voraussetzung müsen diese Kosten über die Benutzungsentgelte finanziert werden.

Die Ausbildung muß für den Auszubildenden kostenfrei sein; zudem muß von Ausbildungsbeginn an eine Ausbildungsvergütung gezahlt werden. Diese sollte je nach Ausbildungszeit gestaffelt sein.

Die Länder werden aufgefordert, diese Forderung zur Finanzierung der Ausbildung in die länderspezifischen Regelungen zum Rettungsdienst aufzunehmen. Ferner werden die Länder aufgefordert, sich an den Kosten der Ausbildungsstätten zu beteiligen, wie dies zum Beispiel im Freistaat Bayern praktiziert wird.

Schloß Reisensburg, 18. 10. 1996

Nachschlagteil

KAPITEL 31

Abkürzungen/Terminologie

Nachschlagkapitel

Hier werden – neben einigen wichtigen Abkürzungen – die Begriffe der medizinischen Umgangssprache erklärt, deren Kenntnis eine Voraussetzung für das Verständnis der in diesem Lehrbuch behandelten medizinischen Zusammenhänge ist und ebenso eine sprachliche Grundlage für die notwendige Kooperation zwischen dem Rettungspersonal und dem Notarzt sowie Ärzten und Pflegepersonal der Klinik darstellt. Meist sind diese Begriffe bei ihrem ersten Auftauchen im Text durch das Zeichen ◊ markiert.

31.1
Abkürzungen

A	Ampère (Stromstärke)
A.	Arteria
AF	Atemfrequenz
AMG	Arzneimittelgesetz
AMV	Atemminutenvolumen
AZV	Atemzugvolumen
BGB	Bürgerliches Gesetzbuch
CO	Kohlenmonoxid
CO_2	Kohlendioxid
CT	Computertomographie
DIVI	Interdisziplinäre Vereinigung für Intensivmedizin
DGzRS	Deutsche Gesellschaft zur Rettung Schiffbrüchiger
EEG	Elektroenzephalogramm
EKG	Elektrokardiogramm
ELW	Einsatzleitwagen
EMD	elektromechanische Dissoziation
ERV	exspiratorisches Reservevolumen

F_IO_2	Sauerstoffanteil im Einatmungsgasgemisch, z.T. auch in % angegeben
H	Wasserstoff
h	Stunde(n)
Hb	Hämoglobin
Hkt	Hämatokrit
HLW	Herz-Lungen-Wiederbelebung
H_2CO_3	Kohlensäure
H_2O	Wasser
HPG	Heilpraktikergesetz
HWS	Halswirbelsäule
i.a.	intraarteriell
IE	Internationale Einheit
i.m.	intramuskulär
IPPB	„intermittent positive pressure breathing"; intermittierende Überdruckbeatmung
IRV	inspiratorisches Restvolumen
i.v.	intravenös
J	Joule, Maßeinheit für Energie
KG	Körpergewicht
KTW	Krankentransportwagen
LWS	Lendenwirbelsäule
M.	Musculus
MedGV	Medizingeräteverordnung
MPG	Medizinproduktegesetz
N.	Nervus
NA	Notarzt
NAW	Notarztwagen
NEF	Notarzteinsatzfahrzeug
O_2	Sauerstoff
Ohm	(Ω) Maßeinheit für den Widerstand
PEA	pulslose elektrische Aktivität
PEEP	„positive endexpiratory pressure"; Beatmung mit positiv endexspiratorischem Druck
pH	Wasserstoffionenkonzentration (p: Potenz, H: Wasserstoff)
RAss	Rettungsassistent
RCC	„Rescue Coordination Centre"

rem	„roentgen equivalent man"; internationale biologische Dosiseinheit für alle Arten ionisierender Strahlen
RR	Symbol für den mit dem Riva-Rocci-Apparat gemessenen Blutdruck
RS	Rettungssanitäter
RTH	Rettungshubschrauber
RTW	Rettungswagen
RV	Residualvolumen
RVO	Reichsversicherungsordnung
S_aO_2	Sauerstoffsättigung
SAR	„search and rescue" (engl.: suchen und retten)
s.c.	subkutan
SEG	Schnelleinsatzgruppe
SHT	Schädel-Hirn-Trauma
SMH	notfallmedizinische Einrichtung in der ehemaligen DDR („Schnelle medizinische Hilfe")
StGB	Strafgesetzbuch
TRV	Totraumventilation
V	Volt (Spannung)
V.	Vena
VK	Vitalkapazität
WS	Wirbelsäule
ZNA	zentrale Notaufnahme
ZNS	Zentralnervensysten; Gehirn und Rückenmark
ZVD	zentraler Venendruck

31.2
Begriffe

Abdomen: Bauch, Unterleib

Abdominaltrauma: Verletzungen im Bereich des Abdomens

Abort: Abstoßen der Frucht innerhalb der ersten 28 Schwangerschaftswochen, Fehlgeburt

Absaugkatheter: Plastik- oder Gummischlauch zum Absaugen von Flüssigkeiten (Blut, Speisebrei) aus Rachen und Luftröhre

Abusus: Mißbrauch (z.B. von Tabletten, Rauschgift)

Acetylcholin: Überträgersubstanz der Nervenimpulse von einem Nerv auf den anderen oder auf das Erfolgsorgan

Adams-Stokes-Anfall: Ohnmachtsanfall bedingt durch zerebrale Hypoxie bei Herzrhythmusstörungen

Adipositas: Fettleibigkeit

adrenerg: durch Adrenalin bewirkt

Adsorptivum: Körper, an die sich Gase, Dämpfe oder gelöste Stoffe anlagern, z.B. medizinische Kohle, die Giftstoffe absorbiert

aggressiv: angreifend, angriffslustig

Aktionspotential: elektrische Spannung zwischen verschieden konzentrierten Elektrolytlösungen, die durch eine Membran getrennt sind; s. elektrophysiologische Grundvorgänge an Nerven- und Muskelfasern, EKG

akutes Abdomen: Sammelbegriff für eine Vielzahl akuter Baucherkrankungen mit Schmerz, Bauchdeckenspannung, häufig Schockgeschehen

Albumine: spezielle Eiweißkörper (z.B. im Blutplasma, Liquor und Muskel)

Alkalose: Erhöhung des pH-Wertes über 7,41, Verlust von Säuren oder vermehrter Anfall von Basen; s. Säure-Basen-Haushalt

Allergie: veränderte Reaktionslage des Organismus auf eine Antigen-Antiköper-Reaktion

Alpha-Rezeptoren (α-Rezeptoren): funktioneller Vermittler adrenerger Wirkungen (z.B. erregende Wirkung des Adrenalins auf die glatte Muskulatur)

Alveole: Lungenbläschen, eigentlicher Ort des Gasaustauschs

Amenorrhö: Ausbleiben der monatlichen Regel länger als 4 Wochen

Aminosäuren: einfachste Bausteine der Eiweißkörper, wichtig im Eiweißstoffwechsel

Amnesie: zeitlich begrenzte Erinnerungslücke

Amplitude: Schwingungsweite, z.B. Differenz zwischen systolischem und diastolischem Blutdruck

Amputation: operative Abtrennung eines Körperteils

Anämie: Blutarmut

Anästhesie: Betäubung, Ausschaltung der Schmerzempfindlichkeit

Anaphylaktoidie: eine in ihren Folgen und Symptomen der Anaphylaxie ähnliche

Reaktion, ohne daß Antikörper nachweisbar sind

anaphylaktischer Schock: dramatische und schwerste Form der anaphylaktischen/anaphylaktoiden Reaktion

Anaphylaxie: übersteigerte Reaktion des Organismus gegen geringste Mengen eines Fremdstoffes, gegen den nach einem früheren Kontakt Antikörper gebildet wurden

Aneurysma: lokalisierte Erweiterung einer Arterie

Angina pectoris: Engegefühl in der Brust, Herzenge, Stenokardie

Anomalie: Abweichung von der Regel

Antagonist: Gegenmittel gegen eine bestimmte Substanz

anti-: Vorsilbe mit der Bedeutung gegen, wider

Antibiotika: Medikamente zur Bekämpfung von Infektionen

Antidiabetika: Medikamente zur Behandlung des Diabetes

Antidot: Gegengift

Antigene: Stoffe, die die Bildung spezieller Antikörper bewirken

Antikörper: immunisierende Blutstoffe

Antitoxine: Gegengifte

Anurie: fehlende Harnabsonderung

Anus: After

Aorta: große Körperschlagader, Hauptschlagader

Aortenklappe: halbmondförmige Klappe zwischen dem linken Ventrikel und Aortenbulbus, schließt sich bei der Herzdiastole

Apalliker: Patient im Zustand vorübergehender oder bleibender Ausschaltung des Großhirns bei erhaltenen Hirnstammfunktionen

Apathie: Teilnahmslosigkeit

Apnoe: Atemstillstand

apnoische Oxygenation: Sauerstoffaufnahme trotz Atemstillstands nach Auswaschen des Stickstoffs aus dem Alveolarraum mit reinem Sauerstoff; auch Diffusionsatmung genannt

Apomorphin: Morphinderivat mit besonders starker Wirkung auf das Brechzentrum

Apoplexie, apoplexischer Insult: Gehirnschlag, Schlaganfall

Applikation: Verabreichung eines Arzneimittels

Areale: bestimmte Bezirke

Arrhythmie: zeitliche Unregelmäßigkeit der Herztätigkeit

Arterie: Schlagader

arteriell: sauerstoffhaltiges Blut führend

Arteria brachialis: Oberarmschlagader

Arteria carotis: Halsschlagader

Arteria femoralis: Oberschenkelschlagader

Arteria pulmonalis: Lungenarterie

Arteriosklerose: „Arterienverkalkung", krankhafte Veränderung der Arterien mit Elastizitätsverlust und Einengung der Gefäßweite

Asepsis: Keimfreiheit aller Gegenstände, die mit einer Wunde in Berührung kommen

Asphyxie: drohender Erstickungszustand bei Neugeborenen

Aspiration: Ansaugen, Verschlucken von Fremdkörpern, Verlegung der Atemwege

Assistenz: Unterstützung bei einer Tätigkeit

Asthma bronchiale: kurz dauernde Anfälle hochgradiger Atemnot durch einen Krampf der kleinen Bronchien

Asthma cardiale: Anfälle von Atemnot bei Herzkranken

Asystolie: Herztillstand, fehlende Kontraktion des Herzens

Aszites: Ansammlung seröser Flüssigkeit in der Bauchhöhle

Atemexkursion: Atembewegung des Brustkorbs

Atemfrequenz: Zahl der Atemzüge pro Minute

Ateminsuffizienz: Störung der Atmung, unzureichende Atmung, gestörter Gasaustausch im Körper

Atemminutenvolumen (AMV): Produkt aus Atemzugvolumen und Atemfrequenz; das pro Minute ventilierte Gasvolumen

Atemzugvolumen (AZV): Gasmenge, die eingeatmet wird

Atlas: 1. Halswirbel

Atmung, rhythmische: Ein- und Ausatmung folgen in regelmäßigen Abständen

Nachschlagteil

Atmung, inverse: schnelle, meist stoßartige Atmung mit hoher Frequenz bei Verlegung der oberen Atemwege, Emporhebung des Zwerchfells bei der Einatmung, Senkung bei der Ausatmung; akute Lebensbedrohung!

Atmung, paradoxe: Einziehung einer Brustkorbseite bei der Einatmung und Vorwölbung bei der Ausatmung (widersinnige Atmung); typisch für Rippenserienfrakturen

Auskultation: Abhören von Körpergeräuschen (Herzschlag)

Autotransfusion: Rückführung des peripheren venösen Blutes in die zentralen Körperorgane, z.B. durch Schocklagerung

AV-Block: atrioventrikulärer Block, Unterbrechung des Reizleitungssystems zwischen den Vorhöfen und Kammern des Herzens mit der Folge unkoordinierter Kontraktionen

AV-Knoten: Atrioventrikularknoten, knotenförmige Anhäufung von besonderem Muskelgewebe in der Scheidewand der Herzvorhöfe, das der Reizübermittlung dient

Axis: 2. Halswirbel

Azeton: wichtiger Ketonkörper; obstartiger, süßlicher Geruch, z.B. bei Diabetes mellitus und gestörtem Fettstoffwechsel

Azidose: Senkung des pH-Wertes unter 7,38

Bakterien: einzellige, kernlose, stäbchenförmige Kleinlebewesen, die z.T. als Krankheitserreger wirken

bar (1 bar): veraltete Maßeinheit für Luftdruck

Basen: Laugen; Verbindungen, die in wäßriger Lösung negativ geladene OH-Ionen abspalten

Beatmung, assistierte: Anpassung der Beatmung an die normale oder mäßig erhöhte Spontanatemfrequenz eines Patienten, dessen Atemzugvolumen für die erforderliche Belüftung der Alveolen nicht ausreicht

Beatmung, kontrollierte: Beatmung in der vom Beatmenden vorgegebenen Frequenz, bzw. „Durchbrechen" einer Schnappatmung mit zu geringer Frequenz

Beta-Rezeptoren (β-Rezeptoren): Vermittler adrenerger Wirkung, bewirken Tachykardie, Stoffwechselsteigerung des Herzens, Dilatation der Bronchien und Gefäße

Bifurkation: Gabelung der Luftröhre in die beiden Hauptbronchien

Bikarbonat: saure Salze der Kohlensäure, z.B. Natriumbikarbonat, $NaHCO_3$

Bilanz: Verhältnis zwischen Ein- und Ausfuhr, z.B. im Wasserhaushalt

Bilirubin: gelb-braun-rötlicher Gallenfarbstoff

bioelektrisches Grundgesetz: „Der erregte Muskelbezirk verhält sich gegenüber dem unerregten elektronegativ"

Blutgruppe: Gesamtheit der serologisch nachweisbaren Stoffe in den Blut- und Körperzellen

Blutkoagel: Blutgerinnsel (aus Fibrin und Erythrozyten)

Blutkonserve: für die Bluttransfusion in Glasflaschen oder Plastikbeuteln bei 2-6°C aufbewahrtes Blut

Bracht-Handgriffe: geburtshilfliche Handgriffe bei der Entwicklung von Beckenendlagen

Bradykardie: langsame Herztätigkeit mit weniger als 60 Schlägen/min

Braunüle: Plastiknadel zur Infusion über periphere Venen

Brenztraubensäure: Zwischenprodukt im Kohlenhydratstoffwechsel

Brillenhämatom: Hämatom beider Ober- und Unterlider (s. Schädelbasisbruch)

Bromcarbamide: Grundsubstanzen vieler Schlafmittel (s. Suizid)

Bronchialbaum: Gesamtsystem der Bronchien

Bronchien: Hauptäste der Luftröhre

Bronchiolen: feinere Verzweigungen der Bronchien

Bronchitis: Entzündung der Bronchialschleimhaut

Bundesseuchengesetz: Gesetz vom 18.07. 1961 (in der neuesten Fassung vom 27.06.1985), welches die Anzeige- und Meldepflicht bestimmter Krankheiten regelt

Caisson-Krankheit: Druckluftkrankheit

Calcium: s. Kalzium

Chemikalien: industriell hergestellte chemische Stoffe

Cheyne-Stokes-Atmung: Form des periodischen Atmens, wobei sich dieAtmung nach langen Pausen erst in ganz kleinen, dann größer und tiefer werdenden Atemzügen steigert

Chloride: Salze der Salzsäure (z.B. NaCl, KCl)

Choane: hinterer Nasenausgang

Cholera: schwere epidemische Infektionskrankheit mit Brechdurchfall

Cholesterin: Lipid, Blutfett

Cholinesterase: Enzym, welches Aufbau und Spaltung der Cholesterinsäureester bewirkt

chronisch: langwierig, langsam verlaufend

Chylus: Inhalt der Magen- und Darmlymphgefäße

Commotio cerebri: Gehirnerschütterung

Computertomographie (CT): röntgendiagnostisches, computergestütztes Schnittbildverfahren

Contusio cerebri: Gehirnquetschung

Defibrillation: Elektroschock zur Unterbrechung des Kammerflimmerns

Dehydratation: Wasserentzug aus den Körpergeweben, z.B. bei Erbrechen und Durchfall

Dekubitus: Druckgeschwür

Delirium: krankhaft veränderte Bewußtseinslage mit Verwirrtheit, Halluzinationen, unruhiger und erregter Grundstimmung

Depolarisation: Voraussetzung für die Erregung der Muskelmembran (Acetylcholin), wodurch die Kontraktion der Muskelfaser ausgelöst wird

Depression: seelische Verstimmtheit und Niedergeschlagenheit

Desinfektion: Entkeimung, Keimfreimachen

Desorientiertheit: Zustand der zeitlichen, örtlichen und persönlichen Verwirrtheit

Diabetes mellitus: Zuckerkrankheit

diabetisches Koma: tiefe Bewußtlosigkeit, Kußmaul-Atmung, Kreislaufschädigung usw. aufgrund einer extremen Hyperglykämie

Diagnose: Erkennung und systematische Bezeichnung einer Krankheit

Dialyse: Blutreinigung durch die sog. künstliche Niere

Diastole: Zeitraum, in dem der Herzmuskel erschlafft ist

Diffusion: die bei direkter Berührung eintretende langsame Durchdringung und Mischung von Flüssigkeiten oder Gasen bis zur völligen Durchmischung, z.B. O_2 und CO_2, aus den Alveolen in das Blut oder umgekehrt (die Diffusion kann z.B. bei der Lungenentzündung oder beim Lungenödem erschwert sein)

Diffusionsatmung: s. apnoische Oxygenation

distal: weiter vom Rumpf entfernte Teile der Extremitäten

Distorsion: Verstauchung

Diurese: Harnausscheidung

dorsal: rückseitig, zum Rücken hin liegend

Dosierung: zu verabreichende Menge eines Medikaments (Wirkstoffs) bzw. Festsetzung dieser Menge

Drain: Ableitungsrohr

Drainage: Ableitung von Flüssigkeitsansammlungen aus dem Körper

Droge: pflanzliche oder chemisch-synthetisch hergestellte Arzneimittel, Suchtmittel

Drucksteigerung, intrakranielle: Erhöhung des Schädelinnendrucks durch raumfördernde Prozesse und/oder Ödem

Druckverband: festsitzender, durch Kompression blutstillender Verband

Druck-Volumen-Arbeit des Herzens: Die Arbeit des Herzens besteht darin, eine bestimmte Blutmenge unter einem bestimmten Druck weiterzupumpen

Dura (mater): harte Hirnhaut

Dysphorie: bedrückte, gereizte Stimmung

Dyspnoe: jede Form der Atemstörung, Atemnot, Lufthunger, Kurzatmigkeit, Atembeklemmung

E 605: Ungeziefervernichtungsmittel, für den Menschen lebensbedrohliches Gift durch Hemmstoffe der Cholinesterase. Antidot: Atropin, PAM, Toxogonin

EEG: Abkürzung für Elektroenzephalogramm (Messung der Hirnströme)

Eiweiß(e): Proteine, zu den wichtigsten Bestandteilen der lebenden Substanz gehörige Stoffgruppe

Nachschlagteil

EKG: Abkürzung für Elektrokardiogramm (Messung der bei der Herztätigkeit entstehenden Ströme)

EKG-Monitor: EKG-Überwachungsgerät

EKG-Skop: EKG-Sichtgerät

Eklampsie: lebensbedrohende, meist blitzartig auftretende Krämpfe gegen Ende der Schwangerschaft oder während der Geburt mit Blutdrucksteigerung, Eiweißausscheidung im Urin, mit Ödemen und Konvulsionen

Elektrolyte: Verbindungen (Säure, Basen, Salze), die in wäßriger Lösung in Ionen zerfallen

elektromechanische Entkopplung: elektrische Aktionen des Herzens ohne mechanische Pumpleistung

Embolie: plötzlicher Verschluß von Blutgefäßen durch Blutgerinnsel, Fett (Fettembolie) oder Luftblasen (Luftembolie)

Embolus: das in die Blutwege verschleppte Treibteilchen

emetisch: Brechreiz erregend

Emphysem: „Aufgeblasensein"; Hautemphysem: Ansammlung von Luft oder Gasen in dem unter der Haut gelegenen Gewebe; Lungenemphysem: Überblähung der Lunge bzw. der Alveolen

endogen: im Körper selbst entstanden, nicht von außen zugeführt (vgl. exogen)

Endokard: innerste Schicht der Herzwand, Herzinnenwand

Endokarditis: Entzündung der Herzinnenhaut

Endothel: die zellige Auskleidung aller Gefäße, Kapillaren und serösen Höhlen

endotracheal: innerhalb der Trachea

Endotrachealtubus: Tubus, der in die Luftröhre geschoben wird

Energiestoffwechsel: der für den Organismus bei einer bestimmten Arbeitsleistung nötige Stoffwechsel

Enteritis: Entzündung des Dünndarms

Enzephalitis: Gehirnentzündung

Enzyme (Fermente): in lebenden tierischen und pflanzlichen Zellen gebildete, hochmolekulare Eiweißkörper, die als Katalysatoren chemischer Reaktionen in biologischen Systemen wirken

Epidemie: gehäuftes Auftreten einer Infektionskrankheit in örtlicher und zeitlicher Begrenzung

epidural: auf bzw. über der Hirnhaut gelegen

epigastrischer Winkel: Magengrube; der Bereich zwischen Schwertfortsatz und Rippenbögen

Epiglottis: Kehldeckel

Epikard: das dem Herzen unmittelbar aufliegende Blatt des Herzbeutels

Epikrise: Endurteil über einen Erkankungsverlauf

Epilepsie: „Fallsucht", unvermittelt auftretende Krampfanfälle von wenigen Minuten mit Bewußtseinsverlust, Blutdruckabfall, Apnoe und Hinstürzen, Schaum vor dem Mund (häufig blutig bei Zungenbiß)

Epithel: ein- oder mehrschichtiger Zellverband, der die innere oder äußere Körperoberfläche bedeckt

Erythrozyten: rote Blutkörperchen

Esmarch-Handgriff: Handgriff, der durch Vorschieben des Unterkiefers das Zurücksinken der Zunge verhindert

Euphorie: gesteigertes Glücks- und Lebensgefühl

Exanthem: Hautausschlag

exogen: von außen entstanden (vgl. endogen)

Extension: Streckung, Ausdehnung

extrahieren: herausziehen

Extremitäten: Gliedmaßen (Arme und Beine)

Extrasystolen (ventrikuläre, supraventrikuläre, monotrope, polytrope): häufigste heterotrope Reizbildungsstörung am Herzen

Extrauteringravidität: Bauchhöhlenschwangerschaft/Entwicklung der Leibesfrucht außerhalb der Gebärmutter

Exzision: Ausschneidung

Faszie: bindegewebige Hülle, die einzelne Organe und besonders Muskeln umgibt

Ferment (Enzym): Wirkstoff, der als Katalysator Stoffwechselvorgänge beeinflußt

Fette: Verbindungen, die ausschließlich aus den Elementen C, H und O aufgebaut sind

Fetus: Bezeichnung für die Frucht im Mutterleib nach dem 3. Schwangerschaftsmonat bis zur Geburt

Fibrin: Faserstoff des Blutes

Fibrinogen: im Blutplasma vorhandenes Protein, Blutgerinnungsfaktor

Filtration: Aussonderung von Substanzen, Keimen usw. durch Filter mit unterschiedlicher Porenweite

Fixation (Fixierung): Festigung, Befestigung

Flow: engl. Wort für „Fluß" (z.B. O_2-Flow)

fokal: zum Herd (z.B. einer Infektion) gehörend

Fontanellen: Knochenlücken am kindlichen Schädel

Fötus: s. Fetus

Fragmente: Bruchstücke

Fraktur: Knochenbruch

Frequenz: Häufigkeit eines Vorgangs pro Zeiteinheit, z.B. Zahl der Pulsschläge pro Minute

Galle: Sekret und Exkret der Leber; wird von dieser fortlaufend gebildet und abgesondert

Gangrän: Gewebebrand

Gefäßelastizität: Dehnbarkeit des Gefäßes

Gefäßsklerose: eingeschränkte Dehnbarkeit (s. Arteriosklerose)

Gefäßtonus: Spannung der Gefäßmuskulatur

Gefäßweite: Durchmesser des Gefäßes

Gel: Gleitsubstanz (z.B. zum Gleitfähigmachen von Kathetern oder Tuben)

generalisiert: auf den ganzen Körper oder ein ganzes Organsystem ausgebreitet

Glaubersalz: Natriumsulfat mit überwiegend abführender Wirkung

Globalinsuffizienz: eine (sich chronisch entwickelnde) Leistungsminderung beider Herzseiten; meist beginnend mit Linksherzinsuffizienz, wobei die so bedingte Lungenstauung eine zunehmende Leistungseinschränkung auch des rechten Herzens verursacht

Globuline: Proteine, die in den meisten tierischen und pflanzlichen Zellen und Körperflüssigkeiten vorkommen (s. auch Albumine); Funktion: Transport von wasserlöslichen Stoffen, Hormonen und Enzymen; Immunität, unspezifische Resistenz, Antikörper, Gerinnung

Glomus caroticum: Meßstelle, die Veränderungen des CO_2-, des O_2-Drucks und des pH-Werts im Blut an das Atemzentrum weitermeldet; liegt im Bereich einer Gabelung der Kopfschlagader

Glottisödem: Kehlkopfödem, meist schnell sich entwickelnde ödematöse Schwellung der Kehlkopfschleimhaut bzw. Stimmbänder (hochgradige Erstikkungsgefahr!)

Glukose: Traubenzucker, Dextrose

Glykogen: tierische Stärke, Kohlenhydrat; wichtigstes energiereiches Substrat in nahezu allen Zellen

Glykosurie: Ausscheidung von Zucker im Urin

Granulozyten: weiße Blutkörperchen mit Körnung

Guedel-Tubus: Pharyngealtubus nach Guedel zum Freihalten der oberen Luftwege

H: chemisches Zeichen für Wasserstoff

Hämatokrit (Hkt): Anteil der Erythrozyten am Volumen des peripheren Blutes, ausgedrückt in Volumenprozent (Vol.-%)

Hämatom: Bluterguß, Ansammlung von Blut im Unterhautzellgewebe oder anderen Weichteilen

Hämatothorax: Ansammlung von Blut im Brustfellraum

Hämaturie: Blut im Urin

Hämoglobin (Hb): Farbstoff der roten Blutkörperchen

Hämolyse: Auflösung roter Blutkörperchen, wobei Hb freigesetzt wird

Hämoperikard: Bluterguß in den Herzbeutel; kann zur Herztamponade führen

hämorrhagisch: bluthaltig (z.B. hämorrhagischer Schock)

Harnsäure: beim Menschen das Endergebnis des Nukleinstoffwechsels, ausscheidungspflichtig

Harnstoff: stickstoffhaltige Verbindung im Harn, wichtiges Element des Eiweißstoffwechsels, Bildung in der Leber, Ausscheidung durch die Niere

Hautkapillaren: Endgefäße in der Haut

Heimlich-Handgriff: Handgriff zur Primärtherapie des Bolusgeschehens

Hepatitis: Leberentzündung (kann infektiös sein!)

Hernie: „Bruch", Eingeweidebruch

Herzachse: gedachte Linie für die Lage des Herzens im Brustraum

Herzbeuteltamponade: Ausfüllung des Herzbeutels mit Blut, z.B. nach Ruptur der Herzwand, führt zum Herzstillstand

Herzinfarkt: Untergang eines Herzgewebeteils durch unzureichende Blutversorgung infolge Koronararterienveränderung

Herzinsuffizienz: Herzmuskelschwäche, unzureichende Funktion des Herzens

Herzkontusion: Herzverletzung durch stumpfe Gewalteinwirkung, z.B. nach Aufprall auf das Lenkrad

Herzminutenvolumen (HMV): die in 1 min aus dem Herzen ausgetriebene Blutmenge, beim gesunden Menschen ca. 4–4,5 l

Herzkranzgefäße: Koronarien, Koronararterien; versorgen den Herzmuskel mit arteriellem Blut

His-Bündel: Teil des Reizleitungssystems am Herzen

Hitzschlag: Erkrankung durch Wärmestau im Körper

Hohlvene: größtes venöses Blutgefäß

hormonal: durch Hormoneinwirkung bedingt

Hormone: körpereigene Wirkstoffe, die in endokrinen Drüsen gebildet werden oder in bestimmten Zellarten oder Geweben entstehen; steuern in spezieller Weise Stoffwechselvorgänge

Hospitalismus: Sammelbezeichnung für alle im Krankenhaus erworbenen seelischen und körperlichen Schäden

Hygiene: Gesundheitsfürsorge, „Sauberkeit"

hyper-: Vorsilbe mit der Bedeutung zu viel, zu hoch, zu stark

Hyperglykämie: vermehrter Gehalt des Blutserums an Glukose, vgl. Blutzucker

Hyperkaliämie: vermehrter Gehalt an Kalium im Serum

Hyperkapnie: Erhöhung der CO_2-Spannung im arteriellen Blut

Hyperhydratation: überreichliche Flüssigkeitszufuhr

Hyperosmolarität: erhöhte osmotisch wirksame Konzentration

hypertensive Krise: Zustand starken Bluthochdrucks

Hyperthermie: hohes Fieber, Wärmestauung

Hypertonie: Bluthochdruck (RR>160/80)

Hyperventilation: übermäßige Steigerung der Atmung; führt zu Hyperkapnie und Alkalose

Hyperventilationstetanie: durch übermäßige Abatmung von CO_2 ausgelöster Spasmus der glatten Muskulatur der Bronchien, führt zu Erstickungsgefühl und akuten Angstzuständen

Hypervolämie: vermehrter Plasmavolumen, z.B. in der Schwangerschaft

hypo-: Vorsilbe mit der Bedeutung zu wenig, zu niedrig, zu gering

Hypoglykämie: Verminderung des Blutzuckers (< 70 mg%)

Hypokaliämie: Verminderung des Kaliumgehalts im Serum (Folge ist oft Herzinsuffizienz)

hypoglykämischer Schock: Schockzustand infolge starken Glukosemangels

Hypotonie: niedriger Blutdruck (unter der altersentsprechenden Grenze, RR_{syst} < 100 mm Hg)

Hypoventilation: verminderte Atmung (aus unterschiedlichen Ursachen)

Hypoxämie: Sauerstoffmangel im Blut

Hypoxie: Sauerstoffmangel in den Körpergeweben

Hypophyse: Hirnanhangdrüse

Ikterus: Gelbsucht, Anstieg des Bilirubingehalts im Blut über einen bestimmten Wert und Übertritt ins Gewebe, Gelbverfärbung der Haut

Ileus: Darmverschluß, Darmlähmung

Impressionsfraktur: eingedrückter Knochenbruch (z.B. am Schädel)

Impuls: Antrieb, Anstoß, z.B. elektrisch beim Reizleitungssystem

Indikation: zwingender Grund zur Anwendung eines Heilverfahrens

Infarkt: durch Verschluß einer Arterie abgestorbener, also nekrotisch gewordener Gewebebezirk

Infektion: Eindringen und Vermehrung von Krankheitserregern in den Körper, Ansteckung

Infusion: Einführung größerer Flüssigkeitsmengen in den Organismus, in der Regel über einen venösen Zugang

Inhalation: Einatmung von Heilmitteln (Gas, Dämpfe, zerstäubte Flüssigkeiten)

Injektion: Einspritzung

Inkubationszeit: Zeit zwischen Anstekkung und Ausbruch einer Infektionskrankheit

Inkubator: geschlossenes, durchsichtiges Wärmebett zum Transport und zur Aufzucht von Frühgeborenen, mit gleichbleibender Wärme, Luftfeuchtigkeit und Sauerstoffzufuhr

Inspiration: Einatmung

Insufflation: Einblasen von Luft oder Gas in den Nasen-Rachen-Raum und in die Luftröhre

Insuffizienz: ungenügende Leistung, Schwäche

Insulin: das in der Bauchspeicheldrüse gebildete Hormon, das u.a. Glykogen aufbaut und damit den Blutzuckergehalt erniedrigt

Intoxikation: Vergiftung

intra-: Vorsilbe mit der Bedeutung innerhalb, hinein

intraarteriell: in die Arterie

intraabdominal: innerhalb des Abdomens

intrakraniell: innerhalb des Schädels

intrakardial: innerhalb des Herzens

intramuskulär (i.m.): in den Muskel

intrathorakal: innerhalb des Thorax

intravasal: in das Gefäß

intravenös (i.v.): in die Vene

intrazellulär: innerhalb der Zelle

Intubation: Einführen eines entsprechenden Tubus von Mund oder Nase aus in die Trachea

Ionen: Atome oder Moleküle, die durch Ablagerung oder Abtrennung von Elektronen der Elektronenhülle positiv oder negativ werden

Ipecacuanhasirup: Sirup aus der Wurzel von Uragoga ipecacuanha; in der Notfallmedizin wird er verwendet zur oralen Giftelimination mittels Erbrechen (Reizung des Brechzentrums) bei Kleinkindern

irreversibel: nicht umkehrbar, bleibend

Joule (J): Maßeinheit für Energie

Kachexie: Kräftezerfall, Auszehrung

Kalium (K): Mineralstoff, lebenswichtiger Bestandteil jeder Zelle (vgl. Reizleitung)

Kalorie: Wärmeeinheit; 1 Kilokalorie (kcal): die Wärmemenge, die nötig ist, 1 kg Wasser um 1°C zu erwärmen

Kalzium (Calcium, Ca): Mineralstoff

Kammerflattern: sehr hohe Kammerfrequenzen, meist über 220/min, dadurch ungenügende Füllung der Kammern mit Blut; die Herzkontraktionen bewirken nur einen geringen Blutauswurf, minimale Pumpleistung!

Kammerflimmern: unkoordinierte Kontraktionen einzelner Herzmuskelfasern ohne Pumpwirkung, Form des plötzlichen Kreislaufstillstands (z.B. beim Herzinfarkt, Stromunfall, Unterkühlung)

Kammerbradykardie: zu langsame Kammerfrequenz (< 60 Herzschläge/min)

Kammertachykardie: zu schnelle Kammerfrequenz (> 100 Herzschläge/min)

Kapillaren: Haargefäße (haarfeine Gefäße), kleinste Blutgefäße

Kapnometrie: Messung der CO_2-Konzentration der Ausatemluft intubierter Patienten (entspricht bei normaler Lungenfunktion dem arteriellen CO_2-Gehalt)

kardiogener Schock: bedrohliche Abnahme der Förderleistung des Herzens mit nachfolgenden Störungen der peripheren Durchblutung, die zu lebensbedrohlichen Sauerstoffmangelzuständen an verschiedenen Organsystemen führt

Karotis (Arteria carotis): Halsschlagader

Karotispuls: Puls an der Halsschlagader

Karzinom: bösartige Geschwulst (Krebs)

Katecholamine: natürliche synthetische Wirkstoffe des Sympathikus

Katheter: röhrenförmiges Instrument zum Einführen in Hohlorgane, um den Inhalt zu entleeren oder Substanzen einzubringen, z.B. Blasenkatheter, Trachealkatheter

kaudal: fußwärts, abwärts liegend

Kavakompressionssyndrom: plötzlicher Blutdruckabfall Schwangerer in Rückenlage als Folge einer Kompression (Abklemmung) der unteren Hohlvene (Vena cava) und damit Behinderung des Blutrückstroms zum Herzen

klinischer Tod: reversibler Atemstillstand bei Puls- und Bewußtlosigkeit, Zyanose und weiten, lichtstarren Pupillen

Nachschlagteil

Kohlendioxid (CO$_2$): farbloses, schweres, nicht brennbares, stechend riechendes Gas

Kohlenmonoxid (CO): farb-, geruch- und geschmackloses Gas (tritt z.B. bei unvollständiger Holz- und Kohleverbrennung auf)

Kohlenhydrate: organische Verbindungen, Nährstoffe, z.B. Rohrzucker, Malzzucker, Milchzucker u.a.

Kollaps: plötzlicher Anfall allgemeiner Schwäche infolge Versagens des peripheren Kreislaufs und zu geringer Hirndurchblutung

Kolon: Dickdarm

Koma: tiefe Bewußtlosigkeit

Komplikation: Verschlimmerung eines Krankheitsbildes durch neu hinzukommende Krankheiten

Koniotomie: Querschnitt zwischen Schild- und Ringknorpel des Kehlkopfes, Notoperation bei Erstickungsgefahr

Konnektor: Verbindungsstück, Anschlußstück

Konsistenz: Festigkeit, Dichte eines Gewebes oder eines Stoffes

Kontamination: Verseuchung, Verunreinigung

kontaminiert: verseucht, infiziert, angesteckt

kontinuierlich: fortdauernd, anhaltend

Kontraindikation: Grund, ein (Heil)verfahren *nicht* anzuwenden

Kontraktion: Zusammenziehung

Konzentration: Mengen, Volumen einer gelösten Substanz in g/l, mol/l

Kornzange: Faßzange mit innen eingekerbten Branchen

Koronarsklerose: s. Arteriosklerose

Kortikoide: Glukokortikoide, Substanzen mit der Wirkung von Nebennierenrindenhormonen; werden als universelle Notfallmedikamente bei allen Schockformen, allergischen Reaktionen und bei der Behandlung des Hirnödems verwendet

Krämpfe, klonische: rasch aufeinanderfolgende, kurzdauernde Zuckungen gegensätzlich wirkender Muskeln

Krämpfe, tonische: Muskelzusammenziehungen von großer Intensität und langer Dauer

kranial: kopfwärts liegend

Kreatinin: harnpflichtige Substanz

Kreislaufvolumen: Gesamtblutvolumen im Kreislauf

Krepitation: hörbares und fühlbares Aneinanderreiben von Frakturteilen

Krupp (Pseudokrupp): (Kehlkopfdiphterie), klinisches Syndrom, charakterisiert durch heiseren, bellenden Husten, Fieber und zunehmende, oft bedrohliche Atemnot; typischerweise sind Kinder betroffen

Kußmaul-Atmung: besondere Form der Dyspnoe mit langsam vertiefter Atmung bei schwerer Azidose, z.B. bei diabetischem Koma

labil: unsicher, schwankend, veränderlich

Laryngoskop: Kehlkopfspiegel zum Einstellen der Stimmritze und Einführen des Tubus bei der endotrachealen Intubation

Laryngospasmus: Stimmritzenkrampf

Larynx: Kehlkopf

latent: verborgen, versteckt, ohne Symptome

lateral: seitlich, seitwärts

Leberzirrhose: chronische entzündliche Lebererkrankung

Leukozyten: weiße Blutkörperchen

Ligamentum conicum: Band am Kehlkopf, das bei der Koniotomie durchtrennt wird

Linksherzinsuffizienz: Schwäche, Beeinträchtigung der Funktion des linken Herzens

Lipase: Enzyme, die Fette in Glyzerin und Fettsäuren spalten

Lipide: Fette

Liquor: spezifische Hirn- und Rückenmarkflüssigkeit

lokal: eine bestimmte Stelle am Körper betreffend

Lokalanästhesie: örtliche Betäubung

Lungenembolie: Embolie in einem Ast der Lungenarterie mit Ausbildung eines Lungeninfarktes

Lungenemphysem: Lungenblähung

Lungenödem: Eindringen seröser Flüssigkeit aus den Lungenkapillaren in die Alveolen

Luxation: Verrenkung

Lymphgefäße (Lymphbahnen): Lymphe transportierende Gefäße

Lymphknoten: linsen- bis haselnußgroße Gefäße, plattrundliche Organe im Lymphgefäßsystem, liefern die Lymphozyten

Lymphozyten: Lymphzellen, besondere Form der Leukozyten

Magill-Zange: abgewinkelte Zange zur Führung des Nasotrachealtubus in die Luftröhre

Magnesium (Mg): Mineralstoff

Mandrin: metallener Führungsstab für den Trachealtubus

manuell: mit der Hand

medial: zur Mitte des Körpers gelegen

Mediastinum: Mittelfellraum, mittlerer Teil der Brusthöhle (Inhalt: Herz, große Gefäße, Trachea, Ösophagus, Lymphknoten, Nerven und Fettgewebe)

Medulla oblongata: verlängertes Mark, Sitz von Atem- und Herz-Kreislauf-Zentren und anderen wichtigen Reflexzentren (Schlucken, Niesen, Erbrechen u.a.)

metabolisch: stoffwechselbedingt

Methämoglobin: Hämoglobin, das durch Oxidation des Hämoglobineisens keinen Sauerstoff mehr binden kann

Milchsäure: Abbauprodukt des Kohlenhydratstoffwechsels

Mikroorganismen: Kleinlebewesen, Bakterien, Viren u.a.

Mikrozirkulation: Blutzirkulation im Kapillargebiet (Störung bei Schock)

Miosis: Engstellung der Pupillen

Mitralklappe: Herzklappe zwischen linkem Vorhof und Kammer

Monitor: Überwachungsgerät (z.B. EKG)

motorische Endplatte: Endorgan eines motorischen Nervs in quergestreiften Muskeln

Myoglobin: roter Muskelfarbstoff

Myokard: Herzmuskulatur

Myokardnekrose: Zerstörung der Zellstruktur des Herzmuskels, z.B. infolge eines Infarkts

Narkose: ein durch Zufuhr von bestimmten Medikamenten (Narkotika) hervorgerufener Zustand, der reversibel ist. Während dieser Zeit können chirurgische Eingriffe bei erloschenem Bewußtsein ohne Schmerzempfindung und Abwehrreaktionen durchgeführt werden

Narkosekreisteil: Teil eines Narkosegeräts zur Beatmung und Anästhesie von Notfallpatienten in NAW, RTW, RTH

nasal: zur Nase gehörend

Nasopharyngealtubus: Tubus, der zum Freihalten der oberen Luftwege über die Nase in den Rachen eingelegt wird

Natrium (Na): Alkalimetall, besonders wichtig für die normale Nerven- und Muskelfunktion

Nervensystem, autonomes (= vegetatives): es steuert sich selbst, ist nicht dem Willen unterworfen, reguliert z.B. Herzfunktion, Atmung und Verdauung; bestehend aus N.sympathicus und N. parasympathicus (oder vagus)

Nervensystem, peripheres: alle dem Rückenmark entspringenden Nerven (periphere Nerven)

Nervensystem, zentrales: Gehirn und Rückenmark

Nervus sympathicus, N. parasympathicus: Teile des vegetativen Nervensystems, bewirken in ihrem Zusammenspiel u.a. Veränderung der Herzleistung, der Herzfrequenz, des Blutdrucks, der Atmung

Nervus vagus: 10. Gehirnnerv, Lungen-Magen-Nerv, Hauptvertreter des parasympathischen Nervensystems

Noradrenalin: Überträgersubstanz, die im Nebennierenmark und im ganzen sympathischen Nervensystem gebildet wird; steigert den Blutdruck, senkt die Pulsfrequenz

Notgeburt: Geburt unter Notfallbedingungen

Nuklid: Atomart, deren Kern durch eine bestimmte Protonen- und Neutronenzahl gekennzeichnet ist

O_2: chemisches Zeichen für Sauerstoff

Obstruktion: Verstopfung

Ödem: Ansammlung wäßriger Flüssigkeit in den Gewebsspalt, z. B. in der Haut und den Schleimhäuten

Onkologie: Lehre von den Geschwulstkrankheiten

onkotisch: onkotischer Druck = kolloidos-motischer Druck mit Wasserbindungs-vermögen der Gewebe und Körperflüs-sigkeiten

Ophthalmologie: Augenheilkunde

oral: zum Mund gehörend

Oropharyngealtubus: Tubus, der zum Frei-halten der oberen Luftwege auf oralem Weg in den Rachenraum eingelegt wird

Orotubus: Tubus zum Einlegen in den Mund

osmotisch: osmotischer Druck = die Kraft, mit der ein Lösungsmittel durch eine einseitig durchgängige (semipermeable) Membran in eine konzentrierte Lösung hineingezogen wird

Ösophagus: Speiseröhre

Oxidation: ein Vorgang, bei dem einem Element Sauerstoff zugeführt oder Was-serstoff entzogen wird

Oxyhämoglobin: sauerstoffhaltiger Blut-farbstoff

Palpation: Untersuchen durch Betasten

pathogen: krankmachend

Pathophysiologie: die Lehre von krank-haften Lebensvorgängen

PEEP: positiv-endexspiratorischer Druck (engl. „positive endexpiratory pressu-re"); wird durch den Einbau spezieller Ventile in das Beatmungsgerät erreicht

Pepsin: eiweißspaltendes Enzym des Magensafts

Perforation: Durchbohrung, Durchbruch

perforierend: durchbohrend, durchstoßend

peripher: außen, am Rand gelegen

peripherer Widerstand: Widerstand in den peripheren Gefäßen

Peritoneum: Bauchfell

Permeabilität: Durchlässigkeit, z.B. von Membranen

Pfortader: Vena portae; das Gefäß, das das Blut aus der Bauchhöhle der Leber zuführt

Phantom: künstliche Nachbildung von Körperteilen oder Organen (Übungsob-jekt im Unterricht)

Pharyngealtubus: Tubus zum Einführen in den Rachenraum

Pharynx: Rachen

Physiologie: Lehre von den normalen Lebensvorgängen

Placenta praevia: Sitz der Plazenta vor dem Muttermund, so daß sie sich spätes-tens bei Geburtsbeginn löst, was meist zu schweren Blutungen aus dem Geburtskanal führt

Plasma: der flüssige Teil des Blutes

Plasmaexpander: Plasmaersatzmittel zur Auffüllung des Blutkreislaufs nach star-kem Blutverlust

Pleura: Brustfell

Pleurahöhle: Raum, der von der Pleura ausgekleidet ist

pneumatische Schiene: aufblasbare Schie-ne zur Fixierung von frakturierten Gliedmaßen

Pneumothorax: Ansammlung von Luft im Raum zwischen Lungen- und Rip-penfell

Poliklinik: Krankenhaus für ambulante Behandlung

Poly-: Vorsilbe mit der Bedeutung viel, stark, vermehrt

Polyurie: krankhafte Vermehrung der Harnmenge

Polytrauma: vielfache Verletzung

Potentialdifferenz: Differenz zwischen den negativen Ladungen des schon erregten und den positiven Ladungen des noch nicht erregten Fasergebietes an Muskel- und Nervenfasern

präkordialer Schlag: Schlag auf die Brust-beinmitte zum mechanischen Anreiz der Herztätigkeit bei Rhythmusstörungen oder Herzstillstand

primär: erst, anfänglich, ursprünglich

Prioritäten: wichtige, zuerst notwendige Dinge

Prophylaxe: Vorsorge

prophylaktisch: vorsorglich

Proteine: Eiweiße

Protoplasma: lebende Substanz der menschlichen, tierischen oder pflanz-lichen Zelle

proximal: der Körpermitte näher gelegen

Psychopharmaka: Medikamente, die auf die Psyche wirken

Pufferung: Regulation zur Vermeidung von größeren Änderungen der Wasser-stoffionenkonzentration (pH-Wert)

Puffersubstanz: Lösungen, die schwache Säuren und deren Salze mit starken

Basen bzw. umgekehrt enthalten, z.B. Natriumbikarbonat

Pulmo: Lunge

Pulmonalklappe: halbmondförmige Klappe am Übergang vom rechten Herzen in die Pulmonalarterie

Pulmonalvene: Lungenvene

Pulsoxymetrie: kontinuierliches nichtinvasives Verfahren zur Messung der peripheren arteriellen Sauerstoffsättigung durch Mittlung der Werte von ca. 3–5 Pulswellen

Punktion: 1) Anstechen peripherer oder zentraler Venen zur Herstellung eines venösen Zugangs für die Zufuhr von Infusionslösungen; 2) Einführen von Hohlnadeln in Körperhöhlen zur Entleerung von Flüssigkeitsansammlungen (z.B. Blut im Pleuraraum)

Pupillendifferenz: meist neurologisches Zeichen einer zerebralen Schädigung

Purkinje-Fasern: Teil des Reizleitungssystems am Herzen

QRS-Komplex: Kammerkomplex, intraventrikuläre Erregungsausbreitung im EKG

Querschnittlähmung, Querschnittsyndrom: Querschnittläsion, d.h. völlige oder teilweise Schädigung des Rückenmarkquerschnitts mit den Zeichen spastischer oder schlaffer Lähmung, z.B. durch Wirbelbrüche usw.

Reanimation: Wiederbelebung

Rechtsherzinsuffizienz: Versagen der erforderlichen Leistung des rechten Vorhofs und der rechten Kammer, führt zu Stauungserscheinungen im großen Kreislauf (Ödem, Aszites)

Reflexe: unwillkürliche Antwort auf einen nervösen Reiz

reflektorisch: durch einen Reflex bedingter Vorgang

Reflux: Rückfluß

Refraktärzeit: Zeit, in der ein reizbares Gewebe (Muskel-, Nervenfaser) entweder vollständig unerregbar oder nur schwer (schwächer) erregbar ist (z.B. Herzmuskel)

Regulationszentren: Nervenzentren, die die Regulationsmechanismen steuern

Regurgitation: Wiederauswürgen von eben Verschlucktem

Reizgase: gasförmige Stoffe, die zu einer Schädigung der Atemwege oder Alveolen führen

Relaxation: Erschlaffung, Entspannung durch Gabe von muskelerschlaffenden Mitteln (Relaxanzien), z.B. zur Durchführung der Intubation

Relaxierung: Gabe von Medikamenten zur Entspannung

renal: zur Niere gehörend

Replantation (Wiedereinpflanzung): operative Versorgung einer frischen Amputationsverletzung mit dem Ziel, die abgetrennten Körperteile wieder funktionsfähig mit dem Körper zu verbinden

Repolarisation: Rückbildung der Erregung z.B. einer Herzmuskelfaser

Reposition: Wiedereinrichtung von Knochenbrüchen, Verrenkungen usw.

resorbiert: aufgesogen

Resorption: Aufsaugung, Aufnahme von Stoffen in die Blut- und Lymphbahn

Respirator: Beatmungsgerät

respiratorische Azidose: Zunahme der Kohlensäurekonzentration durch Hypoventilation

respiratorische Alkalose: Abnahme der Kohlensäurekonzentration durch Hyperventilation

Rettungskette: Verbundsystem des modernen Rettungsdienstes von der Ersten Hilfe durch Laien bis zur Klinikaufnahme

rhythmische Impulse: Reize (z.B. elektrische), die in einem bestimmten Rhythmus gegeben werden

Rückenmark: der im Wirbelkanal eingeschlossene Teil des Zentralnervensystems

Ruptur: Zerreißung

Saccharase: zu den Glykosidasen gehörendes zuckerspaltendes Enzym

Säuren, organische, anorganische: Verbindungen, die in wäßriger Lösung ein oder mehrere Wasserstoffionen abspalten

Säure-Basen-Gleichgewicht im Blut: optimale Wasserstoffionenkonzentration, Aufrechterhaltung eines pH-Wertes von 7,41 (7,3-7,5) im Blut

Safar-Tubus: Pharyngealtubus nach Safar zum Freihalten der oberen Luftwege

Salmonellen: Bakterien der Typhus-Ruhr-Gruppe

Schädelbasisbruch: Knochenbruch des Schädelgrundes (blutiger Ausfluß aus Ohr, Nase, Mund, Brillenhämatom usw.)

Schizophrenie: Geisteskrankheit, Spaltungsirresein

Schlagader: s. Arterie

Schlaganfall: s. Apoplexie

Schlagvolumen: diejenige Blutmenge, die das Herz bei jeder Kontraktion auswirft, ca. 80 ml bei Ruhe

Schock: Reaktion des Körpers, welche eintritt, wenn ein Mißverhältnis zwischen dem Herzzeitvolumen (pro Minute vom Herzen ausgeworfene Blutmenge) und dem Durchblutungsbedarf in den Endstrombahnen und im Gewebe besteht

Schutzreflex: über das Rückenmark ablaufender Reflex zum Schutz vor Körperregionen oder Körperteilen; z.B. das Wegziehen des Arms bei schmerzhafter Reizung der Haut; besonders wichtig sind Husten-, Nies- und Lidschlußreflex zum Schutz der Eingänge des Atmungs- und Verdauungstrakts und der wichtigsten Sinnesorgane

Sekret: Ausscheidung von Drüsen

Sekretion: äußere Absonderung von Drüsen mit Ausführungsgängen; innere Absonderung von Drüsen direkt ins Blut (z.B. Hormone)

sekundär: an zweiter Stelle

Sellik-Handgriff: Handgriff bei schwierigen Intubationen, wobei durch Druck von außen auf den Kehlkopf die Darstellung der Stimmritze erleichtert wird

senil: alt, greisenhaft

Sensibilität: Fähigkeit des Organismus, Gefühls- und Sinnesreize aufzunehmen

Septum: Scheidewand (Herz, Nase)

Serum: Plasma ohne Fibrinogen, ungerinnbare Blutflüssigkeit

Silikonspray: Spray zum Gleitfähigmachen

Sinus coronarius: Erweiterung der großen Herzvene unmittelbar vor der Einmündung in den rechten Vorhof

Sinusknoten: primäres Reizbildungszentrum in der Vorderwand des rechten Herzens nahe dem Sinus coronarius

Skalpell: chirurgisches Messer mit feststehender Klinge

Sklerose: krankhafte Verhärtung von Geweben und Gefäßen

Somnolenz: Schläfrigkeit, leichte Form der Bewußtseinsstörung

Soma: Körper

Sonographie: Schnittbilduntersuchung von Geweben und nicht von Knochen umgebenen Körperhöhlen durch Ultraschall

Sopor: stärkere Bewußtseinsstörung, der Betroffene ist nicht mehr weckbar, nur stärkste Reize lösen noch Reaktionen aus

Spannungspneumothorax: zunehmende Spannung in der Pleurahöhle infolge eingepreßter Luft bei Ventilpneumothorax

Spasmolytika: krampflösende Medikamente

Spasmus: verstärkter Spannungszustand der Muskulatur

spastisches Atemgeräusch: Atemgeräusch beim Asthma bronchiale u.a.

spezifisches Gewicht: Gewicht von 1 ml einer Substanz (z.B. das spezifische Gewicht von 1 ml Wasser bei 4°C beträgt 1 g)

spinal: zur Wirbelsäule, zum Rückenmark gehörend

Sputum: Auswurf

Stärke: ein Polysaccharid, z.B. Glykogen

Stammhirn: das Großhirn ohne den Hirnmantel (s. auch Medulla oblongata)

Status: Zustand

Status asthmaticus: häufige oder lang anhaltende Asthma-bronchiale-Anfälle

Status epilepticus: Anhäufung von epileptischen Krampfanfällen

Stenokardie: „Herzenge", s. Angina pectoris

Stenose, Stenosierung: Einengung, Verengung

Sterilisation: Keimfreimachen

Stethoskop: Hörrohr zur Auskultation

Stickstoff (N): farbloses, geruchloses, geschmackloses, in der Luft zu 78,1 Vol.-% vorkommendes Gas

Stimmritze: Teil des Kehlkopfes

Stimmritzenkrampf: s. Laryngospasmus (pfeifende Atmung, Angst, Zyanose)

Stimulation: Anregung, Reizung

Stoffwechsel: die gesamten Vorgänge des Abbaus und der Umwandlung von Substraten (Nahrungsmittel, Sauerstoff) sowie des Zerfalls und Ersatzes der Körperbestandteile

Stridor: pfeifendes Atemgeräusch bei Verengung der oberen Luftwege

Strommarke: grauweiße, rundliche, zentral eingesenkte Hautverletzung, Verbrennung, Hautrötung an der Stelle des Stromeintritts

Struma: Vergrößerung der Schilddrüse

Strupor: Zustand geistiger und körperlicher Erstarrung bei Aufhebung aller Willensleistung

subdural: unter der harten Hirnhaut, also zwischen Dura und Hirn

Subklaviakatheter: Katheter, der in die Vena subclavia eingeführt wird, meist als zentraler venöser Zugang

subkutan (s.c.): unter die Haut

Subileus: beginnender unvollständiger Darmverschluß

Sublimatvergiftung: typisches Beispiel für akute Quecksilbervergiftung

sublingual: unter die Zunge (z.B. Tabletten, die man unter der Zunge vergehen läßt)

„suction booster": „Absaugverstärker", welcher bei plötzlichem Erbrechen Absaugen durch einen großvolumigen Schlauch ermöglicht

Sucht: Abhängigkeit von Medikamenten, Drogen, Alkohol, Rauschgiften

Suizid: Selbsttötung, Selbstmord

Sulfate: Salze der Schwefelsäure

Symptome: Krankheitszeichen

symptomatisch: auf die einzelne Krankheitserscheinung bezogen

Synkope: nichtepileptischer Anfall mit Bewußtseins- und Tonusverlust, bei kreislauf- und kardial bedingten zerebralen Hypoxien

Systole: Teil der Herzperiode, Zusammenziehung des Herzmuskels, Anspannungs- und Austreibungszeit

Tachykardie: Steigerung der Herzfrequenz über 100 Kontraktionen pro Minute

Tawara-Schenkel: Teil des Reizleitungssystems am Herzmuskel

Terminologie: Lehre von den Bezeichnungen

Tetanie: neuromuskuläre Übererregbarkeit

Thorakotomie: operative Eröffnung des Brustkorbs

Thorax: Brustkorb

Thoraxtrauma: Verletzung des Brustkorbs

Thrombozyten: Blutplättchen, Gerinnselzellen

Tiegel-Kanüle: Ventilpunktionsnadel mit Fingerling (wird beim Pneumothorax eingesetzt)

tonisch: die Muskelspannung betreffend

Tonus: Spannungszustand.

Totraumventilation: Atemminutenvolumen – alveoläre Ventilation, ca. 2 ml/kg KG

Tracheostoma: künstliche Verbindung der Luftröhre nach außen

Tracheotomie: Luftröhrenschnitt

Trachea: Luftröhre

Transfusion: Infusion von Spenderblut

Transplantation: operative Übertragung von Organen oder Organteilen

transthorakal: durch den Thorax

Trauma: Verletzung, Wunde, Gewalteinwirkung

Tropfkammer: Teil des Infusionsgeräts

Trypsin: eiweißspaltendes Enzym

Trikuspidalklappe: Klappe zwischen rechtem Vorhof und rechter Herzkammer

Tubus: Katheter zum Freihalten der Atemwege und Beatmen, z.B. Pharyngealtubus, Trachealtubus (s. auch Intubation)

Ulkus: Geschwür

Urämie: Harnvergiftung

Uterus: Gebärmutter

Ulna: Elle

Überinfusion: infundierte Flüssigkeitsmenge, die weit über den Volumen- oder Wasserverlust hinausgeht

Unterkühlung: Abfall der Körpertemperatur unter 36°C

Vagina: weibliche Scheide, Kanal zwischen Scheidenvorhof und Gebärmutterhals

Vasodilatation: Blutgefäßerweiterung

Vasomotoren: Gefäßnerven, die die Gefäße erweitern oder verengen

vasovagale Synkope, vasovagaler Kollaps, vasovagaler Schock, Vasomotorenkollaps: durch Vagusstimulation hervorgerufene Weitstellung der Blutgefäße und Erniedrigung der Herzfrequenz, was zur

Nachschlagteil

Minderdurchblutung des Gehirns und zu kurzfristigem Bewußtseinsverlust führt

Vena basilica: Hautvene an der Innenseite des Unterarms

Vena cava inferior: untere Hohlvene

Vena cava superior: obere Hohlvene

Vena cephalica: Vene am äußeren Rand der Beugeseite des Unterarms, in der Ellenbeuge

Vena jugularis interna: „innere Drosselvene", neben dem Pharynx dorsal, dann lateral zur Arteria carotis bis in die Nähe des Sternoklavikulargelenks verlaufend

Vena jugularis externa: „hintere oberflächliche Drosselvene", im seitlichen Halsbereich

Vena mediana cubiti: Verbindungsvene zwischen der Vena basilica und der Vena cephalica in der Ellenbeuge

Vena subclavia: Unterschlüsselbeinvene

Vene (V.): Blutgefäß, welches zum Herzen führt

Venenkatheter: Katheter zum Einführen in eine Vene, z.B. zur Volumensubstitution

venös: auf die Vene bezogen

Venae sectio: operatives Freilegen und Eröffnen einer Vene

Ventilpneumothorax: nach außen oder innen offener Pneumothorax, wobei durch einen Ventilmechanismus ein Überdruck im Pleuraraum entsteht, mit Verdrängung des Mediastinums zur gesunden Seite und Kompression der anderen Lunge

Verätzung: Verletzung der Haut oder Schleimhaut durch Säuren und Laugen

Verbrennung: lokale Einwirkung von Hitze auf die Körperoberfläche, man unterscheidet Verbrennungen 1.-4. Grades

Vergiftung: s. Intoxikation

Vitalfunktionen: zum Leben notwendige Funktionen: Atmung, Kreislauf, Stoffwechsel

Vitalkapazität der Lunge: Volumendifferenz zwischen tiefster Ein- und Ausatmung

Vitamine: lebensnotwendige, organische Verbindungen, die als Nahrungsbestandteile zugeführt werden

Volumenmangelschock: Schock aufgrund fehlenden Flüssigkeits-/Blutvolumens

Vorhof: Teil des Herzens

Vorhofflattern, Vorhofflimmern: Störung der Tätigkeit der Vorhöfe des Herzens; Flimmerbewegungen der Vorhöfe, wobei den Kammern ganz unregelmäßige Reize zufließen, was zur absoluten Arrhythmie führt

Watt: Einheit für Leistung $(W = V \cdot A)$

Wattsekunden: die Maßeinheit der elektrischen Energie

Wendl-Tubus: Nasopharyngealtubus

Zelle: kleinster lebender Organismus

zentrale Venen: Venen im Körperzentrum

zentraler Venendruck (ZDV): Messung des Pulmonalisdrucks als wichtigem Kreislaufparameter

Zentralisation: Schockreaktion, bei der eine Minderdurchblutung der in der Körperperipherie gelegenen Gewebe (Haut, Skelettmuskulatur) zugunsten der zentral gelegenen, lebenswichtigen Organe (Herz, Gehirn, Leber) eintritt

Zentralnervensystem (ZNS): Gehirn und Rückenmark

zirkulatorisches Blutvolumen: das gesamte zirkulierende Blutvolumen

Zucker: Kohlenhydrat

Zyanose: blaurote Färbung, besonders der Lippen, Wangen und Fingernägel, infolge mangelnder Sauerstoffsättigung des Blutes; es ist zwischen der zentralen und der peripheren bzw. Ausschöpfungszyanose zu unterscheiden.

Teil IV **Anhang** IV

Anhang

Hinweise zur Rettung von Personen aus Fahrzeugen mit Airbag[1]

A

Airbags für Fahrer und Beifahrer sind wesentliche Komponenten eines Sicherheitssystems, das z.B. in Verbindung mit Gurtstraffer-/Rückhaltevorrichtungen die Verletzungsrisiken in erster Linie bei einem Frontalzusammenprall deutlich vermindert (Abb. A.1).

In zunehmendem Umfang werden zusätzlich Sidebags angeboten. Sie bieten eine entsprechende Schutzwirkung bei Seitenaufprall.

Da die einzelnen Automobilhersteller verschiedene Sicherheitssysteme einbauen, sind auch die Sicherheitsempfehlungen nicht völlig einheitlich. Unterschiede bestehen in erster Linie
- im Auslösemechanismus
- in der Füllgaserzeugung der Airbags.

---

[1] Stand: Juli 1996

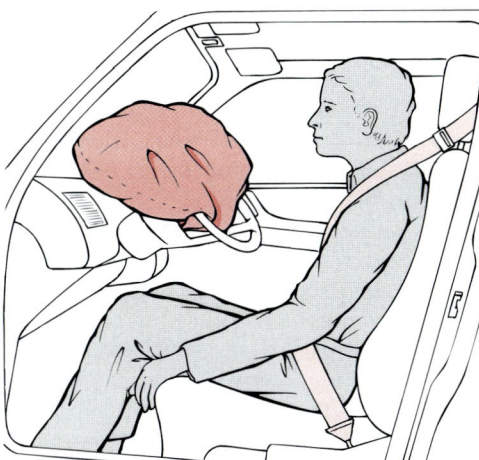

Abb. A.1. Nach dem Aufprall wieder entleerter Airbag

> In seltenen Ausnahmefällen können Airbags Fahrzeuginsassen oder Helfer gefährden.

Modulkomponenten

Airbag-Module bestehen aus folgenden Komponenten:
- Airbag-Gehäuse mit Abdeckplatte, Stromzuführung und Kontakt zum Steuergerät,
- Gasgenerator mit Feststofftreibsatz,
- Steuergerät (Crash-Sensor).

Auslösemechanismus

Das Airbag-Steuergerät ermittelt die Fahrzeugverzögerung (in Längsrichtung für Fahrer- und Beifahrer-Airbag, in Querrichtung für Sidebags). In Abhängigkeit von Aufprallgeschwindigkeit und Aufprallwinkel (Auslösung erfolgt bis zu einem Seitenwinkel von 30°) werden der bzw. die Gasgeneratoren der Airbags gezündet. Die Mindestauslösegeschwindigkeiten liegen bei 20–30 km/h. Bei reinen Heckaufprallunfällen, einem Seitenaufprall, bei Überschlägen oder unterhalb der Mindestauslösegeschwindigkeiten wird der Frontairbag nicht ausgelöst.

Geht aber der Auslöseimpuls an den Gasgenerator, kommt es zur Zündung des Festtreibstoffs und zur Erzeugung einer bestimmten Gasmenge, die schlagartig in den auf dem Gasgenerator zusammengefalteten Luftsack weitergeleitet wird. Die Airbag-Abdeckplatte (Polsterplatte) des Systems reißt an einer vorbestimmten Sollbruchstelle, der Luftsack entfaltet sich und fängt den nach vorn (bei Sidebags nach der Seite) schleudernden Fahrzeuginsassen auf. Danach entweicht das Gas in

Anhang

Sekundenbruchteilen, der Luftsack fällt zusammen.

Gefahren

• *Unerwartetes Auslösen*
Das plötzliche Auslösen des Luftsacks im Rahmen von Rettungsbemühungen, z.B. nach Heckkollision oder Überschlägen, kann Patient und Helfer verletzen, insbesondere wenn Werkzeuge oder sonstige Gegenstände auf der Polsterplatte lagen und nun „Geschoßwirkung" entfalten.

• *Freisetzung von Treibgas*
Die Automobilhersteller verwenden unterschiedliche Treibgase. Treibmittel, Spuren pulveriger Verbrennungsrückstände und Talkumpuder sind aber letztlich alle ungiftig. Sie können schlimmstenfalls leichte Reizungen der Augen, der Atemwege und der Haut verursachen.

• *Erwärmung und Brand*
– Ein direkter Kontakt mit dem nach Auslösen ca. 15 min heißbleibenden, tief im Lenkrad bzw. im Bereich des Handschuhfachs oder der Türfüllung eingebauten Gasgenerators ist nahezu ausgeschlossen.
– Bei Fahrzeugbränden explodieren Airbag-Systeme nicht!
– Bei einer Erwärmung über 160–180 ° kommt es zu einer kontrollierten Auslösung des Gasgenerators. Das Gas wird ohne zusätzliche Gefahren in das Fahrzeuginnere abgeblasen.
– Es können alle Arten von Löschmittel, auch Wasser, eingesetzt werden.

Verhaltensregeln
Da in zunehmendem Umfang Fahrer- und Beifahrer-Airbags zur Serienausstattung moderner Automobile gehören – in absehbarer Zeit sicherlich auch Sidebags -, ist bei Verkehrsunfällen moderner Pkws grundsätzlich zu prüfen, ob die betroffenen Fahrzeuge mit Airbags ausgestattet sind.

• *Erkennen eines Fahrzeugs mit Airbag*
Aufschrift „AIRBAG" oder „SRS-AIRBAG"
– auf der Polsterplatte des Lenkrads,
– auf der Instrumententafel auf der Beifahrerseite,
– ggf. auf der Türverkleidung (bei Sidebags),
– z.T. Aufschrift RS oder SRS in der Instrumentenanzeige.

• *Unfall eines Fahrzeugs mit Airbag*
Maßnahmen zur Rettung von Fahrzeuginsassen richten sich dann entscheidend danach, ob Airbags ausgelöst haben oder noch „scharf" sind.

• *Rettung bei ausgelöstem Airbag*
– Ausgelöste, bereits nach Sekundenbruchteilen wieder entleerte Airbags nach oben schieben, um ungehindert Zugang zum Fahrzeuginsassen zu erhalten.
– Bereits ausgelöste Airbags stellen keine Gefahr dar!
– Rauch- und Staubteilchen sind ungiftig.

• *Rettung bei nichtausgelöstem Airbag*
– Befindet sich ein Verletzter nicht im Entfaltungsbereich des Airbags, kann ohne fahrzeugseitige Vorsichtsmaßnahmen sofort mit der Hilfeleistung begonnen werden
– Im Entfaltungsbereich nichtausgelöster Airbags (Front- und/oder Sidebags) besteht für alle Beteiligten Verletzungsgefahr, solange die Batterie nicht abgeklemmt ist!
– Bei zwingenden Rettungsmaßnahmen im Entfaltungsbereich nichtausgelöster Airbags sind daher folgende Schritte zu beachten:
1) Werkzeuge und Rettungsgeräte keinesfalls im Bereich nichtentfalteter Airbags ablegen.
2) Sitz möglichst in die hinterste Position bringen.
3) Zündung ausschalten.
4) Beide Batteriekabel (Reihenfolge: zuerst Massekabel) abklemmen oder durchtrennen.
5) Ein Teil der Automobilhersteller

setzt bei Airbag-Systemen einen Kondensator als Energiepuffer ein. Der Energiepuffer stellt bei unfallbedingtem Kabelriß oder nach einer Betteriezerstörung für kurze Zeit die Spannungsversorgung des Airbag-Systems sicher. Daher ist im Einzelfall zu prüfen, ob nach Abklemmen der Batterie 2 bis 3 Minuten bis zum Beginn der Rettungsmaßnahmen im Fahrzeug gewartet werden kann.

6) Bei einigen älteren Fahrzeugen mit Airbag-Systemen der ersten Generation kann diese Zeit bis zu 20 min betragen. Daher sind auch nach Abklemmen der Batterie die Rettungsmaßnahmen so zu gestalten, daß niemand durch eine plötzliche Airbag-Auslösung gefährdet wird.

7) Keine Schneidarbeiten im Bereich der jeweiligen Airbag-Einheit durchführen.

8) Starke Erhitzungen im Bereich der jeweiligen Airbag-Einheit, Lenkradprallplatte, Instrumententafel, Beifahrerseite und Türverkleidung vermeiden.

9) Danach können hydraulische oder mechanische Rettungsgeräte wie Schneidegeräte, Spreizerkette, Hydraulikstempel u.a. eingesetzt werden.

● *Rettungsarbeiten bei nichtabgeklemmter Batterie*

- Der Verletzte sollte stets von der Seite und damit außerhalb des Entfaltungsbereichs des Airbags versorgt werden.
- Werden einzelne Teile stark verschoben oder elektrische Leitungen bzw. die Lenksäule durchtrennt, ist die Möglichkeit einer unbeabsichtigten Auslösung eines Airbags nicht auszuschließen.
- Das alleinige Durchtrennen des Lenkradkranzes bzw. der Lenkradspeichen führt in der Regel zu keiner Airbag-Auslösung.

Sicherungssysteme

Die Frage, ob sich Sicherungssysteme, die während der Rettungsmaßnahmen die Entfaltung des Airbags nach unbeabsichtigter Auslösung verhindern sollen, allgemein durchsetzen werden, kann z.Z. nicht verbindlich beantwortet werden.

Anhang

Hinweise für Einsätze mit Rettungshubschraubern B

Rettungsassistenten, die mit dem Notarzt als Mitglieder der medizinischen Crew eines Rettungshubschraubers eingesetzt werden, und Sanitäter der Bundeswehr auf SAR-Hubschraubern erhalten vor einer solchen Funktionsübernahme eine spezifische Zusatzausbildung. Neben flugphysiologischen Besonderheiten (s. Abschn. 13.3.3) umfaßt diese Zusatzausbildung in besonderem Maße Gesichtspunkte der Flugsicherheit.

Die nachfolgenden kurzgefaßten Hinweise sind dagegen in erster Linie für Rettungssanitäter und Rettungsassistenten gedacht, die bei Einsätzen mit bodengebundenen Rettungsfahrzeugen Rettungshubschrauber zusätzlich alarmieren, Patienten übergeben und ausnahmsweise und aus besonderem Anlaß, z.B. bei Rettungseinsätzen mit der Bell UH 1 D Notfallpatienten während des Lufttransports begleiten.

Landeplatzauswahl

Starts und in stärkerem Maße Landungen in zuvor unbekanntem Gelände sind die risikoreichsten Phasen eines Rettungshubschraubereinsatzes. Daher ist die Auswahl eines geeigneten Landeplatzes für einen alarmierten Hubschrauber eine besonders wichtige, vorbereitende Maßnahme (Abb. B.1).

> Hubschrauber landen und starten grundsätzlich *gegen* den Wind!

Dieser Gesichtspunkt ist bei allen Vorkehrungen zu beachten.

- *Hindernisfreiheit*
  - Möglichst keine Kräne, hohe Schornsteine, Türme, Überlandleitungen und Seilbahnen im Nahbereich.
  - Bei unumgänglichen Landungen in der Nähe von Hindernissen müssen diese dem Piloten rechtzeitig über Funk gemeldet und beschrieben werden.
  - Hindernisfreiheit bzw. Funkvorwarnung sind besonders wichtig bei Landungen in der Dämmerung und bei Nacht.

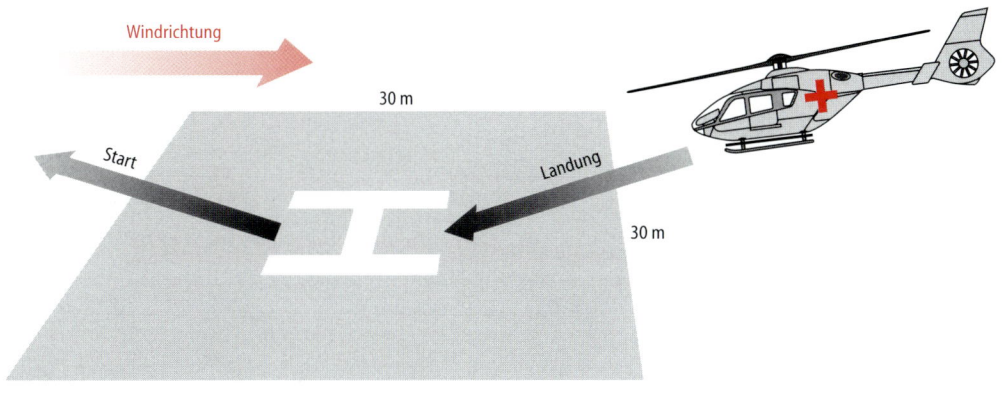

Abb. B.1. Windrichtung, Flugrichtung und Taglandeplatz

- *Mindestgrößen*
  - Bei Tag: 25 x 25 m, besser 30 x 30 m,
  - bei Nacht: 50 x 50 m.
- *Oberflächenbeschaffenheit*
  - Möglichst ebene Aufsatzfläche,
  - fester staubfreier Untergrund, lose Gegenstände ggf. entfernen (lassen),
  - Bewuchshöhe maximal 30 cm,
  - losen Schnee ggf. festtreten (lassen).
- *Landeplatzabsicherung*
  In Abhängigkeit von zeitlichen und örtlichen Bedingungen sollte der Landeplatz möglichst durch Polizei und/oder Feuerwehr abgesichert werden.

Landehilfen

Letztlich liegt die Entscheidung, ob die Landung auf dem vorgeschlagenen Gelände stattfindet, beim Piloten, der aus der Luft möglicherweise zusätzliche Gefahren bzw. eine bessere Landemöglichkeit sieht.

- *Funkkontakt*
  Zu einem möglichst frühen Zeitpunkt muß über die Rettungsleitstelle Funk-

kontakt zwischen bodengebundenem Fahrzeug und Rettungshubschrauber hergestellt werden.

- *Feinkorrekturen*
  Bei Sichtkontakt mit dem Hubschrauber werden dem Piloten ggf. notwendige Feinkorrekturen mit Hilfe des Zifferblattsektors einer Uhr übermittelt.

Aus der Sicht des Piloten steht die 12-Uhr-Position für den Geradeausflug, d.h. die Flugrichtung stimmt mit der Längsachse des Hubschraubers überein.
Beispiele:
Angabe 9.00 Uhr: Flugrichtungsänderung nach scharf links,
Angabe 3.00 Uhr: Flugrichtungsänderung nach scharf rechts
(Abb. B.2).

- Bodengebundene Fahrzeuge schalten Blaulicht ein.

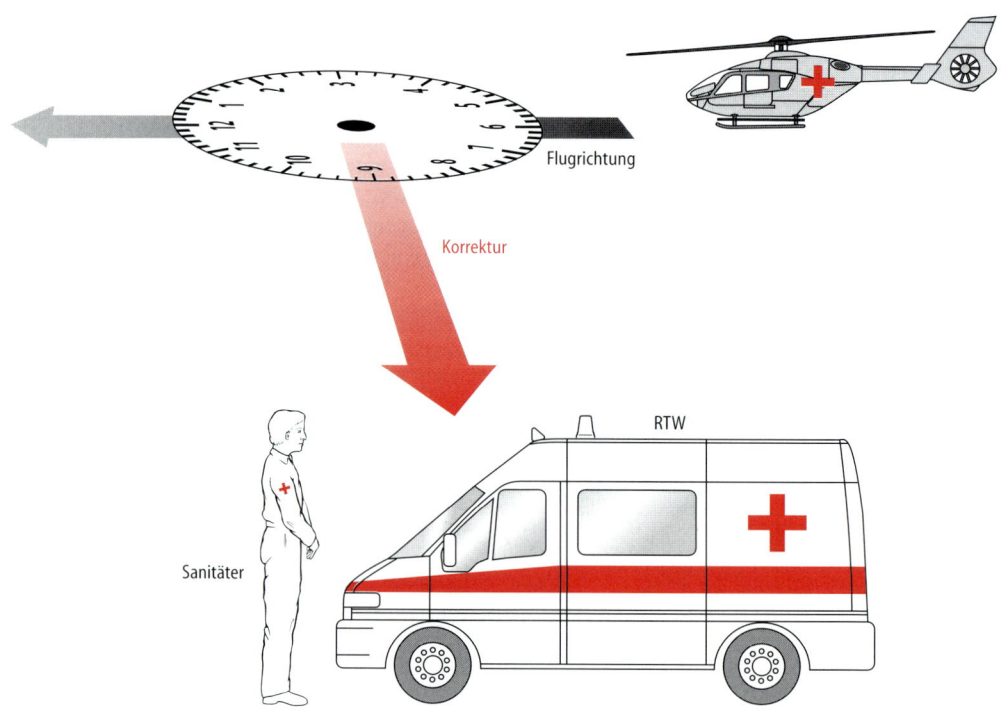

Abb. B.2. Zifferblattsektor als Richtungsangabe

- *Einweisen*
  - Sobald Sichtkontakt zwischen RTH-Besatzung und bodengebundenem Rettungsteam besteht, positioniert sich der Einweiser.
  - Der Einweiser steht mit dem *Rücken gegen den Wind*, da nur gegen den Wind angeflogen werden kann.
  - Beide Arme gestreckt und ruhig in Y-Stellung hochhalten (Abb. B.3).
  - Gegebenenfalls Rauchmarkierer seitlich des Einweisers zünden, um dem Piloten die Windverhältnisse am Landeplatz anzuzeigen.
  - Bei zusätzlicher Landeplatzmarkierung mit losen Tüchern sind diese zu entfernen.
- *Ausleuchten des Landeplatzes*
  - Bei Landungen in der Dämmerung und in der Dunkelheit Ausleuchten des Landeplatzes mit 2 Fahrzeugen.
  - Fahrzeuge stehen gegen den Wind in einem Winkel von ca. 45° ca. 30 m vom Rand des Landeplatzes entfernt mit eingeschaltetem Fernlicht (Abb. B.4).

> Windrichtung bzw. Anflugrichtung beachten, um den Piloten nicht zu blenden!

- *Patient und Fahrzeuge*
  - Rettungsfahrzeuge halten einen Mindestabstand von 30 m vom Rand des Landeplatzes ein.
  - Im Regelfall bleibt der Patient bis zur Übernahme im Rettungswagen.
  - Falls der Patient – ausnahmsweise – in der Nähe des Landeplatzes liegt, ist er gegen Aufwirbelungen („downwash") zu schützen (Helfer kniet neben der Trage und beugt sich über den Kopf des Patienten).

Abb. B.3.
Einweisen des Hubschraubers

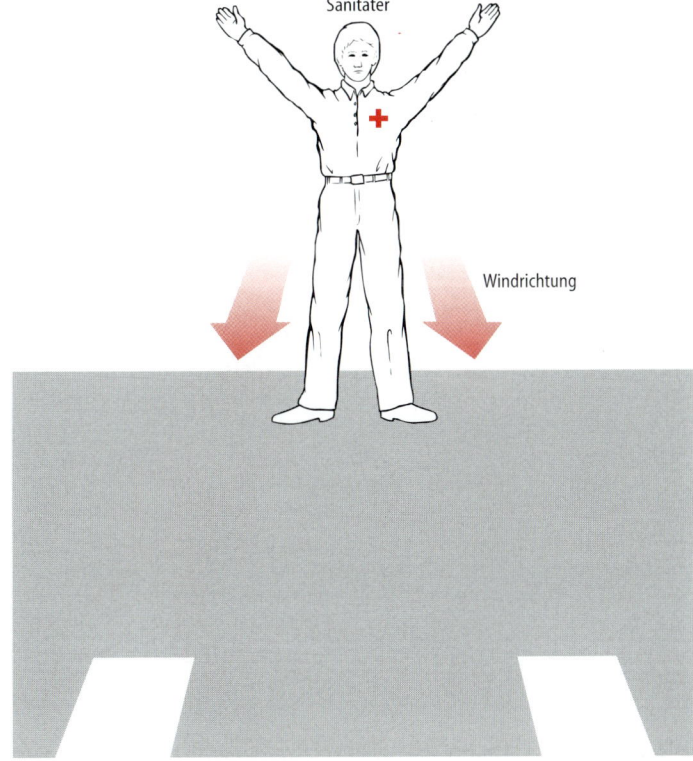

Sanitäter

Windrichtung

Anhang

Verhalten nach der Landung
- Keine vorschnelle Annäherung von Fahrzeugen oder Personen an den Hubschrauber ohne Sichtkontakt oder direkte Absprache mit dem Piloten.
- Annäherung grundsätzlich erst nach Stillstand der Rotoren.
- In Ausnahmefällen in Absprache mit der Besatzung Annäherung bei laufendem Rotor
- nur in gebückter Haltung,
- in einem Annäherungswinkel von maximal 120 °,
- keinesfalls im Heckrotorbereich,
- Rotoren dürfen keinesfalls mit Rettungsfahrzeugen unterfahren werden.

- Das Ein- und Entladen des Patienten erfolgt nach Anweisung der Besatzungsmitglieder.

Verhalten während des Mitflugs
- Die Anweisungen des Piloten/der Besatzungsmitglieder sind strikt zu befolgen.
- Türen des Hubschraubers dürfen von mitfliegenden Personen nicht vor der Landung geöffnet werden.
- Erhebliche Gewichtsverlagerungen und plötzlicher Platzwechsel während des Fluges sind zu vermeiden.

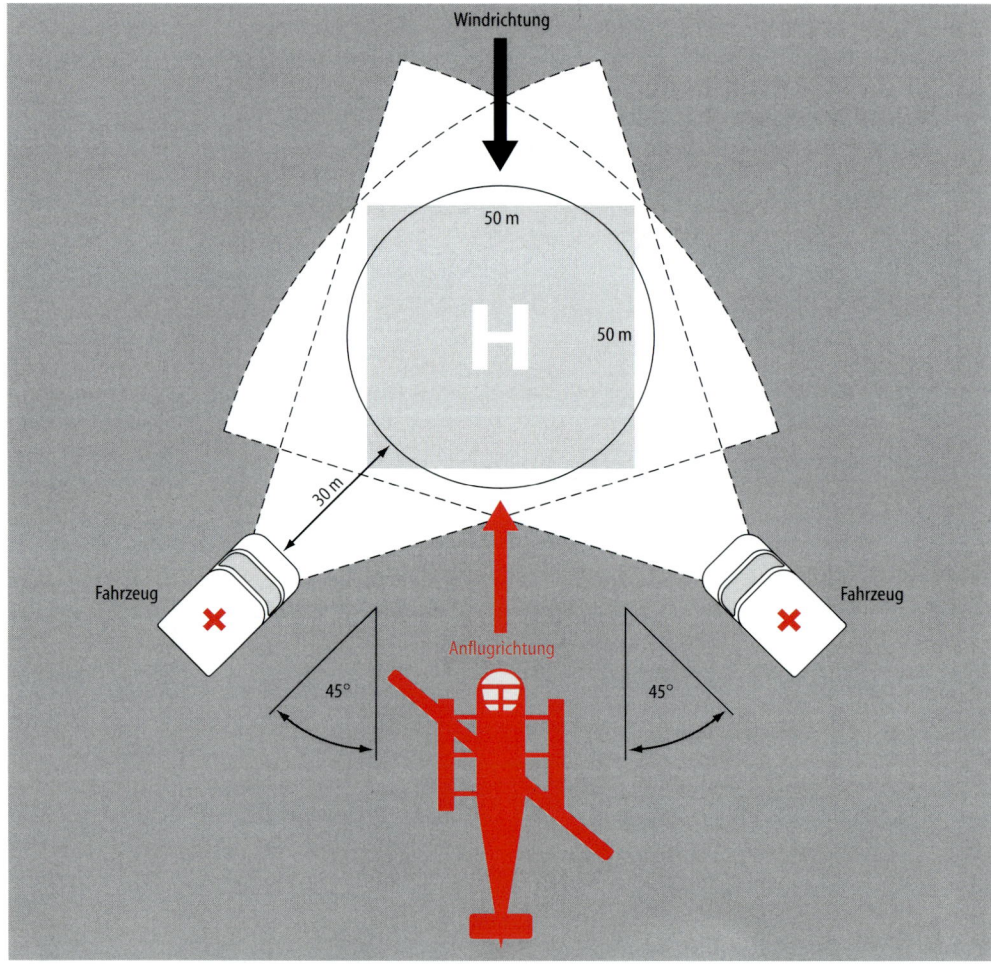

Abb. B.4. Ausleuchten des Nachtlandeplatzes unter Berücksichtigung von Wind- und Anflugrichtung

Hinweise zum Verhalten bei Unfällen mit gefährlichen Stoffen

Diese Hinweise sollen Rettungsassistenten und Rettungssanitätern die Möglichkeit eröffnen, sich Grundkenntnisse über die Problematik bei Unfällen mit gefährlichen Gütern anzueignen.

Grundkenntnisse sind Voraussetzung für die Befähigung, als Ersteintreffende am Unfallort ggf. eine qualifizierte Meldung an die Rettungsleitstelle weiterzugeben und sich nicht selbst massiv zu gefährden. Diese komprimierten Hinweise sollen aber keinesfalls das *Handbuch der gefährlichen Güter* (Hommel) auf den Leitstellen der Feuerwehr, der Polizei und des Rettungsdienstes ersetzen.

In der BRD werden jährlich mehrere hundert Mio. Tonnen gefährliche chemische Produkte und Mineralölprodukte produziert, gelagert und auf den verschiedenen Verkehrsebenen (Straße, Schiene, Luft, See- und Binnenwasserstraßen) transportiert.

Die internationalen und nationalen Gesetzgeber bezeichnen die gleichen Stoffe im Betrieb und im Betriebsgelände als „Gefahrstoffe" und im öffentlichen Verkehrsraum als „gefährliche Güter". Eine Harmonisierung der Klassifizierung und Kennzeichnung der Versandstücke, Container und Fahrzeuge durch Gefahrensymbole bzw. Gefahrzettel ist bisher nur innerhalb der Bereiche „Betrieb" und „öffentlicher Verkehrsraum" erfolgt.

Bei Unfällen in beiden Bereichen können große Mengen von gefährlichen Stoffen freiwerden, in Brand geraten oder auf andere Weise gefährlich reagieren.

Als Hauptgefahren entstehen Explosionen, Brände, Vergiftung, Erstickung und Verätzung sowie radioaktive Strahlenschäden.

Zu beachten ist insbesondere die Tatsache, daß der Eigenschutz die gleiche Aufmerksamkeit verlangt wie die Hilfe für die Verletzten.

Rettungsassistenten, Rettungssanitäter und Notarzt, die giftige oder ätzende Gase bzw. Dämpfe eingeatmet haben oder auf andere Weise geschädigt wurden und nun selbst der Hilfe bedürfen, sind dann eine Belastung für die übrigen Rettungskräfte.

In solchen kritischen Situationen ist in der Regel die Feuerwehr aufgrund ihrer Ausrüstung und Ausbildung in der Lage, erforderlichenfalls unter Vollschutz, die Verletzten aus dem Gefahrenbereich zu transportieren und den Einsatzkräften des Rettungsdienstes zu übergeben.

Ist dies nicht möglich, sollten sich Rettungskräfte zumindest von der dem Wind zugewandten Seite (von Luv) nähern.

Bevor man Rückschlüsse auf die gefährlichen Eigenschaften eines Stoffes ziehen kann, müssen diese erst zweifelsfrei bekannt sein. Im betrieblichen Bereich werden die Betriebsleiter und die Sicherheitsbeauftragten in der Regel eine kompetente Auskunft geben können. Beim Lagern kann dies oft schon erheblich schwieriger sein. Die Versandstücke (Fässer, Säcke und Container) tragen Gefahrensymbole. Bei Stoffen mit mehreren Eigenschaften können es durchaus 2 oder 3 sein, z.B. „hochentzündlich, giftig und ätzend".

Die Symbole sind auf orangefarbenem quadratischem Grund mit schwarzer Farbe abgebildet, Übersicht C.1 zeigt ihre Bedeutung.

Außerdem ist ein Zettel aufgeklebt, der neben der chemischen Bezeichnung die „Hinweise auf besondere Gefahren" (R-Sätze) und die „Sicherheitsratschläge" (S-Sätze) enthält (Übersicht C.2). Um Wiederholungen zu vermeiden und die Verständlichkeit zu erhöhen, gibt es in beiden

Übersicht C.1 Gefahrensymbole und Gefahrenbezeichnungen

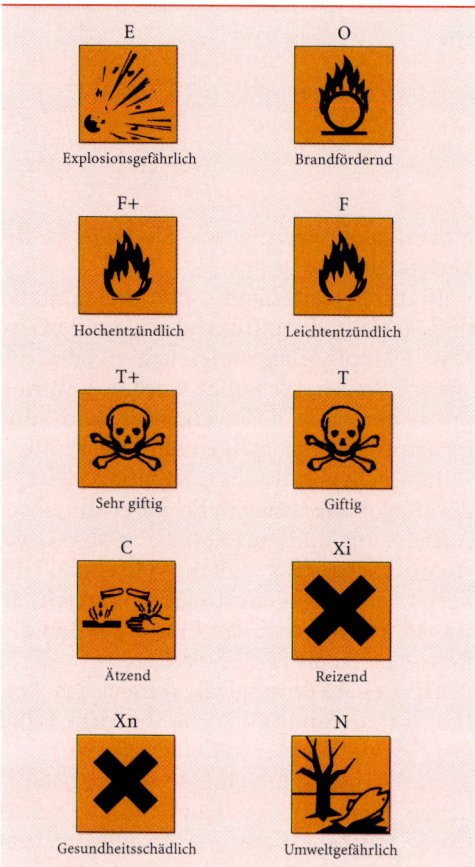

E	O
Explosionsgefährlich	Brandfördernd
F+	F
Hochentzündlich	Leichtentzündlich
T+	T
Sehr giftig	Giftig
C	Xi
Ätzend	Reizend
Xn	N
Gesundheitsschädlich	Umweltgefährlich

Im europäischen Bereich ist für die Verkehrsträger Straße, Eisenbahn und Binnenschiffahrt in den Vorschriften zusätzlich zu der Auflistung Klasse und Ziffer ein Kleinbuchstabe a, b oder c aufgeführt. Bedeutung:

Buchstabe a)   sehr gefährlich,
Buchstabe b)   gefährlich,
Buchstabe c)   weniger gefährlich.

Ein Stoff der Klasse 6.1 Ziffer X Buchstabe a wäre demnach sehr giftig.
Ein Stoff der Klasse 8 Ziffer X Buchstabe b wäre ätzend.
Ein Stoff der Klasse 4.1 Ziffer X Buchstabe c wäre ein weniger gefährlicher entzündbarer fester Stoff.

Diese Klassifizierung ist sowohl in den Transportpapieren als auch bei den mitgegebenen schriftlichen Weisungen (Unfallmerkblättern) aufgeführt.

Für Fahrzeuge, z.B. LKW, die Gefahrgüter in Versandstücken befördern, ist eine Kennzeichnung durch orangefarbene Warntafeln vorgeschrieben. *Achtung*, in den meisten Fällen handelt es sich um *Sammeltransporte* mit verschiedenen Gütern!

Für Straßentankzüge, Silofahrzeuge, Flüssigkeitscontainer und Eisenbahnkesselwagen ist außerdem ein Kennzeichnungssystem durch orangefarbene Schilder mit 2 Zahlengruppen vorgeschrieben. Die obere Zahl kennzeichnet die Gefahrnummer entsprechend der Klasse, die 2. und 3. Zahl weist auf zusätzliche Gefahren hin, die im einzelnen folgende Bedeutung haben:

Verzeichnis der Stoffe und der Kennzeichnungsnummern

1) Die Nummer zur Kennzeichnung der Gefahr besteht aus 2 oder 3 Ziffern. Diese Ziffern weisen i. allg. auf folgende Gefahren hin:

2   Entweichen von Gas durch Druck oder durch chemische Reaktion,

3   Entzündbarkeit von flüssigen Stoffen (Dämpfen) und Gasen oder selbsterhitzungsfähiger flüssiger Stoff,

Fällen auch eine Kombination der Sätze. Sie können wichtige Hinweise auf die Art der Verletzung der gefährdeten Personen geben, sind unter Ziffer 15 in jedem Sicherheitsdatenblatt enthalten und beruhen auf eine EG-Richtlinie.

Beim Transport im öffentlichen Verkehrsraum auf allen Ebenen (Straße, Eisenbahn, Luft-, See- und Binnenschiffahrt) sind die Versandstücke, aber auch die Großbehälter (Straßentankzüge, Eisenbahnkesselwagen, Flüssigkeitscontainer usw.) durch Gefahrzettel (Label) gekennzeichnet. Sie sind inzwischen weitgehend harmonisiert.

Die Gefahrenkennzeichen orientieren sich nach der Klassifizierung der Güter, deren Einteilung Übersicht C.4 zeigt.

Übersicht C.2 Hinweise auf besondere Gefahren (R-Sätze) und Sicherheitsratschläge (S-Sätze)

1) R-Sätze

R 20	Gesundheitsschädlich beim Einatmen.
R 21	Gesundheitsschädlich bei Berührung mit der Haut.
R 22	Gesundheitsschädlich beim Verschlucken.
R 23	Giftig beim Einatmen.
R 24	Giftig bei Berührung mit der Haut.
R 25	Giftig beim Verschlucken.
R 26	Sehr giftig beim Einatmen.
R 27	Sehr giftig bei Berührung mit der Haut.
R 28	Sehr giftig beim Verschlucken.
R 29	Entwickelt bei Berührung mit Wasser giftige Gase.
R 30	Kann bei Gebrauch leicht entzündlich werden.
R 31	Entwickelt bei Berührung mit Säure giftige Gase.
R 32	Entwickelt bei Berührung mit Säure sehr giftige Gase.
R 33	Gefahr kumulativer Wirkungen.
R 34	Verursacht Verätzungen.
R 35	Verursacht schwere Verätzungen.
R 36	Reizt die Augen.
R 37	Reizt die Atmungsorgane.
R 38	Reizt die Haut.
R 39	Ernste Gefahr irreversiblen Schadens.
R 40	Irreversibler Schaden möglich.
R 41	Gefahr ernster Augenschäden.
R 42	Sensibilisierung durch Einatmen möglich.
R 43	Sensibilisierung durch Hautkontakt möglich.
R 44	Explosionsgefahr bei Erhitzen unter Einschluß.
R 45	Kann Krebs erzeugen.
R 46	Kann vererbbare Schäden verursachen.
R 48	Gefahr ernster Gesundheitsschäden bei längerer Exposition.
R 49	Kann Krebs erzeugen beim Einatmen.

Kombination der R-Sätze

R 20/21	Gesundheitsschädlich beim Einatmen und bei Berührung mit der Haut.
R 20/22	Gesundheitsschädlich beim Einatmen und Verschlucken.
R 20/21/22	Gesundheitsschädlich beim Einatmen, Verschlucken und Berührung mit der Haut.
R 21/22	Gesundheitsschädlich bei Berührung mit der Haut und beim Verschlucken.
R 23/24	Giftig beim Einatmen und bei Berührung mit der Haut.
R 23/25	Giftig beim Einatmen und Verschlucken.
R 23/24/25	Giftig beim Einatmen, Verschlucken und Berührung mit der Haut.
R 24/25	Giftig bei Berührung mit der Haut und beim Verschlucken.
R 26/27	Sehr giftig beim Einatmen und bei Berührung mit der Haut.
R 26/28	Sehr giftig beim Einatmen und Verschlucken.
R 26/27/28	Sehr giftig beim Einatmen, Verschlucken und Berührung mit der Haut.
R 27/28	Sehr giftig bei Berührung mit der Haut und beim Verschlucken.
R 36/37	Reizt die Augen und die Atmungsorgane.
R 36/38	Reizt die Augen und die Haut.
R 37/37/38	Reizt die Augen, Atmungsorgane und die Haut.
R 37/38	Reizt die Atmungsorgane und die Haut.
R 39/23	Giftig: ernste Gefahr irreversiblen Schadens durch Einatmen.
R 39/24	Giftig: ernste Gefahr irreversiblen Schadens bei Berührung mit der Haut.
R 39/25	Giftig: ernste Gefahr irreversiblen Schadens durch Verschlucken.
R 39/23/24	Giftig: ernste Gefahr irreversiblen Schadens durch Einatmen und bei Berührung mit der Haut.
R 39/23/25	Giftig: ernste Gefahr irreversiblen Schadens durch Einatmen und durch Verschlucken.
R 39/24/25	Giftig: ernste Gefahr irreversiblen Schadens bei Berührung mit der Haut und durch Verschlucken.
R 39/23/24/25	Giftig: ernste Gefahr irreversiblen Schadens durch Einatmen, Berührung mit der Haut und durch Verschlucken.
R 39/26	Sehr giftig: ernste Gefahr irreversiblen Schadens durch Einatmen.
R 39/27	Sehr giftig: ernste Gefahr irreversiblen Schadens bei Berührung mit der Haut.
R 39/28	Sehr giftig: ernste Gefahr irreversiblen Schadens durch Verschlucken.
R 39/26/27	Sehr giftig: ernste Gefahr irreversiblen Schadens durch Einatmen und bei Berührung mit der Haut.
R 39/26/28	Sehr giftig: ernste Gefahr irreversiblen Schadens durch Einatmen und durch Verschlucken.

Anhang

Übersicht C.2 Fortsetzung

R 39/27/28	Sehr giftig: ernste Gefahr irreversiblen Schadens bei Berührung mit der Haut und durch Verschlucken.
R 39/26/27/28	Sehr giftig: ernste Gefahr irreversiblen Schadens durch Einatmen, Berührung mit der Haut und durch Verschlucken.
R 40/20	Gesundheitsschädlich: Möglichkeit irreversiblen Schadens durch Einatmen.
R 40/21	Gesundheitsschädlich: Möglichkeit irreversiblen Schadens bei Berührung mit der Haut.
R 40/22	Gesundheitsschädlich: Möglichkeit irreversiblen Schadens durch Verschlucken.
R 40/20/21	Gesundheitsschädlich: Möglichkeit irreversiblen Schadens durch Einatmen und bei Berührung mit der Haut.
R 40/20/22	Gesundheitsschädlich: Möglichkeit irreversiblen Schadens durch Einatmen und durch Verschlucken.
R 40/21/22	Gesundheitsschädlich: Möglichkeit irreversiblen Schadens bei Berührung mit der Haut und durch Verschlucken.
R 40/20/21/22	Gesundheitsschädlich: Möglichkeit irreversiblen Schadens durch Einatmen, Berührung mit der Haut und durch Verschlucken.
R 42/43	Sensibilisierung durch Einatmen und Hautkontakt möglich.

2) S-Sätze

S 20	Bei der Arbeit nicht essen und trinken.
S 21	Bei der Arbeit nicht rauchen.
S 22	Staub nicht einatmen.
S 23	Gas/Rauch/Dampf/Aerosol nicht einatmen [geeignete Bezeichnung(en) vom Hersteller anzugeben].
S 24	Berührung mit der Haut vermeiden.
S 25	Berührung mit den Augen vermeiden.
S 26	Bei Berührung mit den Augen sofort gründlich mit Wasser abspülen und Arzt konsultieren.
S 27	Beschmutzte, getränkte Kleidung sofort ausziehen.
S 28	Bei Berührung mit der Haut sofort abwaschen mit viel ... (vom Hersteller anzugeben).
S 36	Bei der Arbeit geeignete Schutzkleidung tragen.
S 37	Geeignete Schutzhandschuhe tragen.
S 38	Bei unzureichender Belüftung Atemschutzgerät anlegen.
S 39	Schutzbrille/Gesichtsschutz tragen.
S 40	Fußboden und verunreinigte Gegenstände mit ... reinigen (Material vom Hersteller anzugeben).
S 41	Explosions- und Brandgase nicht einatmen.
S 42	Bei Räuchern/Versprühen geeignetes Atemschutzgerät anlegen [geeignete Bezeichnung(en) vom Hersteller anzugeben].
S 43	Zum Löschen... (vom Hersteller anzugeben) verwenden (wenn Wasser die Gefahr erhöht, anfügen: „Kein Wasser verwenden").
S 45	Bei Unfall oder Unwohlsein sofort Arzt hinzuziehen (wenn möglich, dieses Etikett vorzeigen).
S 46	Bei Verschlucken sofort ärztlichen Rat einholen und Verpackung oder Etikett vorzeigen.

3) Kombination der S-Sätze

S 20/21	Bei der Arbeit nicht essen, trinken, rauchen.
S 24/25	Berührung mit den Augen und der Haut vermeiden.
S 36/37	Bei der Arbeit geeignete Schutzhandschuhe und Schutzkleidung tragen.
S 36/37/39	Bei der Arbeit geeignete Schutzkleidung, Schutzhandschuhe und Schutzbrille/Gesichtsschutz tragen.
S 36/39	Bei der Arbeit geeignete Schutzkleidung und Schutzbrille/Gesichtsschutz tragen.
S 37/39	Bei der Arbeit geeignete Schutzhandschuhe und Schutzbrille/Gesichtsschutz tragen.
S 47/49	Nur im Originalbehälter bei einer Temperatur von nicht über... °C (vom Hersteller anzugeben) aufbewahren.

Übersicht C.3 Gefahrgutkennzeichnung

1) Abbildungen von Gefahrgutkennzeichen und „Placards"

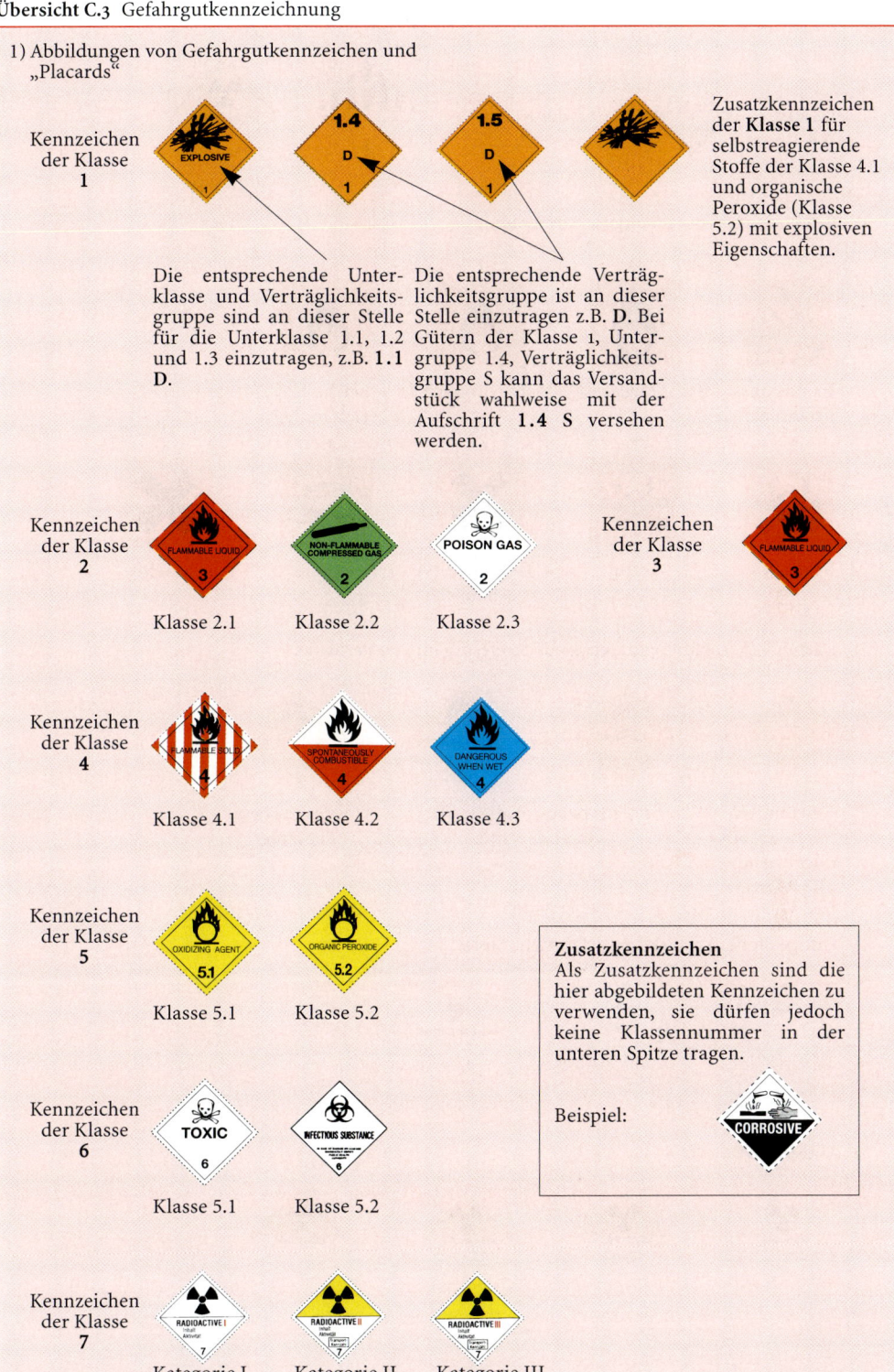

Kennzeichen der Klasse 1

Zusatzkennzeichen der **Klasse 1** für selbstreagierende Stoffe der Klasse 4.1 und organische Peroxide (Klasse 5.2) mit explosiven Eigenschaften.

Die entsprechende Unterklasse und Verträglichkeitsgruppe sind an dieser Stelle für die Unterklasse 1.1, 1.2 und 1.3 einzutragen, z.B. **1.1 D.**

Die entsprechende Verträglichkeitsgruppe ist an dieser Stelle einzutragen z.B. **D.** Bei Gütern der Klasse 1, Untergruppe 1.4, Verträglichkeitsgruppe S kann das Versandstück wahlweise mit der Aufschrift **1.4 S** versehen werden.

Kennzeichen der Klasse 2

Klasse 2.1   Klasse 2.2   Klasse 2.3

Kennzeichen der Klasse 3

Kennzeichen der Klasse 4

Klasse 4.1   Klasse 4.2   Klasse 4.3

Kennzeichen der Klasse 5

Klasse 5.1   Klasse 5.2

Zusatzkennzeichen
Als Zusatzkennzeichen sind die hier abgebildeten Kennzeichen zu verwenden, sie dürfen jedoch keine Klassennummer in der unteren Spitze tragen.

Beispiel:

Kennzeichen der Klasse 6

Klasse 5.1   Klasse 5.2

Kennzeichen der Klasse 7

Kategorie I   Kategorie II   Kategorie III

Anhang

Übersicht C.3 (Fortsetzung)

Kennzeichen
der Klasse
8

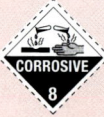

Kennzeichen
der Klasse
9

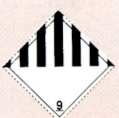

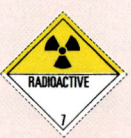

PLACARD

2) Behälter- und Verpackungskennzeichnung

E	O	F	F+

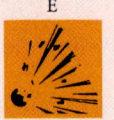

Explosions-
gefährlich

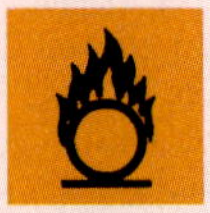

Brandfördernd

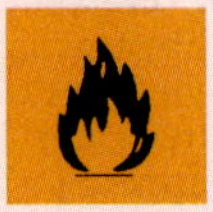

Entzündlich

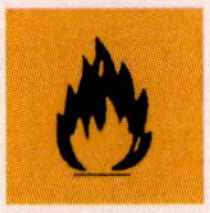

Leicht
entzündlich

T+	T	Xn	C	Xi

Sehr giftig

Giftig

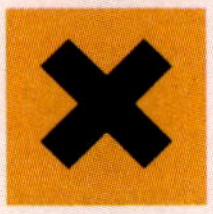

Gesundheits-
schädlich

Ätzend

Reizend

3) Entzündend (oxidierend) wirkende Stoffe, organische Peroxide

   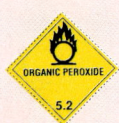

Entzündend
wirkende Stoffe
oder organi-
sche Peroxide

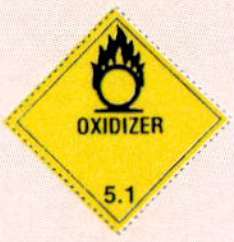

Entzündend (oxidierend)
wirkende Stoffe

Organische
Peroxide

4) Giftige Stoffe, Ansteckungsgefährliche Stoffe

  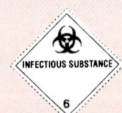

Giftige Stoffe

Infektiöse Stoffe

5) Radioaktive Stoffe

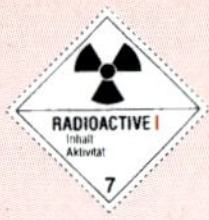

 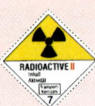 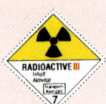 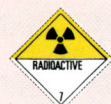

Übersicht C.3 (Fortsetzung)

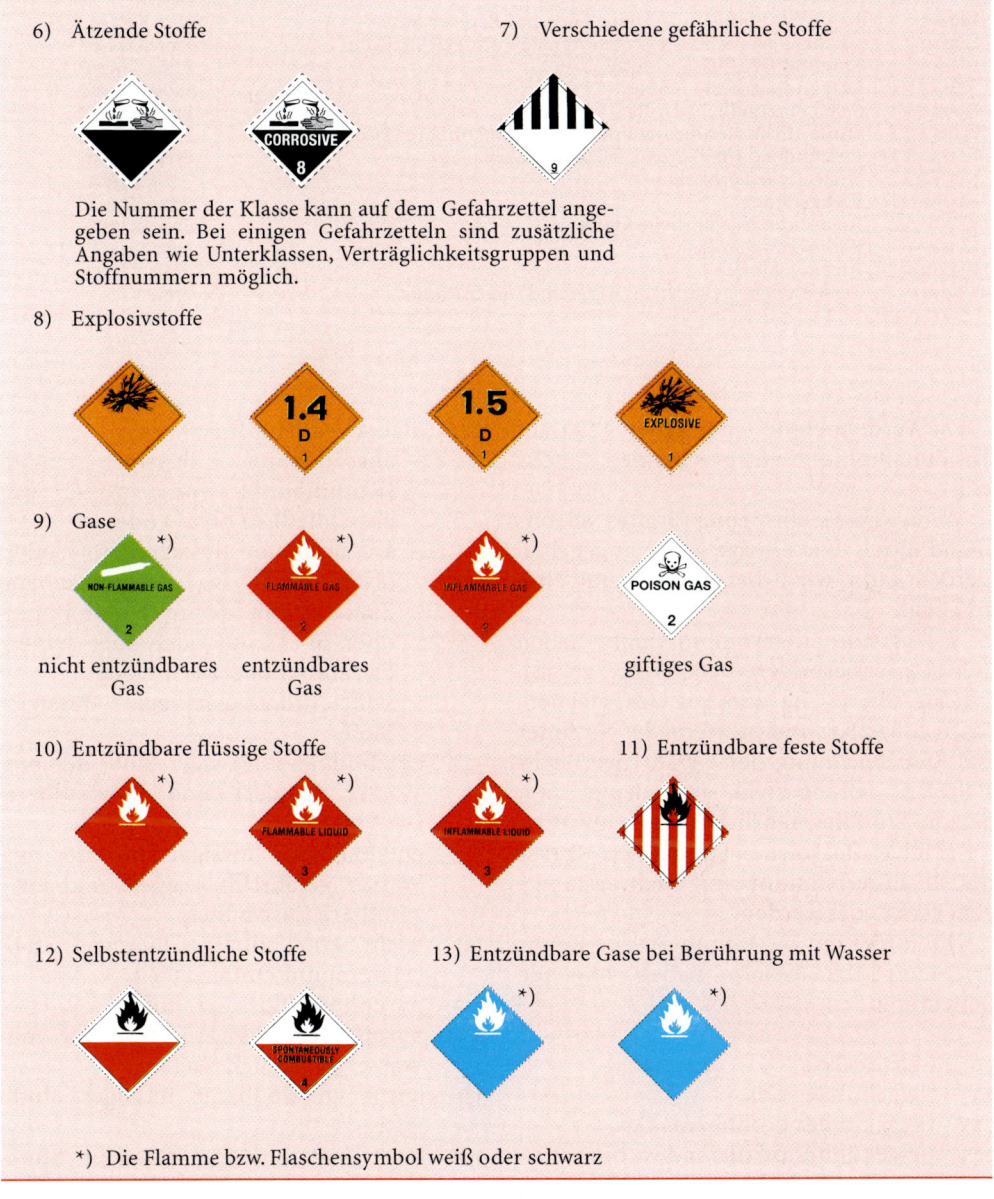

6) Ätzende Stoffe

7) Verschiedene gefährliche Stoffe

Die Nummer der Klasse kann auf dem Gefahrzettel angegeben sein. Bei einigen Gefahrzetteln sind zusätzliche Angaben wie Unterklassen, Verträglichkeitsgruppen und Stoffnummern möglich.

8) Explosivstoffe

9) Gase

nicht entzündbares Gas   entzündbares Gas   giftiges Gas

10) Entzündbare flüssige Stoffe

11) Entzündbare feste Stoffe

12) Selbstentzündliche Stoffe

13) Entzündbare Gase bei Berührung mit Wasser

*) Die Flamme bzw. Flaschensymbol weiß oder schwarz

4 Entzündbarkeit von festen Stoffen oder selbsterhitzungsfähiger fester Stoff,
5 oxidierende (brandfördernde) Wirkung,
6 Giftigkeit oder Ansteckungsgefahr,
7 Radioaktivität,
8 Ätzwirkung,
9 Gefahr einer spontanen heftigen Reaktion

Bemerkung: Die Gefahr einer spontanen heftigen Reaktion im Sinne der Ziffer 9 umfaßt eine sich aus dem Stoff ergebende Möglichkeit der Gefahr einer Explosion, einer Zerfalls- oder Polymerisationsreaktion unter Entwicklung beträchtlicher Wärme oder entzündbarer und/oder giftiger Gase.

Anhang

Übersicht C.4. Klassifizierung der gefährlichen Stoffe

Klasse 1	Explosive Stoffe und Gegenstände mit Explosivstoff	Nur-Klasse
Klasse 2	Verdichtete, verflüssigte oder unter Druck gelöste Gase	Nur-Klasse
Klasse 3	Entzündbare flüssige Stoffe	Freie Klasse
Klasse 4.1	Entzündbare feste Stoffe	Freie Klasse
Klasse 4.2	Selbstentzündliche Stoffe	Freie Klasse
Klasse 4.3	Stoffe, die in Berührung mit Wasser entzündbare Gase entwickeln	Freie Klasse
Klasse 5.1	Entzündend (oxidierend) wirkende Stoffe	Freie Klasse
Klasse 5.2	Organische Peroxide	Freie Klasse
Klasse 6.1	Giftige Stoffe	Freie Klasse
Klasse 6.2	Ansteckungsgefährliche Stoffe	Freie Klasse
Klasse 7	Radioaktive Stoffe	Nur-Klasse
Klasse 8	Ätzende Stoffe	Freie Klasse
Klasse 9	Verschiedene gefährliche Stoffe und Gegenstände	Freie Klasse

Die Verdoppelung einer Ziffer weist auf die Zunahme der entsprechenden Gefahr hin.

Wenn die Gefahr eines Stoffes ausreichend durch eine einzige Ziffer angegeben werden kann, wird dieser Ziffer eine Null angefügt.

2) Folgende Zifferkombinationen haben jedoch eine besondere Bedeutung: 22, 323, 333, 362, 382, 423, 44, 446, 462, 482, 539, 606, 623, 642, 823, 842 und 90. Wenn der Nummer zur Kennzeichnung der Gefahr der Buchstabe „X" vorangestellt ist, bedeutet dies, daß der Stoff in gefährlicher Weise mit Wasser reagiert. Bei solchen Stoffen darf Wasser nur im Einverständnis mit Sachverständigen verwendet werden.

Die insgesamt 64 Nummern zur Kennzeichnung der Gefahr haben folgende Bedeutung:

20   inertes Gas,
22   tiefgekühltes Gas,
223   tiefgekühltes brennbares Gas,
225   tiefgekühltes oxidierendes (brandförderndes) Gas,
23   brennbares Gas,
236   brennbares Gas, giftig
239   brennbares, Gas, das spontan zu einer heftigen Reaktion führen kann,
25   oxidierendes (brandförderndes) Gas,
26   giftiges Gas,
265   giftiges Gas, oxidierend (brandfördernd),
266   sehr giftiges Gas,
268   giftiges Gas, ätzend,

286   ätzendes Gas, giftig,
30   – entzündbarer flüssiger Stoff (Flammpunkt von 23° C bis einschließlich 61° C) oder
– entzündbarer flüssiger Stoff oder fester Stoff in geschmolzenem Zustand mit einem Flammpunkt über 61° C, auf oder über seinen Flammpunkt erwärmt, oder
– selbsterhitzungsfähiger flüssiger Stoff,
323   entzündbarer flüssiger Stoff, der mit Wasser reagiert und entzündbare Gase bildet,
X323   entzündbarer flüssiger Stoff, der mit Wasser gefährlich reagiert und entzündbare Gase bildet,
33   leicht entzündbarer flüssiger Stoff (Flammpunkt unter 23° C),
333   pyrophorer flüssiger Stoff,
X333   pyrophorer flüssiger Stoff, der mit Wasser gefährlich reagiert,
336   leicht entzündbarer flüssiger Stoff, giftig,
338   leicht entzündbarer flüssiger Stoff, ätzend,
X338   leicht entzündbarer flüssiger Stoff, ätzend, der mit Wasser gefährlich reagiert,
339   leicht entzündbarer flüssiger Stoff, der spontan zu einer heftigen Reaktion führen kann,
36   entzündbarer flüssiger Stoff (Flammpunkt von 23° C bis einschließlich 61° C), schwach giftig, oder selbsterhitzungsfähiger flüssiger Stoff, giftig),

362 entzündbarer flüssiger Stoff, giftig, der mit Wasser reagiert und entzündbare Gase bildet,

X362 entzündbarer flüssiger Stoff, giftig, der mit Wasser gefährlich reagiert und entzündbare Gase bildet,

38 entzündbarer flüssiger Stoff (Flammpunkt von 23° C bis einschließlich 61° C), schwach ätzend, oder selbsterhitzungsfähiger flüssiger Stoff, ätzend,

382 entzündbarer flüssiger Stoff, ätzend, der mit Wasser reagiert und entzündbare Gase bildet,

X382 entzündbarer flüssiger Stoff, ätzend, der mit Wasser gefährlich reagiert und entzündbare Gase bildet,

39 entzündbarer flüssiger Stoff, der spontan zu einer heftigen Reaktion führen kann,

40 entzündbarer oder selbsterhitzungsfähiger fester Stoff,

423 fester Stoff, der mit Wasser reagiert und entzündbare Gase bildet,

X423 entzündbarer fester Stoff, der mit Wasser gefährlich reagiert und entzündbare Gase bildet,

44 entzündbarer fester Stoff, der sich bei erhöhter Temperatur in geschmolzenem Zustand befindet,

446 entzündbarer fester Stoff, giftig, der sich bei erhöhter Temperatur in geschmolzenem Zustand befindet,

46 entzündbarer oder selbsterhitzungsfähiger fester Stoff, giftig,

462 fester Stoff, giftig, der mit Wasser reagiert und entzündbare Gase bildet,

48 entzündbarer oder selbsterhitzungsfähiger fester Stoff, ätzend,

482 fester Stoff, ätzend, der mit Wasser reagiert und entzündbare Gase bildet,

50 oxidierender (brandfördernder) Stoff,

539 entzündbares organisches Peroxid,

55 stark oxidierender (brandfördernder) Stoff,

556 stark oxidierender (brandfördernder) Stoff, giftig,

558 stark oxidierender (brandfördernder) Stoff, ätzend,

559 stark oxidierender (brandfördernder) Stoff, der spontan zu einer heftigen Reaktion führen kann,

56 oxidierender (brandfördernder) Stoff, giftig,

568 oxidierender (brandfördernder) Stoff, giftig, ätzend,

58 oxidierender (brandfördernder) Stoff, ätzend,

59 oxidierender (brandfördernder) Stoff, der spontan zu einer heftigen Reaktion führen kann,

60 giftiger oder schwach giftiger Stoff,

606 ansteckungsgefährlicher Stoff,

623 giftiger flüssiger Stoff, der mit Wasser reagiert und entzündbare Gase bildet,

63 giftiger Stoff, entzündbar (Flammpunkt von 23° C bis einschließlich 61° C),

638 giftiger Stoff, entzündbar (Flammpunkt von 23° C bis einschließlich 61° C), ätzend,

639 giftiger Stoff, entzündbar (Flammpunkt von 23° C bis einschließlich 61° C), der spontan zu einer heftigen Reaktion führen kann,

64 giftiger fester Stoff, entzündbar oder selbsterhitzungsfähig,

642 giftiger fester Stoff, der mit Wasser reagiert und entzündbare Gase bildet,

65 giftiger Stoff, oxidierend (brandfördernd),

66 sehr giftiger Stoff,

663 sehr giftiger Stoff, entzündbar (Flammpunkt nicht über 61° C),

664 sehr giftiger fester Stoff, entzündbar oder selbsterhitzungsfähig,

665 sehr giftiger Stoff, oxidierend (brandfördernd),

668 sehr giftiger Stoff, ätzend,

669 sehr giftiger Stoff, der spontan zu einer heftigen Reaktion führen kann,

68 giftiger Stoff, ätzend.

Anhang

Warntafeln

Straßenfahrzeuge und Eisenbahnwaggons, die bestimmte gefährliche Güter transportieren, müssen durch orangefarbene Warntafeln (30x40 cm) markiert sein.

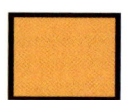 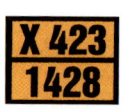

Gefahrnummer
(Kemler-Nummer)
Stoffnummer
(UN-Nummer)

Allgemeine   Spezielle
Kennzeich-   Kennzeichnung
nung   (z.B. Natrium)
(Sammel-
transporte)

> Auf der Straße bedeuet diese Gefahrenkennzeichnung für den Autofahrer: Nicht zu nahes Aufschließen und besonders vorsichtig überholen!

Die einzelnen derzeit mit Nummern zu kennzeichnenden Stoffe sind mit Angabe der entsprechenden Ziffernkombination aus der Zusammenstellung (s. oben) ersichtlich.

Die Warntafeln weisen in ihrer *oberen Hälfte* eine 2- oder 3ziffrige Zahlenkombination – die Gefahrnummer (Kemler-Nummer) – auf.

Die Zifferkombination in der *unteren Hälfte* der Warntafel – die Stoffnummer (UN-Nummer) – ermöglicht die Ermittlung des Stoffnamens des gefährlichen Gutes. Genauere Informationen über Gefahren und Schutzmaßnahmen erhält man über entsprechende Nachschlagwerke.

In der *unteren Hälfte* ist die Nummer zur Kennzeichnung des Stoffes (UN-Nummer) aufgeführt. In einer Liste der gefährlichen Güter, die in größeren Mengen als Handelsware transportiert werden, haben die Vereinten Nationen eine Stoffeinteilung durch Nummern festgelegt, die weltweit akzeptiert sind (UN-Nummer in der UN-Liste). In den europäischen Vorschriften ist die UN-Nummer neuerdings unmittelbar vor dem chemischen Namen aufgeführt. Leider hat man sich in zahlreichen Fällen auch auf

Sammelbegriffe festgelegt, sog. n.a.g.-Stoffe (nicht anderweitig genannt). In diesen Fällen ist es vorgeschrieben, daß im Transportpapier neben der Sammelnummer die Bezeichnung des Einzelstoffes eingetragen wird, z.B. „1993 entzündbare Flüssigkeiten n.a.g. (2-Hepten)".

Genauere Informationen erhält man über entsprechende Nachschlagewerke (z.B. Hommel: „Handbuch der gefährlichen Güter", wo inzwischen mehr als 1800 Stoffe erfaßt sind).

Generell wäre zu erwähnen, daß auch hier die geschilderten Risiken sich nur auf den Normalzustand des Stoffes beim Freiwerden beziehen. Reaktionsprodukte, wie sie z.B. bei Brand oder Erhitzen bis zur Zersetzung bzw. bei Reaktionen mit anderen chemischen Stoffen entstehen können, sind dabei nicht berücksichtigt und müssen im zutreffenden Fall in Erfahrung gebracht werden.

Es erscheint sehr wichtig, daß diese Informationen der Klinik vorab mitgeteilt werden, damit dort entsprechende Vorkehrungen getroffen und bereits während der Transportzeit weitere Informationen eingeholt werden können. Generell sollte berücksichtigt werden, daß verflüssigte Gase beim Freiwerden ein vielfaches des Volumens einnehmen und selbst als ungefährliche Gase, z.B. Stickstoff und Kohlensäure, gefährlich werden können, weil sie den Sauerstoff der Luft verdrängen und eine Erstickungsgefahr hervorrufen. Beim Übergang vom flüssigen in den gasförmigen Zustand wird sehr viel Energie verbraucht. Die freigewordenen Gase sind daher bis zur Erwärmung auf die Umgebungstemperatur als kalter Nebel sichtbar. Selbst scheinbar ungefährliche Stoffe, wie die überall verwendeten ammoniumnitrathaltigen Düngemittel, können bereits ab Temperaturen von 160° C anfangen zu verschwelen und dabei in großen Mengen ätzende und giftige Stickstoffoxide (nitrose Gase) erzeugen, die eine Evakuierung ganzer Ortschaften notwendig machen können.

Giftinformationszentren

D

**Bundesrepublik Deutschland
(Stand 1. Januar 1996)[1]**
In folgenden Krankenhäusern und Kliniken bestehen offizielle Informationszentren für Vergiftungsfälle. Diese Zentren geben Tag und Nacht telefonisch Auskunft. Ihnen liegt die vom Bundesinstitut für gesundheitlichen Verbraucherschutz und Veterinärmedizin (BgVV) zusammengestellte Informationskartei über toxische Stoffe vor, die in Haushalts-, Pflanzenschutz- und Schädlingsbekämpfungsmitteln enthalten sind.

Berlin
Beratungsstelle für Vergiftungserscheinungen und Embryonaltoxikologie
(ITOX im BBGes)
Pulsstraße 3-7
14059 Berlin
Tel.: 0 30/1 92 40
Fax: 0 30/32 68 07 21

Berlin
Virchow-Klinikum
Medizinische Fakultät der Humboldt-Universität zu Berlin
Abt. Innere Medizin mit Schwerpunkt Nephrologie und Intensivmedizin
Augustenburger Platz 1
13353 Berlin
Tel.: 0 30/4 50-5 35 55
Fax: 0 30/4 50-5 39 15

Bonn
Informationszentrale gegen Vergiftungen
Zentrum für Kinderheilkunde der Rheinischen Friedrich-Wilhelms-Universität
Bonn
Adenauerallee 119
53113 Bonn
Tel.: 02 28/2 87-32 11, -33 33
Fax: 02 28/2 87-33 14

Erfurt
Gemeinsames Giftinformationszentrum der Länder Mecklenburg-Vorpommern, Sachsen, Sachsen-Anhalt und Thüringen
Nordhäuser Str. 74
99089 Erfurt
Tel.: 03 61/73 07 30
Fax: 03 61/7 30 73 17

Freiburg
Universitätskinderklinik Freiburg
Informationszentrale für Vergiftungen
Mathildenstraße 1
79106 Freiburg
Tel.: 07 61/2 70 43 61 (Notruf); 43 00/01 (Zentrale);
Fax: 07 61/2 70 44 57

Göttingen
Giftinformationszentrum (GIZ)-Nord
Zentrum für Pharmakologie und Toxikologie
Robert-Koch-Str. 40
37075 Göttingen
Tel.: 05 51/1 92 40
Tel.: 05 51/38 31 80
Fax: 05 51/39 96 52

Anhang

---

[1] Dem Bundesinstitut für gesundheitlichen Verbraucherschutz und Veterinärmedizin von den Bundesländern nach § 16e Chemikaliengesetz benannt.

Homburg
Universitätskliniken
Klinik für Kinder- und Jugendmedizin
Informations- und Beratungszentrum für Vergiftungen
66421 Homburg/Saar
Tel.: 0 68 41/1 92 40
Fax: 0 68 41/16 83 14

Mainz
Beratungsstelle bei Vergiftungen
II. Medizinische Klinik und Poliklinik der Universität
Langenbeckstraße 1
55131 Mainz
Tel.: 0 61 31/1 92 40; 0 61 31/23 24 66
Fax: 0 61 31/17 66 05

München
Giftnotruf München
Toxikologische Abteilung der II. Medizinischen Klinik rechts der Isar der Technischen Universität München
Ismaninger Straße 22
81675 München
Tel.: 0 89/1 92 40
Fax: 0 89/41 40 24 67

Nürnberg
II. Medizinische Klinik des städtischen Krankenhauses, Nürnberg Nord, toxikologische Intensivstation
Flurstraße 17
90419 Nürnberg
Tel.: 09 11/3 98 24 51 (Gifttelefon)
Fax: 09 11/3 98 29 99

Österreich

1090 Wien
I. Medizinische Universitätsklinik (mit durchgehendem 24-h-Dienst)
Spitalgasse 23
Tel. 02 22/48 00/22 22
Notruf: 02 22/43 43 43
Sprachen: Deutsch
          Englisch
          (Französisch)

Schweiz

8030 Zürich
Schweizerisches Toxikologisches Informationszentrum (mit durchgehendem 24-h-Dienst)
Klosbachstraße 107
Tel. 01/2 51 51 51
Notruf: (0) 1/2 66 66 66
Sprachen: Französisch
          Englisch
          Deutsch
          (Italienisch)

Regionale Strahlenschutzzentren BRD E

Klinikum Steglitz der Freien Universität
Berlin
Abt. für Nuklearmedizin
Hindenburgdamm 30
12203 Berlin
Tel. 0 30/7 98-39 92 bzw. -28 45

Allgemeines Krankenhaus St. Georg
Abt. Strahlentherapie und Abt. Nuklear-
medizin
Lohmühlenstraße 5
20099 Hamburg
Tel. 0 40/24 88-23 71 bzw. -22 56

Medizinische Hochschule Hannover
Abt. IV: Nuklearmedizin und spezielle
Biophysik
Konstanty-Gutschow-Straße 8
30625 Hannover
Tel. 05 11/5 32-31 97

Universitätskliniken im
Landeskrankenhaus
Abt. Nuklearmedizin der Radiologischen
Klinik
66424 Homburg (Saar)
Tel. 0 68 41/16-22 01 bzw. -33 05

Institut für Medizin der Kernforschungs-
anlage Jülich
52428 Jülich
Tel. 0 24 61/61-57 63 bzw. -58 52

Kernforschungszentrum Karlsruhe
7514 Eckenstein-Leopoldshafen
Tel. 0 72 47/82-33 33

Städtisches Krankenhaus Schwabing
Abt. Strahlentherapie
Kölner Platz 1
80804 München
Tel. 0 89/30 68-5 41 bzw. -4 44

Gesellschaft für Strahlen- und Umwelt-
forschung
Ingolstädter Straße 1
91465 Neuherberg
Tel. 0 89/31 87-3 33

**Spezialabteilung zur stationären Behand-
lung bei schweren Strahleneinwirkungen**
Berufsgenossenschaftliche Unfallklinik
Ludwigshafen
Spezialabteilung für schwere
Verbrennungen
Ludwig-Guttmann-Straße 13
67071 Ludwigshafen
Tel. 06 21/6 81 01

Anhang

Druckkammern F

Deutschland
Städtisches Krankenhaus im Friedrichs-
hain
Zentrale Rettungs- und Intensivtherapie-
abteilung
Landsberger Allee 49
10205 Berlin
Tel. 0 30/4 22 10

Schiffahrtmedizinisches Institut der
Marine
Kopperpahler Allee 120
24119 Kronshagen
Tel. 04 31/5 43 91

Bundeswehrkrankenhaus Ulm
Abt. Anästhesiologie und Intensivmedizin
Oberer Eselsberg 40
89081 Ulm (Donau)
Tel. 07 31/1 71-22 86 bzw. -1

Österreich

Department für Thorax- und hyperbare
Chirurgie
Universitätsklinik für Chirurgie
Auenbrugger Platz 1
8036 Graz
Tel. 03 61/3 85-8 03 bzw. -0

Neurologische Universitätsklinik
Anichstraße 35
6020 Innsbruch
Tel. (0 52 22) 7 23-38 99 bzw. -0

Schweiz

Medizinische Klinik
Universitätsspital Zürich
Rämistraße 100
8091 Zürich
Tel. 01/2 55-22 52 bzw. -35 88

Betäubungsmittel-Verschreibungsverordnung (BtMVV) [1]

G

§ 8a Verschreiben für Einrichtungen des Rettungsdienstes

1) Für das Verschreiben des Bedarfs an Betäubungsmitteln für Einrichtungen und Teileinheiten von Einrichtungen des Rettungsdienstes finden die Vorschriften über das Verschreiben für den Stationsbedarf nach § 2 Abs. 4 entsprechende Anwendung.

2) Der Träger oder der Durchführende des Rettungsdienstes hat einen Arzt damit zu beauftragen, die benötigten Betäubungsmittel nach § 2 Abs. 4 zu verschreiben und die monatliche Prüfung nach § 9 Abs. 3 durchzuführen.

3) Die Aufzeichnung des Verbleibs und Bestandes der Betäubungsmittel nach § 9 in den Einrichtungen und Teileinheiten der Einrichtungen des Rettungsdienstes obliegt dem jeweiligen behandelnden Arzt. Es sind Betäubungsmittelbücher nach § 9 Abs. 1 Satz 3 zu führen.

4) Der Träger oder der Durchführende des Rettungsdienstes hat einen Apotheker damit zu beauftragen, die Verschreibungen über Betäubungsmittel zu beliefern und die Betäubungsmittelvorräte in den Einrichtungen bzw. Teileinheiten der Einrichtungen des Rettungsdienstes mindestens halbjährlich insbesondere auf deren einwandfreie Beschaffenheit sowie ordnungsgemäße und sichere Aufbewahrung zu überprüfen. Zur Beseitigung festgestellter Mängel hat der beauftragte Apotheker dem Träger oder Durchführenden des Rettungsdienstes eine angemessene Frist zu setzen und im Falle der Nichteinhaltung die nach § 19 Abs. 1 Satz 3 des Betäubungsmittelgesetzes zuständige Landesbehörde zu unterrichten.

---

[1] Fassung vom 23.12.1992 (BGBl. IS. 2483, 2487)

Sachverzeichnis

Anhang

Anhang